丛春雨
中医妇科经验

丛春雨／著

第2版

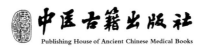

中医古籍出版社

Publishing House of Ancient Chinese Medical Books

图书在版编目（CIP）数据

丛春雨中医妇科经验 / 丛春雨著 . — 2 版 . —北京：中医古籍出版社，

2022.4

ISBN 978-7-5152-2000-0

Ⅰ . ①丛… Ⅱ . ①丛… Ⅲ . ①中医妇科学—中医临床—经验—

中国—现代 Ⅳ . ① R271.1

中国版本图书馆 CIP 数据核字（2022）第 042505 号

丛春雨中医妇科经验
第 2 版
丛春雨 著

责任编辑 张 磊
文字编辑 于 佳
封面设计 韩博玥
出版发行 中医古籍出版社
社 址 北京市东城区东直门内南小街 16 号（100700）
电 话 010-64089446（总编室）010-64002949（发行部）
网 址 www.zhongyiguji.com.cn
印 刷 宝蕾元仁浩（天津）印刷有限公司
开 本 710mm×1000mm 1/16
印 张 49.5 彩插 1
字 数 880 千字
版 次 2002 年 2 月第 1 版 2022 年 4 月第 2 版
印 次 2022 年第 2 版第 1 次印刷，累计第 2 次印刷
书 号 ISBN 978-7-5152-2000-0
定 价 248.00 元

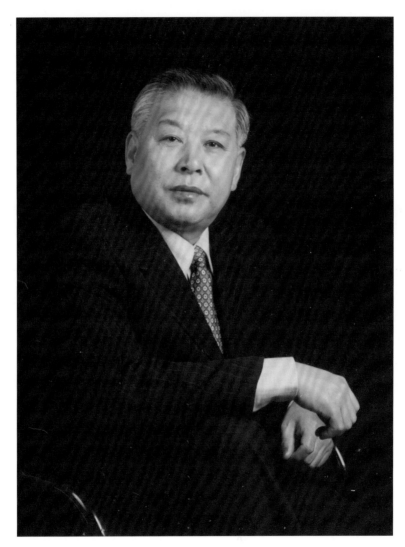

作者成书之照

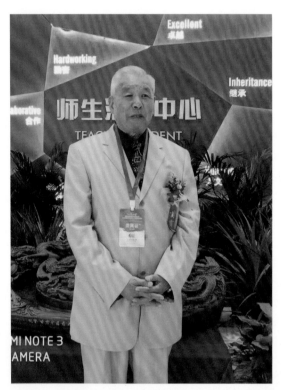

应邀出席甘肃中医药大学校庆三十周年盛典

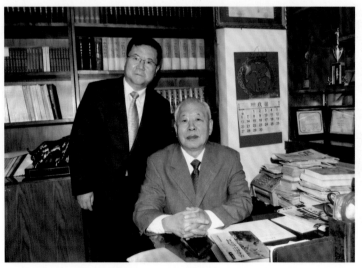

同弟子武权生教授合影

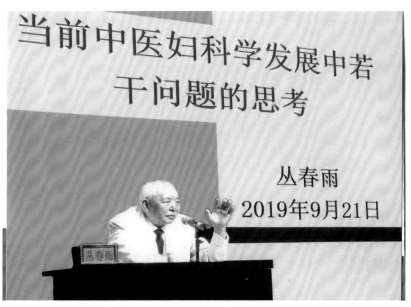

应邀在中华中医药学会妇科分会第十九次学术年会做学术报告

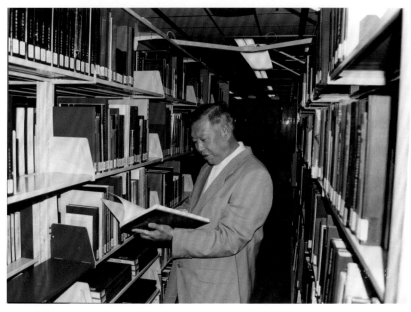

丛春雨教授在图书馆阅读资料

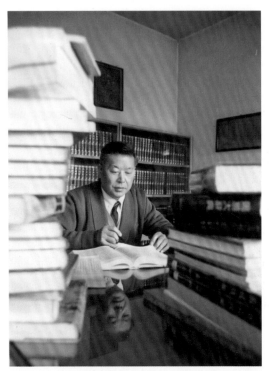

丛春雨教授在攻读古今医籍

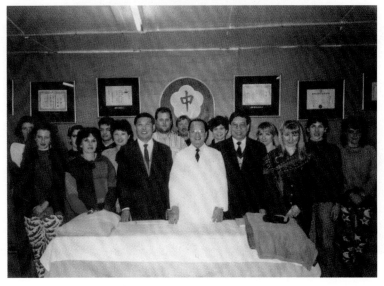

丛春雨教授同澳大利亚学生合影

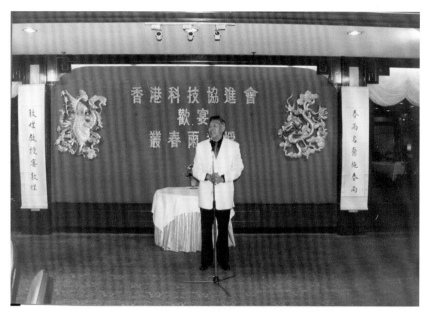

丛春雨教授应邀参加香港各界朋友的盛宴

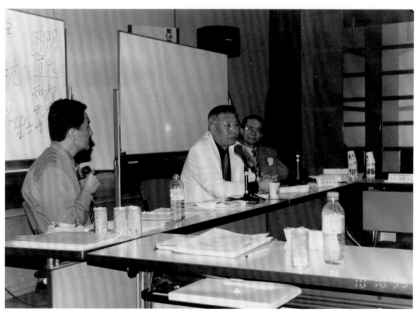

丛春雨教授在日本东京做专场学术报告

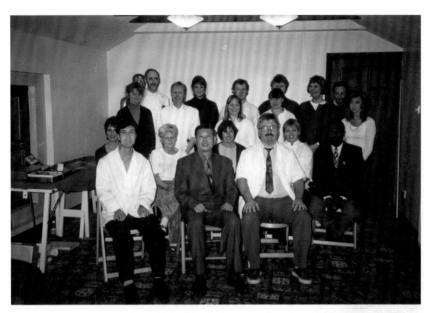

丛春雨教授同英国学生合影

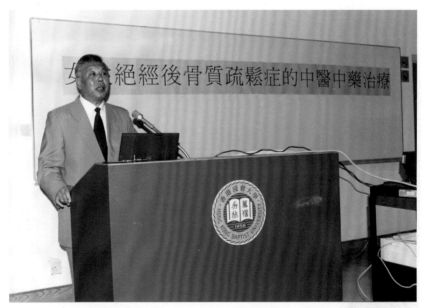

丛春雨教授在香港浸会大学做专场学术报告

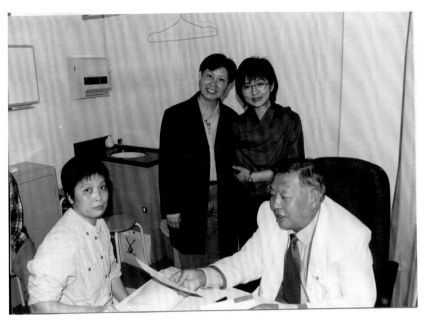

丛春雨教授在临床带教学生

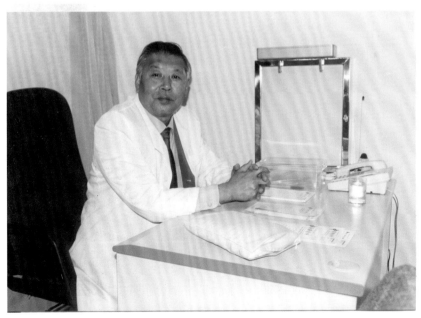

丛春雨教授坚持专家门诊

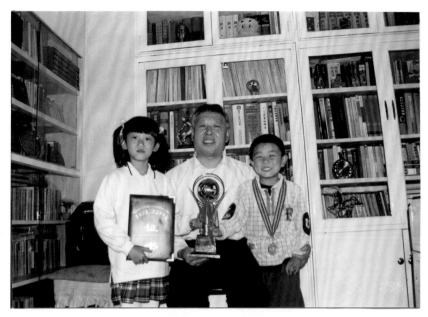

丛春雨教授同孙子、孙女在一起

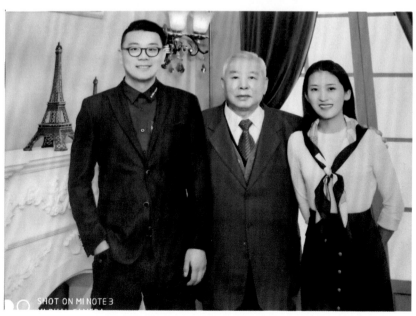

三十年后丛春雨教授同孙子、孙女在一起

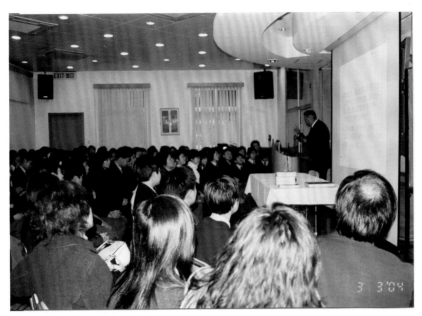

丛春雨教授应邀给香港中学生做敦煌中医药学科普讲座

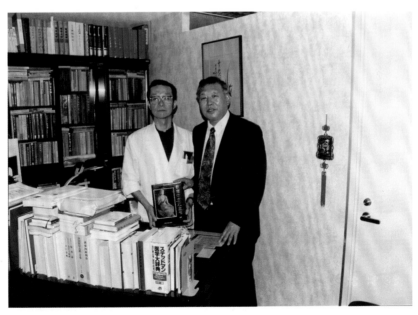

丛春雨教授在日本东京参观小泉先生诊所

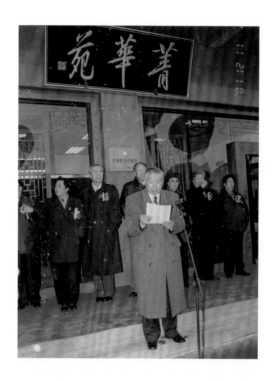

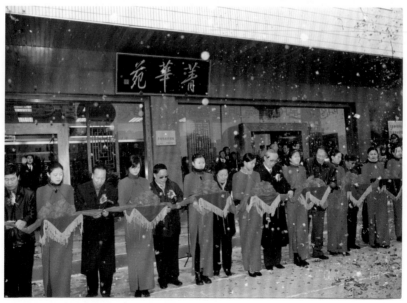

丛春雨教授在"菁华苑"中医专家诊所开业典礼上

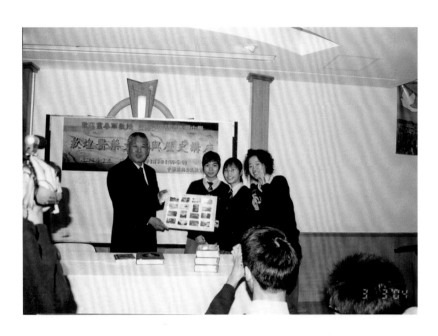

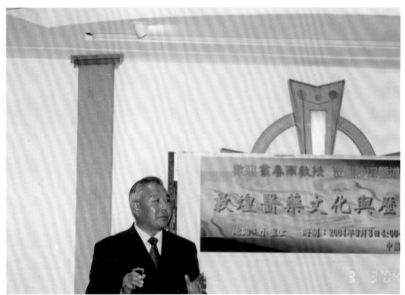

2004 年丛春雨教授于香港沙田循道卫理中学做
"敦煌医药文化与历史讲座"

丛春雨中医妇科经验

丛春雨　著

丛　征
丛　雪
丛婧婍（留美硕士研究生）　　　　整理
杨培樆（加拿大在读博士研究生）
梁　莉（中医妇科在读博士研究生）
丛德隆

丛春雨中医妇科学术继承人
武权生

女科精粹，薪火传承

——《丛春雨中医妇科经验》再版前言

丛春雨中医妇科学术继承人

武权生

　　《丛春雨中医妇科经验》即将再版，承蒙恩师厚爱，邀我为此书撰写再版前言，心中一时思绪万千。回溯三十年前随师学习抄录的厚厚一沓临证处方、跟师笔记及学术指导与交流的情景，不由百感交集，感触良深。

　　我的老师丛春雨先生是我学术、中医妇科专业的引路者。丛老从医近六十载，在医、教、研方面硕果累累，与其严谨的治学方法是分不开的。其学术思想始终坚持和倡导"勤奋""持久""严格""慎用"八字诀，先生用其大半生的追求和行动，诠释着他的人生格局。所谓"勤奋"，就是专心致志，刻苦读书，思想集中，不为世俗所影响，不管是诊病，还是写文章、著书立说，都坚持着"唯日孜孜，无敢逸豫"的信念。所谓"持久"，就是要有一种坚韧不拔、锲而不舍的毅力和持之以恒的学术追求与实践，每读一部中医著作，每写一篇文章，每著一本中医著作，都是坚持一丝不苟的精神，一字一句，一章一节，甚至一个标点符号，都要反复推敲，勿留遗漏。丛老的著作从来都是自己撰写，甚至是亲自校对，从不改变这种做学问踏踏实实的习惯和方法。丛老出版的《中医妇科临床经验选》《近现代25位中医名家妇科经验》等著作在中医妇科学术界具有深远的影响。所谓"严格"，是指治学严谨的科学方法和进行临床实践的科学态度。丛老在课堂教学中不仅讲述治疗成功的经验，还要告诫学生吸收自己的经验教训，从而提高学生的独立思考能力。总结医案医话，尊重实践，尊重事物的本来面貌，实事求是，绝不弄虚作假，这是做医生的基本底线。所谓"慎用"，就是慎重临床，万不可粗心大意，详问病情，细察体征，则明其所因；辨证论治，要胆大心细，不漏过细微之征，则必伏其所主。我们在跟师学习中，丛老经常告诫我们，学习中医经典著作，应重在吃透原文、原方，勿过早地注释和解析，而应究其所优，学其所长，避其所短。丛老深切地希望我们这些弟子在长时间的临床实践中，能够创造性地提出自己的临床实践经验方、加味方、加减方，使中医妇科学水平在我们这代人手中得到不断的提高、发展和升华。回顾本人临床、教学的成长发展经历，确实深深受益于丛老的殷切教诲。

丛老在中医妇科临床实践中，坚持辨证细微，深思熟虑，细化要点，立法慎重，选方恰当，用药考究，组方精当，知常达变。丛老在中医妇科临床实践中始终坚持辨证与辨病相结合。现在患者几乎都拿着医院临床检查报告找中医大夫，出示子宫肌瘤、子宫内膜增厚、多囊卵巢综合征、乳腺增生、盆腔积液、卵巢早衰等报告结果，这些病在中医妇科都没有记载，但中医妇科医生必须要面对疾病谱变化、现代病理检查这样的现实，要用传统的中医理论去回答、去解释、去治疗当下社会发现的若干新疾病。丛老常说中医妇科是一门科学，科学就要发展、就要前进。丛老在自己的临床实践中回答这一问题，为我们作了表率，比如治疗卵巢储备功能不足一病，丛老在桃红四物汤基础上结合"二仙汤"模式，并有突破，重用盐炒菟丝子、枸杞子、盐炒巴戟天、羊油炒淫羊藿、仙茅、鹿角霜六味中药，专补奇经，温宫暖肾，恢复和促进卵巢排卵功能，从而促进了子宫内膜的增生，在此基础上益气扶阳，气充血生，改善全身功能状态，相得益彰。丛老喜用"参车粉"（红参、紫河车）血肉有情之品，大补奇经，每每收到满意的疗效。

《傅青主女科》在中医妇科学术传承上具有承上启下的作用，其内容平正扼要、辨证详明、理法严谨、方简药效。完带汤为《傅青主女科》的第一方。丛老熟读《傅青主女科》，临证善用完带汤加减，在治疗慢性盆腔炎性疾病后遗症、盆腔积液、宫颈纳氏囊肿时，选用炒山药、土炒白术、麸炒党参、苍术、车前子、盐炒黄柏、生薏苡仁、炒荆芥穗、盐炒小茴香、盐炒吴茱萸、干姜、盐菟丝子、鹿角霜等，以运脾化湿、固束带脉。如果患者的白带量多、色黄、有异味，甚至出现阴痒，则常常在上述方药中加蛇床子、苦参、土茯苓、大血藤、败酱草，清热止痒，疗效更佳。

丛老在临床、教学中更是博采众家之长，并善于挖掘整理近现代中医妇科名家学术思想和经验。蒲辅周先生是我国近现代一位中医大家，他的学术思想和临床经验对丛老有着重大的影响。蒲辅周先生的"十味温胆汤"，其组方配伍充分反映了蒲辅周先生的学术观点和临床用药经验。面对当前女性若干疾病，如围绝经期综合征、经前期紧张症、多虑症、抑郁症、精神分裂症、脑梗死、心肌梗死、老年痴呆症，大都是由肝郁气滞，肝失条达，肝气不舒，而致气血失和，气滞血瘀，经络不通，生瘀生浊，湿滞郁塞而造成。丛老在十味温胆汤的基础上又有新的发展，常用法半夏、化陈皮、杏仁、苍术、茯苓（或茯神）、炒枳实、黄连、竹茹、远志、石菖蒲、郁金、生薏苡仁、炒冬瓜仁、太子参、麦冬、炒五味子、珍珠母、浮小麦、炙甘草、大枣，或根据患者的症状有所加减，对症治疗，并佐以琥珀清心粉芳香开窍、醒脑通心，使中医妇科医治女性心脑血管疾病又有了新的思路和途径。

在有关方面的关怀和支持下，丛老退休后成立了民营的"菁华苑中医高级专家诊所"，二十年来坚持每天上午出诊，国内外的患者慕名而来，连青藏高原的牧民也辗转千里前来就诊。近二十年（60—80岁）正是丛老学术思想集中体现的"黄金岁月"，更是一位老专家、老中医临床经验凝练升华的宝贵阶段。丛老在此阶段于妇科临床中多有创新和发展，比如丛老在使用传统的汤剂方药外，还喜用胶囊、粉剂，用"参车粉"治疗多囊卵巢综合征、卵巢储备功能低下或卵巢早衰；用"洋参河车粉"治疗围绝经期因雌激素低下而致的自主神经紊乱综合征；用"七制香附粉""四制香附粉"治疗月经先期、月经后期、月经先后不定期等症；用"白芷消斑粉"治疗女性面部黄褐斑；用"琥珀清心粉"配合中药汤剂治疗心肌梗死、脑梗死后遗症、心脏支架术后综合征；用"西洋参、川贝母、蛤蚧粉"治疗慢阻肺、慢性支气管炎、肺气肿、肺心病等，也用于肺癌术后恢复期患者。

丛老是我们的老院长，为甘肃中医学大学教育教学及附属医院建设发展奠定了坚实的基础。他不管行政工作多忙，仍兼任中医妇科教研室主任，主讲本科班、经典著作进修班的《中医妇科学》，每周三个单元课时，没有任何特殊的要求，如同普通教师一样完成自己的授课任务，且坚持做到从不缺课。

丛老还告诫我们在中医教育教学中一定要重视"三基"教育，即基础理论、基础知识、基本技能。学习中医学最大的特点就是要善于"死记硬背"，丛老十七岁开始中医学徒，背下的《汤头歌》《四百味》《濒湖脉学》《医宗金鉴》等书，至今仍受用无穷。

丛老还深有体会地告诉我们，在多年临床之后要反复翻阅李时珍的《本草纲目》，丛老常说这是中医最为宝贵的"名著"，是自古至今中药一本"绝唱"之作，除了读每味中药的正文，更要反复看批注，那才是李时珍学术思想的精华所在。

丛老不仅治学勤勉严谨，而且日常生活丰富规律。其退休后，上午门诊，下午在家休息，生活非常规律，喜读历史书籍，酷爱唐诗、宋词、元曲，喜欢茶道，喜爱古典音乐，几十年来坚持练习太极拳、太极剑。他还喜好收藏和鉴赏中国山水画、集邮等。这也许就是丛老既高寿又思路敏捷的秘诀所在。丛老每天晚饭后散步，天天坚持走上万步，冬夏坚持不懈，在人生岁月中恬淡地平安走过。

丛老在工作讲课或诊疗工作中非常注重仪表，常衣着挺拔、仪容严肃。丛老常跟我们说，注意仪表，在课堂上是对听课学生的尊重，在诊室中是对患者的尊重，实质上也是对自己的尊重。丛老多年来先后在美国、英国、澳大利亚、日本等国及我国香港、澳门、台湾等地区讲学、诊病，都穿着得体，仪表堂堂，受到大家的尊重，并广交了很多朋友，其中许多人至今都和丛老有密切的联系。老师常常跟我们说："作为一名中医人，我感到很骄傲。"

在丛老八十岁寿辰之际，《丛春雨中医妇科经验》的再版，既是对他中医妇科学术思想的再总结和传承，也是献与他的一份寿礼，仅以此序，祝愿恩师福寿安康！

另谨向本书初版整理者，丛老的一对儿女丛征、丛雪致以由衷的感谢！感谢他们付出的所有辛劳。感谢我的博士研究生梁莉为再版书稿所做的细致整理工作。这里亦特别感谢中医古籍出版社编辑部主任张磊先生及原社长刘从明先生对丛老学术专著出版的鼎力支持。衷心希望此书的出版能将丛老的学术思想发扬光大，更以此激励我辈抖擞精神，将西北中医妇科学的传承与发展推向新高！

2020 年长夏于兰州

附记：武权生学术简历

武权生，甘肃中医药大学教授、博士研究生导师，主任医师，甘肃省名中医。1987 年本科毕业于甘肃中医学院（今甘肃中医药大学）中医医疗专业，毕业后从事中医妇科学教学、临床与科研工作至今，其间成都中医药大学中医妇科专业硕士研究生毕业。

现为中华中医药学会妇科分会常务委员，甘肃省中医药学会妇科专业委员会主任委员，甘肃省中西医结合学会妇科专业委员会副主任委员，世界中医药学会联合会妇科分会常委，甘肃省中医药师承教育工作省级指导老师，省级精品资源共享课《中医妇科学》课程负责人，《甘肃中医药大学学报》《西部中医药》编委，甘肃省妇幼保健院、省人民医院中医客座教授。曾获甘肃省优秀教师及"园丁奖"。现为甘肃中医药大学中医妇科学科带头人、甘肃省中医妇科临床重点专科负责人。发表专业论文百余篇，参与编写著作12部，主编、副主编5部，完成科研课题6项，获省级以上科技奖励3项，省级教学成果奖3项。现承担国家自然科学基金、省科技支撑计划等各类课题5项。

　　长期从事中医妇科临床工作，在医疗实践中达到了中医妇科特色突出、治疗技术优势明确的专业水平，对妇科常见病、部分疑难病治疗具有丰富的经验。

自 序

——兼论面向 21 世纪中医妇科学的创新与发展

中医妇科学是以运用中医药学的理论研究妇女疾病的发生、发展规律，以及辨证施治、选方用药和预防方法为主要内容的一门中医临床医学学科。

妇女在解剖学上有子宫、输卵管、卵巢、阴道等独有器官或组织；在生理上有月经、妊娠、分娩、产褥、哺乳等特点；在临床发病上有月经病、带下病、妊娠病、产后病、妇科杂病、前阴病、乳房病等特殊病种，概括起来，不外乎经、带、胎、产、乳、杂病等几大门类。《医宗金鉴·妇科心法要诀》说："男妇两科同一治，所异调经崩带癥，嗣育胎前并产后，前阴乳疾不相同。"这说明中医妇科学的研究和诊疗范围有别于其他临床各科。

我长期从事中医妇科的临床、教学和科研工作，先后出版了 11 部专业书，在国内外报刊发表了 150 多篇论文。其中高等中医药院校试用教材《中医妇科学》（北京：中医古籍出版社，1989）获 1990 年中国中医文化博览会"神农杯奖"，1992 年又获甘肃省高等学校第二届优秀教材二等奖；《中医妇科临床经验选》获中国中医研究院（现中国中医科学院）第二届"医圣杯"国际中医药学术著作三等奖；《女性慢性疲劳综合征的中医中药治疗》论文，获 1999 年北京首届世界创新医学大会颁发的创新医学金杯奖；《女性绝经后骨质疏松症的中医中药治疗》论文发表于《中国骨质疏松杂志》1999 年第 4 期，2000 年 4 月应邀在香港浸会大学做该专题学术报告，5 月 25 日香港《大公报》"中华医药版"全文刊出，2000 年 9 月在北京自然医学研讨大会上荣获最高学术奖"自然医学金牛奖"。

古有叶天士，近有蒲辅周，处方用药，轻灵纯正，所谓轻灵乃"圆机活法，精明扼要，看似平常，恰到好处"之义，而纯正是指冲和切当，剔除芜杂，配伍严谨，不落俗套。这个轻，绝不是十剂中"轻可去实"和用药剂量大小轻重的轻；这个纯，也不是一意求稳，只求平安而无治疗效果的纯。此处的轻和纯，是指在处方用药时平淡之中见神奇，轻重缓急之中见疗效，这是通过几十年的临床实践，在成功中总结，在失败中探索，千锤百炼而得来的临床经验。中医药学是一门哲学，只有临床实践几十年，才有可能达到或进入"心领神会"的意境！

本书共设 10 章 94 节，共收集中西医妇科疾病百余种。本书体例：每章第一节首先论及生理与病理，如月经的生理与病理，带下的生理与病理，妊娠的生理与病理，分娩、产褥的生理与病理，奇经的生理与病理，乳房的生理与病理等；每节疾病分为概念、病因病机、诊断要点、鉴别诊断、辨证论治（包括辨证要点、治疗原则、分证论治，在分证论治中将每个证型又分述为主要证候、证候分析、治法、方药等各项）、中成药、针灸方法、食疗调养（分为食调要点、辨证配膳两个方面，并后附若干食疗调养方，供参考），最后附医案选。全书共收集自拟经验方 200 余首，古今医籍加味方 42 首，古今医籍加减方 41 首，古今医籍原方 12 首，辨证配膳食疗调养方 376 首。

我在中医妇科临床实践中始终坚持辨证与辨病相结合的思维原则，即临床上充分利用现代医学各种先进技术和方法，发挥西医对疾病定性定位诊断上的长处，同时又不拘于西医，严格按照中医妇科的理论方法对疾病进行全面的分析，或者结合现代医学对"证"的研究的一些微观指标，做出相应的辨证诊断，指导临床治疗，特别是组方用药。这种新型的思维方法，既重视局部的病理变化，又高度重视在疾病过程中的整体反应和动态变化，不仅克服了中医妇科对疾病微观认识的不足和辨证思维方法上的某些局限性，也弥补了西医妇科对疾病过程中的机体整体反应及动态变化等重视不够的弊端，从而更加有效地提高分析问题和解决问题的能力与方法，拓展了中医妇科学发展的空间。

我在中医妇科学术思想中十分强调肝、脾、肾三脏在妇女生理病理中的重要地位和作用。

肝为五脏之一，是贮藏血液的主要器官，有调节血量的作用。肝主疏泄，主一身之筋膜，开窍于目，其华在爪。肝喜条达，是指肝气贵于舒畅通达而不宜郁结，肝郁则病变横生；肝为风木之脏，内寄相火，其性至刚，极易变动。肝的生理功能失常，不仅引起肝的本脏病变，如肝气、肝火、肝阳、肝风等，还可扰心、犯肺、乘脾、伤肾，引起其他脏腑的病变。临床所见妇科杂病中，肝病十居六七，所以有人称"肝为五脏六腑之贼"，其寓意十分深刻。肝与妇女的生理、病理关系极为密切，由于肝藏血，全身各部化生的血液，除营养周身外，皆藏于肝，其余部分下注冲脉（血海）；从经络循行来看，冲脉起于会阴，夹脐上行，而足厥阴经脉亦环绕阴器，行抵少腹，故与冲脉相连，肝血充足则血海满盈，月经能以时下。若肝的生理功能失常，在妇女可引起经、孕、产、育、乳等方面的多种病变，所以才有"肝为女子先天"之称。

脾胃为仓廪之官，脾在体为肉，开窍于口。脾主运化，输布水谷精微，升清降浊，为生化之源，五脏六腑、四肢百骸皆赖其营养，具有益气、统血、主肌肉的生理功能，故古人称之为"后天之本"。妇科疾病的病因、病理和诊断、治疗与脾胃的关系尤为密切。《黄帝内经》曰："中焦受气取汁，变化而赤，是谓血。"其指血液是由中焦脾胃的水谷精微化生而成。盖妇女以血为本，其经、孕、产、育皆以血为用。若脾胃虚弱，运化失控，不能生血，则营血匮乏，可致月经过少，甚则闭经，或孕后胎失所养而致滑胎、小产，或产后乳汁稀少。若脾统摄失权，又可致各种失血证候，如月经过多、崩漏、胎漏等。脾主升则健，胃宜降则和。所谓"脾升"是指脾将饮食之精微上归于心肺，布化运行全身；所谓"胃降"是指胃将经过初步消化之饮食下移于肠中，并使代谢之废料由肠道排出体外。故脾升胃降，彼此协调，互相依赖，保持动态的平衡。若脾胃升降失常，就会出现病变，如脾气不升而反下降，可致月经过多，甚则崩漏；或升举无力，而见子宫下垂或阴道壁膨出，或胎元不固，出现滑胎、小产等；若脾不摄津，引起白带淋漓；胃气不降而反上逆，导致经行吐衄、经行恶心、妊娠恶阻等。

肾在五脏之中占有重要地位，被称为"先天之本"，其主要功能是藏精，主水，主骨，生髓，通脑，又主纳气，开窍于耳和二阴，与人体的生殖、生长、发育、衰老以及水液代谢的调节等都有着密切关系。由于冲任二脉隶属于肝肾，而冲为血海，任主胞胎，关系到妇女的经、孕、产、育，所以肾在妇女的生理、病理中有其特殊的位置和作用。如若先天肾气不足，或年幼多病、天癸不充，或多产房劳、肾阴虚损、血海空虚可致月经过少、闭经或初潮推迟；若肾气虚衰，精血不充，冲任失荣，胞宫空虚，则不能摄精受孕；若肾精亏损，精不化血，不能荫胎可致胎萎不长；若因房事不慎，耗伤肾阴，无力系胎，可致先兆流产或习惯性流产。《黄帝内经》曰："肾者，主蛰，封藏之本，精之处也。"盖肾为贮精之处，肾精贵于封藏而不宜走泄，若肾气不足，或阴虚相火过旺，均可引起肾失封藏之职，而致真阴不固，如妇科常见白淫、带下之症。肾主水液，是指肾有主持和调节水液代谢的作用，而这种功能必须依靠肾阳的气化作用来实现，如果肾中阳气不足，气化功能失常，就会导致水液代谢的调节障碍，水液潴留体内，出现水肿、小便不利等症状，《黄帝内经》所谓"肾者胃之关，关门不利，故聚水而从其类"即斯意也，妇科则常见有子肿、妊娠小便不通等病。

我在中医妇科学术思想中尤重奇经学说，认为妇科疑难之病，非究奇经理论难以收效。将藏象、经络、气血、阴阳学说有机结合起来，对奇经八脉与妇科的关联有独特的理解和深刻的体会，认为脏腑、经络、气血之病变均可影响冲、任，从而造成经、带、胎、产、乳诸疾的发生和发展；相反，冲任失调又可影响脏腑、经络、气血的正常运行而生疾病。所以我在多年临床实践中潜心钻研，大胆发挥，在前人的基础上，本书增设了第七章奇经证治，提出了15个奇经证治类型和经验方药。并在第十章现代妇科疾病讲座中，针对"女性绝经后骨质疏松症"，多从奇经八脉入手进行辨证施治，大都收到了显著的临床效果。通篇突出了奇经理论与实践的探讨，从而使中医妇科学更具独特的内涵。

经济在发展，社会在进步，人类的疾病谱也在发展和变化。现代女性生活在一个压力重重的社会里，工作压力大、生活节奏快、竞争激烈、交通拥塞、住房困难、家庭负担过重、环境污染，甚至食物污染或食物内含有大量激素等诸多因素，致使女性内分泌紊乱，从而出现新的病种。故在第十章中，对女性亚健康、慢性疲劳综合征等十个课题开展了研究和探讨，运用传统的中医妇科理论去解读和破译新的疾病，并大胆地提出一整套理法方药，旨在使古老的中医妇科学在时代发展变化中仍能占有一席之地。面对新世纪的挑战，中医妇科学将会赢得更大的发展空间和创造出前所未有的历史机遇，这正是我们今天中医妇科工作者的责任和义务。

中医食疗学是中医学伟大宝库中的一个重要组成部分。食疗，又称食治，是指利用食物或于日常饮食中加入某些药物来影响机体各方面的功能，获得健康或愈疾防病的一种方法。中医妇科食疗学是以中医妇科理论为指导思想，专门研究各种食物（包括部分中药）在女性机体医疗保健中的作用及应用规律的一门实用性学科。本书在各个章节中均增设"食疗调养""食调要点"及"辨证配膳"条目，并提出了376首食疗调养方，在每个方中又分为"原料""操作""功能"三个部分，简单明了，通俗易懂，容易操作，易于掌握。随着社会和科技的进步，人民生活水平的提高，女性对自身健康保护意识和对疾病的防治要求有了更高的目标和新的理性飞跃，大都希望能获得一种既安全又有效方便的保健强身、疗疾祛病的措施，借以少吃药或不吃药，避免受到药物毒性或过敏的伤害，而这也正是我终生的夙愿和为之奋斗的目标。

2000 年初秋于兰州

附记：作者学术简历

丛春雨，男，1941 年 3 月出生，吉林省扶余市人。17 岁跟师学中医，1959 年高考后进入长春中医学院（现长春中医药大学）学习，1965 年毕业，为该校首届毕业生（六年本科）。毕业后，响应党和国家号召，献身大西北，长期在兰州、白银工作。曾任甘肃省科协副主席（正厅级），甘肃省第七、八届政协委员，原甘肃中医学院院长（1985—1994 年）、党委书记（1991—1994 年），澳大利亚中医学院客座教授、英国东方医学院客座教授，甘肃省中医药学会名誉会长、甘肃中医妇科学会主任委员、甘肃省敦煌学研究会副会长、甘肃省丝绸之路协会副会长。1999 年 10 月 25 日被美利坚科学名人传记学会（AASB）评选为千禧年（2000）世界科学名人并授以奖牌。1999 年 10 月 13 日被日本国株式会社ピュ P 一、生活习惯疾病协会、自然疗法协会聘任为高级中医药顾问。2000 至 2005 年任中华中医药学会妇科分会副主任委员，2005 年任学术顾问。本人职称为教授、主任医师。本人专业为中医妇科学，研究方向和范围为敦煌中医药学。

本人独著《中医妇科学》《女科证治歌括》《中医妇科临床经验选》《近现代 25 位中医名家妇科经验》《敦煌中医药精粹发微》《丛春雨中医妇科经验》等著作，主编或副主编《敦煌中医药全书》《中医妇产科学》《中医证候诊断治疗学》《蒲辅周研究》《中医学导论》《中医妇科学》等。其中有两部独著作品由香港迪志文化出版有限公司、迪威多媒体有限公司出版电子和印刷两种版本。

由本人独著的高等中医药院校试用教材《中医妇科学》获 1990 年中国中医文化博览会"神农杯"奖，1992 年获甘肃省高等学校第二届优秀教材二等奖。

本人主编的 120 万字的《敦煌中医药全书》获 1996 年第三届世界传统医学大会世界传统医药突出贡献国际金奖。2001 年该书被《中国文物报》读者及著名文史专家组投票评为"二十世纪最佳古籍整理图书"。

本人独著的《中医妇科临床经验选》获中国中医研究院第二届"医圣杯"国际中医药学术著作三等奖。

　　本人主持的《敦煌中医药展馆》被评为 1993 年甘肃省普通高等学校优秀教学成果一等奖、国家教委 1993 年普通高等学校优秀教学成果二等奖。

　　1998 年 7 月 20 日，美国很有影响力的科学信息交流专门机构——柯尔比科学文化信息中心通知，本人在 1997 年第 6 期《上海中医药杂志》发表的《八法与敦煌遗书古医方》一文被柯尔比科学文化信息中心医学部学术委员会评审为优秀论文，获得进入全球信息网络资格（World Wide Web，简称 WWW），由此推荐给全世界的医学界。

　　本人撰写的《女性慢性疲劳综合征的中医中药治疗》一文，获 1999 年首届世界创新医学大会创新医学金杯奖，并在大会上被宣读。该文被选入《面向 21 世纪医学的创新与发展》一书，编号 99。

　　本人撰写的《敦煌壁画"形象医学"的历史贡献》（《中医文献杂志》，1998 年第 4 期）、《论敦煌遗书古医方在外治法的应用》（《上海中医药杂志》，1999 年第 1 期）两篇论文，均获第二届新医新药国际华佗杯论文大赛国际金奖（1999 年 10 月）。

　　本人撰写的《女性绝经后骨质疏松症的中医中药治疗》论文发表于《中国骨质疏松杂志》1999 第 4 期，2000 年 4 月应邀在香港浸会大学做该题学术报告，5 月 25 日香港《大公报》"中华医药版"全文刊出，2000 年 9 月在北京自然医学研讨大会上荣获最高学术奖"自然医学金牛奖"。

　　本人独著的《敦煌中医药精萃发微》于 2001 年获中华中医药学会"康莱特杯"优秀学术著作二等奖。

　　本人为副主编的"中医药学高级丛书"《中医妇产科学》于 2004 年获"康莱特杯"优秀学术著作一等奖。

　　本人独著的《近现代 25 位中医名家妇科经验》于 2004 年获中华中医药学会学术著作三等奖。

　　本人在《中医杂志》《中国医药学报》《中国中西医结合杂志》等国内外报刊发表论文 150 余篇。

　　2019 年 6 月，被甘肃省中医药学会授予"甘肃省中医药学会优秀专家"称号，并颁发荣誉证书。

目　录

第一章 月 经 病

第一节 月经的生理与病理

月经是女性在一定年龄阶段内有规律、周期性的子宫出血。因其周期长短与周月相近，故称之为月经。在中医妇科古籍中又称之为月事、月信、月水等。

正常的月经是女性发育成熟的标志之一，表示妇女已具有生育能力。月经在一定程度上能反映妇女健康与否。

（一）月经的期

初潮：女性第一次月经来潮被称为月经初潮。月经初潮有一定年龄界限，但由于种族、地理、环境、气候、营养和体质等因素的不同，初潮年龄有所差异。《黄帝内经》记载的女子二七初潮，基本符合国人近代的统计年龄。随着时代的发展和生活质量的提高，女孩初潮期亦有所提前，但不应早于10岁、迟于17岁。临床表明，初潮期过早或过迟都不是生理常态。

月经周期：月经有周期的来潮，称为月经周期。行经的第1天到下次月经的第1天为一个周期。正常的月经周期一月一行（28天左右），除妊娠、哺乳期外，一般都按期而至。身体无病而两月一行的，中医妇科称之为"并月"；三月一行的，称之为"居经"；一年一见的，古代文献称之为"避年"；也有一生不行经而能受孕分娩的，则被称为"暗经"；还有在妊娠以后按月行经而又无损于胎育生长的，中医古书称之为"激经"，也叫"盛胎""垢胎"。以上这些特殊的生理现象均不应作疾病论。正常情况下，月经周期性来潮可持续三十余年，也就是说妇女的生育能力可保持三十余年。

经期：指月经行经第1天至月经干净这段时间，经期一般持续3～5

天，也有持续 6～7 天的，但经期最短不得少于 2 天，经期最长不得超过 7 天，否则多属病态。

绝经：指在一定年龄阶段内自然绝经。妇女一般在 45 岁至 55 岁之间月经自然停止。若绝经过早或过迟，则应审因察病。

（二）月经的量

月经有一定的经量，行经总量一般为 50～80 mL。行经徐缓，初始量少，继而逐渐增多，一般行经第 2 天较多，以后逐渐减少至经净。若经量明显增多或减少，甚至点滴而止，多属病态。

（三）月经的色、质

正常的月经颜色为血色，行经开始时为较浅红色，继而正红或紫红，月经将净时常呈暗紫色，经质不凝固、无血块、不稠不稀、无特殊气味。如果有血块、经血黏稠或者稀薄如水，多属病态。

（四）月经产生的机理

中医妇科学认为，月经产生的机理，与肾、天癸、冲任、胞宫密切相关，而肾又是产生月经的根本。

肾气盛："五脏之真，唯肾为根"（《医贯》）。女性在发育过程中，必待肾气充盛，天癸至，任通冲盛，作用于胞宫，月经始能潮至，肾气全盛，月经乃能按时来潮，故《医学正传·妇人科》谓："月经全赖肾水施化。"《傅青主女科·调经》亦有"经水出诸肾"之说。总之，肾主生殖，为天癸之源、冲任之本。女性月经周期性来潮，标志着肾气的成熟和充盛。相反，月经逾期尚未初潮或不及期而经绝，均说明肾气未盛或肾气早衰。因此，肾气盛是产生月经的根本。

天癸至：天癸，是古代医家长期动态观察人体生理现象所推断出先天即存在的一种生理性物质，即"人之未生，则此气蕴于父母……人之既生，则此气化于吾身"（《类经·藏象类》）。所以，天癸产生于先天，并受肾气盛衰所支配，且随肾气的生理消长而变化。肾气初盛，天癸亦微，肾气既盛，则天癸蓄极而泌，若肾气渐衰，天癸亦竭以至竭止。天癸在一定年龄时期盛泌，促使任脉通，冲脉盛，调节月经按时来潮，使其具有生育能力，又在一定的年龄阶段，随着肾气渐衰，天癸亦渐竭止，月经亦不再潮至，生育能力亦衰退，可见天癸的作用直接关系到冲任的通盛、月经的潮止、生育能力的有无。《黄帝内经素问集注》中张志聪指出："男子之天癸溢于冲任，充肤热肉而生髭须，女子之天癸溢于冲任，充肤热肉为经水下行而妊子也。"从而可知，天癸是藏受于肾的一类真精，它在女性生殖生理中具有促进生长发育、调节月经、备妊育胎之作用。

我国近现代中医妇科名家刘奉五在《刘奉五妇科经验》一书中指出："天癸如何转化为经血？我体会与肾的关系最为密切。在机体脏腑功能和调、气血津液充沛的情况下，通过肾阴（又称肾水，系肾中的阴精物质）的进一步充实，天癸才能最终形成。这时天癸仅为阴液物质，尚无特殊功能。通过肾阳的功能作用，天癸才能化赤而为经血，然后经过冲任二脉，输送至胞宫，血海满盈后，定时排出，即为周期性的月经。所以，经血与原来的血，既相同又不完全相同。如果肾阳气化功能不足，则天癸不能完全化赤而为经血，保持原有的状态排出。例如经前期或经期阴道排出的白、黄、粉色的分泌物，就是未完全化为经血的天癸物质。如果肾阴亏虚无水以充之，则天癸亦不能最终形成，阴道分泌物就会相应减少或贫乏。如果阳热过盛，则可煎熬化赤后的经血，以致经血质稠凝结而成血块。"

从天癸的命名由来及其与肾的关系可以说明，肾为天癸之源。所以《医宗金鉴·妇科心法要诀》云："先天天癸始父母，后天精血水谷生。女子二七天癸至，任通冲盛月事行。"

任通冲盛：冲任二脉，皆源于胞中，其主要循行之处为女性特有的器官部位，其作用与经、带、胎、产、乳有着密切关系。任脉通、冲脉盛，亦是月经产生的必要条件。女性在二七以前，肾气未盛，天癸未至，冲任脉未大盛，二脉相资不足，故不能产生月经。当冲任二脉受纳诸经之精血并得到天癸作用后，开始流通盛大，血海满盈，蓄溢有常，作用于胞宫而产生月经。故言"冲任为月经之本也"。

子宫溢泄经血：子宫，中医称之为"奇恒之腑"，指子宫"形体似脏，作用似腑""非脏非腑，亦脏亦腑"，以其中空而能排出月经，娩出胎儿，似腑之"泻而不藏"的功用，月经间隙期以及妊娠期，又似脏之"藏而不泻"的功用，故认为子宫具有脏腑的双重功能，所以是一个特殊的器官。子宫为行经之所，发育成熟的子宫，受冲任气血的相资灌注，并受天癸的作用，以备种子育胎，如未交合成孕，则子宫须去旧血而更新血，故排出之旧血成为月经。

综上所述，月经是在脏腑功能正常、气血调和、冲任流通、阴阳平和的条件下，以肾为先导，受天癸调节，得冲任二脉相资，共同作用于胞宫而产生的。

因此，脏腑、气血、经络的正常活动是产生月经的生理基础；肾、天癸、冲任、胞宫是产生月经的主要环节，其中肾是产生月经的根本，气血是月经的物质基础，冲任是化月经之处，胞宫是行月经之所。

（五）月经的病理

月经病是指月经周期、经期、经量的异常或伴有经色、经质的异常，或月经的非生理性停闭，或多次伴随月经周期或者于绝经前后所出现的某些相关证候表现为特征的一类疾病。

常见的月经病，包括以月经周期异常为主的病，如月经先期、月经后期、月经先后不定期；以经期异常为主的病，如经期延长、经期过短；以经量异常为主的病，如月经过多、月经过少。临床上常常见到经期过短和月经过少两者相伴而生；周期、经期、经量三者均失常的病多为崩漏；非生理性停经多为闭经；伴随月经周期而反复多次出现的病症有经行衄血、痛经、经行感冒、经行头痛等；在绝经前后出现的有其特殊临床表现的证候被称为绝经前后诸证。

月经病是女性常见的疾病之一，常常是女性各种疾病的早期反应，月经的异常往往是女性机体受病的一种预警信号。

月经病的病因病机，主要为内伤七情（喜、怒、忧、思、悲、恐、惊），或外感六淫（风、寒、暑、湿、燥、火），或先天肾气不足，多产、房劳、劳倦过度，或精神紧张、压力过重，使脏气受损，肝脾肾功能失常，气血失调，致冲任二脉受损，发为月经病。

月经病的诊断常以主症命名，但须与发生在月经期的内外科疾病相鉴别，同时还要注意妇科等有关检查，借以排除器质性疾病、先天性发育不良、畸形、异常等。对月经病的辨证，主要应分析月经的期、量、色、质四者之间的共性与个性，临床中还要借助现代医学的各种检查，如子宫内膜的病理检查、基础体温的测定等，从而达到深层次的辨证与辨病相结合。在妇科临床中还要突出整体观念，注意全身证候及舌脉的观察和分析，还要详细了解与掌握月经史、病史、家族史、病程诊治的全过程及有关检查报告等。只有客观全面的分析，才能做出比较符合患者实际情况的基本结论。

月经病的治疗原则有三：①调经治其本。调经之法，应遵循《黄帝内经》"谨守病机"及"谨察阴阳所在而调之，以平为期"的宗旨。调经的具体原则，有调理气血、补肾、扶脾、舒肝之异。调理气血，首先辨清在气在血。病在气者，当以治气为主，佐以养血活血；病在血者，则以治血为主，佐以补气行气。调理气血为治经病始终之法。补肾，"经水出诸肾"，调经之本，归根在肾。补肾以填补精血为主，佐以助阳之品，即"滋水更当养火"，使肾中阴平阳秘，精血俱旺，则月经自调。扶脾在于益母之源，以健脾升阳为主，不宜过用辛燥或甘润之品，以免耗伤脾阴或困阻脾阳。舒肝以条达肝气为主，意在调其疏泄之功，但不宜过用辛香燥烈之品，以免劫津伤阴、耗损肝血。调固冲任在于"任脉通，冲脉盛，月事以时下"，临床上在于求治肝、脾、肾而达到调固冲任，或直接补、调、理、清、固、温冲任二脉，自无经病之虑。②论治时分清经病和他病。"必先去其病，而后可以调经也"，如患痨瘵（肺结核病）、虫积病（寄生虫病）后出现月经不调者，当先治疗痨瘵、虫积病，待病愈后则月经可望恢复；如因患月经过多而引起怔忡、心悸等病证时，应先治月经病。③标本兼顾，分步论治。月经病证常随经前、经期、经后或经间期而有所变化，临床治疗当以治标为急，兼顾其本；或治本为先，兼顾其标，分阶段论治，各有侧重，全面考虑，灵活运用。

月经期用药时应注意，调经之品勿伐脾胃、勿伤肾气、勿劫肝阴。补肾不可呆填；扶脾不宜过于辛燥或滋腻；调肝不宜过用疏泄；月经过少或闭经，不可以通为快；月经过多，亦不可执意固涩。

月经期间，盆腔充血、机体抵抗力较弱和情绪容易波动等情况，容易引起某些生殖系统疾病。如遭受惊恐、过度疲劳，可引起月经失调、闭经、癥瘕等病；经期同房易损伤冲任，常导致崩漏、带下、月经失调；经期子宫颈口开张，经血积在阴道内，如果不注意卫生，细菌易于入侵，在经血中繁殖，并从宫颈口进入子宫腔和盆腔组织，可引起生殖系统炎症。因此，在月经期须注意以下几点：

①月经期应尽量避免精神刺激和过度疲劳，保持心情舒畅，消除紧张、烦闷、恐惧心理，防止盆腔过度充血；

②每日至少清洗一次外阴，月经带要勤换勤洗，并在日光下晒干，不宜放在阴暗处，以达到消毒目的，使用卫生巾的女性须勤换卫生巾；

③严禁游泳、盆浴、性交、阴道塞药及阴道检查。如因诊断需要做阴道检查者，应在消毒情况下进行；

④注意保暖，避免受寒，忌食生冷、酸辣及有刺激性的食物；

⑤月经期宜避免剧烈体育运动和重体力劳动，妇女在行经期间尽量避免下水，以防受凉、受湿；

⑥在有条件的社区，应建立月经卡，每人一张，记录每次月经的日期，便于早期发现妊娠、流产与月经紊乱等疾病，这也是做好计划生育和防治疾病的有效措施。

第二节 月 经 先 期

［概念］

月经周期提前 7 天以上，甚至半月一行，且连续两个周期以上者称为"月经先期"，亦称"经期超前"或"经早"。若每次月经仅提前三五天，或偶尔提前一次，虽提前日期较多，但下次月经仍然如期者，不作疾病论。

本病属于以月经周期异常为主的月经疾病，常与月经过多并见，严重者可发展成崩漏。

月经先期，现代医学称之为月经频发，多指月经周期短于 21 天。月经频发与卵泡期过短、卵泡发育迅速而致排卵提前有关，还与黄体功能不全及黄体过早萎缩有关。本病多见于生育期的妇女。

［病因病机］

本病的病因主要是气虚和血热。气能摄血，气虚则统摄无权，冲任失固；血热则流行散溢，以致血海不宁，均可使月经提前而至。

1. 气虚

（1）脾气虚弱：平日饮食失节，或劳倦过度，损伤脾气，以致脾虚气弱，统摄无权，冲任不固而致经血先期而下。此即景岳所论"无火而先期"，属心脾气虚不能固摄之病。

（2）肾气不固：青春期肾气未盛、围绝经期肾气日衰、人工流产术后损伤，均可致肾气不固，封藏失职，冲任失调而发为月经提前。

2. 血热

（1）实热

①阳盛血热：由于素体阳盛、过食辛热助阳药物、过食油炸食物、外感热邪，致热扰冲任，血海不宁，月经先期而至。

②肝郁血热：工作紧张，压力增大，情志不畅，肝郁气滞，郁而化火，以致冲任伏热，扰动血海，导致月经先期。

（2）虚热

素体阴虚、久病失养、失血伤阴、房劳多产造成伤精耗血，致阴血亏虚，阴虚生内热，热扰冲任，血海不宁，发为先期。

［诊断要点］

1.本病的临床特征为月经周期提前 7 天以上，并连续两个月经周期以上者。偶然提前一次不可作为诊断依据。

2.检查

（1）妇科检查　盆腔正常，宫颈黏液涂片有周期性变化。

（2）辅助检查

①基础体温测定　基础体温双相，卵泡期短，仅 7～8 天，或黄体期短于 10 天，或体温上升幅度不足 0.5℃。

②子宫内膜活检　经期子宫内膜呈分泌期变化，或呈早期分泌期变化。

［鉴别诊断］

排卵期出血　发生于两次月经中期，量不多，或白带中有血丝，持续 1～2 小时，甚或 2～3 天。出血发生在基础体温曲线呈低高相交替时期。

［辨证论治］

一、辨证要点

本病以月经周期提前为主症，可伴经量的过多或过少，临床上辨清疾病的属性是治疗关键，主要是根据月经的量、色、质作为辨证的依据，参舌脉象，全面辨识。一般先期兼量多、色淡、质清稀，唇舌淡，脉虚者属气虚。先期伴量多、经色紫红或深红、质稠，舌质红，脉数者为血热；脉虚而数者为虚热。如仅见周期提前而量、色、质不变的，还可根据素体情况，全身证候及舌脉等进行辨证。本病若伴经量过多，可发展为崩漏。临证时应重视经量的变化。

二、治疗原则

本病治疗重在调整周期，使之恢复常态，达到三旬一至。按其证候属性或补或泻，或养或清。若虚中有实或实中有虚者，亦当注意养营安血，勿犯虚虚实实之戒。

三、分证论治

1. 气虚证

（1）脾气虚弱证

【主要证候】月经提前，经量或多或少，经色淡或红而不鲜、质清稀，兼见纳少便溏，脘闷腹胀，气短懒言，或神疲乏力，舌质淡、苔薄白、脉虚缓无力。

【证候分析】素体虚弱，或饮食劳倦损伤脾气，致脾虚气弱，统摄无权，冲任不固而经行先期，经量增多。脾虚化源不足，不能化血为赤，则经色淡而质清稀。脾虚运化无力，则纳少便溏，脘闷腹胀。气短懒言、神疲乏力为脾气虚衰、中阳不振之候。气虚血少则舌质淡，气虚无力鼓动血脉则见虚缓无力之脉。

【治法】健脾益气，固冲摄血。

【方药】自拟益气摄血汤

党参 15 g，黄芪 30 g，土炒白术 15 g，杭白芍 9 g，当归炭 9 g，陈皮 4.5 g，升麻 9 g，柴胡 4.5 g，炒荆芥穗 9 g，炮姜 4.5 g，炙甘草 9 g，大枣 3 枚。

随症加减：

若经量过多，可酌加炒地榆、龙骨、牡蛎以固涩止血。

若气虚日久导致阳虚而见经色淡、质清稀，兼小腹冷痛、脉沉迟者，可酌加盐炒小茴香、桂枝、淫羊藿、巴戟天等温宫散寒、固冲止血之品。

若气虚夹瘀，可在益气化瘀的前提下，酌加益母草、茜草、三七等。

（2）肾气不固证

【主要证候】月经提前，经量或多或少，经色暗淡而质薄，可伴有腰脊酸痛，或夜尿频多，舌质淡嫩、苔白润，脉细弱。

【证候分析】本证多见于月经初潮不久或临近绝经之妇女。由于青春期肾气稚弱或围绝经期肾气日衰，或有明显外因（过频流产或不当手术等）直接损伤肾气，以致封藏失职，冲任不固，发为先期。肾气不固则经量多；肾精虚亏，无精化血则经量少。肾阳虚惫，经血失于温煦则经色淡而质薄。肾虚外府不荣则腰脊酸痛。肾阳不振则夜尿频频。舌质淡、苔白润、脉细弱多为肾气不足之征。

【治法】补肾，益气，固冲。

【方药】三子寿胎丸

桑寄生 15 g，菟丝子 30 g，川续断 15 g，阿胶^{烊化} 9 g，盐小茴香 9 g，淫

羊藿 15 g，巴戟天 15 g，覆盆子 9 g，金樱子 9 g，盐黄柏 4.5 g，炒杜仲 10 g，神曲 9 g。

随症加减：

若腰脊酸痛或强痛，酌加羌活、鹿角霜、金毛狗脊以通达督脉。

若精血亏虚，可酌加枸杞子、熟地黄、山茱萸等。

2. 血热证

（1）实热证

①阳盛血热证

【主要证候】月经提前，经量多，经色深红或紫，质黏稠，或伴心胸烦躁，面红口干，小便短黄，大便燥结，舌红、苔黄，脉数。

【证候分析】邪热伏于冲任，迫血妄行，致经来先期、量多。血为热灼，故经色鲜红或紫红而质黏稠。热邪扰心，则心胸烦躁。热伤津液，则口干，小便短，大便燥。面赤、舌红、苔黄、脉数，均为热盛于里之象。

【治法】清热，凉血，调经。

【方药】自拟二皮清热凉血汤

生地黄 15 g，地骨皮 15 g，牡丹皮 12 g，黄芩 9 g，杭白芍 9 g，黄柏 9 g，陈皮 9 g，茯苓 9 g，柴胡 9 g，炒荆芥穗 9 g，炒栀子 9 g，生甘草 4.5 g。

随症加减：

若大便燥结，心胸烦躁，面赤舌红，可去黄柏，酌加炒大黄以清解阳明燥实。

若经色紫红而黏稠，可酌加益母草、法半夏以化瘀祛湿。

若经量过多，可去渗利之茯苓以免伤阴，酌加炒地榆、茜草以凉血止血。

②肝郁血热证

【主要证候】月经提前，经量或多或少，经色紫红有块，或少腹胀痛，或胸闷胁胀，乳房胀痛，或心烦易怒，或口苦咽干，舌红、苔薄黄，脉弦数。

【证候分析】肝郁化热，热迫血行，则月经提前，经色紫红。疏泄失调，故经量或多或少。气郁血滞，则有瘀块。气滞肝经，则乳房、胸胁、少腹胀痛。心烦易怒、口苦咽干、舌红、苔薄黄、脉弦数，均为肝郁化热之象。

【治法】清肝，解郁，调经。

【方药】加味清肝达郁汤（《重订通俗伤寒论》）

柴胡 9 g，菊花 9 g，牡丹皮 12 g，当归 9 g，白芍 12 g，橘叶 9 g，橘白 9 g，薄荷 4.5 g，炙甘草 4.5 g，醋香附 9 g，台乌药 9 g，合欢皮 9 g。

随症加减：

经行不畅块多者，加泽兰、丹参、益母草活血行滞。

少腹痛甚者，可加炒金铃子、酒延胡索疏郁理气止痛。

经量多者，去当归，因其香窜活血、性温、走而不守，故血热经多者用之不妥。

（2）虚热证

【主要证候】月经提前，经量或多或少，色红质稠，或伴两颧潮红，手足心热，舌红、少苔或无苔，脉细数。

【证候分析】本证多见于素体阴虚之青春期或围绝经期妇女。由于阴虚水亏，内热偏盛，热扰冲任，血海不宁，以致月经提前。水亏火旺，故月经量少、色红而质稠。若虚热伤络，血受热迫，则经量可多，虚热上浮则两颧潮红。手足心热、舌红、少苔或无苔、脉细数，均为阴虚内热之征。

【治法】养阴，清热，调经。

【方药】二至两地汤

生地黄15～30 g，地骨皮15 g，玄参10 g，麦冬9 g，阿胶^{烊化}9 g，白芍9 g，牡丹皮10 g，赤芍9 g，黄芩9 g，女贞子12 g，墨旱莲12 g，生甘草4.5 g。

随症加减：

若虚阳上亢，出现头晕、耳鸣、冲热等症，可酌加蒺藜、钩藤、夏枯草、龙骨、牡蛎以平肝潜阳。

若阴虚内热，热迫血行以致经量过多，可酌加炒地榆、茜草凉血止血。

〔中成药〕

1. 人参归脾丸 益气健脾，养血固冲。适用于月经先期（脾气虚弱证）。蜜丸。口服，每次1～2丸，每日2～3次。

2. 妇科金丸 补肝益肾，养血调经。适用于月经先期（肾气不固证）。蜜丸。口服，每次1～2丸，每日2～3次。淡盐水送服。

3. 四红丸 清热凉血止血。适用于月经先期（阳盛血热证）。蜜丸。口服，每次1丸，每日3次，宜饭后服。

4. 加味逍遥丸 疏肝清热解郁。适用于月经先期（肝郁血热证）。水丸。口服，每次6 g，每日3次。

5. 知柏地黄丸 滋阴清热。适用于月经先期（阴虚血热证）。蜜丸。口服，每次1～2丸，每日2～3次。淡盐水送服。

［针灸疗法］

1. 体针

①脾气虚弱证

治则：益气，养血，调经。

取穴：足三里、脾俞、气海、地机。

手法：上穴均施补法，留针15分钟。

②肾气不固证

治则：补肾，益气，调经。

取穴：肾俞、关元、气海、三阴交。

手法：上穴均施补法，留针15分钟。

③阳盛血热证

治则：清热凉血，调经止血。

取穴：太冲、关元、气海、曲池、三阴交。

手法：太冲穴施泻法；其余各穴均施平补平泻法。

④肝郁血热证

治则：疏肝清热，补肾调经。

取穴：太冲、太溪。

手法：太冲宜用泻法；太溪宜用补法。

⑤阴虚血热证

治则：滋阴清热，凉血调经。

取穴：水泉、然谷、关元、血海、三阴交。

手法：水泉、然谷施泻法；关元、血海、三阴交施平补平泻法。

2. 耳针

取穴：肝、脾、肾、脑点、内分泌、肾上腺、神门、子宫、卵巢。

操作：王不留行籽埋豆按压，每次选3～4个穴位，每2天一换；或每次取2～4穴，捻转中、强度刺激，留针15～20分钟。

［食疗调养］

一、食调要点

1.月经先期多属实证，如阳盛血热、肝郁血热等。在膳食方面，应以泻实为主，多采取清热凉血、舒解郁滞之法，如选用荸荠、萝卜、淡菜、黄花菜煲猪瘦肉、煲鸡汤等，要多食些蔬菜、水果等滋阴清热之品；不宜过食姜、葱、辣椒、酒等辛燥之物。

2. 脾气虚弱或肾气不固证月经先期，应健脾益气或补肾益气，常选用黄芪猪瘦肉汤、参鸽汤、黄芪怀山药粥、参芪枸杞子鸡等。

3. 月经先期的食疗必须要在行经前10天左右开始服用，如治疗阴虚血热证，常选藕汁拌牛奶、藕汁蜜糖露、鳖甲虫草汤、鳖甲虫草鸡等，用以清冲任、凉血海、解肝郁。

4. 月经先期患者，往往伴胃纳欠佳甚或消化不良之症，食疗当注意开胃醒脾，常选用牛肚粥、酸菜炒牛肉、酸辣汤、西红柿炒鸡蛋等，尽量少食或不食肥腻或厚味甘甜之品。

二、辨证配膳

1. 芪归鸡

原料：母鸡1只（约重1000 g），黄芪30 g，当归20 g，生姜3片，葱适量，食盐、味精适量，花椒数粒。

操作：将母鸡宰杀洗净，浸泡在清水之中，漂尽血污；黄芪、当归、生姜均切片，葱切段。将鸡置入大砂锅内，加清水淹没，投入黄芪、当归片，加盖后武火煮沸片刻，再加入盐、姜片、葱段、味精、花椒，文火炖3个小时，拣去黄芪、当归及佐料，即可。

功能：益气健脾，固摄冲任。适用于月经先期（脾气虚弱证）。

2. 枸杞子虫草炖老鸭

原料：老雄鸭1只（去毛和内脏），枸杞子30 g，冬虫夏草15 g。

操作：把枸杞子、虫草放水洗净，鸭劏洗干净，沥去水分，把枸杞子、虫草放进鸭腹内，在瓦盅内加入清水适量，隔水炖，武火煲滚后，文火煲3个小时，调味服食。

功能：补肾益气，调经固冲。适用于月经先期（肾虚不固证）。民间多选用老雄鸭，多缘补肾固冲之力强于雌鸭。若无雄鸭时，雌鸭亦可替代。然区别雄雌，多以雌鸭好叫；雄鸭声音嘶哑，且以尾部有卷羽四枚，颈部多黑色或金绿色光泽为特征。《本草纲目》禽部第47卷："鸭雄者绿头文翅，雌者黄斑色。亦有纯黑、纯白者。又有白而乌骨者，药食更佳。鸭皆雄喑雌鸣。"

3. 鲜芦笋炖猪瘦肉汤

原料：鲜芦笋 250 g，猪瘦肉 100 g，姜、葱、味精、盐适量。

操作：将猪瘦肉切片，芦笋切段，共放入砂锅内，加水适量，配以姜、葱、味精、盐等佐料，文火炖 30 分钟，再拣去芦笋等佐料，即可。

功能：清热润燥，凉血调经。适用于月经先期（阳盛血热证）。

4. 香附生地黄饮

原料：醋制香附 9 g（打碎），鲜生地黄 30 g，红糖 15 g。

操作：将醋制香附、生地黄加水 2 碗，煎至 1 碗，加入红糖，溶解后即可饮服。

功能：疏肝解郁，凉血清热。适用于月经先期（肝郁血热证）。

5. 生地黄鳖甲汤

原料：鲜生地黄 50 g，鳖甲 1 只（300～500 g）。

操作：将鳖甲剖腹去头及内脏，切块与生地黄一起放入砂锅内，加水适量，文火炖 2 个小时，放入调料，即可分次服用。

功能：滋阴清热，凉血止血。适用于月经先期（阴虚血热证）。

[医案选]

张某，女，34 岁，已工作。初诊日期：1978 年 5 月 4 日。

主诉：月经先期、量多 3 月余。月经史：17（4～5/18～20± 天）。25 岁结婚。生育史：1-0-1-1（表示足月产-早产-流产-现有子女数，下同）。现病史：半年前人工流产术后，月经周期不准，近 3 个月来月经先期而至，每次提前 8～10 天，量多色红，有少量血块，手足心热，经期咽干口燥，心烦不寐。妇科检查：外阴经产型，阴道（－），子宫大小正常，两侧附件（－）。舌尖红，少苔，舌中光剥无苔。脉弦细，双尺不足。西医诊断：月经失调。中医辨证：阴虚血热，冲任失约。治则：养阴清热，固摄冲任。方药：生山药 30 g，海螵蛸 9 g，茜草 4.5 g，地骨皮 12 g，生地黄^{酒洗} 9 g，杭白芍^{酒炒} 12 g，麦冬 9 g，知母 9 g，墨旱莲 9 g，牡蛎^{先煎} 10 g，水煎服。

治疗经过：服上方 10 剂后，月经周期基本恢复正常，经量仍多，但无血块，6 月 2 日月经来潮，仍有手足心热，咽干，查舌质微红，舌中光剥无苔，脉象弦细，尺脉微滑，知其冲任之气渐复，唯阴虚血热尚存。拟用原方加墨旱莲 12 g、女贞子 12 g，连服 6 剂。并告患者待每月行经之时服此方 3 剂，连续治疗 2 个月。1979 年 3 月 10 日随访，月经周期基本正常（26～28

天），行经 5 天，经量略多、色正，无不适。

按：本案为阴虚水亏，内热偏盛，热扰冲任，血海不宁而导致月经提前之证，所以养阴清热为治疗第一要法，方中仿效傅青主"两地汤"而运用生地黄、地骨皮清骨中之热而滋肾阴，佐麦冬、知母润肺清心，滋水之上源而降心火，更用酒炒杭白芍，滋而不滞，敛中有行。以上甘寒养阴，补阴以配阳，从而达到"水盛而火自平，阴生而经自调"之目的。

盖病史所言人工流产术后，月经周期不足，系胞脉所伤，冲任失固，月经先期。故患者双尺脉弱不应指，再仿盐山张锡纯安冲汤、固冲汤之旨，取生山药滋真阴、固元气，海螵蛸、茜草化滞而兼收，佐用牡蛎填涩奇经。叶天士谓："产后下元阴分先伤，而奇经八脉皆隶于下，肝肾怯不固，八脉咸失职司。"所以固摄冲任，填涩奇经是本案治疗的第二要法。

丛春雨. 中医妇科月经病治验——月经先期三例［J］. 甘肃中医学院学报，1988（1）：12–15.

第三节　月 经 后 期

［概念］

月经周期延迟 7 天以上，甚至四五十天一行，且连续两个周期以上者，而经期和经量在正常范围，称"月经后期"，又称"经期延后""经迟"等。如仅延期三五天，且无其他不适者，不作月经后期论。若偶见一次，下次月经来潮仍然如期者，亦不属病态。

月经后期，现代医学称之为月经稀发。月经稀发是指月经周期超过 40 天的不规则子宫出血。月经稀发既可发生在有排卵性月经周期中，也可发生在无排卵性月经周期中。发生于前者，多为卵泡发育成熟时间延长，这与甲状腺功能不足，新陈代谢过低，使得卵巢不能按时排卵有关；发生于后者，则是由于下丘脑–垂体–卵巢轴的功能失调，排卵功能受到抑制，卵泡发育不良而致月经周期延长。

［病因病机］

本病的发生有虚实之别。虚者血源不足，血海不能按时满盈；实者多因血行不畅，冲任受阻，故月经后期而至。临床常见病因有血寒、血虚、肾虚、气滞等。

1. 血虚　因久病体虚，或长期慢性失血，或产乳过多，数伤其血，或饮食劳倦伤脾，生化之源不足，营血衰少，致冲任血虚，血海不能按时满盈，经水因而后期。

2. 血寒　经行之际，过食生冷，或冒雨涉水，感受寒邪，搏于冲任，血为寒凝，则属实寒后期；或因素体阳虚，阳虚生内寒，寒则脏腑气化不行，影响血的生成，冲任血虚，血海不能按时而满，则属虚寒后期，如《妇科玉尺》所云："经水后期而行者，血虚有寒也。"

3. 肾虚　可因先天肾气不足，冲任未充，初潮之后月经周期即延后；亦有因多产房劳，耗伤肾精，无精化血，血海不能按时满盈而致后期，如《景岳全书·妇人规》云："妇人因情欲房室，以致经脉不调者，其病皆在肾经。"

4. 气滞　素多抑郁，气滞不宣，血行不畅，冲任受阻，以致经行后期。《四圣心源》云："木不能泄，则后期而至，以木气郁遏，疏泄不行。期过一月，而积蓄既多，血室莫容，然后续下，是以来迟也。"

［诊断要点］

1. 根据周期延后超过 7 天，并连续两个月经周期以上，即可确立诊断，可伴有经色、经质的异常，亦可与经量过少并见。

2. 病史　应详细询问初潮的年龄，月经周期及经量，发病前有无环境、地理、气候之改变；有无精神或情志等因素的刺激与创伤；营养状况；是否服用过性激素，末次服药的时间、剂量及服法等。

3. 检查

（1）妇科检查　盆腔正常。若属无排卵性月经，则宫颈黏液结晶无周期性变化。

（2）辅助检查

①基础体温测定　发生在无排卵性月经周期者，基础体温为单相；发生在有排卵性月经周期者，基础体温是双相，但基础体温偏低，卵泡期延长。

②子宫内膜活检　无排卵性月经者的经期子宫内膜活检呈增殖期变化。

[鉴别诊断]

1. 闭经、早期妊娠

月经后期、闭经、早期妊娠鉴别诊断

	月经情况	尿妊娠试验	子宫情况
月经后期	月经周期延迟七天以上、五个月以内，持续两个周期以上	阴性	正常大小
闭经	月经停止六个月以上，多由后期、量少而至闭经，很少突然不行经	阴性	正常大小或小于正常
早期妊娠	多由正常月经而突然停闭，伴有早孕反应	阳性	增大、与停经月份相符

2. 子宫发育不良（幼稚子宫） 多有原发性月经后期，妇科检查及盆腔B超均可提示子宫小、幼稚型、发育不良。

3. 全身性疾病 全身消耗性疾病、营养不良等均可造成月经后期，通过详细询问病史及体征检查不难加以鉴别。

[辨证论治]

一、辨证要点

本病以月经周期推后为主症，应根据月经的量、色、质及全身症状，结合形气色脉辨其寒热虚实。一般，月经后期伴有经量过少、色淡、质清稀，并兼见头晕、眼花、心悸等症属血虚；月经后期、色淡、质稀，伴有小腹冷痛，喜温喜按属虚寒；如月经初潮过迟，初潮后即后期量少为先天肾气不足；如月经后期、量少或正常、色暗红或有小血块，胸胁或小腹胀痛属气滞。

二、治疗原则

按照"虚者补之，实者泻之"的原则，属虚属寒者，宜温经养血，健脾益气养血，补肾养血，佐以调经，但阴柔酸收之品如生地黄、白芍宜少用。属瘀属滞者，宜活血行滞，活血开郁等。虚实相兼者，则别其主次而兼治之。

三、分证论治

1. 血虚证

【主要证候】月经延后，经量少、色淡、质清稀，面色萎黄或苍白无华，头晕眼花，心悸失眠，甚者小腹隐痛，绵绵不止而喜揉按，唇舌淡，苔薄白，脉细弱。

【证候分析】缘于久病、失血，营血亏虚，血海不能按时满盈，故月经后期，经血量少色淡。血不上荣于面，则面色无华。血不荣心，则心悸少寐。脑失所养，则头晕眼花。血虚胞脉失养则小腹绵绵隐痛。舌淡脉细弱，均为血脉不充之象。

【治法】益气补虚，养血调经。

【方药】加味人参养荣汤（《太平惠民和剂局方》）

红参9g，黄芪30g，当归15g，杭白芍10g，熟地黄10g，陈皮9g，土炒白术9g，茯苓9g，益母草15g，浮小麦30g，炙甘草9g，大枣3枚。

随症加减：

若血虚阴亏，口渴不欲饮，手足心热，去肉桂，加阿胶、麦冬。

若兼有潮热盗汗，加女贞子、墨旱莲、地骨皮。

若心悸少寐，加远志、五味子以交通心肾，宁心安神。

2. 血寒证

【主要证候】月经延后，经量少、色暗红有块，小腹冷痛，得热减轻，畏寒肢冷，苔白，脉沉紧，此为实寒；如果经色淡、质清稀，小腹绵绵隐痛，喜温喜按，或腰背冷痛、尿清便溏，舌淡、苔白，脉沉迟细弱，此为虚寒。

【证候分析】寒客下焦，血为寒凝，运行不畅，冲任阻滞，则月经延后，经血量少色暗。寒邪客于胞中，与血相结，故经来有块，小腹冷痛，得热则减。寒为阴邪，易伤阳气，阳不外达，故畏寒肢冷，苔白，脉沉紧，此为实寒在里之象。如果阳气不足，阴寒内盛，使气血生化不足，运行无力，故经行后期，经量少、色淡红、质清稀。阳虚胞失温煦，故小腹隐痛，喜温喜按。阳虚肾气不足，外府失养，则腰酸无力。膀胱失煦，故小便清长。脾失健运，则便溏。舌淡，脉沉迟细弱，均为阳虚不能生血行血，血脉不充之象，此为虚寒所致。

【治法】实寒者当以温经散寒调经，虚寒者则宜扶阳祛寒调经。

【方药】

实寒者多选加味温经汤（《校注妇人良方》）

红参9g，当归15g，川芎9g，杭白芍10g，肉桂6g，干姜9g，淫羊藿15 g，巴戟天15 g，莪术10 g，牛膝9 g，牡丹皮9 g，甘草9 g。

虚寒者则选加味艾附暖宫丸（《沈氏尊生书》）

艾叶6 g，香附9 g，当归12 g，川续断9 g，吴茱萸9 g，川芎9 g，白芍9 g，黄芪15 g，肉桂4.5 g，干姜9 g，盐小茴香9 g，熟地黄9 g。

3. 肾虚证

【主要证候】月经初潮较迟，后见月经延后量少，经色暗淡、质薄，腰骶酸痛，夜尿多，舌质偏淡、苔薄白，脉沉迟。

【证候分析】先天不足或多产房劳伤肾，致肾精不充，冲任失养，血海不盛，发为月经后期。肾阳虚惫，气化不足，营血不充，故经色暗淡而质薄，舌淡苔白，脉沉迟。

【治法】补肾，养血，调经。

【方药】菟丝羊藿巴戟肾气丸

熟附片^{先煎}3 g，桂枝4.5 g，牡丹皮9 g，茯苓9 g，泽泻9 g，山茱萸9 g，炒山药15 g，熟地黄10 g，菟丝子30 g，淫羊藿30 g，巴戟天30 g，盐黄柏6 g。

4. 气郁证

【主要证候】月经延后，经量偏少、色正常或暗红有块、排出不畅，精神郁闷，或少腹胀痛，或乳胀胁痛，舌质正常或稍暗，脉弦或涩。

【证候分析】情志不畅，气机郁滞，故月经后期，经量少、色暗、排出不畅。气机不舒，肝气不达，故见少腹、胸胁、乳房胀痛。脉弦或涩亦为气机阻滞、经来不利之象。

【治法】开郁行气，活血调经。

【方药】蒺藜合欢柴胡舒肝散

柴胡12 g，枳壳9 g，白芍15 g，甘草6 g，香附12 g，川芎9 g，陈皮9 g，台乌药9 g，当归9 g，青皮9 g，蒺藜9 g，合欢皮9 g。

随症加减：

气郁化火，症见口苦、苔黄者，加牡丹皮、栀子、黄芩之类。

经量偏多，腹痛拒按，经血有块者，加益母草、地榆炭、蒲黄炭。

〔中成药〕

1. 人参养荣丸 补气养血。适用于月经后期（气虚血亏证）。蜜丸，口服。每次1～2丸，每日2次。

2. 七制香附丸 疏肝理气，活血调经。适用于月经后期（肝郁气滞证）。

水丸，口服。每次 6 g，每日 2 ～ 3 次。以淡米醋送服。

3. 温经丸　温宫散寒，化瘀调经。适用于月经后期（寒凝血瘀证）。蜜丸，口服。每次 1 丸，每日 2 次。常用淡黄酒温后送服，以达温经散寒、活血化瘀之效。

［针灸疗法］

1. 体针

（1）血虚证

治则：补气养血调经。

取穴：脾俞、气海、血海、关元、足三里。

手法：上穴均采用补法。

（2）血寒证

治则：温经散寒调经。

取穴：关元、气海、天枢、归来。

手法：上穴均采用平补平泻法，或施用艾灸法。

（3）肾虚证

治则：补肝益肾调经。

取穴：肾俞、肝俞、气海、三阴交。

手法：上穴均施补法。

（4）气郁证

治则：舒肝理气调经。

取穴：气海、血海、太冲、三阴交。

手法：上穴均采用泻法。

2. 耳针

取穴：肝、脾、肾、神门、内分泌、肾上腺、卵巢、子宫。

操作：王不留行籽埋豆，每次取穴 3 ～ 4 个，每 2 天一换。

［食疗调养］

一、食调要点

1. 月经后期多有实寒与虚寒之分，常出现小腹冷痛、畏寒喜热、四肢不温之症。在配膳时，应以温经散寒为主，多选用生姜狗肉汤、归芎枸杞子鸡、当归生姜羊肉汤、胡椒牛肚汤等食物，切忌寒凉之品。

2.月经后期属气虚血亏之人，常见面色苍白、头晕眼花、心悸气短之症。在食疗调养中应注意多食当归、人参、黄芪、阿胶、羊肉、牛肉等温补且富有营养之品。

3.月经后期属肝郁气滞之人，常伴有胸胁胀痛、小腹两侧胀痛、乳房胀痛、急躁易怒之症。因此在食调中可多食舒肝解郁之品，如芹菜、鲜萝卜及水果之类，少食或禁食生姜、辣椒及油炸脍炙等刺激性食品。

4.月经后期患者常伴有胃纳欠佳，因此，在食疗调养中注意添加少许醒脾开胃之佐料，如葱、蒜、咖喱粉等，尽量配制一些富有营养且易消化吸收之食物，如菠菜猪瘦肉汤、豆腐冬笋鸡肉汤、金菇田鸡汤等。

二、辨证配膳

1.参归乌鸡汤

原料：红参10 g，当归30 g，枸杞子30 g，陈皮10 g，乌骨鸡1只（约500 g）。

操作：乌骨鸡去内脏及头足，将红参、当归、枸杞子、陈皮切片洗净，用干净纱布包裹，纳于鸡腹中，上述原料放入煲中，并在煲中注入适量清水，武火煲滚，文火慢炖3个小时，即可。

功能：益气养血，补虚调经。适用于月经后期（气血虚亏证）。

2.当归生姜羊肉汤

原料：嫩羊肉250 g，当归30 g，生姜15 g。

操作：将羊肉切块与当归、生姜放在砂锅内，加水适量，用文火炖烂熟，加入调料，去渣取汁服食。

功能：温经散寒，养血调经。适用于月经后期（胞宫实寒证）。

3.当归黄鳝汤

原料：当归20 g，黄鳝250 g，生姜5 g，米酒20 mL，盐、味精适量。

操作：将黄鳝洗净剖腹去内脏，切段，加油炒至半熟，与当归、生姜、米酒一起放入砂锅内加水适量，武火煮20分钟，文火再炖1个小时，加盐、味精，即可。

功能：温宫散寒，和血调经。适用于月经后期（胞宫虚寒证）。

4.枸杞子羊肉汤

原料：枸杞子150 g，精羊肉250 g，生姜15 g，盐、味精适量。

操作：将枸杞子洗净，生姜刮皮、切片，精羊肉洗净、切薄片。在煲中注入适量清水，先放入枸杞子，武火煲滚，再用文火煮半小时，最后放羊肉，滚至羊肉熟烂，以少许盐、味精调味，即可。

功能：补肾阳，暖奇经。适用于月经后期（冲任虚寒、肾阳虚惫证）。

5. 金针木耳猪肝汤

原料：金针菜 15 g，白木耳 15 g，红枣 10 枚，鲜猪肝 200 g，盐、味精适量。

操作：将金针菜剪去硬蒂，与白木耳分别用清水浸透，红枣洗净、去核。将新鲜猪肝用清水洗净，沥去水分，切成薄片。往煲中注入适量清水，武火煲滚后，放入金针菜、白木耳及红枣，改文火煲 1 小时，再放入猪肝，煮至猪肝熟透，加入少许盐、味精调味，即可。

功能：疏肝解郁，悦脾调经。适用于月经后期（肝郁气滞证）。

［医案选］

孙某，女，22 岁。初诊日期：1985 年 4 月 12 日。

主诉：月经后期 2 年余。现病史：患者 17 岁初潮，正常月经。两年前秋季，逢经期外出郊游冒雨受凉后，致月经周期后错，每 40～60 天行经一次，经量少、色暗有块，经期 3～5 天，经前 1 周乳房胀痛，气急心烦，不愿讲话，行经时小腹胀痛，痛喜热敷，伴有腰骶酸痛、下坠、尿频等症，每次月经来潮都不能上班，屡经治疗不愈。妇科检查：外阴发育正常。肛查（未婚）提示子宫后位，宫体偏小，两侧附件（－）。舌象：舌质淡、苔薄白。脉象：沉细，尺脉弱。西医诊断：月经稀发。中医辨证：寒凝气滞，冲任虚损。治疗原则：温宫疏郁，固摄冲任。方药：熟地黄 10 g，酒炒杭白芍 12 g，醋香附 9 g，酒洗当归 12 g，盐小茴香 9 g，盐炒吴茱萸 6 g，巴戟天 9 g，肉桂 4.5 g，青皮 6 g，枳壳 6 g，柴胡 4.5 g，山楂 9 g。

5 月 23 日二诊：服上方 9 剂后月经来潮，5 天净，经血量少色暗，经前乳房胀痛减，经后白带多、如清水样，腰酸下坠。舌淡红、苔白，脉沉滑。此乃肾阳虚惫，奇经不固。拟温肾固冲、健脾束带之法。方药：炒山药 15 g，土炒白术 15 g，海螵蛸 9 g，巴戟天 9 g，菟丝子 15 g，金樱子 9 g，覆盆子 9 g，肉苁蓉 9 g，川续断 9 g，狗脊 6 g，醋香附 9 g，酒洗当归 9 g。

6 月 1 日三诊：服药 5 剂后白带少，腰酸下坠亦瘥，舌质淡、苔薄白，脉沉细。嘱患者月经后 25 天左右开始服初诊时方药 6～9 剂，经净后再服二诊时方药 5 剂，连续治疗 3 个月。

1986年7月12日复诊时，近1年来月经已按期而至，白带亦少，腰酸尿频等症亦愈。

按：盖两年前秋季郊游逢雨感寒受凉，适值月经期，寒凝经脉，致月经后期，量少色暗有块，寒客下焦，经脉失煦，故少腹冷痛、喜温喜按。然临床实践证明，经血后期之血虚、血寒证，常与肾气虚惫密切相关。所以在临证中选择《傅青主女科》温经摄血汤加味而成，方中重用熟地黄以滋肾养精而生血，白芍、当归柔肝护阴而养血，柴胡、香附、枳壳、青皮疏肝解郁而调经，盐小茴香、盐炒吴茱萸温经散寒止痛，巴戟天佐少许肉桂暖宫填冲任，山楂扶中化源以祛瘀生新。此乃肝、脾、肾三脏合治，方中有补有散、有开有阖、补而不滞、温而不伤，诚为治疗因寒客胞中而致月经后期的重要思路和有效方法。

丛春雨.中医妇科月经病治验［J］.甘肃中医学院学报,1988（2）:12-15，5.

第四节　月经先后无定期

［概念］

月经不按周期来潮，提前或错后超过7天，且连续三个周期以上者称"月经先后无定期"，亦称"经行先后无定期""经行或前或后""月经愆期""经乱"或"乱经"。

本病系月经周期的紊乱，一般不涉及经量的异常，严重者可向崩漏或闭经转化。

月经先后无定期与下丘脑－垂体－卵巢轴功能失调直接相关。当体内卵泡刺激素（follicle-stimulating hormone，FSH）与黄体生成素（luteinizing hormone，LH）的比例失调，或下丘脑分泌的促黄体素释放素受到抑制，月经中期的黄体生成素高峰消失，则卵巢中虽有卵泡发育但不排卵，随着卵泡的不断生长发育，雌激素分泌量逐渐增多，促使子宫内膜不断生长，临床上则表现为月经后期。若卵泡发育不良，雌激素分泌不足，不足以支持子宫内膜生长，从而剥脱出血，则表现为月经提前。或虽有排卵，但因卵泡刺激素不足，卵泡生长发育延迟，卵泡期延长，则表现为月经后期。若因黄体生成素不足，黄体发育不全过早萎缩，则表现为月经提前。

〔病因病机〕

气血失调，冲任功能紊乱，血海蓄溢失常是本病的主要机理。其病因多为肝气郁滞或肾气虚衰，以肝郁为主。肝为肾之子，肝气郁滞，疏泄失调，子病及母，使肾气闭藏失司，常发展为肝肾同病，临证时应予注意。

1. 肝郁　肝喜条达，司血海而主疏泄。若情志抑郁，或愤怒过度，致使肝气逆乱，疏泄失司，冲任失调。血随气行，气乱血亦乱，血海蓄溢失常，而令经期先后不定。疏泄过度则月经先期而至，疏泄不及则月经后期而来。

2. 肾虚　肾主闭藏，若禀赋素弱，肾气不足，或房事不节，孕育过多等损伤冲任，以致肾气不守，闭藏失职，血海蓄溢失常，则月经周期紊乱。

〔诊断要点〕

1. 月经周期，或前或后，潮无定时，一般前后相差七天以上，且连续出现三个周期以上者可确立诊断。

2. 检查

（1）妇科检查　盆腔正常。

（2）实验室检查　性激素测定表明 LH/FSH 比值异常，雌二醇（estradiol，E2）、孕酮（progesterone，P）异常。

（3）辅助检查

①基础体温测定　无排卵性月经者，基础体温为单相；有排卵性月经者，基础体温是双相，但卵泡期长或高温相持续时间不足 10 天，温差小于 0.3℃，或曲线波动大。

②子宫内膜活检　无排卵者，经期子宫内膜呈增殖期变化；有排卵者，为分泌欠佳。

〔鉴别诊断〕

1. 绝经前后诸证　鉴别要点在于患者年龄。绝经前后诸证多发生于 49 岁左右，经期紊乱，先后不定，伴有头晕耳鸣、烦热易怒、烘热汗出、五心烦热，甚至情志失常等。

2. 无排卵性功能失调性子宫出血　无排卵性功能失调性子宫出血，不仅月经周期紊乱，而且经期、经量均异常。

［辨证论治］

一、辨证要点

本病辨证应结合月经的量、色、质及脉症综合分析。一般，经量或多或少、有块、色暗红，小腹胀痛连及胸胁者属肝郁；经量中等或少、色淡质清，腰部酸痛者多属肾虚。

二、治疗原则

以舒肝固肾、健脾益气、调理气血、调理冲任为主。总之，临床需注意气血的调顺，使之经候如期，应时而下。本病虚多实少，应注意勿犯"虚虚实实"之戒。选方用药不可过用香燥或滋腻之品，以免耗气滞血。

三、分证论治

1.肝郁证

【主要证候】经期或先或后，经量或多或少，有块，行而不畅，色紫红，或有胸胁、乳房、少腹胀痛，脘闷不舒，时欲太息，郁郁不乐，苔薄白或薄黄，脉弦。

【证候分析】郁怒伤肝，疏泄失常，气血逆乱，血海不宁，故经期或先或后，经量或多或少。肝郁则气滞，滞则血行不畅，经色紫红、有块。气机不畅，经脉壅滞，故胸胁、乳房、少腹胀痛。肝气欲舒，故喜太息。肝郁则木不疏土，可见脘闷纳少而脉弦之症。

【治法】舒肝理气调经。

【方药】香附台乌合欢逍遥散

柴胡12g，白术10g，茯苓10g，当归9g，白芍9g，甘草4.5g，陈皮9g，薄荷4.5g，醋香附9g，台乌药9g，合欢皮9g，生麦芽9g。

随症加减：

若腹痛，经行不畅，加香附、延胡索理气止痛。

若肝郁化热，而见头晕头痛，咽干口苦，舌红苔薄黄者，可加牡丹皮、栀子之类以清解肝经之热。

2. 肾虚证

【主要证候】经来先后无定期，经量少、色淡、质清、无血块，或腰骶酸痛，或头晕耳鸣，舌淡苔少，脉细尺弱。

【证候分析】肾气衰弱，冲任不调而血海蓄溢失常，以致月经紊乱。肾气不足，阴阳两虚，阴不足则经水少，阳不足则经色淡而稀。肾虚则髓海不足，孔窍不利，故头晕耳鸣。腰为肾之府，胞脉系于肾，肾虚失荣，则腰骶酸痛。舌脉象为肾阳不足之象。

【治法】补肾调经。

【方药】羊藿巴戟定经汤

柴胡 9 g，炒荆芥穗 9 g，杭白芍 15 g，当归 15 g，炒山药 30 g，茯苓 10 g，菟丝子 30 g，熟地黄 10 g，淫羊藿 15 g，巴戟天 15 g，黄柏 4.5～6 g，山茱萸 10 g。

随症加减：

潮热者，加地骨皮。

量多而行经时间长者，去当归，加阿胶珠。

〔中成药〕

1. 乌鸡白凤丸　补肝益肾，补气养血。适用于月经先后无定期（肝肾虚弱、气亏血虚证）。蜜丸。口服，每次 1～2 丸，每日 2 次。淡盐水送服。

2. 加味逍遥丸　疏肝清热，解郁调经。适用于月经先后无定期（肝郁气滞证）。水丸。口服，每次 6 g，每日 2 次。淡米醋送服。

〔针灸方法〕

1. 体针

（1）肾虚证

治则：补肾暖宫调经。

取穴：肾俞、关元、三阴交、太溪、水泉。

手法：上穴均采用补法或灸法。

（2）肝郁证

治则：疏肝解郁调经。

取穴：肝俞、期门、太冲、交信、行间。

手法：肝俞、太冲、交信运用平补平泻法；期门、行间则使用泻法。

2. 耳针

取穴：屏间、卵巢、子宫、肝、肾。

操作：王不留行籽埋烫，每次取2～4穴，捻转中、强度刺激，留针15～20分钟；也可用耳穴埋针。

[食疗调养]

一、食调要点

1. 肝郁证月经先后无定期，多有肝气郁滞，情志不畅，郁久化热之倾向。在疏肝理气前提下，常常采用凉血清热的药物治之，除选用佛手柑、玫瑰花、金银花、菊花、金橘、丝瓜、金针菜、山楂外，还可选用清热凉血之饮料，如果汁、豆浆、甘蔗汁和蔬菜汤等。忌食辛辣温燥之物，如辣椒、胡椒、芫荽、姜、葱、蒜、酒、狗肉、羊肉等，并应禁烟，以免燥热伤津。

2.《黄帝内经》曰："形不足者，温之以气；精不足者，补之以味。"肾虚证月经先后无定期当以厚味补肾，可选用血肉有情之品滋补之，如蛋类、骨头汤、禽畜瘦肉、大枣、山药、黄精、枸杞子、新鲜蔬菜等。忌食生冷寒凉刺激之品，如瓜类、冷饮等。使用滋腻药物时，当防厚味填补，腻膈碍胃，气机不畅，适时加入悦脾和胃、利气消导之品，如莱菔子、神曲、陈皮、山楂等。

二、辨证配膳

1. 当归枸杞子排骨汤

原料：当归9 g，枸杞子30 g，猪排骨1斤（500 g），白胡椒粒5粒，竹蔗1小段，生姜3片，盐、味精、老抽适量。

操作：当归、枸杞子、白胡椒粒、竹蔗分别用清水洗净。竹蔗拍松备用，生姜刮皮、洗净，切好备用。排骨洗净后，切成大块，焯水后沥干水分。煲中注入适量清水，放入当归、枸杞子、白胡椒粒、竹蔗、生姜，武火煲滚，再放入排骨，文火煲约2小时，再以少许盐、味精、老抽调味后，即可。

功能：补肾养血调经。适用于肾虚证月经先后无定期。

2. 黄精乌鸡汤

原料：黄精30 g，红豆120 g，陈皮9 g，乌鸡1只（500～750 g），绍

酒半杯。

操作：将黄精、红豆、陈皮用清水浸透，洗净备用。乌鸡劏洗干净、去内脏，并以绍酒涂抹鸡身腌半小时。然后在煲中注入适量清水，武火煲滚，再放入黄精、红豆、陈皮，以文火煲3小时，调味后即可。

功能：黄精味甘，能安脏腑，五劳七伤，此药大补。本膳具有健脾益气、养阴益血的功效，适用于月经先后无定期（肾虚证）。

3. 青笋枸杞子炒肉丝

原料：枸杞子90 g，猪瘦肉500 g，青笋150 g，色拉油100 g，白糖、味精、料酒、麻油、酱油各适量。

操作：将猪瘦肉洗净切丝，枸杞子洗净。在砂锅内加色拉油烧热后再把肉丝、笋丝同时下锅炒散，烹入料酒，加入佐料搅匀，投入枸杞子，翻炒几下，淋入麻油（香油），炒熟即成。1日1次。

功能：舒郁补肾，理气调经。适用于月经先后无定期（肝郁肾虚证）。

4. 猪肝炒萝卜

原料：鲜猪肝250 g，白萝卜250 g，植物油、香油、食盐、大葱、味精、淀粉均适量。

操作：将猪肝、萝卜洗净切片，适量植物油烧至八成热，先入萝卜片炒至八成熟，加入盐搅拌后，盛出置于盘中，再加入植物油适量，旺火爆炒猪肝2～3分钟，再将萝卜与肝片并在一起快速翻炒2～3分钟，加入调料，最后淋入香油少许，可分四顿佐餐用。

功能：舒郁理气调经。适用于月经先后无定期（肝郁证）。

5. 梅花粥

原料：红梅花5～10 g，粳米50～100 g。

操作：将粳米煮成粥，离火前，加梅花同煮片刻即可。日服1～2次，连服7～10天。

功能：红梅花性味平而酸涩，本膳具有清肝解郁、平肝调经之作用。适用于肝郁证月经先后无定期，多在月经前半个月服用为妥。

［医案选］

傅某，女，27岁，工人，已婚。初诊日期：1986年9月8日。

主诉：月经先后无定期近2年，乳汁自出1年多。现病史：患者3年前生第一胎，产后哺乳6个月时，曾因人工流产手术而停止哺乳，术后乳汁自行，量不多，乳白色，在某医学院附属医院做过蝶鞍侧位片，未见异常情况，乳房红外线热像图亦属正常，服用过中药但均未见效。患者素日脘闷不舒，纳少便溏，白带多，腰酸、怕冷、乏力，月经量少，伴有经前乳胀、烦躁等症。月经史：15（6±/20～45天）。生育史：1-0-1-1。妇科检查：发育情况良好，乳房等大、柔软，挤压时有白色乳汁分泌，质稀。子宫大小正常，子宫颈轻度柱状上皮异位。两侧附件（－）。舌象：舌质暗红，苔薄腻。脉象：弦滑，尺脉不足。西医诊断：乳溢症。中医辨证：肝郁脾湿，冲任失调，而致经水先后无定期。治疗原则：疏肝理气，运脾化湿，敛乳调冲。方药：炒山药30 g，土炒白术30 g，薏苡仁24 g，杭白芍15 g，当归15 g，熟地黄15 g，菟丝子15 g，醋香附9 g，柴胡9 g，生麦芽30 g，五味子9 g。

治疗经过：以上方为主，连服10剂后白带少，腰酸轻，畏寒减，苔腻消失，脉见滑缓，尺脉应指，知运脾化湿奏效，但两乳挤压时仍有白色乳汁排出，量稍少，原方加淫羊藿（淫羊藿）、菟丝子、仙茅、覆盆子、芡实，又服20余剂，再挤压双乳时乳汁基本没有，恐其病复发，又嘱患者每晚睡前口服紫河车粉，淡盐水送服；早、午饭后各服四制香附丸6 g，淡米醋送服。前者温补肾阳治其本，后者舒肝解郁治其标，标本兼顾，以善其后。1987年3月5日追访患者，服药后乳溢症愈，未复发，月经基本按月来潮。

按：乳溢症，系指停止哺乳后仍长期溢乳，或非妊娠却见到乳房分泌乳样液体者。如果伴有闭经现象者，则称"闭经溢乳综合征"，临床报告较少。而单纯溢乳者较为多见。本例溢乳而无闭经，仅见月经先后无定期，通过临床检查排除了垂体、下丘脑或乳腺肿瘤的可能，似系停止哺乳后，因情绪紧张致内分泌功能紊乱而引起。在祖国医学中，本病属于"乳汁自出"之范畴。《胎产心法》云："肝经怒火上冲，故乳胀而自溢。"本病大都由肝经血热或肝脾郁怒或胃气不固造成。本案为肝郁脾湿，冲任失调，故出现月经先后无定期；而胃气不固，则乳汁失约，发为溢乳。方中山药、白术、薏苡仁温平淡渗，重用两许，共起协同，以健脾土而扶冲和之气，以利肾水。白芍、当归补肝血而柔风木。熟地黄、菟丝子补肾精而养冲任。香附、柴胡之清芳，以疏肝郁，开提乙木之气。麦芽、五味子固摄敛乳。故肝肾气疏而经期自定，精血得养而经水自调，脾运湿化，胃气得固，则溢乳自止。

丛春雨.中医妇科月经病治验［J］.甘肃中医学院学报,1988（2）:12-15,5.

第五节 经期延长

[概念]

月经周期基本正常，行经时间超过7天，甚或淋漓半月方净者，称为"经期延长"，亦称"月水不断""月水不绝""经事延长"等。若终月不尽者，则为"漏下"。

现代医学称之为子宫内膜修复延长，主要病因是月经来潮后下一周期的卵泡发育延迟或欠佳，雌激素分泌不足，不能使子宫内膜再生修复已剥脱的创面而止血，以致经期延长。

经期延长常为崩漏之先兆，故须及早治疗，以绝后患。该病相当于西医的排卵性功能失调性子宫出血、子宫内膜炎等。

[病因病机]

本病的病机是冲任不固。病因为虚热、气虚、血瘀三种。

1.虚热 素体阴虚，或久病失血伤阴，或房劳多产，则精亏血少，阴虚内热，热扰冲任，血海不固，致经行逾期不止。《妇科玉尺》谓："经来十数日不止者，血热也。"

2.气虚 体质素弱，或病后失养，或饮食劳倦伤脾，中气不足，致气虚冲任不固，血失统摄，而经血淋漓日久。《普济方·妇人诸疾门》亦云："若劳伤经脉，冲任之气虚损，故不能制经血，令月水不断也。"

3.血瘀 经期产后，血室正开，余血未尽，若摄生不慎，交合阴阳；或感受寒邪，血被寒凝；或感受热邪，热灼血瘀，瘀阻冲任，致血不归经而经期延长。《校注妇人良方·调经门》指出："或因经行而合阴阳，以致外邪客于胞内，滞于血海故也。"

[诊断要点]

1.月经周期正常，行经天数超过7天，甚或半月之久者，即可诊断为经期延长。

2.检查

（1）妇科检查 盆腔正常。

（2）实验室检查　性激素测定表明卵泡期雌激素水平偏低。

（3）辅助检查

①基础体温测定　基础体温呈双相。

②子宫内膜活检　经期子宫内膜呈分泌期变化。

③B超检查　B超监测卵泡发育，提示卵泡发育不佳，与同期正常发育的卵泡相比较小。

［鉴别诊断］

根据临床表现及月经史以确立本病的诊断，但需注意与漏下、胎漏、赤带相鉴别。

1. 漏下　经期延长与漏下的共同点都是阴道流血日久、淋漓不断。区别在于前者是经期的延长，后者是在非行经期的阴道出血。

2. 胎漏　胎漏有明显的停经史，一般多在停经四十多天后，阴道出现少量出血，或时下时止、淋漓不断。而经期延长患者的月经周期正常，无停经史，只是行经的天数延长。

3. 赤带　赤带者月经期量正常，经净后方流出似血非血的赤色黏液，臭秽、绵绵不绝；经期延长是经血淋漓不净，主要是血，不是黏液，与赤带不同。

4. 黄体功能不全　黄体功能不全虽亦表现为经期延长，但基础体温测定呈高温相下降延迟，月经后数天才能降至卵泡期水平，月经第5天取子宫内膜做活检，病理结果为混合型子宫内膜。通过辅助检查，二者不难鉴别。

［辨证论治］

一、辨证要点

本病辨证仍以月经的量、色、质为主，结合形、气、舌、脉综合分析。一般，经量少、色红、质稠，舌红，脉细数，属阴虚内热；经量中等、色紫暗有块，经行不畅，小腹胀痛、拒按，属气滞血瘀。

二、治疗要点

本病治疗务在缩短经期，使月经能在一周内尽净。应以经期服药为主，以止血为要。对阴虚内热者宜滋阴清热、安冲宁血；瘀血阻滞者则采用活血止血法，旨在祛瘀生新，使新血循经而不妄行。

月经淋漓日久不净，病情发展可向崩漏转化。初时即抓住时机，积极治疗，若迁延失治，导致周期、经量紊乱，势必转成崩漏重证。

三、分证论治

1. 虚热证

【主要证候】经行日久未止，月经量少、色鲜红、质稍稠，五心烦热，颧赤唇红，舌红少苔，脉细数。

【证候分析】阴虚内热，热伏冲任，迫血妄行，则经行日久未止。阴虚血亏，则经行量少。血为热灼，则经色鲜红而稍稠。阴虚内热，则五心烦热。虚热上浮，则颧赤唇红。舌红少苔、脉细数，均为虚热之候。

【治法】滋阴清热，止血调经。

【方药】**加味清血养阴汤**（《妇科临床手册》）

生地黄15g，牡丹皮10g，白芍10g，黄柏9g，玄参9g，女贞子15g，墨旱莲15g，炒地榆15g，地骨皮15g，炒荆芥穗9g，赤芍9g，益母草9g。

随症加减：

若兼肾虚，伴腰酸膝软，酌加川续断、杜仲以补肾固冲。

2. 气虚证

【主要证候】经行日久未止，月经量多、色淡、质稀，小腹空坠，神疲乏力，气短懒言，面色㿠白，舌淡苔薄，脉缓弱。

【证候分析】气虚冲任不固，血失统摄，则经行日久未止，量多。血失气化，则色淡而质稀。中气不足，则小腹空坠，神疲乏力，气短懒言。气虚清阳不升，则面色㿠白。舌淡苔薄，脉缓弱亦为气虚之象。

【治法】益气固摄，止血调经。

【方药】**小茴芥穗举元煎**

红参9g，黄芪15g，土炒白术15g，升麻9g，炙甘草9g，炒山药30g，海螵蛸10g，茜草10g，炮姜9g，盐小茴香9g，柴胡4.5g，炒荆芥穗9g。

3. 血瘀证

【主要证候】经行日久未止，经量少、色暗有块，小腹疼痛拒按，舌紫暗或有瘀斑，脉涩有力。

【证候分析】瘀阻冲任，血不归经，则经行日久不止。瘀血阻滞，血运不畅，则经量减少，色暗有块。瘀血内阻，不通则痛，故小腹疼痛拒按。舌暗红或有瘀斑，脉涩有力均为血瘀之候。

【治法】活血化瘀，止血调经。

【方药】加减棕蒲散（《陈素庵妇科补解》）

棕榈炭9g，蒲黄炭9g，当归10g，白芍10g，川芎9g，生地黄10g，牡丹皮10g，泽兰9g，杜仲9g，炒山药30g，海螵蛸10g，茜草10g。

［中成药］

1. 八珍丸　补气养血调经。适用于经期延长之（气血双虚证）。蜜丸。口服，每次1～2丸，每日2次。

2. 乌鸡白凤丸　补肾养血调经。适用于经期延长之肾虚证（偏重肾阳虚）。蜜丸。口服，每次1～2丸，每日2次。淡盐水送服。

3. 左归丸　补肾养阴调经。适用于经期延长之肾虚证（偏重肾阴虚）。蜜丸。口服，每次1～2丸，每日2次。淡盐水送服。

4. 益母草膏　活血化瘀调经。适用于经期延长（血瘀证）。膏剂。冲服，每次10g，每日2次。

［针灸疗法］

1. 虚热证

治则：凉血清热，止血调经。

取穴：血海、三阴交、太冲、太溪。

手法：上穴均采用平补平泻法。

2. 气虚证

治则：益气养血，止血调经。

取穴：脾俞、膈俞、关元、气海、足三里。

手法：上穴均采用补法。

3. 血瘀证

治则：活血化瘀，止血调经。

取穴：气冲、血海、地机、三阴交、太冲。

手法：上穴均采用泻法。

［食疗调养］

一、食调要点

1.经期延长以气虚、肾虚者较为多见。气虚者应食用谷类、豆类食物，如花生、大枣、莲子、山药、栗子等益气养血之品，尤为有益，常食乳类、蛋类效果亦佳；阴虚内热者，食用疏利凉血、清热止血之品更宜，如木耳、马齿苋、鲜藕、菠菜、萝卜和香蕉等。

2.经期延长而属血瘀者亦非少见，饮食应清淡疏利，忌食油腻燥热之品。炸、烤、烙、炙等法制作的食品易助热生燥、加重瘀滞，应当慎食。酒及辛辣刺激之物，亦在禁忌之列。

二、辨证配膳

1.参麦炖甲鱼

原料：红参6g，麦冬15g，甲鱼（又称水鱼、鳖）1只，生姜3片。

操作：将红参、麦冬用清水洗净，生姜刮皮、洗净、切片。甲鱼置入沸水中放尿，捞出后劐洗干净，去内脏、背壳和腹甲，切块，将甲鱼肉和红参、麦冬置炖盅内，注入适量清水，盖上盅盖，隔水炖4个小时，以少许盐、味精调味，即可。

功能：益气补虚，止血调经。适用于经期延长（气虚证）。冬、春两季宜选红参；夏、秋两季宜选用西洋参。

2.参耳炖燕窝

原料：西洋参15g，银耳30g，燕窝15g，冰糖1块。

操作：将西洋参切片，燕窝用清水浸透发开，拣去杂质，洗净沥干水分。银耳用清水浸透，发开后洗净撕成一片片。然后把全部材料放入炖盅内，注入适量凉开水，盖好盅盖，隔水炖3个小时，食用前加入冰糖，溶化后即可。

功能：养阴清热，凉血调经。适用于经期延长（虚热证）。

3.益母草煲鸡蛋

原料：益母草30g，红皮鸡蛋2枚。

操作：将益母草用清水洗净，沥干水分；鸡蛋放入煲中，注入适量清水，煮约5分钟，把鸡蛋捞起，去壳。然后在煲中重新注入适量清水，武火煲滚，然后放入益母草、鸡蛋，改用中火继续煲1个小时左右，再加少许盐调味，趁热饮用。

功能：化瘀止血调经。适用于经期延长（血瘀证）。

[医案选]

张某，女，32岁，已婚，干部。初诊日期：1980年7月9日。

主诉：放节育器后5个月来，经期7～10天，周期尚准，血量不多，经色暗红，点滴不净。现病史：患者25岁结婚，次年生一女孩。1980年2月5日做人工流产后放置宫内塑料节育器，适逢天冷又感冒受凉，待3月份月经来潮时，即感腰酸腿软，足跟酸痛，少腹痛时喜温，喜抱热水袋。经血淋沥不净、色暗，痛时有小血块排出，自感全身有憋胀感，心烦乳胀，好发脾气2月余，月经前妇科检查无异常，此次来诊正逢月经期第2天。舌象：舌质偏暗，舌两边有瘀斑，苔黄，舌中有腻象。脉象：弦涩，左关弦数，右尺无力。西医诊断：放环后月经期延长。中医辨证：流产放环，寒客胞中，气滞血瘀，过期不净。治则：理气化瘀，温胞散寒。处方：熟地黄10 g，当归^{酒洗}10 g，川芎9 g，赤芍9 g，盐小茴香9 g，肉桂9 g，吴茱萸9 g，泽兰9 g，醋香附10 g，炒荆芥穗4.5 g。

治疗经过：服上方3剂后又口服"醋浸五灵脂粉"，每日2次，每次1.5 g，血量增多，色红稍暗，有小血块排出，腹痛明显减轻，全身憋胀感骤减。7月12日复诊，经量减少，似有经完之象，仍感腰酸腿软、足跟酸痛，查舌质红，舌边瘀斑之象较前淡。脉见弦细，尺脉不足。拟原方加味，以温肾暖宫、化瘀调经。处方：盐浸巴戟天10 g，炒杜仲10 g，炒荆芥穗9 g，熟地黄10 g，当归^{酒洗}10 g，川芎9 g，赤芍9 g，盐小茴香9 g，肉桂9 g，吴茱萸9 g，泽兰9 g，醋香附9 g。

服方2剂后血止经断，腰酸腿软好转，此次月经先后6天，服药5剂，血量增多，色暗转红，因血块得以排出，腹痛喜温之症亦愈。8月11日复诊时称，近日来自感腰酸，乳胀，今晨月经来潮，色红有块，少腹不适，恐经血过多，又来求医，诊其脉弦细，舌边色紫，少苔，嘱患者连服复诊方3剂，并口服"醋浸五灵脂粉"后，经量较多、色红，行经6天，腰腹亦无不适，精神体力转佳。待9月经水来潮之时再服3剂及口服醋浸"五灵脂粉"。1981年1月6日随访，经过3个月经期治疗后，月经期缩短为6天左右，经量中等、血红，腰酸足软、腹痛乳胀之症亦消，唯行经之始稍有感觉，妇科门诊检查宫内塑料节育器位置正常，继续坚持节育。

丛春雨 . 再谈育龄妇女放环后月经失调之治疗［J］. 甘肃中医学院学报，1989（2）：2-6.

第六节　月经过多

[概念]

月经量较以前明显增多而周期基本正常者，称"月经过多"或"经水过多"。

月经过多与内分泌失调所致性激素过度分泌、子宫内膜反应性增生过厚或子宫内膜中螺旋小动脉收缩功能不佳等有关。子宫的器质性病变，如子宫肌瘤（特别是黏膜下肌瘤）、子宫腺肌病、子宫内膜炎、子宫内膜结核（因增生过度或溃疡存在）等，以及全身性疾病，如白血病、再生障碍性贫血、肝脏疾病等，亦可引起月经量的增多。本节主要论述与内分泌失调相关的月经过多。

[病因病机]

本病的发病机理与月经先期基本相同，而程度更甚，多由血热损伤冲任，热迫血行以致经血流溢失常，或气虚摄纳无权，冲任不能制约经血所致，无论气虚或血热均可夹瘀，瘀血阻滞造成新血不得归经，也可导致经血妄行。

1. 气虚　多因体质素弱，中气不足，经行之际，气随血泄，致气虚下陷，冲任不固，不能摄血，以致出血量多。

2. 血热　素体阳盛，阳盛则热，或七情过激，郁而化火，或过服辛辣之品，致热伏冲任，热迫血行，因而月经量多。

3. 血瘀　气滞血瘀，或经产（或堕胎、小产、人流）之后，瘀血停留，积于冲任，瘀血不去，新血不得归经，以致经量过多。

[诊断要点]

1. 经量明显增多，在一定时间内能自然停止，是本病的诊断要点。本病常与月经周期异常伴见，出现先期量多或后期量多，尤以前者多见，也有周期正常而经量过多者。如经量涌急如崩则已成经崩，可按崩中论治。

2. 检查

（1）妇科检查　盆腔正常。阴道脱落细胞检查多示雌激素水平过高。

（2）辅助检查

①基础体温测定　基础体温为典型双相，多示黄体功能不足。

②子宫内膜活检　经期子宫内膜呈分泌期变化，少数有高度分泌反应。

［鉴别诊断］

1.子宫肌瘤　黏膜下肌瘤、肌壁间肌瘤常表现有月经过多。妇科检查可触及增大的子宫，表面不平，质硬。B超检查有助鉴别诊断。子宫输卵管碘油造影及宫腔镜检查均可诊断本病。

2.子宫腺肌病　临床多见月经过多，且伴有痛经，并有进行性加重的临床表现，妇科检查可发现子宫均匀性增大、质软，有压痛。B超检查可确诊本病。

3.子宫内膜炎　多有宫腔操作史以及不洁性交史，可见白带量多或夹有血丝，下腹隐痛，经行日久不止。妇科检查子宫体有压痛，活动欠佳。

4.子宫内膜结核　子宫内膜结核早期，多有月经过多，并伴有低热、盗汗、乏力、消瘦。结核菌素试验呈阳性。诊断性刮宫可资鉴别。

5.宫内节育器引起的月经过多　部分受术者术后3个月内可见月经过多之症，少数可有经血持续性过多，详细询问病史即可诊断。

6.全身性疾病　患有白血病、再生障碍性贫血、肝脏疾病等病时，亦可见月经过多，通过病史、体检及实验室检查不难鉴别。

［辨证论治］

一、辨证要点

本病辨证，以经量多为特征。辨证重在经色、经质。经量多、色淡、质薄者，属气虚；经量多、色鲜红或紫红而黏稠者，属血热；经色紫黑有块，伴小腹疼痛者，属血瘀。

此外应注意疾病的转化。血热证阳盛者病程日久可致气随血耗，出现血热兼气虚的证象。素体阴虚者，失血日久，气阴两伤，常常出现气阴两虚兼夹血热之象，均可加剧出血之势。辨证时须动态观察虚实转化关系，对证施治则可收效更捷。

二、治疗原则

急则治其标，经期以止血为主，务在减少经量，防止失血伤阴；缓则治其本，平时以安冲固冲为主，少用温燥动血之品，使"冲气安而血海宁"。

治疗期间忌食辛辣之品，避免情志过极，经期不宜负重及操劳太过。

三、分证论治

1.气虚证

【主要证候】经来量多、色淡红、质清稀，面色㿠白，心悸气短，肢软无力，舌质淡、苔薄白，脉细弱无力。

【证候分析】气虚下陷，冲任不固，以致经血失约，故量多。气虚火衰，不能化血为赤，故经色淡而质稀。气虚阳气不布，故面色㿠白，肢软无力。气虚于内，则心悸。舌淡脉细弱，为气虚血弱之象。

【治法】补气摄血固冲。

【方药】归芍固冲举元煎

红参9g，黄芪15g，白术10g，升麻9g，炙甘草9g，杭白芍9g，当归炭9g，炒山药30g，海螵蛸9g，茜草9g，炮姜9g，炒荆芥穗9g。

随症加减：

若正值经期量多，加阿胶、焦艾叶、炮姜炭以固涩止血。

若经期过长，日久不断，加炒蒲黄、益母草以活血止血。

若腰腹冷痛，加川续断、补骨脂、艾叶以补肝肾、固冲任、温经止血。

2.血热证

【主要证候】经来量多、色深红、质稠，心烦口渴，尿黄便结，舌质红、苔黄，脉滑数。

【证候分析】阳盛则热，迫血妄行，故经行量多。血为热灼，则色深红，质稠。气火偏盛，则心烦口渴，尿黄便结。舌红苔黄，脉滑数，皆为血热之象。

【治法】凉血清热止血。

【方药】二至保阴煎

生地黄15g，黄芩9g，黄柏9g，白芍9g，山药15g，生甘草4.5g，牡丹皮12g，地骨皮15g，女贞子15g，墨旱莲15g，芦根30g，炒地榆15g。

随症加减：

外感热邪化火成毒，症见发热恶寒，少腹硬痛拒按者，酌加败酱草、大血藤、蒲公英、蒲黄、桃仁、红花之类，解毒化瘀。

经血量多或经期过长者，酌加海螵蛸、茜草炭、仙鹤草、小蓟。

病久见气阴两虚者，如经量多、气短心悸、五心潮热、耳鸣、失眠、头晕眼花等，可选用《傅青主女科》中"两地汤"加"生脉散"。

3. 血瘀证

【主要证候】经来量多、色紫黑、有大血块，小腹疼痛拒按，块下痛减，舌质暗，有瘀点，脉沉涩或沉紧。

【证候分析】瘀血内阻，新血不守，血不循经，故经来量多，色紫黑有块，衃血蓄积胞中，胞脉不通，则小腹疼痛拒按。血块排出，瘀滞稍通，故瘀下痛减。舌脉亦为瘀血阻滞之象。

【治法】活血化瘀止血。

【方药】蒲黄五灵桃红四物汤

川芎9g，赤芍9g，当归12g，生地黄12g，醋香附9g，台乌药9g，酒延胡索6g，炒蒲黄9g，五灵脂9g，桃仁9g，红花9g，益母草15g。

［中成药］

1. 补中益气丸　健脾益气，升阳举陷。适用于月经过多（气虚证）。水丸。口服，每次6g，每日3次。宜饭后服。

2. 荷叶丸　清热凉血止血。适用于月经过多（血热证）。蜜丸。口服，每次1～2丸，每日2次。

3. 益母草膏　活血化瘀，止血调经。适用于月经过多（血瘀证）。膏剂。冲服，每次10g，每日2次。宜饭后服。

［针灸疗法］

1. 体针

（1）气虚证

治则：益气健脾，止血调经。

取穴：关元、气海、足三里、太溪。

手法：上述各穴均采用补法。

（2）血热证

治则：清热凉血，止血调经。

取穴：气海、血海、三阴交、大敦、隐白。

手法：气海、血海、三阴交均采用泻法；大敦、隐白点刺放血。

（3）血瘀证

治则：活血化瘀，止血调经。

取穴：膈俞、血海、三阴交、气冲、太冲。

手法：上述各穴均采用泻法。

2. 耳针

取穴：肝、脾、肾、神门、内分泌、子宫、卵巢。

操作：用王不留行籽埋豆，每次选 3～4 个穴，每 2 天一换。

［食疗调养］

一、食调要点

1. 气虚多兼血虚，在补中益气的前提下，饮食应多样化，尽量多摄取肉类，尤其是动物的内脏和骨、血等血肉有情之品，多食用深绿色叶菜和黑色食物。

2. 月经过多的患者常伴有脾胃功能的减弱，如食欲不振、食后腹胀、纳呆食少。此时可选择一些健脾开胃、消积化滞的食物作为辅食，如山楂、话梅及酸甜的果汁，也可于饭前嚼食 2 枚白蔻仁以开胃进食。

3. 月经过多的患者因消化功能减弱，因此在烹调工艺方面宜多用蒸、煮、久炖、煲汤、熬、烩等，少用煎炸、熏烤之类，并注意色、香、味的选择，使其食物既爽口又能唤起食欲，且不可过于油腻。

二、辨证配膳

1. 参归炖乳鸽

原料：高丽参 10 g，当归 20 g，乳鸽 2 只，红枣 10 枚，生姜 3 片。

操作：高丽参、当归切片后用温水浸泡，红枣洗净后去核。将乳鸽劏洗干净后放入沸水中煮 5 分钟，捞起沥干水分。生姜刮皮、洗净切片。再将所有材料放入炖盅内，加入浸泡高丽参及当归的温水，然后注入适量的凉开水，盖上盅盖，隔水炖 4 小时，以少许盐调味即可。

功能：益气摄血，补虚固冲。适用于月经过多（气虚证）。

2. 旱莲女贞饼

原料：墨旱莲 15 g，女贞子 15 g，生地黄 30 g，阿胶 9 g，面粉 200 g，白糖适量。

操作：除阿胶外，诸药以水煎煮，去渣后取汁，入阿胶搅拌、烊化，并加入少量白糖。待药汁冷却后，用药汁和面，如常法做饼，分 2～3 次服食。

功能：凉血清热，止血调经。适用于月经过多（血热证）。

3. 益母草汁粥

原料：益母草汁 10 mL，生地黄汁 40 mL，藕汁 40 mL，蜂蜜 10 mL，

粳米 60 g。

操作：分别将新鲜的益母草、鲜地黄、鲜藕洗净捣烂绞汁。先用粳米煮粥，待半熟时，加入上述诸汁及蜂蜜，煮成稀粥即可。

功能：化瘀清热，凉血调经。适用于月经过多（血瘀证）。《本草汇言》认为益母草"行血养血，行血而不伤新血，养血而不滞瘀血，诚为血家之圣药"，故益母草被选为君药。此药粥上下午 2 次温服，血止即停，不宜久服。煮粥时要用砂锅，不宜用铁锅。吃粥期间忌食葱白、韭菜、薤白。

4. 玉带抱三鲜

原料：玉带子（鲜贝）24 个，鸡肉片、猪瘦肉片各 60 g，湿冬菇 30 g，姜丝、葱段、料酒、盐、白糖、生抽、味精、芡粉、白胡椒粉、香麻油、花生油各适量。

操作：先将玉带子、鸡肉片、猪瘦肉片各置一碗，加入盐、白糖、芡粉，拌匀腌渍。将砂锅上灶烧热，放入花生油烧热，先把玉带子放入锅内过油至熟捞起；再放入鸡肉片、猪肉片进锅过油至熟捞起沥油。砂锅倒出油后重新放回灶上烧热，再放姜丝、鸡肉片、猪瘦肉片、湿冬菇入锅，加入料酒、生抽、葱段、味精炒熟入味，勾芡加尾油，出锅放入大圆盘中间，然后把玉带子放入砂锅内，加料酒、盐、味精，同炒入味，勾芡加尾油，出锅围放在三鲜的周围，撒上白胡椒粉，淋上香麻油，趁菜热上桌，带子洁白，三鲜色美，质嫩味鲜，美味佳肴。

功能：舒肝固冲，止血调经。适用于月经过多（肝郁肾虚证）。

[医案选]

任某，女，23 岁，工作，已婚。初诊日期：1972 年 5 月 7 日。

主诉：放节育器后 4 个月来，经量过多。现正逢经期，求于中医治疗。现病史：患者既往月经正常，23 岁结婚，次年生一男孩。1972 年 1 月 5 日做人工流产后放置宫内节育器不锈钢金属环。自 2 月起月经量增多、色淡红、无血块，月经每月提前 3 天左右，多次妇科检查无异常，X 线透视金属环位置正常。化验检查：血红蛋白 6.2 g/dL，血小板、出血凝血时间均正常。患者头晕目眩，神疲乏力，腰酸足软，纳食不香，脐腹坠胀，气短懒言，面色萎黄，口唇淡白。舌象：舌质淡嫩，舌边有齿痕，苔薄白。脉象：沉细弱，尺脉不足。口服维生素 K$_3$ 及肌注安络血，效果不明显，患者要求取环。西医诊断：放环后月经不调。中医辨为环卧胞宫，脾虚失统，冲不摄血，经量过多。治疗原则：健脾益气，固冲摄血。处方：黄芪 30 g，党参 24 g，土炒白术 10 g，怀山药 30 g，海螵蛸 9 g，茜草 9 g，升麻炭 9 g，柴胡 4.5 g，陈皮炭 9 g，炒杜仲 9 g，通草 1.5 g。

二诊：连续 6 剂后血止，小腹坠胀亦减轻。仍气短乏力，纳呆，面有微浮，腰酸腿软。查舌脉同前，拟原方加减，去升麻、柴胡、陈皮等升提之品，加川续断 10 g、菟丝子 15 g、盐小茴香 4.5 g，以温肾暖宫。嘱凉水浸泡中药 1 小时，再文火煎煮，并令患者每日炖服吉林红参 6 g，早晚分服。

6 月 15 日三诊：上方连服 12 剂后，自觉全身有力气，6 月时月经来潮，经量中等、色红，腰腹亦无不适之感，有食欲，纳谷香，血红蛋白 12 g/dL，X 线透视金属环位置正常。嘱患者待每月经水来潮之时，照服二诊之处方 3 剂，连续治疗 3 个月。1972 年 10 月 3 日随访，未复发。

丛春雨. 再谈育龄妇女放环后月经失调之治疗［J］. 甘肃中医学院学报，1989（2）：2-6.

第七节　月 经 过 少

［概念］

月经周期基本正常，经量明显减少，甚或点滴即净；或经期缩短不足 2 天，经量亦少者，称为"月经过少"或"经水涩少"。

月经过少可以由幼稚子宫、子宫发育不良、垂体－卵巢功能低下、雌激素分泌不足、子宫内膜增殖不充分（内膜过薄）所致。结核性子宫内膜炎，由于结核感染破坏了子宫内膜的基底层，亦可导致月经过少。宫腔手术时对子宫内膜搔刮过度，致使内膜损伤或宫腔部分粘连等，均可造成月经过少。

［病因病机］

月经过少的发病机理有虚有实。虚者血源不足，血海不充；实者血海受阻，经行不畅。虚者，有血虚、肾虚之分；实者，有血瘀、痰湿之别。

1. 血虚　久病或大病之后，阴血不足；或饮食劳倦伤脾，化源不足，致血海亏虚而经行量少。

2.肾虚 先天肾气不足，或因多产房劳，冲任受损，致精血虚少，血海不盈，故经行量少。

3.血瘀 多因寒凝气滞，瘀血内停，冲任受阻，血行不畅，故而经量过少。

4.痰湿 脾虚失运，湿聚为痰，或肥胖之人，多痰多湿，痰湿阻滞冲任，经脉壅塞，血行不畅而经行量少。

［诊断要点］

1.月经周期如常，而经血较其恒量明显减少，或行经时间缩短，排血总量少于平日。如属已婚育龄妇女应注意因服避孕药而致月经过少。

2.检查

（1）妇科检查 盆腔正常。阴道脱落细胞涂片示雌激素水平低落。

（2）实验室检查 激素测定表明 E2、FSH、LH 等值均偏低。

（3）辅助检查

①基础体温测定 基础体温呈现双相，但高温相持续时间短，或平均升高幅度不足 $0.3℃$，或升高及下降缓慢。

②子宫内膜活检 刮宫时感内膜光滑而薄，病理结果显示分泌不足。

［鉴别诊断］

1.激经 早孕而有激经者，易与月经量少混淆而被忽视，应注意鉴别。妊娠后仍按月行经而无损于胎儿称为激经。此时月经量较以往月经明显减少，可伴有恶心、头晕等早孕反应，尿妊娠试验阳性。而月经过少一般很少突然发病，多为逐渐减少，且无早孕反应，尿妊娠试验阴性。

2.宫外孕 临床上有 $25\% \sim 50\%$ 的患者无明显的停经史，阴道有少量的出血，与月经过少易混淆。宫外孕伴有一侧下腹部疼痛，破裂者呈撕裂样剧痛，尿妊娠试验为阳性。妇科检查提示子宫增大、质软，有漂浮感，宫颈有抬举痛，一侧附件可触及质软、压痛明显的包块。B超提示：一侧附件区可见包块，甚至可见胎囊。破裂后，经阴道后穹隆穿刺可抽出色暗、不凝固的血液。

3.宫腔粘连 多发生在人工流产术或刮宫术后，常伴经行不畅，小腹疼痛。宫腔探查可资鉴别。

4.全身性疾病 严重贫血、营养不良、甲状腺功能亢进、肝硬化等病的女性患者，均可伴有月经过少，经详细询问病史、体征检查及实验室检查后不难区别。

［辨证论治］

一、辨证要点

月经过少应从色、质及有无腹痛以辨虚实。一般以色淡、质清、腹无胀痛者为虚；色紫暗、夹血块、腹痛拒按者为血瘀；色淡红、质黏腻如痰者为痰湿。经量逐渐减少者多属虚；骤然减少者多属实。同时应结合全身证候辨证。

二、治疗原则

治法重在濡养精血。《济阴纲目》谓："经水涩少，为虚为涩，虚则补之，涩则濡之。"因本病虚多实少，即便是瘀滞亦多属气血有伤，故不可恣投攻破之品，以免重伤气血，使经血难复。即便实证也须慎用活血化瘀药，严格掌握，中病即止，不可过量反伤正气。

三、分证论治

1. 血虚证

【主要证候】经来量少色淡，或点滴即净，头晕眼花，心悸怔忡，面色萎黄，舌淡，脉细弱。

【证候分析】阴血衰少，血海不充，故经行量少色淡。血不能上荣于脑，则头晕眼花。血不营心，则心悸怔忡。血不能营养肌肤，则面色萎黄。血虚胞脉失养，则小腹空坠。舌淡脉细，均为血虚之象。

【治法】养血调经。

【方药】加味人参滋血汤（《产宝百问》）

红参9g，山药15g，茯苓10g，熟地黄15g，当归15g，川芎9g，白芍15g，黄芪15～30g，柴胡4.5g，浮小麦30g，炙甘草9g，大枣3枚。

随症加减：

因血虚而见虚热证象者，加生地黄、玄参、牡丹皮。

因血虚而失眠、心悸者，加首乌藤、五味子。

血虚而兼肝郁有胁胀或乳胀作痛者，加柴胡、香附、金铃子、郁金。

经来过少，点滴即止者，为精血亏虚将成闭经之象，加枸杞子、山茱萸以滋养肝肾、补精益血，使精充血足，则经自调。

脾虚食少者，可酌加砂仁、陈皮、苏梗、香橼以行气健脾。

2. 肾虚证

【主要证候】月经量少、色淡红或暗红、质薄，腰脊酸软，足跟痛，头晕耳鸣，或小腹冷，或夜尿多。舌淡，脉沉弱或沉迟。

【证候分析】肾虚精血不足，故经来量少色淡。肾主骨生髓，脑为髓海，督脉贯脊络肾，肾、督二脉阳虚，则头晕耳鸣，腰脊酸软，足跟痛。胞系于肾，肾阳不足，胞失温煦，故小腹冷。肾虚，膀胱之气不固，故夜尿多。舌淡，脉沉弱或沉迟，为肾虚阳气不足之象。

【治法】补肾养血。

【方药】加减当归地黄饮（《景岳全书》）

当归15 g，熟地黄10 g，山茱萸10 g，山药15 g，牛膝9 g，淫羊藿30 g，巴戟天30 g，菟丝子30 g，狗脊9 g，醋香附9 g，羌活9 g，鹿角霜15 g。

随症加减：

精血不足者，可选用枸杞子、首乌、酒炒白芍、阿胶、龟甲胶、鹿角胶、河车粉等养血填精。

3. 血瘀证

【主要证候】经来量少、色紫黑有块，小腹胀痛拒按，血块排出后胀痛减轻，舌质紫暗或有瘀点，脉细涩。

【证候分析】因瘀血内停，经脉受阻，血行不畅，故经来量少有块，小腹胀痛拒按。血块排出则瘀滞稍通，故胀痛减轻。舌紫、脉涩，乃瘀血内停之征。

【治法】活血化瘀调经。

【方药】加味桃红四物汤（《医宗金鉴》）

桃仁9 g，红花9 g，川芎9 g，当归9 g，白芍12 g，熟地黄12 g，赤芍9 g，醋香附9 g，台乌药9 g，盐小茴香9 g，吴茱萸9 g，菟丝子30 g。

随症加减：

若小腹疼痛以胀感突出，以气滞为主，加大醋香附、台乌药的用量。

若痛重于胀，则以血瘀为主，加益母草、酒延胡索，以化瘀止痛。

4. 痰湿证

【主要证候】月经量少、色淡红、质黏腻如痰，形体肥胖，胸闷呕恶，或带多黏腻。舌淡、苔白腻，脉滑。

【证候分析】肥胖之人，多痰多湿，痰湿阻滞经络，血行不畅，故月经量少色淡。痰湿困脾，故神疲肢怠，胸闷呕恶，苔白腻，脉滑，为痰湿内阻之象。

【治法】化痰燥湿调经。

【方药】薏苡仁通草苍附导痰汤

茯苓 10 g，法半夏 9 g，香附 9 g，苍术 12 g，制天南星 6 g，枳壳 9 g，生姜 3 g，神曲 9 g，陈皮 12 g，薏苡仁 30 g，竹茹 9 g，通草 1.2 g。

［中成药］

1. 益坤丸　补肾养血调经。适用于月经过少（肾虚血亏、冲任虚损证）。蜜丸。口服，每次 1～2 丸，每日 2 次。淡盐水送服。

2. 人参养荣丸　补气养血调经。适用于月经过少（气虚血亏证）。蜜丸。口服，每次 1～2 丸，每日 2 次。以米汤水送服。

3. 艾附暖宫丸　温宫散寒，暖助奇经。适用于月经过少（胞宫虚寒证）。蜜丸。口服，每次 1～2 丸，每日 2 次。淡盐水送服。

4. 益母草膏　活血化瘀调经。适用于月经过少（血瘀气滞证）。膏剂。冲服，每次 10 g，每日 2 次。

［针灸疗法］

1. 体针

①血虚证

治则：补气养血调经。

取穴：脾俞、膈俞、血海、归来、足三里。

手法：上穴均采用补法。

②肾虚证

治则：补肾益精调经。

取穴：肾俞、关元、三阴交。

手法：上穴均采用补法。

③血瘀证

治则：活血化瘀通经。

取穴：中脘、内关、三阴交、行间。

手法：上穴均采用泻法。

④痰湿证

治则：化湿涤痰调经。

取穴：脾俞、三焦俞、中脘、中极、阴陵泉。

手法：上穴均采用平补平泻法。

2. 耳针

取穴：肝、脾、肾、内分泌、神门、皮质下、子宫、卵巢。

操作：用王不留行籽埋豆，每次选 3～4 个穴位，每 2～3 日一换。

［食疗调养］

一、食调要点

1. 月经过少的患者缘于血虚、肾虚者，膳食应以滋补性食物为主，但此类患者又多脾胃虚弱、食欲不振，因此饮食不可过于滋腻，忌醇酒油腻黏滞之物。主食应以软饭、馒头、粥食、蜂糕为主；副食可选用牛、羊、猪、鸡等动物的瘦肉，或蛋类、肝类、青菜等。

2. 月经过少的患者起因于血瘀、痰湿者，饮食宜清淡，谷物、蔬菜类大都可以食用，豆类及其制品更佳；肥甘厚味及辛辣、酒类诸物易助热生痰，不宜食用；荤腥之中，以水产、鱼类为好，因其不腻不滞，没有助湿生痰之弊，其中以干贝、鲍鱼、海蜇、乌贼等为佳。

二、辨证配膳

1. 归芪参鱼汤

原料：当归 15 g，黄芪 30 g，红参 10 g，大红枣 3 枚，鲫鱼 1 条（500 g），生姜 3 片。

操作：当归、黄芪、红参分别用清水冲洗干净，生姜刮皮、洗净、切片，鲫鱼去鳞、去内脏、劏洗干净。用少许油把鲫鱼两面煎至黄色，铲起备用。然后在煲中注入适量清水，放入当归、红参、黄芪、生姜片、大红枣（去核），武火煲滚，再放入煎好的鲫鱼，改用文火煲约 2 个小时，以少许盐、味精等调味，即可。

功能：益气养血调经。适用于月经过少（气虚血亏证）。

2. 枸杞子鹿茸红枣炖乌鸡

原料：枸杞子 30 g，鹿茸 9 g，红枣 6 枚，乌鸡 1 只（约重 500 g），生姜 3 片，绍酒 2 汤匙。

操作：将乌鸡劏洗干净，去皮及内脏，切块，放入沸水中烫过，再用清水冲洗一遍，沥去水分。把枸杞子、鹿茸、红枣用清水洗净，红枣去核，生姜洗净、刮皮、切片。将所有材料全部放入炖盅内，注入适量的凉开水，盖上盅盖，隔水炖4个小时，以少许盐、味精调味，即可。

功能：补肾养血调经。适用于月经过少（肾虚证）。

3. 芎归煲鸡颈汤

原料：川芎15 g，当归30 g，红枣6枚，鸡颈1只，生姜3片。

操作：将川芎、当归分别用清水洗净，红枣洗净去核，生姜刮皮、洗净、切片。鸡颈洗净，去除内脏及肥膏。将川芎、当归、红枣、生姜一同放入煲中，武火煲滚，再将鸡颈放入，煲约3个小时，调入少许盐、味精调味，即可。

功能：活血化瘀调经。适用于月经过少（血瘀证）。选用鸡颈作为煲汤主原料，在于鸡颈喜动灵活、伸转自如，以其作为药引，下血调经。

4. 二米煲瘦肉汤

原料：玉米须60 g，陈皮30 g，薏苡仁30 g，猪瘦肉250 g。

操作：将玉米须、陈皮、薏苡仁分别用清水洗净，把猪瘦肉放入沸水中煮数分钟，捞起沥干水分。在煲中注入适量清水，武火煲滚，再放入玉米须、陈皮、薏苡仁，文火煲约2个小时，调味即可。

功能：运脾化湿，涤痰调经，并有减肥消脂作用。适用于月经过少（痰湿证）。

[医案选]

方某，女，27岁，干部。

初诊：放置节育器1年后，经来量少，经色紫黑有块，小腹两侧胀痛、拒按，每值经前、经期心胸烦躁，面色紫暗，经后渐好。查舌质紫暗，舌边有瘀斑，脉象弦细而涩。证属环卧胞宫，气滞血瘀，月经涩少。治宜舒肝理气，活血化瘀。经前宜疏肝，经期宜化瘀。处方：丹参15 g，桃仁9 g，红花9 g，醋香附9 g，台乌药9 g，川芎9 g，赤芍9 g，当归10 g，熟地黄9 g，合欢皮9 g，薄荷4.5 g。

复诊：药后血量增多，血块排出后胀痛减轻，嘱下次月经前一周复诊。处方：丹参15 g，醋香附9 g，柴胡9 g，合欢皮9 g，蒺藜9 g，橘核15 g，川芎9 g，赤芍9 g，当归15 g，台乌药9 g，香橼9 g。

调理2个月经周期后，患者月经情况好。

选自《丛春雨中医妇科经验》，丛春雨著，中医古籍出版社2002年出版。

第八节　经间期出血

[概念]

月经周期正常，每于两次月经之间发生阴道出血，有时伴有小腹疼痛不适，称为"经间期出血"，相当于西医的"排卵期出血"，祖国医学也称"氤氲期出血"，多发生在月经周期的第 12～16 天，历时 1～2 小时或 1～2 天，出血量少，极少达到月经量。

排卵期出血多由于排卵期雌激素高峰波动，子宫内膜失去雌激素的支持，而出现部分子宫内膜脱落引起的撤退性出血；也可能由于排卵期成熟的卵泡分泌的雌激素较多，导致子宫内膜充血，引起红细胞漏出而致阴道内有血性分泌物。

本病多见于生育期妇女。

[病因病机]

本病发生于经间期，即氤氲期。此时的生理状态，为月经周期中肾气生理性消长变化的充盛阶段，阳气易动、阴精易泄，冲任气血亦由经后暂虚渐至充盛。若素体阴阳偏胜，或阴不足或阳偏旺，或虚热内扰，或因伏邪扰动，或湿邪留着，或冲任瘀滞，则易引动血海血气而发生出血。氤氲期过，肾中阴阳复趋平衡，气血调匀，故血自止。

1. 肾阳虚　禀赋不足，或房劳多产伤肾，肾阴不足，精亏血损，于氤氲之时，阳气内动，损伤阴络，冲任不固，因而出血。

2. 湿热　湿浊有内外之分，或脾虚运化失常，水湿停聚，或为湿邪侵入，湿聚日久，蕴而生热，湿热入于血络，伤血动血，妄溢于冲任脉道之外，故见经间期阴道出血。

3. 血瘀　经期产后，余血未净，或兼外感，或夹内伤，瘀血内阻伤络，络损血溢而经间期出血。

[诊断要点]

1. 症状　两次月经之间发生阴道出血，量少于月经量，历时 1～2 小时或1～2天，有周期性，基础体温为低高温相交替时出血。

2.检查

（1）妇科检查　盆腔正常。

（2）辅助检查　基础体温测定呈双相基础体温，出血多发生在体温曲线由低向高转化时。

[鉴别诊断]

1.月经先期　月经先期多不在经间期而是经期提前，经量正常或量多；经间期出血，血量偏少，基础体温在高温相之前出血。

2.月经过少　月经过少主要是经量少而周期正常；而经间期出血常发生在月经周期的中间。

3.宫颈炎、宫颈糜烂、宫颈息肉　均可有白带多，并常带中夹有血丝，或有不规则的阴道出血，但借助妇科内诊检查即可确诊。

4.子宫内膜炎、子宫内膜息肉、子宫黏膜下肌瘤　均可见阴道不规则出血，但多表现为经后淋漓、日久不止。排卵期出血其经期尚属正常。进行子宫内膜活检、宫腔镜检查及子宫输卵管碘油造影等，均可诊断与鉴别。

[辨证论治]

一、辨证要点

主要根据兼症判断属肾阴虚或湿热或血瘀。

二、治疗原则

一般出血极少而无他症者，可暂不予治疗而注意调护。若调护未愈，则须按临床表现，虚者补之，热者清之，湿者除之，瘀者化之，但在平时未出血时宜根据经间期生理特点，用滋阴法固本，使阴阳平和、气血调匀，以防出血。

临床用药时忌服温燥助阳动血药物及酒浆辛辣之品，注意青春期身心健康，病期宜忌房事。

三、分证论治

1.肾阴虚证

【主要证候】经间期出血，经量或多或少，经色红、无血块，伴头晕腰酸，夜寐不熟，五心烦热，舌红，脉细数。

【病机分析】多因房劳多产，数耗精血，肾阴不足，相火偏旺，热扰血海，冲任不固，故而经间期出血、色红。肾虚精血不足，则头晕腰酸。阴虚阳盛，热扰神明，则五心烦热，夜寐不熟。舌脉均为阴虚内热之象。

【治法】滋肾养阴止血。

【方药】二至固冲地黄汤

山药15 g，山茱萸10 g，牡丹皮10 g，泽泻9 g，生地黄10 g，茯苓9 g，女贞子12 g，墨旱莲12 g，炒荆芥穗9 g，海螵蛸9 g，茜草9 g，生甘草4.5 g。

2. 肾气虚证

【主要证候】经间期出血、量多或少、色淡无块，腰酸神疲，尿频，舌质较淡，脉细弱。

【证候分析】素体肾气不足，肾气虚则封藏失职，冲任不固，故令经间期出血、色淡。肾气虚弱则腰酸神疲。肾与膀胱相表里，肾虚则膀胱失职，故尿频。舌脉均为气虚之象。

【治法】补益肾气。

【方药】菟丝羊藿巴戟肾气丸

熟地黄10 g，山药10 g，山茱萸9 g，茯苓9 g，泽泻9 g，牡丹皮9 g，桂枝4.5 g，炮附子^{先煎}3 g，菟丝子30 g，盐黄柏9 g，淫羊藿15 g，巴戟天15 g。

3. 湿热证

【主要证候】经间期出血，量少或多，或赤白带相间，质黏稠、有臭气，纳差，舌苔腻，脉细濡。

【证候分析】素体湿热内盛，逢经间期而发作，湿热下注，损伤冲任，故出血质黏，有臭气。湿热阻于中焦，则纳差。苔腻脉濡均为湿热内盛之象。

【治法】清利湿热。

【方药】清热凉血化湿汤

黄柏15 g，苍术15 g，茯苓9 g，薏苡仁30 g，生地黄9 g，牡丹皮9 g，赤芍9 g，白茅根10 g，茜草9 g，陈皮9 g，炒荆芥穗9 g，通草1.2 g。

4. 血瘀证

【主要证候】出血量少或多，色紫黑有块，少腹作痛，舌质紫或有瘀点，脉细涩或细弦。

【证候分析】瘀血内阻伤络，络损血溢，则见出血，色黑紫有块。瘀血阻于胞脉，则少腹作痛。舌脉均为瘀血内阻之象。

【治法】化瘀止血。

【方药】加减逐瘀止血汤（《傅青主女科》）去龟甲

生地黄10g，制大黄4.5g，赤芍9g，牡丹皮9g，当归9g，枳壳9g，五灵脂9g，蒲黄9g，醋香附9g，台乌药9g，益母草15g，炒荆芥穗9g。

[中成药]

1. 六味地黄丸　滋补肝肾之阴。适用于经间期出血（肾阴虚亏证）。水丸。口服，每次6g，每日2～3次。淡盐水送服。

2. 加味逍遥丸　舒肝理气，清热调经。适用于经间期出血（肝郁气滞证）。水丸。口服，每次6g，每日2～3次。

3. 龙胆泻肝丸　清热利湿。适用于经间期出血（湿热证）。水丸。口服，每次6g，每日2～3次。

[针灸疗法]

1. 体针

（1）肾阴虚证

治则：滋阴，补肾，止血。

取穴：肾俞、关元、气海、三阴交。

手法：上穴均采用补法。

（2）湿热证

治则：清热，利湿，止血。

取穴：阴陵泉、三阴交。

手法：上穴均采用泻法。

（3）血瘀证

治则：化瘀，活血，止血。

取穴：膈俞、血海、三阴交、隐白。

手法：膈俞、血海、三阴交均用泻法；隐白点刺放血。

2. 耳针

取穴：肝、脾、肾、内分泌、子宫、卵巢。

操作：用王不留行籽埋豆，每次3～4个穴位，每2～3日一换。

[食疗调养]

一、食调要点

1. 肾阴虚证经间期出血，宜食用血肉有情之品，佐以酸甘化阴、清凉爽口的食品，忌用辛苦温热、过于走窜耗阴之品。而肾气虚，偏于肾阳虚的经间期出血在温阳益气的前提下，也当防辛辣化热伤阴之弊。

2. 湿热证经间期出血，治宜化湿清热，忌用苦寒伤脾，慎用辛辣耗伤之品及过食肥甘厚味。

3. 血瘀证经间期出血宜服食活血化瘀、疏肝理气、清淡易于消化之品。

二、辨证配膳

1. 山药圆肉水鱼汤

原料：怀山药 30 g，龙眼肉 30 g，甲鱼 1 只，生姜 3 片。

操作：将山药、龙眼肉、生姜分别用清水洗净，生姜刮皮、洗净、切片。将甲鱼放入沸水之中，使其排尽尿液，捞起剖洗干净，清去内脏，将肉切块。然后在煲中注入适量清水，武火煲滚，把山药、龙眼肉、姜、甲鱼肉放入煲内，再以文火煲 4 个小时，加入少许盐、味精调味，即可。

功能：滋阴补肾止血。适用于经间期出血（肾阴虚证）。

2. 山药枸杞子巴戟炖海参

原料：怀山药 15 g，枸杞子 15 g，巴戟天 30 g，已发海参 150 g，生姜 3 片。

操作：将山药、枸杞子、巴戟天用清水洗净，生姜刮皮、洗净、切片。已发海参用清水洗净，切成条状。将全部用料一同置炖盅内，注入适量清水，盖上盅盖。隔水炖 4 个小时，以少许盐调味，即可食用。

功能：补肾温阳止血。适用于经间期出血（肾气虚证或肾阳虚证）。

3. 薏苡仁冬瓜山药汤

原料：冬瓜 500 g，生薏苡仁 30 g，怀山药 30 g，陈皮 10 g。

操作：将冬瓜去籽洗净，连皮切成厚块，生薏苡仁、怀山药分别用清水洗净，陈皮用清水浸软、洗净。在煲中注入适量清水，放入全部用料，武火煲滚，转用文火煲 3 个小时，以少许盐调味，即可。

功能：化湿清热止血。适用于经间期出血（湿热证）。

4. 川芎红花炖鲫鱼

原料：川芎 9 g，红花 9 g，鲫鱼 1 条（约重 500 g），绍酒 1 杯，生姜

3 片。

操作：将川芎、红花用温开水洗净，沥干水分；生姜刮皮、洗净、切片。鲫鱼去内脏后劏洗干净，抹干水分，用少许油把鱼身两边煎至微黄，取出用清水冲去油分，抹干。将上述所有原料入炖盅内，注入绍酒及适量清水，盖上盅盖，隔水炖 3 个小时，调味后即可。

功能：活血化瘀止血。适用于经间期出血（血瘀证）。

［医案选］

王某，女，27 岁，工人，已婚。初诊日期：1986 年 8 月 2 日。

主诉：月经中期阴道流血，5 个月。现病史：放节育环半年来，连续 5 个月呈规律性经间期出血，流血时间 3～4 天，血色暗、量少。月经史：14（5～6/28～30 天）。生育史：23 岁结婚，1-0-2-1。每月经后白带量多、色白，腰酸腿沉，经间期流血时腰痛加重。每月经前一周心烦、激动，乳房胀痛，外阴、肛门瘙痒，至月经来潮后好转，多次治疗效果不明显。妇科检查：外阴、阴道正常，宫颈Ⅰ度柱状上皮异位，宫体正常，左侧附件增厚，有压痛，右侧附件（－）。测基础体温呈双相型。舌象：舌质偏红，苔黄白而腻，舌根部稍厚。脉象：关弦尺滑。西医诊断：排卵期子宫出血。中医辨证：环卧胞宫，肝郁气滞，湿热下注，扰血动血。治疗原则：清利湿热，凉血解郁。处方：杭白芍^{醋炒}30 g，当归^{酒洗}30 g，生地黄^{酒炒}15 g，牡丹皮 9 g，黄柏 6 g，薄荷 4.5 g，醋香附^{酒炒}9 g，苍术 9 g，黑豆 30 g，通草 1.2 g。

治疗经过：服上方三剂后血止。缘肝郁克脾，土不健运而湿聚，湿从火化，水与血合，症见水下血从。方中醋炒白芍、酒洗当归收散并举，和守兼顾，调养肝血；生地黄、牡丹皮、黄柏清泄相火；黑豆、苍术、通草化湿；薄荷达郁，共奏清热利湿、凉血疏肝之效。此方仿《傅青主女科》清肝止淋汤，"妙在纯于治血，少加清火之味"，故疗效独奇。

8 月 10 日二诊：查月经前乳胀，心烦，外阴、肛门瘙痒，黄白苔，脉弦细，拙拟疏肝、凉血、调冲之法。处方：杭白芍^{醋炒}15 g，当归^{酒洗}15 g，生地黄 9 g，柴胡 6 g，土炒白术 9 g，茯苓 9 g，醋香附 9 g，台乌药 4.5 g，佛手柑 6 g，刺蒺藜 6 g，水煎服。另用金银花、蛇床子各 30 g，煎汤去渣，熏洗外阴部，每晚 1 剂。

治疗经过：服上方 6 剂后肝气郁滞症状明显减轻，外阴、肛门瘙痒骤减。10 月 15 日月经来潮，经量不多、色如咖啡，腰酸轻。

10 月 20 日三诊：今日经净后白带量多、色微黄，左侧小腹胀痛，腰骶酸痛，舌根苔黄白腻，脉左弦滑，右滑缓。拟补冲任之虚，清肾火之热。处方：炒山药 30 g，炒芡实 30 g，黄柏^{盐水炒}9 g，车前子 6 g，生地黄 9 g，赤芍 6 g，炒荆芥穗 4.5 g，川楝子 9 g，醋香附 9 g，白果^碎10 枚，水煎服。

治疗经过：服上方 5 剂后白带少，腰酸轻。

10 月 30 日四诊：基础体温升高两天，未见阴道流血现象，查舌根微有薄苔，脉见弦细，继服初诊处方 3 剂，并嘱患者月经前服二诊方 3 剂，月经后服三诊方 3 剂，每月分三个阶段共服 9 剂中药，连续治疗两个月以巩固疗效。1987 年 3 月 10 日于学院门诊部随访，经间期出血一病迄今未复发。

丛春雨.治疗育龄妇女放环后月经失调的经验［J］.中医杂志，1988，（12）：20-22.

第八节 痛 经

［概念］

妇女在月经期或行经前后小腹剧烈疼痛，或伴腰骶部疼痛及其他症状，严重者可出现呕吐、面色苍白、手足厥冷等症，并随月经周期发作，影响日常工作和生活者，称为"痛经"或"经行腹痛"。

本病以月经初潮后 2～3 年的青年妇女为多见。

本病可发生于子宫发育不良，子宫过度前屈或后倾，子宫颈管狭窄，膜样月经以及盆腔炎子宫内膜异位症等病。

痛经分为原发、继发两类。原发性痛经多缘于功能性原因，无明显生殖器官病变，继发性痛经多系器质性病变所为，如子宫内膜异位症、盆腔炎、宫腔粘连、宫内异物等。本节只论述原发性痛经，而继发性痛经的治疗散见于各章节。原发性痛经的病因尚不十分清楚，有内分泌因素，即分泌期的子宫内膜合成和释放了较多的前列腺素，使其在月经血中含量较高，作用于子宫肌层，使之收缩甚至引起痉挛导致痛经；有子宫因素，如子宫过度倾曲、子宫颈口或颈管狭窄、子宫畸形、宫腔粘连、膜样月经等，均使经血外流受阻，刺激子宫，使之收缩加强导致痛经；有精神神经性因素，因每个人的痛阈和耐受性不同，所以在神经过敏患者对月经生理认识不足而产生恐惧心理时可发生。

［病因病机］

痛经发病有情志所伤、起居不慎或六淫为害等不同病因，并与素体及经期、经期前后特殊的生理环境有关。其发病机理是在此期间受到致病因素的影响，气血运行不畅，冲任胞脉受阻，月经排出困难，不通则痛。其病位在冲任、胞宫，变化在气血，表现为痛症。其所以随月经周期发作，是与经期冲任气血变化有关。非行经期间，冲任气血平和，致病因素尚未能引起冲任、胞宫气血瘀滞或不足，故不发生疼痛，而在经期或经期前后，由于血海由满盈而溢泻，气血变化急骤，致病因素乘时而作，便可发生痛经。导致痛经发生的原因有气滞血瘀、寒湿凝滞、气血虚弱，或因肝肾亏损，冲任胞脉失养等。

1.气滞血瘀 多因情志内伤、肝气不疏不能运血畅行，血行受阻，冲任不利，经血瘀阻胞宫而作痛。

2.寒凝胞中 多因经前一两天或正值经期，贪食生冷、冒雨受寒、涉水游泳，寒邪客于胞中，血为寒凝，瘀阻作痛；或因阳虚内寒，血失温煦，运行无力，滞于胞中，发为痛经。

3.湿热下注 脾虚湿盛，肝经郁热，湿与热结，流入冲任，阻滞气血，致经行不畅，发为痛经。

4.气血虚弱 多因体虚脾胃素弱，化源不足，或大病久病，气血俱虚，冲任气血虚少，经行后血海空虚，胞脉失养，虚滞作痛。

5.肝肾亏损 禀赋素弱，肝肾本虚，或因房劳多产，伤精耗血，冲任不足，经行之后，血海更虚，不能滋养胞脉，故使小腹疼痛。

［诊断要点］

1. 症状

本病的临床特征是以小腹疼痛为主症，并随月经周期发作。

疼痛多发生于经期前一两日或行经第一天，剧烈疼痛常历时半小时至2小时，继而为阵发性中等度疼痛，12～24小时渐渐消失，偶有延至2～3天或经净后始发痛的。疼痛有轻有重，多呈阵发性绞痛或持续隐痛不适。剧烈疼痛可波及全腹或腰骶部或股内前侧，患者可出现面色苍白、出冷汗、恶心、呕吐，甚至昏厥、虚脱，但疼痛一般常能自行缓解或于经净后消失。

2.检查

（1）妇科检查　盆腔生殖器官无器质性病变。有时可见宫颈口狭小，子宫过度倾或屈。

（2）实验室检查　激素测定显示雌激素、孕酮过量或不足，其中以孕酮含量过低为多见。

[鉴别诊断]

根据临床表现，动态观察疼痛与月经周期的关系可以确立诊断。

其他原因的腹痛亦可发生于经期，但不具周期性发作的特点，痛经一般无腹肌紧张或反跳痛，经血排出流畅时疼痛常可缓解。

临床上需与器质性痛经鉴别，通过妇科检查或B超检查，除外子宫内膜异位症、子宫腺肌病、盆腔炎、子宫肌瘤等。

[辨证论治]

一、辨证要点

1.疼痛时间　疼痛出现在经前或经期，多属实证；出现在经后多属虚证。

2.疼痛部位　小腹疼痛为主，多属血瘀；少腹疼痛为主，多是肝郁气滞；腰骶部疼痛为主，多是肾虚。

3.疼痛性质　一般痛而拒按者多属实证；痛而喜按者多属虚证；得热痛甚者多为热；得热痛减者多为寒；灼痛为热；绞痛为寒；持续性疼痛为血瘀；时痛时止为气滞；痛而兼坠多属气虚；痛甚于胀多为血瘀；胀甚于痛多属气滞；块下痛减为血瘀。

二、治疗原则

根据"通则不痛"的原理，以调理冲任气血为主。又须根据不同的证候，或行气、活血、散寒、清热、补虚、泻实。治法分两步：月经期调血止痛以治标；平时辨证求因而治本。同时，又宜结合素体情况，或调肝、益肾、扶脾，使之气顺血和，冲任流通，经血畅行则痛可愈。

至于子宫发育不良、畸形或位置过度倾屈等所致痛经，又当根据不同情况选择治疗方法。

经期不宜用滋腻或寒凉药物，以免滞血。注意经期卫生，忌服刺激性或生冷食物。

三、分证论治

1.气滞血瘀证

【主要证候】经前或经期第一二天小腹或少腹胀痛拒按，经行不畅量少，血色紫暗有血块，或呈腐肉片状物，块下则疼痛减轻。兼见胸胁、乳房胀痛，舌质紫暗，或舌尖边有瘀点、瘀斑，脉弦或沉。

【证候分析】气血凝滞，经行不畅，则小腹疼痛拒按，经少有块。血块排出后气血暂通，故疼痛稍减。肝气郁结，疏泄无权，则乳胁作胀。舌脉均为气血瘀滞之象。

【治法】理气化瘀止痛。

【方药】加味膈下逐瘀汤（《医林改错》）

当归9g，川芎9g，桃仁9g，红花9g，枳壳9g，延胡索9g，五灵脂9g，牡丹皮9g，赤芍9g，乌药9g，香附9g，甘草9g，生地黄9g。

随症加减：

若兼口苦、苔黄，月经持续时间延长，经色紫暗，经质黏稠，为肝郁化热之象，当佐以清泄肝热，上方加栀子、夏枯草、益母草。

若兼有前后二阴坠胀，加川楝子、柴胡。

若肝郁伐土，症见胸闷、食少，加炒白术、茯苓、陈皮。

若痛甚而见恶心呕吐，为肝郁挟冲气犯胃，当佐以和胃降逆，上方加吴茱萸、黄连、生姜。

2.寒凝胞中证

①阳虚内寒

【主要证候】经期或经后小腹冷痛，得热则舒，经量少、色暗淡，腰酸腿软，小便清长，舌暗苔薄白，脉沉紧。

【证候分析】阳虚内寒，血失温煦，运行无力，滞于胞中，则经期小腹冷痛，得热痛减，喜按，量少色暗。肾阳不足，腰失所养，则腰酸腿软，小便清长。舌暗，脉沉紧，均为寒凝之象。

【治法】温经散寒，暖宫止痛。

【方药】羊藿巴戟温经汤

吴茱萸9g，当归9g，白芍9g，川芎9g，盐小茴香9g，干姜9g，醋香附9g，台乌药9g，淫羊藿15g，巴戟天15g，甘草9g，桂枝6g。

随症加减：

临床上往往在此方基础上加炮附子、艾叶、肉桂，以增强温肾暖宫、散寒止痛之效。

②寒湿凝滞

【主要证候】经前或经期小腹冷痛，得热痛减，按之痛甚，经量少，色黑有块，经血黏稠，恶心呕吐，畏寒便溏，舌边紫，苔白腻，脉沉紧。

【证候分析】寒湿之邪客于胞中，湿阻气机为寒凝，行而不畅，故小腹冷痛，量少有块。寒湿中阻，阳气被遏，水湿不运，经血黏稠，并伴有畏寒便溏，恶心呕吐。苔白腻，脉沉紧，均为寒湿内闭、气血瘀滞之征。

【治法】温经散寒，化瘀止痛。

【方药】加味少腹逐瘀汤（《医林改错》）

当归9g，赤芍9g，川芎9g，肉桂6g，盐炒小茴香9g，干姜9g，延胡索9g，五灵脂9g，蒲黄9g，没药6g，苍术9g，茯苓9g。

随症加减：

若痛甚而厥，症见手足不温或冷汗淋漓，为寒湿凝闭阳气之象，宜于此方中加炮附子，以温壮阳气而运血行。

3. 湿热下注证

【主要证候】经前、经期少腹胀痛，经量多色红质稠，带多色黄，舌红苔黄腻，脉弦数或濡数。

【证候分析】湿热互结，流注冲任，阻滞气血，经行不畅，故经来腹痛。热扰冲任，则量多色红。热灼津液，则经水质稠。湿热下注，伤及任带，则带多色黄。舌脉均为湿热内盛之象。

【治法】清热除湿，化瘀止痛。

【方药】青囊二妙散［即二妙散（《丹溪心法》）、青囊丸（《韩氏医通》）］

苍术15g，黄柏15g，薏苡仁30g，茯苓10g，生地黄15g，牡丹皮10g，赤芍9g，醋香附9g，台乌药9g，青皮9g，川楝子9g，通草1.2g。

4. 气血虚弱证

【主要证候】经期或经净后小腹痛，喜按，有空坠感，月经色淡量少、质稀，伴有面色苍白，精神倦怠，舌淡苔薄，脉虚细。

【证候分析】气虚不能温煦胞宫胞脉，血虚不能濡润胞宫胞脉，胞宫胞脉失养，则小腹隐痛喜按。气血不足，血海空虚，则月经量少，色淡质稀。血虚不能上荣，则面色苍白。精神倦怠多为气虚阳气不振所造成。舌脉亦是血虚气弱之征。

【治法】益气养血止痛。

【方药】羊藿巴戟菟丝圣愈汤

红参 6 g，黄芪 15 g，当归 10 g，川芎 9 g，熟地黄 10 g，吴茱萸 4.5 g，盐炒小茴香 9 g，干姜 9 g，淫羊藿 15 g，巴戟天 15 g，菟丝子 30 g，炙甘草 9 g，大枣 3 枚。

随症加减：

若腹痛绵绵而胀，乃虚中有滞象，加白芍、香附、延胡索、台乌药。

若血虚甚，加阿胶、鸡血藤。

若小腹痛而喜热熨，酌加附片、艾叶、高良姜。

若腰酸痛不适，加杜仲、桑寄生、川续断、狗脊。

5. 肝肾虚损证

【主要证候】经后小腹或少腹隐痛喜按，经来量少色淡，头晕耳鸣，腰骶疼痛，舌质淡，苔薄白，脉沉细。

【证候分析】肝肾亏虚，精血不足，冲任俱虚，则经来量少色淡。经行之后，血海更虚，胞脉失养，故经后腹痛隐隐喜按。肾虚精亏，清窍失养，故头晕耳鸣。腰为肾之府，肾虚则腰骶疼痛。舌脉均为肝肾亏虚所致。

【治法】补养肝肾，调经止痛。

【方药】**加味调肝汤**（《傅青主女科》）

当归 10 g，白芍 9 g，山茱萸 9 g，巴戟天 15 g，阿胶^{烊化} 9 g，山药 10 g，甘草 4.5 g，盐小茴香 9 g，吴茱萸 4.5 g，菟丝子 30 g，淫羊藿 15 g，蒺藜 9 g。

随症加减：

若兼见胸胁胀痛，酌加香附、郁金、金铃子，痛及腰骶加川续断、杜仲。

若颧红潮热，酌加地骨皮、鳖甲、青蒿。

若兼有肢冷畏寒等肾阳不足征象，酌加仙茅、补骨脂、艾叶、肉桂。

若夜尿多而小便清长，酌加桑螵蛸、金樱子、益智仁。

若失眠健忘，加炒枣仁、五味子、首乌藤、石菖蒲。

［中成药］

1. 调经姊妹丸　活血化瘀，理气止痛。适用于痛经（气滞血瘀证）。水丸。口服，每次 6～9 g，每日 3 日。可用热黄酒送服。

2. 痛经丸　活血止痛，温宫散寒。适用于痛经（寒湿凝滞证）。水丸。口服，每次 6～9 g，每日 2 次。可在月经来潮前一周服至月经止。

3. 参茸鹿胎丸　温阳暖宫，固冲止痛。适用于痛经（胞宫虚寒证）。蜜丸。口服，每次 1 丸，每日 2 次。空腹红糖水送服。

4. 八珍益母膏 补气养血，调经止痛。适用于痛经（气虚血亏证）。膏剂。冲服，每次 10 g，每日 2～3 次。

5. 归肾丸 补肝益肾，暖助奇经。适用于痛经（肝肾不足证）。蜜丸。口服，每次 1～2 丸，每日 2～3 次。空腹淡盐水送服。

［外治法］

1. 肉桂、细辛、吴茱萸、延胡索、乳香、没药各 10 g，碾末过筛和匀。经前 3 天，取药粉 2 g，置于 5 号阳和膏中粘匀，贴于神阙穴。多用于痛经（寒凝血瘀证）。

2. 丁香、肉桂、延胡索、木香各 10 g，碾末过筛和匀。经前 3 天或经前、经期疼痛发作时，取 2 g 药粉置于胶布上，贴关元穴或双侧三阴交穴。多用于痛经（气滞血瘀证）。

3. 盐小茴香 30 g、干姜 30 g、肉桂 10 g、粗粒食盐 60 g，共在砂锅内炒热放至布袋，在痛经发作时，放在小腹脐周处，热敷 15～20 分钟。适用于痛经（子宫虚寒证）。

［针灸疗法］

1. 体针
①气滞血瘀证
治则：活血化瘀，行气止痛。
取穴：合谷、三阴交、太冲、地机、血海、中极、气冲、次髎。
手法：中极、气冲二穴采用平补平泻法，其余各穴均采用泻法。
②寒湿凝滞证
治则：温宫散寒，化湿止痛。
取穴：关元、大赫、地机、中极、水道、三阴交。
手法：中极采用温针灸，其余各穴均采用平补平泻法。
③痰湿阻滞证
治则：化湿涤痰，通经止痛。
取穴：脾俞、三阴交、三焦俞、中极、中脘、丰隆。
手法：中极、丰隆采用泻法，其余各穴均采用平补平泻法。
④气血虚弱证
治则：益气养血，调经止痛。
取穴：足三里、三阴交、气海、归来、脾俞、膈俞。

手法：气海、归来采用平补平泻法，其余各穴均采用补法。注意宜轻柔。

⑤肝肾虚亏证

治则：补肝益肾，养精止痛。

取穴：关元、肾俞、肝俞、三阴交、太溪、太冲。

手法：肾俞、肝俞采用泻法，其余各穴均采用补法。

2. 耳针

取穴：皮质下、内分泌、卵巢、肝、肾、神门。

操作：每次选3～4穴，毫针刺，用中等度刺激，隔日1次，留针20分钟，或在耳穴埋豆（王不留行籽），每周2～3次。

3. 灸疗

取穴：关元、曲骨、子宫、次髎。

操作：①艾条灸，每穴3～5分钟，由远而近，或由近而远，适度温热刺激。②温针灸。

4. 穴位注射

取穴：三阴交、十七椎下。

操作：选用当归注射液、安痛定4 mL，每穴各注入2 mL。经前2～3天或经期内注射，共2～4次，治疗2个周期。

5. 皮肤针疗法

①皮内针

取穴：气海、三阴交、阿是穴。

操作：穴位先消毒，取撳钉型皮内针，用镊子夹住针身，左手拇、食指将穴位皮肤舒张开，将针尖刺入，外用胶布固定。埋针后1～2日取出。每周2～3次。

②梅花针

取穴：脐下之肾经、胃经、脾经循行部位，腰骶部督脉穴、华佗夹脊穴、膀胱经循行部位。

操作：叩打顺序为先上后下，先中央后两旁，先腰骶后腹部。疼痛剧烈者，用重刺激。发作前，或疼痛较轻，或体弱者，用中等度或轻度刺激，每次10～15分钟。

［其他疗法］

1. 激光穴位照射

可选用三阴交、子宫穴、关元、中极、次髎等，用小功率激光治疗仪，每穴照射 5 分钟。于两次月经中期开始，隔日 1 次，共 5 次；或经前 5 天，每天 1 次；两个月经周期为 1 个疗程。

2. 磁疗

于月经前 1 周开始，用磁铁片贴敷于中极、关元穴，用胶布固定，可贴敷到腹痛消失为止，每日 1 次，治疗 3～4 个月经周期。

［食疗调养］

一、食调要点

1. 痛经的病机各异，应坚持平时辨证求因治其本、经期和血止痛治其标的原则进行辨证配膳。此外，还应多食清淡、易于消化、寒温适中的食物，以利气机调畅和气血流通。

2. 本病大体可分为虚实两种，补虚应滋养适当，过食滋腻则滞中伤脾，阻遏气机；而泻实又不可过于辛热或寒凉，以防伤阴或损阳之弊。

二、辨证配膳

1. 香附当归羊肉汤

原料：精羊肉 250 g，当归 15 g，香附 15 g，红枣 10 枚，生姜数片，胡椒粉少许。

操作：将精羊肉洗净切块，放入沸水中烫过，沥干水分。红枣洗净去核，当归、香附用清水洗净，生姜刮皮、洗净、切片。在煲中注入适量清水，武火煲滚，放入以上全部原料，转用文火煲 3 个小时，以少许盐、胡椒粉调味，即可。

功能：活血化瘀，开郁止痛。适用于痛经（气滞血瘀证）。

2. 红枣田七炖乌鸡

原料：田七 6 g，红枣 10 枚，乌鸡 1 只（约 500 g），生姜 3 片。

操作：将田七打碎，用清水冲洗。红枣、生姜分别用清水冲洗，红枣须去核，生姜刮皮、洗净、切片。乌鸡劏洗干净、去内脏，放入沸水中煮数分钟，捞起抹干水分。将以上全部原料放入炖盅内，注入适量的凉开水，盖上盅盖，隔水炖 3 个小时，以少许盐调味，即可。

功能：补虚益气，活血止痛。适用于痛经（气虚血瘀证）。

3. 枸杞子生姜炖羊腩

原料：羊腩 250 g，枸杞子 30 g，生姜 60 g，绍酒半杯。

操作：将羊腩整块洗净、放入沸水中煮数分钟，捞出用清水冲净，再切成小块。把枸杞子用清水洗净，沥干。生姜刮皮、洗净、用刀拍松。将羊腩、枸杞子、生姜放入炖盅内，注入绍酒半杯及适量开水，盖上盅盖，隔水炖约3个小时，以少许盐调味，即可。

功能：温阳补虚，祛寒止痛。适用于痛经（阳虚内寒证）。

4. 肉桂乌豆当归炖羊肉

原料：当归15 g，乌豆60 g，精羊肉250 g，肉桂9 g，绍酒半杯。

操作：将当归、肉桂用清水洗净。把乌豆洗净，浸泡1小时，沥干水分，放入锅中加入少量清水煮15分钟。羊肉洗净，切成薄片，放入沸水中焯去血污，捞起。将全部原料放入炖盅内，注入绍酒半杯及适量煮乌豆水，盖上盅盖，隔水炖约3个小时，以少许盐调味，趁热饮用。

功能：温经散寒，化湿止痛。适用于痛经（寒湿凝滞证）。

5. 辣椒叶瘦肉猪肝煲

原料：大柿子辣椒叶30 g，鲜猪肝120 g，鲜猪瘦肉120 g。

操作：把大辣椒叶用清水浸透、洗净，把猪肝、瘦肉分别用清水洗净，切成薄片。再以少许糖、盐、生粉、麻油配成腌料，分别腌30分钟。生姜刮皮、洗净、切片。在煲中注入适量清水，武火煲滚，再放入全部原料，以文火煲至猪肝、瘦肉熟透，加入少许盐调味，即可。

功能：清热化湿，止痛调经。适用于痛经（湿热下注证）。

[医案选]

孙某，女，32岁。

1年前做人工流产术后，月经来潮时，经量少且不畅、色紫黑并夹小血块，少腹胀痛拒按，痛时伴有恶心呕吐，手足厥冷，面色苍白，冷汗阵阵。妇科内诊检查：外阴（-），子宫正常大小，子宫与周围组织粘连，活动欠佳，子宫骶骨韧带处有压痛结节。西医诊断：子宫内膜异位症。查舌质紫暗，边有瘀点，薄苔，脉见弦紧。中医辨证：人工流产，气滞血瘀，胞络不畅，不通则痛，病属痛经。治疗当活血化瘀，温宫散结。处方：盐炒小茴香10 g，吴茱萸9 g，干姜9 g，台乌药10 g，醋香附10 g，延胡索9 g，丹参15 g，桃仁9 g，红花9 g，炮附子[先煎]4.5 g，桂枝9 g，炙甘草6 g。

治疗经过：嘱月经前3日至月经期间连续服用，患者告之，药后腹痛减轻，月经量增多，但仍有小血块，每临月经期高度紧张，查舌象同前，脉见弦细，知其胞络渐畅，遂在前方基础上，再加用粉剂药：醋浸香附、醋浸三棱、醋浸莪术、酒浸延胡索，共为细粉，每次 3 g，每日 3 次，淡黄酒送服。

1 年后随访，未见复发。

选自《丛春雨中医妇科经验》，丛春雨著，中医古籍出版社 2002 年出版。

附　子宫内膜异位症

［概念］

具有生长功能的子宫内膜组织，生长在子宫腔以外的部位，称为子宫内膜异位症（生长于子宫肌层内者称为"子宫肌腺症"）。其病因尚不十分清楚，主要学说有子宫内膜种植、鳞状上皮化生、血行及淋巴播散等，其中以种植学说最受重视。近来研究发现，免疫因素、卵巢排卵异常和遗传因素等，均可能参与发病。本病为激素依赖性疾病。异位的内膜在女性激素作用下，出现增生、分泌等周期性变化，从而使病灶发生充血、渗血、出血及剥脱；腹腔液中巨噬细胞增多，前列腺素水平增高；常并存高催乳素血症，催乳素水平升高等一系列病理变化，从而产生诸多症状。好发于生育年龄妇女，30～40 岁者多见。好发部位为卵巢和盆腔腹膜，也可见于宫颈、直肠阴道隔、腹壁切口等处，脐、肺、乳腺、四肢等远隔部位极罕见。发病率为 5%～20%，近年呈上升趋势。本病多属良性病变，但却具有播散、种植、转移等类似恶性病变的行为。恶变率为 0.7%～1%，以卵巢内病灶恶变者居多，为内膜样腺癌、腺癌或透明细胞癌。

中医将本病归属于"痛经""癥瘕""不孕""月经不调"等范畴，属血瘀证。多因肝郁气滞、外感寒邪或阳虚内寒，湿热稽留、气虚血滞、肾虚肝郁等病因，导致气血不和，血液离经，瘀血形成，留结于下腹，瘀阻冲任、胞宫、胞脉、胞络，以致不通则痛；瘀积日久，形成癥瘕；阻碍两精结合，导致不孕；瘀血不去，新血不得归经，可致经量增多、经期延长等。临床常见证候有气滞血瘀证、寒凝血瘀证、湿热瘀结证、气虚血瘀证、肾虚血瘀证、阳虚血瘀证等。

［诊断要点］

1. 病史　多为 30 ～ 40 岁妇女，曾多次人工流产或人工流产同时放置宫内节育器、中期妊娠剖宫取胎等，还有生殖道畸形、梗阻，或经期常用阴道栓，使经血排出不畅而致病。

2. 症状　症状依病变部位不同而异，临床症状与病变程度常不平行。病变严重，症状可能轻微；病灶微小，症状又可能严重。

（1）痛经　严重痛经的发生率约为 50%，表现为继发性痛经，进行性加重。多于经前数日开始，也有周期性腹痛不与月经同步而出现于经后者。病灶粘连严重者也可持续存在下腹部、腰骶部疼痛不适。

（2）性交痛及肛门坠胀　以月经后半期更为突出。

（3）月经失调　可表现为月经量多、经期延长或经前点滴出血。

（4）不孕　约 40% 患者出现原发性或继发性不孕，轻症或重症患者均可发生。

（5）急性腹痛　见于卵巢巧克力囊肿的患者。巧克力囊肿中的异位内膜周期性脱落出血，体积骤增，可引起胀痛；若囊肿破裂，巧克力样物质溢入盆腔，可引起剧烈腹痛，一般不引起休克。多发生在月经后半期或经期。

（6）其他　因病变部位不同，可有排便、排尿疼痛，甚或发生周期性血便、血尿；周期性咯血、胸痛；经期或月经前后低热；切口瘢痕处周期性疼痛、结节等。

3. 检查

（1）妇科检查　三合诊检查，子宫常后倾固定，正常或增大；单侧或双侧附件区可能触及壁厚、边界不清楚的囊性包块，有轻压痛，活动受限，重者呈现冰冻骨盆；子宫骶骨韧带、子宫壁、子宫直肠陷窝处有单个或多个触痛硬节；宫颈、阴道的病灶局部呈现紫蓝色点或结节，病变一旦侵蚀穿透宫颈或阴道穹窿时可形成息肉样突出，经期时局部出血。

（2）其他部位检查　其他部位的异位病灶如脐或腹壁手术切口、四肢等处在经期可有肿大的结节。

（3）实验室检查

①血浆 CA125 水平　CA125 是一种表达各种妇科恶性肿瘤的膜抗原。它也在子宫内膜组织中表达，目前已试用于诊断子宫内膜异位症，对可疑患者有辅助诊断价值。对已确诊患者，定期测定血 CA125 可用于疗效观察或

追踪随访。但目前诊断敏感性为 14%～53%。

②酶联免疫吸附试验　用于测定内膜异位症患者抗子宫内膜抗体水平，以协助诊断并估计疗效。

③垂体催乳素测定　合并有高催乳素血症时，催乳素水平升高。

（4）辅助检查

①B 超　子宫后方或侧方有壁厚、粗糙的内有分隔的与子宫紧密相连的低无回声区，或子宫后凹陷有不规则结节反射，有时可有少量腹水。

②腹腔镜检查　对无禁忌证者应尽量行腹腔镜检查以明确诊断，结合活体组织检查诊断率可达 100%。可直接看到病变情况，病变范围与程度，确定临床分期。配合输卵管通液术，可了解其是否通畅。

③直接活组织检查　会阴、阴道或宫颈如有可疑病灶，可直接取活组织检查。

④剖腹探查　当少数患者经多方检查仍不能确诊，又不能排除恶性肿瘤或发生急腹症，高度怀疑内膜异位囊肿破裂时，应行剖腹探查术。

⑤其他　如疑有泌尿系统病变，可行膀胱镜、肾盂造影等；疑有肠道病变，可做钡灌肠或纤维结肠镜检查。

［鉴别诊断］

1.卵巢恶性肿瘤　常有盆腔肿块及肿块迅速增大史，伴下腹部疼痛，一为持续性，无周期性加重，无痛经史，全身情况差，晚期常伴有腹水，如有扩散可于后穹窿触及多个不规则硬结，多无触痛。腹腔镜检查及腹水细胞学检查可助鉴别。确诊困难时宜行剖腹探查术。

2.盆腔炎性包块　一般有感染史，伴发热，下腹痛不限于月经期，阴道分泌物增多，有时呈脓性。虽有痛经但不严重，且无进行性加重。抗菌治疗有效，性激素治疗无效。

3.盆腔结核　持续下腹痛，行经时加重。经量减少或闭经，伴低热、盗汗、乏力、食欲不振或体重减轻等。查体可发现其他部位结核灶，子宫直肠窝及子宫骶骨韧带无典型的触痛结节。血沉、盆腔平片、子宫内膜活检及子宫输卵管碘油造影有助于鉴别。

4.妇科急腹症　卵巢子宫内膜异位囊肿破裂，须与卵巢囊肿蒂扭转、宫外孕破裂、黄体破裂等鉴别。可根据子宫内膜异位症特点鉴别。一般有子宫内膜异位症病史，无停经史或不规则阴道出血，急性腹痛多发生于经前或经期，既往可有类似发作。一般不出现血压下降或休克。检查子宫直肠窝或子宫骶骨韧带可扪及触痛的结节。后穹窿或腹腔穿刺吸出巧克力色混浊液体，镜下见破碎不成形物可确诊。

5. 盆腔瘀血症 大范围的下腹疼痛坠胀、外阴和肛门下坠、性交痛等症状常于长久站立、蹲或屈曲过久、劳累后、性交后加重，在平卧、抬高腿部或臀部或膝胸卧位时，症状可立即减轻或消失。平时白带明显增多，呈白色透明黏液或水样分泌物。检查阴道壁可呈紫蓝色，部分伴有静脉曲张，宫颈肥大、软、紫蓝色，子宫体增大而软，附件区可触及性质柔软的增厚感，有压痛，若慢慢加大压力，增厚感和压痛反而消失，子宫骶骨韧带增粗，触痛明显，但无肿块或结节。

6. 直肠癌 内膜异位症多侵犯直肠前壁，环形侵犯者罕见，肛查肠黏膜光滑，指套多无血迹，偶有便血，并与月经周期有关；直肠癌病变部位不定，肛查时指套有血，经常便血，与月经周期无关。

［辨证论治］

1. 气滞血瘀证

【主要证候】下腹结块，或婚久不孕，经前、经期少腹胀痛拒按，月经量少，经行不畅或经期延长，色紫暗，有血块，块下痛减，平时性情抑郁或烦躁易怒，经前乳房胀痛，舌质紫暗或有瘀斑、瘀点，脉弦或弦涩。

【治法】活血化瘀，行气消癥。

【方药】自拟行滞化瘀十味饮

莪术 12 g，三棱 12 g，没药 4.5 g，乳香 4.5 g，当归 15 g，丹参 15 g，醋香附 12 g，台乌药 12 g，苏木 9 g，牛膝 15 g，水煎，温服。

同时口服"水蛭粉" 1.5 g，黄酒送服，早晚 2 次。

随症加减：

若经前、经期腹痛明显，加酒浸血竭粉，每次 3 g，黄酒送服，以活血行气止痛。

若经前乳房胀痛明显或有结块，加橘核 30 g、荔枝核[捣]30 g，以理气散结、活络止痛。

2. 寒凝血瘀证

【主要证候】下腹结块，或婚久不孕，经前、经期小腹冷痛或绞痛且拒按，得热稍缓，伴四肢厥冷，面色青白，月经量少，经行不畅或经期延长，舌质紫暗或有瘀斑、瘀点，苔白，脉沉紧或沉涩。

【治法】温经散寒，化瘀消癥。

【方药】自拟温经化瘀十五味饮

盐小茴香 12 g，干姜 12 g，肉桂 9 g，丹参 15 g，当归 12 g，川芎 12 g，赤芍 15 g，制乳香 9 g，制没药 9 g，生蒲黄[包煎] 10 g，五灵脂[包煎] 10 g，三棱 10 g，莪术 10 g，醋香附 12 g，台乌药 12 g，水煎，温服。

同时口服"水蛭粉" 1.5 g，黄酒送服，早晚 2 次。

3. 湿热瘀结证

【主要证候】平时小腹隐痛，经前、经期加重，灼痛难忍且拒按，得热痛增，月经量多、色红或深红、质黏，平时带下量多、色黄质稠、味秽，或伴平时低热，下腹结块，或婚久不孕，舌暗红，或有瘀斑、瘀点，苔黄腻，脉滑数或濡数。

【治法】清热化湿，逐瘀消癥。

【方药】自拟固冲化湿消癥汤

炒山药 30 g，海螵蛸 10 g，茜草 10 g，生地黄 15 g，地骨皮 15 g，炒荆芥穗 9 g，黄柏 15 g，苍术 15 g，薏苡仁 30 g，三棱 10 g，莪术 10 g，通草 1.2 g，水煎，温服。

同时口服"水蛭粉" 1.5 g，黄酒送服，早晚 2 次。

随症加减：

若腹痛较剧，加延胡索、血竭粉各 3 g，黄酒送服，以行气活血止痛。

若经期月经量多，减三棱、莪术、水蛭等破血之品，加贯众炭 12 g、茜草炭 12 g、益母草 15 g，以凉血化瘀止血。

4. 气虚血瘀证

【主要证候】下腹结块，或婚久不孕，经期、经后小腹肛门坠痛，腹痛拒按，排便不畅，月经量多或量少，色淡质稀，平时倦怠乏力，气短懒言，纳呆，舌淡暗或有瘀斑、瘀点，苔薄白，脉细弱。

【治法】益气活血，化瘀消癥。

【方药】自拟益气消癥十味饮

黄芪 30 g，红参 9 g，柴胡 4.5 g，白术 10 g，丹参 15 g，当归 15 g，三棱 15 g，莪术 15 g，醋香附 12 g，台乌药 12 g，水煎，温服。

随症加减：

若经期、经后腹痛明显，同时口服"黄酒浸泡土鳖虫粉"，每次 1.5 g，每日 2 次，淡盐水送服，以行气活血止痛。

若正值经期月经量多，去三棱、莪术、水蛭，加艾叶炭 6 g、升麻炭 6 g，以升阳固冲止血。

5. 阴虚血瘀证

【主要证候】下腹结块，或婚久不孕，经期、经后小腹、腰骶或少腹胀坠作痛，腹痛拒按，月经量少，平时头晕耳鸣，腰膝酸软，心烦易怒，乳房胀痛，舌紫暗或有瘀斑、瘀点，脉细弦。

【治法】滋阴凉血，化瘀消癥。

【方药】自拟凉血化瘀十味饮

生地黄 30 g，牡丹皮 15 g，赤芍 15 g，地骨皮 15 g，醋香附 12 g，台乌药 12 g，三棱 12 g，莪术 12 g，苏木 9 g，牛膝 12 g，水煎，温服。

随症加减：

痛经发作之时，口服"黄酒浸泡土鳖虫粉"，每次 1.5 g，每日 2 次，淡盐水送服，以行气活血止痛。

若腰痛明显，加桑寄生 15 g、川续断 15 g、狗脊 15 g，以补肾强腰。

6. 阳虚血瘀证

【主要证候】下腹结块，婚久不孕，经期、经后小腹、腰骶冷痛，喜温拒按。月经量少，色暗淡，质稀。平时畏寒肢冷，腰膝酸软，小便清长，夜尿频多，带下量多，质稀清冷，舌淡暗，或有瘀斑瘀点，苔白，脉沉迟无力。

【治法】温阳活血，化瘀消癥。

【方药】温阳化瘀十二味饮

熟地黄 10 g，炒山药 15 g，山茱萸 9 g，淫羊藿 30 g，巴戟天 30 g，菟丝子 30 g，仙茅 12 g，黄柏 10 g，三棱 12 g，莪术 12 g，醋香附 12 g，台乌药 12 g，水煎，温服。

同时口服"黄酒浸泡土鳖虫粉"，每次 1.5 g，每日 2 次。淡盐水送服。

随症加减：

若腹痛甚时，加细辛、血竭粉 3 g 以冲服，每日 2 次，以温阳活血止痛。

［中成药］

1. 妇科通经丸　活血破瘀，行气解郁。适用于子宫内膜异位症（气滞血瘀证）。蜡丸。口服，每次 5～10 粒，每日 1～2 次。

2. 调经化瘀丸　散寒行气，破血消癥。适用于子宫内膜异位症（寒凝血瘀证）。水丸。口服，每次 10 粒，每日 2 次。

3. 调经至宝丸　清热除湿，破瘀消癥。适用于子宫内膜异位症（湿热瘀结证）。水丸。口服，每次 12 g，每日 1 次。

4. 妇科回生丸　益气养血，化瘀消癥。适用于子宫内膜异位症（气虚血瘀证）。蜜丸。口服，每次9g，每日2次。

5.女宝 补肾壮阳，祛瘀消癥。适用于子宫内膜异位症（阳虚血瘀证）。胶囊剂。口服，每次4粒，每日3次。

［外治法］

中药保留灌肠 赤芍15g，桃仁15g，丹参20g，三棱15g，莪术15g，急性子15g，水蛭10g，虻虫10g，荔枝核15g，延胡索10g，制没药10g，浓煎100 mL，保留灌肠，每晚1次，经期停用。

［针灸疗法］

1.体针

（1）气滞血瘀证

治则：理气活血，化瘀止痛。

取穴：气海、地机、太冲、合谷、三阴交、血海。

手法：地机、太冲、合谷、血海均施泻法；气海、三阴交施平补平泻法。

（2）寒凝血瘀证

治则：温经散寒，化瘀止痛。

取穴：关元、大赫、肾俞、次髎、血海、三阳交。

手法：关元用烧山火手法；大赫、肾俞、次髎均施补法；血海施泻法；三阴交施平补平泻法。

2.耳针

主穴：盆腔过敏点、神门、脑点。

配穴：气滞血瘀者，加肝、交感、耳迷根；寒湿凝滞者，加肾、肾上腺。

操作：耳穴埋豆，隔日1次，两耳交替；病重者，用毫针刺法，中等刺激，每日1次。

3.艾灸

适用于寒湿凝滞证。

取穴：神阙、关元、三阴交；肾俞、命门、次髎、三阴交。

操作：艾条灸，每穴5～10分钟；隔姜灸、中等艾炷5～7壮；温针灸，隔日1次。

4.皮肤针

适用于气滞血瘀证。

取穴：肝俞、次髎、太冲、三阴交、腰骶部、膀胱经循行部位。

操作：肝俞、太冲、三阴交轻叩至皮肤潮红，腰骶部督脉、膀胱经用中等刺激，次髎穴重叩，至皮肤微有出血。

5. 电针

取穴：血海、归来、三阴交、地机。

操作：选腹部穴和下肢穴组成 1 对，每次选用 1 对，用矩形密波，通电 10～15 分钟，隔日 1 次，10 次为 1 个疗程。

［预防与调护］

1. 及时治疗先天性处女膜闭锁、阴道横隔、宫颈粘连及残角子宫等疾病，经期避免剧烈运动，经期严禁房事，以消除经血逆流的因素。

2. 经期或刮宫术后不行妇科内诊检查，确有必要时，动作宜轻，经前或经期不行输卵管通畅性检查或取放宫内节育器，人工流产吸引术时应防止宫腔内负压骤然变化，以减少子宫内膜或蜕膜碎片逆流入盆腔的机会。

3. 人工流产手术用力要适度，不应带负压进、出宫颈管，电灼宫颈时不要过深，以防止宫颈粘连。

4. 宫颈电灼或冷冻治疗应在月经净后 3～7 天内进行，还可应用避孕药推迟手术后首次月经时间，防止子宫内膜种植在创面上；避免小剖宫术，必要时要保护好切口；剖宫产术中注意保护腹壁切口；正常分娩过程中注意保护侧切伤口，防止子宫内膜种植；常规妇科手术应避开月经期，以免手术中挤压子宫时造成经血逆流及内膜种植。

5. 妊娠期及哺乳期可控制本病发展，使异位子宫膜萎缩，病灶变小，故应鼓励适龄妇女结婚、生育，并提倡产后母乳喂养。

［食疗调养］

一、食调要点

子宫内膜异位症多系肝郁气滞，外感寒邪或阳虚内寒，或湿热稽留，或气虚血瘀，或阴虚血瘀，或阳虚血瘀，导致气血不和，离经脉外，瘀阻不通，损伤冲任，伤及胞宫、胞络、胞脉，不通则痛。其膳食应以活血化瘀、清热利湿、通经消癥为主，兼以益气、滋阴、扶阳、补虚，以提高机体的免疫力，为中药治疗提供条件。

二、辨证配膳

1.蛭甲红牛鸽

原料：水蛭6g，穿山甲3g，红花9g，牛膝15g，鸽子2只（360g）。

操作：将鸽子劏洗干净，褪毛去内脏，用清水洗净。水蛭、穿山甲、牛膝、红花用水煎30分钟，取汁；用药汁、酱油、盐、味精拌匀，鸽子在药汁中渍30分钟，晾干。锅内放少许水，煮鸽子待沸，撇去浮沫，加入卤干及糖，收汁稠，即可。

功能：活血化瘀，通经消癥。适用于子宫内膜异位症（气滞血瘀证）。

2.二丹桃仁鸭

原料：牡丹皮9g，丹参15g，桃仁9g，鸭1只（重1000g）。

操作：将鸭劏洗干净，褪毛去内脏，洗净，切块。开水中煮片刻去掉浮沫，放砂锅内，加水，把牡丹皮、丹参、桃仁装入医用纱布袋内，扎紧袋口，置砂锅中与鸭同煮，煮沸30分钟，加盐、味精（也可放竹笋、菜心、香菇、火腿肉），文火慢炖2个小时，去药袋，即可食肉饮汤。

功能：凉血清热，化瘀消癥。适用于子宫内膜异位症（阴虚血瘀证）。

3.芎莪香附鱼

原料：川芎9g，莪术15g，香附9g，鱼肉250g。

操作：将川芎、莪术、香附装入医用纱布袋，扎紧袋口，加水浓煎取汁，备用。鱼肉切片，用蛋清、淀粉挂浆。起油锅，待八成熟，入挂浆鱼片，熘炒后加入药汁、盐、料酒、味精，沸10分钟，用湿淀粉勾芡，撒入姜末、葱花、胡椒粉，即可。

功能：行气化瘀，消癥散结。适用于子宫内膜异位症（气滞血瘀证）。

4.参茸海参羹

原料：红参6g，鹿茸1g，已发海参250g。

操作：将水发海参去内脏、洗净、切条。人参浸透切片，鹿茸研粉。把水发海参、盐、料酒、人参片下锅同煮30分钟，加入鹿茸粉，待沸5分钟，加味精、胡椒粉调味，湿淀粉勾芡，装入汤盆，撒上葱花，即可。

功能：温肾扶阳，补虚消癥。适用于子宫内膜异位症（阳虚血瘀证）。

[医案选]

吴某，女，30岁，已婚，干部。初诊日期：1990年10月16日。

主诉：痛经渐进性加重4个月。现病史：患者16岁月经初潮，既往无痛经史，1986 年结婚后不久出现痛经，呈逐渐加重态势，但疼痛仍可以忍受。婚后夫妻同居 4 年未孕。于 1990 年 3 月去外地出差，适逢经期，劳累后突然出现剧烈小腹痛，并伴有腰酸和肛门坠胀难忍，恶心呕吐。妇科检查：右侧附件有囊性包块。后经对症治疗疼痛缓解。初步诊断为：①卵巢囊肿蒂扭转；②子宫内膜异位症（右侧卵巢巧克力囊肿）。1990 年 5 月在月经前、月经期又出现小腹剧痛，月经量多。迁延日久，随后在某医院住院治疗施剖腹探查，经确诊为子宫内膜异位症，右侧卵巢巧克力囊肿。因患者年轻尚未生育，行异位内膜囊肿剥离术，术后两月情况良好，第三个月又出现痛经，而且呈进行性加重，令人无法忍受。经 B 超复查两次：右侧附件包块可见渐进性增大。9 月 1 日报告：可见 85 mm×79 mm×105 mm 大小的囊性包块。自述月经量多，色淡红，质清稀。末次月经：9 月 18 日至 24 日。中医检查，小腹胀痛，经前最著，伴有乳胀、肛门下坠感，经来量多，以小血块较多，经来小腹冷胀疼痛，腰酸背痛。查舌象：舌质暗淡，边有瘀斑，舌面淡青，脉象弦紧，尺脉沉取。中医辨证：气滞血瘀，寒凝胞脉，冲任瘀阻，不通则痛。治疗原则：急则理气化瘀，温经止痛。自拟异位止痛汤。处方：丹参 15 g，当归 15 g，乳香 6 g，没药 6 g，盐炒小茴香 10 g，盐炒吴茱萸 9 g，醋香附 10 g，台乌药 10 g，炮姜 9 g，橘核 30 g，荔枝核 30 g，益母草 15 g。并嘱患者将大粒食盐 90 g、盐炒小茴香 90 g 炒热，外敷小腹右侧疼痛处，每晚 1 次，每次 20～30 分钟。此方在月经前、月经期连续服用 15 剂。而月经后改服"异位止痛粉"（醋浸香附 90 g、酒浸延胡索 90 g，共为细粉），每日 3 次，每次 3 g，白水送服。连续治疗 3 个月，于 1991 年 1 月 8 日复诊，痛经明显好转，小腹仍有冷感，经后白带多、质清稀，腰骶酸痛，足膝无力。查舌质仍淡青，根后苔薄白，脉象沉缓，尺脉仍须沉取，知其肝郁得舒，血瘀得通，但胞宫虚寒不减，寒湿下注成带。治疗要点应重在温暖胞宫，化湿止带。方选土炒白术 30 g，炒山药 30 g，党参 15 g，苍术 9 g，车前子 9 g，盐炒小茴香 9 g，淫羊藿 15 g，巴戟天 15 g，干姜 9 g，醋香附 9 g，台乌药 9 g，通草 1.2 g。令患者月经后连服 15 剂，坚持治疗 3 个月。1991 年 7 月 30 日复诊，依据上方分别于月经前、月经后调治半年余，近两个月月经来潮无痛经，经量适中。妇科检查：子宫正常大小，左侧附件（–），右侧附件略增粗，有轻微压痛，囊肿包块明显减小为 28 mm×23 mm×30 mm 大小。嘱其月经前、月经期连续服用"异位止痛粉"，以淡米醋送服。而在月经后送服"参车粉"，即红参 30 g、紫河车 90 g，共为细粉，每次 1.5 g，每日 3 次，淡盐水送服。

按：此例子宫内膜异位于卵巢，形成"巧克力囊肿"，虽经西医手术，后仍复发。中医辨气滞血瘀，寒凝胞脉，恶血久积，不通则痛为其标；胞宫虚寒，寒湿不化，冲任虚衰是其本。急则治标止其痛，自拟"异位止痛汤""异位止痛粉"理气化瘀，通经止痛。除口服汤、粉药外，还令热敷，内外配合。然从本治疗必在肾，肾系胞宫，温宫暖肾为其根，汤粉并用，缓缓收功，治疗又分月经前、月经期、月经后三个阶段而用不同的治疗方药。

我在辨证施治中针对子宫内膜异位症气滞血瘀证、寒凝血瘀证、温热瘀结证中分别使用"水蛭粉"并用黄酒送服，每次 1.5 g，日 2 次。缘水蛭味咸苦，性平，有毒。入肝，膀胱二经。本品主要作用：①逐恶血瘀血；②破血消癥瘕积聚。用于治疗妇女血瘀经闭，癥瘕积块等，张仲景有"抵当汤""大黄䗪虫丸""百劳丸"等。近代名医盐山张锡纯在"理冲丸"中用之，并认为其对一切脏腑癥瘕积聚及妇女血瘀经闭不行，或产后恶露不尽而结为癥瘕者，均有比较显著疗效。《卫生宝鉴》"见晛丹"中应用水蛭，认为气血兼行，通涩并举，善治血癥（石瘕）。吴鞠通在化癥回生丹中使用水蛭，意在"无微不入，无坚不破……久病癥结不散者，非此不可"。我在长期临床中体会到，凡子宫内膜异位症，久而不消，诸药少效者，用"水蛭粉"，每获殊效，药后无副作用，虚人亦可用之。

我在子宫内膜异位症气虚血瘀证、阴虚血瘀证、阳虚血瘀证中又使用"黄酒浸泡土鳖虫粉"，每次 1.5 g，每日 2 次，淡盐水送服。土鳖虫，古称"䗪虫"，北方亦称土元，属昆虫类鳖蠊科地鳖亚科。性味咸寒，入肝经。其功能为活血化瘀，消癥破坚，疗伤定痛。凡血瘀经闭，癥瘕积聚，跌打损伤，瘀血凝痛，用之均有良好效果。其特点是破而不峻，能行能和。《长沙药解》中谓其"善化瘀血，最补损伤"，故虚人亦可服之。考其历史有治虚劳经闭的大黄䗪虫丸，有治疗产后腹痛的下瘀血汤，还有治疗疟母痞块的鳖甲煎丸，我在这里就是用其活血化瘀，消癥散结，并用黄酒浸泡意在通达血脉，增其疗效。

选自《丛春雨中医妇科经验》，丛春雨著，中医古籍出版社 2002 年出版。

膜样痛经

[临证心得]

本病多于月经前二三日或月经期表现小腹胀痛拒按，经量少或行经不畅，疼痛部位多在下腹部，亦可波及全腹或腰骶部，或有外阴、大腿内侧或肛门坠痛。疼痛的性质有绞痛、刺痛、灼痛、掣痛拒按，严重的疼痛可出现恶心、呕吐、面色苍白、冷汗淋漓，甚至昏厥。一般说来在肉样组织、膜样（带状）组织，或血块排除后疼痛缓解，待月经干净后疼痛消失。临床上常伴有月经前一周，甚或半月前自觉胸胁、乳房胀痛，情绪异常激动，舌质暗或有瘀斑，脉见弦滑，此为膜样痛经。当今临床上越发多见，常见于中青年女子。

[医案选]

石某，女，28 岁，已婚。初诊日期：1982 年 4 月 12 日。

患者痛经 5 年余，近 2 年来痛经逐月加重，经前半月就出现胸闷，乳房胀痛，性情烦躁，夜寐不安。月经来潮时，小腹绞痛。痛时在床上乱滚，手足厥冷，虽屡用大量止痛药，但疼痛难以控制，直到阴道流出烂肉样组织后，腹痛才得以缓解。此次正逢月经期第 2 天，流出膜样带状组织；经色暗紫量少，月经周期正常。中医检查舌质紫暗，脉象弦紧，关弦有力。中医辨为肝气怫郁，气滞血瘀，脉络阻滞，膜样痛经。治疗宜理气行滞，化瘀通经。运用自拟验方"化瘀下膜止痛汤"：丹参 30 g，当归 15 g，桃仁 10 g，红花 10 g，乳香 6 g，没药 6 g，盐炒小茴香 10 g，川楝子 10 g，泽兰 10 g，怀牛膝 15 g，吴茱萸 10 g，炙甘草 4.5 g。水煎服，每日 2 剂，每 6 小时服一次。并送服"去膜止痛粉"：醋浸三棱 90 g，醋浸莪术 90 g，生鸡内金 90 g。共为细粉，每次 3 g，每日 3 次，白水送服，饭后服用。

治疗经过：服用上方 3 个月，除治疗后第 1 个月仍有膜样物排出外，第二、三月已未见膜样或肉样组织排出，月经量增多，有小血块。小腹绞痛明显减轻，可以达到能够忍受的程度，诊其脉弦紧感减轻，右手脉见缓象，舌质暗紫减轻，知其气滞血瘀渐得疏通。原方基础上加青皮 10 g、橘核 30 g、荔枝核 30 g，并嘱患者月经前半月到月经期服此汤药，月经干净后服用粉剂，连续治疗 3 个月，而后汤药止又单独服用粉剂 3 个月，于 1983 年 3 月 5 日随访其人，"膜样痛经"已愈，3 个月未复发。

按："经欲行而肝不应，则抑拂其气而痛生"（《傅青主女科·调经·经水来腹先痛》），"经前疼痛无非厥阴气滞，络脉不疏"（《沈氏女科辑要笺正·辨色及痛》），"膜样痛经"多因复伤情志，冲任气血瘀滞，经血不得正常畅通，则膜样或肉样组织蓄停而痛生至绞痛不已，如若排出而痛缓。所以理气化瘀是治疗要旨，由此而产生"化瘀下膜止痛汤""去膜止痛粉"。妙在醋浸三棱、莪术24小时，烘干共为细粉，两药相伍皆为破血祛瘀之上品，有较强的消积通经的作用。三棱擅长破血中之气，破血之力大于破气；而莪术擅长于破气中之血，破气之力大于破血。正如张锡纯《医学衷中参西录》所云"若细核两药之区别，化血之力三棱优于莪术，理气之力莪术优于三棱"，两药相伍，再佐以生鸡内金，世人均知生鸡内金为消导之佳品，然张锡纯还指出生鸡内金对脏腑各处之积，包括男子痃癖、女子癥瘕、室女月经闭止，久服皆可获效，实为化其经络瘀滞之要药，所以三味配合则收到化瘀下膜、止痛通经之良效。

选自《丛春雨中医妇科经验》，丛春雨著，中医古籍出版社2002年出版。

第九节 闭　　经

［概念］

发育正常的女子，一般在14岁月经初潮，若超过18岁月经初潮未至，或经行后又中断6个月以上者，称"闭经"。现代医学称前者为"原发性闭经"，后者为"继发性闭经"。祖国医学又称之为"经闭""月事不来""不月"。若当妊娠期、哺乳期、经绝期的停经，以及室女肾气未实，在初潮后往往间歇半年以上，如无其他不适，则不作闭经论治。

现代医学认为，闭经多由于内分泌功能失常所致。至于先天性无子宫、无阴道、无卵巢、处女膜闭锁或粘连等器官性病变所致的闭经，非药物治疗所能奏效，则不属本节讨论范围。

正常的月经周期的建立，依赖于下丘脑－垂体－卵巢轴功能的完善，以及子宫内膜对性激素的周期性反应，它们当中的任何一个环节发生功能或器质性病变，均可引起闭经。按引起病变的部位，可将闭经分为子宫性、卵巢性、垂体性和下丘脑闭经。

[病因病机]

闭经有虚实两种。虚者多为阴血不足，甚至枯竭，无血可下；实者多为实邪阻隔，脉道不通，经血不得下行。临床以虚者为多。

1. 肝肾不足 先天禀赋不足，或年幼多病，天癸未充，或早婚多产，房事不节，损伤肝肾，以致精亏血少，冲任二脉失养，而致闭经。《妇人大全良方》云："肾气全盛，冲任流通，经血既盈，应时而下，名之用水。"《医学正传》又说："月经全借肾水施化，肾水既乏，则经血日以干涸。"

2. 气血虚弱 若饮食不节，或劳虑过度，或误汗下、攻伐之品，损伤心脾，脾气受损，化源不足，血海不满，心气被抑，心肾不交，胞络不畅，而致闭经不行。《叶氏女科证治》曰："心为气血之主，而脾为气血之本也，若忧虑伤心，心气虚耗，不能生血，脾乃心之子，脾失所养，则不嗜饮食，绝生化之源矣。"

3. 阴虚血燥 素体阴虚，或血虚日久，营阴暗耗，阴虚火旺，灼津耗阴，致阴血燥涩，经闭不行。《景岳全书·妇人规》说："正因阴竭，所以血枯……或以咳嗽，或以夜热。"

4. 气滞血瘀 多由忧郁、愤怒，使肝气郁结，不得宣达，疏泄功能失常，造成血行不畅，胞脉受阻，经水不得下行；若经期产后感受寒邪，或内伤生冷，血为寒凝，瘀血阻于冲任而致闭经。《万氏女科》云："……忧愁思虑，气郁血滞，而经不行。"

5. 痰湿阻滞 多见于肥胖之人，其人素体阳虚，水湿不能很好运化，致多痰多湿，痰湿下注冲任，胞脉壅塞。经水下行不畅，致闭经。《女科切要》云："肥白妇人，经闭而不通者，必是湿痰与脂膜壅塞之故也。"

[诊断要点]

1. 病史

（1）询问患者的年龄、婚否，以除外生理性闭经。

（2）对原发性闭经者，应询问幼年健康状况、生长发育情况、其母亲妊娠期服何种特殊药物、有无产伤等。对继发性闭经者，应询问初潮期的年龄，既往月经情况、闭经时间、闭经前有无精神创伤及生活环境的改变，有无接触过有毒的化学品等，健康状况，婚育史，哺乳期限及是否应用避孕药。

（3）询问有无家族遗传病史和结核病接触史。

2.症状

年满 18 岁月经尚未来潮，或月经已来潮又连续 6 个月未行经，或伴有头痛、视力障碍、恶心、呕吐、周期性腹痛，或有多毛、肥胖、溢乳等。

3.检查

（1）全身检查　注意一般发育及营养状况、精神神经类型、智力发育水平等，有无躯体畸形，必要时测量身高、体重、指距及第二性征发育情况，有无肥胖、多毛、溢乳等，以求查清病因。

（2）妇科检查　注意外阴发育和阴毛分布情况，有无阴蒂肥大，阴道发育情况，阴道、处女膜有无梗阻、畸形、萎缩，子宫有无以及大小或有无先天畸形，卵巢是否增大，双侧附件有无肿物或炎症等，以求寻找病因。

4.辅助检查

（1）子宫检查

①宫腔镜　了解宫腔深度、宽度，形态有无畸形、粘连，内膜有无病理性改变，可取内膜病理活检。

②腹腔镜检查　直视子宫及性腺外观，除非先天发育异常，必要时取卵巢活检。

③输卵管碘油造影　了解宫腔形态，有无畸形，输卵管是否通畅，进一步除外结核病。

④药物试验　孕激素试验、雌激素试验观察子宫内膜有无反应。

（2）卵巢功能检查

①阴道脱落细胞检查　可确定雌激素水平。

②宫颈黏液结晶检查　了解雌激素水平及有无孕激素的影响。

③基础体温测定　了解有无排卵及黄体功能。

④雌激素水平测定　固定于上午 8 至 9 点取血，每隔 15 分钟 1 次，连续 3 次取其平均值，观察有无周期性变化。

（3）垂体功能检查

①测定血中 FSH、LH 含量　FSH、LH 均低于正常水平表示垂体功能或更高中枢功能低下，若高于正常水平提示卵巢功能低下。

②垂体兴奋试验　用 LH-RH 50 μg 溶于生理盐水 5 mL 中静脉推入，于注射前及注射后 15 分钟、30 分钟、60 分钟、100 分钟各取血 2 mL，用放射免疫测定血中 LH 含量变化。一般注射后 15～30 分钟的 LH 值均高于注射前的 2～4 倍，为垂体功能良好，如不升高或升高很少说明病变部

位可能在垂体。

③血中催乳素（PRL）测定　上午9点左右取血，如PRL＞50 ng/mL，应进一步做PRL兴奋或抑制试验的鉴别。PRL的功能性分泌增多与垂体腺瘤有关。

④蝶鞍X线照片、CT、核磁共振等检查　可除外垂体肿瘤。

（4）染色体检查

可确诊一些先天性畸形疾病和卵巢早衰等疾病。

［鉴别诊断］

临诊时应详问病史，并做有关检查，首先应排除生理性停经，特别应注意与早孕相鉴别。同时应了解患者的发育、营养、第二性征、精神状况等，检查有无生殖器官发育异常，询问有无服用不适量的药物及不良的饮食习惯、全身性疾病等，以明闭经的原因。

闭经与早孕的鉴别

	闭经	早孕
临床特征	闭经前多有月经不调，继而出现经闭，也有突然停经的，但常伴有小腹胀等症，或兼有其他疾病	月经多由正常而突然停止，往往伴有厌食择食，恶心呕吐，喜食酸味，体倦嗜卧等早期妊娠反应
脉象	脉多沉涩或虚细	脉滑利，尺脉按之不绝
妇科检查	无妊娠体征	宫颈着色，子宫体增大符合孕月、质软，乳房增大，乳晕暗黑
尿妊娠试验	阴性	阳性
基础体温	单相	双相且高温期持续不降
B超	子宫可能较小，不能见妊娠囊等	子宫增大，内见妊娠囊或见胎心、胎芽

［辨证论治］

一、辨证要点

闭经证型虽多，但不外虚、实两类。一般以胸胁胀满、小腹胀痛者为实，头晕、肢软、纳差、心悸失眠、腹无胀痛者为虚。

二、治疗原则

根据闭经的虚实，分别采用虚者补之、实者通之之法。虚者以补肾益精、健脾养血为主，使肾精足，脾胃健，冲任二脉流通，血海满盈，方能应时而下；实者通之，绝非单纯行血、破气、破血之类所能概括，应根据寒、郁、痰、瘀等不同病机，结合散寒、行气、祛瘀、化痰诸法配以调气活血，使气血调畅，效果始著。切不可一见经闭即谓血滞，滥用通破或过用攻破通利之法，重伤气血。也不可一见经闭即谓虚损血枯，频用滋腻养血之品，以致脾胃受伤或肾阳被遏，化源不足反燥精血。

总之，闭经是血病，全实者少，虚而夹实者多。治疗时系血枯经闭"勿以通经见血为快"，如强用攻破之剂，不仅伤残血分，还会使病情加重导致不良后果。

三、分证论治

1. 肝肾不足证

【主要证候】年逾18经事未潮，或初潮较迟而量少色淡，渐至闭经，或有头晕耳鸣，腰腿酸软，舌质淡红、苔少，脉沉弱或细涩。

【证候分析】肝为冲脉之本，主藏血；肾为任脉之本，主藏精，肝肾精血不足，则月经超龄未至或初潮较迟，渐至闭经。肾主骨生髓，脑为髓之海，肾虚则头晕耳鸣，腰膝酸软。舌脉亦为肝肾不足之象。

【治法】补肾养肝调经。

【方药】加味当归地黄饮（《景岳全书》）

当归15 g，熟地黄15 g，杜仲10 g，山茱萸10 g，牛膝10 g，山药15 g，甘草6 g，菟丝子30 g，淫羊藿30 g，巴戟天30 g，黄柏9 g，醋香附9 g。

随症加减：

肝肾亏损者，在此方基础上加服红参、紫河车粉。

健忘、失眠者，可加入炒枣仁、五味子、首乌藤养血安神。

2. 气血虚弱证

【主要证候】经期延后量少，渐至停闭，面色苍白或萎黄，神疲肢软，气短懒言，唇舌淡，苔薄白，脉沉弱。

【证候分析】气血虚弱，血海不充，无血可下，故月经量少，色淡而渐至停闭。血虚不荣于肌肤，则面色苍白或萎黄。脾虚中阳不振，则气短懒言，神疲肢软。血少心失所养，则心悸怔忡。舌脉均为气血俱虚之象。

【治法】益气补血调经。

【方药】加味八珍汤（《证治准绳》）

红参6g，白术10g，茯苓9g，炙甘草9g，当归15g，赤芍9g，熟地黄10g，川芎9g，醋香附9g，菟丝子30g，淫羊藿15g，巴戟天15g。

随症加减：

心悸怔忡者，加柏子仁、丹参、阿胶。

若因产后大出血所致的经闭，除见气血虚弱的证象外，更见神情淡漠，阴道干涩，阴、腋毛脱落，性欲减退，生殖器官萎缩等症，此乃精血亏败、肾气虚惫、冲任虚衰之证，可于上方加鹿茸、鹿角霜、紫河车等血肉有情之品，长期服用。

若因虫积而致血虚闭经，当先治虫（同于内科），继以扶脾胃、补气血而治经闭。

3.阴虚血燥证

【主要证候】经血由少而渐至闭经，五心烦热，潮热汗出，两颧潮红，或有咳嗽唾血，舌红苔少，脉弦数或细数。

【证候分析】阴虚火旺，灼津耗阴，阴血燥涩而经血量少渐至闭经。阴虚不能敛阳，阳浮于外，则见五心烦热，潮热汗出，两颧潮红。虚火上炎，灼伤肺络，则咳嗽唾血。舌脉亦是阴虚血燥之象。

【治法】养阴清热调经。

【方药】加减一阴煎（《景岳全书》）

生地黄15g，熟地黄10g，白芍10g，麦冬10g，知母9g，地骨皮15g，炙甘草9g，赤芍10g，芦根30g，黄柏9g，醋香附9g，益母草15g，牛膝10g。

随症加减：

虚烦潮热甚者，加青蒿、鳖甲。

兼咳嗽、唾血者，酌加五味子、百合、川贝母、阿胶。

虚烦少寐、心悸者，加柏子仁、首乌藤。

因实火灼阴，而致血燥闭经者，宜在此方中加玄参、黄柏。

结核病者，同时给予抗结核治疗。

4.气滞血瘀证

【主要证候】月经停闭，少腹胀痛，胁胀，精神抑郁或易怒，舌质暗，或有瘀点，脉沉弦。

【证候分析】气以宣通为顺，气机郁滞，不能行血，冲任不通，则经闭不行。气滞不宣，则精神抑郁或易怒，少腹胀痛、胁胀。舌脉亦为瘀滞之象。

【治法】活血祛瘀，理气通经。

【方药】加味血府逐瘀汤（《医林改错》）

当归9g，川芎9g，赤芍10g，生地黄10g，红花9g，桃仁9g，柴胡9g，枳壳9g，桔梗4.5g，牛膝9g，醋香附9g，台乌药9g。

随症加减：

若偏于气滞，症见胸胁及少腹胀甚者，加莪术、青皮、木香。

若偏于血瘀，症见少腹疼痛拒按者，可加姜黄、三棱。

若寒凝血瘀，症见四肢不温，小腹冷痛，苔白，脉沉紧者，治宜温经散寒、活血通经。方选温经汤。

若因实热滞涩而瘀，症见少腹疼痛灼热，带下色黄，脉数，苔黄者，宜佐以清热、化瘀、化湿，可于上方加黄柏、败酱草、牡丹皮、苍术、车前子。

5. 痰湿阻滞证

【主要证候】月经停闭，形体肥胖，胸胁满闷，呕恶痰多，或面浮足肿，或带下量多色白，苔白腻，脉滑。

【证候分析】肥胖之体，多痰多湿，痰湿阻滞，气血不畅，冲任壅塞，故月经停闭。痰湿困脾，故胸闷呕恶。湿阻下注，则带下量多色白。脾湿不运，痰湿内阻，故面浮足肿。舌脉亦是痰湿阻滞之象。

【治法】豁痰除湿，调气活血通经。

【方药】薏苡仁通草苍附导痰汤

当归10g，川芎9g，茯苓15g，半夏10g，陈皮15g，香附10g，苍术9g，胆南星6g，枳壳9g，薏苡仁30g，怀牛膝9g，通草1.2g。

［中成药］

1. 二陈丸 运脾化湿涤痰。适用于闭经（痰湿阻滞证）。蜜丸。口服，每次1～2丸，每日2次。米汤送服。

2. 妇科金丸 补肝益肾调经。适用于闭经（肝肾不足证）。蜜丸。口服，每次1～2丸，每日2次。多以淡盐水送服。

3. 八珍益母丸 补气养血调经。适用于闭经（气血虚弱证）。蜜丸。口服，每次1～2丸，每日2次。白开水送服。

4. 乌鸡白凤丸 滋阴补血调经。适用于闭经（阴虚血燥证）。蜜丸。口服，每次1～2丸，每日2次。多用西洋参片泡水送服。

5. 通经甘露丸　活血化瘀通经。适用于闭经（气滞血瘀证）。水丸。口服，每次 6 g，每日 2 次。淡黄酒送服。

6. 艾附暖宫丸　暖宫散寒，温助奇经。适用于闭经（胞宫虚寒证）。蜜丸。口服，每次 1～2 丸，每日 2 次。淡盐水送服。

［针灸疗法］

1. 体针

（1）肝肾不足证

治则：补肝益肾，养血通经。

取穴：关元、肾俞、肝俞、三阴交、太溪。

手法：上穴均采用补法。

（2）气血虚弱证

治则：补气养血，健脾通经。

取穴：三阴交、足三里、气海、归来、脾俞、肝俞、膈俞。

手法：上穴均采用补法。

（3）气滞血瘀证

治则：活血化瘀，行气通经。

取穴：合谷、三阴交、太冲、地机、血海、中极、气冲、次髎。

手法：合谷采用补法；太冲、三阴交、地机、血海均采用泻法；中极、次髎、气冲均采用平补平泻法。

（4）痰湿阻滞证

治则：运脾化湿，涤痰通经。

取穴：脾俞、三焦俞、中极、中脘、丰隆、三阴交。

手法：中极、丰隆采用泻法，其余各穴均采用平补平泻法。

2. 耳针

取穴：子宫、内分泌、卵巢、皮质下、神门、交感等耳穴埋豆，每周 2～3 次。

［食疗调养］

一、食调要点

1. 凡气血虚弱证、肝肾不足证闭经除临床治疗外，应注意食用有补血作用的食物，如蛋类、乳类、豆类及其制品，瘦肉、煲汤、新鲜绿叶蔬菜和含有铁质的水果。

2.凡阴虚血燥证闭经，其饮食宜清淡滋润，富有营养，忌食辛辣刺激性食品。

3.气滞血瘀证闭经，多食清淡疏利之品，忌食寒凉、生冷食品。

4.痰湿阻滞证闭经更忌食肥腻厚味甘甜之物。

二、辨证配膳

1.鳖甲炖鸽

原料：鳖甲50 g，鸽子1只，生姜3片。

操作：先将鸽子去毛、劏洗干净、去内脏，再将鳖甲打碎，放于鸽子腹内。生姜刮皮、洗净、切片。共放入砂锅内，加入适量清水，武火煲滚，再用文火煲约3个小时，加入少许盐、味精调味，即可。

功能：滋阴补血，补肝益肾。适用于闭经（肝肾不足证）。隔日1次，每月可服6次。

2.黄芪枸杞子炖乳鸽

原料：黄芪30 g，枸杞子30 g，乳鸽1只，生姜3片，绍酒2汤匙。

操作：将黄芪、枸杞子、生姜分别用清水洗净，生姜刮皮、切片。乳鸽劏洗干净，放入沸水中煮数分钟，捞起沥干水分，以绍酒涂抹鸽身，并腌15分钟。再将上述全部原料置炖盅内，注入适量清水，盖好盅盖，隔水炖3个小时，再调入少许盐、味精、即可。

功能：益气养血，补虚通经。适用于闭经（气血虚弱证）。

3.龟鱼子鸡汤

原料：乌龟1只，甲鱼1只，童子鸡（未啼的小公鸡）1只，龟膏、阿胶少量。

操作：将乌龟、甲鱼、童子鸡劏洗干净取肉，去内脏，与龟膏、阿胶同放砂锅内，注入适量清水，文火煨汤，约炖3个小时，加入少许盐调味，即可。

功能：滋阴清热，凉血通经。适用于闭经（阴虚血燥证）。

4.王不留行猪蹄汤

原料：王不留行20 g，当归15 g，牛膝15 g，猪蹄250 g。

操作：将王不留行、当归、牛膝用清水洗净，猪蹄去毛和骨、洗净、沥去水分，将上述原料同置砂锅内，注入适量清水，用武火煲滚，然后用文火慢炖至猪蹄熟烂，加入适当调料，即可。

功能：活血化瘀，理气通经。适用于闭经（气滞血瘀证）。

5. 赤小豆无花果炖鲤鱼

原料：赤小豆 60 g，无花果 2 个，陈皮 15 g，鲤鱼 1 条。

操作：将赤小豆、无花果分别用清水洗净，陈皮用清水浸软、洗净。鲤鱼去腮及内脏、留鳞、劏洗干净、抹干水分后，用少许油把鱼身两面煎至微黄，铲起。在煲中注入适量清水，武火煲滚，再把全部原料放入煲中，转用文火煲约 2 个小时，以少许盐调味，即可。

功能：化湿涤痰，运脾通经。适用于闭经（痰湿阻滞证）。

[医案选]

石某，女，35 岁，护士。初诊日期：1985 年 7 月 6 日。

主诉：人工流产术后闭经 5 月余。现病史：于 1984 年 12 月 10 日做人工流产，素有畏寒，手足不温，术后加重。1985 年 1 月 25 日月经来潮（术后 45 天），经色粉红、质清稀、经期 2 天、量少，小腹冷痛，此后闭经 5 月余，使用中药和西药治疗仍无效。月经史：15(3～5/28～30± 天)。婚育史：结婚 12 年，生育情况：1-0-1-1。妇科检查：外阴发育正常，子宫后倾，宫体略小，两侧附件（－）。做阴道细胞涂片检查，激素水平轻度影响。西医诊断：继发性下丘脑闭经。就诊时小腹冷痛而胀，腰骶酸痛。查舌质淡嫩，胖大，边有齿痕，薄白苔，脉见沉缓，两尺无力。中医辨证：素体阳虚，人流产创，血为寒凝，伤胞经闭。治疗当以温胞散寒、暖肾调冲之法。方药：盐炒小茴香 9 g，肉桂^后下 9 g，吴茱萸 9 g，淫羊藿 15 g，巴戟天 15 g，仙茅 9 g，当归 15 g，丹参 15 g，台乌药 9 g，香附 9 g，鹿角霜 15 g，炮附片 4.5 g，10 剂。每晚用淡盐水送服"紫河车粉" 3 g。

7 月 20 日诊，药后月经来潮，3 天净，经色淡红、量少，行经时下腹疼痛不适，但较前明显好转，舌脉同前。嘱月经后继服紫河车粉，在月经后 12 天～19 天又加服"远志、五味子、蛇床子"煎剂，每日 2 次。在月经来潮前 1 周又服一诊处方 7 剂，以此来调整月经周期。自 8 月 20 日至 1985 年底月经自然来潮 6 次，周期为 30 天左右，经色红、量中等，腰腹无不适。

按：本例为阳虚寒凝型创伤性闭经。拙拟"人流温胞调冲汤"，仿《沈氏尊生书》艾附暖宫丸之义，用盐炒小茴香、肉桂、吴茱萸温胞散寒，与炮附子相配合，达诸经，振肾阳，消阴霾。淫羊藿、巴戟天、仙茅、鹿角霜填补奇经，阴起阳兴。丹参、当归与香附、台乌药相配伍，活血行滞。全方有促进子宫节律性收缩，使血管扩张，增加血流量，解痉止痛之作用。此方多用于月经前一周。而月经后则用淡盐水送服紫河车粉，以脏补脏，促进子宫内膜的增生，在两次月经中间，适逢排卵期又运用《敦煌医学卷子》之方"蛇床子、远志、五味子"令"女人快乐，男子强好"，促使排卵型月经的正常来潮，从而恢复了正常的月经周期。

选自《丛春雨中医妇科经验》，丛春雨著，中医古籍出版社 2002 年出版。

第十节　崩　　漏

[概念]

妇女在非行经期间阴道大量出血或持续淋漓不断者，称为"崩漏"，亦称"崩中""漏下"。

崩与漏在临床症状及程度上有所不同。崩，出血量多，来势急，病情重；漏，出血量少，淋漓不断，来势缓，病情轻。但二者在发病过程中可互相转化。如血崩日久，气血大衰，变成漏；久漏不止，病情日进而变为崩。崩与漏是一种疾病的两种不同表现，"崩为漏之甚，漏为崩之渐"，故临床统称之为崩漏。

现代医学无排卵性功能失调性子宫出血多属于本病范畴。本病多见于青春期少女及围绝经期妇女。

[病因病机]

本病的发病机理主要是冲任损伤，不能制约经血，故经血从胞宫非时妄行。常见的病因有血热、肾虚、脾虚、血瘀等。可突然发作，亦可由月经失调发展而来。

1.血热　热伤冲任，迫血妄行。如《伤寒明理论》说："冲之得热，血必妄行。"临床上有虚热、实热之分，以虚热为多见。实热又有肝郁血热、外感热邪及湿热之别，但以肝郁血热为多见。

（1）虚热　素体阴虚，或久病、失血以致阴伤，阴虚水亏，虚火内炽，扰动血海，故经血非时而下。如《黄帝内经》谓"阴虚阳搏谓之崩"。

（2）实热　素体阳盛，或感受热邪及过食辛辣之品，或怒伤肝气，肝火内炽，热扰冲任，以致迫血妄行。《女科经纶》引王海藏云："妇人血崩，来如潮涌，明是热势妄行。"

2.肾虚　素体肾气不足，或早婚多产耗伤精血，或房事不节损伤肾气，以致封藏失职，冲任失摄，经血妄行。偏于肾阴虚者，为元阴不足，虚火妄动，血不守舍；偏于肾阳虚者，为命门火衰，不能固摄冲任，而致崩漏。《东垣十书》云："妇人血崩，是肾水阴虚，不能镇守胞络相火，故血走而崩也。"

3.脾虚　素体脾虚，或忧思不解，或饮食劳倦，损伤脾气，气虚下陷，统摄无权，冲任失约，致成崩漏。《万氏女科》云："妇人崩中之病，皆因中气虚不能收敛其血。"

4.血瘀　经期产后瘀血留滞，或夹外感，瘀血内阻，恶血不去，新血不得归经，瘀血阻于冲任，血海蓄溢失常，致血妄行。《血证论》云："凡离经之血……此血在身，不能加于好血，而反阻新血之化机。"

综上所述，崩漏虽有血热、肾虚、脾虚、血瘀等不同病变，但由于损血耗气，日久均可转为气血俱虚或气阴两虚，或阴阳俱虚。无论病起何脏，"四脏相移，必归脾肾""五脏之伤，穷必及肾"，以致肾脏受病。也有崩漏久不愈而复感邪气，或久漏致瘀证见虚实夹杂，反复难愈。可知崩漏发病机理复杂，常是因果相干，气血同病，多脏受累，故属妇科难证、重证。《女科证治约旨》谓："崩中者，势急症危，漏下者，势缓症重，其实皆属危重之候。"

［诊断要点］

1.崩漏的发病特点是月经的期、量发生严重紊乱，月经不按周期而妄行，阴道大量出血，或持续下血，淋漓不断，甚至屡月未有尽时。

2.检查

①基础体温测定　基础体温为单相。

②阴道脱落细胞涂片　无周期性变化。

③宫颈黏液检查　宫颈黏液呈不同程度的羊齿状结晶，无椭圆体出现。

④激素测定　FSH、LH 的测定可以了解下丘脑－垂体－卵巢轴的功能状态；雌、雄激素的测定可以了解卵巢的功能及有无排卵；LH/FSH 及 T（雄激素）的测定可以除外多囊卵巢综合征；PRL（泌乳素）的测定可以除外高泌乳素血症。

⑤子宫内膜活检 病理结果为增殖期变化，包括增生期增生过长、腺囊性增生过长及腺瘤型增生过长。

⑥盆腔Ｂ超 盆腔Ｂ超监视排卵，多提示为虽有卵泡发育，但无优越卵泡形成，无排卵现象。

[鉴别诊断]

应当与月经量多、月经先期、月经先后无定期、经期延长、胎产出血、赤带及癥瘕引起的出血等相鉴别。

1. 月经量多 其血势不似崩中涌猛，一般周期、经期属正常。

2. 月经先期 主要为周期提前，经期、经量属正常。

3. 月经先后无定期 为周期时前时后，而无经量和经期的异常。

4. 经期延长 一般不超过半个月，若行经终月难尽，则已属漏下症。

5. 产后出血 在病史与发病时间上便能鉴别之。

6. 妊娠病出血症 较难鉴别，应首先做有关妊娠诊断的检查，方能明解诊断。特别应注意与异位妊娠的阴道出血相鉴别，以免贻误病情。

7. 带下病的赤带 有时难以与漏下鉴别，经详细询问病史及观察出血情况，一般亦能做出鉴别，如赤带多混有黏涎泌液，而月经的期、量正常。

8. 癥瘕出血 一般能查出癥瘕的存在，生殖道外伤出血则有外伤史。

[辨证论治]

一、辨证要点

崩漏的主症是出血，辨证首先当辨出血的属性，根据出血呈现的量、色、质的变化，以辨其证的寒、热、虚、实。

经血崩下非时，量多势急，继而淋漓不止，色淡质清者，多属虚。

经血非时暴下，血色鲜红或紫红，血质黏稠多属热中夹湿；若淋漓漏下，色紫质稠多属虚中夹热。若色紫黑有块且有臭味多属湿热。

经血非时而至。时来时止，或时闭时崩，或久漏不止多有瘀滞，若血色晦暗而质清稀多属寒属虚。

血势骤急多属气虚，淋漓不断多属血滞。

久崩久漏多是气血虚弱或兼有瘀滞，久崩不止气血耗损可转化为漏；久漏不止病势日进可转化为崩。

此外，患者的不同年龄阶段亦是崩漏辨证的重要参考。如青春期患者多属先天肾气不足，育龄期患者多见肝郁血热，围绝经期患者多为肝肾亏损或脾气虚弱。

二、治疗原则

根据崩漏发病缓急之不同，出血新久之各异，应本着"急则治其标，缓则治其本"的原则，掌握塞流、澄源、复旧三法，随证运用。

①塞流：即止血以固本。止血之法有固气止血、固涩止血、求因止血、针灸止血，以及单方、验方止血等。

固气止血法：出血期间，尤在暴崩之际，"留得一分血便是留得一分气"，用独参汤补气固脱是最常用的方法。也有用气阴双补法，以期气固阴复血止，如选用生脉散，若配独参汤更具补气摄血救急之效。若血失气脱阳微，当扶阳救脱，可选参附汤治之。

固涩止血法：用收敛药或炭剂药止血，代表方剂如十灰散。

求因止血法：热者清之止血，寒者温之止血，虚者补之止血，瘀者行之止血，郁者舒之止血，即辨证施治从本治血。

值得注意的是塞流并非单一止血治标，需于止血中寓固本之法，如固气止血、清热止血、消瘀止血等。治崩重在固气升提止血，治漏重在养血和血止血，待血势渐缓或出血停止，则行澄源、复旧调经。

②澄源：即审因论治，澄清出血的原因，是治本的主要措施。血止或病缓时用此法。根据不同证类，分别采用调补肝肾、补益心脾，即资血之源，安血之室，调经固本。

③复旧：即善后调理。此时病机向愈，只是气血未复，还须培补气血，目的在于恢复正气，使机体恢复正常。常用的方法有调理脾胃和补养肝肾，使肾气得固，脾气健旺。冲任相资，则经自调。

治崩漏三法又可截然分割，塞流需澄源当固本。治崩宜升提固涩，不宜辛温行血；治漏宜养血理气，不可偏于固涩。青春期患者，重在补肾气、益冲任；育龄期患者重在疏肝养肝、调摄冲任；围绝经期患者重在滋肾调肝、扶脾固冲。

总之，血得热则宜流，得寒则凝滞，受湿则碍气机，故崩漏患者服药应忌辛热燥血或寒凉凝血及呆填滞血之药物，忌服辛燥和生冷饮食。

三、分证论治

（一）血热证

1. 虚热证

【主要证候】经血非时突然而下，量多势急或量少淋漓，血色鲜红而质稠，心烦潮热，舌红苔薄黄，脉细数。

【证候分析】阴虚失守，冲任不固；阴虚血热，迫血妄行，则经血量多或淋漓。热灼阴液，则下血质稠。虚火内扰，则见心烦、潮热。舌脉亦是阴虚内热之象。

【治法】养阴清热固经。

【方药】**加减两地汤**（《傅青主女科》）

生地黄15 g，地骨皮15 g，白芍10 g，阿胶^{烊化}9 g，炒山药30 g，海螵蛸9 g，茜草9 g，黄柏12 g，牡丹皮12 g，女贞子12 g，墨旱莲12 g，炒荆芥穗9 g。

随症加减：

出血如崩者，加仙鹤草、海螵蛸加量以增强止血之功。

淋漓不断者，加蒲黄、三七，因其久漏必瘀，故酌加化瘀止血之品。

心阴不足，心烦少寐者，加炒枣仁、柏子仁、首乌藤等养心安神。

2. 实热证

【主要证候】阴道突然大量下血，或淋漓日久不净，色深红质稠，口渴烦热，头晕目赤，便干溲黄，舌质红、苔黄或腻，脉洪数。

【证候分析】热盛于内，扰于冲任，迫血妄行，故出血量多，或淋漓不净，色鲜红。热邪伤津，则口干喜饮，便干溲黄。热邪上扰，则头晕目赤，烦热，舌脉均为内热炽盛之象。

【治法】清热凉血，止血调经。

【方药】**加减清经散**（《傅青主女科》）

牡丹皮15 g，地骨皮15 g，白芍10 g，生地黄15 g，黄柏12 g，茯苓9 g，炒山药30 g，海螵蛸9 g，茜草9 g，酒炒大黄6 g，黄芩9 g，芦根30 g。

随症加减：

出血如崩者，加益母草、仙鹤草、藕节炭、侧柏炭。

兼少腹及两胁胀痛，心烦易怒，脉弦者，为肝经火炽，宜清肝泄热，上方可加柴胡以舒肝、夏枯草以清肝热、益母草以化瘀血。

苔黄腻，少腹疼痛者，为湿热阻滞冲任所致，加蚕沙以除湿清热止血。

（二）血瘀证

【主要证候】经来无期，量时多或淋漓，色紫黑有块，小腹作痛，瘀下痛减，舌质紫暗，脉涩。

【证候分析】瘀血阻滞经脉，新血不守，血不循经，故见出血量多或淋漓。瘀血蓄积胞宫而成血块，胞脉不通则小腹疼痛。血块排出，瘀滞稍通，故疼痛减轻。舌脉均为瘀血阻滞之象。

【治法】活血化瘀，止血调经。

【方药】桃红菟丝四青饮

熟地黄10 g，川芎4.5 g，当归炭10 g，白芍9 g，醋香附9 g，台乌药9 g，盐小茴香9 g，桃仁9 g，红花9 g，炮姜9 g，炒荆芥穗9 g，菟丝子30 g。

随症加减：

四物养血和血调经，加三七粉、茜草炭化瘀止血，海螵蛸涩血而固冲，共奏活血化瘀止血调经之效。

若兼气滞者，症见胁腹胀甚，上方加炒川楝子、香附。

久漏不净者，加桃仁、红花、益母草。

崩下不止者，去川芎、当归，加党参、仙鹤草、益母草。

瘀而化热，症见口干苦，血色红而量多，苔薄者，加仙鹤草、地榆、茜草、夏枯草。

（三）脾虚证

【主要证候】暴崩，下血量多，或淋漓不断，色淡质稀，神疲气短，舌质淡，苔薄白，脉沉弱。

【证候分析】脾统血，脾虚则清阳下陷，统摄无权，冲任不固，故崩漏下血量多，或淋漓不断。脾气虚弱，血失温煦，故血色淡、质稀。中气不足，则神疲气短。舌脉亦为脾虚血少之象。

【治法】补气摄血，养血调经。

【方药】加减固本止崩汤（《傅青主女科》）

熟地黄10 g，白术10 g，黄芪15 g，红参6 g，黑姜9 g，升麻4.5 g，山药30 g，大枣3枚，海螵蛸10 g，茜草10 g，炒荆芥穗9 g，柴胡4.5 g，炙甘草9 g。

当归性温，故暂不用。加升麻以升提气机，山药、大枣补中益血，海螵蛸涩血固冲。

随症加减：

兼血虚者，加首乌、白芍、桑寄生。

久漏不止，或少腹胀痛者，加黑荆芥穗、益母草、木香。

（四）肾虚证

1.偏肾阳虚证

【主要证候】出血量多或淋漓不尽，色淡质稀，畏寒肢冷，面色晦暗，舌质淡，苔薄白，脉沉细。

【证候分析】肾阳不足，冲任不固，则出血量多或淋漓而色淡。阳气虚衰，机体失于温煦，则畏寒肢冷，面色晦暗。

【治法】温肾固冲，止血调经。

【方药】**加减右归丸**（《景岳全书》）去肉桂、当归、鹿角胶

炮附子^{先煎}4.5～6 g，熟地黄10 g，山药15 g，山茱萸10 g，枸杞子10 g，菟丝子30 g，杜仲10 g，淫羊藿30 g，巴戟天30 g，黄柏6 g，炒荆芥穗9 g，炮姜9 g。

因当归辛温活血，肉桂温通经脉，故宜去之。加黄芪补气摄血，覆盆子、赤石脂固肾涩血。

随症加减：

若年少肾气不足，可酌加紫河车、仙茅、淫羊藿，以增强补肾益冲之功。

若肾阳虚，脾阳失煦，症兼浮肿、纳差、四肢欠温者，加茯苓、砂仁、炮姜，以健脾温中。

如症见出血量多，色暗红有块，小腹疼痛者，为寒凝致瘀，可酌加乳香、没药、五灵脂，共奏温经活血之效。

2.偏肾阴虚证

【主要证候】出血量少，或淋漓不净，经色深红、质黏稠，头晕耳鸣，腰酸腿软，或五心烦热，舌质偏红、少苔，脉沉细而数。

【证候分析】肾主藏精。肾阴不足，虚火内扰，冲任失调，故出血量少或淋漓不尽。阴虚生内热，血为热灼，故血色深红，质黏稠，其中血热之中夹有湿象。肾精不足，则头晕耳鸣，腰膝酸软。阴虚不敛阳，阳浮于外，则见五心烦热。舌脉亦是阴虚内热之象。

【治法】滋肾养阴，止血调经。

【方药】加减左归丸（《景岳全书》）去牛膝、鹿角胶、龟甲胶，合二至丸（《医方集解》）

生地黄 10 g，山药 15 g，枸杞子 10 g，山茱萸 10 g，菟丝子 30 g，女贞子 12 g，墨旱莲 12 g，茯苓 9 g，泽泻 9 g，牡丹皮 12 g，黄柏 12 g，炒荆芥穗 9 g。

因川牛膝引血下行，故不用。合二至丸滋养肝肾，凉血止血。

随症加减：

肝阴失养，症见咽干、眩晕者，加夏枯草、牡蛎、玄参。

心阴不足，症见心烦、眠差者，加五味子、首乌藤。

阴虚生内热者，可按虚热证崩漏处理，如果肾阴肾阳俱虚者，可综合上述两法，灵活化裁运用。

[中成药]

1. 补中益气丸 补中益气。适用于崩漏（脾气虚亏证）。蜜丸。口服，每次 1～2 丸，每日 2～3 次。宜米汤送服。

2. 卫生培补丸 补肾益气。适用于崩漏（肾气虚惫证）。蜜丸。口服，每次 1 丸，每日 2～3 次。淡盐水送服。

3. 茸坤丸 补肝肾，固冲任。适用于崩漏（肝肾不足证）。蜜丸。口服，每次 1 丸，每日 2～3 次。淡盐水送服。

4. 乌鸡白凤丸 健脾补肾，益气养血。适用于崩漏（脾肾两虚证）。蜜丸。口服，每次 1 丸，每日 2～3 次。

5. 人参归脾丸 健脾益气。适用于崩漏（脾气虚弱证）。蜜丸。口服，每次 1 丸，每日 2～3 次。多用米汤送服。

6. 右归丸 温阳补肾。适用于崩漏（肾阳虚弱证）。蜜丸。口服，每次 1 丸，每日 2～3 次。淡盐水送服。

7. 十灰散 凉血止血，清热固涩。适用于崩漏（血热证）。粉剂。口服，每次 6～9 g，每日 2～3 次。

8. 四红丸 清热凉血。适用于崩漏（血热证）。蜜丸。口服，每次 1 丸，每日 2～3 次。

9. 归芍地黄丸 补肝益肾，养血清热。适用于崩漏（虚热证）。蜜丸。口服，每次 1 丸，每日 2～3 次。淡盐水送服。

10. 震灵丹 活血化瘀，固冲止血。适用于崩漏（血瘀证）。水丸。口服，每次 6 g，每日 2 次。多选用淡米醋汁送服。

11. 益母草膏 活血化瘀。适用于崩漏（血瘀证）。膏汁。冲服，每次 9 g，每日 2 次。

12. 云南白药 化瘀止血。适用于崩漏（血瘀证）。片剂。口服，每次 2 片，每日 2～3 次。

［针灸疗法］

1. 体针

①脾气虚证

治则：补中益气，固冲止血。

取穴：脾俞、肾俞、关元、气海、三阴交、足三里、交信。

手法：上穴均采用补法。

②血热证

治则：清热凉血，固冲止血。

取穴：血海、中极、水泉、三阴交、曲池、大敦、隐白。

手法：大敦、隐白点刺放血；其余各穴均采用泻法。

③血瘀证

治则：活血化瘀，固冲止血。

取穴：膈俞、血海、气冲、太冲。

手法：上穴均采用平补平泻法。

2. 艾灸

取穴：百会、神阙、隐白。

手法：艾条灸 20 分钟，由远而近，由近而远，多次完成。隔日 1 次。

3. 皮肤针

取穴：血海、膈俞、脾俞、三阴交、太白、肝俞、隐白、百会、关元、独阴、夹脊（11～12 椎）、八髎（散刺）。

［食疗调养］

一、食疗要点

1. 崩漏凡属于血热证者，应食清热凉血、止血之食品，如莲藕、生地黄、芦笋及水果，尽量不食姜、辣椒、酒等辛燥之品。

2.崩漏失血严重者，均可出现气虚血亏之征象，在膳食中当选血肉有情之品，如鱼、肉、鸡、鸭并常常与参、芪合用。

3.崩漏中脾虚证、虚热证、血瘀证、肾阳虚证、肾阴虚证在发病过程中，均可出现胃纳不佳，食欲不振，甚或腹胀，便溏等症候。临床治疗当时时顾及运脾和胃，消食化滞。脾胃乃后天之本，水谷精微由此而化生，所以调脾胃是崩漏证治之中不可忽视的重要环节。

二、辨证配膳

1.红参鹿茸乌鸡汤

原料：红参15 g，鹿茸15 g，红枣10枚，乌鸡1只（500 g），生姜3片，绍酒半杯。

操作：将红参、鹿茸用绍酒浸透，红枣洗净去核，生姜刮皮、洗净、切片。把上述原料同置炖盅内，注入适量清水，盖好盅盖。隔水炖4个小时，加入盐适当调味，即可饮用。

功能：益气补肾。适用于崩漏（偏肾阳虚证）。

2.山药枸杞煲山斑鱼

原料：山药30 g，枸杞子30 g，红枣6枚，猪瘦肉60 g，山斑鱼1条，生姜3片。

操作：将山药、枸杞子、大枣、生姜分别用清水洗净；猪瘦肉洗净后，在滚水中煮5分钟后捞出。把山斑鱼劐洗、去内脏，在平锅中加入少量植物油，把鱼身两面煎至微黄色，在煲中注入适量的清水并煲滚，再把所有原料放入煲中，用武火煲滚后改用文火慢煲2个小时，加入少许盐调味，即可。

功能：滋阴补肾。适用于崩漏（偏肾阴虚证）。

3.参芪炖水鱼

原料：黄芪30 g，党参30 g，龙眼肉15 g，陈皮9 g，水鱼1只，绍酒半杯。

操作：将黄芪、党参、龙眼肉分别用清水洗净，陈皮用清水浸透洗净。把水鱼放在沸水中略煮片刻，使其排尽尿液，然后捞起劐洗干净，切成大块。将全部原料放进炖盅内，注入适量清水，盖好盅盖。隔水炖4个小时，加入少许盐调味，即可。

功能：益气健脾。适用于崩漏（脾虚证）。

4.芎归草炖乌鸡

原料：川芎15 g，当归30 g，益母草30 g，乌鸡1只，红枣6枚，生姜

3片。

操作：把川芎、当归、益母草分别用清水洗净，红枣洗净去核，生姜洗净、刮皮、切片。将乌鸡劏洗干净、去内脏、切成中块，放进沸水中煮数分钟，捞起沥干水分。然后将全部原料放入炖盅内，注入适量的凉开水，盖上盅盖，隔水炖3个小时，加入少许盐调味，即可。

功能：活血化瘀。适用于崩漏（血瘀证）。

5. 生地黄骨皮煲水鸭

原料：生地黄30g，地骨皮30g，瘦猪肉120g，水鸭1只，生姜3片。

操作：将生地黄、地骨皮分别用清水洗净，放入清洁的纱布袋内，扎紧袋口。生姜刮皮、洗净、切片。水鸭劏洗干净、去内脏，与瘦猪肉都切成小块，一同放入沸水中余烫过，捞出再用清水冲洗一遍，沥干水分。在煲中注入适量清水，放入生姜及药包，武火煲滚，再放入水鸭及瘦猪肉块，改用文火煲约4个小时，弃去药包加入少许盐调味，即可。

功能：凉血清热。适用于崩漏（虚热证）。

［医案选］

例一：青春期无排卵型功能失调性子宫出血

张某，女，17岁，学生，未婚。初诊日期：1986年3月10日。

主诉：月经先后不定期2年，伴经期延长，经水量增多1年余。月经史：14（7～9/15～45天）。患者自觉手足心热，日渐消瘦，胃纳不佳，情绪激动，乏力身倦，经行期间下腹胀痛不适。1985年10月曾做西药人工周期两个月，疗效不巩固，停药病发。肛查提示子宫大小正常。西医诊断：青春期无排卵型功能失调性子宫出血。就诊时诉：迄今流血1个多月，色深红，有小血块。查舌质偏红，薄苔。脉见弦细数。中医辨证：肾阴虚亏，肝郁血热，扰血动血，崩漏不止。治疗当以滋阴凉血，疏郁清热之法。处方：杭白芍15g，生地黄15g，地骨皮15g，牡丹皮10g，女贞子10g，墨旱莲10g，薄荷^{后下}4.5g，炒荆芥穗9g，柴胡4.5g，醋香附4.5g，香橼9g，通草1.2g。

治疗经过：连服6剂后，经水即净，小腹有胀痛感，舌质红，脉见弦细，知其阴虚血热有所缓解，在原方基础上去柴胡、薄荷，加台乌药6g、醋香附6g。嘱患者月经前服上方6剂。月经后另服方药：炒山药30g，海螵蛸10g，茜草10g，女贞子10g，墨旱莲10g，五味子6g，生地黄10g，地骨皮10g，合欢皮9g，浮小麦15g，炙甘草6g，大枣3枚。6剂，连续治疗3个月经周期。

1988年5月7日随访，停药2年余，未复发。

按：功能失调性子宫出血雌激素水平偏高，使子宫内膜呈增生期改变或增生过长，从而致发本病。临床上多见阴虚火旺证。宗"两地""二至"之义，自拟"滋阴凉血止崩汤"以治其标；后用"滋阴固冲汤"以治其本。滋肾阴，固冲任，壮水安冲以善其后。

例二：围绝经期功能失调性子宫出血

王某，女，48岁。初诊日期：1987年3月25日。

主诉：月经量少，每次经期流血20天以上，多与下次月经连接，几乎终月不干净，淋漓不尽，现已半年有余。末次月经3月21日，经量多、色鲜红、无血块，伴有心慌气短、神疲无力、畏寒怕冷、手足不温、腰酸腿软、大便溏薄。曾服补气养血方药无效，常服阿胶也未见止血。某医院诊断：围绝经期功能失调性子宫出血。使用激素治疗效果亦不明显。查其舌象：舌质淡嫩红，舌边有齿痕。诊其脉见沉缓，尺脉弱不应指。中医辨证：肾阳衰微，冲任失固，遂致围绝经期功能失调性子宫出血。治疗宜温肾扶阳，固摄冲任。选用更年固冲止血汤：黄芪30 g，红参9 g，桂枝9 g，杭白芍10 g，炒山药30 g，海螵蛸9 g，茜草9 g，柴胡4.5 g，升麻炭9 g，淫羊藿15 g，巴戟天15 g，炮姜炭9 g，炙甘草6 g。水煎服，每日早晚2次。另选参车粉：红参30 g，紫河车90 g。共为细粉，每次3 g，每日2次，早晚分服。淡盐水送服。

治疗经过：连服15剂后，经血止，乏力减。诊其脉寸口应指，但尺脉仍虚，舌质淡红，舌边齿痕尚在。知其阳气得复，但冲任虚惫之象非草木之品短时难填。嘱患者在月经前半月至月经期连服上方，并去升麻、柴胡、炮姜，加淫羊藿30 g、巴戟天30 g、菟丝子30 g、浮小麦30 g、大枣3枚、土炒白术15 g。终月口服"参车粉"。连续治疗3个月，患者身体日渐恢复，手足温，食欲增，月经基本恢复正常，经量较前少，经期7天，干重活仍有腰酸腿软之感，遂令患者继续口服"参车粉"，在经期只服3剂"更年固冲止血汤"，而后又坚持治疗3个月，后于1987年11月10日随访，围绝经期功血未有复发。

按：患者为肾阳虚衰，冲任失摄，经水淋漓不断，发展为围绝经期功血。该病在45～55岁女性中为多发病，还伴有手足不温、喜热畏冷、神疲乏力、气短心悸等阳虚之征，拙拟更年固冲止血汤，则突出益气扶阳、暖冲温宫之法，而后达到止血固经之效，并喜用参车粉，红参益气补虚扶阳，紫河车乃血肉有情之品，以脏补脏，填补奇经，对于调整围绝经期肾阴肾阳的再平衡有着不可替代的特殊作用。病有缓色，汤粉配合，治中有别。细细推敲，令人参酌。

选自《丛春雨中医妇科经验》，丛春雨著，中医古籍出版社 2002 年出版。

附　功能失调性子宫出血

［概念］

功能失调性子宫出血病（以下简称"功血"），是指下丘脑－垂体－卵巢功能失调而引起的异常子宫内膜出血，除外妊娠、血液病，且经一般检查未能发现生殖器官有明显器质性病变者。主要表现为月经周期紊乱，经期延长，经量增多。此为妇科常见病亦是疑难病。

临床常将本病分为两种类型：一为无排卵型功血，类似中医学的崩漏；一为有排卵型功血，类似中医学的月经先期、经期延长、月经过多、经间期出血等。

无排卵型功血为最常见的一种功血，多见于围绝经期及青春期妇女；有排卵型功血多见于生育期妇女。

［病因病理］

精神过度紧张或工作压力大、环境改变、气候骤变、过度劳累、营养不良及其他全身性疾病等，通过大脑皮层的神经递质，影响下丘脑－垂体－卵巢轴之间的相互调节和制约的机制，以致卵巢功能失调、性激素分泌失常，从而影响子宫内膜的周期性变化，出现一系列月经紊乱的表现。

一、无排卵型功血

卵巢内仅有发育到不同阶段的卵泡，而无排卵。由于体内的雌激素水平起伏不定，并或长或短地持续作用于子宫内膜，子宫内膜表现不同的增生性变化，如增生期增生过长、腺囊型增生过长、腺瘤型增生过长等。由于精神、环境、气候、劳累等情况的改变，导致子宫内膜脱落出血。

二、排卵型功血

1.黄体不健　由于黄体期短，或黄体分泌孕激素量少，可使子宫内膜提前脱落，或分泌反应不良。

2.黄体功能不全　常在月经第5～6天可见到内膜有残留分泌反应的腺体，且与新生的增生反应的内膜并存，子宫内膜不规则剥落，致经期延长。

3.排卵型月经过多　是由于性激素过度分泌、内膜过度反应或激素代谢紊乱，宫内膜于经前呈分泌反应。

4.排卵期出血　子宫内膜呈早期分泌反应，由于排卵期性激素的低落，子宫内膜有少量出血。

[临床表现]

一、无排卵型功血

月经周期紊乱，经期延长，时间长短不一，不规则出血，血量时多时少，多少不定，有的持续数月，一般不伴有腹痛。有时表现短期停经数周或数月，继而大量出血。有时大量短期出血可导致休克，少量长期失血也可造成严重贫血。妇科检查盆腔正常，基础体温呈单相型，子宫内膜病理检查示不同程度的增生性改变。

二、排卵型功血

1.黄体不健　一般表现为月经周期缩短。妇科检查子宫正常大小。基础体温呈双相型，但排卵后体温上升缓慢或上升幅度偏低，升高的时间较短，子宫内膜病检示分泌不良象。

2.黄体功能不全　表现为月经周期正常，但经期延长达9～10天，流血量多，基础体温呈双相型，但下降缓慢。月经第5天诊刮子宫内膜病检仍可见到分泌象。

3.排卵型月经过多　主要表现为月经过多，周期正常，基础体温呈双相型。阴道脱落细胞检查示雌激素偏高。

4.排卵期出血　在月经中期有少量子宫出血。基础体温呈双相型，流血常发生在体温开始上升时。

[诊断要点]

一、详细询问病史

着重了解流血情况，如流血时间、血量、持续天数、出血性质、出血前有无停经。尚应注意患者的年龄、月经史、产次、胎次、分娩史、一般健康状况、有无慢性病史、有无压力过重、精神紧张、过度劳累等影响正常月经的因素。

二、全面体格检查

包括全身检查、妇科检查、血液化验等，以除外全身性疾病及生殖系统器质性病变。

三、辅助检查

1.诊断性刮宫 其作用有二：一方面刮净子宫内膜，有止血作用；另一方面将子宫内膜送病检，以了解有无排卵及子宫内膜脱落情况。

2.基础体温测定 观察有无排卵，了解黄体发育及萎缩情况。

3.其他 如宫颈黏液结晶检查、阴道脱落细胞涂片检查、激素测定等。

[治 疗]

一、无排卵型功血

对青春期患者，应以止血、调整月经周期、促使卵巢恢复排卵功能为主；对围绝经期患者，则应以止血、调整月经周期、减少出血量为主，不必再考虑恢复卵巢的排卵功能。

（一）止血

对大量出血患者，宜先予全面诊断性刮宫，止血迅速，又有助于明确诊断，然后再用药调整。

1.雌激素 适用于青春期功血。一般用己烯雌酚 $1 \sim 2$ mg，日服 $2 \sim 3$ 次，血止或流血明显减少后逐渐减量，每 3 天减量 1 次，每次减量不超过原量的 1/3，直至维持为每日 1 mg，持续到总服药日共 24 天即停药。注意停药后易发生撤药性出血。

2. 孕激素 适用于体内有一定雌激素水平的患者。一般用炔诺酮（妇康片）5～7.5 mg，每4～6小时服1次，用药3～4天后出血明显减少或停止时，改为8小时1次，继而递减药量，每3日减量1次，每次减药量不超过原用量的1/3，直至维持量（每日2.5～5 mg），维持到血止后15～20天，停药后3～7天可出现撤药性出血。

3. 中医治疗

①肝肾阴虚证

【主要证候】经血非时而下，出血量多，或淋漓不净，血色鲜红，质稠，头晕耳鸣，两目干涩，五心烦热，口干咽燥，腰膝酸软，舌质嫩红、少苔或无苔，脉象细数。

【治法】凉血清热，补肝益肾。

【方药】自拟黄柏骨皮六二饮

炒山药15 g，生地黄15 g，山茱萸10 g，茯苓10 g，泽泻9 g，牡丹皮12 g，地骨皮15 g，女贞子15 g，墨旱莲15 g，杭白芍15 g，黄柏9 g，炒荆芥穗9 g。

②脾肾阳虚证

【主要证候】月经周期紊乱，阴道出血量多，或淋漓不尽，色淡，质稀，面色晦暗，形寒肢冷，体形渐胖，舌淡胖、舌边有齿痕，脉象沉缓或沉弱无力。

【治法】温阳补虚，健脾益肾。

【方药】自拟右归二仙汤

炒山药15 g，熟地黄10 g，枸杞子15 g，菟丝子30 g，淫羊藿30 g，巴戟天30 g，黄柏9 g，肉桂4.5 g，炮附子^{先煎}6 g，炮姜9 g，炒荆芥穗9 g，鹿角胶^{烊化}9 g，仙茅9 g。

③血热实证

【主要证候】月经周期紊乱，量多势急，血色鲜红，或紫红，质黏稠，或有血片、血条，烦热口渴，大便干结，舌质红、苔黄少津，脉见滑数。

【治法】清热凉血，固冲止血。

【方药】自拟清热固冲汤

炒山药30 g，海螵蛸10 g，茜草10 g，黄芩9 g，炒栀子9 g，生地黄12 g，地骨皮12 g，牡丹皮12 g，炒地榆15～30 g，炒大黄4.5～6 g，苍术9 g。

④血瘀气滞证

【主要证候】经血非时而下，或淋漓难净，血色紫暗，多有血块，小腹疼痛拒按，血块排出后痛减。舌质紫暗，或有瘀点、瘀斑，脉弦或沉涩。

【治法】活血化瘀，舒郁止血。

【方药】自拟化瘀理冲汤

炒山药30 g，海螵蛸10 g，茜草10 g，川芎9 g，赤芍9 g，桃仁9 g，红花9 g，醋香附9 g，台乌药9 g，炒荆芥穗9 g，益母草15 g，炒地榆15 g。

（二）控制周期

目的在于调整患者的内分泌，使子宫内膜发生周期性变化，并按预定时间脱落，出血量恢复正常。

1. 雌、孕激素序贯法　己烯雌酚1 mg，每晚1次，出血第5天开始服用，连服20天，于服药第16天，每日加用孕酮10 mg肌注，至第20天两药同时用完，一般停药后3～5天月经来潮。此法连用2～3个周期，适用于青春期功血患者。

2. 孕、雄激素合并法　孕酮10 mg及丙酸睾酮10～25 mg，每日肌注1次，共5天，于预计下次月经前8天开始注射。本法适用于围绝经期功血患者。

3. 中医治疗

①肝肾阴虚证

【主要证候】阴道出血止，唯头晕耳鸣，两目干涩，或手足心热，咽干口燥，腰膝酸软无力，足跟疼痛，舌质红或淡红、少苔，脉细数或沉细数，尺脉弱不应指。

【治法】补肝益肾，固摄冲任。

【方药】自拟安冲地黄汤

炒山药15 g，海螵蛸10 g，茜草10 g，生地黄15 g，山茱萸10 g，茯苓9 g，泽泻9 g，女贞子12 g，墨旱莲12 g，黄柏9 g，菟丝子15 g，炒荆芥穗9 g，牡丹皮9 g。

②脾肾阳虚证

【主要证候】阴道出血止，唯腰脊冷痛，四肢不温，食欲不振，带下清稀如水，小便清长，夜尿频频，大便溏薄，面色晦暗或面目浮肿，或足跟冷痛，舌质淡、苔白，脉象沉细无力，尺脉尤弱。

【治法】温肾健脾，固摄冲任。

【方药】自拟安冲温肾汤

炮附子^{先煎}4.5 g，炒山药30 g，海螵蛸10 g，茜草10 g，菟丝子30 g，淫羊藿30 g，巴戟天30 g，黄柏9 g，仙茅9 g，狗脊9 g，羌活9 g，鹿角霜

15 g。

③气血虚弱证

【主要证候】阴道出血已净，唯神疲气短，精神萎靡，乏力嗜睡，头晕眼花，心悸多梦，面色萎黄，胃纳欠佳，舌质淡、苔薄白，脉象沉细弱而无力。

【治法】益气养血，固摄冲任。

【方药】自拟安冲益气汤

黄芪 15～30 g，红参 9 g，土炒白术 15 g，茯苓 9 g，陈皮 9 g，炒山药 30 g，海螵蛸 10 g，茜草 10 g，柴胡 4.5 g，浮小麦 30 g，炙甘草 9 g，大枣 3 枚。

（三）促进排卵

用于青春期及生育期患者。

1. 雌激素 于月经周期第 6 天开始，每天服己烯雌酚 0.125～0.25 mg，20 天为 1 个周期，连用 3～6 个周期。

2. 绒毛膜促性腺激素（HCG） 当卵巢中有卵泡发育到近成熟时，用 1000 IU HCG，次日 2000 IU，第 3 日增至 5000 IU，肌肉注射，可引起排卵。基础体温有双相变化者可继续每日用 1000 IU 4～5 次以维持黄体。

3. 氯底酚胺 于月经周期第 5 天开始，每日口服 50～100 mg，连续 5 天，一般连用 3 个月经周期。适用于体内有一定雌激素水平的无排卵患者。

4. 中医治疗 宜在两次月经中间（即月经后第二至三周）服药，自拟女性絪缊排卵汤：川芎 4.5 g，杭白芍 9 g，当归 9 g，熟地黄 9 g，菟丝子 30 g，枸杞子 9 g，覆盆子 9 g，五味子 9 g，车前子 9 g，淫羊藿 15 g，巴戟天 15 g，盐黄柏 6 g。

在服用上方之时，并口服"自拟参车粉"即红参 30 g，制紫河车 90 g，共为细粉，每日 1 次，每次 3 g，淡盐水送服。旨在甘咸温养，填补奇经，安神宁心，培补下元，促进排卵，皆为妙用血肉有情之品。

二、排卵型功血

（一）黄体不健

1. 替代疗法 经前 8～12 天起，肌肉注射孕酮 10～20 mg，日 1 次，共 5 天。

2. 绒毛膜促性腺激素 一般于基础体温上升后第 3 天起，肌肉注射 1000～2000 IU。

（二）黄体功能不全

1. 孕激素（用法同黄体不健）。

2. 绒毛膜促性腺激素（用法同黄体不健）。

3. 雌孕激素序贯法（用法同无排卵型功血）。

（三）排卵型月经过多

月经周期第 15 天起，口服甲睾酮 10 mg，日 1 次，连用 15 天。连服 3 个月经周期。

（四）排卵期出血

月经周期第 10 天起，口服炔雌醇 0.005～0.01 mg，日 1 次，连用 10 天。

第十一节　经前期紧张综合征

女性在月经前期有规律性的、时间性的出现一系列异常现象，称之为经前期紧张综合征。其发病与卵巢功能失调、雌激素较孕激素相对增高、水钠潴留、自主神经系统功能紊乱、催乳素升高及某些化学物质如乙酰胆碱与组织胺增加有关。该类症状周期性发作，于经前 1～2 周出现症状，或者经前 3～5 天为发作高峰，或者在月经期表现突出，待经净后症状可自然消失（不治而愈），至下次月经前或月经期又重新发作，如此多次反复，往往给患者及家属带来很多精神与身体的痛苦。

一、经行乳房胀痛

[概念]

经前乳房及乳头胀痛，经后消失，周而复始，伴随月经而发作者，称为"经行乳房胀痛"。

［病因病机］

1.肝气郁结　乳头属肝，乳房属胃，情志内伤，肝气郁结不舒，肝木乘脾土，乳络失畅，甚或瘀结成核，而致经行乳房胀痛。

2.肝肾阴虚　肝肾之阴不足，或多产房劳，损及肝肾，以致精亏血少，不能濡养经络，或阴虚火旺，乳络被灼，因而疼痛。

［诊断要点］

经前乳房及乳头胀痛，经后消失。有周期性，连续2个月经周期以上，伴随月经而发作。

［鉴别诊断］

若乳房有结节或肿块，经后不能消失者，需排除"乳腺增生症"或"乳房恶性病变"，必须定期检查，及早防治。

1.乳腺增生症　乳房胀痛，经前加重、经后减轻，乳房检查可触及增生之片状块，触痛，不随月经干净而消失。经行乳胀随月经周期而发作，经行或经后消失。

2.乳癌　初期有乳房胀痛，乳房扪及结块，并有压痛，晚期病变可伴有乳头凹陷、溢血、表皮呈橘皮样改变等体征。

［辨证论治］

1.肝气郁结证

【主要证候】经前3至7天甚至半月起即感乳房乳头胀痛，不可触摸，伴烦躁不安，胸胁胀闷，舌质暗红、苔薄白或微黄，脉弦。

【证候分析】肝主疏泄喜条达，胸胁乳房为肝经所过，若抑怒伤肝，肝气郁结，疏泄失常，则经前胸胁乳房胀痛。气滞不宣，则烦躁不安。舌脉亦为肝郁气滞之象。

【治法】疏肝解郁，理气散结。

【方药】橘核蒺藜逍遥丸

柴胡15 g，当归10 g，白芍10 g，白术9 g，炙甘草9 g，青皮9 g，橘核^捣30 g，醋香附9 g，台乌药9 g，合欢皮9 g，蒺藜10 g。

随症加减：

胀痛有块者，加青橘叶、橘核、夏枯草、露蜂房、生白芷。

105

情绪忧郁、闷闷不乐者，加醋香附、合欢皮、娑罗子、郁金。

少腹胀痛者，加川楝子、延胡索、乌药。

乳房刺痛者，舌质偏红者，加牡丹皮、山栀子。

2. 肝肾阴虚证

【主要证候】经前乳房胀痛，烦热，夜寐不宁或五心烦热，口干不渴，舌质偏红、少苔，脉细略弦数。

【证候分析】素体肝肾阴虚不足，不能濡养经络，或阴虚火旺，乳络被灼，因而经前乳房胀痛。阴虚内热，热扰心神，故见五心烦热，夜寐不宁，口干不渴。舌脉亦是阴虚内热之征。

【治法】滋肾养肝。

【方药】加味一贯煎（《柳州医话》）

沙参 12 g，麦冬 12 g，当归 9 g，生地黄 12 g，枸杞子 9 g，地骨皮 12 g，牡丹皮 12 g，柴胡 9 g，黄芩 9 g，芦根 30 g，橘核^捣30 g，全瓜蒌 12 g。

随症加减：

肾虚肝郁乳房松软者，还可选用菟丝子、覆盆子、川续断、石楠叶、鹿角霜、肉桂、淫羊藿、香附、合欢皮等服用。

［中成药］

1. 逍遥丸　疏肝解郁，理气化滞。适用于经行乳房胀痛（肝郁气滞证）。水丸。口服，每次 6 g，每日 2～3 次。

2. 妇科调补丸　补气养血，舒郁调经。适用于经行乳房胀痛（肝肾阴虚夹气滞证）。蜜丸。口服，每次 1～2 丸，每日 2～3 次。

［针灸疗法］

1. 体针

治则：疏肝理气，止痛消胀。

取穴：屋翳、乳根、膻中、天宗、肩井、三阴交、外关、行间。

手法：上穴均采用平补平泻法，中强度刺激。

2. 耳针

取穴：乳腺、神门、内分泌。

操作：每次留针 2～3 小时，每日 1 次，10 次为 1 疗程。

3. 刺络放血

取穴：足窍阴、阳陵泉、阿是穴。

操作：三棱针点刺出血，或梅花针强刺出血，隔日 1 次。

［食疗调养］

一、食调要点

1.经行乳胀多由肝郁或肾虚造成，常伴有精神抑郁、情志不宁、食欲欠佳等证候，故饮食宜以清淡爽口为主，切忌油腻厚味之品，以防气机壅滞。蔬菜疏利，故可多用之。

2.气郁极易化热、化火，继而耗伤阴血，体阴不足，肝用过强，病及他脏，所以应忌食辛辣助热之品，辣椒、韭菜、生葱、生蒜等辛辣刺激及羊肉、狗肉性温偏热之物，不宜食用。

3.理气开郁的膳食味多辛香，取其辛香走窜之性使气机条达而令郁解，然应适当配其酸甘之味以养肝体。

二、辨证配膳

1.芹菜粥

原料：芹菜（连根）60 g，粳米 100 g。

操作：将芹菜洗净、切碎，同粳米入锅，煮成菜粥，再加入少许盐调味，即可服用。

功能：疏肝理气，止痛消胀。适用于经行乳胀（肝郁气滞证）。

2.淡菜皮蛋粥

原料：粳米 150 g，淡菜 30 g，皮蛋 1 个。

操作：将粳米、淡菜同煮成粥，熟后加入切成小碎块的皮蛋稍煮即可，加盐和味精少许，调味服食。

功能：补肾益气，理气消胀。适用于经行乳胀（肾虚夹有气滞证）。

3.舒郁奶油西红柿

原料：西红柿 200 g（约 3 个），鲜牛奶 100 mL，盐、糖、味精、水淀粉适量。

操作：将西红柿用开水泡一会儿，去皮，切片。锅内放一点水烧开，加入牛奶、盐、糖、味精调匀煮沸，倒入西红柿，翻炒几下，用粉芡勾汁煮沸即可。不用食油，不含胆固醇，菜色鲜艳，清爽可口，咸甜酸三味皆有。

功能：酸甘养阴，舒郁消胀。适用于经行乳胀（肝肾阴虚证）。

4. 甲鱼苏梗汤

原料：鲜甲鱼 1 只，苏梗 10 g，葱、料酒、姜、盐少许。

操作：将甲鱼去肠、杂、洗净，加葱、姜、料酒腌制半小时，然后加水适量，清蒸甲鱼，同入苏梗与配料，武火水滚后改用文火清蒸 30 分钟，即可食用。每次月经后至经间期服食 2 只甲鱼。

功能：补肾疏肝，消胀止痛。适用于经行乳胀（肾虚肝郁证）。

[医案选]

冯某，女，34 岁。初诊日期：1966 年 12 月 25 日。

末次月经：1966 年 12 月 20 日。近 3 年来，月经先后不定期，每于经前 5～7 天即开始乳房发胀，胸胁闷胀，小腹胀痛亦随之加剧。严重时伴有恶心、呕吐、头晕。月经色黑、有块、量少，经后痛遂缓解，至下次月经来潮，复发作。婚后十年不孕。妇科检查：外阴阴道正常，子宫稍小，后位，活动正常，两侧附件正常。舌红少苔，脉弦细。西医诊断：原发性不孕，幼稚子宫。中医辨为阴虚肝旺，肝郁气滞，冲任虚损。此系兴奋型经前期紧张综合征。治疗宜舒肝理气、养阴通络。待肝郁得舒、气调神畅之后，再填补冲任二脉。处方：杭白芍 12 g，生地黄 12 g，牡丹皮 10 g，醋香附 9 g，粉柴胡 9 g，合欢皮 9 g，广郁金 9 g，当归 10 g，台乌药 4.5 g，路路通 9 g，橘核^捣10 g，薄荷^{后下}2.4 g。

二诊：1967 年 1 月 25 日，经期已届，未行，乳房作胀 3 日，胸胁、少腹胀痛较上月有所减轻，但白带较多，伴有腰骶酸痛，舌质红，舌根处有薄白苔，诊其脉弦细，右脉弦滑，尺脉不足。知其肝郁气滞仍为本病的主要矛盾。而脾湿肾虚次之，仍按疏肝解郁之法，并施健脾燥湿止带之品。处方：杭白芍 12 g，当归 12 g，醋香附 9 g，粉柴胡 9 g，合欢皮 9 g，广郁金 9 g，炒山药 15 g，土炒白术 15 g，炒荆芥穗 6 g，台乌药 4.5 g，路路通 4.5 g。

按：《太平惠民和剂局方》中的逍遥散与《景岳全书》中柴胡舒肝散两方化裁而成，治疗经前期紧张综合征，以调肝为主，方中当归、生地黄、杭白芍、牡丹皮养阴和血，柔肝润肝，在此基础上，便用醋制香附、粉柴胡畅肝之郁，疏肝之气，配广郁金而解胸胁胀痛，配台乌药消胀止痛治于下，上下皆通，气畅郁消，佐以合欢皮、薄荷，得清芳清畅之性以逐气滞，解木郁，调精神，遂得其曲直之性。从经络学观点来看，乳头属足厥阴肝经，乳房属足阳明胃经，胀为肝气郁结，痛为肝气有余，肝郁化火，则乳头又痛又胀又痒，故选橘核、路路通以通经化滞，还可酌加刺蒺藜、王不留行、川楝子、炮山甲等品。本例经3个月调治，病情大为缓解，月经后又连续服用健脾燥湿、止带固本之品半年余，月经基本按月来潮，再令患者早晚服用紫河车粉半年余，基础体温呈双相反应，翌年生一男孩，母子安康。

丛春雨. 论女科四种常见疾病的诊治［J］. 甘肃中医学院学报，1987（2）：2–5.

［临床心得］

肝的经脉除和胆经相互络属之外，分布区域很广，围绕阴部，经过少腹，分布在胸胁、喉咙、眼睛，直到头顶。《素问·骨空论篇》谓："任脉者，起于中极之下，以上毛际，循腹里，上关元……"任脉与肝脉同行少腹，且任脉有些腧穴，如曲骨、中极、关元，都与肝经相会。盖乳头属肝，乳房属胃，凡乳房作胀、乳房疼痛一症皆与肝气郁结有密切关系，一般都在女子临行经前一周左右出现，至经来一两天消失，但亦有经净后消失，至下次月经前反复发作，颇有一定的周期性。乳胀之程度，表现为胀痛连胁，或痛有定处，或时痛时止，或隐隐作痛，或乳胀结块兼有热感等，并和月经、情志、婚后不孕等症状有着密切关系。

作者在妇科临床中，将此病分为以下几个类型。

一、肝气郁结，气滞阻络

多因肝失条达，气滞络阻，不通则痛。其疼痛特点为经前乳房胀而痛，痛无定处，时痛时止，有时牵及两胁，或少腹两侧胀痛、经水量少、色黑，并因情志郁怒、急躁而胀痛加重，还伴有胸脘胀闷、食纳不佳、脉弦或数、舌淡苔薄黄。

治疗当以引气开郁、理气止痛之法，自拟"消胀疏郁汤"，方选醋香附、柴胡、小青皮、广橘核、川楝子、炒枳壳、路路通、香木瓜。醋制香附配柴胡，二药味皆苦微辛、性平，疏肝解郁，上下疏通肝络，效力最佳；尤以醋炒入药，取其酸者入肝，直达病所之意。

二、肝郁脾湿，络脉瘀阻

系木郁伐土，中州失运，水湿滞留，络脉滞塞不通。其疼痛特点为经前乳胀为主，触痛明显，兼见胸胁胀闷及腹胀，小腹坠胀而痛，食欲不振，口泛清水，月经量多色淡，脉弦滑，舌淡而胖，苔薄白。

治疗以健脾利湿、理气行滞之法，自拟"健脾疏郁汤"，方选党参、土炒白术、茯苓、陈皮、薏苡仁、制香附、川楝子、合欢皮、通草。此以健脾化湿，扶土抑木方为主，方中重用薏苡仁，生熟各半，生用利湿，熟者健脾，常用 60～90 g 之重；佐以制香附、合欢皮、川楝子疏肝解郁通络。

三、肝郁血滞，瘀阻络脉

经前乳房膨大胀痛，疼痛的性质为痛有定处、痛不可触，或触之有块，烦躁易怒，经少腹痛，舌红苔黄或舌质紫暗，脉弦数而涩。

治疗以疏气活血、化瘀止痛之法，自拟"疏气活络汤"，方选丹参、香附、柴胡、郁金、泽兰、王不留行、瓜蒌、穿山甲，方中选用泽兰，苦、辛、微温，入肝、脾二经，能通肝脾之血，活血行瘀、消肿散结以解其病，且活血而不伤血，用后不会引起弊端，实为瘀血阻络而引起乳胀疼痛首选之品。穿山甲性善走窜，力达全身，可用于身体任何部位的不通及疼痛，擅长通畅经络；王不留行走而不停，其功长于畅通血脉，两药相伍，性善走窜，通络消结。作者治疗女子乳胀之重症，常用二药研为细粉，每次服 1.5 g，借黄酒为引送服，寓酒有通脉之意。若兼有结块，还可加用浙贝母等分送服，以开郁散结。

四、肝阴不足，络脉失荣

盖肝以阴血为主，郁久化热，耗灼阴津，血虚阴亏，经络失养，滞涩不通而成。疼痛特点为乳胀连胁，其痛隐隐，喜按，按则缓，过劳后疼痛加重，常伴面色㿠白，失眠多梦，头晕咽干，烦躁易怒，月经先期、色红有块，舌红少苔，脉弦细而数、尺脉不足。

治疗以养血柔肝、缓急止痛之法，自拟"柔肝止痛汤"，方选杭白芍、当归、何首乌、女贞子、乌梅、路路通、厚朴花、甘草。《素问·脏气法时论》中提到"肝欲散，急食辛以散之""肝苦急，急食甘以缓之"。"散之""缓之"，此为肝性之所喜，归、芍合用，养血敛阴，而收耗散之阴精；梅、草相合，酸甘化阴，缓急止痛；选路路通取象比类通畅经络之意，加上厚朴花芳香悦脾，开胃进食以解后天生化之虞。

综上所述，女子乳胀一症分为四个类型，概括为"一气、二湿、三瘀、四虚"，肝郁气滞为本病之因，亦可累及脾、肾之藏，出现阴亏、血虚等证。

临床治疗全在于细心体察，审证求因，灵活运用，方可收到较佳效果。

丛春雨."乳胀"证治之我见［J］.中医函授通讯，1988（3）：28.

二、经行发热

［概念］

每值经期或经行前后，出现以发热为主症，经后其热渐退者，称"经行发热"，亦称"经来发热"或"经病发热"。常见于盆腔炎、子宫内膜异位症、流产感染或体虚者。

［病因病机］

本病主要发病机理为气血、营卫失调所致。

1. 积热内盛　素体阳盛，或肝郁日久化火，而致血热内盛，经行之前，血未外泄，热蕴于内，因而发热。

2. 肝肾阴虚　素体阴血不足，或久病耗血伤阴，经行前后，阴血更虚，阳气愈亢，阴虚生内热，虚热燔灼，因而经行或经后潮热。

3. 气血虚弱　素体气虚，久病或经行量多，致气血更虚，营卫失调，阴阳失和，乍寒乍热。

4. 瘀热壅阻　气滞血瘀或寒湿凝滞，积瘀化热。瘀热在里未泄，故多经前发热。

［诊断要点］

经期或经行前后出现以发热为主症。伴随月经而周期性发作。

［鉴别诊断］

1. 经行感冒发热　经行前后或经期感受外邪而发热，伴有恶寒、鼻塞、流涕等表证，与月经周期无关，而经行发热伴随月经而发生，无外感表证，经后热退。

2. 热入血室　行经前后或经期，感受外邪，邪热与血相搏，发热恶寒，或寒热如疟，或昼日明了，暮则谵语，胸胁苦满，热入血室无周期性，可与经行发热鉴别。

[辨证论治]

1. 血热内盛证

【主要证候】经前烦躁内热，经行后则热退，头痛目赤，口鼻气热，唇红舌赤，脉滑数。

【证候分析】素体阳盛，或心肝火旺，经行之前经血未泄，热蕴于内，故经前烦躁内热，头痛目赤，口鼻气热。经行之后，热随血而外泄，故经后热退。舌脉均为血热内盛之象。

【治法】清热凉血调经。

【方药】加减芩连四物汤（《医宗金鉴》）

黄芩 9 g，黄连 9 g，生地黄 15 g，当归 9 g，川芎 9 g，白芍 10 g，地骨皮 15 g，芦根 30 g，酒炒大黄 4.5 g，竹叶 1.2 g，醋香附 9 g，生甘草 4.5 g。

2. 肝肾阴虚证

【主要证候】经行潮热，五心烦热，月经超前量多，舌红少苔，脉细略数。

【证候分析】素体阴虚，经行阴血更虚，故发潮热。热扰冲任，则月经超前量多。舌脉均为阴虚内热之象。

【治法】滋养肝肾，育阴清热。

【方药】自拟银薇地骨皮饮

当归 9 g，生地黄 9 g，白芍 9 g，川芎 9 g，牡丹皮 12 g，地骨皮 12 g，银柴胡 12 g，黄芩 9 g，黄柏 9 g，知母 9 g，炒荆芥穗 9 g，白薇 12 g。

3. 气血虚弱证

【主要证候】经后低热，经量或多或少，经色淡质稀，神疲乏力，舌淡嫩，脉细弱。

【证候分析】气血虚弱，营卫失调，阴阳失和。经行之后气血更虚，因而经后发热。气血亏虚则神疲乏力。舌脉亦是气血不足之象。

【治法】补益气血，甘温除热。

【方药】加味补中益气汤（《脾胃论》）

红参 9 g，黄芪 15 g，炙甘草 9 g，当归 9 g，陈皮 4.5 g，升麻 9 g，柴胡 4.5 g，白术 9 g，茯苓 9 g，杭白芍 9 g，桂枝 4.5 g，大枣 3 枚。

4. 瘀热壅阻证

【主要证候】经前或经期发热腹痛，经行不畅，经色紫暗，血块多，口干不欲饮。舌暗红，或有瘀斑点，脉沉弦略数。

【证候分析】瘀血内阻，积久化热，瘀热在里，经前瘀热未泄，故经行发热。瘀热互结，气机不畅，则腹痛。经行不畅，经色紫暗有块。瘀血阻滞，津液不得上行，故口干而不欲饮。舌脉均为瘀热壅阻之象。

【治法】化瘀清热。

【方药】**加减桃红四物汤**（《医宗金鉴》）

桃仁 9 g，红花 9 g，当归 9 g，川芎 9 g，生地黄 9 g，赤芍 9 g，醋香附 9 g，台乌药 9 g，牡丹皮 12 g，黄芩 9 g，益母草 15 g，丹参 15 g。

［中成药］

1. 补中益气丸　补中益气，升阳举陷。适用于经行发热（气血虚热证）。水丸。口服，每次 6 g，每日 2～3 次。

2. 活血调经丸　活血化瘀，理气清热。适用于经行发热（瘀热壅阻证）。蜜丸。口服，每次 1～2 丸，每日 2～3 次。

［针灸疗法］

1. 体针

治则：扶正祛邪，清热调经。

取穴：大椎、内关、曲池、足三里、阳陵泉。

手法：上穴均采用泻法或平补平泻法。施用重或中度刺激。

2. 耳针

取穴：肾上腺、皮质下、内分泌。

操作：毫针刺激或埋皮内针。隔日 1 次。

3. 艾灸

取穴：大椎、公孙、膏肓、脾俞。

手法：艾条灸。多用于虚证。

［食疗调养］

一、食调要点

1. 经行发热多采取虚者补之，实者泻之，即扶正祛邪治疗原则。其中肝肾阴虚证、气血虚弱证、或血热内盛证、瘀热壅阻证的饮食都应以清淡且富有营养、易于消化为其膳食原则，如藕粉、豆浆、白米饭、绿豆粥、鸡蛋汤、猪肝汤、瘦肉、青菜等；适当食用百合、莲子、木耳、银耳、苹果汁、梨汁、橘汁、西瓜汁等，忌食油腻厚味。

2. 古有"退热而不苦泄，理阴而不升腾"之说。故苦寒败胃，升散伤神之品，应当慎用，因而生姜、葱、蒜、辣椒、酒等辛热香燥之物或生冷寒凉食品皆应少用或不用。

二、辨证配膳

1. 丹桃墨鱼抄手

原料：墨鱼1条，桃仁10 g，牡丹皮15 g，鸡肉500 g，猪瘦肉500 g，面粉1000 g，猪皮、杂骨适量，生姜、胡椒、盐、味精适量。

操作：将桃仁、牡丹皮用清水洗净，装入纱布口袋、扎口，将墨鱼、鸡肉、杂骨、猪皮洗净，沥去水分后，共入砂锅加清水适量，文火炖，至鸡肉烂熟为原汤。捞出药袋，再将墨鱼、鸡肉冷却后切丝，加入味精、盐、胡椒共拌匀，备用。将猪瘦肉剁茸，加盐、胡椒搅匀为馅。面粉加水做成抄手皮，包馅成抄手，用沸水煮熟，捞出加入药汁原汤及鸡肉丝、墨鱼丝即可。

功能：通经活血，清热凉血。适用于经行发热（瘀热壅阻证）。

2. 桃仁白薇粥

原料：桃仁10 g（去皮尖），白薇10 g，青粱米60 g。

操作：先煎桃仁（碾碎），白薇取汁去渣，与青粱米煮粥如同常法。

功能：清热凉血，化瘀润燥。适用于经行发热（血热内盛证）。其中白薇苦咸寒，专清热凉血。青粱米甘而微寒，健脾和胃，清解阳明实热。

3. 黄芪猴头汤

原料：黄芪30 g，猴头菌60 g，嫩鸡肉250 g，生姜15 g，葱头20 g，小白菜心100 g，食盐、酒、胡椒粉适量，清汤750 g。

操作：将猴头菌用温水发，洗净切片，发猴头菌的水用纱布过滤后备用。黄芪洗净切成薄片，鸡肉切块。将鸡块、黄芪加姜、葱用猪油共炒，再加盐、酒、猴头菌水、少量清汤共煮约1个小时，然后加入猴头菌片煮30分钟，下入小白菜心，菜熟，撒入胡椒粉即可。

功能：益气调经，甘温除热。适用于经行发热（气血虚弱证）。

4. 生地黄粥

原料：生地黄汁约50 mL（或干地黄60 g），粳米60 g，生姜3片。

操作：用新鲜生地黄洗净后切段，榨取其汁备用，或用干地黄煎取药汁备用。先用粳米加水煮粥，煮沸后加入地黄汁和生姜，再煮成稀粥，即可服食。

功能：清热凉血，调经除热。适用于经行发热（肝肾阴虚证）。

[医案选]

陆某，女，34 岁，工人。初诊日期：1987 年 4 月 12 日。

2 年前放置金属节育环，近 1 年来月经后期，月经周期为 50 天左右，经量涩少，有小血块，色深红，唯每临月经期发冷发热，经后有白带，现逢经期第一天，下腹隐痛，查舌质淡红，苔白腻，脉见弦滑，此乃肝气不舒，营卫不和，寒湿不化，藩篱不密，经行寒热。治疗先以调和营卫、固密藩篱之法，而后舒肝解郁、调经和血，以善其后。处方：桂枝 6 g，杭白芍 9 g，当归 9 g，柴胡 9 g，干姜 9 g，醋香附 9 g，姜半夏 6 g，茯苓 9 g，紫苏叶 9 g，防风 4.5 g，白芷 4.5 g，炙甘草 4.5 g，大枣 3 枚。

次诊：服三剂后，全身关节、肌肉不再酸楚疼痛，未再见寒热往来，唯下腹隐痛且有胀感。查舌脉同前，弦意仍重，滑象亦有缓意，按第二步治则立方：醋香附 9 g，乌药 9 g，柴胡 9 g，川芎 9 g，杭白芍 9 g，当归 10 g，熟地黄 9 g，丹参 15 g，青皮 9 g，苏梗 9 g，合欢皮 9 g，白芷 4.5 g。

治疗经过：遵此法月经前、月经期服初诊方 3 至 6 剂，而月经后服次诊方 6 剂，连服 2 个月经周期。1968 年 12 月 9 日随访，未复发。

选自《丛春雨中医妇科经验》，丛春雨著，中医古籍出版社 2002 年出版。

三、经行头痛

[概念]

每值经行前后或正值经期，出现以头痛为主症者，称为"经行头痛"。《张氏医通》中有"每遇经行辄头痛"的记载。

[病因病机]

1.肝火　平素抑郁恚怒，情志不畅，肝郁化火，上扰清窍，阳胜风动，而致经行头痛。

2. 血瘀 多因肝郁气滞，气机不利，血行受阻，或血为寒凝，瘀血内阻，络脉壅滞，清窍不通，不通则头痛。

3. 血虚 平素体弱，或大病久病伤精耗血，血虚不荣于脑，脑失所养，致经行头痛。

［诊断要点］

经行前后或正值经期出现头痛。伴随月经周期性发作，经后痛止。

［鉴别诊断］

经行感冒头痛 经行之时偶感风寒之邪，而致头痛，并伴有发热、恶寒、鼻塞、流涕等表证证候，无周期性。而经行头痛则伴随月经周期而发作，且无表证。

［辨证论治］

（一）辨证要点

经行头痛，有虚实之殊。临床以头痛时间、疼痛性质辨其虚实。大抵实者多痛于经前或经期，且多胀痛或刺痛；虚者，多在经后或行经将净时作疼，头晕隐痛。

（二）治疗原则

本病治疗以调气血、疏壅滞为主，使气血和顺，清窍得养，则痛自止。头为诸阳之会，用药宜用轻清上行之品，不可过用重镇潜藏之剂以重伤阳气。

（三）分证论治

1. 肝火证

【主要证候】经前或经期头部胀痛，口苦烦热，便干溲黄，舌质红，苔薄黄，脉弦数。

【证候分析】肝郁气滞，郁久化火，经行之前，肝火随冲气上逆，上扰清窍，致经前或经期头部胀痛。郁火内扰，则见口苦烦热，便干溲黄。舌脉亦为肝热内盛之象。

【治法】清热平肝息风。

【方药】加减龙胆泻肝汤（《太平惠民和剂局方》）

龙胆草 9 g，黄芩 9 g，炒山栀子 9 g，当归 10 g，生地黄 10 g，生甘草 6 g，柴胡 12 g，钩藤 9 g，白蒺藜 12 g，醋香附 9 g，薄荷$_{后下}$ 4.5 g，芦根 30 g。

2. 血瘀证

【主要证候】经前、经期头部剧痛，经色紫黑有块，舌尖边有瘀点，脉细涩。

【证候分析】瘀血内阻，络脉壅滞，清窍不通，故经期头部剧痛。血瘀胞中，则经色紫黑有块。舌脉亦是瘀血内阻之象。

【治法】化瘀通络。

【方药】加味通窍活血汤（《医林改错》）

赤芍 9 g，川芎 9 g，桃仁 9 g，红花 9 g，老葱寸段 2 枚，生姜 3 片，红枣 3 枚，麝香 0.2 g，黄酒 1 小盅，郁金 9 g，枳壳 9 g，牛膝 9 g。

随症加减：

若小腹疼痛，加延胡索、乌药以理气止痛。

3. 血虚证

【主要证候】经后头痛头晕，心悸眼花，面色萎黄，月经量少色淡，舌质淡胖、苔薄，脉细。

【证候分析】平素气血不足，经行之后精血愈虚，不能上荣于脑，故经后头痛头晕。血不养心则心悸。血虚不营于面，则面色萎黄。舌脉均为精血不足之象。

【治法】养血和络。

【方药】加味四物汤（《太平惠民和剂局方》）

当归 9 g，白芍 9 g，熟地黄 9 g，川芎 9 g，钩藤 9 g，红参 9 g，黄芪 15 g，炒白术 9 g，茯苓 9 g，陈皮 9 g，蒺藜 12 g，炙甘草 9 g，大枣 3 枚。

［中成药］

1. 杞菊地黄丸　补肝益肾，清头明目。适用于经行头痛（阴虚肝旺证）。蜜丸。口服，每次 1～2 丸，每日 2～3 次。淡盐水送服。

2. 八珍丸　益气养血，健脾和胃。适用于经行头痛（气血虚亏证）。蜜丸。口服，每次 1～2 丸，每日 2～3 次。

3. 龙胆泻肝丸　清热凉肝，化湿泻火。适用于经行头痛（肝火上炎证）。水丸。口服，每次 6 g，每日 2～3 次，可用淡龙井茶水送服。

4.正天丸 活血化瘀，止痛通经。适用于经行头痛（血瘀气滞证）。水丸。口服，每次6g，每日2～3次。

[针灸疗法]

1.体针

①血虚证

治则：补气养血。

取穴：风池、太阳、百会、脾俞、肝俞、血海。

手法：上穴均采用补法，留针15～30分钟，轻度刺激。

②肝火证

治则：凉肝泻火。

取穴：太冲、行间、风池、百会、合谷。

手法：上穴均采用泻法，可捻转提插5～15分钟，强度刺激。

③血瘀证

治则：活血化瘀。

取穴：风池、百会、太阳、合谷、阿是穴。

手法：上穴均采用泻法，持续提插捻转5～10分钟。阿是穴可用三棱针放血。

2.头针

取穴：感觉区上1/5，血管舒缩区上1/2。前头痛者加感觉区下2/5，后头痛、头顶痛者不加配穴。

操作：斜刺至头皮帽状腱膜下层或肌层，通电15～20分钟，每日1次。

[食疗调养]

一、食调要点

1.凡属气血虚弱或肝肾阴虚致经行头痛者，宜服食大枣、黑豆、荔枝、龙眼肉、鸡肉、牛肉、龟肉、鳖肉等，以滋补肝肾、补气养血。慎用温燥伤阴、生冷碍脾之物，如生姜、大蒜、羊肉、狗肉等。

2.凡属血瘀或肝火致经行头痛者，宜食清肝泻火或活血化瘀之品，如桑叶、菊花、薄荷、天麻、草决明、山楂、甲珠等品。

二、辨证配膳

1. 天麻鲤鱼羹

原料：天麻 15 g，川芎 9 g，茯苓 9 g，鲜鲤鱼 1 尾（约 1000 g），适量葱、姜。

操作：将川芎、茯苓用清水洗净切片，与天麻一同放入米二泔中，浸泡 4～6 小时，捞出天麻，置米饭上蒸透，切片；再将天麻放入去鳞、腮、内脏之鱼腹中，置盆内，加少量姜、葱、清水，蒸 30 分钟；再按常规方法制作调味羹汤，浇于鱼上即可。

功能：平肝宁神，活血止痛。适用于经行头痛（肝火上炎证）。

2. 补血四味鸡

原料：仔鸡 1 只，生姜 10 g，精盐 6 g，五香粉 1 g，植物油 1000 g，党参 18 g，白术 9 g，当归 9 g，熟地黄 15 g，花椒 10 g，绍酒 50 g，葱头 15 g。

操作：将党参、白术、当归、熟地黄去除灰渣，加工后碾成粉末，备用。将仔鸡去毛、剖腹、去内脏、洗净，备用。将参、术、归、地药末用绍酒及精盐，调匀，抹在鸡身内外，放入碗内，加姜片、葱头、绍酒、五香粉、花椒，用湿棉布封住碗口，用蒸笼蒸透，然后拣去姜、葱、花椒。将锅内油烧至七分热时，把仔鸡放入锅内炸成金黄色，至皮酥后捞出，放入盘中食用。

功能：益气养血，调经止痛。适用于经行头痛（血虚证）。

［医案选］

孙某，女，38 岁，工人。初诊日期：1987 年 5 月 17 日。

婚后生一男一女，做过 2 次人工流产，放置金属节育环 5 年。近 2 年来，每临月经前头痛，至月经期加重，月经后逐渐好转消失，反复发作，中西医治疗效果不明显，患者失去信心。月经提前，烦躁易怒，口苦咽干，两目涩痛，手足心热，头痛以两侧为著，兼有乳房胀痛，此次来诊正逢月经前期，查舌质红，舌边有瘀点，脉见弦滑数。此乃肝阳上亢，水不涵木，经行头痛，治疗首先以育阴潜阳、息风止痛之法。处方：生地黄 15 g，牡丹皮 15 g，杭白芍 24 g，地骨皮 10 g，生石决明[先煎] 30 g，明天麻 9 g，蒺藜 10 g，夏枯草 9 g，钩藤[后下] 9 g，黄芩 9 g，玄参 10 g，生甘草 4.5 g。

次诊：服 3 剂后，头痛有所减轻，但仍疼痛不止，重时伴有呕吐，查舌脉同前，嘱原方继服 6 剂，并白水送服“全蝎粉”，每次 1.5 g，每日 2 次。

三诊：汤剂、粉剂并用，药后痛止，月经净后，唯有头晕、乏力、两目干涩，心烦欲怒，口干，便秘，查舌质红，薄苔，脉见弦细，尺脉弱。系肝肾阴虚、木郁化火之证，拟滋补肝肾、疏郁理气之法。处方：杭白芍 15 g，生地黄 15 g，山茱萸 10 g，地骨皮 10 g，牡丹皮 10 g，黄柏 10 g，知母 10 g，女贞子 10 g，蒺藜 10 g，橘核^捣 15 g，青皮 9 g，醋香附 4.5 g。

治疗经过：连服 12 剂后，诸症减轻，心绪渐稳，情志转佳。嘱每月经前 1 周开始服初诊方，月经期加用"全蝎粉"，月经后服三诊方 10 剂，连续治疗 3 个月经周期；后 3 个月再嘱月经期间单服"全蝎粉"，月经后服六味地黄丸或知柏地黄丸，先后达半年之久。1989 年 12 月 5 日随访，治疗后未复发。

按：经行头痛，以肝肾阴虚为主，水不涵木而发病，治疗以潜镇息风治其标；但肝郁气滞，木郁化火，灼伤阴津为病之根，治疗以滋补肝肾之阴，疏郁理气为治其本。标本兼治，分段论治，而获痊愈。

选自《丛春雨中医妇科经验》，丛春雨著，中医古籍出版社 2002 年出版。

四、经行身痛

［概念］

经行时或行经前后，出现以身体疼痛或手足麻痹为主症者，称"经行身痛"。

［病因病机］

经行身痛的主要病因为气血不和、营卫失调。若气充血沛、营卫和谐，自无疼痛之候。《证治准绳》引《产宝》云："经水者，行气血，通阴阳，以荣于身者也。气血盛，阴阳和，则形体通。或外亏卫气之充养，内乏荣血之灌溉，血气不足，故经候欲行，而身体先痛也。"临床常见病因有血虚、血瘀。

1.血虚 素体血虚，或大病久病之后，气血亏虚。经行之时，阴血下注胞宫，筋脉失养，遂致身痛。

2.血瘀 宿有寒湿稽留经络、关节，经潮时，血气俱虚，寒湿之邪乘虚而作，脉络受阻，血行不畅，瘀阻作痛。

[诊断要点]

经行时或经行前后，出现身体疼痛或手足麻痹。伴随月经而周期性发作。

[鉴别诊断]

1. 经期合并外感身痛　经行身痛，伴随月经周期发作，无外感症状。而外感身痛，则为经期偶感风寒之邪，无周期性，且有恶寒、发热、流涕、脉浮等表证证候。

2. 风湿性关节炎、类风湿性关节炎、神经痛等　该类内科疾病经行期间可偶尔疼痛加重，经后疼痛并不消失。与月经周期无明显关系。

[辨证论治]

1. 血虚证

【主要证候】经行四肢关节疼痛，或遍身肌肉酸痛麻木不适，神疲肢软，经量少、色淡质稀，苔白质淡嫩，脉虚细。

【证候分析】素体血虚，经行之时经血更虚，筋脉失于濡养，故经行身痛麻木，神疲肢软。血虚血海不足，则量少色淡。舌淡，脉虚细，均为营血亏虚之象。

【治法】养血柔筋。

【方药】加味当归补血汤（《内外伤辨惑论》）

黄芪15 g，当归15 g，川芎9 g，杭白芍12 g，熟地黄9 g，桂枝4.5 g，羌活9 g，秦艽9 g，鸡血藤10 g，炙甘草9 g，大枣3枚。

2. 血瘀证

【主要证候】经前肢体乍痛乍止，或痛如针刺，经色紫暗有块，舌暗苔薄白，脉细涩或弦。

【证候分析】内有瘀阻，血行不畅，瘀阻而痛。经前经血未泻，故经前肢体疼痛如刺。瘀阻胞宫，则经血紫暗有块。舌脉均为瘀血内阻之象。

【治法】活血化瘀。

【方药】加味桃红饮（《类证治裁》）

桃仁9 g，红花9 g，川芎9 g，当归9 g，威灵仙9 g，黄芪15 g，桂枝9 g，丹参12 g，桑枝15 g，牛膝9 g，木瓜9 g。

随症加减：

兼寒者，加川乌。

经行不畅，小腹疼痛者，加益母草、延胡索。

[中成药]

1.独活寄生丸　滋补肝肾，舒筋活络。适用于经行身痛（肝肾阴虚证或血虚证）。蜜丸。口服，每次1～2丸，每日2～3次。淡盐水送服。

2.八珍丸　补益气血，健脾养胃。适用于经行身痛（气虚血亏证）。蜜丸。口服，每次1～2丸，每日2～3次。

3.血府逐瘀丸　活血化瘀，通经止痛。适用于经行身痛（血瘀气滞证）。水丸。口服，每次6g，每日2～3次。淡米醋送服。

[针灸疗法]

1.体针

治则：舒筋活络，化瘀止痛。

取穴：肾俞、大肠俞、白环俞、太溪、委中、昆仑、阿是穴。

手法：上穴均采用平补平泻法，得气后可加温针、电针。

2.耳针

取穴：腰骶椎区、神门、肾、皮质下。

操作：毫针中强度刺激，隔日1次，10～15次为1疗程。

3.艾灸

取穴：肾俞、委中、阿是穴。

手法：艾条温和灸10～15分钟，或用隔姜灸1～3壮。每日1～2次。

4.刺络拔罐

取穴：阿是穴。

手法：局部压痛点用皮肤针叩刺出血，加拔火罐。适用于血瘀证经行身痛。

[食疗调养]

一、食疗要点

1.经行身痛－由血虚而成，故补气养血、益肝补肾、荣筋疏络为一体的食品较为多用，如韭菜、香菜、香葱、芹菜、油菜等，其肉食有鳝鱼、蛇肉、羊肉、牛肉等。

2. 经行身痛二由血瘀而成，其膳食宜以清淡为主，除米、面、豆、薯类可摄取外，宜选用新鲜蔬菜、水果为辅，并酌情摄食少许新鲜瘦肉（鸡、鸭、猪、鱼）。禁忌辛辣、腥腻、厚味之物。

二、辨证配膳

1. 黄芪寄生炖蛇肉

原料：黄芪 30 g，蛇肉 500 g，桑寄生 15 g，生姜 10 g，料酒 10 g，胡椒粉 0.2 g，盐 0.6 g，葱段 6 g，猪油 30 g。

操作：将蛇斩去头尾，剥去皮，除去内脏洗净，切成 3 cm 长、1.5 cm 宽的蛇片；生姜刮皮、洗净、切片；黄芪、寄生用冷水洗净去浮灰杂质，再用净冷水浸泡 1 小时。将铁锅烧热，倒入猪油 30 g，油沸后倒入蛇肉片翻炒，烹入料酒，然后再将蛇肉倒入砂锅内，并将浸泡的黄芪、寄生的冷水带药一起倒入砂锅，加入姜片、葱段及盐，文火炖 1 个小时，加入胡椒粉、再拣去葱姜，即可。

功能：益气养血，舒筋通络。适用于经行身痛（血虚证）。

2. 参归黄鳝猪筋汤

原料：黄鳝 650 g，猪筋 60 g，猪脊骨 150 g，党参 30 g，当归 15 g，红枣 6 枚。

操作：将黄鳝劏开，去骨、去内脏，用滚水去血水，切片。猪筋浸发，猪脊骨洗净；党参、当归洗净，红枣去核洗净。全部材料放入水煲内，武火煮滚后，文火煲 3 个小时，再加入少许酒、盐即可。

功能：益气养血，强筋健骨。适用于经行身痛（气虚血亏，肝肾不足证）。

3. 桃仁粳米粥

原料：桃仁 150 g，粳米 200 g。

操作：将桃仁去皮尖，用 2000 mL 清水碾汁，再与淘洗净的粳米同煮成粥。每日早晚各食 1 次，温热服之。

功能：活血化瘀，通经止痛。适用于经行身痛（血瘀证）。

［医案选］

孙某，女，28 岁，已婚。初诊日期：1983 年 4 月 10 日。

主诉：月经来潮时肌肉关节疼痛半年余。现病史：婚后生一男孩，2 年前曾做人工流产。半年多来月经量少，经色紫暗有小血块，经期 2 天，近 2 个月经期不足 1 天，有时点滴而至，月经期全身刺痛，憋胀难忍，心烦焦躁，手足心热，口干喜冷饮，溲黄，大便干结，经后诸症渐平。舌象：舌质暗，舌边有瘀斑，苔薄。脉弦细数，左关弦数有力。中医辨证：人流伤气，气滞血瘀，久瘀化热，经脉阻滞，不通则痛，经行身痛。治疗：行气化瘀，通经止痛。自拟凉血通经止痛汤：生地黄15 g，牡丹皮15 g，丹参30 g，桃仁10 g，红花10 g，赤芍9 g，泽兰9 g，醋香附10 g，羌活9 g，秦艽9 g，柴胡10 g，怀牛膝10 g。并令患者每日以天冬30 g，煎汤代茶，频频服之。

二诊：正逢月经前1周用此汤药6剂后，月经来潮，经量较前明显增多，有小血块，全身肌肉疼痛减轻，但关节仍然疼痛。而手足热轻，口干减，二便渐趋正常。查舌象同前，脉见缓，左关见弦细，脉症相参，说明厥阴气滞、血分瘀热之象大减，但病情仍未控制，须坚持治疗。嘱患者月经后暂不服用汤药，而改为用"山楂90 g，天冬90 g"，共研细粉，每日3次，每次6 g，白水冲服。于月经前1周开始服用"凉血通经止痛汤"直至月经干净为止，约10剂汤药，连续治疗3个月。于1983年10月15日随访其人，近3个月来月经量增多，经期3天，未见全身肌肉关节疼痛。

按：经行血瘀身痛证，多属寒湿之邪乘经期或产后留滞经络关节，寒凝血瘀而发病。然本案却在人工流产后，气滞血瘀，瘀久化热，热滞血瘀而发病，并伴口干喜冷饮、溲黄便干之症，自拟凉血通经止痛汤以其凉血化瘀，通经行滞，而收到调经止痛之效果。然临床用药又先使用天冬煎汤代茶，频服。后用山楂、天冬粉剂冲服。遵原方治疗3个月经周期而病愈。因天冬味甘微辛，性凉，津液浓厚滑润。其色黄兼白，入肺以清燥热，入胃以清实热，故有生津止渴之效，而津液浓滑之性，又可通利二便，流通血脉，畅达经络。《医学衷中参西录》张锡纯最为推崇天冬，他呶咀服天冬品尝，口得人参气味，其气夹其浓滑之津液以流行于周身，而痹之偏于半身者可除，周身之骨得其濡养而骨髓可健，张师独有体会，"天冬之物原外刚内柔也，而以之作药则为柔中含刚，是以痹遇其柔中之刚，则不期开而自开，骨得其柔中之刚，不唯健骨且能健髓也"。故拙治疗经行热瘀身痛一证反复喜用天冬之道理尽在其中。

选自《丛春雨中医妇科经验》，丛春雨著，中医古籍出版社2002年出版。

五、经行泄泻

[概念]

每值经行时大便溏薄，甚则清稀如水，日解数次，经净渐止者，称"经行泄泻"或"经行腹泻"。

[病因病机]

1. 脾虚　脾主运化而统血，若素体脾虚，经行之时，经血下注胞宫，脾虚愈甚，运化失职，水谷之气不能化为精微，反化为湿浊，随脾气下陷而为泄泻。或因脾虚而肝气乘之，因而腹痛即泻。《新锲汪石山医案》云："经行而泄⋯⋯此脾虚也。脾统血属湿，经水将行，脾虚血先流注血海，此脾气既亏，则不能运行其湿。"

2. 肾虚　肾为经水之本，司二便，主开阖。若素体肾虚，命门火衰，当经行之际，肾气愈虚，不能上温脾土而致泄泻。《叶氏女科证治》云："经来之时五更泄泻⋯⋯此乃肾虚。"

[诊断要点]

经前或经期即见大便泄泻，经后渐止。伴随月经而周期性发作。

[鉴别诊断]

1. 经期伤食　经期偶然伤食，引起泄泻，有暴饮暴食或不洁饮食史，常伴腹痛肠鸣，脘腹痞满，嗳腐酸臭，与月经周期无关。

2. 经期感寒泄泻　经期感受寒湿及风寒之邪，侵袭肠胃，泄泻清稀，甚至如水样，腹痛肠鸣，或伴有恶寒发热、鼻塞头痛等症。经行泄泻则伴随月经周期而发作，且无表证。

[辨证论治]

本病以虚证多见，治以健脾、温肾为主，俾脾健肾旺，化湿有权，则泄泻自止。

1. 脾虚证

【主要证候】月经将潮或行经期间，大便溏泄，或水谷不化，脘腹胀痛，神疲肢软，头重目眩，甚至浮肿，面色苍黄，舌淡、苔白腻，脉濡缓。

【证候分析】脾胃之气素虚，行经时健运功能衰减，湿浊下注，故令经行泄泻，腹胀痛。脾虚中阳不运，则面色苍黄，神疲肢软。脾阳不振，湿邪泛滥则浮肿。湿聚中焦，故腹胀。上扰清窍则头重目眩。舌脉均为脾弱湿聚之象。

【治法】健脾渗湿，理气调经。

【方药】加减参苓白术散（《太平惠民和剂局方》）

红参9 g，土炒白术15 g，茯苓10 g，白扁豆9 g，薏苡仁15 g，山药15 g，砂仁4.5 g，陈皮9 g，柴胡4.5 g，补骨脂9 g，干姜9 g，肉桂4.5 g，大枣3枚。

若肝木犯脾，腹痛即泻者，治宜补脾泻肝，药用痛泻要方（《景岳全书》引刘草窗方）：白术、白芍、陈皮、防风。

2. 肾虚证

【主要证候】经前或经期大便溏薄，五更作泻，腰酸腿软，下肢畏冷，舌质淡，苔白滑，脉沉迟。

【证候分析】肾虚命门火衰，经行肾阳愈虚，不能上温于脾，脾失健运，故令经行便溏。午夜为阴盛之时，故发五更作泻。肾主骨、生髓，肾虚则腰酸腿软。阳虚生内寒，故下肢畏冷。舌脉均为肾阳不足之征。

【治法】温肾暖土。

【方药】加味健四汤［即健固汤（《傅青主女科》）合四神丸（《证治准绳》）］

红参9 g，白术15 g，白茯苓9 g，巴戟天15 g，薏苡仁15 g，补骨脂9 g，吴茱萸9 g，肉豆蔻9 g，五味子9 g，大枣3枚，盐小茴香9 g，干姜9 g。

［中成药］

1. 香砂六君子丸 健脾和胃。适用于经行泄泻（脾虚胃弱证）。水丸。口服，每次6 g，每日2～3次。用米汤汁送服。

2. 人参健脾丸 健脾益气。适用于经行泄泻（脾气虚弱证）。蜜丸。口服，每次1～2丸，每日2～3次。用米汤汁送服。

3. 参苓白术散 健脾化湿。适用于经行泄泻（脾湿证）。粉剂。冲服，每次6 g，每日2～3次。用米汤汁送服。

4. 附子理中丸 温补脾肾。适用于经行泄泻（脾肾阳虚证）。蜜丸。口服，每次1～2丸，每日2～3次。用米汤汁送服。

[针灸疗法]

1. 体针

治则：健脾温肾，调经止泄。

取穴：脾俞、肾俞、腰阳关、三阴交、太溪、足三里、肓俞。

手法：上穴均采用补法，施中轻度刺激。

2. 艾灸

取穴：中脘、天枢、气海。

手法：艾条灸，每次 20 分钟，每日 1 次。

[食疗调养]

一、食调要点

1. 经行泄泻是在月经期间发生泄泻，大都与脾虚、肾虚有着直接关系。因而治疗要点当以健脾、温肾为主。而食疗调养以少食、清淡为其重点，尽量减轻脾胃负担，以免纳运受阻，而影响泄泻的康复。应忌食生冷、油腻之物。

2. 脾虚证经行泄泻，宜温中散寒、健脾止泻。可食鲫鱼、姜、红糖、花椒之类。若肾阳虚亏而致经行泄泻，当以温肾扶阳之法。可食荔枝、芡实、补骨脂、猪肾之类。

二、辨证配膳

1. 四神腰花

原料：猪腰子（羊腰子亦可）1 对，补骨脂 9 g，肉豆蔻 9 g，花椒 9 g，大料 9 g，食盐少许。

操作：将猪腰子筋膜、臊腺一并去掉，切块并划细花，备用。用清水洗净补骨脂、肉豆蔻、花椒、大料，然后把全部原料入砂锅，加清水适量，煎煮 30 分钟，放入食盐少许，再煮 15 分钟即可，吃腰花、不喝汤。

功能：温肾扶阳，健脾止泻。适用于经行泄泻（脾肾阳虚证）。

2. 黄芪山药莲子粥

原料：黄芪 90 g，山药 90 g，莲子肉 90 g。

操作：将三味洗净，去浮尘、杂质，共煮粥。

功能：益气健脾，补虚止泻。适用于经行泄泻（脾气虚弱证）。

3. 山药大枣薏苡仁粥

原料：山药、糯米各 30 g，大枣 9 枚，薏苡仁 30 g，红糖 10 g，干姜 3 片。

操作：按其常法共煎作粥，每日分 3 次服下，连续服用 10 天。

功能：健脾养胃，补虚止泻。适用于经行泄泻（脾胃虚弱证）。

[医案选]

史某，女，28 岁，工人。初诊日期：1975 年 6 月 13 日。

每值经行之前，脐腹作胀，胃脘胀痛，不思饮食，经行之时，大便泄泻，每日 2～3 次，唯晨起必便，急迫腹痛下坠，手足不温，面色苍白。月经周期正常，经量少，经色淡。经行之后，腰骶酸痛。查舌质淡红，薄腻苔，舌边有齿痕。脉见沉缓，尺脉不足。证属脾肾阳虚，火不暖土，经行泄泻。治疗以温肾健脾，升火暖土之法。处方：党参 15 g，土炒白术 24 g，茯苓 10 g，炒山药 15 g，炒扁豆 9 g，补骨脂 10 g，淡吴茱萸 6 g，肉豆蔻 9 g，干姜 9 g，盐炒小茴香 9 g，升麻 4.5 g，炙甘草 6 g，大枣 3 枚。

二诊：服上方 6 剂后，大便次数减少，但晨起大便，下腹胀痛，不思五谷，脉舌同前。原方去炒山药、炒扁豆，加炒莱菔子 9 g、山楂 15 g。并嘱患者用盐炒小茴香 40 g、炒热大粒食盐 60 g 热熨脐腹部，用毛巾包好，每晚睡前熨敷 30 分钟，慎防过热烫伤。

三诊：内服和外敷后症状明显好转，食欲开，腹胀轻，大便好转，唯腰骶酸痛，四肢不温，畏寒怕冷，舌质淡红，薄苔，脉见沉缓有力，尺脉仍为不足之象。知其脾土运化已有所恢复，仍肾阳虚惫，动力不足，拟温肾升火，推土运脾之法。处方：党参 15 g，土炒白术 24 g，茯苓 9 g，淫羊藿 30 g，盐浸巴戟天 30 g，仙茅 9 g，盐炒小茴香 9 g，肉豆蔻 9 g，补骨脂 9 g，鹿角霜 15 g，醋香附 4.5 g，炒莱菔子 9 g。

治疗经过：服上方 10 剂后，大便正常，晨起无便意，脐腹不胀痛，腰骶酸痛已基本痊愈，患者精神明显好转，不再乏力倦怠，充满生活乐趣。1976 年 3 月 8 日随访，未复发。

选自《丛春雨中医妇科经验》，丛春雨著，中医古籍出版社 2002 年出版。

六、经行吐衄

[概念]

每当经行前后或正值经潮时，发生吐血、衄血者，称"经行吐衄"，因其似月经倒行逆上，故古称"倒经""逆经"。现代医学又称之为"代偿性月经"。因经行吐衄，常可导致月经减少，甚或渐至不潮。明代李时珍《本草纲目》云："有行经只吐血、衄血，或眼、耳出血者，是谓逆行。"

[病因病机]

本病主要病因病机为血热气逆，经行之时，血注冲任，冲气偏盛，此时潜伏病因更加明显，火热上炎，灼伤血络，经血妄行。如肝热、肺燥、阴虚等皆可导致。

1.肝经郁火 抑郁恚怒，肝气郁滞，郁久化火，气逆火升，迫血上溢。因肝藏血，而冲脉附于肝，经行之时，冲气较盛，随肝气上逆，气逆血升，而致经行吐衄。

2.肺肾阴虚 素体肺肾阴虚，水不制火，虚火上炎，灼肺伤络，络损血溢而致经行吐衄。

[诊断要点]

经行前后，或正值经期，发生吐血、衄血。

伴随月经而周期性发作，经后则止。常伴月经量减少或不行。

临床上以鼻衄最为多见，其他尚可见齿衄、眼衄、咯血等，诊断还应排除鼻部疾患及血液病。

[辨证论治]

1.肝经郁火证

【主要证候】经前、经期吐衄，量多色鲜红，伴胸闷烦躁，两胁胀痛，月经常先期、量少，逐渐闭止。舌红苔黄，脉弦数。

【证候分析】肝经郁火，经前或经期血海之血随冲气、肝火上逆，热伤血络，故见吐衄，量多色鲜，经期亦屡超前，吐衄较多，故经量减少甚至不行。两胁为肝经所布，肝气郁结，则两胁胀痛。肝郁化火，则胸闷烦躁。舌脉亦为肝热内盛之象。

【治法】清肝泄热，降逆止血。

【方药】加减清肝引经汤（《中医妇科学》五版教材）

当归9g，白芍12g，生地黄12g，甘草4.5g，炒栀子9g，黄芩9g，茜草9g，白茅根15g，川牛膝10g，牡丹皮12g，天冬12g，醋香附9g。

2. 肺肾阴虚证

【主要证候】经期吐衄，量少色暗红，咽燥咳嗽，头晕耳鸣，手足心热，月经常先期，量少。舌红少苔，脉细数。

【证候分析】肺肾阴虚，虚火上炎，损伤肺络，血上溢而为吐衄。阴虚内热，则咽燥咳嗽，头晕耳鸣，手足心热，月经先期量少。舌脉均为阴虚内热之象。

【治法】滋阴养肺，凉血止血。

【方药】加减顺经汤（《傅青主女科》）

当归9g，生地黄9g，沙参12g，白芍12g，黑荆芥9g，茯苓9g，牡丹皮12g，牛膝15～30g，天冬15g，黄柏15g，知母10g，地骨皮12g。

［中成药］

1. 龙胆泻肝丸　清肝泻火。适用于经行吐衄（肝郁化火证）。水丸。口服，每次6g，每日2～3次。用淡米醋汁送服。

2. 知柏地黄丸　滋阴补肾，清降相火。适用于经行吐衄（肾阴虚亏，相火妄动证）。蜜丸。口服，每次1～2丸，每日2～3次。淡盐水送服。

3. 大蓟止血片　清热凉血止血。适用于经行吐衄（血热证）。每次2～4片，每日2～3次。用淡米醋汁送服。

［针灸疗法］

1. 体针

①肝经郁火证

治则：疏肝清热，顺经下行。

取穴：大敦、血海、阳陵泉、合谷、气海；衄血加孔最、尺泽；吐血加内庭。

手法：大敦、血海、合谷、阳陵泉、孔最、尺泽、内庭均采用泻法；气海采用平补平泻法。

②肺肾阴虚证

治则：滋阴润肺，引血下行。

取穴：照海、涌泉、列缺、气海、血海、尺泽。

手法：照海、列缺、气海、血海采用平补平泻法；尺泽采用泻法；涌泉采用平补平泻法。

2.耳针

取穴：肾上腺、内分泌、肝、肾、卵巢。

操作：①毫针治疗宜经期每日1次，中等度刺激，留针20～30分钟，经后隔日1次。②埋豆治疗宜每周2次，两耳交替使用。

3.梅花针

取穴：膀胱经背部第一侧线。

操作：由上至下反复叩刺3遍，然后重点叩刺肝俞、肾俞，用较强刺激。经期每日1次。吐衄多者，可每日叩打2次。

4.皮内针

取穴：血海、气海、肝俞。

操作：按皮内针操作方法进行。每次取单侧1～2穴，双侧交替进行。每周2次，夏季治疗时，每日1次。

［食疗调养］

一、食调要点

1.唐容川《血证论》中提示"一止血，二消瘀，三宁血，四补虚"，急则治其标，缓则治其本。对于经行吐衄的食疗调养，亦应借鉴。大凡肝经郁火证，因肝火横逆，载血上越而成。故膳食配制宜用下气降逆之品，如萝卜、竹笋，或柑橘之类的水果。大凡肝肾阴虚证，水不制火，相火妄动，灼伤肺络而成，因而膳食配制宜养阴清热，生津止血，多选清淡、甘寒润燥、益肺滋阴之品。

2.经行吐衄患者应注意少食猪肉、奶酪、黄油等甘腻之品，以防滞邪。凡炸、烤、烙、炙等法制作的食品亦不应食，以免助热生燥，火上浇油。酒及辛辣刺激之物，更须禁忌。

二、辨证配膳

1.西洋参灵芝蒸鸭

原料：鸭1只（约1000 g），西洋参15 g，灵芝15 g，生姜、葱、盐、味精、料酒、胡椒粉、清水各适量。

操作：鸭劏洗干净、切块，鸭肉装入蒸碗内，放入西洋参、灵芝、生姜、葱、料酒、精盐、胡椒粉，注入适量清水，用湿棉纸封住碗口，大火上笼，蒸 3 个小时至鸭肉烂熟即可。取出蒸碗，去棉纸，入味精调味即可。

功能：补肝益肾，滋阴补虚。适用于经行吐衄（肝肾阴虚证）。

2. 西洋菜南北杏瘦肉生鱼汤

原料：西洋菜 500 g，南杏 15 g，北杏 15 g，陈皮 3 g，蜜枣 3 枚，猪瘦肉 120 g，生鱼 1 条。

操作：生鱼去鳞、去鳃，用水冲洗干净鱼身，抹干鱼身，用油煎至鱼身两面成微黄色，以辟腥味。西洋菜、南杏、北杏、陈皮、蜜枣、猪瘦肉用水洗净。南杏、北杏去衣。用适量清水，武火煲至滚，然后放入以上材料，文火续煲 2 个小时，加盐调味，即可饮用。

功能：滋阴生津，金水相生。适用于经行吐衄（肺肾阴虚证）。

3. 沙参玉竹猪肺汤

原料：北沙参 15 g，玉竹 15 g，麦冬 9 g，陈皮 3 g，猪肺 1 具。

操作：将猪肺喉部套入水龙头，灌入清水令猪肺胀大充水，用手挤压令水出。反复不停多次，直到将猪肺洗至白色，再将猪肺切块，放滚水中煮 5 分钟，捞起。将北沙参、玉竹、麦冬、陈皮用水洗净。用适量水，武火煲数滚，然后放入以上原料，文火煲 3 个小时，加入盐调味，即可。

功能：益金克木，清降肝火。适用于经行吐衄（肝经郁火证）。

［医案选］

赵某，女，23 岁，未婚。初诊日期：1972 年 7 月 15 日。

患者近 5 个月来每至月经来潮前两天，出现鼻血且量多、色鲜红，口苦鼻干，气热咽燥，头胀而痛，烦躁易怒，乳房胀痛，夜寐不安，溲黄便结，月经量少，有少量小血块，待月经来潮后鼻血止，经净后不再复发，至下次月经来潮前又见鼻血，几经反复检查，均未见阳性体征，化验检查示血红蛋白正常。查其舌质红，舌根处有薄黄苔，舌中间有光裂之纹。脉见弦数有力，左关明显。中医辨证：平素性情抑郁，志火炽盛，肝司血海，冲脉隶于肝，肝热于冲脉，当经期血海充盈，血海之血随冲气挟肝气上逆而致经行吐衄。临床治疗宜疏肝清热、降逆顺经之法。拟舒肝顺经汤加味：霜桑叶 9 g，代赭石﹝轧细﹞30 g，杭白芍 9 g，生地黄 10 g，牡丹皮 10 g，芦根 30 g，大黄炭 6 g，天冬 10 g，醋香附 9 g，怀牛膝 30 g，玄参 10 g，白茅根 15 g。水煎服，每日 1 剂，早晚分服。并令患者用米醋浸香附 30 g、生三七 30 g，共为细粉，每日 3 次，每次 3 g，淡醋送服，饭后服用。

治疗经过：嘱患者月经前 5 天开始服用汤药直至月经干净为止，约服 10 剂，而在月经后服用粉药，连续治疗 3 个月经周期。

1972 年 12 月 5 日来诊：告之服用 2 个月后经行吐衄未复发，现精神佳，情绪好，唯月经前乳房仍有胀痛，嘱患者继续服用米醋浸香附 30 g，米泔浸橘核 60 g，生三七 15 g。共为细粉，每日 3 次，每次 3 g，饭后白水送服。1973 年 2 月 6 日随访其人，经前乳房胀痛之感亦消失，经行吐衄未复发。诸症悉平。

按：《叶天士女科》论"经不往下行，而从口鼻中出，名曰逆经"，《素问》中病机十九条也提到"诸逆冲上，皆属于火"，本案在于平素抑郁，郁久生热化火，肝火迫血妄行，损伤阳络发病吐衄。拟舒肝顺经汤加味，方中使用代赭石重坠凉血，善镇逆气，以通燥结，是治疗肝火夹冲气上逆，而致倒经之症必用之品，非两许不足以取效。霜桑叶、生地黄、牡丹皮、杭白芍凉血清热止血。唯芦根与玄参相伍，清其阳明胃经之实热，兼得养胃阴之功，缘舌面中央有光裂之纹，知其胃阴亦伤。天冬伍怀牛膝共奏引血下行顺经之义。醋香附畅肝之郁，白茅根滋阴降火，二药相合疏肝降火。然方中妙用大黄炭，止涩之中，兼有清热凉血，祛瘀通滞之功，可推陈致新，引血归经，治疗本病在 9 g 之内，绝无腹痛便泻之副作用，仲景大师治疗吐血、衄血创制泻心汤，治疗血痹虚劳，又创制大黄䗪虫丸，皆用大黄，深得其理。仅知其降逆止血，而不知化瘀去滞，必留后患无穷，大黄炭一味兼得双功。

［临床心得］

经行吐衄，治肝为要。

"经行吐衄"，最初载于清代《医宗金鉴·妇科心法要诀》。《傅青主女科》称之为"经逆"，《叶天士女科》称"逆经"。"倒经"系指月经来潮前一两天或正值经行时或在行经后所发生的周期性口鼻出血的症状。大部分患者伴有经水减少，甚至经闭不行。近人又称之为"代偿性月经"。

"经行吐衄"，主要是血热气逆而成，夫气热则血热而妄行，气逆则血热而上溢。临床所见实证多于虚证，大凡证型有三：①肝郁化火型，多系经前发生吐衄，以衄为主，量多色红，口苦咽干，头昏目眩且有胀痛感，烦躁易怒，情绪激动，夜寐不安，胸胁及乳房胀痛，经来无定期，色红量少，小腹两侧胀痛，溲黄，舌红苔黄，脉弦数。此型正如《傅青主女科》所云："经未行之前一二日忽然腹痛而吐血，人以为火热之极也，谁知是肝气之逆乎，夫肝之性最急，宜顺而不宜逆，顺则气安，逆则气动，血随气为行止，气安则血安，气动则血动。"临床上多见于青壮年妇女。②胃热上逆型，多系经期吐衄，以吐为主，出血量多，色红质稠。余遇一例女工，经期吐衄以面盆接之，众惊不安。还伴有口渴口臭，牙龈肿痛，经血先期，色紫质稠，溲赤便秘，舌红苔黄，脉见洪数有力。多为肝胃郁热，阳明热炽，气逆上冲而发病。临床多见于壮年女子。正如《傅青主女科》所指："但此等吐血与各经之吐血有不同者。盖各经之吐血，由内伤而成；经逆而吐血，乃内溢而激之使然也，其症有绝异，而其气逆则一也。"③阴虚热炽型，多系经后吐衄，量少色红，持续多日为其特征。素体阴虚血弱，虚火无制而上炎，灼伤阴津，血络受损而发病。症见头眩耳鸣，午后潮热，颧赤盗汗，月经量少色红，舌质嫩红，光剥无苔，脉细数无力，临床多见于未婚女子。

盖足厥阴肝经络于阴器，与冲任二脉相通。肝藏血，肝血有余，下注血海，故变化而为月经。肝喜条达，妇人易受精神刺激，肝气郁滞则经血不畅，肝气上逆则经血随冲气而上逆，发为"倒经"，肝郁胃热，灼伤阴津，虚火无制亦可发病。朱丹溪说："血气冲和，万病不生，一有怫郁，诸病生焉。"我在临床上体会到治经肝为先、疏肝经自调，"经行吐衄，治肝为要"的论点是有着重要指导意义的。

"经行吐衄"一病，本着"热者清之""逆者平之"的原则，以清热降逆、引血下行的方法为主，不可误为痨证以治，若以痨证治之，必至肝气愈逆，非痨而反成痨矣，治法宜平肝以顺气，加引血归经之品，肝郁化火型治宜疏肝清热、降逆顺经，拙拟"舒肝降逆汤"，方选霜桑叶、代赭石、杭白芍、生地黄、牡丹皮、制香附、白茅根、怀牛膝等八味药物。吾治"倒经"一例曾重用怀牛膝达 90 g，其效明显。还可用米醋浸香附 12 小时，与生三七共为细粉，每日早晚各服 1.5 g。胃热上逆型治宜清热降逆，仿盐山张锡纯各降逆汤之旨，自拟"清胃降逆汤"，为生赭石、金钗石斛、天冬、杭白芍、芦根、怀牛膝等药物组成，辅以生鸡内金、生三七轧为细粉，每次1.5 g，每日 2 次。阴虚热炽型治宜清热凉血、养阴顺经，方选《傅青主女科》顺经汤加味而成，去沙参改用天冬、怀牛膝、白茅根滋阴降火，顺气调经。我在妇科实践中，常常使用香附，以冀畅肝之郁，疏肝之气，配伍他药犹能发挥良效。但嫌其辛燥，令患家如法炮制，生用米泔汁浸之以制其燥，借其谷气入胃，再令其童便浸泡，炒黑存性，以粉剂冲服，借引血下行兼获止血之功，足见中药妙用，全在于炮制。香附血中气药，女科治病首选，临床运用，体会于中。

临床还需注意，"经行吐衄"一病，药停血止，一次而愈，并非见功。理应耐心治疗，坚持月经前服药，连续治疗三个月，始终不发，追踪观察，方可见效。我此时常令患者粉剂冲服，缓缓收功。

丛春雨.医话二则［J］.中医函授通讯，1987（5）：35-37.

七、经行口糜

［概念］

每值临经或经行时，口舌红肿，溃烂生疮，如期反复发作者，称"经行口糜"，又称"经行口疮"。

［病因病机］

本病多属于心胃之火上炎。因舌为心之苗而居口中，口者，胃之门户。心火上炎，胃热熏蒸，遂发口糜，此为实火；或因肾精不足，虚火上炎而发。

1.阴虚火旺　素体阴虚，经行阴血下注，营阴愈虚，虚火内炽，火性炎上，热乘于心，发为口糜。

2.胃热熏蒸　饮食不节，过食辛辣或膏粱厚味，湿热内蕴，以致胃火炽盛。冲脉隶于阳明，经行冲气偏盛，夹胃热上冲，以致口糜。

［诊断要点］

经前或经行时口舌红肿，糜烂生疮。伴随月经周期而发作，经后渐愈。

［鉴别诊断］

贝赫切特综合征　口唇及舌部、咽部黏膜溃疡、糜烂，同时出现阴唇部溃疡、眼部虹膜睫状体炎和前房积脓，经久不愈，与月经周期无关，属免疫系统疾患。经行口糜常于经后自愈，于下次经前又复发，多次反复。

［辨证论治］

临证时必须详辨虚实。实则清热泻火，虚则养阴清热，火则自平。

1. 阴虚火旺证

【主要证候】经期口舌糜烂，五心烦热，尿少色黄，舌红少苔，脉细数。

【证候分析】阴虚火旺，经行营阴愈虚，虚火上炎，热乘于心，故经期口舌糜烂。阴虚生内热，则五心烦热，尿少色黄。舌脉均为阴虚火旺之象。

【治法】滋阴降火。

【方药】加减玉赤饮［即玉女煎（《景岳全书》）合导赤散（《小儿药证直诀》）］

生石膏15g，麦冬9g，知母9g，牛膝9g，生地黄15g，竹叶4.5g，生甘草9g，金银花15g，连翘9g，玄参15g，芦根30g，黄芩9g。

2. 胃热熏蒸证

【主要证候】经行唇口糜烂，生疮，口臭口干，大便秘结，舌红、苔黄厚而腻，脉滑数。

【证候分析】饮食不节，湿热内蕴，胃火炽盛。经行冲气偏盛，夹胃热上冲，致唇口糜烂，生疮，口臭口干。热伤津液，则大便秘结。舌脉均为湿热内蕴之象。

【治法】苦寒泄热。

【方药】加味凉膈散（《太平惠民和剂局方》）

炒大黄6～9g，朴硝6g，生甘草9g，山栀子9g，薄荷叶4.5g，黄芩9g，连翘9g，芦根30g，玄参15g，知母9g，黄柏9g，赤芍9g。

［中成药］

1. 冰硼散 清热解毒，疗疮止痛。适用于经行口糜（胃热熏蒸证）。外用。少量敷患处。

2. 清胃黄连丸 清泻胃火，苦寒清心。适用于经行口糜（心胃蕴热证）。水丸。口服，每次6丸，每日2～3次。

3. 知柏地黄丸 滋阴降火，补肝益肾。适用于经行口糜（肝肾阴虚证）。蜜丸。口服，每次1～2丸，每日2～3次。淡盐水送服。

［针灸疗法］

治则：清热泻火，疗疮止痛。

取穴：太冲、公孙、内庭、内关、人迎。

手法：上穴均采用泻法，强刺激；或用三棱针刺各穴，出血 1～2 滴。

［食疗调养］

一、食调要点

1. 经行口糜忌食辣椒、葱、姜等辛温升阳之品，以免助火上炎，影响愈合。炙煿之品更助热生燥，而且质地坚硬，易刺激口疮疼痛难忍，使病情加重，故亦应禁食。

2. 经行口糜饮食均宜清淡，鸡、鱼、瘦肉补虚味美，虚火适宜，实火当忌。蛋、奶可补虚适用。蔬菜、水果清热生津，各证均宜。

二、辨证配膳

1. 白菜豆腐粉丝汤

原料：白菜仔（嫩小白菜）120 g，豆腐 2 块（300 g），粉丝 30 g，生姜 2 片。

操作：白菜仔用清水洗净，切去根，粉丝用水浸透，使其变软，切段。豆腐用水洗净。生姜刮皮、洗净、切片。用适量水，武火煲至滚，后放入白菜仔、豆腐、生姜，候水再滚，用文火续滚约 20 分钟，再加入粉丝滚片刻，加入少许盐调味，即可。

功能：清热消炎，养阴生津。适用于经行口糜（阴虚火旺证）。

2. 洋参生地黄柿饼汤

原料：生地黄 30 g，西洋参 15 g，柿饼 3 个，蜜枣 3 枚。

操作：将生地黄、西洋参、蜜枣、柿饼分别用清水洗净，去掉浮尘、杂质。在煲中注入适量清水，放入全部原料，武火煲滚，文火煲 2 个小时，加入冰糖一小块，即可。

功能：清热润燥，养阴生津。适用于经行口糜（肺胃蕴热证）。

3. 竹叶石膏粥

原料：淡竹叶 15 g（或鲜竹叶 30 g），生石膏 30 g，粳米 60 g，冰糖适量。

操作：先煎竹叶、石膏，去渣取汁，后下米煮作粥，候熟，入冰糖待溶后即可。

功能：清降胃火，解毒消疮。适用于经行口糜（胃热熏蒸证）。

［医案选］

王某，女，38 岁，某市区银行职员。初诊日期：1985 年 7 月 13 日。

主诉：每逢经前、经期口渴喜饮，口腔及舌面溃疡，便秘 2 年余。现病史：患者每次月经提前 3 天，经色红、量中等。唯月经前 3 天开始至月经期大约一周即出现乳房胀痛，心烦易怒，情绪激动，身热气粗，口苦咽干，口渴喜凉饮，口腔溃疡，大便秘结，然口渴等症每至经净后自行消失，待下次月经前复发，此病经多方治疗不愈。末次月经为 6 月 18 日。曾多次妇科检查无异常发现。化验检查尿糖、血糖均正常。西医诊断：经前期紧张综合征。舌质红，边暗，中见黄薄苔，脉弦数。中医辨证：肝气郁滞，阳明胃热。热伏冲任，经行口渴，经行口糜。治疗原则：疏肝、清胃、降逆、凉血、调经、止渴。处方：生地黄^{酒炒}15 g，杭白芍^{酒炒}15 g，醋香附 9 g，刺蒺藜 9 g，麦冬 15 g，芦根 30 g，酒大黄 6 g，盐黄柏 4.5 g，牡丹皮 10 g，五味子 9 g。水煎服。连服 10 剂后，此次经量中等、色红，前胸乳胀轻，经前、经期口渴减，由治疗前每日饮 2 瓶 5 磅暖水瓶水减为 1 瓶，口腔溃疡渐愈，但便秘仍未解除。

二诊（1985 年 7 月 27 日）：查舌质红，苔微黄，脉弦细。拟月经后嘱患者口服四制香附丸，每日 2 次，每次 6 g，白开水送服。并告患者 8 月、9 月待月经来潮之前再服初诊时处方，加黑玄参 15 g，每次连服 9 剂。于 1986 年 7 月 25 日随访，经行口渴一病已愈，未复发。

按：此系肝郁胃热，热扰冲任而致经行口渴、口糜之症；临床上拙拟"经期止渴消糜汤"，选生地黄、杭芍、牡丹皮甘寒养阴，滋水涵木，佐醋香附、刺蒺藜疏郁理气除胀，麦冬、芦根清阳明胃热，酒制大黄除清血中伏热外，另有降胃肠热实以通燥结之用。元·李东垣《用药法象》说："黄柏泻伏火，救肾水，治冲脉气逆。"此方以盐黄柏与五味子相配伍，则有生津液，救肾水，平相火之功效。连续坚持 3 个月在月经前与月经期进行治疗而获愈。

在治疗过程中不因经前、经期口渴一症有所好转而松懈治疗，嘱患者在月经后坚持口服"四制香附丸"以善其后。香附，气药也，辛而暴，治妇人之要药。香附行气开郁，又能行滞气中的滞血，气行则血亦行。四制香附丸首先将香附用米泔浸入，制其暴烈之性，借谷气以入胃；二用酒炒之，借酒通血脉，周行一身，通利三焦；三用醋炒，曲直作酸，入足厥阴肝经；四用童便，童便咸寒，为下焦之药，引入阴分，潜纳相火。只要按法炮制，坚持治疗，一定会收到良好的效果。

选自《丛春雨中医妇科经验》，丛春雨著，中医古籍出版社 2002 年出版。

八、经行风疹块

[概念]

每值临经或经行期间，全身皮肤突起疹块，块型大小不一，瘙痒异常，融化成片，经净渐退者，称"经行风疹块"，又称"经行瘾疹"。

[病因病机]

本病多为风邪袭于血分为患，主因有血虚和风热，当经行之际，乘虚而发。

1.血虚　因多产失血，或久病失养，营血不足，经行阴血更虚，生风化燥，遂生风疹块。

2.风热　素体阳盛，或过嗜辛辣之品，血分蕴热，经行时血气俱虚，风邪乘虚袭入，与热相搏，遂发风疹。

[诊断要点]

经临或经行期间，身起风疹块。伴随月经而发，经后渐退。

[鉴别诊断]

因药物、食物过敏及其他物理、化学因素刺激而诱发皮肤起疹块者，与月经周期变化无关。

[辨证论治]

治疗上以疏风为主，但切忌辛温香燥之品，以免劫津伤阴，并忌食鱼虾之物。

1.血虚证

【主要证候】每值经行，肢体瘾疹瘙痒，入夜痒甚，难以入寐，舌淡苔薄，脉细数。

【证候分析】血虚营阴不足，经行阴血愈虚，生风化燥，故经行瘾疹瘙痒。夜晚属阴，阴血亏虚则入夜痒甚，难以入寐。舌脉为血虚之象。

【治法】养血，祛风，止痒。

【方药】加减当归饮子（《外科正宗》）

当归9g，白芍12g，生地黄12g，防风6g，黄芪15g，甘草9g，白蒺藜9g，苍耳子9g，白芷6g，天花粉9g，牡丹皮9g，赤芍9g。

随症加减：

若兼表虚，卫阳不固者，症见汗出恶风，遇风则瘾疹易现，苔薄，脉弦数。治宜益气固表，方选玉屏风散（《世医得效方》）加黑豆、炒牛蒡子以止痒。方药：黄芪15g，白术15g，防风9g，黑豆12g，牛蒡子9g。

2. 风热证

【主要证候】经行肌肤丘疹红晕瘙痒，感风遇热瘙痒尤甚，心烦口干，便结尿黄，苔薄黄，脉弦数。

【证候分析】血分蕴热，经行风邪乘虚而入，与热相搏，故见肌肤丘疹瘙痒，感风遇热瘙痒尤甚。风热之邪内扰，则心烦，热伤津液，则口干便结，苔黄，脉弦数，亦为风热内盛之象。

【治法】疏风，清热，止痒。

【方药】自拟清热止痒饮

生地黄10g，地骨皮10g，牡丹皮10g，赤芍9g，紫草9g，苍耳子10g，蒺藜10g，黄芩9g，炒栀子9g，芦根30g，醋香附9g，生甘草4.5g。

[中成药]

1. 乌蛇止痒丸　疏风清热，和血止痒。适用于经行风疹块（血虚证）。水丸。口服，每次6～9g，每日2～3次。

2. 消风止痒冲剂　清热疏风止痒。适用于经行风疹块（风热证）。冲剂。口服，每次15～30g，每日2次，早晚分服。

[针灸疗法]

1. 体针

治则：清热，疏风，止痒。

取穴：曲池、合谷、天井、风市、血海、膈俞。

手法：上穴均采用泻法或平补平泻法，中强度刺激。

2. 耳针

取穴：神门、肺、肾上腺、内分泌、枕、荨麻疹点。

操作：针刺，每选 2～3 穴，留针 30 分钟。埋针 1～7 日 1 次，埋豆 1 周 1 次。

3. 刺络放血

取穴：双耳尖、双中指尖、双足二趾尖。

操作：消毒皮肤，用三棱针点刺，放血少许，3 日 1 次。

［食疗调养］

一、食调要点

1. 经行风疹块，应尽量避免食入腥发动风及辛辣厚味之品，如鱼、虾、蟹、羊肉、狗肉、葱、蒜、辣椒、韭菜、酒等。

2. 经行风疹块，瘙痒严重者，宜食清淡之素食，如白菜、菠菜、土豆、豆腐、油菜等。

3. 经行风疹块，瘙痒入夜尤甚，伴心绪烦躁者，宜选用安神悦脾之品，如莲子、百合、枣仁、木瓜、橙等。

二、辨证配膳

1. 粉葛芥菜瘦肉汤

原料：芥菜仔 250 g，粉葛 500 g，南杏 15 g，北杏 15 g，生姜 3 片，猪瘦肉 250 g。

操作：将芥菜仔用水洗净，切段。粉葛撕去皮筋，用水洗净，切厚块。南杏、北杏去衣，用水洗净。生姜刮皮、洗净、切片。猪瘦肉用水洗净。在煲中注入适量水，武火煲至水滚，再放入全部原料，用文火继续煲约 3 个小时，再加入少许盐调味，即可。

功能：清热疏风，生津止痒。适用于经行风疹块（风热证）。

2. 生麦芽山楂蒺藜瘦肉汤

原料：生麦芽 30 g，山楂肉 30 g，白蒺藜 15 g，灯心花 5 枚，陈皮 3 g，猪瘦肉 120 g。

操作：生麦芽、山楂肉、白蒺藜、灯心花、陈皮、猪瘦肉用水分别洗净。在煲中注入适量水，武火煲至滚，放入以上原料，用文火续煲 1 个小时，加盐调味，即可。

功能：活血养血，祛瘀止痒。适用于经行风疹块（血虚夹瘀证）。

3. 藤花冰糖饮

原料：首乌藤 120 g，金银花 120 g，冰糖 1 块。

操作：首乌藤、金银花分别用清水洗净，共置煲内，加水 8 碗，煲至出味，出味后去渣，将 1/3 留在煲内，加冰糖待溶后即可。余 2/3 不加糖可擦洗患处。

功能：清热止痒，通心安神。适用于经行风疹块之入夜瘙痒，夜不能寐等症。

[医案选]

郭某，女，24 岁，已婚。初诊日期：1968 年 7 月 3 日。

主诉：每至月经来潮之时，上下肢外侧暴露部位出现白色皮疹，畏寒怕冷，外出遇风尤甚，入夜更痒，搔甚则变红，至出血方可停手，红疹成片高出皮肤，终夜难以入寐，全身乏力气短，经行量少、色淡红不鲜。舌质淡红，薄白苔，脉见沉缓无力。中医辨证：阳气虚惫，藩篱不密，营血不和，经行风疹。治疗宜扶阳补虚，调经和血，止痒祛风。自拟止痒无忧汤加味：黄芪 15 g，桂枝 9 g，杭白芍 10 g，川芎 9 g，当归 15 g，熟地黄 9 g，苍耳子 10 g，蒺藜 10 g，防风 9 g，白芷 9 g，乌蛸蛇 6 g，生姜 3 片，炙甘草 6 g，大枣 3 枚，6 剂，每日 1 剂。

二诊：药后痒疹大减，但入夜仍痒，时轻时重，畏寒恶风减，经量较前增加，脉见匀缓较前应指有力，薄白苔减，知其阳虚得扶，藩篱得固，唯营血欠和。原方加丹参 15 g、紫草 10 g，去防风、白芷，再服 6 剂。

三诊：痒疹基本消失，但皮肤干燥少津，嘱患者下次月经前 3 天服用 3 剂止痒无忧汤加何首乌 30 g，另服乌蛸蛇粉，每次 1.5 g，饭后甘草水送服，连续治疗 3 个月经周期，并嘱在月经期忌食鱼虾腥辣之物。于 1969 年 1 月 10 日随访，治疗后 3 个多月未复发。

按：中医所谓的"风疹块""瘾疹"，均属荨麻疹。而"经行风疹块"悉因经血下至，肌腠空虚，风邪外袭，营血失和，郁于肌表而发。临床辨证要注意：其疹发在上下肢体暴露部位多属阳；隐蔽部位多属阴；背部、上肢属阳；腹部、下肢属阴；皮疹或疹块由白色变红则属阳、属气分之病；皮疹或疹块由红变紫，或紫暗不鲜则属阴、属血分之病；恶风痒甚或昼痒夜轻，多属于阳、属气分之病；若喜凉怕热，昼轻夜重多属阴、属血分之病。拙拟"止痒无忧汤"治疗荨麻疹经验曾于 1965 年初发表在《哈尔滨中医》第 1 期上。方子为黄芪桂枝汤与四物汤化裁而成，用黄芪桂枝汤扶阳补虚以填肌腠之空虚，用四物汤以和营血，再加上止痒消疹祛风之品。本案连续 3 诊而达到止痒消疹调经之目的。治疗中用的乌蛸蛇（为除去内脏的干燥之品），性味甘平，无毒，其功效与白花蛇相近而药力较缓，除汤剂应用外，多喜炒后研成细末，用甘草水送服，每次 1.5 g。风疹块严重者可用至 3 g，每日 2～3次。如果风疹块高出皮肤还可与白蒺藜（文火炒后），共研细粉，每次 3 g，每日 3 次，饭后送服。其理在于乌蛸蛇有内走脏腑、外彻皮肤、无处不到、透骨搜风、劫惊定搐之特性，是治疗风痹、惊搐、癫痫、恶疮之要药。

选自《丛春雨中医妇科经验》，丛春雨著，中医古籍出版社 2002 年出版。

九、经行眩晕

［概念］

每逢经行前后，或正值经期，出现头目眩晕，视物昏花，并伴随月经周期发作者，称为"经行眩晕"。

［病因病机］

1.血虚　素体血虚，或大病久病之后，阴血不足，正值经期，阴血注胞，血不荣脑，而致眩晕。

2.阴虚阳亢　素体血亏，经期阴血更显不足，肝失所养，肝阳偏旺，上扰清空，而致眩晕。

3.脾虚夹痰　素体脾虚，运化失常，痰湿内生，上蒙清窍，清阳不升，而致眩晕。

［诊断要点］

每值行经前或正值经期后头目眩晕，经净渐止。伴随月经而周期性发作者。

［鉴别诊断］

通过典型病史及有关检查与梅尼埃病、高血压、低血压及颅脑疾病相鉴别。

[辨证论治]

1. 血虚证

【主要证候】经期或经后头目眩晕，心悸失眠，面色无华，舌淡苔薄，脉虚细。

【证候分析】素体血虚，经期阴血注胞，血不荣脑，故令头目眩晕。血不养心，即心悸失眠。血不荣面，则面色无华。舌脉亦为血虚之象。

【治法】健脾养血。

【方药】首乌黄芪八珍汤

党参 10 g，白术 12 g，白芍 10 g，茯苓 9 g，当归 10 g，熟地黄 10 g，川芎 9 g，炙甘草 9 g，首乌 15 g，黄芪 15 g，浮小麦 30 g，大枣 3 枚。

2. 阴虚阳亢证

【主要证候】经行或经后头晕目眩，烦躁易怒，失眠，大便秘结，口干咽燥，舌红少苔，脉弦。

【证候分析】阴血亏虚，经期阴血更显不足，肝失所养，肝阳偏旺，上扰清窍，故经行或经后头晕目眩。阴不敛阳，则烦躁失眠。阴虚内热伤津，则大便秘结，口干咽燥。舌脉均为阴虚肝旺之象。

【治法】滋阴潜阳。

【方药】加减杞菊地黄丸（《医级》）

生地黄 15 g，山药 10 g，山茱萸 10 g，牡丹皮 10 g，泽泻 9 g，枸杞子 9 g，茯苓 9 g，菊花 9 g，钩藤 9 g，白蒺藜 12 g，明天麻 9 g，生石决明^{先煎} 15 g。

3. 脾虚夹湿证

【主要证候】经行眩晕，浮肿尿少，胸闷，口腻多痰，形寒肢冷，舌淡苔薄或腻，脉细。

【证候分析】脾虚运化失司，痰湿内生，致清阳不升，而经行眩晕。水湿积于胸脘肌肤，则浮肿尿少，胸闷多痰。痰湿阻遏阳气，故形寒肢冷。舌脉亦为脾虚之象。

【治法】温阳健脾，化痰降浊。

【方药】自拟半夏苍术天麻饮

法半夏 9 g，天麻 9 g，陈皮 12 g，苍术 15 g，薏苡仁 15 g，远志 9 g，石菖蒲 9 g，郁金 9 g，通草 1.2 g，茯苓 12 g，生姜 3 片，大枣 3 枚。

［中成药］

1. 八珍丸 益气养血。适用于经行眩晕（气血虚弱证）。水丸。口服，每次 6 g，每日 2～3 次。

2. 杞菊地黄丸 补肝益肾，滋水涵木。适用于经行眩晕（阴虚阳亢证）。蜜丸。口服，每次 1～2 丸，每日 2～3 次。淡盐水送服。

3. 正天丸 化瘀舒络，清火止痛。适用于经行眩晕（血瘀证）。水丸。口服，每次 6 g，每日 2～3 次。

［针灸疗法］

1. 体针

①血虚证

治则：益气养血。

取穴：风池、太阳、百会、脾俞、肝俞、血海。

手法：上穴均采用补法，留针 15～30 分钟，轻度刺激。

②阳亢证

治则：育阴潜阳。

取穴：太冲、行间、风池、百会、合谷。

手法：上穴均采用泻法，捻转提插 5～15 分钟，强度刺激。

③脾虚夹湿证

治则：化湿涤痰。

取穴：中脘、解溪、内关、足三里。

手法：上穴均采用泻法，中度刺激。

2. 耳针

取穴：额、枕、太阳、皮质下、耳尖、神门。

操作：每次选 1～2 穴，双侧耳穴用毫针刺激，留针 30 分钟，每日或隔日 1 次。

3. 皮肤针

取穴：后颈、腰、骶、头部、风池、内关、太阳、足三里、小腿内侧。

操作：中度刺激。待眩晕症状消除后叩打脊柱两侧，重点叩打后颈、腰骶等处。

4. 头针

取穴：感觉区上 1/5，血管舒缩区上 1/2，前头痛者加感觉区下 2/5，后头痛、头顶痛者不加配穴。

操作：针刺至头皮帽状腱膜下层或肌层通电 15 ～ 20 分钟，每日 1 次。

［食疗调养］

一、食调要点

1. 气血虚弱证经行眩晕，应多食甘温益气或血肉有情之品以滋补之。

2. 阴虚阳亢证经行眩晕，应注意食用四低饮食，即低糖、低盐、低胆固醇、低脂肪食品。应多食含维生素的食物，如新鲜蔬菜、水果、豆类及豆制品或奶制品。

3. 脾虚夹湿证经行眩晕，宜食清淡易消化之品，忌食油腻、黏滞、燥热、甘甜厚味之品，以免化湿、生痰、生热之弊。

二、辨证配膳

1. 口蘑青菜龙井青茶鸡丝

原料：鸡脯肉 100 g，龙井青茶 15 g，植物油 250 g，口蘑、蛋清、团粉、料酒、精盐各适量，青菜 1 束。

操作：将鸡脯肉切成 2 寸细丝，加料酒、精盐，放蛋清、团粉浆好。旺火坐锅，放植物油烧热，倒入鸡丝用筷子划开，见鸡丝变白色即捞出；取龙井青茶用沸水冲泡展开，漏去茶水，把茶叶铺满盘底；再将鸡丝放入沸汤一滚，捞出置茶叶之上，口蘑、青菜切丝经沸汤一滚即捞出，放于鸡丝茶叶之上即可，与鸡丝茶叶一起食用。

功能：益气补虚，清头明目。适用于经行眩晕（血虚气亏证）。

2. 首乌木耳炒猪肝

原料：猪肝 250 g，水发木耳 30 g，料酒、醋、盐、淀粉、酱油、葱、姜、蒜、食油各适量。

操作：将首乌放入砂锅内用水煎，取药液 50 mL，用其一多半，加淀粉、醋、盐、料酒、酱油拌匀，兑成汁。将猪肝剔去筋，洗净切成片，加首乌汁和盐、淀粉拌匀，葱、姜、蒜切片。砂锅内放食油烧热，下葱、姜、蒜片炝锅，倒入猪肝片翻炒几下，下入木耳，再翻炒，最后倒入汁沟芡，熟后起锅，即可。

功能：补肝益肾，育阴潜阳。适用于经行眩晕（阴虚阳亢证）。

3. 杏贝白果鹧鸪瘦肉汤

原料：南杏 15 g，北杏 15 g，白果 10 粒，川贝母 9 g，陈皮 9 g，茯苓

9 g，鹧鸪 1 只，瘦猪肉 120 g，生姜 3 片。

操作：鹧鸪劏洗净，去毛和内脏。白果去壳，用滚水去皮心，再用水洗净。南杏、北杏分别去衣，用水洗净。川贝母、陈皮、茯苓用水洗净。瘦肉和生姜用水洗净。用适量水，武火煲至滚，然后放入全部材料，候水再滚，用文火煲约 3 个小时，加少许盐调味，即可佐餐饮用。

功能：运脾化湿，涤痰开窍。适用于经行眩晕（脾虚夹湿证）。

［医案选］

石某，女，40 岁，已婚。初诊日期：1979 年 3 月 20 日。

患者近 4 个月来每至月经期经行量少，色红，头目眩晕，头两侧胀痛及耳，眼睛干涩胀痛，乳房胀痛，手足心热，口苦咽干，大便燥结，而月经后渐趋好转，待下次月经来潮又复发，查其血压 130/90 mmHg，眼底检查正常。适逢月经来潮就医，查其舌质红，少苔，脉见弦细数，尺脉弱不应指。辨证：肝肾不足，经血亏少，阴虚于下，阳亢于上，阴不敛阳，经行眩晕。治疗宜滋阴潜阳，柔肝清肝。自拟滋阴清肝汤：生地黄 15 g，杭白芍 15 g，牡丹皮 10 g，山茱萸 10 g，刺蒺藜 12 g，天麻 10 g，生石决明^{先煎}30 g，钩藤^{后下}9 g，夏枯草 10 g，黄芩 9 g，醋香附 9 g，薄荷^{后下}4.5 g。凉水泡，1 剂 2 煎，取 160 mL，分早晚 2 次温服，连服 6 剂。

复诊：服药后经血量多、色鲜红，头目眩晕及头两侧胀痛大为减轻，但两目仍有干涩感，余症均有好转。查血压为 130/84 mmHg，视舌有薄苔，脉见弦细有力，尺脉应指。知其肝阳得镇，肾水得填。但病程较久，仍遵前法，在月经前半月余服药 15 剂，月经期停药，连续治疗 2 个月经周期，于1979 年 8 月 10 日随访，经行眩晕亦愈。但两目视物看报时间一长仍有酸胀感，这提示仍有肾水虚亏之征，遂令淡盐水送服杞菊地黄丸 2 月余，半年后随访告之，双目胀感消失。

按：早在宋代《陈素庵妇科补解》中就有"经行头重目暗"之记载，根据"目得血而能视""肝开窍于目""目者，五脏六腑之精也""肝肾阴虚，不能上荣于目"的论证，本案采取柔肝清木、滋阴调经之法，自拟"滋阴清肝汤"坚持经前治疗，并用杞菊地黄丸以善其后，收到肝阳得潜、肾水得济、阴精得充之效果。

选自《丛春雨中医妇科经验》，丛春雨著，中医古籍出版社 2002 年出版。

十、经行浮肿

[概念]

当经行前后或正值经期，出现以四肢、面目浮肿为主，称"经行浮肿"，亦称"经来遍身浮肿"。

[病因病机]

本病的发生与脾肾两脏密切相关。脾主运化，肾主开阖，二者功能失常，水湿泛滥，遂发浮肿。

1.脾肾阳虚 素体脾肾阳虚，脾虚运化失常，肾脏开阖不利，水湿蕴聚，泛滥横溢，流于肌肤，导致经行浮肿。《叶氏女科证治》云："经来遍身浮肿，此乃脾土不能克化水，变为肿。"

2.气滞血瘀 情志抑郁，或经行不畅，气机不利，血行受阻，气机升降失司，不得通调水道，水湿蕴阻不化，滞而为胀。

[诊断要点]

每值经期或经行前后，出现四肢及面目肿胀，经后自愈者，即可诊断为经行浮肿。检查尿常规无明显异常。

[鉴别诊断]

1.内科心、肝、肾功能异常所致浮肿 尿常规异常，其他化验检查有相应改变，浮肿可在经期加重，但月经过后浮肿并不消失，且有全身症状。

2.营养不良性浮肿 有低蛋白血症，血清蛋白低于正常，经期浮肿加重，经后浮肿并不消失。

[辨证论治]

1.脾肾阳虚证

【主要证候】经行或经后面目虚浮，四肢肿胀，按之没指，神疲纳少，大便溏薄，舌淡胖，苔白腻，脉濡缓。

【证候分析】脾肾阳虚，水湿蕴聚，经行之时阴血注于冲任，气随血下，脾气愈虚；或阴盛于下，有碍肾阳敷布，不能化气行水，水湿泛于肌肤，故见面浮肢肿。脾肾气弱，故神疲纳少。脾虚不运，肾虚不能温煦脾阳，故见大便溏薄。舌脉均为阳虚有湿之象。

【治法】温肾化气，健脾行水。

【方药】加减济生肾气丸（《金匮要略》）

制附子^{先煎}3 g，肉桂9 g，熟地黄10 g，山药15 g，泽泻9 g，茯苓9 g，牡丹皮9 g，淫羊藿15 g，巴戟天15 g，补骨脂9 g，吴茱萸4.5 g，肉豆蔻9 g，干姜9 g。

2. 气滞血瘀证

【主要证候】经前面目及肢体肿胀，经行不爽，胸胁胀闷，舌暗苔薄，脉弦细或涩。

【证候分析】情志抑郁，气滞血瘀，气机升降失调，不能通调水道。经前经水未泄，故见面目肢体肿胀，气滞血瘀，则经行不畅。湿阻胸胁，气机不利，则见胸胁胀闷。舌暗苔薄，脉弦或涩，亦为气滞湿阻之象。

【治法】理气行滞，养血调经。

【方药】柴胡青囊四物汤

当归9 g，赤芍9 g，川芎9 g，熟地黄9 g，醋香附12 g，台乌药12 g，柴胡12 g，苍术9 g，茯苓9 g，薏苡仁15 g，陈皮10 g，通草1.2 g。

随症加减：

纳呆者，加砂仁。

肿胀甚者，加大腹皮、青皮。

经行不畅者，加益母草。

[中成药]

1. 济坤丸　活血行气，消肿利水。适用于经行浮肿（气滞血瘀证）。水丸。口服，每次6 g，每日2～3次。

2. 济生肾气丸　温肾扶阳，化气行水。适用于经行浮肿（肾阳虚亏证）。蜜丸。口服，每次1～2丸，每日2～3次。淡盐水送服。

3. 五苓丸　温阳利水，运脾化湿。适用于经行浮肿（脾虚湿滞证）。水丸。口服，每次6 g，每日2次。

[针灸疗法]

1. 体针

治则：健脾益肾，消肿利水。

取穴：肾俞、脾俞、大肠俞、小肠俞、关元、气海、三阴交、足三里、阴陵泉。

手法：上穴均采用补法。每次取穴3～4个，宜中轻度刺激。

2.耳针

取穴：肾、脾、神门、皮质下、内分泌。

操作：每次取2～3穴埋针，1周后更换。每天患者自行按摩埋针处。

［食疗调养］

一、食调要点

1.对经行浮肿尿少的患者，一般应减少钾的摄入，限制含钾丰富的食物，如橘子、香蕉、菠菜、油菜、土豆、菜花等。宜食含钾低的食物，如鸡蛋、皮蛋、南瓜、西瓜、葡萄、苹果等。

2.经行浮肿的患者，饮食宜清淡、易消化而又有丰富营养。忌食辛辣刺激，生冷油腻及烟酒。

3.对脾肾阳虚证，在运脾温肾的前提下，不可一味滋补，亦应注意扶正勿恋邪。对气滞血瘀证，在活血行气的前提下，不可一味祛邪，亦应注意祛邪勿伤正。

二、辨证配膳

1.玉米须蚌肉汤

原料：玉米须60 g，蚌肉200 g。

操作：若在泥塘取回的蚌，要用清水养1～2天（勤换水），待去净蚌肉内污物后再用。将玉米须、蚌肉用清水冲洗干净，放入锅内煮汤，用文火炖2个小时，加入少许盐调味，即可。

功能：运脾化湿，温阳行水。适用于经行浮肿之脾肾阳虚证（以脾阳虚亏为主）。

2.枸杞子大枣煮鸡蛋

原料：枸杞子30 g，大枣6枚，鸡蛋2个。

操作：将枸杞子、大枣、鸡蛋用清水洗净，放入锅内同煮，鸡蛋熟后去壳取蛋再煮片刻，吃蛋饮汤，每天或隔天服1次，一般3次左右即可见效。

功能：温肾扶阳，健脾化湿。适用于经行浮肿之脾肾阳虚证（以肾阳虚亏为主）。

3. 益母草冬瓜鸭肾汤

原料：益母草 60 g，薏苡仁 60 g，陈皮 9 g，冬瓜 500 g，新鲜鸭肾 4 枚，大枣 2 枚。

操作：益母草用水浸洗净，装入纱布袋。冬瓜用水洗净，保留瓜皮、瓜瓤和瓜仁，切块；大枣用水洗净。薏苡仁、陈皮分别用清水浸透、洗净。鲜鸭肾剖开，去鸭肾内污物，剥去鸭肾衣，用水洗净。在煲内注入适量水，武火煲至滚，放入全部材料，候水再滚，改文火煲约 3 个小时，以少许盐调味，即可。

功能：活血化瘀，益肾消肿。适用于经行浮肿（气滞血瘀证）。

［医案选］

肖某，32 岁，女，已婚。初诊日期：1985 年 7 月 8 日。

患者 1 年前做第 3 次人工流产后，月经期推迟 10 天左右，四五十天来潮，量少色淡，质清稀，经期 10 天左右。但近 3 个月出现行经时上下眼睑浮肿，自觉脸胀、手胀，晨起较重，活动一天后稍轻，尿少、色白、质清，神疲肢冷，腰酸腿沉，月经后有白带，质清稀，无臭味。妇科内诊检查正常，查舌质淡胖嫩，苔薄白微有腻象，脉见沉缓，尺脉弱而无力。中医辨证：缘脾主运化，肾主温化，多次人流，冲任劳损，脾肾阳虚，水湿不运，溢于肌肤，致经行浮肿、量少质清之证。治疗宜温肾化气、健脾利水。拟温阳消肿饮：党参 30 g，土炒白术 30 g，陈皮 9 g，茯苓 10 g，生姜 3 片，桂枝 9 g，炒山药 15 g，熟地黄 10 g，山茱萸 9 g，泽泻 9 g，淫羊藿 15 g，巴戟天 15 g，通草 1.2 g。6 剂，水煎服，每剂煎 2 次，取 160 mL，分 2 次服用。

二诊：药后尿量多，上下眼睑浮肿明显减轻，手、脸胀感减轻，恶寒肢冷缓，查舌脉仍同前。唯脉有滑象，知月经来潮，遵前方，党参、白术各减为 10 g，淫羊藿、巴戟天增至 30 g，去生姜，加醋香附 9 g，再服 6 剂。

三诊：药后月经量较多，全身胀感基本消失，面目浮肿已消，腰酸腿沉减，查舌质好转，淡嫩轻，唯舌边有齿痕，无苔，脉见滑缓，尺脉应指有力，知其脾肾阳虚得复，需治疗一段时间缓缓收功。嘱患者口服红参 30 g，制紫河车 90 g，肉桂 15 g，共为细粉，每次 3 g，每日 2 次，淡盐水送服。坚持治疗 2 个月。1985 年 12 月 20 日随访，经行浮肿已愈，经量多，约 30 天来潮 1 次，经期 5 天。

按：经行浮肿一证，多由脾肾阳虚，水湿凝聚，经行期间，气血失和，调节障碍，水泛肌肤而致。拟温阳消肿饮治疗本病，每每收到显著效果，关键在于"温阳"二字，突出温脾阳以运化水湿，温肾阳以化气行水，离开"阳"字，必失去治疗之本。方中选苓桂术甘汤以扶阳运脾，选六味地黄汤中的五味，而不用牡丹皮，加淫羊藿、巴戟天以温肾阳、暖奇经、化气行水。本案妙在善后使用"参车肉桂粉"，红参扶脾阳，紫河车暖肾补脏，肉桂温肾阳，合奏脾肾双补之功，缓缓图效。

选自《丛春雨中医妇科经验》，丛春雨著，中医古籍出版社2002年出版。

十一、经行情志异常

［概念］

经前或经期出现精神状态不正常，经后消失，伴随月经周期发作者，称为"经行情志异常"，也可称之为"周期性精神病"。

［病因病机］

1.肝气郁结 肝藏魂，性喜条达而恶抑郁，若情志内伤，以致郁而不达。经行之时，血注冲任，阴血相对不足，血不养肝，致魂不守舍，而发经行情志异常。

2.痰火上扰 素有痰饮停滞，瘀久化火，痰火相搏，经行期间冲脉之气上逆，夹痰火上扰，蒙蔽清窍，而致经行情志异常。

［诊断要点］

经行期间或经行前后，出现情志变化。伴随月经周期而发作，经后消失。

［鉴别诊断］

1.脏躁 妇人无故自悲伤，不能控制，甚或哭笑无常，呵欠频作者，称"脏躁"。脏躁与经行情志异常虽都有情志变化，但脏躁无周期性，与月经无关，而经行情志异常则伴随月经周期而发作。

2.热入血室 有夜则谵语、如见鬼状等情志症状，伴有月经异常，经水适来适断，少腹痛，以及寒热往来或寒热入疟等，并无随每次月经周期反复发作之特点。

3. 癫痫 其精神和神经症状，不但可在月经期发作，而且在月经后亦不缓解，并没有伴随月经周期而反复发作之特点，通过脑电图等检查即可诊断。

[辨证论治]

1. 肝气郁结证

【主要证候】经前寡言少欢，或喃喃自语，神志恍惚，夜不安寐，胸胁胀满，苔薄白，脉弦数。

【证候分析】肝藏魂，性喜条达，若情志内伤，郁而不达，魂不守舍。经前经血未泄，故见寡言少欢，喃喃自语，神志恍惚，夜不安寐。肝郁气滞不畅，则见胸胁胀满。舌脉亦为肝郁气滞之象。

【治法】疏肝解郁，养血调经。

【方药】远志菖蒲逍遥散

当归 9 g，白芍 9 g，柴胡 9 g，茯苓 9 g，白术 9 g，炙甘草 30 g，薄荷 9 g，百合 9 g，浮小麦 30 g，远志 9 g，石菖蒲 9 g，大枣 3 枚。

2. 痰火上扰证

【主要证候】经期或经前狂躁不安，心胸烦闷，失眠，舌红苔黄厚而腻，脉滑数。

【证候分析】痰火相搏，经期随冲脉之气上逆，蒙蔽清窍，故见经期狂躁不安。热扰心神，则见心胸烦闷、失眠。舌脉均为痰火内扰之象。

【治法】清热化痰，宁心安神。

【方药】加味温胆汤（《千金要方》）

法半夏 9 g，陈皮 12 g，杏仁 9 g，苍术 9 g，茯苓 9 g，黄连 9 g，竹茹 9 g，远志 9 g，石菖蒲 9 g，郁金 9 g，炒枳实 9 g，通草 1.2 g。

[中成药]

1. 妇宁胶囊 滋肝补肾，育阴潜阳。适用于经行情志异常（阴虚肝旺证）。口服，每次 1.5 g，每日 3 次。

2. 竹沥达痰丸 涤痰开窍，清心降火。适用于经行情志异常（痰蒙心窍证）。水丸。口服，每次 6 g，每日 2 次。

3. 解郁安神冲剂 疏肝解郁，化湿涤痰。适用于经行情志异常（肝郁脾湿证）。冲剂。口服，每次 5 g，每日 2 次。

4.补脑丸 补脑益智，滋阴养血。适用于经行情志异常（肾精亏虚证）。

5.白金丸 疏肝解郁，豁痰开窍。适用于经行情志异常（肝郁脾湿气滞证）。口服，每次 1.5 g，每日 1 次。

[针灸疗法]

1.体针

治则：安神定志。

取穴：实证取大椎、强间、人中、鸠尾，配后溪透劳宫，间使透支沟、合谷、太冲透涌泉、神庭、曲池、足三里；虚证取巨阙、膻中、神庭、神门、大陵、内关、三阴交。

手法：实证采用泻法；虚证采用补法。

2.耳针

取穴：胃、肾上腺、神门；肾、皮质下透内分泌、脑点；心、肾、脑点透内分泌。

操作：3 组耳穴（双侧）交替使用，电针刺激，通电 10～15 分钟。必要时加百会、定神。

3.电针

取穴：实证取百会、神庭；虚证取百会、印堂。

操作：实证针后加脉冲电，电压 6 V，用较高频率间断通电，患者局部以肌肉抽搐、麻胀感应较强为宜。虚证针后用电针治疗仪通电，频率 80～90 次/分，电流强度以穴位局部有肌肉轻微抽动，患者能耐受且感舒适为宜。

4.穴位注射

取穴：心俞、巨阙、膈俞、间使、足三里、神门。

操作：用氯丙嗪注射穴位，每日 25～50 mg，每日 1 次，每次 1～2 穴。多适用于实证者。

[食疗调养]

一、食调要点

1. 经行情志异常在发病机理中，以痰、火、气、郁等实邪阻滞为主，所以饮食调理以素食清淡为主，少食或禁食肥甘厚味，以防助热生痰。膳食应在色、香、味、形上下功夫，以刺激食欲较为虚弱者。

2. 经行情志异常以虚弱为主的证型之中，宜酸甘化阴生津为烹调总原则。《黄帝内经》曰："心苦缓，急食酸以收之。"多食些酸味食品，如赤小豆、小麦、百合、莲子肉、天冬、麦冬、李子、鸡蛋等。

二、辨证配膳

1. 百合鸡羹汤

原料：鲜百合 60 g，肥知母 9 g，母鸡胸脯肉 60 g，食盐、味精少许。

操作：先将母鸡胸脯肉用刀背砸烂拍绒，使之呈泥状，备用；将百合、知母加水煮汤，过滤得 3 大碗，再加热烧开，将漏瓢盛上泥状的母鸡肉，在百合、知母沸水汤中来回游动，并随时把鸡肉抓散，再来回游动，最后把鸡肉弃去，入盐、味精，这碗羹汤净如清水，清香扑鼻，又无油腻现象，可随时饮用。

功能：养心安神，滋阴清热。适用于经行情志异常（心经气阴虚愆证）。

2. 山药莲子猪瘦肉汤

原料：山药 15 g，莲子肉 12 g，陈皮 3 g，猪瘦肉 150 g。

操作：将山药、莲子肉、陈皮、猪瘦肉用清水洗净，莲子肉保留莲子衣。用适量水，武火煲至滚，然后放入以上材料，文火煲 3 个小时，加少许盐调味，即可。

功能：健脾醒胃，宁心安神。适用于经行情志异常（心脾气虚证）。

3. 老黄瓜炖田鸡汤

原料：老黄瓜 1 根，田鸡 250 g，金华火腿 15 g，生姜 3 片。

操作：把老黄瓜洗净，剖开去瓤，连皮切厚块，备用。生姜刮皮、洗净、切片。田鸡剥皮劏肚，去肠脏，洗净，切成大块。放入沸水中烫过，再过冷水，沥干水分，备用。金华火腿蒸熟切片。先将老黄瓜和姜片放入炖盅内，再放入田鸡及火腿片，注入适量开水，盖上盅盖，隔水炖 3 个小时，加入少许盐调味，即可。

功能：养阴益肺，补肾去烦。适用于经行情志异常（肺肾阴虚证）。

4. 燕窝银耳炖鸡汤

原料：燕窝 15 g，银耳 9 g，鸡肉 90 g。

操作：将燕窝用清水浸泡发开，小心拣去燕毛，再用清水漂洗，捞出沥干水分。银耳用清水浸泡半个小时，使其发开，摘去根蒂，洗净沥干水分。将鸡肉洗净抹干，切成粒状。将燕窝、银耳、鸡肉粒放入炖盅内，注入适量清水，隔水炖约 3 个小时，加少许盐调味，即可。

功能：滋阴润燥，疏肝解郁。适用于经行情志异常（肝火上炎、肝气郁结证）。

5. 雪梨姜汁炖瘦肉汤

原料：雪梨2个，猪瘦肉90 g，生姜汁2汤匙。

操作：将雪梨去皮、去心，切成块状后榨取鲜汁，备用。瘦猪肉洗净后放入沸水中煮数分钟，捞起沥干水分，备用。将雪梨汁、姜汁及瘦猪肉一同放入炖盅内，再注入适量凉开水，盖上盅盖，隔水炖2个小时，加入少许盐调味，即可。

功能：清热化痰，滋阴安神。适用于经行情志异常（痰火上扰证）。

[医案选]

石某，女，37岁，工人，已婚。初诊日期：1973年8月2日。

患者近1年来每至月经来潮前半月就出现乳胀胸闷，心烦焦躁，情绪异常激动，多次反复发作，并伴有经行量少、有小血块、色黑质黏、经后黄带、体态发胖、神困多寐、口腻痰多、痰有泡沫、晨起泛恶、困乏无力等症状。查舌质红，有黄白腻苔，脉见弦滑。中医辨证：素体肥胖，多痰多湿，经行期间，冲气上逆，痰火上扰，蒙蔽清窍，而致经行情志异常。治疗宜清热除痰化湿、芳香开窍除烦。拟温胆清心除烦饮：姜半夏9 g，化橘红12 g，杏仁9 g，苍术9 g，茯苓9 g，黄芩9 g，竹茹9 g，远志9 g，石菖蒲9 g，郁金9 g，醋香附10 g，浮小麦30 g，炙甘草9 g，大枣3枚。10剂，每剂煎2次，取200 mL，分3次服用。

二诊：药后痰多口腻大减，情绪稍有稳定，精神好转，嗜睡减，唯乳胀胸闷仍在，查舌质红，黄白腻苔少，脉象左为弦滑，右为滑缓，知其肝郁气滞未解，痰湿亦见清化之象，原方去苍术、茯苓，加柴胡15 g，再服10剂。

三诊：药后脉症均有明显好转，嘱患者每次行经前1周服用6剂中药，然后服逍遥丸，每日3次，每次1丸，用浸泡月季花水送服，连续治疗3个月经周期。1974年3月7日随访其人，经行情志异常已愈，迄今未复发。

按：经行情志异常多因肝郁不解，痰湿不化，冲气上扰，蒙蔽清窍而成，拟温胆清心除烦饮，是温胆汤变化方，除加清心涤痰药物外，又加甘麦大枣汤，并运用醋香附疏肝解郁。最后用月季花水送服逍遥丸，旨在月月有红，条达通经，芳香解郁。

选自《丛春雨中医妇科经验》，丛春雨著，中医古籍出版社2002年出版。

第十二节 绝经前后诸证

[概念]

妇女在绝经前后（45～55 岁）出现三三两两，或轻或重，或久或暂的一些证候，如月经紊乱、烘热汗出、阵发性潮热面红、五心烦热或头晕耳鸣、烦躁易怒、情绪易于激动或情志异常、心悸失眠、浮肿便溏、皮肤感觉异常等，可持续 3 至 5 年，这一系列临床表现被称为"绝经前后诸证"，亦称"经断前后诸证"，现代医学称之为"围绝经期综合征"。

围绝经期是妇女卵巢功能减退至完全消失的一个过渡时期，是妇女由生育期过渡到老年期的一个必要的生命阶段。国际公认围绝经期开始于 41 岁左右，而老年期的开始时间，发达国家规定为 65 岁，发展中国家规定为 60 岁。所以妇女的围绝经期可达 20 年或更久。在此期间，出现一系列症状，如月经不规律以至停止，性器官进行性萎缩、自主神经系统功能紊乱以至出现精神、神经症状等，统称为围绝经期综合征。卵巢功能减退是引起临床症状的主要因素，此外还与社会、文化因素及精神因素（妇女本人个性）等有关。有关资料统计表明，75%～85% 的围绝经期妇女出现雌激素缺乏所引起的症状，其中 10%～15% 症状严重，需求医治疗。

[病因病机]

本病病因主要是肾气衰弱，冲任虚损。妇女年近五旬，肾气渐衰，冲任亏虚，精血不足，脏腑失于濡养，阴阳偏盛或偏衰，而出现诸般症状，故肾虚是致病之本。由于体质因素差异，临床上又有肾阴虚和肾阳虚之不同表现。

1. 肾阴虚 肾精不足，阳失潜藏，脏腑功能失常，而致绝经前后诸证。

2. 肾阳虚 肾阳虚衰，经脉失于温煦，脏腑功能失常，导致绝经前后诸证。

[诊断要点]

1. 病史 妇女于 41 岁以后，开始进入围绝经期，然多数于 45～55 岁出现围绝经期综合征，症状几乎可以涉及全身各系统，一般持续 2～5 年，个体差异很大，有的持续更长时间。

2. 症状

（1）表现为3种症状：①月经周期延长或间歇闭经，月经量减少，带经期缩短，最后至绝经。②月经周期缩短、频发，带经期延长，经量增加，甚至表现为阴道大量出血或淋漓不净，以后逐渐减少而至绝经。③月经突然停止，此种较为少见。无论何种情况，均应在月经停止1年或更久，方能回顾性地诊断为绝经。

（2）生殖道变化：性交疼痛及困难；阴道烧灼感；白带色黄有臭味，甚至带血，此为老年性阴道炎之临床表现；子宫颈管萎缩闭锁而出现子宫积脓；或有子宫脱垂。

（3）血管舒缩综合征：常见为皮肤潮红、潮热、出汗、心悸、眩晕等。最典型症状为潮热汗出，阵发性发作，每天发作次数甚至数十次之多，持续时间为数秒钟至数分钟。

（4）精神症状：忧虑、记忆力减退，注意力不集中，易激动、失眠，甚至喜怒无常等。尤其是过去精神状态不稳定的妇女，症状会更加明显。

（5）尿道症状：尿频、尿急、尿失禁或尿潴留，因雌激素减少使尿道或膀胱萎缩而致。

（6）皮肤与毛发：皮肤变薄，丧失弹性，出现皱纹；皮肤色素沉着，多见于面部、手背、小腿；毛发逐渐脱落并出现白发。

（7）骨及关节症状：骨质疏松是绝经后期妇女最为重要的并发症（详见本书专有论述），表现为颈、腰、背、肩、膝盖、手臂的酸痛，骨折发生率大幅度上升，常见部位为肋骨、椎体、髋骨、四肢及股骨颈。

（8）心血管病变：出现围绝经期高血压，特点是以收缩压升高为主，波动大，或出现"假性心绞痛现象"，常自诉有心前区痉挛感、心悸、阵发性心动过速或过缓。因雌激素可降低血脂，防止血管硬化，故绝经后妇女高血压、冠心病较绝经前有所增加。

3. 检查

（1）妇科检查 绝经后乳房进行性萎缩，外阴萎缩，阴道变短，黏膜皱襞消失，弹性差，黏膜色浅，有炎症时可见多数出血点；宫颈小而光滑；子宫体萎缩变小；宫旁组织软，常无法扪及卵巢。有时可有阴道前壁膨出或子宫脱垂。

（2）实验室检查

①血象检查：月经量多者可测血红蛋白、出凝血时间、血小板等，以了解贫血程度及有无出血倾向。

②激素测定：雌激素降低，周期性变化消失；促性腺激素升高，FSH比LH上升早且高。高促性腺激素与低雌激素提示卵巢功能衰竭。

③血脂检查：了解患者血内脂蛋白情况，以便掌握心血管功能的情况。

④骨质检查：通过血清钙、磷、碱性磷酸酶、尿钙的测定，以了解有无骨质疏松。

⑤尿常规检查：有尿频、尿急等症状的患者应查尿常规，以排除泌尿系统的病变。

（3）辅助检查

①阴道细胞涂片：了解雌激素水平或正常或低落，但其结果并不一定与围绝经期综合征临床表现一致，故仅供参考。

②诊断性刮宫：当有阴道不规则出血、大出血或疑有器质性病变时，应进行诊断性刮宫，以了解子宫内膜情况，除外恶性病变。

③X线检查：X线拍片检查脊椎、股骨、掌骨，以了解有无骨质疏松。

④心电图检查：以了解有无心血管疾病。

[鉴别诊断]

主要应除外精神、神经疾病和甲状腺功能亢进、心血管疾病等。

[辨证论治]

一、辨证要点

本病以肾虚为主，辨证要点以肾阴虚、肾阳虚为纲。临床上以肾阳虚最为多见。由于阴阳气血的关系，还可累及心、肝、脾，因而要辨明心肾、肝肾、脾肾同病，随证论治。

二、治疗原则

治疗重在调补肾阴肾阳。肾阴虚者滋肾益阴，肾阳虚者温肾扶阳，使其在新的基础上达到阴阳和谐。如有兼证，按其证候辨证处理。

本病用药宜于调补，阴虚不可过于滋腻，以防阻遏阳气；阳虚者不可过用辛燥，过则耗损阴液。忌用苦寒、峻攻伤脾之品，免犯"虚虚之戒"。此外，宜与调情志、节嗜欲、适劳逸、慎起居等配合治疗，并应排除有无其他器质性疾病。

三、辨证论治

1. 肾阴虚证

【主要证候】头晕耳鸣，失眠多梦，心烦易怒，烘热汗出，五心烦热，腰膝酸软，舌红少苔，脉细数。

【证候分析】肾精不足，不能濡养空窍，则见头晕耳鸣。精血亏少，心肝失养，故见失眠多梦，心烦易怒。阴虚阳亢，则见烘热汗出，五心烦热。肾虚则腰膝酸软。舌脉均为阴虚内热之象。

【治法】育阴潜阳。

【方药】加味左归饮（《景岳全书》）

熟地黄 15 g，山药 15 g，山茱萸 12 g，茯苓 10 g，炙甘草 9 g，生地黄 15 g，地骨皮 15 g，牡丹皮 12 g，黄柏 12 g，淫羊藿 15 g，巴戟天 15 g，浮小麦 30 g，大枣 3 枚。

随症加减：

皮肤瘙痒，或有蚁行感者，酌加赤芍、黑豆，以清热凉血、祛风。

眩晕头痛甚者，酌加天麻、钩藤、生石决明以平肝息风，加牛膝引火归元。

因肾水不能上济心火，以致心肾不交，而见心悸怔忡，失眠多梦，健忘，甚或情志失常者，宜滋肾宁心安神，可兼服天王补心丹（《摄生秘剖》）。方药：生地黄、玄参、麦冬、天冬、党参、丹参、茯神、酸枣仁、五味子、柏子仁、桔梗、当归。蜜丸。朱砂为衣。

2. 肾阳虚证

【主要证候】精神委顿，形寒肢冷，面浮肢肿，大便溏薄，舌淡苔薄，脉沉细无力。

【证候分析】肾阳虚衰，命门相火不足，阳气不能外达，则见精神委顿，形寒肢冷。肾阳虚不能温煦脾阳，脾失健运，则下肢浮肿，大便溏薄。舌脉均为阳气不足之象。

【治法】温肾扶阳。

【方药】二仙巴戟温肾饮

熟地黄 10 g，山药 10 g，山茱萸 12 g，枸杞子 15 g，菟丝子 30 g，五味子 9 g，仙茅 9 g，淫羊藿 30 g，黄柏 9 g，巴戟天 30 g，补骨脂 9 g，吴茱萸 4.5 g，肉豆蔻 9 g。

随症加减：

如肾阴肾阳俱虚者，可用二仙汤（上海中医药大学曙光医院方）。药物组成为仙茅、淫羊藿、当归、巴戟天、黄柏、知母、女贞子、墨旱莲等。

［中成药］

1.更年安胶囊　补肝益肾，清降虚火。适用于绝经前后诸证（肾阴虚亏证）。胶囊（或片剂）。口服，每次 4 粒（片），每日 3 次。空腹服。

2.左归丸　补肾益精，调整肾阴、肾阴再平衡。适用于绝经后诸证（肾阴虚证）。水丸。口服，每次 9 g，每日 2～3 次。淡盐水送服。

3.右归丸　温肾益精，调整肾阴、肾阳的再平衡。适用于绝经后诸证（肾阳虚证）。蜜丸。口服，每次 1～2 丸，每日 2～3 次。淡盐水送服。

4.更年乐　补肝益肾，阴阳俱补。适用于绝经前后诸证（阴阳虚亏证）。膏剂。冲服，每次 10～15 g，每日 2～3 次。

［针灸疗法］

1.体针

①阴虚阳亢证

治则：滋水涵木，育阴潜阳。

取穴：太溪、太冲、血海、关元、三阴交、百会、风池、肾俞。

手法：太溪、太冲、血海、关元、三阴交均采用补法；肾俞、风池均采用平补平泻法；百会施轻泻手法。

②心肾不交证

治则：养心安神，交通心肾。

取穴：心俞、脾俞、肾俞、神门、三阴交。

手法：心俞、肾俞、脾俞、神门均施补法；三阴交施平补平泻法。

③脾胃虚弱证

治则：健脾益胃，调养后天。

取穴：脾俞、胃俞、中脘、章门、足三里、三阴交。

手法：脾俞、胃俞、足三里均采用补法；中脘、章门、三阴交均采用平补平泻法。

2.耳针

取穴：神门、交感、内分泌、心、肝、肾、脾、皮质下。

操作：每次选 3～4 穴，可用毫针中度刺激或电针弱刺激，每日 1 次，每次 15～20 分钟，症状缓解后，可选用埋豆或埋针法，每周 2 次。

［食疗调养］

一、食疗要点

适当控制总热量，围绝经期后各种活动减少，人的基础代谢率降低，故热能总需要量降低，但要注意加强营养。①蛋白质：要尽量吃含有高蛋白的食品，要保障有足够量的合成碳水化合物来平衡。②钙、镁、磷等营养素的均衡。对绝经后的妇女，钙是非常重要的营养素，它可预防骨质疏松症，多吃钙质丰富的食品。磷的摄入量应小于等于钙的摄入量。如果磷的成分过高，就会刺激甲状旁腺从骨质中摄取钙。要经常饮用脱脂或半脱脂的牛奶或奶制品。镁的摄入量应是钙的摄入量的一半。镁的水平低，钙就会受到损失。镁有助于肌肉和神经的放松，比镇静剂安全，水果和蔬菜都含有镁。③纤维：蔬菜、水果、麸谷类和糠中的纤维素有助于缓解便秘，可防止大肠癌。纤维素和燕麦也能降低胆固醇。④减少脂肪的摄入：尽量不食含有动物脂肪、氢化脂肪、椰子油、棕榈油或棕榈核油的食品。多吃鲜鱼，吃家禽时去皮，因为25%的脂肪在皮上。少吃红肉，尽量少吃加工过的肉食，如熏肉、腊肠等；少吃加工过的硬奶酪；少食油炸的食物，用煮、烤或炒的方式代替油炸；少吃含油多的糕点。⑤减少盐的摄入：避免或少吃用盐腌制的食品，尽量用洋葱、大蒜、葱、姜来代替盐，用植物油、醋来做调味，减少盐的用量。⑥钾：新鲜水果和蔬菜中含有丰富的钾。钾对中老年妇女特别有好处，有助于心脏活动；有助于消除体液积累；平衡钠的摄入；降低血压。

二、辨证配膳

1.清蒸枸杞子甲鱼

原料：甲鱼1只，枸杞子15 g。

操作：先将甲鱼去内脏洗净，再将枸杞子放入甲鱼腹内，加葱、姜、蒜、盐、糖等调料少许，放锅上清蒸，待熟后食肉饮汤。

功能：滋阴补肾，柔肝养肝。适用于绝经前后诸证（肾阴虚证或肝肾阴虚证）。

2.鱼肚猪腰枸杞子汤

原料：水发鱼肚30 g，猪腰2个，枸杞子9 g，生姜丝少许。

操作：先将猪腰洗净，用刀横剖为两半，切去猪腰臊腺，切片，放入沸水中煮片刻，捞出用清水洗净，备用。水发鱼肚洗净，切成丁粒，放入沸水中余过，捞起沥干水分，备用。枸杞子用清水洗净，沥干备用。在煲中注入清水 4 碗，放入猪腰、鱼肚、枸杞子，武火煲滚，改用文火煲 1 个小时，加入生姜丝、少许盐调味，即可。

功能：滋阴补肾，以脏补脏。适用于绝经前后诸证（肾阴虚证或肾精亏损证）。

3. 海马火腿炖鸡汤

原料：海马 15 g，金华火腿 15 g，鸡 1 只，生姜 3 片。

操作：海马用温开水洗净。金华火腿蒸熟切薄片，生姜刮皮、洗净、切片，备用。鸡劏洗干净，去内脏、肥膏、鸡皮，放入沸水中煮数分钟，捞起沥干水分，切成中块。将以上全部原料放入炖盅内，注入适量清水，盖上盅盖，隔水炖 3 个小时，以少许盐调味，即可饮用。

功能：温肾壮阳，血肉滋补。适用于绝经前后诸证（肾阳虚证或肾精亏损证）。

4. 核桃煲鸡颈汤

原料：核桃肉 120 g，肉苁蓉 30 g，陈皮 9 g，鸡颈 1 只。

操作：将肉苁蓉用清水洗净。核桃肉选用已去核有衣的，用清水浸透洗净；陈皮亦用清水浸透洗净。鸡颈劏洗干净，去内脏及肥膏。煲中注入适量清水，武火煲滚，然后放入全部原料，改用文火煲 3 个小时，加少许盐调味，即可。

功能：温补肾阳，暖助奇经。适用于绝经前后诸证（肾阳虚证或肾精虚亏证）。

［医案选］

沈某，女，48 岁。初诊日期：1967 年 3 月 8 日。

经期不定，经色黑、量少、有块，经常头晕、耳鸣，高血压 2 年余，血压 160 ～ 180/100 ～ 110 mmHg，手足心热，自觉每天面部有阵热感，心烦焦躁，长吁短叹。西医诊断：围绝经期综合征、继发性高血压。中医辨证：阴虚肝旺，肝郁气滞，阴虚阳亢证绝经前后诸证。治以滋阴平肝、疏肝理气之法。处方：生地黄 15 g，杭白芍 24 g，牡丹皮 12 g，生石决明^{先煎}30 g，女贞子 9 g，醋香附 9 g，刺蒺藜 9 g，怀牛膝 9 g，浮小麦 30 g，炙甘草 6 g，大枣^擘3 枚。

二诊：1967 年 4 月 10 日，连服 20 剂后，月经按期而来，经色红不紫、量中等少块，手足心热及面部阵热感减，头晕减轻，舌质红少苔，脉象弦细，血压稳定在 160/100 mmHg，知其仍阴虚肝旺，水不涵木，治疗应重在育阴潜阳，佐以安神宁心之品。处方：生地黄 15 g，杭白芍 30 g，牡丹皮 12 g，生石决明[先煎] 15 g，生龙齿[先煎] 15 g，醋香附 9 g，刺蒺藜 9 g，甘松[后入] 4.5 g，香橼 9 g。

按：妇女一生中，从生育能力与性活动正常时期转入围绝经期，乃过渡到老年期，是一个必经的生理过程，其生理变化的主要原因是卵巢机能减退，雌激素分泌减少，视丘下部－垂体分泌促卵泡激素增多，甲状腺机能减退，肾上腺皮质机能减退，由于内分泌失调，影响自主神经中枢，因而产生以自主神经系统功能紊乱为主的症候群，统称为围绝经期综合征。临床表现为神经质、易怒、抑郁、易激动、失眠、健忘、头痛、盗汗、潮热、心悸、血压不稳、头晕、耳鸣等症。根据中医理论，我在临床上将本病分为阴虚肝旺、肝郁气滞证和脾肾阳虚、冲任亏损证两种。前者虚中夹实，后者纯属虚证。阴虚肝旺、肝郁气滞证较为多见，且以五心烦热，头晕耳鸣，胸满胁胀，多梦少寐，潮热盗汗，烦躁易怒，喜怒无常，或抑郁悲伤，纳食不香，舌红少苔，脉弦细数为主症。治宜养阴平肝、疏肝解郁，方选景岳一贯煎与逍遥散化裁而成。而脾肾阳虚、冲任亏损证多表现为月经稀少，经色淡，毛发易落，带下淋漓，腰膝酸痛，少腹冰冷，夜尿频频，浮肿便溏，舌质淡嫩，苔薄白，脉沉细无力。治以升火暖土、填补奇经，方选理中汤、二仙汤加入血肉有情之品如鹿角胶、紫河车粉之类。我在临证中还体会到，即使脾肾阳虚，久则也会阳损及阴，往往出现上盛下虚之象，不适合辛燥类药物，所以多不用附子、干姜，而常用盐浸巴戟天、淫羊藿、仙茅之类药物。而本案方用生地黄、杭白芍、牡丹皮，意在滋水柔肝；选生石决明、生龙齿潜阳平肝而下行，故血压得降，头晕减轻；方中醋香附配刺蒺藜疏肝理气，抑忿息怒，益神增智；甘松为开郁妙药，其味芳香，又能醒脾悦胃。方中香附、甘松配香橼，医治妇人脏躁，治其经行心烦之症，亦颇见效，嘱其连服半年，每月经行前后服 10 剂即可。于 1968 年随访，月经周期基本稳定在 30 天左右，基础体温双相，血压 140/96 mmHg，情况良好。

丛春雨. 论女科四种常见疾病的诊治［J］. 甘肃中医学院学报，1987（2）：2–5.

第十三节　经断复来

［概念］

妇女自然绝经 2 年以上，又见阴道流血者，称"经断复来"，又称"年老经水复行"。

本病相当于西医学的绝经后出血。若由生殖道恶性病变引起者，预后多不良，故应给予足够的重视。

绝经后出血可由多种病因所致。良性病因，如绝经后妇女的子宫内膜对雌激素仍有反应，此时的卵巢间质及肾上腺皮质均可分泌雄激素。雄激素在体内可转化为雌酮，使子宫内膜长期积累增殖，当血中雌酮含量下降时，可发生撤退性出血。有些绝经期妇女服用雌激素类药物治疗围绝经期综合征，停药后也可发生撤退性出血。此外，子宫颈柱状上皮异位和息肉、子宫内膜炎、黏膜下肌瘤、老年性阴道炎等，也可引起阴道出血。恶性病因常见有子宫颈癌、子宫内膜癌、子宫肉瘤、卵巢恶性肿瘤等，由于癌组织坏死、脱落及侵蚀周围组织而导致出血。本节只讨论良性病因所致的绝经后出血。

［病因病机］

妇女 49 岁前后，肾气虚，天癸竭、太冲脉衰少，地道不通，故经水断绝。若素体气阴两虚，邪气内伏，致冲任不固，则可发生本病。常见的分型有气虚、阴虚、血热和血瘀。

1.气虚　素体中气不足，复加劳累过度，损伤中气，气虚冲任不固，血失统摄，致经断复来。

2.阴虚　早婚多产，阴血本亏，复加房事不节，更伤肾精；或老年忧思过度，耗损营阴，阴虚内热，热扰冲任，迫血妄行，致经断复来。

3.血热　素体阳盛，或过食温燥之品，燥热内蕴，或感受热邪，或怒动肝火，火热损伤冲任，迫血妄行，致经断复来。

4.血瘀　老年体虚，气血运行不畅，复加情志内伤，肝气郁结，气滞血瘀，瘀留冲任，新血误行，致经断复来。

[诊断要点]

本病多属良性病变，但恶性病变占相当比例。因而必须明确出血属良性或恶性，对指导治疗有着重要意义。

1. 病史

有早婚、多产、乳众史，或情志所伤，注意询问既往月经情况，绝经年龄，绝经后有无白带增多以及白带有无异臭味，有无性交出血史及癥瘕病史。

2. 症状

自然绝经 2 年后发生阴道出血，出血量多少不一，持续时间长短不定，部分患者白带增多，呈血性或脓血样，有臭味，或伴有下腹痛，下腹部包块，低热等。若出血反复发作，或经久不止，或伴腹胀、消瘦等，要注意恶性病变。

3. 检查

（1）妇科检查 注意阴道流血及分泌物性质，有无大量浆液性、脓性或米汤样恶臭白带，或脓血样物。宫颈是否光滑，有无糜烂、菜花样、凹陷性溃疡或息肉状赘生物等，子宫体是否萎缩，有无增大或结节、压痛等，附件有无包块、压痛等。

绝经 2 年以上，生殖器有不同程度萎缩，宫颈口有血液或血性分泌物流出，无臭味，说明出血来自宫腔，且多为良性病变；宫颈有改变，且有大量排液，或脓血样分泌物，有恶臭味，应注意除外子宫颈癌；子宫增大无压痛且出血反复发作，应注意子宫肉瘤、子宫内膜癌等恶性病变；附件有包块，则可能为卵巢颗粒细胞瘤或卵泡膜细胞瘤；腹部肿瘤伴腹水者多为恶性病变；晚期恶性肿瘤可伴恶病质状态。

（2）实验室检查 红细胞沉降率明显增高，碱性磷酸酶、乳酸脱氢酶或转氨酶的升高多见于恶性肿瘤；血清 E_2 水平升高多提示卵巢存在分泌性激素肿瘤；宫颈刮片巴氏Ⅲ～Ⅳ级常见于宫颈癌。

（3）其他检查 出血来自宫颈组织，可在阴道镜的指引下行宫颈组织检查；宫腔出血者常规行诊断性刮宫，或分段刮宫，刮出物全部送病理检查；子宫体增大或盆腔包块者，下腹 B 超扫描有助于诊断。

[辨证论治]

本病有虚证、有实证，亦有虚实夹杂之候，当以出血的量、色、质、气味及全身证候综合分析，同时参考各种检查结果，辨明证属良性或恶性。一般年龄愈大，出血时间愈长，反复发作，下腹部肿块增长速度快，伴腹水、恶病质体质或红细胞沉降率异常增快者，恶性病变的可能性愈大。治疗首分良性、恶性，良性者当以固摄冲任为大法，或补虚或攻邪，或扶正祛邪；恶性病变者应采用多种方法（包括手术、放疗、化疗）的综合治疗，以提高疗效。

1. 气虚证

【主要证候】自然绝经 2 年以上经水复来，血量较多，色淡质稀，小腹空坠，神疲乏力，气短懒言，面色㿠白，舌淡红、苔薄白，脉缓弱。

【证候分析】气虚中气下陷，冲任不固，故经水复来，血量较多，小腹空坠。气虚脾弱生化之源不足，故流血色淡质稀。中气不足，故神疲乏力，气短懒言。中阳不振，则面色㿠白。舌淡红、苔薄白、脉缓弱，均为气虚之征。

【治法】补气养血，固冲止血。

【方药】**加减安老汤**（《傅青主女科》）

黄芪 15 g，土炒白术 10 g，熟地黄 10 g，山茱萸 9 g，阿胶^{烊化}9 g，黑芥穗 9 g，木耳炭 9 g，炒山药 15 ～ 30 g，海螵蛸 10 g，茜草 10 g，通草 1 g，肉桂 4.5 g。

方中黄芪、土炒白术补中益气，固摄止血；熟地黄、阿胶养血止血；山茱萸收涩止血；炒山药、海螵蛸、茜草固冲止血；肉桂温阳止血；通草利湿；佐黑芥穗、木耳炭黑以制红，加强止血之力。全方以补气固冲摄血治本、养血止血治标，标本同治，故可收止血之功。

2. 阴虚证

【主要证候】自然绝经 2 年以上经水复来，经量不多、色鲜红，五心烦热，两颧潮红，夜睡不宁，咽干口燥。阴中干涩或灼热疼痛，皮肤或外阴瘙痒，大便燥结，舌红少苔，脉细数。

【证候分析】阴虚内热，热扰冲任，迫血妄行，故经水复来。阴虚血少，血为热灼，故量不多而色鲜红。阴虚于下，阳浮于上，故两颧潮红。阴虚内热，虚火内扰心神，故五心烦热，夜睡不宁。阴虚津亏，故咽干口燥，大便燥结。肝经绕阴器，肾司二阴，肝肾阴虚，精血不足，外阴失养，故外阴瘙痒，阴中干涩，灼热疼痛。阴虚血燥，血虚生风，风动则痒，故皮肤瘙痒。舌红、苔少、脉细数，均为阴虚之象。

【治法】滋阴凉血，固冲止血。

【方药】自拟养阴止血汤

生地黄 15 g，地骨皮 15 g，炒山药 10 g，牡丹皮 10 g，山茱萸 9 g，茯苓 4.5 g，泽泻 4.5 g，黄柏 10 g，女贞子 12 g，墨旱莲 12 g，白蒺藜 10 g，炒地榆 10 g。

3. 血热证

【主要证候】自然绝经 2 年以上经水复来，经色深红、质稠，带下增多、色黄、有臭味，口苦口干，小便短赤，大便秘结，舌红、苔黄，脉弦滑。

【证候分析】热伤冲任，迫血妄行，故经水复来。血被热灼，故血色深红、质稠。热灼伤津，故口苦咽干，小便短赤，大便秘结。热毒灼伤胞脉，故带下色黄、有臭味。舌红、脉弦滑，均为血热之征。

【治法】清热凉血，固冲止血。

【方药】自拟凉血清热化湿解毒饮

黄柏 15 g，苍术 15 g，薏苡仁 30 g，生地黄 12 g，牡丹皮 12 g，车前子 9 g，土茯苓 12 g，金银花 15 g，蒲公英 15 g，炒大黄 4.5 g，生甘草 9 g，赤芍 10 g。

4. 血瘀证

【主要证候】自然绝经 2 年以上经水复来，血色紫暗有块、量多少不一，小腹疼痛拒按，或胞中有癥块，舌紫暗，脉弦涩或涩而有力。

【证候分析】瘀阻冲任，血不循经，故经水复来，血色紫暗有块、量多少不一。瘀阻胞脉，气血运行不畅，故小腹疼痛拒按。瘀血蓄于胞中，久则聚结成癥，故胞中有块。舌紫暗、脉弦涩，均为血瘀之征。

【治法】活血化瘀，温冲止血。

【方药】加减当归丸（《圣济总录》）

当归 9 g，赤芍 9 g，吴茱萸 9 g，制大黄 9 g，干姜 9 g，炮附子 4.5～9 g，细辛 4.5 g，牡丹皮 12 g，川芎 9 g，厚朴 9 g，桃仁 9 g，桂枝 9 g，生甘草 9 g。

送服"水蛭粉"1.5 g，每日 2 次，黄酒送服。

方中赤芍、桂枝、当归、川芎活血祛瘀；大黄、牡丹皮、桃仁凉血祛瘀；吴茱萸、干姜、附子、细辛温经散瘀；厚朴行气以助散结之力；黄酒送服水蛭粉祛瘀消积。全方活血祛瘀，消积化癥，癥结散，冲任通，血循常道，不致妄行则血能自止。本方攻破力猛，体实而瘀血内结者方可用。

随症加减：

瘀积化热，症见手足心热，或低热不退，口干渴饮，尿赤便结，舌暗，苔黄而干，脉弦数者，去吴茱萸、干姜、附子、细辛、川芎，加田三七、地榆、贯众。

小腹疼痛剧者，加罂粟壳、延胡索。

久病体虚，面色苍白，形体羸瘦，气短气促，饮食减少者，去水蛭粉、大黄，加黄芪、白术、太子参。

［中成药］

1. 人参归脾丸　健脾益气，固冲止血。适用于经断复来（脾虚证）。蜜丸。口服，每次 1～2 丸，每日 2～3 次。

2. 加味逍遥丸　疏肝清热，理气化郁。适用于经断复来（肝郁化热证）。水丸。口服，每次 6 g，每日 2～3 次。

3. 知柏地黄丸　滋阴清热，凉血止血。适用于经断复来（肾虚火旺证）。蜜丸。口服，每次 1～2 丸，每日 2～3 次。淡盐水送服。

4. 龙胆泻肝丸　清肝泄热，化湿疏郁。适用于经断复来（肝经湿热证）。水丸。口服，每次 6 g，每日 2 次。

［针灸疗法］

1. 气虚证

治则：益气，健脾，止血。

取穴：隐白、三阴交、足三里、气海、脾俞、肝俞。

手法：上穴均采用补法。

2. 阴虚证

治则：滋阴，补肾，止血。

取穴：肾俞、肝俞、三阴交、太溪。

手法：肾俞、肝俞采用补法；三阴交、太溪采用平补平泻法。

3. 血热证

治则：凉血，清热，止血。

取穴：血海、水泉。

手法：上穴均采用泻法。

4. 湿热证

治则：清热，利湿，止血。

取穴：带脉、白环俞、阴陵泉、行间。

手法：上穴均采用泻法。

［食疗调养］

一、食调要点

1. 经断复来多系气阴两虚，邪气内伏，致冲任不固，则可发本病。属气虚、阴虚者应益气养阴。补气补血多选人参、黄芪、当归之品。在配膳方面当食血肉有情之品，如鱼、肉、鸡、鸭等多与人参、黄芪并用。

2. 经断复来属血热、血瘀者，大都为虚中夹实，治疗补虚之中兼以去实，凉血清热止血，或益气化瘀止血。如选用生地黄、芦笋、水果等，尽量不食姜、酒、辣椒等辛燥之品。绝经后，肾气虚愈，冲任衰竭，配膳当以养血滋阴为主，多选阿胶牛肉汤、鳖甲虫草汤、鳖甲虫草鸡等以此清冲任之热，固血海之虚。

二、辨证配膳

1. 三鲜汁

原料：鲜藕 500 g，鲜萝卜 500 g，鲜墨旱莲 500 g。

操作：鲜藕、鲜萝卜、鲜墨旱莲分别用清水洗净，分别切碎，然后在水果绞拌机上绞碎并捣取鲜汁，混合均匀，即可频频饮服。

功能：清热凉血，滋阴止血。适用于经断复来（阴虚证或血热证）。

2. 黄芪枸杞子炖乳鸽

原料：黄芪 30 g，枸杞子 30 g，乳鸽 1 只，生姜 3 片，绍酒 2 汤匙。

操作：黄芪、枸杞子、生姜分别用清水洗净，生姜刮皮、洗净、切片。乳鸽劏洗干净，放在沸水中煮数分钟，捞出沥干水分，以绍酒涂抹乳鸽腌上15 分钟。将以上全部原料置于炖盅内，注入适量清水，盖好盅盖，隔水炖 3个小时，加入少许盐调味，即可。

功能：益气养阴止血。适用于经断复来（气虚证）。

3. 木耳田七瘦肉汤

原料：木耳 15 g，田七 9 g，红枣 9 枚，瘦猪肉 250 g，陈皮 9 g，绍酒 60 g。

操作：木耳用清水浸透发开，清洗干净。田七用清水洗净打碎。红枣用清水洗净，去核。陈皮用清水浸透，洗净。瘦猪肉用清水洗净，放在沸水中煮数分钟，捞起沥干水分。在煲中注入适量清水，武火煲滚，放入全部原料，改用文火煲 2 个小时，调味即可。

功能：补虚化瘀止血。适用于经断复来（血瘀证）。

[医案选]

王某，女，56岁，工人。初诊日期：1966年6月8日。

患者8年前闭经，今年1月初因家务过劳后突然阴道出血，时多时少，1周后去医院就诊，服中药20多剂未效，仍然阴道出血，经色暗红有小血块，并且伴有头晕耳鸣，腰酸乏力，手足心热。查舌质红，微薄苔，脉见沉细弱。病系阴虚血热，冲任失固，经断复来。拙拟凉血清热、固冲止血。方药：炒山药30 g，海螵蛸10 g，茜草10 g，生地黄15 g，地骨皮15 g，黄柏12 g，女贞子12 g，墨旱莲12 g，炒地榆10 g，菟丝子15 g，炒荆芥穗9 g，蒺藜9 g。

上方服用6剂后血止，腰酸乏力感明显减轻，在原方基础上去炒地榆、炒荆芥穗，加杜仲9 g、阿胶^{烊化}9 g，又连服6剂，以巩固疗效。3个月后门诊随访，未复发。

选自《丛春雨中医妇科经验》，丛春雨著，中医古籍出版社2002年出版。

第二章 带 下 病

[概念]

带下有两种含义，有广义和狭义之分。广义带下泛指妇科的经、带、胎、产等病。《史记·扁鹊仓公列传》中称妇科医生为带下医。

狭义带下，是指健康女子由津液充沛而化生的，从阴道内流出的质清而黏稠的液体，如涕如唾，绵绵不断来润泽阴道，此属生而即有的生理带下，如《女科证治约旨》所说："阴中有物淋漓下降，绵绵而下，即所谓带下也。"如果带下量多，色质气味发生变化，或伴有全身症状者则为带下病。这是本章要讨论的主要内容。至于女子在生理发育成熟时期、经期前后、经间期及妊娠初期阴道分泌物增多，如无病态出现则不作病论。

生理带下是禀肾收藏，施泄；经脾运化，敷布；由任脉主司；受带脉约束，故带下病的发病机理主要是脾肾之虚，导致任脉失固，带脉失约；或湿热、湿毒损及胞宫、阴部，以致任带二脉失固，发生带下的量、色、质的异常。

带下病是以带下量明显增多，或色、质、气味异常，或伴有全身或局部症状为特征的疾病，故主要根据带下的量、色、质、气味及兼症、舌苔、脉象几个方面，来进行辨证。

白带量多，质清无臭，兼有肾虚证候者，为肾虚下元不固。

白带量多，质稠无臭，兼有脾虚证象者，为脾虚湿陷。

若带下如米泔水，或带下呈灰白色痰唾状，或呈豆腐渣样，有秽臭，伴有阴痒，或痒痛难忍者，多为湿热或虫蚀。

黄带量多，质或清或稠，有秽臭，兼有脾湿肝热证候者，多为湿热。

赤白带量多，质清或稠，或有秽臭，兼有阴虚证者，多为阴虚湿热。

脓血带或夹血色，有秽臭，兼湿热证，少腹痛，或兼有发热者，多为湿热、湿毒。

带下似血非血、似脓非脓，质清恶臭，兼形体有大衰之候，多属恶性癥证溃窜所致。

[治疗原则]

1. 因势利导，除湿固带。

湿邪外溢为带浊，故"治遗浊者，固不可仅以兜涩之能事也"（《沈氏女科辑要笺正》），当因势利导治之。"夫带下俱是湿证"，故治带以除湿为主。除湿之法，根据病因，有健脾除湿、温阳除湿、清热利湿。"阴虚而兼湿火者"，又当养阴清热佐以除湿。带下清冷，滑脱无禁，又须补肾、涩精、固任止带。

2. 内外合治，祛邪除秽。

带秽渍遍，可成毒、生虫，故当在内治服药的同时，配以外治法，或采用熏洗法，或用冲洗法、纳药法以祛邪除秽。

带下病以带下增多为主要症状，临床必须辨证与辨病相结合进行诊治。现代医学妇产科疾病如阴道炎、宫颈炎、盆腔炎及肿瘤等均可见带下量多，首先要明确诊断而后按带下病进行辨证论治，临床中注意进行妇科有关检查，包括排除癌症的检查和诊断，有利于早期发现、早期诊断、早期治疗。

带下病以湿邪为患，故其病情缠绵，反复发作，不易速愈，并且常常伴有月经不调、闭经、不孕、癥瘕等疾病，是中医妇科领域中仅次于月经病的又一种常见病、多发病，临床必须重视。

[病因病机]

中医学认为，带下病的主要发病机理是任脉不固，带脉失约，湿浊下注而成带下。带下增多的原因为脾虚肝旺、湿浊下注，或肾气不足、下元亏损，亦有由感受湿热湿毒邪气引起。中医妇科学曾有五色带之说，但临床上以白带、黄带、赤白带为常见。

1. 脾虚 多因饮食不节，劳倦过度而致脾气虚弱，运化失司，湿浊停聚，流注下焦，伤及任带，失于约束而为带下；亦有因脾虚湿盛，反而侮肝，肝郁生热，湿热下注而致者。

2. 肾虚 肾阳不足，命门火衰，肾虚不能温煦胞宫；或纵欲不节，房劳多产，肾气大伤，带脉失约，任脉不固，故精液滑脱而下。

3.湿热湿毒 经行、产后胞脉空虚，或因手术损伤，洗浴用具不洁等，湿热、湿浊、秽浊之气乘虚而入，损伤任带二脉，而成带下。

[诊断要点]

1.病史 经期或产后余血未净之时，忽视卫生，或不禁房事，或人工流产术后，或妇科手术后感染之病史。

2.症状 带下量多，色白或淡黄，或赤白相兼，或黄绿如脓，或浑浊如米泔，甚或质清稀如水，或黏稠如脓，或如豆渣凝乳，或如泡沫状，气味无臭或有或臭秽难闻，可伴有外阴或阴道灼热、瘙痒，坠胀或疼痛等。

3.检查

（1）妇科检查 可见各类阴道炎、宫颈炎、盆腔炎的炎症体征，也可发现肿瘤。

（2）实验室检查 急性或亚急性盆腔炎白细胞计数增高。阴道炎患者阴道清洁度为Ⅲ度。镜检可见滴虫、真菌及其他特异性或非特异性病原体。

（3）B超检查 对盆腔炎或盆腔肿瘤有临床意义。

[鉴别诊断]

1.白浊 白浊是从尿道中流出的如米泔样的液体，随尿而下，多见于泌尿系疾病。带下是从阴道流出。

2.白淫 男女均可见，如精液状，男子因溲而下，女子从阴道中绵绵而下，其特点为耳闻目见，为情所动而自溢出。《素问·痿论》指出："思想无穷，所愿不得，意淫于外，入房太甚，宗筋弛纵，发为筋痿，及为白淫。"然带下病并无思想无穷或所见情动之症。

3.白崩 阴道流出大量的白色液体，质稀如水，或质黏稠，量多似崩（指忽然大下），多见于中老年妇女，要警惕生殖系肿瘤发生，特别是输卵管癌。

4.经间期出血 经间期出血是指两次月经之间，周期性的阴道少量出血。赤带是绵绵不断无周期性。

5.经漏 经血非时而下，量少淋沥不断为漏下，易与赤白带相混。赤带者为月经正常，时而从阴道流出的一种赤色黏液，似血非血，绵绵不断。

［辨证论证］

一、辨证要点

1. 辨带下的性质 一般应问带下的量与质的改变，来定其寒热虚实。如见带下量多，色白质稠，如涕如唾，绵绵不断者属脾虚；若量多质薄，清稀如水，则属肾虚；若量多质稠，色白或黄白相间者，则为湿热，或兼有外阴瘙痒者，多属湿热蕴结成毒，湿毒下注使然。

2. 辨带下的色泽 带下量多色白者，多属虚属寒；色黄者，属湿热蕴结；带下黄白相间或黄绿如脓者，多属湿毒。

3. 辨带下的气味 凡带下有腥臭气者，多为虚寒之证；若有酸秽臭气者，则为热甚之象；若带下恶臭难闻，多为热毒内盛之象。

二、治疗原则

带下病与脾肾二脏关系密切。脾虚不运、肾气不足均可导致带下病，故在治疗上多以健脾、升阳、除湿、固肾和清热解毒为主。但有些疾病如生殖道炎症及肿瘤等，均可伴见带下量多，必要时须进行妇科检查以明确诊断。

三、分证论治

1. 脾阳虚证

【主要证候】带下量多，色白或淡黄，质黏稠无臭味，绵绵不断。面色㿠白或萎黄，四肢不温，神疲倦怠，纳呆便溏，舌淡、苔白微腻，脉缓弱。

【证候分析】脾阳虚弱，水湿停运，水谷之气不得化生精微，反聚为湿下陷而为带下。脾虚中阳不振，则面色不荣而呈白或萎黄，四肢不温。脾虚失运则纳少便溏。舌淡、苔白微腻脉缓弱，均为脾虚中阳不振之象。

【治法】健脾益气，升阳除湿。

【方药】加减完带汤（《傅青主女科》）

土炒白术 30 g，山药 30 g，红参 9 g，白芍 9 g，苍术 12 g，陈皮 4.5 g，黑芥穗 9 g，柴胡 4.5 g，茯苓 9 g，薏苡仁 30 g，车前子^{包煎}9 g，菟丝子 15 g，通草 1 g。

随症加减：

腰痛者，加杜仲、狗脊。

腹痛者，加制香附、艾叶。

病久白带如崩者，加鹿角霜、海螵蛸、芡实、煅龙牡之类。

湿蕴化热者，病见带下黏稠色黄，治宜清热利湿止带，方用加味易黄汤（《傅青主女科》）：山药30 g，芡实30 g，黄柏15 g，车前子^{包煎}9 g，白果10 g，苍术15 g，薏苡仁30 g，茯苓15 g，炒栀子9 g，龙胆草9 g，柴胡9 g，通草1.2 g。

黄而以黏稠为重者，应加大清热之品如炒栀子、黄柏、龙胆草剂量；黄而稀薄者，可加大化湿之品如苍术、薏苡仁、茯苓剂量。

2. 肾虚证

（1）肾阳虚证

【主要证候】带下量多色白，清稀如水，或如鸡蛋清样，头晕腰酸，形寒肢冷，小便频数夜间尤甚，舌淡、苔薄白，脉细尺弱。

【证候分析】肾阳不足，阳虚内寒，带脉失约，任脉不固，精液滑脱而下，故带下色白清稀如水。命火不足不能温煦胞宫膀胱，故小腹冷痛。肾阳虚则小便清长频数，以夜间尤甚。舌脉均为肾阳虚惫之象。

【治法】温补肾阳，固涩止带。

【方药】加减内补丸（《女科切要》）

菟丝子30 g，肉桂4.5 g，肉苁蓉9 g，制附子^{先煎}4.5 g，沙苑蒺藜9 g，炒山药30 g，海螵蛸10 g，党参15 g，茯苓10 g，淫羊藿15 g，巴戟天15 g，土炒白术30 g。

随症加减：

为增强温肾壮阳，益精固涩之力，在上方基础上加赤石脂。

便溏者，去肉苁蓉，加补骨脂、肉豆蔻。

（2）肾阴虚证

【主要证候】带下赤白，质稀无臭，头晕腰酸，五心烦热，耳鸣，口干便艰，舌红少苔，脉细数。

【证候分析】肾阴虚损，相火亢盛，带脉失约，任脉不固，阴虚则内热故见带下色黄，五心烦热。肾藏精，精血不足则口干便艰。腰为肾之府，肾虚则腰部酸痛。舌红少苔，脉细数均为肾亏阴虚之象。

【治法】滋养肾阴，清热止带。

【方药】海螵蛸茜草左归丸

枸杞子9 g，山茱萸9 g，菟丝子30 g，生地黄15 g，地骨皮15 g，黄柏9 g，山药30 g，海螵蛸9 g，茜草9 g，炒荆芥穗9 g，土炒白术30 g，生甘草4.5 g。

随症加减：

临床上常在上方基础上加芡实、金樱子、莲子须，以补肾固涩止带。

3. 湿热（毒）证

（1）湿热证

【主要证候】带下多而色黄，质黏稠，或如豆腐渣状或泡沫状，气味臭秽，胸闷纳少，腹胀便溏，舌苔黄厚或腻，脉弦滑或濡数。

【证候分析】脾失健运，湿浊蕴遏，久而化热，湿与热合遂致湿热下注，见带下色黄质黏稠，有臭味。湿热内蕴，脾失健运，故胸闷纳少，腹胀便溏。舌苔黄腻，脉象弦滑或濡数均为湿热之候。

【治法】清热利湿。

【方药】**加减草薢渗湿汤**（《疡科心得集》）

草薢9 g，薏苡仁30 g，黄柏15 g，赤芍9 g，牡丹皮12 g，泽泻9 g，通草4.5 g，苍术15 g，生地黄15 g，白花蛇舌草30 g，金银花30 g，连翘15 g。

随症加减：

若肝经湿热下注，症见带多色黄，或黄绿，质黏或呈泡沫状，有臭气，阴部痒痛，头部昏痛，烦躁易怒。治当清肝利湿，选用龙胆泻肝汤（《医宗金鉴》）：龙胆草、山栀、黄芩、车前子、木通、泽泻、生地黄、当归、甘草、柴胡。

（2）热毒证

【主要证候】带下量多色黄，或赤白相杂，甚或五色带下，质黏稠有奇臭，烦热口渴，小便黄少，舌苔黄腻，脉濡数。

【证候分析】湿毒内侵，损伤冲任之脉，以致带脉失约，湿毒内蕴，生热成毒，秽液下流，故见带下色黄或五色带下，而有奇臭。湿热蕴久伤津，则烦热口渴，小便黄小，舌脉亦为湿毒内蕴之象。

【治法】清热解毒，除湿止带。

【方药】**加减止带方**（《世补斋·不谢方》）

猪苓9 g，茯苓12 g，车前子^{包煎}9 g，泽泻9 g，茵陈9 g，赤芍9 g，牡丹皮9 g，黄柏15 g，炒栀子9 g，白花蛇舌草30 g，金银花30 g，蒲公英30 g，薏苡仁30 g。

随症加减：

热毒蕴蒸损伤任、带、气、血而致五色带下者，临床可选用五味消毒饮（《医宗金鉴》，蒲公英、金银花、野菊花、紫花地丁、天葵子）加白花蛇舌草、樗根白皮、白术。

脾胃虚弱，正气不足者，可加黄芪、红参以扶正托毒。

［中成药］

1.乌鸡白凤丸 益气养血，调经止带。适用于带下之白带（脾气虚或脾阳虚证）。蜜丸。口服，每次1～2丸，每日2～3次。

2.止带丸 健脾温肾，除湿止带。适用于带下之白带（脾肾阳虚证）。水丸。口服，每次6g，每日2～3次。

3.二妙丸 清热化湿止带。适用于带下之黄带（湿热下注证）。水丸。口服，每次6～9g，每日2～3次。

4.安坤赞育丸 补肝温肾止带。适用于带下之白带（肾阳虚证）。蜜丸。口服，每次1～2丸，每日2～3次。淡盐水送服。

5.知柏地黄丸 滋阴补肾止带。适用于带下之黄带（肾阴虚证）。蜜丸。口服，每次1～2丸，每日2～3次。淡盐水送服。

6.龙胆泻肝丸 清肝泻火，化湿止带。适用于带下之黄带或赤白带下（肝经湿热证）。水丸。口服，每次6～9g，每日2～3次。

［针灸疗法］

1.体针

治则：健脾益肾，温任束带。

主穴：带脉、白环俞、足三里、气海、三阴交、次髎。脾虚加脾俞、阴陵泉、丰隆；肾虚加关元、肾俞；肝郁加太冲、蠡沟；湿热加中极、中髎。

手法：上穴均采用平补平泻法。施中等度刺激。

2.耳针

取穴：内分泌、子宫、卵巢、肾、肝、脾。

操作：每次取3～4穴，中等度刺激。每日1次，每次留针15～20分钟。

［食疗调养］

一、食调要点

1.脾肾阳虚证带下，膳食应以健脾温肾为主，如淮山粥、白果粥等。

2.湿热下注或热毒证带下，大都有色、质、味之异常，并伴有局部或全身症状，在配膳时应尽量避免油炸、脍炙及辛燥之品，常服用土茯苓薏苡仁粥、鸡冠花速溶剂、白果薏苡仁粥，以清热解毒、利湿止带。

3.肝郁夹湿证带下，在配餐中常加芳香化郁、疏肝理气之品，如葱、小茴香、大茴香、陈皮、香橼等。

4.肾阳虚亏证带下，常配食参附鸡、附子狗肉汤等温阳壮阳之品。应尽量少食生冷、寒凉之物。

二、辨证配膳

1. 白果黄芪乌鸡汤

原料：白果30 g，黄芪30 g，乌鸡1只（约500 g），米酒50 mL。

操作：将鸡去毛，剖腹去内脏，去头足，洗净，沥干水分。把白果用清水洗净，放入鸡腹中，用线缝其口。黄芪用清水洗净，一同放入砂锅中，加米酒及适量清水，用文火炖3个小时，放入调料，即可。

功能：健脾益气，固肾止带。适用于带下之白带（脾肾阳证）。可连服10～15天。

2. 海螵蛸乌鸡汤

原料：乌骨鸡250 g，海螵蛸50 g，茯苓30 g。

操作：将海螵蛸打碎，与茯苓共用医用纱布包好，把乌骨鸡切块，冲洗干净，沥干水分，一起放入砂锅内，注入适量清水，煎炖2个小时，去渣，加入调料，即可。

功能：束带固肾涩精。适用于带下之白带（脾肾阳虚证）。

3. 芡实糯米鸡

原料：芡实60 g，莲子30 g，乌骨鸡1只（约500 g），糯米100 g。

操作：将乌骨鸡去毛，剖腹去内脏，冲洗干净，沥干水分。把芡实、莲子、糯米用清水洗净，沥干水分，一同放于鸡腹之中，用线缝口，放在砂锅内，加水适量，用文火炖2个小时，至烂熟为止，加入调料，去掉芡实、莲子、糯米，即可分次酌量食用。

功能：温阳补肾止带。适用于带下之白带（肾阳虚亏证）。

4. 蚌肉煲鸡冠花

原料：蚌肉200 g，鸡冠花30 g。

操作：将鸡冠花用清水洗净，然后放在砂锅内加水煎至一碗半，去渣，再加入鲜蚌肉煮沸至熟，约煮1个小时，再加入调料，即可。

功能：清热化湿，解毒止带。适用于带下之黄带、赤白带，或五色带（湿热下注证）。

5. 水陆二仙煲

原料：精羊肉500 g，鳖肉250 g，薏苡仁30 g，莲子肉15 g。

操作：将精羊肉洗净，沥干水分，切块，备用。将鳖先在沸水中烫过排尽尿液，然后劀洗干净，去内脏，切块。将薏苡仁、莲子肉用清水浸软，洗净。再把羊肉、鳖肉洗净，在沸水中煮数分钟，去掉浮沫，加薏苡仁、莲子肉、盐、味精，用文火炖2个小时，即可。

功能：补肝益肾，固涩止带。适用于带下之白带（肝肾虚亏证）。

[医案选]

王某，女，34岁。初诊日期：1978年3月5日。

腰骶酸疼，白带多有2年余。结婚10年顺产1胎，人工流产2次，近2年经常少腹两侧疼痛，气短乏力，精神不振，白带量多、质黏，经期小腹两侧坠痛加剧，月经周期尚正常、量中等、色红；舌质红，舌根苔黄白腻，脉象沉滑，左关弦滑，尺脉不足。西医诊断：慢性盆腔炎。中医辨证：湿热下注，肝郁气滞。治宜疏肝理气、化湿清热。处方：生山药30 g，土炒白术30 g，党参9 g，苍术9 g，车前子^{包煎}9 g，茯苓9 g，杭白芍9 g，当归9 g，醋香附9 g，酒延胡索4.5 g，炒荆芥穗9 g，通草1.2 g。

二诊：1978年3月20日。连服上方15剂后，白带量大为减少，腹痛减轻，舌根仍有黄白腻苔，脉象弦感不强，但滑象不减，知其肝郁渐疏，湿郁缠绵，在原方基础上加盐黄柏9 g、薏苡仁24 g，嘱患者再服15剂。1978年底随访，白带少，仅经期腹部微痛，干重活时或站立时间过长自感腰骶部酸疼，脉象滑缓，舌根处薄白苔，遂疏一方嘱患者每月经净后服5剂，连续半年余：炒山药30 g，熟地黄10 g，茯苓10 g，泽泻10 g，牡丹皮10 g，山茱萸10 g，巴戟天15 g，淫羊藿10 g，仙茅10 g，鹿角霜10 g，醋香附9 g，炒杜仲10 g。

按：本例慢性盆腔炎，系湿热下注，肝郁气滞。方选（《傅青主女科》）完带汤与逍遥散化裁而成。重用生山药、土炒白术健脾燥湿止带，辅参、苍益气运脾，四药合用使脾旺则湿无由生。少腹两侧疼痛，系肝气郁滞，气街不舒，选醋香附、酒延胡索配伍芍、归，功在行气活血、止痛活络，辅以炒荆穗，妙在升发肝气，疏郁除湿，苓、车、草清热利湿于下。因其房劳多产，致肾经不足，冲任虚损，使腰骶酸痛不愈，故三诊用六味加巴戟天、二仙、鹿角霜以填补奇经。

丛春雨.论女科四种常见疾病的诊治 [J].甘肃中医学院学报,1987(2)：2-5.

第三章　妊　娠　病

第一节　妊娠生理与病理

妊娠生理研究的是人类生命起源及胎儿在母体内发育生长过程以及妊娠期母体的生理病理，中医妇科学称之为"嗣育"。"嗣"是指子孙后代，"育"是指生育，嗣育指男女适时成婚，阴阳交配，繁衍后代。

从受孕至胎儿及胎衣（胎盘、胎膜）娩出的这一过程被称为妊娠。《黄帝内经》称"身重"，《金匮要略》始称"妊娠"。《说文解字》解释为"妊，孕也""娠，女妊身动也"。

临床上以孕前末次月经的第一天为妊娠的开始，以28天（4周）为一妊娠月，妊娠全过程为10个妊娠月（40周），即280天。根据妊娠月可预算预产期，计算方法以末次月经第一天算起，月份减3或加9，日数加7。足月分娩称足月产，足月胎儿称成熟胎儿。如果妊娠未完成全过程而中断，则属堕胎、小产或早产。如果妊娠超过预产期2周及以上则称过期不产（过期妊娠）。早产或过期均是异常现象。

一、受孕

（一）受孕机理

受孕是生命的开始。男女成熟的生殖之精相结合，孕育于发育良好的子宫腔内，即可受孕。《类经·藏象类》谓："两精者，阴阳之精也。搏，交结也……凡万物生成之道，莫不阴阳交而后神明见。故人之生也，必合阴阳之气，构父母之精，两精相搏，形神乃成。"这里基本概括了中医妇科学对受孕机理的认识。

（二）受孕条件

1. 阴阳完实 男女双方必当成熟年龄，发育健全。男精实（成熟的，每毫升精液不少于六千万个精子），女经调（月经周期正常，每月有排卵）。

2. 阴阳和 男女无痼疾劳伤损精，无生殖器官畸形，无碍交合，且构精需于细缊之候期。

3. 两精相搏，种子胞宫 男女生殖之精搏合成熟（受精卵），着床于发育良好的胞宫，并得到肾气、天癸、冲任、气血的资灌而成胎。

二、育 胎

（一）胎儿各月发育的特征

妊娠 2 周内称精（受精卵），3 至 8 周称胚胎，8 周以后称胎儿。

妊娠 1 月末，胚胎长 7.5 ～ 10 mm，器官原基已分化。妊娠 2 月末，胎儿约 2.5 cm 长，已初具人形，各器官之始基已形成，此时若受外界刺激（如病毒、药物、放射线或环境污染等），则可影响到某些器官的发育，以致畸形。

妊娠 3 月，胎儿身长 7 ～ 9 cm，胎儿生殖器官的发育，可初辨性别。头大，眼、耳、鼻、口、四肢已发育。

妊娠 4 月，已能辨清胎儿性别，四肢已有很微弱的活动，骨骼系统已进一步发育，胎儿身长 10 ～ 17 cm，体重 100 ～ 120 g，皮肤光滑，颜色发红，长有少量胎毛，孕妇亦可觉出胎动。

妊娠 5 月，身长 18 ～ 27 cm，体重达 300 g，皮肤暗红色，全身有胎毛，胎头有少量头发，胎儿心脏已不断发育完善，可闻及胎心音。

妊娠 6 月末，胎儿各器官均已发育，皮下脂肪开始沉积，皮肤有皱纹，胎儿身长 28 ～ 34 cm，体重 600 ～ 700 g。

妊娠 7 月末，胎儿身长 35 ～ 38 cm，体重已达 1000 g，皮肤上覆胎脂，皮下脂肪尚少。男性胎儿睾丸已开始降至阴囊，女性胎儿外阴唇已发育。此时若因故早产，胎儿已能啼哭、吞咽，但生存力极低，必须特殊护理才有存活的可能。

妊娠 8 月末，胎儿体重为 1500 ～ 1700 g，身长 40 cm，若娩出，经良好护理多可存活。

妊娠 9 月末，胎儿身长 45 cm，体重约为 2500 g，娩出后能啼哭或吸吮，多能存活。

妊娠 10 月，此时胎儿身长 50 cm，体重约 3000 g 以上，"瓜熟蒂落""粟熟自脱"，胎儿已足月待产。

（二）未成熟儿与过期胎儿

凡妊娠 28 至 38 周娩出，体重不足 2500 g，身长不及 45 cm 的胎儿，称未成熟儿，亦叫早产儿。早产儿皮下脂肪少，皮肤起皱，形如老人，呼吸力弱，哭声低微，体温低，死亡率高。

妊娠超过预产期 2 周的胎儿为过期胎儿。过期胎儿的皮肤受羊水久泡而发皱，皮肤上的胎脂减少，产出时易发生窒息。

（三）胎衣、脐带、羊水

胎衣即胎盘和胎膜，足月的胎盘是一扁圆形或椭圆形的盘状物，质软，重 500～600 g（胎儿体重的 1/6），直径 16～20 cm，厚 1.5～3 cm，中部厚，边沿薄，胎膜附着于胎盘的子面，完整无缝地将胎儿包围在羊水之中。胎盘子面正中有脐带与胎儿脐部相连接。胎盘母面呈暗红色，与子宫壁紧贴，有许多浅沟将胎盘母面分为 15～20 个小叶。分娩后，若胎盘或其中某些小叶未剥离或滞留不下，可造成产后大失血。

胎盘有极重要的生理功能，虽然母血与胎血并不直接相通，但通过胎盘血循环的渗透，使胎儿从母体获得养料，交换气体，排泄废料。所以一旦胎盘血行发生障碍，则会使胎儿在子宫内发生窒息。有的药物或病毒可以透过胎盘进入胎儿血液而使胎儿发育不全或堕胎，故孕妇用药宜慎。同时，胎盘又能阻隔一些有害物质（如细菌等），使之不进入胎血，所以胎盘又具防御功能。另外，胎盘还可以产生某些微量物质（多种激素及酶），以助胎儿生长、发育。

脐带是连接胎儿与胎盘的圆形索状物，其中有脉管与胎盘交通，是胎儿由母体获得养分（氧和营养物质）和排出代谢废物（二氧化碳和其他代谢产物）的通道，同时也可使胎儿在子宫内有一定的活动度。脐带长 50～60 cm，横切直径 15～20 mm，如果脐带受压，血运受阻，胎儿便会发生窒息甚至死亡。

羊水是保护胎儿的一种无色透明或淡黄微浑浊的液体。羊水的量及温度维持恒定，足月孕的羊水量为 600～1000 mL，超过 2000 mL，则为羊水过多。羊水的浮力在一定的限度内可以保护胎儿免受外力损伤及防止胎儿与胎膜粘连，以减少胎儿发生畸形概率。此外，还有净产道、助分娩的作用。

三、妊娠期母体的变化

受孕以后，母体发生一系列变化以适应育胎的需要，孕妇各生理功能较孕前旺盛，以利于妊娠过程的进行，同时也为分娩做好生理准备，但此变化如若超过生理界限，便可发生女性妊娠期特有的疾病。

妊娠以后，随着胎儿的发育，子宫相应增大，体重亦相应增加，在整个妊娠中，体重平均增加为 10～12 kg，在妊娠晚期体重的增加一周内不应超过 0.5 kg。

妊娠早期（妊娠前 3 月），冲脉之气较盛，冲气易上犯胃气，故有的孕妇出现恶心、呕吐、择食等恶阻反应。妊娠中晚期（妊娠 3 月以后）随着胎儿发育的需求日增，阴血相对不足，气血易失调和，易出现血虚胎热征象；由于胎体增大，胎头下移，膀胱、直肠受压，可见尿频或便秘，下肢轻度浮肿等。孕妇的脐下正中线、外阴等处色素加深，面部鼻颊两侧常出现黑褐色斑，腹壁、乳房、大腿内侧可出现皮下裂纹状斑纹，即妊娠纹。

由于妊娠期气血旺盛以适应其生理变化，故脉象多见滑动略数，即"阴搏阳别谓之有子"。

在妊娠期间，发生与妊娠有关的疾病，称为"妊娠病"，也叫"产前病"。

妊娠常见的疾病有妊娠恶阻、妊娠腹痛、胎漏、胎动不安、堕胎、小产、滑胎、胎萎不长、胎死不下、妊娠肿胀、子烦、子痫、子悬、子瘖、子嗽、子淋、妊娠小便不通、难产等。

由于受孕以后，脏腑经络之血，下注冲任以养胎元，致使母体阴血偏虚，阳气偏旺，肝阳上亢而发病。且胞脉系于肾，若先天肾气不足或房劳所伤，易致胎元不固。肾藏精，若肾精不足，则胎失所养。也有因脾胃虚弱，气血生化之源不足，则胎失所养，孕疾由此而生。其次胎儿逐渐长大，影响气机升降，易导致气滞、气逆、痰郁等病理性改变。《沈氏女科辑要笺正》认为，妊娠病源有三大纲："一曰阴亏，人身精血有限，聚以养胎，阴分必亏。二曰气滞，腹中增一障碍，则升降之气必滞。三曰痰饮，人身脏腑接壤，腹中遽增一物，脏腑之机括，为之不灵，津液聚为痰饮。"

针对上述病机，妊娠病的治疗大法是：补肾以固胎之本，培脾以益血之源，理气以通调气机，但古人云"产前宜清"，故应注意养阴清热。总之，妊娠病的治疗原则要治病与安胎同时并举。但亦因葡萄胎、胎死腹中或胎坠难留等胎元不正的情况，安之无益，反而有损母体者，则宜下胎以益母。

在具体选方用药时，有"汗、下、利"三禁之戒。故凡峻下、破瘀、逐水、通利及有毒之品，须慎用或禁用，用这些药物有伤胎堕胎的可能。但如果在病情需要的情况下，亦可适当选用。所谓"有故无殒，亦无殒也"，但应本着"衰其大半而止"的原则。中病即止，以免伤胎。

孕期卫生　孕期保健和摄生是优孕、优产、优育的重要环节，是近代发展起来的优生学、围产医学的重要组成部分。

1.妊娠初期，可能有纳少、恶心呕吐、乏力与怕冷等现象，这是正常的早孕反应，一般不需治疗。妊娠3个月左右时，如反应严重，应及时检查和治疗。在妊娠3个月内尽量避免重体力劳动，不宜提挈重物或攀高涉险，并避免性交，以免引起流产。

2.产前检查：妇女妊娠以后，按期做产前检查，是预防和减少难产、杜绝异常妊娠的重要环节。一般来说，妊娠3～7个月可每月检查1次；7～8个月可半月检查1次；8个月以后可每周检查1次。检查时除对胎位、胎心、子宫大小及先露情况进行测定外，还应包括对小便、体重、血压及有无水肿等方面的检查，如发现异常情况，应及时给予必要的处理。

3.平时注意休息，睡眠要充足，但不宜过于贪睡，免致气滞难产。衣服宜宽大，腹部和乳房不宜紧束。保持精神愉快，心情舒畅，如抑郁多愁容易导致难产。应该经常洗澡，保持皮肤清洁。妊娠8月后，禁盆浴，忌性交，以防早产和产后感染。

4.孕期由于胎儿生长发育的需要，孕妇应调饮食，节嗜好，孕妇的饮食要富于营养，肉类、蛋类、豆类含有较多的蛋白质，蔬菜、水果含有大量的维生素和粗纤维等，应搭配食用。不可偏食，应食容易消化的食品，少食油腻食物。

5.孕期有病须用药时，最宜审慎，现已发现上千种药物可以损害胎儿或致畸。使用中药时除禁用"妊娠禁忌药"外，具有较强泻下、攻坚、破气、活血功效的中药及中成药，孕期最好不用，临产时切忌乱投药饵。

6.分娩前2个月，尤其初孕妇，应经常用肥皂水擦洗乳头，以防哺乳时乳头破裂而引起感染。乳头凹陷者，应经常用手指将乳头向外拉，或用吸奶器吸出。每日2次，每次5～10分钟。

如果在预产期前后，出现下列情况，说明即将临产。

①见红：阴道有少量血性黏液流出。

②宫缩：有规则的阵阵下腹胀痛，越来越频繁。

③破水：阴道内有大量羊水流出，这表示胎膜已破，需要预防脐带脱垂，以免引起胎儿死亡，此时应请接生人员或到医院待产。

第二节　妊娠恶阻

[概念]

妊娠早期出现恶心呕吐、厌食，甚至食入即吐，称为"妊娠恶阻"，或称"妊娠呕吐"。古人亦称"子病""病儿""病食""阻病"等。妊娠恶阻是妊娠早期最常见的疾病，发生时间因人而异，一般在40天至3个月之间。若仅有恶心、择食或晨间偶有呕吐，则是妊娠早期常有的反应，经过一段时间可自行恢复，此种情况不属妊娠恶阻范围。

本病的确切病因迄今未明，多数观点认为本病与激素作用机制和精神状态的平衡失调有关。研究发现妊娠呕吐严重时，血 HCG 急剧上升；双胎妊娠与葡萄胎患者的 HCG 明显增高，发生妊娠剧吐的概率也明显增高。另外，精神紧张常可加重妊娠剧吐的发作。妊娠剧吐可引起脱水、缺氧及电解质平衡失调，进而造成肝肾功能异常及心脏搏动异常，甚至停搏。本病多发生于妊娠6至12周，妊娠3个月后症状逐渐好转、消失。妊娠剧吐发生后，经过及时正确治疗，大多愈后良好。

[病因病机]

妊娠恶阻的发生，主要因冲气上逆，胃失和降所致。妊娠期，月经停闭，血海之血专供养胎，使冲脉之血不足，而冲脉之气相对有余，另外"冲脉隶属阳明"，如冲脉之气不得下泄，往往上犯于胃，胃失和降而致恶心呕吐等症。临床常见的有肝胃不和与脾胃虚弱两种证候。

1. 肝胃不和　素体肝气偏旺，妊娠时血聚养胎，肝血不足，肝气偏旺，肝经的循行路线夹胃贯膈，而冲脉附于肝，肝气挟冲气上逆犯胃，而致呕恶。

2. 脾胃虚弱　平素脾胃虚弱，妊娠时经血不泻，冲脉之气较盛，冲脉隶于足阳明胃经，其气上逆犯胃，胃气以降为顺，胃虚则和降功能失常，反随冲气上逆而作呕；或因脾阳不足，痰饮停滞，妊娠时经血壅闭，冲气挟痰饮上逆犯胃而呕恶。

若久吐不止，导致阴液亏损，精气耗散，则发展到气阴两亏的危重证候。

［诊断要点］

1. 症状　妊娠早期（多数在妊娠6周左右）出现恶心呕吐，至逐日加重或不能进食等症状。

2. 检查

（1）妇科检查　阴道、宫颈充血，分泌物稍增多，宫颈软，呈蓝色，子宫大小与停经月份相符合，质软。

（2）实验室检查

①尿、血HCG为阳性。

②尿酮体可为阳性或强阳性。

③必要时检查电解质和肝、肾功能等，以了解病情轻重。

（3）辅助检查

B超检测可探及宫颈内胎囊大小及胎芽、胎心搏动。

［鉴别诊断］

1. 急性胃肠炎或慢性胃炎急性发作　两者均有恶心呕吐，严重者可出现脱水，但本病多有饮食不当或食物中毒史，除恶心呕吐外，多伴上腹及全腹阵发性疼痛；合并肠炎时，常出现腹泻，大便常规可见白细胞及脓细胞；除合并妊娠外，均无停经史，妊娠试验为阴性，子宫大小正常。

2. 病毒性肝炎　严重的妊娠恶阻可伴有黄疸、肝功能不良，此时需与病毒性肝炎相鉴别。病毒性肝炎不合并妊娠时，多无停经史，子宫不大，妊娠试验阴性，常有肝炎接触史，虽有呕吐，但较妊娠恶阻轻；常伴有肝区疼痛、腹泻等消化不良症状，谷丙转氨酶活性显著增高。乙肝患者还可检出澳抗阳性。

3. 葡萄胎　恶心呕吐严重，阴道出血，色为咖啡样，有时混有水泡状组织，子宫大小与停经月份不符，多数较停经月份大，质软，无胎心胎动，亦不能触及胎体。B超可协助诊断。

［辨证论治］

一、辨证要点

应注意了解呕吐物的性状（色、质、气味）以辨寒热虚实。一般而言，呕吐酸水或苦水或黄稠痰涎者，多属热证、实证；呕吐清水清涎多属虚证、寒证；吐出物呈咖啡色黏涎或带血样物则属气阴两亏之重证。此外，应根据同时出现的兼证、舌脉象进行综合分析，寻求病因。

二、治疗原则

冲气上逆，胃失和降乃恶阻病证之本，恶心呕吐是其主要临床表现，故"平冲降逆，和胃止呕"为恶阻的施治原则。但具体应用时须"谨守病机，各司其属"，辨明寒热虚实而分别治之。总之，要平降上逆冲胃之气，使冲得平、胃气降，则呕吐自止。若呕吐较甚因而腹痛伤胎致胎动不安者，需注意配伍益气补肾、固任安胎之品。

本病乃"冲任上壅，气不下行"所致，遣方用药之时多忌升散之品，如柴胡、升麻、黄芪、桔梗等均应慎用。否则"呕逆气已上升，再用升药则犯有升无降"之弊，进一步造成"上更实而下更虚"的严重后果，于病无益。

三、分证论治

1.肝胃不和证

【主要证候】妊娠初期，呕吐酸水或苦水，胸胁满胀，嗳气叹息，头胀而晕，心烦口苦，舌淡红苔薄黄，脉弦滑。

【证候分析】肝郁气滞，失于疏泄，肝气上逆犯胃，则见胸满呕逆。肝胆相表里，肝气上逆，胆火随之上升，胆汁外溢，故呕吐酸水、苦水或心烦口苦。肝气不疏则嗳气叹息，肝气逆走空窍则头胀而晕。舌脉均为肝胃不和之象。

【治法】平肝和胃，降逆止呕。

【方药】加减苏叶黄连汤（《温热经纬》）

苏叶6g，黄连9g，半夏9g，竹茹9g，白芍9g，陈皮12g，芦根15g，苏梗9g，炒鸡内金9g，生姜3片，炙甘草4.5g，茯苓6g。

随症加减：

呕甚伤津，舌红口干者，加沙参、石斛以养胃阴。

2.脾胃虚弱证

【主要证候】妊娠早期，恶心呕吐，不思饮食，或食入即吐，或呕吐清涎，神疲思睡，四肢倦怠，舌淡苔白或白腻，脉滑缓无力。

【证候分析】证由脾胃虚弱，孕后血盛于下，冲脉之气上逆犯胃，胃失和降，则恶心呕吐，不思饮食或食入即吐。脾胃虚弱，运化失权，水湿内停，则呕吐清涎。脾胃虚弱，中气不足，则神疲思睡，四肢倦怠。舌脉均为脾胃虚弱之象。

【治法】健脾和胃，降逆止呕。

【方药】加减香砂六君子汤（《名医方论》）

党参 15 g，茯苓 9 g，白术 15 g，炙甘草 9 g，半夏 9 g，木香 4.5 g，陈皮 12 g，竹茹 9 g，芦根 15 g，苏梗 9 g，香橼 9 g，砂仁 4.5 g，生姜 3 片，大枣 3 枚。

随症加减：

脾胃虚弱而偏寒，症见面色苍白，肢冷倦卧，苔白而润，脉迟者，加灶心土，煎汤代水，温中和胃止呕。

夹痰饮而见胸脘满闷，呕吐痰涎者，用小半夏汤（《金匮要略》）加茯苓、陈皮、白术、砂仁。

夹外感风冷者，加藿香、苏梗，以解表和中、降逆止呕。

素有堕胎、小产、滑胎病史，或症见腰酸腹痛，或阴中下血者，宜去半夏，酌加固任安胎之品，如杜仲、菟丝子、桑寄生等。

吐甚伤阴，去砂仁、茯苓、木香等温燥或淡渗之品，加玉竹、麦冬、石斛、芦根等养阴和胃。

以上两证均可因呕吐不能制止，饮食少进导致阴液亏损，精气耗散，出现精神萎靡，形体消瘦，眼眶下陷，双目无神，肌肤不泽，唇舌干燥，或发热口渴，尿少便秘。如呕吐剧烈，呕吐物中可带有血样物，舌质红，苔薄黄而干或光剥，脉细滑无力等气阴两伤的严重证候。此证尿酮体常呈强阳性，治宜益气养阴，和胃止呕。方用生脉散（《内外伤辨惑论》）合增液汤（《温病条辨》）加竹茹、鲜芦根。方药：人参（可用太子参代替）、五味子、麦冬、玄参、生地黄、竹茹、鲜芦根。

本证为妊娠恶阻之重证，已造成电解质紊乱，故必要时应中西医结合治疗，给予输液，纠正酸中毒及电解质紊乱。若经治疗仍不见效，出现以下状况：①治疗 5～7 天后仍持续呕吐，体温超过 38℃；②黄疸加重；③脉搏持续超过 130 次/分；④谵妄或昏睡；⑤视网膜出血；⑥多发性神经炎，应考虑终止妊娠。

[中成药]

1. 香砂六君子丸 健脾和胃，降逆止呕。适用于妊娠恶阻（脾胃虚弱证）。水丸。口服，每次 6 g，每日 2～3 次。

2.二陈丸 运脾化湿，降逆涤痰。适用于妊娠恶阻（肝郁脾湿证）。水丸。口服，每次 6～9 g，每日 2～3 次。

[针灸疗法]

1.体针

治则：和中舒气，降逆止呕。

主穴：中脘、内关、公孙、足三里。

配穴：脾胃虚弱证加三阴交、阴陵泉；肝胃不和证加太冲；痰湿内阻证加丰隆。

手法：上穴均采用补法，手法宜轻柔，不得采取强烈刺激，以免影响胎气。

2.耳针

取穴：脾、胃、肝、神门、交感。

操作：埋豆法，隔日换置 1 次，两耳交替进行。

3.艾灸

取穴：中脘、足三里、内关、阴陵泉。

操作：艾条灸，每穴 3～5 分钟，每日 1 次；艾柱灸，小艾炷 7～10 壮，中艾炷 5～7 壮，每日 1 次。

[食疗调养]

一、食调要点

1.妊娠恶阻的膳食应以清淡爽口、容易消化为原则，减少油腻，供给足够的糖类及丰富的维生素，如面食、饼干、牛奶、藕粉、豆汁、果汁、蜂蜜及各种新鲜水果和蔬菜等。

2.采取少食多餐的办法，勿食刺激性食品，如生姜、葱、蒜等。

二、辨证配膳

1.砂蔻烩饭

原料：砂仁 3 g，豆蔻 3 g，粳米 150 g，火腿肉 60 g。

操作：将砂仁、豆蔻用清水洗净，沥干水分，研末，备用。粳米用清水淘净，火腿肉切成丁。将粳米、火腿肉丁拌匀放在电饭煲内，加水适量，并将砂仁、豆蔻末拌入，煮饭，作正餐食用。

功能：安中和胃，止呕舒气。适用于妊娠恶阻（脾胃虚弱证）。

2. 参术安胃止吐糕

原料：党参15 g，土炒白术30 g，怀山药60 g，姜半夏10 g，粳米2000 g。

操作：将党参、白术、山药、半夏共研细末，粳米磨成米粉，将药末和米粉拌匀，加适量糖、水，搅拌并揉匀，制成粉糕，上笼蒸熟，每次食50～100 g。

功能：益气健脾，和胃止呕。适用于妊娠恶阻（脾虚痰湿上泛证）。

3. 寄生芩仲牛肉煲

原料：杜仲9 g，桑寄生12 g，黄芩6 g，牛肉250 g，竹笋、香菇少许。

操作：将杜仲、寄生、黄芩，用水煎取汁200 mL，备用。将牛肉用清水洗净，切小块，放入锅中煮沸，去浮沫，置文火上煲2个小时，加少许竹笋、香菇，待肉烂熟时，加入药汁，再煮沸至25分钟，即可喝汤或吃肉。

功能：清热安胎，健胃止呕。适用于妊娠恶阻（脾虚胃热证）。

4. 黄精煨肘冻

原料：黄精9 g，党参9 g，大枣3枚，猪肘150 g，生姜3片。

操作：将黄精切薄片，党参切短节，同用纱布袋装上，扎口。大枣选色红、圆润、无虫蛀者。猪肘处理干净，拔毛、洗净，用沸水烫过。姜、葱洗净拍破备用。和以上药物同时放入砂锅中，注入适量的清水，置武火煲沸，撇净浮沫，改用文火继续煨至汁浓肘烂，约2个小时，去药袋，将肘、汤、大枣同时装入盆内，待冷却后入冰箱。吃时切成指宽条状，撒上姜葱末。

功能：健脾养阴，润肺和胃。适用于妊娠恶阻（肝胃不和，胃气上逆证）。

5. 橘茹饮

原料：陈皮9 g，竹茹15 g，柿饼15 g，生姜3片，白糖适量。

操作：陈皮浸润后切成约1 cm宽的长条，把竹茹挽成10个小团。干柿饼切成0.2～0.3 cm厚的片。生姜刮皮、洗净、切片。以上4种同时放入锅内，掺入清水约1000 mL，置武火上沸煮约20分钟，澄出药汁，再煎一次，合并药液，用清洁的医用纱布过滤再澄清的液体，放入白糖，搅匀即可，每次服200～250 mL。

功能：清热养阴，降逆止呕。适用于妊娠恶阻（肝郁胃热证）。

［医案选］

宋某，女，22岁，工人，已婚。初诊日期：1965年10月10日。

妊娠3月，食入即吐，闻油则呕，胸闷口黏，痰涎不尽，头晕恶心，卧床不起。查舌质正常，苔白腻，脉象弦滑。此乃冲气上逆，胃失和降，痰湿不化，恶阻之证。治疗以温化痰浊、降逆止呕之法。处方：清半夏9g、陈皮12g、苍术9g、云茯苓9g、炒黄芩9g、竹茹9g、苏梗9g、芦根10g、生姜3片。

复诊：服上方3剂后，痰涎骤减，恶心轻，有食欲，唯头晕乏力。舌脉同前，弦感去大半，知逆气得降；滑象大增，胎气渐盛。原方加太子参9g，继服6剂至病瘥。

选自《丛春雨中医妇科经验》，丛春雨著，中医古籍出版社2002年出版。

第三节　妊娠腹痛

［概念］

妊娠期间，因胞脉阻滞气血运行不畅而发生以小腹疼痛为主症的疾病，称之为"妊娠腹痛"，亦名"胞阻"。

［病因病机］

妊娠腹痛主要是因气血运行不畅，胞脉阻滞，不通则痛，临床上常见的证型有血虚、气郁、虚寒、血瘀等。

1.血虚　素体血虚，妊娠后血聚以养胎，阴血益虚，血少则气行不利，胞脉因虚而阻滞，故不通则痛。《金匮要略心典》云："胞阻者，胞脉阻滞，血少而气不行故也。"

2.气郁　素体忧郁，孕后血聚以养胎。肝主藏血，宜于条达，如肝血不足，则肝气郁结，肝郁气滞则血行不畅，胞脉受阻而作痛。《女科经纶》引《妇人大全良方》云："妊娠四五月后，每常胸腹间气刺满痛，或肠鸣，以致呕逆减食，此由忿怒忧思过度。"

3. 虚寒　阳气素虚，妊娠以后，胞脉失于温煦，阴寒内结，以致子脏虚寒，寒则血凝，凝则气滞，而致少腹冷痛。

4. 血瘀　因胎孕于子脏以外，以致脉络受损而溢血，瘀血内停少腹，而致腹痛大作。若大量内出血引起休克则属气滞血瘀，血溢脉外，气随血陷之危证。

[**诊断要点**]

1. 症状　以妊娠期间而伴腹痛为主症，无阴道出血及腰痛感。

2. 检查

（1）妇科检查　为妊娠子宫，腹部柔软不拒按。

（2）其他检查　必要时做血常规、B超、经阴道后穹隆穿刺检查，以除外其他疾病的腹痛。

[**鉴别诊断**]

1. 异位妊娠（主要是指输卵管妊娠破裂或流产）　输卵管妊娠破裂或流产发生以后，以突然出现因腹腔内急性出血导致的下腹一侧剧烈疼痛，呈现晕厥或休克征象，或有不规则点滴状深褐色少量的阴道流血等为其主要症状。

根据腹痛的轻重程度和上述主症的差异，结合病史不难与妊娠腹痛相鉴别。

2. 胎漏、胎动不安　胎动不安为妊娠期中表现有小腹疼痛症状的疾病。其腹痛之前多先有胎元受病的胎动下坠感，其腹痛常为下腹阵发性坠痛并伴有少量阴道流血。这是两病的主要鉴别点。

3. 堕胎、小产　其临床主症是阴道流血与腹痛（堕胎常先有出血后感腹痛；小产则多先有腹痛继而阴道流血），而妊娠腹痛以小腹疼痛为主且无流血征象。此外，堕胎、小产之腹痛是缓慢发生，继而逐渐加剧、阵阵发作、会阴部有逼坠感，这与妊娠腹痛的性质大不相同。

4. 妊娠合并肠痈　妊娠合并肠痈以腹痛、恶心呕吐、发热或恶寒发热为主要临床表现。二者均无阴道流血症状，但妊娠合并肠痈之腹痛常以先发生在胃脘部或脐周，后逐渐转至右下腹为特点，妊娠腹痛则无。

5. 妊娠合并卵巢瘤蒂扭转　妊娠合并卵巢瘤蒂扭转，为孕妇突然发生下腹部剧烈疼痛的病症之一，其腹痛远较妊娠腹痛剧，按之而痛愈甚，并伴有呕吐、发热等症状，可以此作鉴别参考。

［辨论证治］

一、辨证要点

本病以小腹疼痛为主症，故首当注意审视腹痛的性质，作为辨识妊娠腹痛虚实寒热的一个重要依据。一般而言，腹痛绵绵，按之痛减多属血虚失荣；小腹冷痛绵绵不休，喜温喜按者则多属虚寒为患；小腹胀痛不适，甚至痛连胸胁则多属气滞血瘀之证。

二、治疗原则

针对胞脉阻滞气血运行不畅的主要机理，以通调气血为法。使胞脉流畅，通则不痛，是为本病的治疗原则。但必须是在辨证论治的原则下灵活运用通调之法，不可偏执而犯虚虚实实之戒。

在临床用药中注意调气不得过用辛温香燥、理气不可过于行血动血，以免伤动胎气而发生他患。

三、辨证论治

1. 血虚证

【主要证候】孕后小腹绵绵作痛，按之痛减，面色萎黄，头昏目眩，心悸少寐，舌淡苔薄，脉虚滑。

【证候分析】证因血虚气滞，胞脉受阻，故小腹作痛，绵绵不止，其痛属虚故按之痛减。血虚不能上荣于巅，则头昏目眩；不能外荣于表则面色萎黄；不能内养于心，则心悸少寐。舌脉均为血虚之象。

【治法】养血安胎止痛。

【方药】自拟黄芪寿胎丸

当归9g，白芍9g，茯苓9g，白术9g，炙甘草9g，黄芪15g，桑寄生9g，川续断9g，菟丝子30g，阿胶[烊化]9g，苎麻根9g，炒荆芥穗9g。

随症加减：

若有腰酸乏力，则加制首乌、桑寄生养血益肾固胎。

若有小腹冷痛，加艾叶以暖宫止痛。

2. 气郁证

【主要证候】孕后胸胁少腹胀痛，以两胁尤甚，烦躁易怒，时时嗳气，不欲饮食，苔薄黄，脉弦滑。

【证候分析】肝脉布两胁肋，上胸贯膈，肝郁气滞，血行不畅，胞脉阻滞，故胸腹胀。肝主疏泄又喜条达，肝郁气结，不能宣达，则烦躁易怒，时时嗳气。肝郁气滞，克伐脾土，以致脾不化湿故食欲不振。舌脉均为肝郁气滞之象。

【治法】疏肝解郁，理气行滞。

【方药】自拟甘麦逍遥散

柴胡9g，当归9g，白芍12g，炙甘草9g，白术9g，茯苓9g，煨姜4.5g，薄荷4.5g，蒺藜9g，芦根15g，浮小麦15g，大枣3枚。

随症加减：

临床中加苏梗、陈皮以宽中行气安胎。

郁而化热者，加炒栀子、黄芩。

3. 虚寒证

【主要证候】妊娠期间，小腹冷痛，面色㿠白，形寒肢冷，纳少便溏，舌淡苔薄白，脉沉弱。

【证候分析】阳气虚弱则阴寒内盛，阳气不能外达，故面色㿠白，形寒肢冷。阳虚胞宫失于温煦则小腹冷痛。肾阳不足不能温煦脾阳，脾失健运则纳少便溏。舌脉为虚寒之象。

【治法】温阳散寒，安胎止痛。

【方药】加减胶艾汤（《金匮要略》）

当归9g，阿胶^{烊化}9g，艾叶9g，甘草9g，熟地黄9g，杭白芍9g，黄芪12g，菟丝子30g，桂枝4.5g，干姜9g，炙甘草9g，盐小茴香9g。

随症加减：

临床中多在此方基础上加杜仲、巴戟天、补骨脂以温肾扶阳，使阴寒消散，气血流畅，则腹痛可解。

［中成药］

1. 安胎益母丸　健脾益肾，安胎止痛。适用于妊娠腹痛（血虚证）。水丸。口服，每次9g，每日2～3次。

2. 逍遥丸　疏肝理气，畅郁止痛。适用于妊娠腹痛（肝郁证）。

3. 艾附暖宫丸　温宫散寒，温经止痛。适用于妊娠腹痛（胞宫虚寒证）。

［食疗调养］

一、食调要点

1. 血虚证、虚寒证妊娠腹痛，其膳食宜益气补血、温宫散寒、暖助胎元之滋补食品，多吃血肉有情之品，如鸡汤、瘦肉、鱼肉、蛋类、猪肝等。还要注意荤素结合，多吃新鲜蔬菜、水果，以免过食油腻食物，损伤脾胃。

2. 气郁证、血瘀证妊娠腹痛，其膳食宜以清淡舒畅、固养胎元为主，不清淡悦脾兼可化湿。宜过食、过甜、过咸、辛辣之品，以免伤其胎元。

二、辨证配膳

1. 红枣枸杞子鸡汤

原料：大红枣 10 枚，宁夏枸杞子 15 g，子鸡 1 只（约 500 g）。

操作：将鸡去毛，劏洗干净，去内脏。把大枣去核，枸杞子用清水洗净，一同放在砂锅内炖 2 个小时，至鸡烂熟，加入少许姜、盐、味精调味，即可食鸡饮汤。

功能：养血补虚，安胎止痛。适用于妊娠腹痛（血虚证）。

2. 陈香烧肉

原料：陈皮 3 g，木香 3 g，猪瘦肉 200 g。

操作：先将陈皮、木香焙脆研末备用，在锅内放植物油少许烧热后，把猪瘦肉洗净、切薄片，放入锅内炒片刻，待肉熟时放入陈皮、木香末、食盐、味精并搅匀，即可佐餐用。

功能：疏肝理气，安胎止痛。适用于妊娠腹痛（气郁证）。

3. 姜蔻羊肉糊灌藕

原料：高良姜 9 片，草豆蔻 6 g，生姜汁 30 mL，羊肉 120 g，面粉 120 g，黄牛乳、鲜藕各适量。

操作：把草豆蔻煨后捣碎，高良姜切末，羊肉洗净细切，炒作臛。三味与面粉、生姜汁、牛乳共同调成糊状，灌入鲜藕之空孔，逐孔填满，上笼蒸熟。

功能：温中散寒，安胎止痛。适用于妊娠腹痛（虚寒证）。

［医案选］

王某，女，27 岁。初诊日期：1992 年 7 月 13 日。

主诉：妊娠3月，因外出受凉，近10天来自觉小腹痛，有坠胀感，喜温喜按，得热而腹痛缓，伴有腰酸腿软，足膝无力，手足不温，小便频数，白带量多，夹有咖啡色分泌物。舌淡红、薄白苔，脉沉滑。妇科门诊B超检查结果正常。西医诊断：先兆流产？中医辨证为阳虚阴盛，寒凝气血，胞脉受阻，妊娠腹痛。治疗原则：温阳散寒，暖宫止痛。自拟安胎温宫饮：党参15 g，土炒白术15 g，杭白芍15 g，当归炭9 g，川续断15 g，炒杜仲15 g，菟丝子30 g，桑寄生15 g，炒荆芥穗9 g，炮姜炭4.5 g，盐炒小茴香9 g，吴茱萸4.5 g。水煎服，煎2次，取160 mL，分2次服，

二诊：服6剂中药后自觉腹痛下坠明显好转，腰酸腿软亦减轻。白带量多但咖啡色分泌物减少，患者精神好转，查舌质红，薄白苔，脉见沉缓而滑象较前明显应指。知其胎孕转佳，胎气得复。遂遵前方去当归炭、炮姜炭，加淫羊藿10 g、盐浸巴戟天10 g，再服6剂。

三诊：药后腹痛明显好转，咖啡色分泌物亦消失，腰酸足膝无力，站立时间过长则有腰酸感，查舌质红，薄苔，脉见沉滑，唯尺脉较弱。知其肾阳虚亏日久，需缓缓收功。嘱患者每日2次炖服阿胶10 g，并用菟丝子90 g、大粒食盐90 g，炒热外敷脐下，每晚1次，每次20分钟。1993年5月顺产一男孩，母子安康。

按：妊娠后由于子宫收缩而引起下腹阵痛，称之为妊娠腹痛，亦名胞阻。本案在于素体阳虚，感受寒邪，寒凝气血，胞脉失煦，运行不畅，不通则痛。治疗当温阳散寒，暖宫止痛。自拟安胎温宫饮，其旨在欲温宫阳，必暖肾阳，温运脾阳，脾肾阳复，宫阳自升，驱寒痛止。所以方用参术运脾升阳；大剂菟丝子辛甘补益肾阳；川续断、寄生益肾安胎；盐炒小茴香、吴茱萸专散胞宫寒邪；杭白芍、当归炭、炮姜炭缓急止痛，炒炭存性，兼收止血之功；荆芥穗系为风药，风可胜湿，其味辛主升，主散，炒荆芥穗可升阳除湿，专化下焦湿浊之气，故傅青主在完带汤中令炒荆芥穗与柴胡少许相配伍，意在其中；而荆芥穗炭止血调经，善治经间期出血（排卵期出血，少则点滴而至，多则一两日），专可疏肝理血中之气郁。

选自《丛春雨中医妇科经验》，丛春雨著，中医古籍出版社2002年出版。

第四节 异位妊娠

[概念]

凡孕卵在子宫腔外着床发育，称为"异位妊娠"，俗称"宫外孕"。两者含义稍有不同，宫外孕指子宫以外的妊娠如输卵管妊娠、卵巢妊娠、腹腔妊娠、阔韧带妊娠；异位妊娠指孕卵位于正常着床部位以外的妊娠，按部位不同有输卵管妊娠、卵巢妊娠、腹腔妊娠、阔韧带妊娠、宫颈妊娠及子宫残角妊娠。因此异位妊娠的名称含义更广。中医妇科学中无此名，按其临床表现，散见于"妊娠腹痛""胎动不安""癥瘕"等病之中。

异位妊娠中最常见的为输卵管妊娠，占95%，故本节以其为例叙述。当输卵管妊娠破裂后，可造成急性腹腔内出血，发病急，病情重，处理不当可危及生命，是妇产科常见急腹症之一。过去此病一经确诊，须立即手术治疗。近几十年来，我国实行中西结合非手术治疗，临床实践证实，效果良好。

[病因病机]

1. 慢性输卵管炎 炎症使输卵管黏膜粘连，管腔变窄，影响孕卵的正常移动。

2. 输卵管发育不良或畸形 发育不良者，其壁之肌纤维发育差，内膜纤毛缺乏，减弱了输送孕卵的功能。发育畸形者，输卵管较细长弯曲或螺旋状，或管壁有憩室等，使孕卵不能适时到达宫腔。

3. 输卵管子宫内膜异位症 可异位于输卵管间质部，管腔变窄阻塞，阻碍孕卵的输送。

4. 盆腔内肿瘤压迫或牵引 可使输卵管移位变形，阻碍孕卵通过。

5. 孕卵外游 其移行时间长，不能适时到达宫腔。

6. 输卵管结扎后再通 偶有管腔再通者，由于结扎部位狭窄影响孕卵输送。

[病理]

输卵管妊娠时，由于管腔窄、管壁薄，又缺乏完整的蜕膜，因而限制了孕卵的继续发育成长，在妊娠达到一定时候，即导致下列结果。

1.输卵管妊娠流产 多发生于输卵管壶腹部妊娠。其生长发育多向管腔突出，由于绒毛植入管壁肌层，破坏肌层微血管，引起出血，出血使孕卵落入管腔，终经伞部流入腹腔。如胚胎全部自管壁附着处分离，形成输卵管妊娠完全流产，则出血量较少。如胚胎仅有部分分离，部分绒毛仍残存管腔内，形成输卵管不全流产，此时因残存管腔的绒毛仍保持活力，继续侵蚀输卵管组织引起反复出血，又因管壁肌层薄弱收缩力差，则血管开放，出血较多，形成输卵管内、盆腔、腹腔血肿。

2.输卵管妊娠破裂 多发生于峡部妊娠。由于管腔狭窄，受精卵绒毛侵蚀并穿透管壁而破裂，受精卵由裂口排出，发生大量出血，严重时可引起休克，危及生命。

输卵管妊娠流产或破裂，有时由于未能及时治疗，经反复的内出血以后，受精卵死亡，内出血停止而形成包块，因病程较长，瘀血凝块机化变硬且与周围组织器官粘连，临床上又称为陈旧性宫外孕。当输卵管妊娠流产或破裂后，胚胎排入腹腔，而绒毛组织仍然附着于管壁或从破损处向外生长，使胚胎继续生存，而形成继发性腹腔妊娠。

3.子宫的变化 输卵管妊娠时，受内分泌影响，子宫肌肉增生肥大，且较软，但小于停经月份。子宫内膜呈蜕膜变化，无绒毛，受精卵死亡后，蜕膜常整块脱落，呈片状或三角形，称蜕膜管型，或呈细小的碎片脱落。

祖国医学对本病发病机理的认识，目前仍在探讨之中，按其临床症状和中西医结合治疗的确切效果来看，可以认为大多与宿有少腹瘀滞，冲任不畅，或先天肾气不足等有关。本病属少腹瘀血证。输卵管妊娠未破损型及包块型属癥证；已破损型则为少腹蓄血证，甚至出现气血暴脱，阴阳离决之危候。当受精卵在不适于其生长的输卵管内发育而破损伤络时，血则溢于少腹，发生一系列证候。

[临床表现]

输卵管妊娠在流产或破裂之前，除有妊娠表现外，往往无明显症状。有的患者在下腹一侧有隐痛，双合诊子宫稍胀大变软，与停经月份不符，可能发现一侧附件处有软性包块，稍有压痛。尿妊娠试验多为阳性。输卵管妊娠破损后的临床表现与受精卵的着床部位、是流产还是破裂等因素有关，其典型的临床表现如下。

1.停经 发病前多有短期的停经史，除输卵管间质部妊娠停经时间较长外，在 6 周左右。有时月经过期仅数日或无停经史。

2. 腹痛 为输卵管妊娠破损时的主要症状。患者突感下腹一侧有撕裂样剧痛，持续或反复发作，常伴有恶心呕吐。疼痛范围与出血量有关，可波及下腹或全腹，有的还引起肩胛部放射性疼痛。当血液积聚在子宫直肠窝时，可引起肛门坠胀和排便感。

3. 阴道不规则流血 输卵管妊娠中止后，引起内分泌变化，随之子宫蜕膜分离呈碎片或完整排出，表现为阴道流血，常是不规则点滴状，深褐色，有的出血较多，需在病灶除去（药物或手术）后才能停止。

4. 晕厥与休克 由于腹腔内急性出血及剧烈腹痛可出现晕厥与休克。其程度与出血的速度及量有关，但与阴道外流血不成比例。

5. 腹部检查 下腹部有明显的压痛和反跳痛，尤以病侧为甚，但腹肌痉挛常不明显。出血多时，叩诊有移动性浊音。

6. 妇科检查 阴道内常有少量血液，后穹窿常饱满，有触痛。子宫颈有明显的摇举痛。子宫稍大、变软、比停经月份小，内出血多时，子宫可有漂浮感。子宫一侧可触及肿块，有触痛。在陈旧性宫外孕时，可在子宫直肠窝处触到半实质性压痛包块，边界清楚，且不易与子宫分开，时间日久，血肿包块机化变硬。

［诊断要点］

根据病史、临床表现、典型病例不难诊断。但在未破损前，诊断较困难，常易误诊、漏诊，须详问病史，严密观察病情变化。如观察期中阴道流血经久不停，腹部疼痛时发时止，盆腔肿块的大小、形状、硬度常有变化，血红蛋白逐渐下降等，均可协助诊断。必要时可辅以经阴道后穹窿穿刺、尿妊娠试验、子宫内膜检查或诊断性刮宫、超声波及腹腔镜检查。

［鉴别诊断］

1. 黄体破裂 同样具有内出血症状及体征（急性腹痛、贫血、休克的发生，则根据出血的速度、量的多少而不同），但多发生在月经中期，往往在性交之后而无闭经及早孕反应，亦无阴道出血，有以上特点应想到黄体破裂。

2. 急性输卵管炎 有急性腹痛，体温升高（或轻微升高），腹肌紧张、压痛，或可查到增粗的输卵管。一般无闭经及早孕反应，如渗出液较多，可出现移动性浊音。中毒性休克伴有月经不调者易被误诊。经后穹窿穿刺，能抽出脓液。非紧急情况者，可在严密观察的同时，先按炎症治疗。如短期内很快好转者，可再做妇科检查，以明确其诊断。

3. 卵巢囊肿蒂扭转 常有腹痛发作或腹部包块史，无闭经及早孕反应（卵巢囊肿蒂扭转合并早孕例外）。双合诊可触及包块，如体征可疑时，可注射止痛剂后再检查，以明确诊断。同时必须密切注意脉搏、血压、体温等，以免因受止痛剂影响，掩盖了失血性或中毒性休克。

4. 早期妊娠流产 有闭经、不规则子宫出血及腹痛史。一般疼痛较轻，无腹肌紧张及压痛、反跳痛；脉搏、血压变化与阴道流血量成正比。检查时子宫按妊娠月份而增大（先兆流产），而双侧输卵管无肿大、压痛。如有排出物送检查时，可查到绒毛滋养上皮细胞或曾有胚胎组织排出。

5. 经血逆流 可发生在人工吸引流产术后，常伴有子宫后屈、宫颈管或宫腔粘连，月经复潮时经血倒流。血液经输卵管进入腹膜，刺激腹膜引起急性腹痛，甚至可经后穹窿抽出血液而误诊为输卵管妊娠破裂所致的内出血。要仔细询问近期是否做过人工流产术。扩张宫颈可见由子宫流出少量积血，就可以明确诊断。

6. 急性阑尾炎 腹痛多由全腹或脐周围开始，然后局限于右下腹，常伴有恶心、呕吐，无内出血表现。阑尾区有压痛、反跳痛。无月经改变，双合诊时宫颈无举痛，右侧压痛部位较高，无输卵管肿块可扪及，子宫大小正常。

［胚胎死活的诊断］

胚胎继续存活者，随时有破裂的可能，危险最大，故判断胚胎是否存活，关系重大。一般阴道出血者，胚胎死亡的可能性较大；或有阴道排膜者，胚胎多已死亡。约 0.2% 左右患者例外。早孕反应持续存在者胚胎多存活，早孕症状消失，或有泌乳现象时，可考虑胚胎已死亡。

尿妊娠试验由阳转阴，胚胎多已死亡。若持续阳性，存活性很大。

［有关辅助诊断方法］

1. 经阴道后穹窿穿刺 适用于有腹痛，疑有内出血的病例。腹腔内积液最易积聚在子宫-直肠陷凹，所以有时外出血量并不太多，但能经陷凹抽出血液，此时结合病史及其他体征，不难确诊。如抽出物为脓或浆液性物质，则可排除异位妊娠；但如抽不出任何液体，也不能排除输卵管妊娠的可能性，因为有可能未穿到子宫-直肠陷凹，或血液未聚积于该处。

2. 腹腔穿刺 腹部有移动性浊音体征较为明显者，也可经下腹穿刺抽液，如为血液则表示有内出血。

3. 妊娠试验 胚胎或胎儿生存时，或在其死亡边缘，滋养叶上皮尚存活时，妊娠试验可为阳性，可用以与非妊娠疾病鉴别。

4. 子宫内膜检查 在疾病早期行子宫诊刮，如镜检仅有蜕膜而无绒毛存在，很可能为异位妊娠。经前内膜肥厚有时酷似蜕膜图像，故不能绝对据此以定为异位妊娠。

5. 淀粉酶测定 输卵管富有 α – 淀粉酶，近年发现淀粉酶活性随输卵管妊娠而升高，从阴道后穹窿积血中可显示淀粉酶值增高。

［辨证论治］

一、辨证要点

由于胎元孕育异常部位，有碍该处气血的流畅及胎元本身的发育，以致瘀阻发生，使该部位脉络受损血不归经，大量血液蓄积少腹，瘀血阻滞，乃致腹痛大作，同时由于暴伤阴血，出现一系列亡血之征，故辨证时首先辨其亡血与疼痛的程度以明其严重性，利于采取有效的治疗措施。若患者面色苍白或青白、冷汗淋漓欲吐、腹痛剧、脉微急，此为内蓄血严重及痛欲厥之征兆。

二、治疗原则

"急则治其标，缓则治其本"。先以控制内出血为主，或急以输血，或手术治疗。若证情较稳定，内出血不严重，可在住院严密观察下行活血化瘀法治之。

临床用药应注意用攻下药时不可过量，中病即止。破气药连用两次效不著者多不再用，或缓几日再用。补气药亦根据病情使用，不宜因有失血概用补气以期摄血，因过用或滥用常引起腹胀痛剧，加重病情。此外，临床实践发现炭剂止血药用于妊娠止血，常致腹腔内血液过早凝固而形成较大的血肿包块，难以吸收，故多不用炭类止血药。

三、分证论治

（一）中西医结合非手术治疗

1. 辨证要点与治法 本病主要是少腹血瘀之实证，治疗始终以活血化瘀为主。临床分未破损期和已破损期。

（1）**未破损期：**指输卵管妊娠尚未破损者。

【主要证候】患者可有早孕反应，或下腹一侧有隐痛，双合诊可触及一侧附件有软性包块，有压痛。尿妊娠试验多为阳性。脉弦滑。

【证候分析】停经妊娠，故可有早孕反应，孕卵于输卵管处种植发育，气机阻滞，故一侧有包块，压痛及下腹一侧隐痛。脉弦滑亦为阻滞之征。

【治法】活血化瘀，消癥杀胚。

【方药】

①宫外孕Ⅱ号方（山西医科大学第一医院）

赤芍、丹参各 15 g，桃仁 9 g，三棱、莪术各 3 ～ 6 g。

方中赤芍、丹参、桃仁活血化瘀；莪术、三棱消癥散结。可同时用天花粉针剂，以提高杀胚效果。

②自拟化瘀杀胚汤

丹参 30 g，桃仁 12 g，红花 12 g，赤芍 12 g，当归 12 g，怀牛膝 15 g，三棱 15 g，莪术 15 g，酒大黄 9 g。

并送服全蝎蜈蚣散即全蝎 10 g，蜈蚣 20 g，共为细粉，每日 2 次，每次 1.5 ～ 3 g，黄酒送服。

（2）**已破损期：**指输卵管妊娠流产或破裂者。

休克型　输卵管妊娠破损后引起急性大量出血，临床上有休克体征者。

【主要证候】突发下腹剧痛，面色苍白，四肢厥逆，或冷汗淋漓，恶心呕吐，血压下降或不稳定，有时烦躁不安。脉微欲绝或细数无力，并有腹部及妇科检查的体征（详见临床表现）。

【证候分析】孕卵停滞于胞宫之外，胀破脉络，故突发下腹剧痛。络伤内崩，阴血暴亡，气随血脱，则面色苍白，四肢厥逆，冷汗淋漓。亡血心神失养，故烦躁不安。脉微欲绝或细数无力均为阴血暴亡，阳血暴脱之象。

【治法】回阳救脱，活血祛瘀。

【方药】参附汤（方见崩漏）、生脉散（方见崩漏）合宫外孕Ⅰ号方（山西医科大学第一医院）。

人参、附子补气回阳救脱。

人参、麦冬、五味子，益气敛汗，养阴生津。

赤芍、丹参、桃仁，活血化瘀。

此型患者来院后，立即吸氧、输液，必要时输血。在此同时，服用参附汤或生脉散积极抢救，补足血容量纠正休克后即加服宫外孕Ⅰ号方。并早期防治兼证。此型患者需绝对卧床，勿过早活动，严格控制饮食，禁止灌肠和不必要的盆腔检查。

不稳定型 输卵管妊娠破损后时间不长，病情不够稳定，有再次发生内出血可能性者。

【主要证候】腹痛拒按，腹部有压痛及反跳痛，但逐渐减轻。可触及界限不清的包块，间有少量阴道流血，血压平稳，脉细缓。

【证候分析】脉络破损，伤络而血溢。血不循经成瘀，瘀血阻滞不通，则腹痛拒按。瘀血内阻，新血不得归经，故阴道流血。气血骤虚，脉道不充，故脉细缓。

【治法】活血祛瘀，佐以益气。

【方药】

①宫外孕Ⅰ号方（见休克型）加党参、黄芪

此型患者常兼有虚象，用药宜和缓，免伤正气。又因本型有再次内出血可能。应做好随时抢救休克的准备。

②自拟益气化瘀汤

黄芪30g，丹参15g，当归15g，乳香4.5g，没药4.5g，赤芍15g，怀牛膝15g，桃仁9g，红花9g，三棱9g，莪术9g，益母草30g。

送服人参三七粉，即高丽参60g、三七60g，共为细粉，每日2～3次，每次1.5～3g。

包块型 指输卵管妊娠破损时间较长，腹腔内血液已形成血肿包块者。

【主要证候】腹腔血肿包块形成，腹痛逐渐消失，可有下腹坠胀或便意感。阴道出血也逐渐停止。脉细涩。

【证候分析】络伤血溢于少腹成瘀，瘀积成癥，故腹腔血肿包块。癥块阻碍气机，则下腹坠胀。脉细涩亦为瘀血内阻之征。

【治法】破瘀消癥。

【方药】

①宫外孕Ⅱ号方（见未破损期）

为加快包块吸收，可辅以消癥散（经验方）

千年健60g，川续断120g，追地风、川椒各60g，五加皮、白芷、桑寄生各120g，艾叶500g，透骨草250g，羌活、独活各60g，赤芍、当归各12g，血竭、乳香、没药各60g。

上药共末，每250g为1份，纱布包裹，蒸15分钟，趁热外敷，勿要烫伤，每日1～2次，10天为一疗程。

或双柏散（经验方）外敷：侧柏叶60 g，大黄60 g，黄柏30 g，薄荷30 g，泽兰30 g。制用法如消癥散。

两次尿妊娠试验阴性，确诊胚胎已死亡者，可在门诊治疗。

②自拟化瘀消癥饮

丹参30 g，当归15 g，桃仁12 g，红花12 g，泽兰12 g，三棱12 g，莪术12 g，甲珠9 g，橘核30 g，荔枝核30 g，川楝子15 g，醋香附15 g，台乌药15 g，加水2碗、食醋1碗，煎取1碗，并送服全蝎蜈蚣散。

2. 兼证的处理　非手术治疗输卵管妊娠的过程中，必须重视对兼证的处理。最多见及最重要的兼证是腑实证，表现为腹胀便秘，胃脘不适，腹痛拒按，肠鸣减弱或消失。尤以休克型及不稳定型最易伴见，严重地影响治疗效果。

根据临床辨证，腑实证有属热实、寒实及寒热夹杂之分。如属热实者，于主方中加大黄、芒硝，清热泻下；属寒实者，可用九种心痛丸（《金匮要略》附子9 g，高丽参、干姜、吴茱萸、狼毒、巴豆霜各3 g，上药共末，炼蜜丸如豌豆大，每次服3～10粒）。

如寒热夹杂者，主方加大黄、芒硝，佐以肉桂。

在疏通胃肠的同时，一般可加枳实、厚朴各3～9 g，宽肠理气消胀，以治疗或预防胃脘部胀痛。

（二）手术治疗

输卵管妊娠确诊后，可以考虑手术治疗。由于手术治疗止血迅速，如有下列情况，可立即进行手术。

（1）停经时间较长，疑为输卵管间质部或残角子宫妊娠。

（2）内出血多而休克严重，虽然抢救而不易控制者。

（3）妊娠试验持续阳性，包块继续长大，用杀胚药无效者。

（4）愿意同时施行绝育者。

［中成药］

1. 失笑散　活血化瘀，通经止痛。适用于异位妊娠未破损期或陈旧性异位妊娠。粉剂。纱布包煎。每次6～9 g，每日1～2次。用醋或黄酒冲服。

2. 少腹逐瘀丸　活血化瘀，温宫止痛。适用于异位妊娠未破损期或陈旧性异位妊娠。蜜丸。口服，每次1～2丸，每日2次。淡米醋送服。

3. 参芪浸膏　益气养血，扶正补虚。适用于异位妊娠已破损期或异位妊娠大出血后稳定期。膏剂。冲服，每次 15 mL，每日 3 次。

4. 人参注射液　益气固脱，补虚扶正。适用于异位妊娠已破损期气虚血脱证。注射剂。肌注，每次 2～4 mL，每日 1～2 次。穴位注射，每次 0.5～2 mL，每日 1～2 次。

［食疗调养］

一、食调要点

1. 预防异位妊娠应增强孕妇的机体抵抗力，增强孕卵活力，缓解和疏通输卵管狭窄，平素应控制输卵管的炎症，保证其输卵管通畅条达，勿使其孕卵着床。妊娠前或妊娠期应情志条达、怡悦，其膳食应富有营养并清淡适应，荤素搭配合理。

2. 异位妊娠未破损期宜活血化瘀，消癥杀胚；已破损期补气扶正，回阳救脱，在病情稳定后仍应活血消癥，引瘀下行。其膳食宜疏通泄浊，辅佐治疗。宜以汤、水、粥流食或半流食，或少食多餐为主。

3. 异位妊娠保守治疗时应多用含水多津、清淡甘凉的汁、乳、粥、羹类膳食，如西瓜汁、梨汁、番茄汁、甘蔗汁、牛奶、蜂蜜等。忌用辛热香燥之葱、姜、辣椒、醇酒，并少食虾、蟹、羊肉、狗肉及煎炸厚味食品。

二、辨证配膳

1. 甲珠水蛭棱莪汤

原料：甲珠 3 g，水蛭 6 g，三棱 9 g，莪术 9 g，鸡肉 400 g。

操作：先将鸡肉用清水洗净，切成小块，在沸水煮，撇去浮沫，在武火中继续煮沸。然后把三棱、莪术、甲珠、水蛭共装入纱布袋中，放入锅内再与鸡同煮 30 分钟，捞去药包，再加盐、味精，沸后片刻即可食用。

功能：活血化瘀，通经消癥。适用于异位妊娠未破损期，或破损期但病情相对稳定期异位妊娠。

2. 二花饮

原料：天花粉 30 g，红花 15 g，红糖 60 g。

操作：先将天花粉、红花用清水洗净，然后在砂锅中加水 500 mL，煎至 300 mL，去渣后加入红糖，煮沸，即可饮用。

功能：活血化瘀，杀胚消癥。适用于异位妊娠未破损期（胎块阻络证）。

可每日 1 剂，分 2～3 次服。

3. 三红饮

原料：赤芍 15 g，丹参（红）30 g，红糖 60 g。

操作：先煎赤芍、丹参，去渣后加入红糖，待溶化后即可饮用。

功能：活血化瘀，通经消癥。适用于异位妊娠未破损期（胎块阻络证）。每日 1 剂，分 2～3 次服。

4. 花粉桃仁粥

原料：天花粉 30 g，桃仁 20 g，粳米 150 g。

操作：用医用纱布将天花粉、桃仁包裹，先加水 1000 mL 煎煮，去渣取汁约 900 mL，加入粳米煮熟，即可食用。

功能：活血化瘀，杀胚消癥。适用于异位妊娠未破损期。

5. 芪归丹参蛇肉煲

原料：当归 15 g，黄芪 15 g，丹参 15 g，生姜 9 g，红枣 3 枚，蛇肉连骨 1000 g。

操作：将归、芪、丹参用清水洗净，装入纱布袋并扎好袋口。生姜、红枣分别用清水洗净，生姜刮皮、洗净、切片，红枣去核。买活蛇并劏洗干净，去头、去皮及内脏，切段，用水洗净。在煲中注入适量水，武火煲至水滚，放入纱布袋及生姜、大枣，候水再滚，改文火煲约 3 个小时，加入少许食盐调味，即可。

功能：益气养血，化瘀补虚。适用于异位妊娠已破损期但病情稳定（气虚血瘀证）。

第五节　胎漏、胎动不安

[概念]

妊娠以后，阴道不时有少量下血，或时下时止，或淋漓不断，但无腰酸、腹痛感，名为"胎漏"，亦名"胞漏"或"漏胎"。

如先感胎动下坠，继而有轻微腰酸腹胀，或阴道少许出血者，名为"胎动不安"。

"胎漏"与"胎动不安"属现代医学"先兆流产"之范畴，并常是堕胎、小产的先兆。

［病因病机］

本病的发病机理，主要在于冲任不固，不能摄血养胎。《妇人大全良方》云："妊娠胎动不安者，由冲任经虚，受胎不实也。"因冲为血海，任主胞胎，如冲任之气血充足，则胎元得血滋养，得气载摄，胎儿才能正常地生长发育，反之可发生胎漏或胎动不安。

导致冲任不固的原因有肾虚、血气虚弱、血热、跌仆伤胎等。

1.肾虚 素体肾虚，或孕后房事不节，耗伤肾气，肾虚则冲任不周，胎失所系，而致胎元不固，发生胎漏或胎动不安。《妇科玉尺》云："妊娠胎动不安……如饮酒房劳过度，或损伤，故不安也。"

2.气血虚弱 平素脾胃虚弱，气血生化之源不足，或大病久病之后，正气不足，气虚血少，气虚则载胎无力，血少则胎元失于滋养，而致胎漏或胎动不安。

3.血热 素体阳气偏旺，或肝经郁热，或孕后过食辛辣助阳之品，或孕后患热性病，加上孕后阴血聚以养胎，更易引起阳盛，阳盛则热，热伤冲任，下扰血海，迫血妄行，损伤胎气而致胎动不安或胎漏。

4.跌仆伤胎 孕后起居不慎，跌仆闪挫或过度劳累，损伤冲任，而致气血紊乱，不能养胎、载胎，胎元受损，而致胎动不安或胎漏。《医学入门》云："孕妇从高坠下，或为重物所压，致动胎元。"

［诊断要点］

1.胎漏 妊娠后阴道有少量出血，无腰酸腹痛等症，妊娠试验阳性。

2.胎动不安 妊娠后阴道有少量出血或不出血，轻微腰酸腹痛，妊娠试验阳性。

3.检查

（1）妇科检查 示子宫颈口未开，胎膜未破，子宫大小与停经月份相符合。

（2）实验室检查 尿妊娠试验阳性。

（3）B超检查 B超显像，可见胎囊，有胎动、胎心反射存在。

（4）绒毛膜促性腺激素（HCG）测定 以肯定有无妊娠，是否与孕周相符，可协助了解妊娠进展是否正常。

[鉴别诊断]

1. 堕胎　妊娠 3 个月以内，阴道出血由少而多，腰酸腹痛由轻而重，最后胎物排出。

2. 小产　妊娠 5～7 个月，阴道出血由少而多，腰酸腹痛由轻而重，最后胎儿排除。

3. 激经　受孕早期，月经仍按期而来，精神饮食如常；或有早孕反应等，至四五个月血自止。

4. 妊娠尿血　妊娠期间，血从尿道出，排尿时才能发现，无淋漓自下情况。

5. 伪胎　症见经闭腹大如孕状，腹无胎动，时有腹痛或阴道流血，下物如蛤蚪状者，甚或血崩，一般孕吐症状现象较严重，相当于现代医学的葡萄胎。

6. 异位妊娠　以输卵管妊娠为例，宫外孕可有少量不规则阴道出血，但其发病即伴有剧烈的下腹部撕裂样疼痛，多限于一侧，约 1/3 患者伴有晕厥与休克。与本病有所区别。妇科检查、妊娠试验、经阴道后穹隆穿刺术及 B 超检查有助于诊断。

[辨证论治]

一、辨证要点

本病首先辨胎元未殒、已殒。胎未殒者宜保胎，按本病辨证处理；胎已殒者则应去胎，按堕胎、小产处理。

胎漏、胎动不安应当结合不同原因所致的证候来辨证。应特别注意体质因素（夫妇双方的体质情况、健康情况等）和有无外伤史、他病史、服药史以及情志因素等。

二、治疗原则

治疗原则以安胎为主，并根据不同情况分别采用固肾、调气养血、清热等法。经过治疗，出血迅速控制，腹痛消失，多能继续妊娠；若继续出血量少，腰酸，腹痛加重则已发展至堕胎或小产，又当急以去胎益母。

临床遣方用药时注意温补不宜辛热，调气不得过用香燥，清热亦勿过于苦寒，至于行血、破瘀、通利、有毒之品更当审慎，若确因病情需要，应掌握中病即止的原则，以免重伤其胎变生堕胎小产。

三、分证论治

1. 肾虚证

【主要证候】妊娠期间，阴道少量出血，色晦暗，腰酸腹胀，头晕耳鸣，小便频数，甚至失禁，舌淡苔白，脉沉弱。

【证候分析】胞脉系于肾，肾虚则冲任不固，胎失所系，则见阴道少量出血，腰酸腹坠。肾虚，髓海不足，脑失所养，故头晕耳鸣。肾与膀胱相表里，肾虚则膀胱失约，故小便频数，甚则失禁。舌脉为肾虚之候。

【治法】补肾安胎，佐以益气。

【方药】自拟固冲寿胎丸

菟丝子 30 g，桑寄生 9 g，川续断 9 g，阿胶^{洋化} 9 g，黄芪 12 g，炒山药 15 g，熟地黄 10 g，茯苓 4.5 g，海螵蛸 9 g，茜草 9 g，山茱萸 9 g，炒荆芥穗 9 g。

随症加减：

阴道下血量多者，酌加仙鹤草、墨旱莲。

腰腹疼痛而有坠感者，加升麻、黄芪以升阳举陷。

小便频数甚至失禁者，酌加益智仁、桑螵蛸、金樱子温肾缩小便。

偏于肾阳虚，症见腰酸冷痛，面色晦暗者，酌加巴戟天、淫羊藿、仙茅、台乌药以温肾助阳，散寒止痛。

2. 气血虚弱证

【主要证候】妊娠早期，阴道少量出血，色淡红，质稀薄，小腹坠胀，精神倦怠，心慌气短，面色㿠白，舌淡苔薄白，脉细滑无力。

【证候分析】气虚不能载胎，血虚不能养胎，以致胎漏下血。气虚下陷则小腹坠胀。气虚阳气不布则精神倦怠，心慌气短。气虚血少则面色㿠白。舌脉为气血虚弱之象。

【治法】益气养血安胎。

【方药】自拟固冲举元煎

党参 15 g，黄芪 15 g，白术 15 g，升麻 9 g，炙甘草 9 g，柴胡 4.5 g，炒山药 15 g，海螵蛸 9 g，茜草 9 g，炮姜 9 g，炒荆芥穗 9 g，大枣 3 枚。

随症加减：

临床上常在此方基础上加阿胶、何首乌、莲房炭。

腰酸者，加菟丝子、桑寄生。

阴道下血量多者，酌加焦艾、血余炭、仙鹤草。

腹痛甚者，加用白芍、甘草缓急止痛，亦可酌加艾叶、台乌药温经止痛。

忧思气结内伤肝脾而病者，配柴胡、陈皮、青橘叶、合欢皮疏肝解郁。

兼见呕恶不适者，酌加生姜、灶心土、黄芩、竹茹和胃降逆止呕。

脾运失职兼见食少便溏，苔白而腻者，酌选砂仁、藿梗、炒白扁豆、云茯苓、糯米草根以醒脾除湿。

3. 血热证

【主要证候】妊娠早期，阴道少量出血、色鲜红、质稠，心烦不安，口干咽燥，手足心热，尿少而黄，大便秘结，舌质红、苔黄，脉滑数。

【证候分析】热伏冲任，迫血妄行，以致阴道出血、色鲜红、质稠。热扰心神，则心烦不安。热伤阴液则口干咽燥，手足心热，尿少便秘。舌脉为血热之象。

【治法】清热养血安胎。

【方药】固冲保阴煎

生地黄 15 g，熟地黄 9 g，黄芩 9 g，黄柏 9 g，白芍 9 g，川续断 9 g，甘草 9 g，炒山药 15 g，海螵蛸 9 g，茜草 9 g，女贞子 12 g，墨旱莲 12 g。

随症加减：

胎动甚者，加桑寄生、杜仲。

大便干燥者，可加玄参、全瓜蒌以滋阴增液，润肠行舟。

阴道下血量多者，酌加苎麻根、墨旱莲、地榆炭、茜草根以凉血止血。

4. 跌仆伤胎

【主要证候】因外伤而见小腹疼痛伴下坠、腰酸，或阴道出血，量少色红，舌象正常，脉滑无力。

【证候分析】因外伤或过度劳累，直伤冲任，损及气血，而致胎漏下血，量少色红。外伤而致血气紊乱，故小腹疼痛。胎元受损而见小腹下坠、腰酸。

【治法】益气和血，固摄安胎。

【方药】**加减圣寿合剂**［即圣愈汤（《兰宝秘藏》）合寿胎丸（《医学衷中参西录》）］

党参 9 g，黄芪 15 g，白芍 9 g，熟地黄 9 g，炒山药 15 g，海螵蛸 10 g，茜草 9 g，炒荆芥穗 9 g，桑寄生 12 g，炒川续断 12 g，菟丝子 30 g，阿胶^{烊化} 9 g。

随症加减：

腹痛较甚，宫缩明显者，加艾叶炭、苎麻根、炒大小蓟以化瘀止血。

小腹刺痛，舌质暗红，瘀滞较为明显者，少佐炒蒲黄、五灵脂、三七粉以化瘀止痛。中病即止，不可过服。

［中成药］

1.安胎益母丸 补肾健脾，安胎养血。适用于胎漏或胎动不安（脾肾双虚或气虚血亏证）。水丸。口服，每次6～9g，每日2～3次。

2.参茸保胎丸 补气养血，安胎固肾。适用于胎漏或胎动不安（肾虚证或气血虚弱证）。水丸。口服，每次9g，每日2～3次。

3.千金保孕丸 养血补肾，止血安胎。适用于胎漏或胎动不安（气虚血亏证）。水丸。口服，每次9g，每日2～3次。

4.安胎丸 益气养血，清热安胎。适用于胎漏或胎动不安（气血虚弱偏重阴虚血热证）。水丸。口服，每次6g，每日2～3次。

5.孕妇金花片 清热凉血，养阴安胎。适用于胎漏或胎动不安（血热证）。水丸。口服，每次6g，每日2～3次。

6.孕妇清火丸 清热降火，养阴安胎。适用于胎漏或胎动不安（血热证）。水丸。口服，每次6g，每日2～3次。

［食疗调养］

一、食调要点

1.素有"胎前宜凉，产后宜温"之说，因此，妊娠期膳食应以凉润滋养之品为主，合理的膳食和足够的营养供给为其基本原则，包括粗细搭配、荤素配合。烹饪方法宜以清蒸、煲、炖、烩为主，如牛奶、豆浆、水果、肉汤、鸡汤、鱼汤之类宜遵此。

2.气血虚弱证胎漏或胎动不安，应服人参、黄芪、山药等健脾、益气、养血之品；血热证胎漏或胎动不安，应忌食辛辣刺激且易动血伤阴的食品，如姜、葱、韭菜等。

二、辨证配膳

1.双耳益肾羹
原料：银耳6g，猪脑（或牛羊脑）1副，黑木耳6g，香菇6g，鹌鹑蛋3个，首乌汁2汤匙（20 mL）。

操作：将木耳、香菇水发后切丝，水发银耳切碎；猪脑洗净去筋，蒸熟切粒。将上述各原料放入开水锅内煮熟，再加入去壳的鹌鹑蛋和首乌汁，调好口味，勾入稀淀粉芡成羹，可常服之。

功能：补脑强肾，止血安胎。适用于胎漏或胎动不安（肾虚证）。

2. 地黄麻根粥

原料：生地黄30 g，苎麻根30 g（鲜苎麻根用60～90 g），粳米500 g。

操作：把苎麻根、糯米、生地黄用水洗净，沥干水分，入锅同煮成粥，加少许食盐调味，即可。

功能：养阴清热，凉血安胎。适用于胎漏或胎动下血（血热证）。

3. 麦冬玉竹炖鱼片

原料：麦冬9 g，玉竹9 g，鱼肉250 g，葱、姜、调料各适量。

操作：将麦冬、玉竹用水泡软，麦冬去心，备用。把鱼肉洗净、切片，用蛋清、淀粉挂浆拌透，炒锅加油待七成熟，炒鱼片变色，起锅；将麦冬、玉竹入锅加水、盐，煮沸10分钟，再倒鱼片入锅，加味精、姜丝、葱丝，用湿淀粉勾芡，装盆即可。

功能：养阴生津，益胃安胎。适用于胎漏或胎动不安（胃阴虚亏，冲气上逆证）。

4. 杜仲炒腰花

原料：杜仲15 g，猪腰2只。

操作：先将猪腰剔去筋膜，切十字形花纹后，切小块，水中淖一下，再用盐稍渍，洗净；杜仲用清水洗净，另煎取汁，备用。炒锅放油至七成熟，猪腰入锅熘炒3分钟，起锅；倒入杜仲汁（可加笋片、香菇片），加盐、味精、料酒少许，待沸10分钟，再倒入腰花，沸5分钟，用湿淀粉勾芡，即可食用。

功能：补肝益肾，止血固胎。适用于胎漏或胎动不安（肝肾不足证或跌仆伤胎证）。

5. 苎麻根炖肉

原料：苎麻根30 g，覆盆子9 g，枸杞子9 g，杭白芍9 g，纯精瘦肉200 g。

操作：把精肉洗净，沥干水分，切小块，先沸水煮，去浮沫，再将上4味中药用清水洗净，沥干水分，装入纱布袋后扎口，放到锅中与精肉同煮，加盐、味精，炖2个小时至肉酥，去药包，吃精瘦肉并喝汤。

功能：补肾固冲，止血安胎。适用于胎漏或胎动不安（肾虚证或冲任虚弱证）。

[临证心得]

"胎漏"，中医古代文献又称"胞漏"或"漏胎"，现代医学称"先兆流产"。系指妊娠期间以阴道流血，持续多日，淋漓不断，小腹下坠，腰骶酸痛为主的征象。引起"漏胎"的原因很多，如气血不足，冲任不固或患慢性疾病，或房室不节，或血热扰动胎元，或外伤跌扑闪挫等原因，可影响胚胎的安定着床和生长发育。"胎漏"一病，多以腰骶酸痛为先兆表现。《景岳全书》曰："妇人肾以系胞，而腰为肾之府，故胎妊之妇最虑腰痛，痛甚则坠，不可不防。"腰骶酸痛一症和预后亦有密切关系。我在几十年临床中体会到，凡腰骶酸痛严重兼阴道流血较多者，保胎较难，预后多不佳。凡腰骶痛轻微而阴道流血较少者，保胎较易，预后多佳。其次，小腹坠痛与阴道流血的程度和预后亦有密切关系。凡小腹坠痛甚者，且流血量多，或淋漓不断者，治疗困难，难于保全，预后多不佳；凡小腹坠痛轻微，而流血量少，时间又短，易趋康复，预后多佳。此点在"胎漏"治疗之中不可不知。

此外，"胎漏"一病应与"激经"（受孕后按月行经，至妊娠3～4月后自止）相鉴别，也应与胎动不安、堕胎、小产相区别。

"胎漏"一病，临床上虚证多于实证。凡妊娠漏红，腰酸腹胀，面色苍白，精神疲倦，头昏目眩，言语无力，易受外感，舌淡苔薄白，脉沉弱或浮滑无力，寸口不足，多为气血虚弱之证，系属体质素虚，气血不足，冲任不固，无力摄血载胎而病。凡妊娠漏红，小腹下坠，腰骶酸痛，面目浮肿，胸闷纳呆，口淡而腻，大便溏薄，时有白带，舌淡苔薄白，脉见滑缓无力，多为脾虚之证，此系运化失权，精微失源，胎失所养。凡腰骶酸痛，头昏目花，胫软足痛，小便频数，腹坠漏红，舌淡苔白，尺脉沉弱，此系肾虚之证，多为肾气虚亏，房劳不节，耗伤肾精，扰动胎元。此外临床上还常见脾肾阳虚之证，症见腹坠漏红，胃寒腰冷，气短懒言，大便溏泄，面目浮肿，舌质淡，苔白润，脉见细弱，尺脉无力，盖肾阳虚惫，不能温暖脾阳，致使脾肾阳虚，冲任不固，无力系胎。凡妊娠漏红，内热口干，头晕耳鸣，手足心热，腰酸膝痛，舌红无苔，脉细数而滑，多为阴虚内热之证，系素本阴虚，或过食辛辣之物，热伏冲任，耗伤阴津，胎元失荣而成。

"胎漏"一病，必须根据虚、实、寒、热不同证候，分别采用补、泻、温、清之法。一面治其病，一面安其胎，二者并举，方可收到治病安胎的良好效果。但治疗要点当以安胎止血为宗旨，我在临床上选用《千金方》保孕丸、《医学衷中参西录》寿胎丸、《景岳全书》泰山磐石散，三方化裁而加减，随症治之。所用之方，突出三个要点：①巩固肾气。张锡纯曰："愚于千百味药中，得一最善治流产之药，乃菟丝子是也。"我在治疗胎漏一病中曾重用菟丝子达 150 g，正是得张师经验之启发，辅以川续断、杜仲、桑寄生填补肝肾，稳固胎元，三药相伍，为治疗此病必用之品。此外，还常选用金毛狗脊配熟地黄，鹿角霜配紫河车以加强补肾阳、助奇经的功效。②调补气血。气血充足，冲任得养，胎元牢固，不致下堕。因此，选用黄芪、太子参补气敛血；选用阿胶、当归养阴摄血，以增系胎之力。我在临床上还常选用炒归身，或令其烧炭存性，非用活血之效，反得止血之功。大凡流血量多色深者多选用归身炭、生地黄炭、黑地榆、仙鹤草、苎麻根，而流血量少色淡者多选用升麻炭、陈皮炭、桔梗炭、藕节炭以升提止血。③强健脾胃。脾胃为后天生化之源。运化失司，给养不足，有碍胎元，故选用土炒白术、山药、茯苓、香橼等品健脾开胃，培养根本。

　　总之，"胎漏"一病，注重调气血、补肾气、健脾胃，以达固冲任、安胎元的作用。临床需要辨证施治，随证化裁，灵活运用，方可收到满意的效果。

丛春雨.医话二则［J］.中医函授通讯，1987（5）：35–37.

第六节　堕胎、小产、滑胎

［概念］

　　一般妊娠 3 个月以内，胎儿未成形而下者，称为"堕胎"。妊娠 3 个月至 7 个月，胎儿已成形而坠者，称为"小产"。连续堕胎、小产 3 次以上者，称为"滑胎"，又称"数堕胎"。前者现代医学称之"早期流产""晚期流产"或"早产"等，后者现代医学称之"习惯性流产"。

　　胎漏与胎动不安进而发展，可有堕胎、小产之虞，故应抓紧治疗。由此可见，胎漏与胎动不安、堕胎、小产是同一疾病发展的不同阶段。前者胎尚未殒，胎犹可安，后者胎元已伤，或已离胞坠下，如产出胎物完整可按正常产后处理。

[病因病机]

本病最常见的原因是禀质虚弱以致胎不成实。其病理主要为肾虚受胎不实，冲任不固；或气血亏损，源源不断，以致发生殒堕。

1. 堕胎、小产 禀赋素弱，肾气不盛，胎元不实；或脾胃有病，精亏血少；房事不慎，暗损精血，虚则提摄不固，冲任虚损，胎失荣系而致殒堕。或由跌扑闪挫；或为七情所伤；或由饮食不慎；或过服暖补，反为药害等等，导致气血失调或胞脉受伤，损伤胎系，以致殒堕。

2. 滑胎 母体先天不充，或后天受损，以致女精不健；或父体先、后天原因以致男精不壮；或因男女双方皆不足，或近亲婚配，影响胎元发育，不能成实。此外，因气血亏损，不能荫胎，或由素体阴虚，因妊益虚，内热伤胎，以致屡孕屡堕。

还有因孕后起居不慎，房事不节或情志不调，或稍有劳作便致滑堕的，亦是胎元本弱所致。

[诊断要点]

1. 堕胎 妊娠 3 个月内，阴道流血由少而多，腰酸腹痛由轻而重，最后胎物排出，出血少，腰酸腹痛止。

2. 小产 妊娠 5～7 个月，阴道出血由少而多，腰酸腹痛由轻而重，最后胎儿娩出，出血少，腰酸腹痛止。

3. 滑胎 连续 3 次或 3 次以上堕胎、小产，下次受孕后，阴道少量出血，腰酸，腹坠痛。

滑胎的诊断主要是通过病史的了解，凡连续自然堕胎或小产 3 次以上者，可诊为滑胎。但关键要查明原因，预防为主。

滑胎的临床经过可表现为漏胎、胎动不安，亦可开始便势已难留而为堕胎或小产。有些滑胎患者甚至每孕到一定月份则自然滑堕。

4. 检查

（1）妇科检查

①应在消毒情况下进行。堕胎者阴道流血量多，子宫颈口已开大，有时可见胚胎组织堵塞于宫口，子宫与停经月份相符或略小；小产者除子宫颈口开大外，并有羊水流出或胎膜囊膨出于宫口。此属胎殒难留，相当于西医学的难免流产。前述基础上，部分妊娠物排出，尚有部分残留在子宫腔内，使阴道持续大量出血，甚至休克；检查时子宫颈口开大，有时胎盘组织堵塞于

宫口，子宫小于停经月份。此时胎堕不全，相当于西医学的不全流产。若妊娠物完全排出，子宫颈口关闭，子宫接近正常大小，腹痛消失，阴道流血逐渐停止，此属胎堕完全，相当于西医学的完全流产。

②滑胎　子宫畸形、子宫肌瘤、子宫颈内口松弛是晚期滑胎的常见因素。

（2）实验室检查

堕胎、小产　妊娠试验阴性。大量出血者，血常规检查亦示贫血象。

滑胎　黄体功能不全、垂体功能不足、染色体异常、精子缺陷等常是早期滑胎的重要因素。母儿血型不合是晚期滑胎的重要因素。

（3）B超检查

有助于对堕胎、小产的诊断。

B超显像观察子宫形态、胚胎状况、子宫颈内口的宽度有诊断价值。有流产史，子宫颈口宽于19 mm者，诊断子宫内口松弛有意义。滑胎的诊断，应注意其连续性与自然发生的特点。

[鉴别诊断]

胎漏、胎动不安（见前节）。

[辨证论治]

一、辨证要点和治疗原则

堕胎与小产的临床主症是出血与腹痛，在辨证中须严格观察病程进展，对已堕而未完全堕出者，或殒胎稽留胞中一两个月不下而发作欲产者，应特别重视，此常可发生大出血不止，以致阴血暴亡，阳无所附，"阴阳离决"之危象。因此，一旦见腹痛出血加重，势有不可留者，应尽快清除宫内残存物。故本病的治疗原则以去胎益母为主，或逐瘀去胎，或刮宫术去胎，或引产术去胎，或按产科处理。即使出血不多，但难以确定胎块是否排尽，亦当按堕胎不全处理。凡大出血者，应立即给予输血，出现昏厥，当及时抢救。

若在病程中出现发热，下腹疼痛拒按，阴道溢血有秽臭，多是复感邪毒所致，即现代医学所谓的"感染性流产"，亦属严重，临证时当审慎。

滑胎宜在未孕之前进行调理，经检查不属器质性原因，并排除男方因素，则宜以补肾、健脾、养血、固冲调治，或针对原因进行治疗。若月经不调者，当先调经；若因他病而致滑胎者，当先治他病。若滑胎患者已妊娠，应积极予以保胎，可按胎漏、胎动不安之法治疗。若胎元难保，则按堕胎、小产处理。患者不宜妊娠过密，两次妊娠时间最少相隔一年，以利于培元固本，恢复健康，增强体质。

二、辨证论治

1. 堕胎、小产

（1）胎殒难留证

【主要证候】胎堕难留多由胎漏、胎动不安发展而来，此时阴道流血增多，腹痛腹坠加重；妇科检查宫颈口已开大，有时可见胎囊堵塞于宫颈口，继续妊娠已不可能；舌紫暗或边有瘀点，脉沉弦。

【证候分析】因故胎殒，胞脉受损，故有阴道流血增多。胎殒胞宫，欲排不能，胞中瘀阻，不通则痛，故有腹痛腹坠加重。胎殒将堕，或已有胚胎组织堵塞于子宫颈口，故妇科检查宫颈口已开大，继续妊娠已不可能。舌紫暗或边有瘀点，脉沉弦，此为胎殒难留，瘀血阻滞之征。

【治法】祛瘀下胎。

【方药】加味脱花煎（《景岳全书》）

当归 15 g，川芎 9 g，肉桂 6 g，牛膝 15 g，红花 9 g，车前子 9 g，益母草 30～45 g，桃仁 9 g，红花 9 g，醋香附 9 g，台乌药 9 g。

方中当归、川芎、桃仁、红花、益母草、牛膝活血祛瘀，佐香附、台乌药行滞下气，兼有催生下胎之效；肉桂温通血脉；车前子滑利泄降。全方用于胎殒难留，有祛瘀下胎之效。

随症加减：

腹痛阵作，血多有块者，酌加炒蒲黄、五灵脂，以助祛瘀下胎、止痛止血之效。

（2）胎堕不全证

【主要证候】胎殒之后，尚有部分残留宫腔内。阴道流血持续不止，甚至大量出血，腹痛阵作。妇科检查提示，宫口开大，有时可见组织物堵塞于子宫颈口，子宫体积小于妊娠月份。舌淡红、苔薄白，脉沉细无力。

【证候分析】胎殒已堕，堕而不全，瘀阻胞中，新血不得归经，故阴道流血持续不止，甚至大量出血。胎堕不全，留而为瘀，瘀阻胞中，不通则痛，块物排出，腹痛稍减，故腹痛阵作。因胎瘀阻，或残留物滞留胞中，胞宫排瘀受阻，故可查见宫颈口开大，或见部分组织物堵塞于子宫颈口。因有部分妊娠物已排出体外，故妇检子宫体积小于妊娠月份。舌淡红、苔薄白，脉沉细无力，则为气虚血瘀之征。

【治法】益气祛瘀。

【方药】**参芪益母脱花煎**

当归 10 g，川芎 9 g，肉桂 6 g，牛膝 10 g，红花 9 g，车前子 9 g，红参 9 g，黄芪 15 ～ 30 g，益母草 30 ～ 45 g，炒蒲黄 15 g。

方用脱花煎祛瘀下胎；加红参、黄芪益气以助下胎排瘀之力；益母草、炒蒲黄以祛瘀生新，止痛止血。

随症加减：

若胎堕不全时，出血过多，或暴下不止，面色苍白，头晕眼花，甚则晕厥，不省人事，手足厥冷，唇舌淡白，脉芤或微细无力。此为气随血脱之危候，急宜补气固脱。方用人参黄芪汤（《证治准绳》：人参、黄芪、当归、白术、白芍、艾叶、阿胶）。方中人参、黄芪、白术益气摄血；当归、白芍补血养血；阿胶补血止血；艾叶暖宫止血。全方合用以益气固脱止血。

若暴下不止，突然晕厥，不省人事，病急势危，也可急用独参汤或用参附汤益气固脱，回阳救逆。同时补液、输血、抗休克。

若胎堕不全，刮宫术后给予抗生素预防感染。

（3）虚瘀并重证

【主要证候】妊娠早期出现阴道出血量多，色红有块，小腹坠胀，或有胎块排出，乃为堕胎之象。

妊娠 4 ～ 7 个月，出现小腹疼痛，阵阵紧逼，会阴逼胀下坠，或有羊水溢出，继而出血，出血量多，甚或大出血，此即小产之兆。

除上述征象外，或见气短心悸，或面色苍白，或头昏眼花，或烦闷等症，脉滑或涩，或细数。

【证候分析】因故伤胎，殒胎阻滞胞中，新血不循经，故流血量多，且小腹疼痛阵阵加剧，胎坠欲出，故会阴坠胀。

伤胎小产，胎气逼坠，子宫阵阵缩痛，故腹痛阵阵紧逼，会阴逼胀。胎膜破裂，故有羊水溢出。产门渐开，可少量出血。若胎衣剥离，出血量可增多。胎儿排出后，胎衣不下或有残缺滞留，可酿成大出血。

失血过多，精血亏虚，故见心悸气短，面色苍白，头昏眼花，烦闷等症，若脉微涩或虚数，乃阴脱阳绝之兆。

【治法】活血逐瘀，养血止血。

【方药】**加味生化汤**（《傅青主女科》）

当归9g，川芎9g，桃仁9g，炮姜9g，炙甘草9g，牛膝15g，红花9g，车前子9g，益母草30～45g，丹参30g。

随症加减：

若发热、腹痛，阴道溢液臭秽，为复感邪毒之象，去胎同时予以清热解毒，上方加败酱草、大血藤、蒲公英、牡丹皮。

若兼见气短神疲等气虚不足之象，酌加党参、黄芪以益气补虚扶正。

若气机郁滞胁腹胀痛，酌加香附、台乌、橘核、丹参以理气行滞止痛。

2. 滑胎

（1）肾气亏损证

【主要证候】屡孕屡堕，甚或如期而堕，头晕耳鸣，腰酸膝软，精神萎靡，夜尿频多，目眶暗黑，或面色晦暗，舌淡、苔白，脉沉弱。

【证候分析】肾虚冲任不固，胎失系载，故屡孕屡堕。肾虚髓海不足，空窍失养，故头晕耳鸣。肾虚命火不足，阳气不能外达，则精神萎靡，目眶暗黑，或面色晦暗。肾虚膀胱失约，则小便频数，夜尿尤多。腰为肾府，肾主骨，肾虚则腰酸膝软。舌淡、苔白、脉沉弱，为肾虚之征。

【治法】补肾固冲安胎。

【方药】加味补肾固冲丸（《中医学新编》）

菟丝子30g，川续断15g，巴戟天15g，杜仲10g，当归9g，熟地黄10g，鹿角霜15g，枸杞子10g，阿胶^(烊化)9g，党参10g，白术10g，寄生15g，淫羊藿15g，大枣3枚，砂仁4.5g。

方中菟丝子、川续断、巴戟、杜仲、鹿角霜、桑寄生、淫羊藿补肾益精髓，固冲安胎；当归、熟地黄、枸杞子、阿胶滋肾填精养血而安胎；党参、白术、大枣健脾益气以资化源；砂仁理气安胎，使补而不滞。全方合用使肾气健旺，胎有所系，载养正常，自无堕胎之虑。

（2）气血两虚证

【主要证候】屡孕屡堕，头晕眼花，神疲乏力，心悸气短，面色苍白，舌淡、苔薄，脉细弱。

【证候分析】气血两虚，冲任不足，不能养胎载胎，故使屡孕屡堕。气血两虚，上不荣清窍，则头晕眼花；外不荣肌肤，则面色苍白；内不荣脏腑，则神倦乏力，心悸气短。舌淡、苔薄，脉细弱，为气血两虚之征。

【治法】益气养血安胎。

【方药】菟丝泰山磐石散

红参9g，黄芪15g，当归9g，川续断15g，黄芩9g，川芎4.5g，白芍 15 g，熟地黄 15 g，白术 10 g，炙甘草 9 g，砂仁 4.5 g，菟丝子 30 g，糯米适量。

方中人参、黄芪、白术、甘草补中益气以载胎；当归、白芍、川芎、熟地黄补血以养胎；砂仁、糯米调养脾胃以安胎；川续断补肾强腰以固胎；白术配黄芩为安胎要药；菟丝子固摄冲任、安胞养胎为君药，全方合用有双补气血、固冲安胎之效。

[中成药]

1. 左归丸　滋补肾水，调荣养卫。适用于滑胎或堕胎、小产（预防作用）（肾虚证）。蜜丸。口服，每次 1 丸，每日 2 次。淡盐水送服。

2. 人参固本丸　培元固本，益气补虚。适用于滑胎或堕胎、小产（预防作用）（气血虚弱证）。蜜丸。口服，每次 1 丸，每日 2 次。

3. 术杜安胎丸　益气培本，固肾安胎。适用于滑胎或堕胎、小产（预防作用）（脾肾虚弱证）。水丸。口服，每次 6～9 g，每日 2～3 次。

4. 海马保肾丸　滋阴益气，补肾助阳。适用于滑胎或堕胎、小产（预防作用）（肾气虚亏证）。蜜丸。口服，每次 1 丸，每日 2～3 次。淡盐水送服。

5. 全茸丸　大补虚损，滋补阴阳。适用于滑胎或堕胎、小产（预防作用）（肾精虚亏，阴阳双虚证）。蜜丸。口服，每次 1 丸，每日 2 次。淡盐水送服。

[食疗调养]

一、食调要点

1. 孕妇宜饮食平衡、适度，不可片面摄入过多的脂肪、蛋白、碳水化合物。当今孕妇营养过剩，造成孕妇血脂、血压过高，甚至出现高危妊娠现象，应引起重视。

2. 滑胎或堕胎、小产的食疗调养，应食用益气、养血、滋肾、柔肝、固冲之品，并配合补充人体所必要的氨基酸食品，或在未发生症状前食用具体有调养与预防作用的食品，但期望值不可太高，因为堕胎、小产发生突然，情况危急，不可大意。

二、辨证配膳

1. 银苎酒

原料：苎麻根（锉）80 g，银 200 g，清米酒 10 mL。

操作：上述原料并加水 300 mL，煎至 80 mL，去渣，分 2 次温服。

功能：活血养血。适用于妊娠胎动欲堕，腹痛不可忍。

2. 苴蓿汁水蒸鸡蛋

原料：苴蓿子 3 g，鸡蛋 2 个。

操作：将苴蓿子捣烂，加水煮 20 分钟，取汁 1 碗，倒入打匀的蛋液中，隔水蒸至凝膏。

功能：活血化瘀。适用于堕胎、小产。每日 1～2 剂，连服 1 周。

3. 山药固胎粥

原料：生山药 90 g，川续断 15 g，杜仲 15 g，苎麻根 15 g，糯米 250 g。

操作：先将川续断、杜仲、苎麻根用清水洗净后用纱布包好，与山药、糯米同煮粥，煮至粥烂后，去药袋，加少许植物油、盐调味。

功能：补肾健脾，固冲安胎。适用于滑胎（脾肾双虚证）。

4. 黄芪炖鲈鱼

原料：黄芪 20 g，鲈鱼 1 条（约重 500 g）。

操作：将鲈鱼去鳞、内脏，洗净，与黄芪同放炖盅内，加水适量，隔水炖 2 个小时，加入少许盐调味，即可服食。

功能：益气补虚，安冲固胎。适用于滑胎（气血虚弱证）。隔日或每日 1 次，连用 3～5 次。

5. 安胎鲤鱼粥

原料：苎麻根 15 g，活鲤鱼 1 条（约 500 g），糯米 60 g。

操作：先将鲤鱼去鳞及肠杂，洗净后切块煎汤，再煎苎麻根，取汁去渣，然后两者合并，入糯米煮粥。

功能：止血安胎，固冲补肾。适用于滑胎（肾虚证）。

［医案选］

刘某，女，29 岁，工人，已婚。初诊日期：1985 年 6 月 13 日。

婚后流产 3 次，自诉每妊娠 3 个月左右无故自流产，多处求医保胎均告失败，现求子心切，又恐流产，压力之大，包袱之重，使患者及家属终日愁眉苦脸。患者自觉身倦乏力，腰骶酸痛，足膝无力，足跟酸痛，手足不温，喜温怕冷，夜尿较频，性欲淡漠。月经量多、色淡、无血块，经后白带多，稀薄无味。舌淡红，苔薄白，脉象沉缓，右尺不足。系属肾阳虚惫，冲任虚损，带脉失固，屡孕屡堕。治疗重在未孕之时，宜温肾暖宫，填补奇经。并嘱患者慎起居，禁房事，食清淡。处方：菟丝子45 g，炒杜仲15 g，桑寄生15 g，金毛狗脊9 g，熟地黄10 g，淫羊藿15 g，盐浸巴戟天15 g，鹿角霜10 g，炒白术9 g，香橼9 g。

治疗经过：连服12剂后，诸症大减，食欲增加，心绪转好，脉见滑缓。前方略有加减，并加用红参粉、紫河车粉，每晚睡前淡盐水送服1.5 g。1987年12月10日随访，治疗后未复发。1986年生一男孩，现母子平安。

选自《丛春雨中医妇科经验》，丛春雨著，中医古籍出版社2002年出版。

第七节　胎萎不长

[概念]

妊娠四五个月时，其子宫明显小于正常妊娠月份，经临床检查确属胎儿存活而生长迟缓者，称"胎萎不长"，或称"妊娠胎不长"。

本病若失治、误治，使病情进一步发展，可见胎死腹中、小产或分娩低体重儿，严重者还会导致婴幼儿智力发育低下及运动神经障碍，乃至残废。因此及早诊断，积极治疗本病，可避免胎死腹中、小产的发生，有利于优生优育。

现代医学中"胎儿生长受限"属本病之范畴。

[病因病机]

本病主要是母体气血虚弱。胎之在胞，赖血气以养，若禀赋不足，或因宿疾，或胎漏下血等，均可致脏腑衰损，气血不足，而胎不长。临床上常有气血虚弱和脾肾不足之分。

1. 气血虚弱　妊娠养胎本乎气血，若母体气血不足，则胎儿难于生长。导致气血不足的原因有孕妇患有宿疾，气血暗耗；或胎漏下血时间长，血不养胎，而致胎萎不长。

2. 脾肾不足　脾主运化精微，从饮食中吸收营养物质，以供养胎儿。胞脉系于肾，肾精以养胎。若孕妇饮食过少或腹泻日久，或禀赋不足，或房劳过度，均可致脾肾不足，精血化源亏乏，胎元失养，则胎萎不长。

［诊断要点］

1. 症状及病史　妊娠四五月时，子宫小于妊娠月份，而腹形也明显小于妊娠月份，阴道无出血，胎动不明显，经临床检查，可闻及胎心。孕妇往往有胎漏、胎动不安的病史，或素有痼疾而复孕者。

2. 检查

孕妇的子宫底高度、腹围、体重低于平均值下线，或持续不增长时，应怀疑有胎萎不长。可通过 B 超检查测定胎儿双顶径、股骨长、头围与腹围比值等，如低于正常值下限，则可确诊。

［鉴别诊断］

胎死不下　妊娠期间，子宫不继续增大反而缩小，口出臭气，或呕吐清沫，或无明显症状，胎动停止，常有阴道出血或下赤豆汁样物，脉涩。并注意结合妇科检查及 B 超检查，即可确诊。

［辨证论治］

本病的治疗应以益气养血为主，气血充足，则胎儿自长，本病如不及早治疗，会导致流产或胎死腹中。

1. 气血虚弱证

【主要证候】妊娠四五月，胎儿虽存活，但子宫明显小于正常月份，身体羸瘦，面色萎黄，头晕气短，疲倦懒言，舌淡少苔，脉细弱无力略带滑象。

【证候分析】因气血俱虚，养胎不足，故妇人子宫明显小于正常月份。气血不足则身体羸瘦，头晕气短，疲倦懒言，面色萎黄。舌脉均为气血虚弱之征。

【治法】补气益血养胎。

【方药】益气养血安胎饮

党参 15 g，白术 15 g，茯苓 10 g，炙甘草 9 g，当归 10 g，川芎 9 g，熟地黄 10 g，白芍 10 g，黄芪 15 g，菟丝子 30 g，淫羊藿 15 g，巴戟天 15 g。

随症加减：

若偏肾阳虚，出现畏寒肢冷，面色㿠白，加干姜、肉桂、仙茅以温阳散寒。

2. 脾肾不足证

【主要证候】妊娠五六月，子宫小于正常妊娠月份，脘腹胀满，纳少便溏，头晕耳鸣，腰酸乏力，舌淡红、苔薄白，脉沉细滑。

【证候分析】因脾肾虚弱，精血化源不足，胎元失养，故子宫小于正常月份。脾气虚弱，运化无力则脘腹胀满，纳少便溏。肾精不足，髓海空虚，则头晕耳鸣。腰为肾之府，肾虚则腰酸无力。舌脉均为脾肾不足之征。

【治法】补脾益肾养胎。

【方药】加减归脾汤（《严氏济生方》）

党参15g，黄芪15g，当归9g，白术9g，炒山药15g，熟地黄10g，茯苓10g，山茱萸9g，菟丝子30g，淫羊藿15g，盐小茴香9g，补骨脂9g，生姜3片，大枣3枚。

随症加减：

临床中在上方常酌加杭白芍、五味子、桑寄生以滋肾补肝。

腰腹冷痛者，加杜仲、鹿角片、台乌药、川续断以温阳散寒、行气止痛。

［中成药］

1. 八珍丸　补气养血，安胎益肾。适用于胎萎不长（气血虚弱证）。蜜丸。口服，每次1～2丸，每日2～3次。

2. 十全大补丸　补血益气，补肾安胎。适用于胎萎不长（气血虚弱证）。蜜丸。口服，每次1～2丸，每日2～3次。

3. 人参养荣丸　补气养血，养荣安胎。适用于胎萎不长（气血虚弱证）。蜜丸。口服，每次1～2丸，每日2～3次。

4. 保胎丸　补气养血，益气长胎。适用于胎萎不长（脾肾不足证）。水丸。口服，每次6g，每日2～3次。淡盐水送服。

5. 艾附暖宫丸　温宫散寒，益肾长胎。适用于胎萎不长（奇经虚寒证）。蜜丸。口服，每次1～2丸，每日2～3次。淡盐水送服。

［食疗调养］

一、食调要点

1. 胎萎不长多因气血虚弱或脾肾不足所致，应以血肉有情之品滋补之，以益气养血、温补脾肾，多选用鸡汤、肉汤、骨头汤、鱼汤等，注意荤素结合，多吃新鲜蔬菜、水果等，勿食油腻之物，以免损伤脾胃，后天失源。

2.胎萎不长应多食高蛋白类食品，如牛奶、鱼、禽类、豆类及豆制品、奶制品等。少食或不食刺激性食物，如辛辣之品、酒类及浓茶、咖啡等，孕妇长期服用必影响胎盘血供，从而影响胎儿的发育和成长。

二、辨证配膳

1.鲤鱼煲红枣

原料：鲤鱼1条（约500 g），红枣15枚。

操作：将鲤鱼去鳞、内脏，用清水冲洗干净，沥去水分，用植物油煎鱼身两面发黄，用水冲去油分，抹干，放入砂锅内，加入红枣，注入适量清水，文火煲汤，约2个小时，调味后即可饮汤食鱼、枣。

功能：补气养血，运脾补肾。适用于胎萎不长（气血虚弱或脾肾不足证）。

2.苎麻煲鸡

原料：雌鸡1只（重约500 g），干苎麻根30 g。

操作：将鸡去毛、头、爪、内脏，劏洗干净，沥干水分。再把苎麻根洗净后填入鸡腹内，加水煲汤，文火煮约2个小时，调味后即可饮汤食鸡肉。

功能：滋阴清热，凉血安胎。适用于胎萎不长（阴虚血热证）。

3.杜仲炖猪腰

原料：杜仲9 g，猪腰1个，胡椒数粒。

操作：把杜仲、胡椒分别用清水洗净。猪腰剖开，切去白色肾盂，用水洗净尿臊味，放入沸水中烫过，捞出洗净切片。再将杜仲、猪腰及胡椒一同放入炖盅内，注入适量清水，隔水炖3个小时，用少许盐调味，即可饮用。

功能：补肝益胎，安胎长胎。适用于胎萎不长（脾肾不足证）。

4.枸杞子羊肉汤

原料：枸杞子90 g，精羊肉120 g，生姜3片。

操作：把枸杞子洗净，摘下新鲜的叶、片、梗，备用。生姜刮皮、洗净、切片。把羊肉洗净，切成薄片备用。在煲中注入适量清水，先放入枸杞子梗，用武火煲滚，再用文火煮30分钟，取出枸杞子梗不用，再放入枸杞子、枸杞子叶及羊肉，加少许植物油，滚至羊肉烂熟，加入少许盐调味，即可饮汤食肉。

功能：补肾健脾，安胎长胎。适用于胎萎不长（脾肾虚弱证）。

5. 杞子虫草煲鹌鹑

原料：枸杞子9g，冬虫夏草15g，鹌鹑3只，生姜3片。

操作：将枸杞子、冬虫夏草用清水略浸，冲洗干净，沥干水分，备用。生姜洗净、刮皮、切片。鹌鹑劏洗干净，放入沸水中余过，捞出用清水冲洗一遍，沥干，备用。然后在煲中注入适量清水，将上述全部原料放入锅内，武火煲滚后，文火煲约3个小时，再入少许盐调味，即可。

功能：补肺益肾，安胎长胎。适用于胎萎不长（肺肾阴虚证）。

［医案选］

武某，女，27岁。初诊日期：1974年8月12日。

素日身体虚弱，少食消瘦，妊娠5月余，其腹形不甚明显，面色萎黄，头晕气短，神疲懒言，查唇舌淡红，苔薄白，脉象细弱无力。妇产科检查：胎心音弱，B超检查胎儿存活。中医辨证：胎孕不足，化源匮乏，血海失充，胎失所养，胎长迟缓，胎萎不长。治疗以益气养血、调理脾胃为大法。自拟育胎健子汤，方药：炒菟丝子60g，党参30g，土炒白术30g，茯苓9g，陈皮9g，川芎9g，当归9g，杭白芍9g，熟地黄15g，黄芪30g，炙甘草9g。水煎服，每日1剂。

治疗经过：连服15剂后，诸症减轻，食欲增加，自觉身不困乏，心绪转佳，言谈较多，诊其脉见滑缓，知其胎气渐复，前方有所加减，注意补腻之品不宜过多。并嘱患者使用红参30g、砂仁10g，共为细粉，每日2次，米汤送服。于1974年底随访：顺产一女孩，母女健康。

按：《胎产心法》云："胎气本乎血气而长"。《张氏医通》又指出："胎之长养皆赖母之脾土输气于其子也，脾为一身之津梁，主周身之运化，长养万物莫不由此。"所以胎萎不长一病，临床治疗重在调理后天脾胃，方有气血生化之源，拙拟育胎健子汤，在运脾和胃基础上，又送服参砂粉，以益气养血，调理中州。

选自《丛春雨中医妇科经验》，丛春雨著，中医古籍出版社2002年出版。

第八节 胎死不下

[概念]

胎儿死于母腹，历时日久，不能自行产出，称"胎死不下"。本病可发生于妊娠期，也可出现在临产时，如胎死于妊娠期中，则胎动停止，腹部不再继续增大，反而缩小；如发生在临产时，常有临产征兆而后突然胎动停止，久产不下。

本病相当于西医学中的过期流产及妊娠中晚期的死胎。胎死不下是临床常见病之一，确诊之后应及时处理。死胎稽留宫腔过久，容易发生凝血机制障碍，导致弥散性血管内凝血，可危及孕妇生命。

[病因病机]

孕后胎死不下的原因，须从两方面分析，一为胎死原因，二为死胎不下原因。胎死原因，历代医学论述颇多，如《诸病源候论》云："此或因惊动倒仆，或染温疫伤寒，邪毒入于胞脏，致令胎死。"综上所述，胎死腹中多是由跌仆外伤，或热病伤胎，或母体极虚，胎元失养所致。如发生在临产，则多因难产，或产时惊动太早，接生不慎，胎破血干而致。

死胎不下的原因，主要是气血运行不畅，而导致气血运行不畅的原因又有气血虚弱及瘀血内阻等。

1.气血虚弱 胎儿的生长娩出，全赖母体的气血充足，如孕妇素体虚弱，或孕后久病体虚，以致脏腑虚损，气血不足，胎失所养，胎死宫内，气虚血少，无力送胎外出，而致死胎不下。

2.血瘀 多因跌仆闪挫，损伤胎元，子死腹中，阻碍气血运行，不能送胎外出；或因临产感寒，血为寒凝，涩而不行，碍胎外出。

胎死过久不下，达4周以上者，容易在胎下时大出血，临证时务必引起注意。

[诊断要点]

1.症状 妊娠期间，胎动停止，子宫不再增大，反而缩小，乳房胀感消失，甚或缩小，若胎儿死亡时间较长，孕妇可出现全身疲乏，食欲不振，腹部下坠，有时阴道下血或流出赤豆汁样分泌物，或口出臭气，舌紫暗，脉涩等症。如在临产期，除胎动突然停止、阵痛中断外，伴见阴道排出液状物不止。

2. 检查

（1）妇科检查　子宫颈口闭合，子宫较妊娠月份小 2 个月以上。若妊娠中晚期胎死不久，子宫大小可与妊娠月份相符。

（2）实验室检查　尿妊娠试验为阴性。必要时进行凝血功能检查。

（3）超声波检查　无胎心、胎动反射。妊娠中晚期胎死日久可见胎头塌陷。

〔鉴别诊断〕

1. 胎萎不长　妊娠 4 个月后，孕妇胎形明显小于正常妊娠月份，胎儿依然存活且生长发育迟缓为其主要特征。B 超检查可见胎心、胎动反射，双顶径小于妊娠月份，与胎死不下显然不同。

2. 胎漏　妊娠后有少量阴道流血，但无腰酸腹痛，妇科检查子宫颈口未开，子宫大小与停经月份相符。尿妊娠试验阳性。B 超显像提示胎囊、胎心反射存在。胚胎存活，有继续妊娠可能，与胎死不下显然有别。

〔辨证论治〕

一、辨证要点及治疗原则

胎死不下的治法以下胎为主，以免影响孕妇的安全，但在使用下法之前，必须对胎儿之生死做出明确诊断，以免致误。如《胎产心法》云："然下死胎最宜谨慎，必先验明产母面赤舌青，腹中阴冷重坠，口秽气喘的确，方可用下，若见紫黑血块血缕，尤为确候。"大抵诊断死胎，以口出秽气、呕恶、胎动停止、阴道流水或下赤豆汁样物及脉涩等症为准。但临证时，还须结合现代化医学的检查方法，如 B 型超声波等，以资确诊。

用下法之前，必须根据母体之强弱，审慎用药，不宜峻猛攻伐，损伤孕妇正气，如孕妇本身气血已虚，则益先固本而后下胎。下死胎时，往往遇有阴道流血量多不止，而死胎仍未排出者，则需中西医结合治疗，应尽快清除胎物，迅速止血，以免重伤气血，变生他证。

二、分证论治

1. 气血虚弱证

【主要证候】妊娠期中，胎死腹中，小腹疼痛或冷痛，或见阴道流出赤豆汁样分泌物，面色苍白，气短懒言，食欲不振，口出臭气。如发生在临产，伴有小腹下坠，舌淡苔白腻，脉虚大而涩。

【证候分析】由于气虚血虚，气血运行无力，故胎死而不能自下。胎死腹中故阴道流出赤豆汁样分泌物。胎死腹中，阻滞气机，故小腹疼痛或冷痛。胎死日久，腐臭之气随冲气上逆，故口出臭气。气血不足，不能外荣于面，则面色苍白。中阳不振，故食欲不振而苔腻。脉虚大而涩，属气虚血少运行不力之象。

【治法】补益气血，活血下胎。

【方药】加味救母丹（《傅青主女科》）

红参9g，当归15g，川芎12g，益母草30g，赤石脂9g，炒芥穗9g，丹参15g，桃仁12g，红花12g，牛膝15g。

随症加减：

小腹冷痛者，加吴茱萸、艾叶、肉桂。

2. 血瘀阻滞证

【主要证候】妊娠后胎动停止，阴道流紫黑色血液，小腹疼痛，口出恶臭，或临产时胎死腹中，腰酸腹胀痛，胸满喘闷，小腹冷痛，面色青暗，舌质紫暗，脉沉涩。

【证候分析】胎死腹中，瘀血内停，故阴道流紫黑色血液。血瘀气机不利，则小腹疼痛。胎死日久则口臭。如临产血被寒凝，瘀塞不通，则腰酸腹胀痛。血瘀于内，气机升降失常，则胸满喘息，面青唇暗。舌脉为血瘀之候。

【治法】活血行气，祛瘀下胎。

【方药】芒硝脱花煎

当归10g，川芎9g，肉桂9g，车前子^{包煎}9g，牛膝15g，红花9g，芒硝^{冲服}6g，益母草30g。

此方用芒硝加重滑利泻下作用以下死胎。

随症加减：

流血多者，加血余炭、炒蒲黄、茜草根，以祛瘀止血。

3. 湿阻气机证

【主要证候】孕期胎死胞中不下，小腹冷痛，阴中流出黏腻黄汁，胸腹满闷，口出秽气，神疲嗜睡，苔白厚腻，脉濡缓。

【证候分析】脾虚湿阻，壅塞胞脉，运胎无力，故胎死胞中不下，小腹冷痛。湿浊内生，秽液下流，故阴中流出黏腻黄汁。湿困中州，气机不利，故胸腹满闷。胎死既久，腐气上逆，故口出秽气。脾虚湿困，阳气不振，故神疲嗜睡。舌脉乃湿困中州，气机不利之征。

【治法】健脾除湿，行气下胎。

【方药】加减平胃散（《太平惠民和剂局方》）

苍术 15 g，厚朴 10 g，陈皮 12 g，法半夏 9 g，薏苡仁 15 g，炒枳实 9 g，芒硝^{冲服} 6 g，甘草 9 g，益母草 30 g，牛膝 15 g。

若药物治疗无效时，可以手术治疗。子宫小于 3 个月妊娠者，直接行钳刮术；子宫大于 3 个月妊娠者，可行人工引产。术前均应备血。胎死过久易发生凝血机制障碍，所以胎死 3 周以上者，应做凝血功能检查。若凝血功能异常，应在纠正后进行手术处理。

［中成药］

1. 救母丹　益气养血，化瘀下垢。适用于胎死不下（气血虚弱证）。水丸。口服，每次 6 g，每日 2 次。淡米酒送服。

2. 疗儿散　益气养血，下垢行瘀。适用于胎死不下（气血虚弱证）。粉剂。口服，每次 6 g，每日 2 次。淡米醋送服。

3. 黑神散　活血化瘀，温下清垢。适用于胎死不下（气滞血瘀证）。粉剂。口服，每次 6 g，每日 2 次。

4. 二陈丸　祛湿和胃，化痰行气。适用于胎死不下（湿阻气机证）。水丸。口服，每次 6 g，每日 2～3 次。米汤送服。

［食疗调养］

一、食调要点

1. 胎死不下多系过期流产或妊娠中晚期的死胎，治疗要点急以下胎为主。属气血虚弱者，当益气下胎，其膳食以益气养血为主，兼以活血化瘀为辅，饮食宜清淡和易于消化之品，如各种粥类、汤面、藕粉、蛋羹、鸡汤、鱼汤等。

2. 气滞血瘀或湿阻气机之证，应注意调理脾胃。脾胃乃后天之本，生化之源，后天失固，药食难入。饮食应细软或流质，清淡，富于营养，易于消化，不伤脾胃。禁忌辛辣燥热之品。

二、辨证配膳

1. 益母生地黄藕姜汁粥

原料：益母草汁 20 mL，生地黄汁 40 mL，藕汁 40 mL，生姜汁 20 mL，蜂蜜 10 mL，粳米 60 g。

操作：将鲜益母草、鲜生地黄、鲜藕、生姜洗净分别捣烂绞汁待用，将粳米熬粥，待半烂时加入上述四汁及蜂蜜，煮烂，即可。

功能：清热凉血，祛瘀下垢。适用于胎死不下（气滞血瘀证）。

2. 水蛭山药粥

原料：生水蛭 30 g，生山药 250 g，红糖适量。

操作：将水蛭研成细粉，山药研成细粉。每次用山药末 20 g 调匀煮粥，加入红糖，送服水蛭粉 1～2 g。

功能：活血化瘀，下垢行滞。适用于胎死不下（气滞血瘀证）。水蛭性味苦咸、平，善于破血逐瘀，通经消癥。水蛭素主要含蛋白质、水蛭素、组织胺样物质、肝素、抗血栓素，能阻止凝血酶对纤维蛋白作用，具有抗凝血作用。组织胺样物质可扩张毛细血管而增加出血。本膳应取效即止，不能连续服用。

3. 薏苡仁桃仁粥

原料：桃仁 15 g，薏苡仁 60 g，粳米 120 g，白糖适量。

操作：先将桃仁用水煎，去渣取汁，再入薏苡仁、粳米煮粥。待粥熟时，调入白糖适量即可食用。

功能：清热解毒，活血祛瘀。适用于胎死不下（湿阻气机证）。

4. 黄芪赤小豆粥

原料：黄芪 30 g，赤小豆 15 g，鸡内金末 9 g，粳米 60 g，薏苡仁 30 g。

操作：将黄芪放入小锅内，加水 600 mL，煮 20 分钟捞出药渣，再入薏苡仁、赤小豆、粳米煮 30 分钟，最后加入鸡内金末煮熟成粥。

功能：益气健脾，化湿宣中。适用于或湿阻气机证胎死不下（气血虚弱证）。

［医案选］

赵某，女，29 岁，已婚，干部。初诊日期：1976 年 6 月 9 日。

患者 28 岁结婚，妊娠 5 个月时因骑自行车上班被撞伤，腹部疼痛，曾二度见红，胎动消失。6 月 7 日经区人民医院检查，尿妊娠试验呈阴性，提示胎死腹中，建议手术治疗。患者不愿，请人介绍，来中医科求治。

近感胸闷气短，纳食不香，撞伤后半月余，腹部已不感胎动，虽妊娠5月余，但伤后自觉腹部渐有凉感，脉见弦涩，遂采用活血化瘀、逐垢下胎法。处方：当归15 g，桃仁12 g，红花12 g，三棱9 g，莪术9 g，丹参30 g，牛膝15 g，益母草30 g，3剂，煎汤并送服"大黄䗪虫丸"（水丸），每次6 g，每日2次。

复诊：服后小腹隐痛，阴道流血，色暗红有块，唯胎块尚未流下，自觉头晕疲乏，精神倦怠，查舌苔薄白，脉轻取虚弦，重按不足。乃用"黑神散"治疗，以温中益气、化瘀下胎。处方：黄芪15 g，当归9 g，赤芍12 g，熟地黄10 g，黑豆12 g，肉桂3 g，三棱9 g，莪术9 g，益母草30 g，牛膝15 g，生甘草9 g。药后死胎腐肉全下，自觉腹部有胀痛感，流血不多，又经数剂治疗而痊愈。

按：死胎存于母体之中已成"实邪"。自从宋代起，女科方书中有下死胎用平胃散冲服芒硝之例，平胃散乃运脾和胃、化湿行滞之方，即"胃行则死胎自行，更投朴硝，则无不下矣"。明代张景岳提倡用"脱花煎"下死胎，此方以行血为主，兼用车前子、牛膝致水血俱下。平胃散行胃以治气滞，脱花煎下垢以治血瘀，二方各有侧重。

拙拟本方，以益气养血、化瘀下垢为重点，益气而化瘀，养血而下垢，气血不伤，胎垢自下，补气行气，养血活血，理在其中。

选自《丛春雨中医妇科经验》，丛春雨著，中医古籍出版社2002年出版。

第九节　妊娠肿胀

［概念］

妊娠期间，肢体面目发生肿胀者，称为妊娠肿胀。因肿胀部位及程度不同，古人又分为子肿、子满、子气、皱脚、脆脚等。

子肿：头面遍身浮肿，小便短少，称子肿。

子满：妊娠五六个月时，遍身俱肿，腹大且胀，而喘，称子满，又称"胎水肿满"。

子气：从膝至足肿，小便清长，病在下焦，属湿气为病，多出现在妊娠三个月以后，称子气。

皱脚：两脚肿而皮厚者属湿，称为皱脚。

脆脚：两脚肿而皮薄者属水，称为脆脚。

如在妊娠七八个月以后，只是脚部浮肿，无其他不适者，为妊娠晚期常有现象，可不治疗，产后自消。

本病类似于现代医学的妊娠高血压综合征、妊娠水肿。

妊娠肿胀是女性孕妇中的常见病、多发病，做好产前检查，加强营养，适度休息，对减轻本病的发展程度有着重要意义。若不伴有高血压、蛋白尿者，预后多良好。严重者可致子晕、子痫。

［病因病机］

本病产生的机理，为虚实两个方面。虚者主要是脾肾阳虚。脾属土，主运化；肾主水。如素体阳虚，妊娠期间，阴血聚以养胎，有碍肾阳温化，脾阳失运，以致水湿泛滥，而为肿胀。实者，是因胎气壅塞，气机不畅，水湿不化，也可造成肿胀，故临床上常见的有脾虚、肾虚、气滞等。

1. 脾虚　孕妇脾胃虚损，或饮食不慎，损伤脾阳，脾虚转输失职，水湿停聚溢于四肢则肿胀。水停胞中，阻碍气化则为胎水肿满。《胎产心法》云："所谓子肿者，妊娠面目虚浮，多因脾胃气虚，或久泻所致。"

2. 肾虚　素体肾虚，命门之火不足，孕后阴血聚以养胎，有碍肾阳的敷布，不能上温于脾阳，下暖膀胱，使气化、利水的功能失调，以致水湿泛滥肌肤而为水肿。《沈氏女科辑要笺正》云："妊身发肿，良由真阴凝聚以养胎元，肾家阳气不能敷布，则水道泛滥莫制。"

3. 气滞　素多忧郁，气机不畅，妊娠四五个月后，胎儿渐长，又阻碍气机的升降，而致气滞水停，发为肿胀，属气肿。

［诊断要点］

1. 症状　妊娠中、后期，孕妇肢体面目发生水肿，经卧床休息后不能自行消退，本病多发生于妊娠 6 个月以后。

2. 检查

（1）产前检查　妊娠 20 周后，凡踝部及小腿有明显凹陷性水肿，经休息而不消退者为异常，以（＋）表示；水肿延至大腿，皮肤呈陈皮样，以（＋＋）表示；水肿达至外阴及腹部，皮肤发亮，以（＋＋＋）表示；全身水肿或伴腹水，以（＋＋＋＋）表示。对于隐性水肿（排除其他原因）则以定期测量体重为标志，凡体重增加≥ 500 g/ 周，或≥ 2000 g/ 月（四周），持续整个孕期者为异常。

（2）实验室检查　尿常规检查，凡24 小时尿蛋白定量≥ 0.5 g 为异常，≥ 5 g 时表示病情严重。

（3）B 超检查　了解单胎、双胎、葡萄胎、胎儿发育情况、羊水多少等。

［鉴别诊断］

妊娠合并肾炎　妊娠期间，出现腰痛、乏力，面目及双下肢浮肿，蛋白尿。

［辨证论治］

一、辨证要点及治疗原则

本病的辨证，重在分清水肿与气肿。因水者，大多数皮薄色白而发亮，按之凹陷不起；因气者，大多皮厚而色不变，随按随起。治疗原则以运化水湿为主，根据病因不同，随证用药。临床用药勿过于或过剂使用滑利、峻下、逐水、耗散之品，以免损伤胎元，时时注意扶正培元。若因病致胎动不安者，应配用益气补肾之品以达固妊安胎、保护胎元之作用。

二、分证论治

1. 脾虚证

【主要证候】妊娠数月，面目浮肿，或遍及全身，肤色淡黄，皮薄而光亮，胸闷气短，懒言，四肢不温，食欲不振，口淡无味，大便溏薄，舌淡苔薄或薄腻，脉滑而无力。

【证候分析】脾主运化，主肌肉，脾阳不振，水湿停聚，浸渍四肢肌肉，则面目四肢浮肿。水聚皮下，则皮薄而光亮。脾虚中阳不振，则胸闷气短懒言，四肢不温。脾不运湿，中焦受阻，则食欲不振，口淡无味，大便溏薄。舌脉为脾虚中阳不振之候。

【治法】健脾利水。

【方药】加味全生白术散（《全生指迷方》）

土炒白术 15 g，茯苓皮 15 g，陈皮 9 g，大腹皮 9 g，生姜皮 9 g，党参

15 g, 薏苡仁 15～30 g, 苏梗 9 g, 补骨脂 9 g, 肉豆蔻 9 g, 通草 1 g, 吴茱萸 4.5 g。

随症加减：

肿势明显, 小便短少者, 加猪苓、泽泻、防己以利水消肿。

肿甚以致胸闷而喘者, 加葶苈子、杏仁、厚朴以利水消肿。

湿阻经隧而致瘀者, 酌加丹参、桃仁、琥珀末以化瘀行滞。

气损及阳者, 加干姜、草豆蔻、桂尖。

食少便溏者, 酌选山药、白扁豆、芡实以实脾利湿。

脾病及肾兼有肾阳不足者, 配肉桂、巴戟天、淫羊藿以温肾助阳。

如果水停胞中, 腹大异常, 遍身俱肿, 胸中满闷, 舌淡, 苔薄白而润, 脉沉滑, 此为胎水肿满, 亦称"子满", 相当于现代医学之羊水过多症。这是由于脾虚不能运化水湿, 水停胞中, 或水溢周身, 故腹大遍身浮肿, 因子宫日益增大, 影响气机升降, 使水气上迫心肺, 故胸中满闷, 喘逆不安。治疗方法为健脾渗湿, 佐以养血安胎。可选用鲤鱼汤(《千金方》：鲤鱼、白术、茯苓、当归、白芍、生姜)。用法：用鲤鱼一条(1～2斤), 去鳞和内脏, 加水煎煮, 待煮熟后去渣留汁, 用此汤煮药, 空腹服药。

2. 肾虚证

【主要证候】妊娠数月, 面浮肢肿, 下肢尤甚, 气短心慌, 下肢逆冷, 腰酸无力, 面色晦暗, 舌淡苔白润, 脉沉细。

【证候分析】肾阳不足, 阳气不能敷布, 不能化气行水, 使水道不利, 水乘虚而聚, 故面浮肢肿。水气凌心, 则心慌气短。阳气不能达四肢, 则下肢逆冷。腰为肾之府, 肾虚则腰酸无力, 面色晦暗。舌脉为肾阳不足之象。

【治法】温阳利水。

【方药】**加味真武汤**(《伤寒论》)

熟附子^{先煎}4.5 g, 茯苓 9 g, 白术 9 g, 生姜 3 片, 白芍 6 g, 淫羊藿 15 g, 巴戟天 15 g, 菟丝子 30 g, 盐小茴香 9 g, 肉桂 4.5 g, 炙甘草 4.5 g。

方中附子有毒, 用量不宜过重, 同时应予久煎, 以减少毒性, 或可易桂枝以通阳化气利水。

随症加减：

若阳虚不甚或素有堕胎、小产、滑胎之病史, 并伴有明显腰酸疼痛, 恐有早产之忧虑, 方中之附子可以由补骨脂、巴戟天、仙茅、淫羊藿类温肾助阳之品取而代之。

肿甚者，可酌选五皮饮配服以利水消肿。

心悸气促者，加葶苈子、大枣、五味子、柏子仁、制远志以宁心定悸。

头晕耳鸣目眩之甚者，乃湿阻经络，精血受阻则肝失血养，体不足用偏亢，肝阳上扰之象。宜酌加天麻、钩藤、生石决明、生龙牡以平肝潜阳。

腰痛甚者，加杜仲、川续断、菟丝子以固肾安胎。

3. 气滞证

【主要证候】妊娠3个月后，先从脚起，渐及腿，皮色不变，随按随起，行走艰难，头晕胀痛，胸闷胁胀，食少，舌苔腻，脉弦滑。

【证候分析】由于气机不畅，升降失常，清阳不升，浊阴下滞，故先由脚肿，渐及腿。因气滞而不是水停，故皮色不变，随按随起。清阳不升，故头晕胀痛。气滞不舒，则胸闷胁胀。舌脉为气郁之象。

【治法】理气行滞。

【方药】加减天仙藤散（《妇人大全良方》）

天仙藤9g，香附9g，陈皮9g，生姜3片，台乌药9g，木瓜9g，薏苡仁15～30g，苍术12g，柴胡4.5g，蒺藜12g，茯苓9g，通草1g。

随症加减：

头晕胀痛目眩者，酌加天麻、地龙、生龙牡以平上亢之肝阳。

气郁湿滞久而化热伴心烦口苦，苔黄腻者，酌加栀子、黄芩、桑叶。

湿聚成痰者，酌选法半夏、制远志、莱菔子、冬瓜仁化痰除湿。

［中成药］

1. 五皮丸　运脾疏肝，利湿消肿。适用于妊娠肿胀（脾虚证）。水丸。口服，每次9g，每日2次。

2. 香砂六君子丸　益气健脾，化湿祛痰。适用于妊娠肿胀（脾虚证）。水丸。口服，每次6g，每日2～3次。

3. 济生肾气丸　温助肾阳，化气利水。适用于娠肿胀（肾阳虚证妊）。蜜丸。口服，每次1丸，每日2～3次。淡盐水送服。

［食疗调养］

一、食调要点

1. 妊娠肿胀多系脾肾虚弱而成，在配膳时应选用健脾益肾的食物，如鲤鱼汤、鸭子汤、赤小豆粥等健脾益肾、温阳化气、利水消肿之品。

2.属气滞证妊娠肿胀，应使用理气消胀之品，如香附、萝卜、陈皮等，还应与健脾的山药、白扁豆、茯苓相伴而用，使其理气而不伤正，消肿而不损其胎气。

3.在治疗妊娠肿胀之时，勿过用滑利、竣下、逐水耗散之品，以免损伤胎元，临床中常兼顾稳固胎元，选用如桑寄生、菟丝子、川续断、阿胶等安胎固胎之品。

二、辨证配膳

1. 赤小豆鲤鱼粥

原料：赤小豆150 g，鲤鱼1条（约重500 g）。

操作：将鲤鱼劙洗干净，沥干水分，注入清水，煮熟取汁约500 mL，备用；赤小豆煮粥，候豆烂熟再入鱼汁调匀，续煮15分钟，即可食用。

功能：健脾利水，消肿安胎。适用于妊娠肿胀（脾虚证）。

2. 山药车前子粥

原料：生山药30 g，生车前子^{布包}9 g。

操作：将生山药洗净轧细，用凉水将山药粉调匀呈稀糊状，再放入车前子同煮作稠粥，取出车前子包，即可食用。

功能：补肾健脾，利水消肿。适用于妊娠肿胀（脾虚兼有虚热证）。

3. 黑鱼冬瓜汤

原料：大黑鱼1条（约重500 g），冬瓜500 g，调料适当。

操作：先将黑鱼劙洗干净，冬瓜切成厚块，同放瓦锅内煮烂约2个小时，再加少许葱白、大蒜，不加盐，再煮15分钟后，即可食鱼饮汤。

功能：温肾扶阳，利水安胎。适用于妊娠肿胀（肾阳虚惫证）。

4. 鲫鱼羹

原料：大鲫鱼500 g，大蒜1头，胡椒3 g，陈皮3 g，砂仁3 g，荜茇3 g。

操作：将鲫鱼劙洗干净、去鳞及内脏，放胡椒、陈皮、砂仁、荜茇、葱、酱、花椒、蒜于鱼腹内，文火煮约2个小时，再加入少许盐调味，去掉鱼腹内调料，即可饮汤食鱼。

功能：温中健脾，行气消肿。适用于妊娠肿胀（气滞证）。

5. 安胎鲤鱼粥

原料：苎麻根15 g，活鲤鱼1条（约500 g重），糯米60 g。

操作：先将鲤鱼去鳞及肠杂，洗净后切块煎汤；然后再煎苎麻根，取汁去渣，最后把两汁合并，入糯米煮粥。

功能：安胎固肾，利水消肿。适用于妊娠肿胀或胎动不安（肾虚证）。

［医案选］

金某，女，34岁，工人，已婚。初诊日期：1969年5月23日。

自诉妊娠5月余，畏寒怕冷，腰骶酸痛，面浮肢肿，以下肢明显，小便频频，尿量不多，面色㿠白。查舌质淡红、白腻苔，舌根为著，脉见沉缓，尺脉沉细无力。此系肾阳虚惫，温煦无力，水湿不化，妊娠肿胀。治疗以温补肾阳、化气行水之法。处方：盐浸巴戟天10 g，桂枝6 g，党参10 g，淫羊藿10 g，肉桂4.5 g，茯苓10 g，土炒白术10 g，生姜皮4.5 g，通草1 g。

治疗经过：服6剂后，四肢得温，尿量较多，肿势大减，精神转佳，面色有红，苔减脉滑，尺脉应指。遵前方加桑寄生9 g，去通草，再服5剂，药停，病瘥。

选自《丛春雨中医妇科经验》，丛春雨著，中医古籍出版社2002年出版。

第十节　子　烦

［概念］

孕妇在妊娠期间出现烦闷不安，郁郁不乐或烦躁易怒等现象，称为"子烦"，亦称"妊娠心烦"。

西医妊娠高血压综合征常见心烦不安，属本病之范畴。

［病因病机］

本病的产生，主要是因火热乘心导致神明不宁，而热又由阴虚及痰火而致。《沈氏女科辑要笺正》云："子烦病因，曰痰、曰火、曰阴亏。"这概括了妊娠心烦的病因。

1. 阴虚　素体阴血不足，孕后血聚于养胎，阴血更亏，心肺失养，则心火偏亢，热扰心胸而致心烦不安。

2.痰火 素有痰饮，停滞胸中，妊娠后阳气偏盛，阳盛则热，痰热互结，上扰心肺，而致心烦。

3.郁火 孕后胎体渐大，影响气机升降，气滞益甚，郁而化热，热扰心神，遂令心烦。

[诊断要点]

1.妊娠怔忡 孕妇自觉心中惕惕然，动摇不宁，惊悸不安，无心烦之感。

2.子悬 胸腹胀满，伴烦躁不安。

[辨证论治]

一、辨证要点及治疗原则

本病有虚实之分，虚者为阳虚，症见烦而不满；实者为痰火，症见胸多痞满，因"无热不成烦"故治疗以清热为主。

二、分证论治

1.阴虚证

【主要证候】妊娠期间，心中烦闷，坐卧不宁，午后潮热，手足心烦热，口干咽燥，干咳无痰，小便短黄，舌红少苔，脉细滑数。

【证候分析】心主神明，心火亢盛，神明不宁，则心中烦闷，坐卧不安。阴虚内热，则午后潮热，手足心烦热。火热内炽，耗损津液，不能润肺，则口干咽燥。热盛津亏则小便短黄。舌脉为阴虚内热之象。

【治法】清热养阴，安神除烦。

【方药】加减人参麦冬散（《妇人秘科》）

西洋参9g，麦冬9g，黄芩9g，生地黄10g，炙甘草9g，竹茹9g，炒栀子4.5g，竹叶1g，地骨皮10g，芦根15g，浮小麦15g，大枣3枚。

随症加减：

心惊胆怯者，酌加龙齿、茯神以宁心定志。

素体肺阴不足，见咽干口燥、干咳无痰、潮热盗汗者，酌加天冬、知母、百合、天花粉以养阴清热，润燥止咳。

肾阴素亏，水不济火兼见头晕耳鸣、腰膝酸软者，酌加龟甲、玄参、女贞子、墨旱莲壮水之主以制阳光。

2. 痰火证

【主要证候】妊娠期间，心胸烦满，头晕心悸，脘闷呕吐，舌红、苔黄而腻，脉滑数。

【证候分析】素有痰饮，积久化热，痰火上扰心肺则心胸烦满，心悸。痰火上扰清阳，则头晕。痰湿内蕴，脾胃升降功能失常，故脘闷呕吐。舌脉为痰热内盛之候。

【治法】清热涤痰。

【方药】加减竹沥汤（《备急千金要方》）

竹沥 9 g，麦冬 9 g，黄芩 9 g，茯苓 9 g，法半夏 9 g，陈皮 12 g，竹茹 9 g，芦根 15 g，枳实 4.5 g，苍术 9 g，生姜 3 片，通草 1 g。

随症加减：

痰多色黄而黏稠者，酌加浙贝母、黄连、瓜蒌，以清化热痰。

呕恶甚者，酌加京半夏、枇杷叶、藿梗，以和胃降逆止呕。

3. 郁火证

【主要证候】妊娠期间，烦闷不安，或烦躁易怒，头晕目眩，口苦咽干，两胁胀痛，常欲太息，舌红、苔薄黄，脉弦数而滑。

【证候分析】肝郁化热，热扰心神，故心烦不安。怒为肝之志，肝热则烦躁易怒。肝热上犯空窍，故见头晕目眩。肝胆互为表里，肝火内炽使胆热液泄，故口苦咽干。肝脉布胁贯膈，肝郁则经脉不利，气机阻滞，故两胁胀痛，精神抑郁。气郁失于条达，故常欲太息以自疏。舌脉乃肝经郁火之征。

【治法】疏肝清热，除烦安胎。

【方药】加减丹栀逍遥散（《校注妇人良方》）

牡丹皮 12 g，炒栀子 9 g，当归 9 g，杭白芍 12 g，柴胡 9 g，黄芩 9 g，川楝子 9 g，蒺藜 12 g，合欢皮 9 g，炒白术 10 g，茯苓 9 g，薄荷^{后下} 4.5 g。

随症加减：

若头晕目眩，酌加钩藤、菊花、夏枯草，以清热平肝。

若胸胁胀痛，加郁金、青皮，以疏肝理气，化瘀止痛。

［中成药］

1. 六味地黄丸　补肝益肾，养阴扶正。适用于子烦（肾阴虚证）。蜜丸。口服，每次 1～2 丸，每日 2～3 次。淡盐水送服。

2. 大补阴丸　滋阴降火，扶正补虚。适用于子烦（阴虚火旺证）。水丸。

口服，每次 6 g，每日 2～3 次。淡盐水送服。

3. 竹沥膏 清热涤痰，降火镇惊。适用于子烦（痰火证）。膏剂。冲服，每次 30 g，每日 2～3 次。

4. 加味逍遥丸 疏肝理气，清降肝火。适用于子烦（肝气不舒，肝火上炎证）。水丸。口服，每次 6 g，每日 2～3 次。淡米醋送服。

［食疗调养］

一、食调要点

1. 子烦中痰火证、肝经郁火证，饮食宜清淡易消化，忌食油腻、黏滞、燥热等助湿生痰生热之品。

2. 子烦中血压偏高、血脂偏高者，应避免食用高胆固醇食物及过多的动物脂肪，如肝、鱼子、蛋黄、肥肉等，应多食富含维生素 C 及植物蛋白食品，如新鲜蔬菜、水果、豆类及其制品，并适当控制食盐的摄入。

二、辨证配膳

1. 夏枯草煲猪肉

原料：夏枯草 9 g，猪瘦肉 50 g，酱、糖、醋各适量。

操作：将猪肉切成薄片，与夏枯草同入锅中，加水适量，用文火煲约 2 个小时，将熟之时，加入少许酱油、糖、醋等调料，即可服食。

功能：清肝降火，明目祛烦。适用于子烦（肝火上炎证）。

2. 燕窝银耳炖鸡汤

原料：燕窝 15 g，银耳 9 g，鸡肉 120 g。

操作：将燕窝用清水浸泡发开，小心拣去燕毛，再用清水漂洗，捞起沥干水分。银耳用清水浸泡 30 分钟，使其发开，摘除根蒂，洗净沥干水分。将鸡肉洗净抹干，切成粒状。将燕窝、银耳及鸡肉放入炖盅内，注入适量清水，隔水炖约 3 个小时，加入少许盐调味，即可食用。

功能：滋阴清热，补虚祛烦。适用于子烦（阴虚证）。

3. 莲子百合煲瘦肉

原料：莲子 30 g，百合 30 g，猪瘦肉 250 g。

操作：莲子、百合用清水洗净，莲子去心，备用。猪瘦肉洗净，切成中块，放入沸水中煮数分钟，捞出再用清水冲洗一遍，沥干，备用。将莲子、百合放入煲中，注入适量清水，武火煲滚，再加入瘦猪肉，以文火煲约2个小时，即可调味饮用。

功能：养阴益气，清降痰火。适用于子烦（痰火上扰证）。

[医案选]

史某，女，25岁，干部，已婚。初诊日期：1978年4月29日。

妊娠6个月，近半月来自诉心中烦闷，情绪激动，夜寐不安，有时烘热汗出，手足心热，夜半咽干，口唇干裂，查舌质红、苔薄黄，脉黄滑数，尺脉不足。此乃胎热上乘，阴虚津亏，因孕而烦。治宜养阴清热、安神除烦。处方：黄芩9g，沙参10g，麦冬10g，陈皮9g，竹茹10g，芦根15g，浮小麦15g，炙甘草6g，大枣3枚。

服6剂后，胸中烦闷减，夜寐能安，手足热退，略有加减，再服3剂愈。

选自《丛春雨中医妇科经验》，丛春雨著，中医古籍出版社2002年出版。

第十一节　子晕、子痫

[概念]

妊娠中、晚期，出现头目眩晕、状若眩冒者，称为"子晕"，也称"子眩"或"妊娠眩晕"。

妊娠后期（24周以后），或正值分娩，或于分娩后1～2日，忽然眩晕仆倒，昏迷不知人事，全身强直，四肢抽搐，牙关紧闭，双目上视，少时自醒，醒后复发，甚至昏迷不醒，反复发作者，称为"子痫"或"妊娠痫证"。如抽搐时间较长、发作频繁，可引起孕妇和胎儿的死亡，这是妊娠晚期最严重的疾病，临床时须特别注意。

子晕有轻重之分，重者往往是子痫的前驱症状。若不及时治疗，即可发展为子痫。子痫的患者在发作之前，常有头痛、头晕、眼花目眩、胸闷恶心、小便短少等前驱症状。临床检查可发现高血压、蛋白尿、水肿等体征，现代医学称之为"先兆子痫"。

妊娠痫证，即子痫，根据发病时间可分为产前子痫、产时子痫、产后子病。临床以妊娠晚期的产前子痫最为常见，占半数以上，其次为正值分娩时的产时子痫，而分娩后的产后子痫较为少见且偶发。

子痫常由妊娠水肿或妊娠高血压未经及时治疗发展而来。因此，妊娠期间必须定期进行产前检查，一经发现水肿、高血压、蛋白尿等变化，就应积极治疗，这对预防子痫的发生有着重要的意义。

子 晕

［病因病机］

本病的发生主要是脏气本弱，因妊重虚，以致精血不足，肝阳偏旺为患。常见的有：

1. 阴虚肝旺 平素肝肾阴虚，孕后血聚养胎，精血愈亏，肝失滋养，肝阳上亢，遂致子晕。

2. 脾虚肝旺 脾虚化生乏源，营血不足；运化失司，水湿停聚，精血输送受阻；复因孕后阴血养胎，精血益虚，肝失濡养，遂使肝阳上亢而致子晕。

［诊断要点］

1. 症状及体征 子晕往往是子痫之先兆，多发生于妊娠中、晚期，是比较严重的证候，应引起重视。主要体征：血压可偏高，或水肿，或检查小便有蛋白。

2. 检查

（1）产前检查 妊娠中晚期腹形，伴有不同程度的水肿（＋～＋＋＋＋），量体重（详见子肿），测血压。孕妇在孕前及孕20周前血压正常，至孕20周后血压升高至 130/90 mmHg 以上或较原先收缩压超过 30 mmHg、舒张压超过 15 mmHg。

（2）实验室检查 尿常规检查，包括尿蛋白检查（见子肿）等。血液检查包括血浆及全血黏度、血细胞比容、尿酸、尿素氮及非蛋白氮、二氧化碳结合力等测定。

（3）其他检查 眼底检查、心电图检查、B超检查胎儿情况等。

［辨证论治］

本病以肝阳上亢为特征，但有阴虚肝旺、脾虚肝旺之别。阴虚肝旺者，以头目晕眩为主症；脾虚肝旺者，以头胀眩晕伴面浮肢肿为主症，治疗分别予以养阴平肝或健脾利湿之法。

1. 阴虚肝旺证

【主要证候】妊娠头晕目眩，心悸怔忡，夜寐多梦易惊，颜面潮红，舌红或绛，脉弦细滑数。

【证候分析】胎赖精血以养，若素体肾精肝血不足，孕后精血益虚，空窍失养，则头晕目眩。心失所养，则心悸怔忡，夜寐多梦。精血不足，虚热上乘，则面色潮红。舌红或绛，脉弦细滑数，乃为阴虚肝旺之象。

【治法】育阴潜阳。

【方药】自拟石决明天麻地黄饮

炒山药15 g，生地黄12 g，山茱萸9 g，茯苓10 g，牡丹皮12 g，泽泻9 g，生石决明^{先煎}15～30 g，天麻9 g，蒺藜12 g，钩藤^{后下}9 g，夏枯草9 g，黄柏9 g。

方中以六味地黄丸滋肾壮水，加生石决明、天麻、蒺藜、钩藤、夏枯草、黄柏以清肝明目，共奏养育肝阴、镇摄浮阳之效。

2. 脾虚肝旺证

【主要证候】妊娠中后期，面浮肢肿，头昏头重如眩冒状，胸胁胀满，纳差便溏，苔厚腻，脉弦滑。

【证候分析】脾虚运化失司，水湿泛滥肌肤，则面浮肢肿。脾虚湿浊夹肝阳上扰，则头脑昏重如眩冒状。脾虚肝郁则胸胁胀满，纳差便溏。苔厚腻，脉弦滑均为脾虚肝旺之征。

【治法】健脾利湿，平肝潜阳。

【方药】自拟健脾平肝化湿汤

土炒白术15 g，茯苓10 g，大腹皮9 g，陈皮9 g，薏苡仁15 g，生姜皮4.5 g，生石决明^{先煎}15 g，天麻9 g，蒺藜12 g，钩藤^{后下}9 g，黄芩9 g，党参4.5 g。

3. 气郁痰滞证

【主要证候】妊娠中晚期，头晕目眩，胸闷心烦，两胁胀满，呕逆泛恶，时吐痰涎，面浮肢肿，倦怠嗜卧，甚至视物昏花，不能站立，苔白腻，脉弦滑而缓。

【证候分析】气郁痰滞，清阳不升，故妊娠头晕目眩，甚则视物昏花，不能站立。气郁痰滞，肝失条达，则胸闷心烦，两胁胀满。气郁痰滞，胃失和降，则恶逆泛恶，时吐痰涎。痰饮泛溢，则面浮肢肿。痰浊困脾，阳气不振，则倦怠嗜卧。舌脉为气郁痰滞之征。

【治法】健脾理气，化痰熄风。

【方药】自拟半夏天麻化痰饮

法半夏9g，陈皮12g，杏仁9g，茯苓9g，炒枳实6g，远志9g，石菖蒲9g，黄芩9g，竹茹9g，明天麻12g，蒺藜9g，僵蚕4.5g。

子 痫

[病因病机]

本病的主要原因是肝阳上亢。《素问·至真要大论》云："诸风掉眩，皆属于肝。"其病机多为肝阳上亢，肝风内动或痰火上扰。

1.肝风内动 素体阴虚，孕后赖精血以养胎，肾精益亏，肝失所养，心火偏亢，风火相煽，遂发生子痫。

2.痰火上扰 阴虚热盛，灼其津液，炼液成痰；或脾虚湿盛，聚液成痰，痰火交织，上蒙清窍，发为子痫。

[诊断要点]

1.症状 妊娠后期或临产时，或产后24小时内，出现头晕目眩，面浮肢肿，继而猝然昏倒，四肢抽搐，须臾自醒，移时复发。

2.检查 同子晕检查内容。

[鉴别诊断]

癫痫 有癫痫发作史，常突然发作，与妊娠无关，临床检查无高血压、蛋白尿、水肿等症状。

[辨证论治]

本病为危急重症，一旦发作，以息风、安神、镇痉为要，并进行中西医结合抢救。

1. 肝风内动证

【主要证候】妊娠后期，颜面潮红，心悸烦躁，突发四肢抽搐，甚至昏不知人，舌红、苔薄黄，脉弦滑数。

【证候分析】肾精不足，肝阳上亢，则颜面潮红。心火偏旺，则心悸而烦，热扰神明，则昏不知人。风火相煽，筋脉挛急，则手足抽搐。舌红苔薄黄，脉弦滑数，均为心肝二经热极生风之候。

【治法】平肝息风。

【方药】加味羚羊钩藤汤（《重订通俗伤寒论》）

羚羊角粉^{吞服}0.3 g，钩藤 9 g，桑叶 9 g，菊花 9 g，鲜竹茹 9 g，川贝母 9 g，生地黄 10 g，白芍 10 g，茯神 9 g，炙甘草 9 g，天麻 9 g，远志 9 g，石菖蒲 9 g。

随症加减：

头痛目眩甚者，加夏枯草平肝止眩。

兼见视物不清者，酌配白蒺藜、决明子、青葙子以清热平肝明目。

兼见下肢浮肿者，加猪苓、泽泻、防己以利水除湿消肿。

伴胸胁疼痛者，酌加青橘叶、合欢皮、郁金以疏肝调气止痛。

木郁侮土，脾失健运，食少腹胀便溏者，宜配陈皮、白术、山药、茯苓以运脾除湿。

口苦、咽干、心烦，舌红苔黄脉数者，可伍黄芩、焦黄连、焦栀子、知母以泻肝清热除烦。

便秘者，加大黄、生首乌以泻热润燥通腑。

肾阳亏虚外腑失荣而腰膝酸软者，酌选熟地黄、菟丝子、桑寄生、生杜仲、川续断以滋肾益阴，壮腰止痛。

2. 痰火上扰证

【主要证候】妊娠晚期或正值分娩时，猝然昏不知人，四肢抽搐，气粗痰鸣，舌红、苔黄腻，脉弦滑。

【证候分析】心肝热盛，灼津伤液，炼液成痰，痰火上扰清阳，则昏不知人，气粗痰鸣。痰阻经脉，精血输送受阻，肝失濡养，肝风内动，则四肢抽搐。舌脉乃属痰热内盛之征。

【治法】清热，豁痰，开窍。

【方药】

①牛黄清心丸（《痘疹世医心法》）

牛黄、朱砂、黄连、黄芩、栀子仁、郁金。

②加减羚羊钩藤汤（《重订通俗伤寒论》）

羚羊角粉^{吞服}0.3 g，桑叶9 g，川贝母9 g，鲜生地黄10 g，钩藤9 g，菊花9 g，白芍10 g，生甘草6 g，竹茹9 g，法半夏9 g，茯苓9 g，僵蚕4.5 g，天麻9 g。

随症加减：

子痫因外感风寒而诱发者，酌加防风、苏梗、羌活、僵蚕、葛根以疏风散寒。

痰涎壅盛者，加天竺黄、石菖蒲、竹沥、京半夏清热涤痰。

面红目赤，烦躁谵妄，小便短赤，心肝火旺者，选加龙胆草、焦栀子、黄连、竹叶，甚或犀角屑（或水牛角屑）以清泻心肝之火。

产后子痫者，可酌加太子参、熟地黄、枸杞子、当归以益气养血。

兼有便秘者，配何首乌、黑芝麻、柏子仁、肉苁蓉以润肠通便。

兼见瘀血阻滞，诸如腹部、四肢有赤缕红丝，唇舌青紫，舌见瘀斑者，亦可酌加丹参、赤芍、琥珀、桃仁以活血化瘀。

［针灸疗法］

抽搐者针刺曲池、合谷、人中、承山；昏迷者，针刺人中、百会、涌泉、风池。均采用泻法。

［中成药］

1.杞菊地黄丸　滋肾柔肝，清头明目。适用于子晕（阴虚肝旺证）。水丸。口服，每次6～9 g，每日2～3次。淡盐水送服。

2.加味逍遥丸　疏肝健脾，条达情志。适用于子晕（脾虚肝旺证）。水丸。口服，每次6～9 g，每日2～3次。淡米醋送服。

3.脑立清　平肝潜阳，清热安神。适用于子晕（心肝火旺证）或子痫（肝阳上亢证）。水丸。口服，每次10粒，每日2次。

4.安宫降压丸　滋阴潜阳，镇肝息风，平肝降火，清心镇静。适用于子痫（肝阳上亢或肝风内动证）。蜜丸。口服，每次1～2丸，每日2次。

5.牛黄清心丸　豁痰清心，开窍通络。适用于子痫（痰火上扰证）。蜜丸。口服，每次1～2丸，每日2次。若喉间有痰鸣，可用竹沥水送下，或用生姜汁送下。

6.安宫牛黄丸　清热解毒，化痰开窍，镇惊安神。适用于子痫（痰火上扰证）。蜜丸。口服，大丸每次1丸，小丸每次2丸，病重者每日2～3次。

［食疗调养］

一、食调要点

1. 子晕、子痫宜节制饮食，忌食肥甘厚味，以免助湿生痰；多吃清淡食物，如新鲜蔬菜、水果、富含植物蛋白的豆类制品等。

2. 子痫中的肝风内动证、痰火上扰证，若患者昏不知人，应以鼻饲流质饮食（如混合奶）为主，有内热者，可适当加入果汁、菜汤或绿豆汤等甘寒清热、养阴生津之品；若有痰浊者，可选用薏苡仁、赤小豆、茯苓煮汤，加少量糖鼻饲，以化湿清浊。

3. 对于子晕、子痫中的虚证或虚实夹杂证，亦不应绝对禁止肉、蛋等高营养食品，以免邪气未去而正气先馁，胎儿营养供给不良，反成后患。在治疗其病之时，应兼顾补益正气，安胎养胎，可选用瘦猪肉、鸡肉、蛋类等补养之。

二、辨证配膳

1. 天麻竹沥茯苓粥

原料：天麻9 g，白茯苓粉10 g，粳米100 g，竹沥水20 g。

操作：先将天麻煎汤，至水沸25分钟，去渣备用。将粳米、白茯苓粉共入锅中，加入天麻汤、竹沥水及清水适量，武火煮沸后，改文火煮熟，边熬边搅拌，至米熟停火。

功能：息风化痰，利窍安神。适用于子痫（痰火上扰证），或子晕（脾虚肝旺证）。每日晨服之，可连服2周。

2. 冬瓜淡菜炖瘦肉

原料：冬瓜250 g，淡菜30 g，冬菇15 g，猪瘦肉120 g，生姜3片。

操作：冬瓜去瓤洗净，连皮切成厚块。生姜刮皮、洗净、切片。冬菇、淡菜（要洗清泥沙）分别用清水洗净，再用温开水浸透。把猪瘦肉洗净后放入沸水中煮数分钟，捞起沥干水分。将上述全部原料放入炖盅内，注入适量清水，盖上盅盖，隔水炖3个小时，即可。

功能：补肝益肾，清头明目。适用于子晕（阴虚肝旺证），或子痫（肝风内动证）。

3. 石决明粥

原料：煅石决明30 g，粳米60 g。

操作：先将石决明打碎，加水煎取药汁，然后用药汁熬粳米为粥即可。

功能：平肝潜阳，清肝明目。适用于子晕（肝阳上亢、肝风内动证）。平素脾胃虚寒者不宜服用。

4. 决明子粥

原料：炒决明子 15 g，粳米 30 g，冰糖适量。

操作：先煮决明子取汁、去滓，再放入粳米同煮，待粥熟时加入冰糖，再煮一二沸。

功能：补肝益肾，清头明目。适用于子晕（阴虚肝旺证）。

［医案选］

冯某，女，29 岁，工人，已婚。初诊日期：1979 年 4 月 2 日。

因预产期已过 7 天，在某职工医院待产，血压为 180/110 mmHg，偏高。于今晨 7 时许突然抽搐，两目上翻，喉间痰鸣，昏不知人，当时采取抢救，吸氧、输液、20 分钟测血压及脉搏 1 次，使用醒脑静针剂 4 支加入 25% 葡萄糖 40 mL 静脉推注，同时针刺人中、风池、合谷、丰隆穴，不留针，中等度刺激。病情有所缓和，但 1 日发作 3 次，自诉头痛、胸闷、痰多，查舌质红，白黄腻苔，脉见弦滑有力。此系待产分娩之时，痰火上扰，蒙闭清窍，卒然发作。治疗宜清心涤痰、开窍息风。处方：姜半夏 9 g，陈皮 10 g，杏仁 9 g，明天麻 9 g，蒺藜 9 g，竹茹 9 g，黄连 6 g，远志 9 g，石菖蒲 9 g，郁金 9 g，钩藤^{后下} 9 g。

治疗经过：同时送服"止痫粉"（醋香附、广木香、郁金、白矾、朱砂），每日 1 次，每次 1.5 g，白水送服，6 天后抽搐得止，神清痰少。第 7 日顺产，母女安康。

选自《丛春雨中医妇科经验》，丛春雨著，中医古籍出版社 2002 年出版。

第十二节 子 悬

［概念］

妊娠期中，胸腹胀满，甚则喘急疼痛，烦躁不安者，古称"子悬"，或称"胎气上逆""胎气上逼"。

本病类似现代医学妊娠合并心脏病，或妊娠合并呼吸系统感染。

[病因病机]

产生本病的主要原因为，患者素体肾阴虚，妊娠期间，又赖肾精以养胎，则肾阴更虚，肾阴不足，水不涵木，则肝气偏旺，遂而乘脾，以致胎气不和，加之孕后胎体渐长，胎碍脏腑，气机壅滞，升降失常，导致胎气上逆。

[诊断要点]

1. 病史　有心脏病史，妊娠中晚期有情志不调、饮食失节病史，或有呼吸系统感染史。

2. 症状　妊娠期间，出现胸腹胀满，喘急疼痛，烦躁不安者，即可诊为子悬。

3. 检查

（1）妇科检查　无异常发现。

（2）实验室检查　血常规。

（3）其他检查　心电图提示心律失常或心肌损害；X线显示心界扩大，肺部病变；心肺听诊等有重要诊断意义。

[鉴别诊断]

1. 子满　妊娠6～7个月时，在腹大异常、遍身浮肿的基础上，出现喘满不得卧。

2. 子烦　见子烦节。

[辨证论治]

依据胸腹胀满，甚或喘息气急的主症，结合伴随症、舌脉进行综合分析，判断疾病的标本虚实。治疗以理气行滞为主，佐以利湿、清热等法。

1. 肝气犯脾证

【主要证候】妊娠期，胸腹胀满，甚或喘急不安，心烦易怒，食少嗳气，心悸乏力，大便溏薄，苔薄腻，脉弦缓。

【证候分析】肝气犯脾，血气失和，以致胎气上逆，壅塞胸腹，故胸腹胀满，甚则喘急不安。肝失条达，气郁不畅，故心烦易怒。肝气犯脾，脾失健运，故食少嗳气乏力，大便溏薄。脾虚湿浊上泛则心悸。苔薄腻，脉弦缓，均为肝气犯脾之征。

【治法】疏肝健脾，理气行滞。

【方药】加减紫苏饮（《普济本事方》）

苏梗 9 g，大腹皮 9 g，当归 9 g，白芍 9 g，川芎 4.5 g，红参 6 g，甘草 9 g，陈皮 10 g，茯苓 9 g，厚朴 6 g，炒莱菔子 9 g。

方中苏梗、陈皮、大腹皮宽中下气；当归、白芍养血柔肝，川芎活血行气；人参、甘草益气扶脾；茯苓、陈皮化湿运脾；厚朴、炒莱菔子下气降逆。全方重在疏肝理气，调和肝脾。

随症加减：

湿浊上泛，胎气迫肺，喘息不安者，加茯苓（重用）、葶苈子、瓜蒌皮降逆气，定喘息。

食少便溏者，加厚朴、枳壳、白术、茯苓以扶脾渗湿。

2. 肺胃积热证

【主要证候】妊娠期，胸腹胀满，甚或喘急不安，咳唾黏稠黄痰，口渴口臭，小便短赤，大便秘结，舌红，苔黄，脉滑数。

【证候分析】肺胃积热，热气逆上，窒塞心胸，故胸腹胀满，甚或喘急不安。痰热壅肺，肺失宣降，故咳唾黏稠黄痰。胃火炽盛，气机壅滞，故口渴口臭。热伤津液，故小便短赤，大便秘结。舌红、苔黄、脉滑数，均为肺胃积热之征。

【治法】清肺胃热，降逆化痰。

【方药】加味芩术汤（《女科秘诀大全》）

黄芩 12 g，白术 12 g，苏子 9 g，炒莱菔子 9 g，芦根 30 g，炒栀子 6 g，薏苡仁 15 g，陈皮 12 g，杏仁 9 g，生甘草 4.5 g，茯苓 9 g，法半夏 9 g。

或用芦根汤（《济阴纲目》：芦根、竹茹、麦冬、前胡、陈皮）加减，可清痰热、降逆气。

［中成药］

1. 参芪五味子片　补中益气，养血安神。适用于子悬（心脾双虚证）。片剂。口服，每次 4 片，每日 3 次。

2. 补肾防喘片　温肾扶阳，止咳定喘。适用于子悬（脾肾阳虚证）。片剂。口服，每次 4 片，每日 3 次。

［针灸疗法］

1. 体针

治法：益气养心通脉。

取穴：内关、神门、足三里、心俞、膻中。

手法：上穴均采用平补平泻法，轻度刺激。

2. 耳针

取穴：神门、心、脾、肾、交感。

操作：用埋豆法，隔日换置1次，两耳交替。

［食疗调养］

一、食调要点

1. 子悬多以胸腹胀满，甚或喘息气急为主症，肝气犯脾证之治则以理气行滞为主；肺胃积热证则以清降肺胃之热为主。辨证配膳以多食清淡顺气食品，注意少食肥甘厚味。以少食多餐为宜，不宜吃的过饱。发病期间以流食或半流食为好，如粳米粥、细面条、馄饨皮、藕粉、蛋花汤、牛奶、酸牛奶等容易消化的食物，并可以饮橘汁、椰子汁、甘蔗汁、山楂汁等。

2. 子悬类似现代医学中妊娠合并心脏病，或妊娠合并呼吸系统感染，在不增加患者心肺负担的同时，亦应注意孕妇身体所必需营养成分的供给，宜清淡而富有营养，尤其是含有氨基酸的优良蛋白质、维生素 B 和维生素 C。鼓励患者多摄入瘦肉、鱼类、鸡汤、鸭汤、绿叶茶、豆类等。

二、辨证配膳

1. 蜜枣陈皮炖生鱼

原料：蜜枣5枚，陈皮9g，生鱼1条（250～300g），生姜3片。

操作：将蜜枣用清水清净，陈皮洗净后用清水浸软备用。生姜刮皮、洗净、切片。生鱼劏洗干净，去内脏，抹干水分。用油把生鱼两面煎至微黄，铲起用清水冲去油分。然后把上述原料放入炖盅内，注入适量清水，隔水炖3个小时，用少许盐调味，即可饮用。

功能：疏肝理气，运脾化痰。适用于子悬（肝气犯脾证）。

2. 麦冬花旗参炖雪梨

原料：西洋参30g，麦冬15g，南杏15g，雪梨3个。

操作：西洋参切片、麦冬去心、南杏仁去衣，用清水洗净，备用。雪梨用清水洗净，连皮切成4块，去掉心和核，备用。将全部原料放入炖盅内，注入适量清水，盖上盅盖，隔水炖3个小时，调味后即可。

功能：清热化痰，养阴补肺。适用于子悬（肺胃积热证）。

［医案选］

冯某，女，25岁。初诊日期：1984年10月3日。

患者妊娠4个月，近半月来自觉胸闷腹胀，憋气不舒，饭后尤甚，两胁疼痛，口苦口干，心烦少寐，查舌质红，苔薄黄微腻，脉象弦滑。肝脾触诊正常。中医辨证：肝郁化热，气机升降失司，胎气上逆，逼迫心胸，发为子悬。治疗当化郁理气，清热降逆。方药：苏梗10g，黄芩9g，竹茹9g，香附9g，柴胡10g，炒栀子9g，芦根15g，蒺藜9g，炒鸡内金9g，炒莱菔子9g。水煎服。

治疗经过：服上方6剂后，诸症减轻，又遵原方继续服用6剂，余症悉除。遂告患者使用炒枳壳60g、黄芩30g共为粗粉，纱布包扎，每袋10g，早晚代茶泡服，以缓缓收功。

按：妊娠四五月出现胸胁胀满，谓之子悬。大都由于"浊气举胎""郁气使然"，属肝气郁逆而致。本病治疗当以理气行滞，疏肝理脾为主。大凡胎热者，宜清热理气降逆；胎寒者宜通阳暖宫散寒。缘肝喜条达而恶抑郁，务使气顺血和而胎气自安。拙拟苏梗下气饮即此义也。本案运用"壳芩散"，粗末代茶频服，亦缓图功效。

选自《丛春雨中医妇科经验》，丛春雨著，中医古籍出版社2002年出版。

第十三节　子　　嗽

［概念］

妊娠期中，久咳不已，甚至五心烦热，胎动不安者，称为"子嗽"或"妊娠咳嗽"。

［病因病机］

子嗽的发生，多由火热上扰、肺失清肃所致。产生火热的原因，主要为阴虚或痰壅。

1. 阴虚肺燥　素体阴虚，火盛刑金，致肺阴不足。妊娠以后，血聚于下以养胎，则血虚而阴液愈亏，阴虚火旺，灼肺伤津，肺失濡润，遂致燥咳。

2. 痰火犯肺　素体脾虚，内停痰积饮，壅久而化热，致痰火犯肺，肺络受损，失于肃降，而致咳嗽。

［诊断要点］

1. 症状　妊娠期间，出现咳嗽，或干咳无痰或咳嗽脓痰，久咳不止，可诊为子嗽。

2. 检查

（1）实验室检查　白细胞计数及分类。

（2）辅助检查　原则上孕早期不宜做 X 线检查，若疑有肺结核、肺部炎症时，可拍胸片。

［鉴别诊断］

1. 妊娠风热感冒　发热恶风、头痛、咳嗽、口干、咽痛，经辛凉解表可很快痊愈。

2. 痨咳　久嗽不愈、痰中带血、潮热盗汗，相当于妊娠合并肺结核。

［辨证论治］

本病辨证应分清虚实，治疗时应顾及妊娠特点，凡降气、滑利之药，须当慎用，以免堕胎。

1. 阴虚肺燥证

【主要证候】妊娠期间，干咳无痰，有时带血，日久不止，咽干口燥，手足心热，午后身有微热，舌红少苔或薄黄而干，脉细数而滑。

【证候分析】阴液亏损，虚火内生，灼肺伤津，则干咳无痰。久咳伤损肺络故痰中带血。津液被劫，故咽干口燥。手足心热，午后身有微热，舌脉均为阴虚火盛之候。

【治法】养阴清肺，止咳安胎。

【方药】加减百合固金汤（《医方集解》）

生地黄 10 g，熟地黄 10 g，麦冬 10 g，百合 15 g，白芍 9 g，川贝母 9 g，生甘草 4.5 g，玄参 9 g，桔梗 9 g，芦根 30 g，女贞子 9 g，墨旱莲 9 g。

2. 痰火犯肺证

【主要证候】妊娠期间，咳嗽脓痰，胸闷气促，面红口干，大便干燥，小便黄赤，舌红苔腻，脉滑数。

【证候分析】脾虚湿停，聚而成痰，壅久化火，痰火犯肺，肺络受损，故咳嗽脓痰。肺失肃降则胸闷气促。火盛于内，故面红口干，小便黄赤。肺与大肠相表里，肺气不降，腑气不通，故大便干燥。舌脉为痰火内盛之象。

【治法】清热化痰。

【方药】**加味小陷胸汤**（《伤寒论》）

黄连 6 g，法半夏 9 g，全瓜蒌 12 g，冬瓜仁 9 g，薏苡仁 15 g，川贝母 9 g，陈皮 12 g，杏仁 9 g，芦根 30 g，金银花 15 g，连翘 9 g，生甘草 4.5 g。

3. 外感证

【主要证候】妊娠期间，咳嗽痰稀，鼻塞流涕，头痛恶寒，骨节酸楚，苔薄白，脉浮滑。

【证候分析】风寒犯肺，郁遏气道，肺气不能宣畅则咳嗽，鼻塞流涕。风寒束于肌表，寒性凝滞闭塞，阳郁不达，故头痛恶寒，骨节酸楚。苔脉乃风寒束表之征。

【治法】祛风散寒，宣肺止咳。

【方药】**自拟羌苏解肌汤**

桂枝 4.5 g，杭白芍 9 g，苏叶 9 g，防风 4.5 g，白芷 4.5 g，陈皮 12 g，杏仁 9 g，桔梗 9 g，羌活 9 g，川贝母 9 g，生姜 3 片，大枣 3 枚。

［中成药］

1. 百合固金丸　养阴清热，润肺止嗽。适用于子嗽（肺阴虚证）。蜜丸。口服，每次 1～2 丸，每日 2～3 次。

2. 养阴清肺膏　清热养阴，补肺止嗽。适用于子嗽（肺阴虚证）。膏剂。冲服。每次 15 g，每日 2 次。

3. 川贝枇杷膏　宣肺化痰，止咳润肺。适用于子嗽（外感证子嗽或痰火犯肺证）。水剂。口服，每次 10 mL，每日 2～3 次。

4. 参苏理肺丸　益气健脾，化痰止咳。适用于子嗽（外感证或肺气虚证）。蜜丸。口服，每次 1 丸，每日 2～3 次。

［食疗调养］

一、食调要点

1. 阴虚肺燥或痰火犯肺或外感风寒而致子嗽，均应忌烟戒酒，少食辛辣食物（葱、椒、韭、桂、辣），以减少对气管、支气管或喉部的刺激。

2. 饮食均宜清淡，不可过食肥甘及炙煿厚味，以免生痰化火，使咳嗽或咳痰加重。

3. 咳嗽痰多的孕妇应忌食酸涩之品，如乌梅、石榴等，以免痰液不易咳出。可多食橘子、柑子、梨、枇杷、萝卜、冬瓜、丝瓜、豆腐等清肺之品。

二、辨证配膳

1. 杏仁粥

原料：甜杏仁 50 个，粳米 100 g。

操作：用砂锅煎煮杏仁 15 分钟，去渣取汁，用药汁熬粳米，成粥即可。

功能：养阴止咳，润肠通便。适用于子嗽（阴虚肺燥证）。大便溏泄者忌服。

2. 川贝椰子炖瘦肉

原料：川贝母 9 g，椰子肉半个，雪梨 2 个，猪瘦肉 120 g。

操作：将川贝母、椰子肉、雪梨分别用清水洗净。椰子肉洗净后切成条状。雪梨去皮、去心，切块状。猪瘦肉洗净，沥干水分，切成粒状。将以上原料一同放入炖盅内，注入适量清水，盖上盅盖，隔水炖 3 个小时，即可调味饮用。

功能：养阴润肺，清热化痰。适用于子嗽（肺阴虚亏证或痰火犯肺证）。

3. 洋参百合田鸡汤

原料：百合 30 g，田鸡 4 只，猪瘦肉 120 g，罗汉果 1 个，西洋参 15 g。

操作：百合、西洋参切片，罗汉果分别用清水洗净。田鸡去皮、头、内脏，去掉趾爪，洗净后再抹干水分，切成中块。在煲中注入适量清水，放入百合、西洋参、罗汉果，用武火煲滚，再放入田鸡、猪瘦肉，改文火煲约 2 个小时，以少许盐调味，即可饮用。

功能：益气养阴，润肺止嗽。适用于子嗽（肺阴虚证或肺燥证）。

4. 姜汁雪梨炖瘦肉

原料：生姜汁 2 汤匙，雪梨 2 个，猪瘦肉 120 g。

操作：雪梨两个去皮、去心，切成块状后榨取鲜汁；瘦猪肉洗净后放入沸水中煮数分钟，捞起沥干水分。将雪梨汁、姜汁、瘦猪肉一同放入炖盅内，再注入适量的凉开水，盖上盅盖，隔水炖 2 个小时，以少许盐调味，即可饮用。

功能：辛温散寒，润肺止咳。适用于子嗽（外感风寒证）。

[医案选]

史某，女，25 岁，农民，已婚。初诊日期：1973 年 8 月 7 日。

现妊娠 6 月，妊娠 4 个月时干活出汗受凉，导致鼻塞流涕、咽干喉痒、咳嗽、无痰，每晚入睡前加重，反复服用感冒药、止咳药效果均不明显。现口干喜凉饮，手足心热，舌质红，舌尖、舌中光剥无苔，脉弦细，右脉滑数。此乃风寒束表为其诱因，肺热阴虚实为内因。治以辛平疏解表邪，养阴清肺止嗽。处方：紫苏叶 9 g，桔梗 9 g，僵蚕 4.5 g，沙参 10 g，麦冬 10 g，芦根 30 g，生地黄 10 g，玄参 10 g，百合 10 g，石斛 10 g，生姜 3 片为引。

治疗经过：服上方 6 剂后，鼻塞通，入夜咽不干、喉不痒、咳嗽轻。查舌有薄苔，脉象弦数已减，多有滑缓之意，原方去苏叶、生姜，加用川贝母 9 g、冰糖 9 g 为引，再服 6 剂至病瘥。

选自《丛春雨中医妇科经验》，丛春雨著，中医古籍出版社 2002 年出版。

第十四节 子　　瘖

[概念]

妊娠后期，出现声音嘶哑，甚至不能出声音，称为子瘖，亦称妊娠失音。

本病多发生在妊娠 9 个月左右，因胎儿增大，胞脉受阻，肾脉不通，肾阴不能上承所致，如无其他症状，一般不需治疗，待分娩后，胞络通，肾水上济舌本，其音自复。

[病因病机]

本病的发生，主要是肾阴不足所致。因音出于喉，发于舌本，肾脉循喉咙而夹舌本，如患者素体肾阴不足，妊娠以后，阴血养胎，则肾阴益虚，津液不能上荣舌本而致失音。如《素问·奇病论篇》云"黄帝问曰：人有重身，九月而喑，此为何也？岐伯对曰：胞之络脉绝也。帝曰：何以言之？岐伯曰：胞脉者，系于肾，少阴之脉，贯肾系舌本，故不能言。"

1. 肺肾阴虚　素体肺、肾阴虚，孕后肺失濡润，肾阴虚耗，声道燥涩，发音不利，遂为妊娠失音。

2. 肾阴不足　素体肾虚，孕后精血养胎，则肾阴益感不足，肾阴虚不能上荣舌本，以致失音。

［诊断要点］

妊娠9个月左右，孕妇出现声音嘶哑，甚或不能出声，即可诊为子瘖。

［辨证论治］

1. 肺肾阴虚证

【主要证候】妊娠9个月左右，声音嘶哑，甚或不能出声，咽喉干燥，有时颧红，头晕耳鸣，掌心灼热，心悸而烦，大便干燥，小便短赤，舌质红，苔光剥，脉细数。

【证候分析】肾阴不足，津液不能上荣舌本，故声音嘶哑，甚或不能出声。水亏火旺，故咽喉干燥，颧红，掌心灼热，头晕耳鸣。水不济火，心火偏亢，故心悸而烦。肾司二便，肾精不足，阴亏液少则大便干燥，小便短赤。舌脉为肾阴不足之候。

【治法】滋肾益阴。

【方药】**沙参麦冬六味地黄汤**

熟地黄10 g，山药12 g，茯苓9 g，泽泻9 g，山茱萸9 g，沙参15 g，麦冬12 g，莲子心6 g，远志6 g，石菖蒲6 g，知母9 g，牡丹皮9 g。

随症加减：

如肺夹痰火，咳吐脓痰，咽干口燥，则滋阴润肺，可于方中去泽泻、山茱萸，加瓜蒌仁、芦根、桔梗、川贝母以清热化淡、润肺生津。

2. 肾阴不足证

【主要证候】妊娠9个月后，声音嘶哑，甚或不能出声，咽喉干燥，头晕耳鸣，腰膝酸软，手足心热，舌红，苔少或花剥，脉细滑而数。

【证候分析】肾阴不足，津液不得上荣舌本，故声音嘶哑，甚或失音。肾虚髓海虚亏，则头晕耳鸣。肾虚精亏，外府失养，则腰膝酸软。阴虚内热，虚火上炎，故手足心热，咽喉干燥。舌脉乃阴虚津伤，内热炽盛之征。

【治法】滋肾养阴，清热润肺。

【方药】远志菖蒲麦味地黄汤

熟地黄 10 g，生地黄 10 g，山药 10 g，茯苓 9 g，泽泻 9 g，山茱萸 9 g，牡丹皮 9 g，麦冬 9 g，五味子 9 g，远志 6 g，石菖蒲 6 g，芦根 30 g。

[中成药]

1.麦味地黄丸 补肾养阴，清热润肺。适用于子瘖（肺肾阴虚证）。蜜丸。口服，每次 1～2 丸，每日 2～3 次。淡盐水送服。

2.知柏地黄丸 养阴清热，滋水补肾。适用于子瘖（肾阴虚亏，相火上炎证）。蜜丸。口服，每次 1～2 丸，每日 2～3 次。淡盐水送服。

[食疗调养]

一、食调要点

子瘖多系肺肾阴虚或肾阴不足而成，其饮食宜以软、稀食物为主，忌食煎、炙煿之品，以防损伤咽喉，禁食辛辣刺激或苦寒食物。

二、辨证配膳

1.川贝雪梨炖猪肺

原料：川贝母 9 g，雪梨 2 个，猪肺约 250 g。

操作：先将雪梨削去外皮，切成数块，再把猪肺切成片状，用清水冲洗干净，用手挤去泡沫，与川贝母一起放入砂锅内。加冰糖少许，清水适量，文火熬 3 个小时，即可服食。

功能：滋阴润肺，止咳发声。适用于子瘖（肺肾阴虚证）。

2.橄榄生地黄猪肺汤

原料：橄榄 10 个，生地黄 30 g，猪肺 1 具，南杏 15 g，北杏 15 g，陈皮 9 g。

操作：将猪肺喉部套入水龙头，灌入水，令猪肺充水，用手挤压令水出。不停用此法洗，一直把猪肺洗至白色，将猪肺切块，放入水中煮约 5 分钟，捞起。橄榄用水洗净，用刀背拍烂。生地黄、南杏、北杏、陈皮用清水洗净，南、北杏去衣。用适量清水，武火煲至滚，然后放入全部原料，候水再滚，改文火煲约 2 个小时，加入少许盐调味，即可佐餐饮用。

功能：养阴滋水，补肺润燥。适用于子瘖（肾阴不足证）。

[医案选]

石某，女，27 岁。初诊日期：1985 年 3 月 16 日。

患者妊娠 8 月余，近 1 周来声音低细，语声无力，每至晚间较重，手足心热，眼眶黑晕，咽干口渴，心悸心烦，腰膝酸软，溲黄，便结，查胎心音正常，舌有裂纹，花剥舌苔，脉象细数而滑，尺脉微弱。中医辨证：肾阴虚亏，妊娠晚期，胞脉受阻，阴津不能上荣舌本，发为子瘖。治疗：滋阴益肾，宣肺发声。方药：生地黄 12 g，山药 10 g，山茱萸 9 g，牡丹皮 9 g，芦根 30 g，沙参 15 g，石斛 10 g，远志 9 g，石菖蒲 9 g，竹叶 1.5 g，生甘草4.5 g。加冰糖 1 小块，水煎服。

治疗经过：服药 6 剂后，声音嘶哑减轻，亦能讲话，但声音低怯，脉见滑，尺脉渐有力，宗前方略施加减，加黄柏、知母、玄参、僵蚕。并嘱患者分娩前可用冬果梨（产地为西北地区的一种果品）加冰糖蒸后服用。

选自《丛春雨中医妇科经验》，丛春雨著，中医古籍出版社 2002 年出版。

第十五节 子 淋

[概念]

妊娠期间，出现尿频、尿急、淋漓涩痛等症状者，古称"子淋"或"妊娠小便淋痛"。

现代医学妊娠后期合并肾盂肾炎，多属"子淋"范畴。妊娠期由于内分泌的影响，输尿管扩张，蠕动减弱；同时子宫增大出盆腔后，输尿管受压，张力增加而扩张，由于子宫右旋，右侧输尿管扩张更为常见。此外，受增大子宫的压迫，膀胱位置改变，引起排尿不畅、尿潴留，易发生感染。孕期尿中尿糖、氨基酸等物质的排出增加，也利于细菌的生长。主要的致病菌大多为大肠埃希菌。妊娠合并急性肾盂肾炎病情严重者，可引起流产、早产、妊高征。

[病因病机]

本病的主要病因机理为膀胱气化功能减弱。膀胱者，州都之官，津液藏焉，气化则能出矣。若膀胱气化功能减弱，水道不利，则小便淋漓而痛。导致膀胱气化功能减弱的原因有实热、阴虚等。

1. 实热　素体阳亢热盛，孕后血聚养胎，阴不济阳，水不制火，心火偏亢，心热移于小肠，传入膀胱；或因过食肥甘辛热之品，热蕴于内，引起心火；或脾胃积热蕴湿，湿热下注；或摄生不慎，感于湿热之邪，湿结膀胱，气化不行，皆导致小便淋涩疼痛。

2. 阴虚　素体阴虚，肾水不足，孕后肾精养胎，阴精愈亏，阴虚生内热，热移于膀胱灼伤津液，气化不行，水道不利，则小便淋沥，灼伤而痛。

[诊断要点]

1. 症状　妊娠期间，小便频数，淋漓疼痛者，可诊为子淋。

2. 检查

（1）体格检查　体温升高，37℃～39℃，单侧或双侧肾区有明显压痛或叩击痛。

（2）实验室检查

①尿液检查　大量白细胞、脓球。

②血常规　白细胞增高。

③肾功能检查　血肌酐与尿素氮增高。

（4）辅助检查　B超示肾盂扩张积水。

[鉴别诊断]

1. 妊娠小便不通（古称转胞）　是指妊娠期间小便不通，甚至小腹胀急疼痛。

2. 输尿管结石　突发尿痛、腰痛、一侧小腹痛，尿中有大量的红细胞，以小腹疼痛为主，疼痛剧烈，不能忍受。B超可协助鉴别诊断。

[辨证论治]

子淋一证，虽多有热，但治疗宜清润为主，不可过于通利，以免耗阴伤胎，而致堕胎、小产。

1. 实热证

（1）心火偏亢证

【主要证候】妊娠期间，尿少色黄，艰涩而痛，面赤心烦，甚至口舌生疮，舌红、苔黄而干，脉滑数。

【证候分析】因水不制火，心火上炎，则面赤心烦，甚至口舌生疮。心火移于小肠，则尿少色黄，艰涩而痛。舌脉为实火之征。

【治法】清心泻火通淋。

【方药】**加味导赤散**（《小儿药证直诀》）

生地黄15 g，木通9 g，甘草梢9 g，淡竹叶4.5 g，黄连4.5 g，黄柏9 g，苍术9 g，薏苡仁15 g，炒山药15 g，白茅根15 g，金银花15 g，连翘9 g。

（2）湿热下注证

【主要证候】妊娠期间，小便频数，淋漓灼热而痛，尿黄赤，面色垢黄，口干不多饮，胸闷食少，舌红、苔黄腻，脉滑数。

【证候分析】湿或热相搏，蕴结膀胱，气化不行，水道不利故小便频数，淋漓灼热而痛，尿黄赤。脾胃湿热，熏蒸于上，故面色垢黄，口干不多引饮。湿困脾胃，则胸闷食少。舌脉为湿热内盛之象。

【治法】清热利湿通淋。

【方药】**自拟柏苍薏苡仁化湿汤**

黄柏15 g，苍术15 g，薏苡仁30 g，滑石^{布包}9 g，泽泻9 g，茯苓9 g，生地黄12 g，木通4.5 g，车前子9 g，通草4.5 g，金银花15 g，连翘10 g。

2. 阴虚证

【主要证候】妊娠数月，小便频数，灼热刺痛，量少色深黄，形瘦颧红，五心烦热，不寐，大便不畅，舌质红、苔薄黄而干，脉细数而滑。

【证候分析】肾阴不足，阴亏则火旺，移热于膀胱，脬为火灼，津液涩少，膀胱不利，故小便频数，灼热刺痛，量少色深黄。虚火上炎则形瘦颧红，五心烦热，不寐。津液不能濡润肠道，则大便不畅。舌脉为阴虚内热之象。

【治法】滋阴润肠通淋。

【方药】**苏梗琥珀知柏地黄汤**

生地黄12 g，山药15 g，山茱萸10 g，茯苓9 g，牡丹皮9 g，知母9 g，黄柏10 g，地骨皮12 g，苏梗9 g，生甘草4.5 g，琥珀粉^{冲服}3 g。

[中成药]

1. 八正合剂　清热利水通淋。适用于子淋（湿热下注证）。液体合剂。

口服，每次 15～20 mL，每日 3 次。

2. 金砂五淋丸 清热利湿。适用于子淋（湿热下注或心火亢盛证）。水丸。口服，每次 6～9 g，每日 3 次。

3. 扶正养阴丸 补虚养阴，肃肺止淋。适用于子淋（阴虚火旺证）。蜜丸。口服，每次 1 丸，每日 3 次。淡盐水送服。

［食疗调养］

一、食调要点

1. 子淋心火亢盛证、湿热下注证或阴虚火旺证，均需大量饮水或进食流质食物，加速水液代谢，以清利毒邪（大肠埃希菌），促进湿热的化解。但对肾功能低下的孕妇，则应限制饮水量。

2. 多食清淡之瓜果、蔬菜，如西瓜、冬瓜、芹菜、鲜藕等。子淋患者禁食生葱、韭、生蒜、生姜等辛辣刺激食品，忌烟酒刺激。

二、辨证配膳

1. 茯苓泽泻粟米汤

原料：茯苓 30 g，泽泻 30 g，粟米 2 条。

操作：将茯苓、泽泻分别用清水洗净。粟米去外衣洗净，切段。将全部原料一同放入煲中，注入适量清水，武火煲滚后，改文火煲约 2 个小时，加入少许盐调味，即可饮用。

功能：健脾利水，化湿通淋。适用于子淋（湿热下注证）。

2. 冬瓜山药薏苡仁汤

原料：冬瓜 500 g，薏苡仁 30 g，怀山药 30 g，陈皮 9 g。

操作：冬瓜去瓤洗净，连皮切成厚块。陈皮用清水浸软，洗净。煲中注入适量清水，放入全部原料，武火煲滚，转文火煲约 3 个小时，加入少许盐调味，即可饮用。

功能：健脾益肾，利尿通淋。适用于子淋（湿热下注证或肾阴虚证）。

3. 冬瓜淡菜炖瘦肉

原料：冬瓜 250 g，淡菜 30 g，冬菇 4 只，猪瘦肉 120 g，生姜 3 片。

操作：冬瓜去瓤洗净，连皮切成厚块。生姜洗净、刮皮、切片。冬菇、淡菜分别用清水洗净，再用温开水浸透，淡菜洗净泥沙。猪瘦肉洗净后放入沸水中煮数分钟，捞起沥干水分。将全部原料放入炖盅内，注入适量清水，盖上盅盖，隔水炖3个小时，即可调味饮用。

　　功能：补肾养阴，清热通淋。适用于子淋（心火亢盛证或阴虚火旺证）。

［医案选］

　　陆某，女，34岁，已婚，工人。初诊日期：1972年4月18日。

　　妊娠5个多月，小便频数，淋漓不净，尿道灼热而痛，尿色黄浊，口腻不饮，倦怠乏力，身重腿困，尿常规提示有红、白细胞、蛋白（−），血压正常。查舌质红、苔黄白腻，脉见滑数。此为妊娠期间，湿与热相搏结，致州都之官气化不行。治疗当清热利湿通淋，但要注意中病即止，防止通淋伤胎之弊。处方：黄柏10 g，苍术10 g，薏苡仁24 g，生地黄10 g，茯苓9 g，泽泻9 g，金银花10 g，连翘10 g，白茅根15 g，炒山药10 g，桑寄生10 g。

　　复诊：服上方3剂后，小便频数减，尿量较多，身重腿困转轻，原方加川续断9 g，再服3剂，诸症消失。

　　选自《丛春雨中医妇科经验》，丛春雨著，中医古籍出版社2002年出版。

第十六节　妊娠小便不通

［概念］

　　妊娠期间，小便不通，甚至小腹胀急疼痛，心烦不得卧，被称为"妊娠小便不通"，古称"转胞"。

　　本病相当于现代医学妊娠合并尿潴留。

［病因病机］

　　妊娠小便不通的发生，主要是胎气下坠，压迫膀胱，以致膀胱不利，水道不通，小便不得下行。临床上有气虚、肾虚之分。

　　1.气虚　胎居母腹，赖气以载之，如患者素体虚弱，中气不足，妊娠后胎儿增大，气不足则不能上载其胎，以至胎重下坠，压迫膀胱，水道不利，溺不得出。

2. 肾虚 肾与膀胱相表里，膀胱之化气行水，全赖肾中阳气温化，如素体肾气不足，胞系于肾，孕后肾气愈虚，系胞无力，胎儿压迫膀胱，致气化不行，或肾虚不能温煦膀胱化气行水，皆可导致溺不得出。

[诊断要点]

1. 症状 妊娠期间，出现小便频数不畅，继则闭而不通，小腹胀急疼痛，即可诊为妊娠小便不通。

2. 检查

（1）导尿检查 尿常规无异常。

（2）B 超或膀胱镜检查 了解有无膀胱病变。

[鉴别诊断]

1. 子淋 见子淋节。

2. 尿石症 亦可见排尿困难，或小便不通，但多伴有突发的下腹绞痛。

[辨证论治]

本病临床上以虚证为多见。因胎在母腹，赖气以承载，血以滋生。若气虚不能举胎，或肾虚胎失所系，则胎压膀胱，以胞系了戾，溺不得出。治疗总以补气升提，助膀胱气化为主，不可妄用通利之品，以免影响胎元。

1. 气虚证

【主要证候】妊娠期间，小便不通，或频数量少，小腹胀急疼痛，坐卧不安，面色㿠白，精神疲倦，头重眩晕，短气懒言，大便不爽，舌质淡、苔薄白，脉虚缓滑。

【证候分析】气虚无力举胎，胎重下坠，压迫膀胱，水道不通，溺不得出，故小便不利，或频数量少。溺停膀胱，膀胱胀满，故小腹胀急疼痛，坐卧难安。气虚下陷，清阳不升，中气不足，故头重眩晕，面色㿠白，气短懒言。舌淡、苔薄白、脉虚缓，皆气虚不足之象。

【治法】补气，升陷，举胎。

【方药】加味益气导溺汤（《中医妇科治疗学》）

党参 10 g，白术 12 g，白扁豆 9 g，茯苓 10 g，桂枝 4.5 g，炙升麻 4.5 g，桔梗 4.5 g，通草 4.5 g，乌药 9 g，黄芪 15 g。

2. 肾虚证

【主要证候】妊娠小便频数不畅，继则闭而不能，小腹胀满而痛，坐卧不宁，畏寒肢冷，腰腿酸软。舌质淡、苔薄润，脉沉滑无力。

【证候分析】肾虚系胞无力，胎压膀胱，或命门火衰，不能温煦膀胱以化气行水，故小便频数不畅，甚至小便不通。溺蓄脬中，则小腹胀急而痛，坐卧不宁。肾虚，阳气不振，则畏寒肢冷，腰酸腿软。舌质淡、苔薄润、脉沉滑无力，均为肾虚之候。

【治法】温肾扶阳，化气行水。

【方药】台乌通草肾气丸

生地黄 10 g，山药 15 g，山茱萸 10 g，泽泻 10 g，茯苓 10 g，桂枝 6 g，炮附子^{先煎}4.5 g，台乌药 9 g，通草 4.5 g。

附子一般列为妊娠禁忌药，用时宜久煎，并用量要少，恐有伤胎之弊。牡丹皮泻火伤阳，故去之。

［中成药］

1. 补中益气丸　补中益气，升阳举陷。用于转胞（气虚证）。水丸。口服，每次 6～9 g，每日 3 次。

2. 济生肾气丸　温肾扶阳，利水通淋。适用于转胞（肾虚证）。蜜丸。口服，每次 1～2 丸，每日 2～3 次。淡盐水送服。

［针灸疗法］

1. 体针

治法：益气助阳，通利小便。

取穴：气海、膀胱俞（双）、阴陵泉（双）、关元（灸）、足三里（双）、大椎。

手法：中度刺激，留针 15～20 分钟，每隔 1～2 分钟捻转 1 次，须有通上达下的酸麻感，针后加艾灸或电灸。

2. 热熨法　四季葱（大葱连须）每天用 500 g，洗净，用手折断，稍捣烂，放入锅内炒热，分 2 次轮流使用，每次 250 g。用布或毛巾包裹，热熨下腹部（自脐部顺次向耻骨部熨下）。冷则易之。每天 1 次（不拘时，每次约 30 分钟）。

［食疗调养］

一、食调要点

1.妊娠小便不通多系肾虚或气虚而成，此病如不及时治疗，会引起或加重肾功能损害，同时还会造成流产或早产。其膳食应适当限制蛋白质的摄入，选择蛋白量较高的食物，如以乳类为主，辅以鱼类、肉类等，尽量少用植物蛋白。

2.适当的提高糖和脂肪的摄取量，以满足体内营养的需要，注意水的出入平衡。应选择易消化和含充足维生素的食物，并注意烹调的色、香、味、形，以增进食欲。

二、辨证配膳

1.参芪冬瓜汤

原料：党参15 g，黄芪30 g，冬瓜60 g，味精、香油、盐适量。

操作：将党参、黄芪用清水洗净，放入砂锅内，加水煎煮15分钟，去渣滤清，趁热加冬瓜片（厚片），继续煎煮至冬瓜烂熟，加味精、香油和少许盐调味，即可。

功能：健脾益气，升阳利尿。适用于妊娠小便不通（气虚证）。

2.参芪炖猪腰

原料：猪腰1个，黄芪30 g，红参9 g，车前子^{布包}9 g，酱油、醋、姜丝、蒜末、香油等调料适量。

操作：先将猪腰剔去筋膜，洗净入锅，再加红参、黄芪、车前子及水适量，清炖至猪腰熟透，待冷，切成薄片入盘，浇酱油等调料，随意食之。

功能：益气补肾，健脾利尿。适用于妊娠小便不通（脾肾虚弱证）。

3.清蒸附子鲤鱼

原料：炮附子6 g，茯苓15 g，鲤鱼1条（约500 g），酱油、葱、姜、香油、盐、味精适量。

操作：先将炮附子、茯苓用清水冲洗干净，备用。鲤鱼劚洗干净，去鳞及肠杂，把炮附子、茯苓放入鱼腹腔内，之后把鲤鱼放瓷盘中，加上调料，上锅蒸30分钟，起锅后去药即可。

功能：温阳补肾，化气利水。适用于妊娠小便不通（肾阳虚证）。

4. 香滑鲈鱼球

原料：鲈鱼肉 180 g，姜未 0.9 g，长葱段 9 g，白糖 0.6 g，汤 45 g，香油 0.9 g，胡椒粉 0.09 g，绍酒 9 g，湿淀粉 3 g，生油 750 g，精盐 0.9 g。

操作：将鱼肉切成方块，用精盐拌匀，武火烧锅放油，用中火将鱼球炒至六成熟，倒在笊篱里，去油；把锅放回火位，放入汤、姜、酒、盐、糖、胡椒粉、鱼球，加盖炖熟时放入葱段，再调入湿淀粉、味精、香油等，即可出锅放入盘中食用。

功能：补虚利水。适用于妊娠小便不通（肾虚证）。

［医案选］

袁某，女，33 岁，已婚，工人。初诊日期：1974 年 6 月 7 日。

妊娠 7 个月，最近半月发现小便频数，不甚通畅，继则小便不通，小腹胀满疼痛，并伴有畏寒肢冷，腰腿酸软。查尿常规无异常。由于尿闭不通，患者坐卧不安，已行导尿。舌质淡，苔薄润，脉见沉滑无力。此乃肾虚系胞无力，胎压膀胱，不能温煦化气，故发转胞之证。治疗宜温肾扶阳，化气行水。处方：熟地黄 15 g，炒山药 15 g，山茱萸 10 g，茯苓 10 g，泽泻 10 g，牡丹皮 9 g，桂枝 6 g，炮附子[先煎、久煮] 4.5 g，干姜 6 g，通草 1.2 g，川续断 9 g。

复诊：服上方 3 剂后，小便得通，尿量渐多，精神有所好转，舌脉同前。原方去炮附子，加巴戟天 9 g，再服 3 剂，以巩固初诊之疗效。3 个月后患者顺产一男孩，母子平安。

选自《丛春雨中医妇科经验》，丛春雨著，中医古籍出版社 2002 年出版。

第四章 产 后 病

第一节 分娩、产后的生理与病理

成熟或近成熟的胎儿及其附属物（胎盘、脐带）由母体子宫内产出的过程称分娩。

一、临产现象

临产又称临盆，即妊娠足月，"瓜熟蒂落"，即将分娩。

一般在临产前均有先兆，称产兆，预示孕妇已近临产。《胎产心法》说："临产自有先兆，须知凡孕妇临产，或半月或数日前，胎腹必下垂，小便多频数。"分娩前2周左右，胎儿的先露部分已渐渐下降入盆，子宫底已下移，故孕妇上腹部压迫感减轻，但下坠感加重，子宫时有不规则的收缩，但这些征兆并不是正式分娩的开始。若见"渐疼渐紧……一阵紧一阵"（《达生篇》），即子宫有规律性收缩（间隔10～15分钟，持续30秒，并渐渐加密、增强），随子宫收缩而腰腹痛坠，会阴、肛门逼胀，欲便，阴道流出少量带黏液的血液（俗称"见红"），继而浆破（胎膜破，部分羊水流出），即为临产及分娩开始之兆，需产科助以使胎儿、胎盘顺利娩出。

临产前，孕妇脉象亦有变化，脉多浮、滑数，孕妇双手中指两旁至指端可扪得脉流应指，认为亦属临产之征。《胎产心法》说："至欲产时，脉先离经，拭捏产妇手中指中节或本节跳动，方是临盆时候。"前人凭离经脉诊断临产的方法，受到今人的重视，认为具有临床实用价值。

从子宫规律性收缩开始至胎盘娩出为止，为整个分娩过程，称为产程或全产程、总产程。现代产科将产程划为三个时期，第一产程：自规律性收缩开始至子宫颈完全开大，又称宫颈扩张期，中医学称产门大开；第二产程：

从子宫颈完全开大至胎儿娩出，又称胎儿娩出期；第三产程：胎儿娩出至胎盘娩出，又称胎盘娩出期。

一般初产妇的全产程需要 14～18 小时，经产妇需要 8～12 小时。如总产程在 3 小时内结束称急产，多因子宫收缩过程引起，急产由于产程短，产妇与助产者无充分准备，若发生途中分娩，易导致新生儿损伤或窒息、产妇产道撕伤、产后出血、感染等。总产程超过 30 小时以上称滞产。滞产消耗产妇精力与气血，甚至导致胎儿宫内窒息、子宫破裂、产后出血、产后感染等。

二、影响正产的因素

分娩能否顺利，取决于产力、产道、胎儿三者的相互协调，若产力异常，如宫缩过频、过强、过短、过弱或失去其节律；或胎儿过大发育异常、胎位异常；或产道异常，均可影响分娩的进程，造成难产。除此以外，还有一些因素也能直接或间接地影响分娩能否顺利进行。

产妇的精神状态对正常分娩的进展有着直接的影响。如果产妇的精神过度紧张、畏惧，不仅影响子宫收缩，而且容易耗损产妇精力，妨碍分娩的进展。

产妇的素体状态对分娩亦有一定的影响，如体质瘦弱或气血不足者易发生早产、产力不足；过于肥胖的产妇易发生滞产、巨大儿、横位、产后出血；脾胃虚弱者，摄入不足，能量不够，可致产程延长。

产妇的年龄、产次、分娩间隔、胎盘大小、破膜时间均在一定程度上影响分娩及并发症的发生，如高龄初产妇（＞35 岁）易出现子宫收缩无力；20 岁以下的青年初产妇常因生殖器官发育欠完善而发生难产或其他并发症。经产妇因有过分娩，腹壁松弛易使胎位异常、子宫收缩无力而致产后出血等。生育间隔时间过久（10 年以上），亦因产妇年龄过大可致孕期及产时的并发症增加。胎盘过大（直径 21～26 cm 者）可致第三产程延长，据计，第三产程超过 2 小时者，有 72.7% 的产妇为胎盘过大。不到预产期而早破膜者称"试水"或"胞衣先破"，可致产程提前，也可能发生胎位异常、滞产或脐带脱垂等。

了解影响正常分娩的因素，对预防及论治产时、产后的某些病证具有积极意义。

三、产褥生理

妊娠期为了适应胎儿的发育及为分娩进行准备而发生一系列生理变化，

分娩后，生理上又进行着一系列复旧变化以恢复到非孕状态，这段时期称产褥期，须6～8周才能基本恢复。

（一）产褥的生理现象

新产后（是指产程结束至产后数日内这段时间）。由于分娩时的产创与出血（一般为50～200 mL，出血超过400 mL则属产后大出血）以及产程中耗力伤气，产妇气血骤虚。同时，由于产褥期的生理变化，反映出产褥期特有的一些生理现象，一般经产褥调理即能逐渐恢复如常。

1. 畏寒　胎盘娩出后，有的产妇由于进气耗力，阳气骤虚而发生寒战。新产后阳气暂虚，腠理不密，故较平时畏冷、怕风。

2. 微热自汗　产后阴血骤失，阴阳暂时失调，阴不守阳，阳气外浮，故有微热、自汗，但体温一般正常或稍有升高（不超过37.5℃）。产后3～5天，因化乳，乳房充胀而有发热，称"蒸乳"，体温可突然增高，有时可达39℃，但仅持续数小时体温即下降，要十分注意产后体温升高有无感染病症。

3. 腹痛　产后1日后，子宫阵阵强烈收缩而引起腹痛，称"儿枕痛"，现代医学称"缩复痛"或"后阵痛"，多见于经产妇，一般3天后渐渐减弱消失。初产妇产后宫缩痛较少见。产后宫缩痛应与宫腔内有瘀血或胎盘残留等情况引起的腹痛相鉴别。

4. 脉象　产后脉象较产前缓滑（每分钟60～70次）。若失血较多，则脉可见滑数无力。

5. 恶露　产褥期子宫排出的余血浊液称恶露。胎盘从附着于子宫的部位剥离后，子宫内有出血，从阴道排出的血液及子宫腔内清除的产物、黏液等混合物，即恶露。新产后3日内恶露血液成分多，称血性恶露或红恶露，其量较多。随着子宫逐渐缩复，出血减少，恶露含血量减少且其色变淡，2周左右恶露呈白色或淡黄色，称白恶露，恶露一般在产后3周即净。红恶露一般不超过2周。若血性恶露过多或血色持续3周以上不净，常说明子宫复旧不良，或有瘀滞，或有感染。红恶露颜色为血色，白恶露常呈黏稠状，均无特殊气味，若恶露呈败酱色或如脓状且有秽臭，常示有感染存在。所以恶露的量、色、质、持续时间、有无臭味等对发现产褥某些病症具有重要意义。

6. 乳汁　产后12小时便有乳汁泌出，产后1～2日的乳汁呈浑浊淡黄色，极易被婴儿消化吸收，且含有丰富抗体，产后3～4天后乳汁呈清白液体。母乳的乳量及营养成分随婴儿的生长之需要，每日泌出为1000～3000 mL。母乳质量高、清洁、温度适宜、方便、经济，所以母乳是婴儿最为理想的食物。乳汁为血所化，为气所统。产妇胃气强脾气健，则生血化乳之源充足。产妇的情绪、睡眠、饮食营养、疲劳、疾病及婴儿的啼哭均可影响乳汁的量和质。

（二）产褥期的复旧变化

胎盘娩出后子宫体的肌肉立即开始收缩。腹壁平脐处能扪及子宫坚实质硬，此是正在进行收缩的子宫。此时子宫重量约 1000 g，随着子宫肌肉的重新复旧，每天宫底因缩复而下降 1～2 cm，10～14 天回缩入盆腔，腹诊不再能扪及。产后 2 周子宫重量已减至 350 g，要 6 周可恢复至非孕状态，重约 60～80 g。宫颈口在 10 天后始能完全闭合，但由于分娩损伤而由未产前的圆形宫颈口变为横裂状宫颈口。

阴道因分娩而扩大松弛，产后阴道张力逐渐恢复，但不能完全达到孕前状态。

产后腹壁松软，至少 4 周才能恢复，皮肤留下永久性的妊娠纹。

产褥期应重视身体的调养，注意营养与休息，否则将直接影响产后的修复，导致某些疾病的发生。如产后过早操劳负重易发生子宫脱垂等。

四、产后病及病机、治疗特点

产妇在新产后至产褥期中所发生与分娩或产褥有关的疾病，称为产后病。

产后常见疾病有产后血晕、产后痉证、产后腹痛、产后恶露不绝、产后排尿异常、产后大便难、产后发热、产后自汗盗汗、产后身痛、产后缺乳、乳汁自出等，重点掌握各病的辨证论治。

产后病因临产用力、产伤出血，产妇元气受损，百脉空虚，这是产后多虚的一面。另外，产后瘀血易停滞于胞宫，往往有旧血不去的状态，故产后又有多瘀的一面。因此，产后病的发病机理主要为以下三个方面：一是产时冲任受损，出血过多，以致亡血伤津，阴血不足；二是瘀血内阻，气机不利，致旧血阻于胞宫，新血不得归经；三是外感六淫，饮食不节，房劳所伤。

关于产后病的诊断，除运用四诊八纲外，还有"三审"的方法，即先审小腹痛与不痛，以辨其有无恶露停留；次审大便通与不通，以验津液之盛衰；三审乳汁行与不行和饮食的多与少，以察胃气之强弱。

关于产后病的治则，要注意多虚多瘀的特点，本着"勿拘于产后，亦勿忘于产后"的原则，以扶正祛瘀为主。用药时尚须注意不要过于寒凉，以免寒致瘀停；不要过于辛热，以免耗伤津血；不宜过于消导，因伤胃气，并使乳汁减少；不宜过于发汗泻下，以免伤其津液。总之，宜调和气血，使补而不滞，泻而不伤。

关于产后疾病古人还有"三冲""三急""三病"之说。三冲为败血上冲，即冲心、冲肺、冲胃。三急为呕吐、盗汗、泄泻。三病为痉病、郁冒、大便难。

五、产褥期卫生

由于分娩后，子宫腔内有较大的创伤面和子宫出血，以及产妇在产时用力、产后哺乳等因素，导致产妇在产后常有气血不足、营卫不和、体虚汗出等，稍有不慎，即易得病。因此，在产褥期应注意下列几方面。

1. 一般顺产的产妇，在产后2～3天就可起床适当活动，以增加身体的抵抗力。但应注意休息，避免重体力劳动，防止发生子宫脱垂。

2. 产褥期产妇的外阴一定要保持清洁，每天洗外阴部1～2次（忌坐浴），勤换会阴垫。最好使用消毒过的女性卫生巾，防止细菌进入阴道。

3. 产褥期应充分休息，保证睡眠，室内空气要流通，尤其是夏季更不应该紧闭门窗，以免发生中暑，但不宜直接吹风。预防感冒、发热等病的发生。

4. 产妇饮食宜清淡而富有营养，不宜吃生冷或肥腻等食物。尤在产后7天之内，更宜饮食较淡，因咸能耗血。切忌厚味及滋补之品，免伤脾胃，同时应保持大便通畅。

5. 产妇应注意个人卫生，摒除不讲卫生的不良习惯；因产妇出汗较多，必须勤换衣衫、勤擦身。

6. 产褥期严禁性生活。

7. 产后1个月左右，恶露仍不净或有大量阴道流血时，应迅速到医院治疗。

8. 产后42天，产妇应到医院进行产后健康检查。包括血压、大小便、乳房、腹壁紧张度、骨盆底支持力、会阴、阴道恢复及伤口愈合情况，宫颈及宫体复旧情况等。

9. 医务人员要向产妇宣传计划生育的意义，并协助落实措施。有绝育指征的应动员产后做绝育手术。

六、哺乳期卫生

母乳养料丰富、温度适中，最适合婴儿的营养、消化与吸收，故应鼓励用母乳喂养。

1.保持乳房卫生，每次哺乳前用温开水清洗乳头，乳母哺乳前要洗手，避免婴儿吮入不洁之物；哺乳后也要保持乳头清洁和干燥，不要让婴儿含着乳头入睡。蒸乳时，可热敷或用吸奶器将乳汁吸空，以免壅积成痈，预防乳头破裂或发生乳腺炎等。

2.定期哺乳，在产后12小时后即可哺乳，一般每隔3～4小时一次，哺乳期常为6～10个月，做到定时哺乳，还可预防婴儿消化不良，有利于母亲的休息。

3.哺乳期应注意避孕，此时虽无月经，但仍有可能妊娠。

第二节　产后血晕

[概念]

产妇刚分娩后，突然头晕眼花，不能起坐，或心下满闷，恶心呕吐，甚至神昏口噤，不省人事，称为产后血晕。《诸病源候论》云："产后血运闷候。"

本病相当于现代医学产后出血引起的虚脱、休克，妊娠合并心脏病产后心衰或羊水栓塞等病症，是产后危急重症之一。若救治不及时，往往危及产妇生命，或因气血虚衰而变生他病。

[病因病机]

1.血随气脱　平素气血不足，复因产时失血过多，营阴下夺，气随血脱，以致血不养心，神不守舍而昏闷。如清·闫城斋的《胎产心法》说："因亡血过多，以致虚火乘虚泛上，而神不清，身无所主，其阴血暴亡，心神失养。"

2.瘀阻气闭　因产时恶露去少，瘀血不行，停瘀乘虚上攻心胸而致晕闷。如《女科经纶》引《家居医录》说："产后元气亏损，恶露乘虚上攻。"

[诊断要点]

1. 症状及病史　本病发生于新产后，症见晕厥者，即可诊断为"产后血晕"。本病的发生，不受季节的影响。发病在分娩后数小时内。多胎妊娠、羊水过多、滞产、产时失血过多、妊娠合并心脏病、高血压综合征等病史，有助于明确诊断。

2. 检查

（1）产科检查　胎盘、胎膜是否完整，子宫收缩情况，软产道有无损伤，阴道出血过多（分娩后尤其在24小时内大量出血），或恶露甚少。

（2）实验室检查　血小板计数、凝血酶原时间、纤维蛋白原定量、FI试验、优球蛋白溶解时间、EDP（血清纤维蛋白降解产物）、3P（鱼精蛋白副凝固试验）等化验，有助于诊断。

（3）其他检查　描记心电图、心脏功能检测、血压测量，及时发现休克。

[鉴别诊断]

1. 产后中暑　本病发生于盛夏炎热之时，新产后产妇突然晕闷或昏不知人。分娩时无大出血，恶露正常，无瘀滞现象。

2. 产后郁冒　本病因为产后亡血复汗，复感寒邪而致，主要表现是呕不能食，大便不坚，头汗出。

3. 产后子痫　两者都发生在新产之际，病急势危。子痫患者产前每有肢体、面目浮肿，头目眩晕，高血压、蛋白尿等病史可参。而产后血晕以晕厥、不省人事，口噤，昏迷不醒为特征；子痫则以抽搐、昏迷为主症。两者均可出现神志不清，但子痫有典型抽搐可资鉴别。

产后出血的鉴别诊断及处理原则

诊断	出血时间	出血性质	子宫收缩	处理原则	中药治疗
子宫收缩无力	胎盘娩出后	阵发性阴道出血，色暗红，有血块	宫缩差，宫体软	按摩子宫或用子宫收缩剂	益气养血或活血化瘀
胎盘滞留或残留	胎盘娩出前或娩出后	出血量多或少，呈持续性出血	收缩较差，宫体多软	给子宫收缩剂，或人工剥离胎盘，或清除残留胎盘	活血化瘀

续表

诊断	出血时间	出血性质	子宫收缩	处理原则	中药治疗
产道损伤	胎儿娩出后	持续性出血，量多，色鲜红，有血块	宫缩多好，宫体多硬	综合修补	止血生肌
凝血机制障碍	胎盘娩出后	持续性出血，量多，质稀薄，无血块	宫缩较好，宫体多硬	高凝状态用抗凝药物为主；纤溶阶段以抗纤溶为主	早期可用活血化瘀

［辨证论治］

一、辨证要点及治疗原则

辨证应注意将证候、舌、脉与产妇的阴道出血等情况结合起来以分虚实。虚者为脱证，恶露特多，面色苍白，心悸愦闷，渐至昏厥，眼闭口开，手撒肢冷，多见于产后大出血；实者为闭证，恶露量少或不下，面色紫暗，心腹胀痛，神昏口噤，两手握拳，类似"三冲"（冲心、冲肺、冲胃）症。不论虚实，俱属危急，均须立即抢救。必要时可配合中西医治疗，以免延误病情。

血随气脱者，应益气救脱；血瘀气逆者，当活血调气。若患者已处于神识昏迷之状态，则应急救使其复苏，待醒后再辨证论治。

产后血晕证多由产后大出血而引起，如处理不及时，可危及生命。导致产后出血的原因，常见的有子宫收缩无力、胎盘滞留、产道损伤以及凝血机制障碍等。本病一旦发生，应该积极抢救，进行抗休克处理，同时查明出血原因，对症治疗，以达到迅速止血的目的。

二、分证论治

1. 血虚气脱证

【主要证候】产后出血过多，突然昏晕，面色苍白，心悸愦闷，渐至昏不知人，甚则肢冷汗出。舌淡无苔，脉微欲绝，或浮大而虚。

【证候分析】素体气血虚弱，复因失血过多，心神清窍失养，而致昏晕心悸。因出血过多，气随血脱，阳气不能达于四肢，卫阳不固则见肢冷汗出。舌脉均为血虚气脱之象。

【治法】益气固脱。

【方药】

①独参汤（《景岳全书》）

②加味清魂散（《丹溪心法》）

红参9g，炒荆芥穗9g，泽兰叶9g，川芎9g，甘草9g，益母草15g。

随症加减：

若汗出肢冷者用参附汤（《正体类要》：人参12g，附子9g）。

若伴阴道出血不止，则用参附汤加炮姜炭，引血归经。

2. 血瘀气闭证

【主要证候】产后恶露不下或量少，少腹阵痛拒按，甚至心下急闷，神昏口噤，面色紫暗，舌质紫暗苔少，脉细涩。

【证候分析】因产后恶露不下，气逆上闭心胸而致晕闷。瘀血停滞胞宫，故小腹疼痛、拒按。舌脉均为瘀阻之象。

【治法】活血化瘀。

【方药】夺命散（《证治准绳》）合佛手散（《普济本事方》）

没药、血竭、当归、川芎。

随症加减：

若血瘀里实，症见大便燥结，腹满胀痛，神昏谵语者，宜祛瘀通腑，方选加味牡丹散（《三因报一病证方论》：牡丹皮12g，大黄6g，芒硝^{冲服}6g，冬瓜仁9g，桃仁9g，益母草15g）。

【其他治疗】

①用铁器烧红焠醋，熏产妇鼻。

②烧干漆，使闻烟味（虚证忌用）。

③针刺人中、中冲。

上法均可促其苏醒，但只是治标之法，必须找出病因，进行辨证施治。

［针灸疗法］

1. 体针

①血虚气脱证

治则：益气固脱。

取穴：人中、内关、百会、关元、气海、足三里、三阴交。

手法：人中、内关采用泻法；百会艾条悬灸；关元、气海、足三里、三阴交均采用泻法，并配合灸治。

②血瘀气闭证

治则：开窍醒神，行气化痰。

取穴：中极、三阴交、支沟、内关、人中、十宣。

手法：胸满气促加膻中；牙关紧闭者加颊车、下关；两手握固加刺合谷透三间。上穴均采用泻法，十宣用三棱针放血。

2. 耳针

取穴：神门、交感、子宫、肝、心、肾上腺。

操作：毫针刺，强度刺激，间歇行针，留针 1～2 小时，或留针至神清识人。

［食疗调养］

一、食调要点

产后血晕中血虚气脱证或血瘀气闭证，当神志不清者，将饮食配制成流质，从鼻饲管注入，成人每次注入量不超过 800 mL，每日 2～3 次。应以鸡汤、蛋汤、肉汤、米汤等为主。

二、辨证配膳

1. 羊肉黄芪汤

原料：精羊肉 500 g，鲜藕 2000 g，山药 90 g，黄芪 15 g，黄酒、盐适量。

操作：将羊肉洗净，藕、山药用清水洗净都切成小块，黄芪先煎煮 30 分钟取汁。然后把羊肉、藕、山药同放锅内，加黄酒、黄芪汁同煮 2 个小时至肉烂，加少许盐调味，即饮汤食肉，或将清汤鼻饲。

功能：益气补血。适用于产后血晕（血虚气脱证）。

2. 黑豆苏木汤

原料：黑豆 50 g，苏木 12 g，红糖少许。

操作：黑豆用清水洗净，苏木劈细，同置锅中煮至豆熟，去渣后汁，加红糖。

功能：活血化瘀。适用于产后血晕（血瘀气闭证）。口服或鼻饲。

3. 山楂益母草汤

原料：山楂 60 g，益母草 60 g，红糖 60 g。

操作：山楂洗净、去核、切片。加水 500 mL，与益母草同煎，煎取 400 mL，入红糖，搅匀，浓缩收膏。每次 10～15 mL，每日 2 次。

功能：活血化瘀。适用于产后血晕（血瘀气闭证）。

［医案选］

范某，女，27岁。初诊日期：1993年1月10日。

患者妊娠近2月施人工流产，术后阴道流血2周余，色红有小血块，小腹不舒，经妇科检查又做清宫后，流血量少，但淋沥不断，色暗红，乏力汗出，气短懒言，头晕眼花，手足心热，便结尿黄，胃纳不香，妇科内诊检查：子宫复旧不良，子宫大而软，宫口松弛。查舌质红少苔，诊其脉见沉细数。中医辨证：人流伤胞，失血耗气，气不摄血，兼有瘀热，均属"产后血晕"范畴。临床治疗根据"勿拘于产后病，也勿忘于产后病"的原则，拟以益气止血、化瘀凉血之法。方药：黄芪24 g，天花粉9 g，川芎4.5 g，当归炭9 g，桃仁9 g，益母草10 g，生地黄炭10 g，陈皮4.5 g，柴胡4.5 g，炒荆芥穗9 g，升麻炭9 g，炙甘草6 g。水煎服。

治疗经过：服用6剂后，血止，头晕轻，舌质红有薄苔，脉见沉缓，知其瘀热得除，正气渐复，遂后使用白糖参粉60 g，每次6 g，每日2次，小米汤送服，调理半月始愈。

按：本例为人工流产术后因大量流血而致头晕诸症，按产后病原则处理，采用益气止血、化瘀凉血法治疗而收到血止晕消之效果。这提示人们社会在发展，疾病谱在变化。只要熟练地掌握中医妇科的治疗规律，就可以拓宽中医妇科治疗多种疾病的空间和领域，中医妇科学必将随着时代发展而更加充满活力。

选自《丛春雨中医妇科经验》，丛春雨著，中医古籍出版社2002年出版。

第三节　产后痉证

［概念］

产褥期中，突然出现项背强直、四肢抽搐甚至牙关紧闭，角弓反张者，称为"产后痉证"，亦称"产后发痉"。

本病若仅见项背强直、四肢抽搐，其症较轻；若症见牙关紧闭、角弓反张，则病情较重；若抽搐反复发作，且见汗出如珠，肢冷息微，其症严重，危在旦夕；感染邪毒发痉，邪毒内传脏腑攻心，病情每迅速恶化，若症伴高热者，其命多倾。

其发病原因包括产后破伤风、产后一过性脑缺血、电解质平衡失调或低血糖等。其中产后破伤风临床少见，为产后危急重症。

[病因病机]

主要是产妇失血伤津，心肝血虚，筋脉失于濡养所致；也有因产后创伤，感染邪毒，直窜督脉而角弓反张成痉者。

1. 阴血亏虚　产后失血伤筋，心肝血虚，筋脉失于濡养而致发痉。《景岳全书·妇人规》谓："产后发痉乃阴血大亏证也。"

2. 感染邪毒　多因产时接生不慎，局部创伤，伤口不洁，邪毒乘虚由创口入侵督脉，播散于经络之间，以致筋脉拘急而发痉。

[诊断要点]

1. 症状　本病发于新产后，症见项背强直，手足抽搐，甚至口噤，角弓反张，即可诊断为产后痉证。

2. 检查

（1）体格检查　神志清楚，呈贫血貌。破伤风所致者呈苦笑面容，局部有感染灶，轻度刺激即可诱发抽搐。

（2）实验室检查　考虑破伤风者，应做细菌培养，以明确诊断。

[鉴别诊断]

1. 中风　中风是以突然昏仆，不省人事，或口眼㖞斜，语言不利，半身不遂等症状为特点，且无项背强直、四肢抽搐、角弓反张等症。

2. 子痫　多发生于产前、产时或产后24小时左右，发作时亦无角弓反张，且子痫多有妊娠水肿及妊娠高血压病史。

3. 癫痫　多是在正常情况下突然仆倒，昏不知人，口吐涎沫，四肢抽动，或发出叫号声，逾时而苏，醒后恢复如常人，多有反复发作史。

4. 厥证　厥证是由不同原因而致，或因疼痛，或因失血，或因高热，或因寒冷，或因中暑，或大病垂危等，表现为昏迷不省人事，面色苍白，四肢厥冷，脉微欲绝。无抽搐或角弓反张等症状。

［辨证论治］

一、辨证要点及治疗原则

产后发痉，证有虚实。凡面色苍白，舌淡脉细者，属血虚；面呈苦笑，项强口噤，发热恶寒者，属邪毒。

本病的治疗以息风镇痉为主，血虚者滋阴养血，柔肝息风。感染邪毒者解毒镇痉，理血祛风。切忌辛温燥烈耗血伤阴之品，免生他变。

二、分证论治

1. 阴血亏虚证

【主要证候】产后失血过多，骤然发痉，颈项强直，牙关紧闭，四肢抽搐，面色苍白或萎黄，舌质淡、少苔，脉虚细。

【证候分析】产后亡血伤津，筋脉失养，血虚生风，虚风内动则出现项背强直，牙关紧闭，四肢抽搐。血虚不能上荣于面，则面色苍白或萎黄。舌脉均为血津亏虚之象。

【治法】育阴养血，柔肝息风。

【方药】加减三甲复脉汤（《温病条辨》）

白芍 15 g，阿胶^{烊化}9 g，龟甲^{先煎}12 g，鳖甲^{先煎}12 g，牡蛎^{先煎}15 g，麦冬 10 g，干地黄 15 g，明天麻 9 g，钩藤^{后下}9 g，蒺藜 12 g，远志 9 g，石菖蒲 9 g，郁金 9 g。

随症加减：

多汗者，可加浮小麦、五味子、山茱萸以敛汗防脱。

产后失血过多，病痉而面色苍白者，加党参、黄芪、熟地黄、枸杞子以益气补血。

喉中痰鸣者，加竹沥、姜汁、半夏以涤痰降逆。

阴道出血不止者，加党参、黄芪、炒墨旱莲以益气止血。

抽搐缓解者，可用八珍汤调补气血。

2. 感染邪毒证

【主要证候】新产之后，发热恶寒，头项强痛，牙关紧闭，口角抽搐，面呈苦笑，继而项背强直，角弓反张。舌暗红、苔薄黄，脉弦劲。

【证候分析】多由接生不慎，伤口不洁，感染邪毒所致。起初正邪交争，故发热恶寒，头项强痛。邪毒内陷，窜入筋脉，则现牙关紧闭，抽搐苦笑，项背强直，角弓反张。

【治法】解毒镇痉，理血祛风。

【方药】

①银花益母汤送服华佗愈风散（《普济本事方》）合止痉散（《经验方》）

荆芥穗，蜈蚣，全蝎，用金银花 30 g、益母草 15 g 煎水送服。

②撮风散（《证治准绳》）加桑寄生、白药

蜈蚣、钩藤、朱砂、蝎尾、麝香、僵蚕，研为细粉，竹沥汤调下。

随症加减：

痰涎壅盛，口噤不语者，加炒远志、竹沥、生姜汁、炒蚕沙以涤痰蠲饮。

腹满胀硬，大便不通者，加槟榔、玄明粉、大黄以荡涤积滞。

面红发热者，加龙胆草、夏枯草、金银花、蒲公英以清泻热邪。

壮热者，可兑服安宫牛黄丸以清热解毒开窍镇惊。

破伤风症情危重者，应首先控制和解除抽搐，可配合现代医学方法抢救。同时注意加强护理，避免声、光、热的刺激，防止创伤、窒息等发生。

［中成药］

玉真散 祛风化痰，解痉止痛。适用于产后痉证（感染邪毒证）。粉剂。口服，每次 1～1.5 g，每日 2～3 次。采用热黄酒送服。外用以黄酒或米醋调成稀糊状涂敷患处，每日 1～2 次。

［针灸疗法］

1. 阴血亏虚证

治则：滋阴补血，柔筋止痉。

取穴：曲池、阳陵泉、血海、三阴交、太冲、大椎。

手法：血海、三阴交采用捻转补法；太冲、曲池采用提插泻法；阳陵泉采用提插捻转泻法；大椎施用平补平泻法。

2. 感染邪毒证

治则：解毒祛风，舒筋定痉。

取穴：人中、大椎、筋缩、腰阳关、内关、曲池、阳陵泉。

手法：人中施提插泻法；大椎、筋缩、腰阳关采用捻转泻法；内关、曲池、阳陵泉采用提插泻法。

［食疗调养］

一、食调要点

1.产后出现心悸四肢抽搐（或痉挛）而感麻木，腰腿酸痛，行动笨拙，血钙偏低者，其膳食宜乳制品、豆制品及炖排骨、炖鸡、醋酥鱼、虾皮等高钙质菜肴。

2.产后4～6天出现牙关紧闭、张口困难、苦笑面容、颈项强直、角弓反张、四肢痉挛，不能自摄饮食等严重症状时，应改为高热量流汁饮食。

3.产后发痉，神昏谵语，言语蹇涩，或口噤不语，痰涎壅盛者，不能经口摄食，则需鼻饲饮食，其膳食须调配为低盐清淡流食，治以清淡利气、镇痉平肝息风、芳香开窍为主，如香薷粥、薄荷粥、银花汁饮、菊花汁饮、橘汁饮、椰子汁饮。

二、辨证配膳

1.益阴母鸡汤

原料：母鸡1只（约500g），玉竹9g，杭白芍9g，大枣9枚。

操作：将鸡劏洗干净，切成中块。玉竹、杭白芍、大枣用清水洗净，大枣去核，装入医用纱布袋。将鸡块与纱布袋同置砂锅内，加水适量，先在武火中煮成汤液，改用文火煮成烂熟状，再除去纱布药渣袋，然后加少许盐调味，即可食鸡饮汤。

功能：养阴清热，凉血止痉。适用于产后痉证（阴血亏虚证）。可连服5～7日。

2.乌鸡白凤汤

原料：活乌鸡1只（约1000g），白凤尾菇50g，料酒、葱、姜、精盐、味精各适量。

操作：将乌鸡劏洗干净，去内脏，切成中块，放入砂锅内，加姜片、料酒、葱段及清水适量，先用武火煮沸，后改用文火，焖至酥烂，再加入白凤尾菇，加入少许盐、味精调味后，再煮3分钟即可起锅。

功能：补肾健脾，益血止痉。适用于产后痉证（脾肾虚亏证）。可连续服食15天左右。

3.天麻茯苓鱼头

原料：天麻24g，川芎、茯苓各9g，鲜鲤鱼1000g左右，老抽、料酒、食盐、白糖、味精、香油、胡椒粉、淀粉、生姜、葱适量。

操作：将鲤鱼劏洗干净，去鳞、肠杂，从鱼背切开，每一半砍成 3～5 段，每段上剖 3～5 刀（不要剖透），分别盛入 8 个蒸碗，鱼头也切成 8 份，也分别放入蒸碗内。另外，将川芎、茯苓切成大片，放入第二遍的米泔水中，浸泡 4～6 小时，捞出天麻放在米饭上蒸透，趁热切成薄片，把天麻、川芎、茯苓片分别放入各份鱼头内，再加入佐料，兑上清汤，上笼蒸 30 分钟，将鲤鱼蒸好后，拣去川芎、茯苓片及葱、姜块，把鱼头和天麻一起扣入碗中，并把原汤汁也倒入之，再加糖、盐、味精、胡椒粉、老抽、淀粉、清汤，烧开后打去浮沫，即可食用。

功能：平肝息风，止痉止痛。适用于产后痉证（感染邪毒证）。

4. 菖蒲粥

原料：石菖蒲 6 g，粳米 60 g，冰糖适量。

操作：先将石菖蒲研成细粉末，然后将粳米、冰糖熬粥，待粥好后，调入石菖蒲末，稍煮搅匀后即可食用。

功能：通窍涤痰，醒神止痉。适用于产后痉证（阴虚血亏证或感染邪毒证）。

5. 天麻猪脑糯米粥

原料：猪脑 1 具，天麻 9 g，糯米 200 g。

操作：将猪脑用清水洗净，切成小方粒状。天麻、糯米用清水洗净，下至锅内，加水适量，武火煮沸后下猪脑入锅同煮，熬成稠粥，即可食用。

功能：补脑开窍，潜阳止痉。适用于产后痉证（肾虚髓空证）。

［医案选］

王某，女。初诊日期：1965 年 8 月 8 日。

新产 6 天，突然痉厥，语言不清，神志时清时昏，舌苔厚腻，脉见弦滑。此系新产血虚，卫外失护，外风引动内风，素瘀挟风，蒙蔽空窍，神不自主，致产后发痉，神志不清，言语蹇涩，症势急重，拟以《丹溪心法》清魂散加味处之：高丽参 1.5 g，炙甘草 4.5 g，琥珀粉[冲服] 1.5 g，钩藤[后下] 9 g，紫丹参 15 g，远志 9 g，石菖蒲 9 g，郁金 9 g，泽兰 9 g，炒荆芥穗 9 g，童便一酒盅冲服。

选自《丛春雨中医妇科经验》，丛春雨著，中医古籍出版社 2002 年出版。

第四节 产后腹痛

[概念]

产妇分娩以后，出现以小腹疼痛或脘腹疼痛为主要症状者，称为"产后腹痛"。若仅小腹疼痛者，也称"儿枕痛"。

本病相当于现代医学的产后宫缩痛及产褥感染引起的腹痛。

[病因病机]

本病病机为新产之后，气血运行不畅，迟滞而痛。其原因有血虚、血瘀、食滞。《医宗金鉴·妇科心法要诀》谓："产后腹痛，若因去血过多而痛者，为血虚痛；若因恶露去少及瘀血壅滞而痛者，为有余痛；若因伤食而痛者，必恶食胀闷；若因风寒乘虚入于胞中而作痛者，必见冷痛形状。"此段概括了产后腹痛的主要发病机理。

1. 血虚 产时失血过多，冲任空虚，胞脉失养而致小腹疼痛。气血互根，因血少导致气弱，运行无力，故血流迟滞而作痛。

2. 血瘀 产后正气虚弱，若感寒饮冷，寒邪乘虚侵入，气血为寒所凝滞，运行不畅，不通则疼；或因产后情志不畅，肝气郁结，气滞血停，恶露当下不下，瘀血阻于胞络而致小腹疼痛。

3. 食滞 新产之后饮食不节，过食肥甘厚味，食滞中州，致脘腹疼痛。

[诊断要点]

1. 症状 本病发生在新产之后，以小腹疼痛或脘腹疼痛为主要表现者，可诊断为产后腹痛。

2. 检查 腹痛时小腹部可扪及收缩变硬的子宫，无腹肌紧张及反跳痛。

[鉴别诊断]

1. 产后感染腹痛 此为产后邪毒感染而致小腹疼痛拒按，但必见发热恶寒，体温升高，恶露如败酱味臭。血常规检查白细胞计数高。

2. 产后痢腹痛 此为产后腹痛窘迫，而见里急后重，大便赤白脓血者。

［辨证论治］

一、辨证要点及治疗原则

产后腹痛有血虚、血瘀之分。血虚者，小腹隐痛，按之痛减，恶露量少色淡。血瘀者，小腹疼痛拒按，恶露量少，色暗有块。

临床治疗当以调畅气血为主。虚者补血益气，实者活血散寒，气血调畅，腹痛自止。

产后多虚多瘀，药贵和平，忌用攻下破血之品。

二、分证论治

1. 血虚证

【主要证候】产后小腹隐痛，喜按，恶露量少，色淡质稀，头晕耳鸣，便秘，舌淡红、苔薄白，脉虚细。

【证候分析】因产后出血较多，血少气弱，运行无力，冲任胞脉失养，故小腹隐痛喜按。精血同源，血虚精亏，髓海空虚，故头晕耳鸣。血虚津少，大肠失润而致便秘。舌脉亦为血虚之象。

【治法】补血益气。

【方药】加味肠宁汤（《傅青主女科》）

当归10g，熟地黄9g，阿胶[烊化]9g，红参9g，山药12g，甘草9g，川续断9g，麦冬9g，肉桂4.5g，益母草15g，盐小茴香9g，黄芪15g。

随症加减：

如津亏便燥严重，去肉桂，加肉苁蓉以温肾润肠。

若腹痛喜热熨、畏寒肢冷者，加吴茱萸、炮姜以温经散寒。

若恶露行而不畅，加桃仁、茜根以活血化瘀。

若面色苍白，腹痛喜热喜按，仍属虚寒所致，方用当归生姜羊肉汤（《金匮要略》）。

2. 血瘀证

【主要证候】产后小腹疼痛，拒按，恶露量少，色紫暗有块，胸胁胀满，面色青白，四肢不温，舌紫暗、苔白，脉沉紧或弦涩。

【证候分析】产后感寒，血为寒凝；或肝郁气滞，气滞血停，故见小腹疼痛拒按，恶露量少，紫暗有块。肝脉布胁，肝郁疏泄失常，则胸胁胀满。血为寒凝，阳气不达，则面青肢冷。舌脉均为瘀血内停之象。

【治法】活血化瘀，散寒止痛。

【方药】香附台乌生化汤

川芎6g，当归9g，黑姜9g，炙甘草9g，吴茱萸4.5g，益母草15g，桃仁9g，桂枝6g，台乌药9g，醋香附9g，炒枳壳9g。

随症加减：

腹痛甚，恶露量少夹有血块者，加五灵脂、蒲黄以增活血化瘀之力。

疼痛欲呕、肢冷面青者，加干姜、法半夏以温经降逆。

胸胁胀痛者，加合欢皮、郁金、柴胡以疏肝解郁。

气短神疲者，加红参、黄芪以益气补虚。

3. 食滞证

【主要证候】新产后脘腹疼痛，胀满不适，嗳腐吞酸，舌苔厚腻，脉滑数。

【证候分析】新产后饮食过于肥甘，食停中州，致脘腹胀痛。宿食停滞，消化不良则嗳腐吞酸。

【治法】和中消食。

【方药】加味异功散（《小儿药证直诀》）

党参15g，白术15g，茯苓10g，陈皮9g，炙甘草9g，焦三仙各9g，枳实9g，炒鸡内金9g，炒莱菔子9g，竹茹9g，苍术9g，生姜3片。

［中成药］

1. 八珍益母丸　补气养血，健脾补肾。适用于产后腹痛（血虚证）。蜜丸。口服，每次1～2丸，每日2～3次。

2. 妇珍丸　养血调经，活血化瘀。适用于产后腹痛（血瘀证）。片剂。口服，每次4片，每日3次。

3. 人参养荣丸　益气养血，补虚扶正。适用于产后腹痛（血亏气虚证）。蜜丸。口服，每次1～2丸，每日2～3次。

［针灸疗法］

1. 血虚证

治则：养血益气，补虚止痛。

取穴：关元、气海、脾俞、膈俞、足三里、三阴交。

手法：上穴均采用补法。

2. 血瘀证

治则：活血化瘀，温经止痛。

取穴：关元、中极、归来、地机、膈俞、太冲。

手法：上穴均采用泻法。属寒凝血瘀证，可针后加灸，或单用灸法。

［食疗调养］

一、食调要点

1. 产后腹痛大都为血虚或血瘀或血为寒凝所致，虚者补之、寒者温之、瘀者化之。多投以温热、易于消化之食物，其进膳原则宜"细、软、嫩、烂"。

2. 寒痛、虚痛者多宜温中散寒、补虚止痛，宜食如干姜、盐小茴香、肉桂、大枣、羊肉等温通性质的食物；禁生冷及产气之食物；忌饮浓茶、咖啡、酒等饮品。

二、辨证配膳

1. 当归党参炖乌鸡

原料：乌骨鸡 1 只（约 1000 g），当归 24 g，党参 30 g，生姜 20 g，葱节 20 g，精盐 4 g。

操作：乌骨鸡劏洗干净，去毛及内脏，入清水浸泡 30 分钟，再入沸水烫去血腥味；将当归、党参用温热水洗净，切成薄片，葱、姜洗净，切片或段；再将当归、党参放进鸡腹内，置砂锅内，加清水约 2500 mL，武火烧沸后撇去浮沫血泡，改用文火煨炖，加葱、姜煨至烂熟，拣去葱、姜及当归、党参，加入少许盐、味精调味，即可。

功能：养血益气，补虚止痛。适用于产后腹痛（血虚证）。

2. 生姜当归羊肉

原料：生姜 120 g，当归 30 g，精羊肉 180 g。

操作：以上三味加水蒸熟服用。

功能：温经散寒，养血止痛。适用于产后腹痛（血虚证或寒凝血瘀证）。

3. 当归白芍猪腰汤

原料：猪腰 1 对，葱头去管及葱须 15 g，当归切片 15 g，白芍 15 g，生姜拍松 30 g，肉桂 3 g。

操作：猪腰用清水洗净，剔去筋膜，切成薄片。与葱头拍破加水五碗，同当归、白芍、生姜一起煎，煎至一碗水时，再放入肉桂，滚沸片刻，即可饮汤。

功能：养血理血，动静结合。适用于产后腹痛（血虚、血瘀证）。

4. 米酒蒸螃蟹

原料：螃蟹数只，米酒 2 汤匙。

操作：把螃蟹洗净，盛碗内，隔水蒸，将熟时加入米酒 2 汤匙，再蒸片刻，饮汤，食蟹肉（可蘸熟植物油、酱油、味精等调味品）。

功能：活血化瘀。适用于产后腹痛（瘀血证）。

5. 苏木益母草煲鸭蛋

原料：苏木 9 g，益母草 30 g，青皮鸭蛋 2 个。

操作：先将鸭蛋连壳煲热，去壳，同苏木、益母草同煮，约 30 分钟，去苏木、益母草，喝汤吃蛋。

功能：活血化瘀，补虚止痛。适用于产后腹痛（血瘀证）。

[医案选]

邱某，女，32 岁，干部，已婚。初诊日期：1984 年 5 月 3 日。

自诉产后 1 周，恶露量少，色紫暗有块，行而不畅，继则小腹疼痛，拒按，兼见胸胁胀满，四肢不温。妇科诊断：子宫收缩不良。查舌质紫暗，边有瘀斑，白苔，脉见沉紧。此乃肝郁气滞，血瘀冲任，胞络阻滞，产后腹痛。治疗：活血化瘀，疏肝理气。处方：醋香附 9 g，台乌药 9 g，川芎 9 g，当归 15 g，炮姜 9 g，桃仁 6 g，益母草 15 g，桂枝 6 g，炙甘草 6 g，盐炒小茴香 9 g。

复诊：服上方 3 剂后，腹痛减轻，恶露量多，手足得温，舌脉同前。遵原方加郁金 9 g，合欢皮 9 g，继续服用 6 剂，1 周后腹痛消失，恶露由多转少，精神好转，查子宫逐渐恢复如常。

选自《丛春雨中医妇科经验》，丛春雨著，中医古籍出版社 2002 年出版。

第五节　产后恶露不绝

[概念]

胎盘娩出后，经阴道排出胞宫内的余血浊液超过 3 周仍淋沥不断者，名为"恶露不绝",又叫"恶露不净""恶露不止"。

恶露是在产褥期间从阴道排出的胞中余血浊液的统称。正常恶露,初为红色,继则逐渐变淡,且无特殊臭气,一般在产后3周内应完全排尽。若红色恶露持续3周仍淋沥不断者,则属病态。本病与现代医学的子宫复旧不良、感染、胎盘胎膜残留等引起的产褥晚期出血颇为相似。

晚期产后出血是分娩24小时后至产后6周内发生的子宫大量出血。其原因主要为胎盘胎膜残留;或胎盘附着部因感染而复旧不全;或剖宫产术后,子宫壁切口感染、坏死,伤口愈合不良,或肠线溶解,血管重新开放。此外,产妇患有子宫黏膜下肌瘤、子宫内膜炎、子宫滋养细胞肿瘤等,也可引起晚期产后出血。本病多发生在产后1～2周,也有产后6周发病者,失血过多也可导致严重的贫血或休克。

[病因病机]

产后恶露不绝的机理大抵有三:一是气虚不能收摄;二是瘀血不尽,新血难安;三是血热扰冲,迫血下行。

1.气虚 素体虚弱,正气不足,产时耗气伤血,正气更虚,或因产后劳累,用力过度过早,气虚下陷,不能摄血,冲任不固,以致恶露不止。

阎诚斋《胎产心法》说:"产后恶露不止,非如崩证暴下之多也,由于产时伤其经血,虚损不足,不能收摄。"

2.血瘀 产时或产后,胞脉空虚,风寒之邪乘虚侵入胞脉冲任,与血凝结;或产时处理不当,恶血内留,新血不得归经;或产时服固涩药太早,以致恶血不去,新血难安。此均可造成瘀血内阻,冲行不畅,血不归经,以致恶露淋沥不止。

《诸病源候论》说:"至于产时……或新产而取风凉,皆令风冷搏于血,致使血不宜消,蓄积在内,则有时恶露淋漓不尽。"

3.血热 素体阴虚,复因产时亡血伤津,营阴更亏,虚热内炽;或因产后郁怒伤肝,肝郁化热。以致热扰冲任,迫血下行,导致恶露不止。

《景岳全书·妇人规》记载有"因血热者……""怒火伤肝而血不藏者"。

[诊断要点]

1.病史 多有第三产程或产后2小时内阴道出血较多或怀疑胎盘残留的病史。

2.症状 表现为阴道有中量或少量出血,持续不净,可有恶臭,多伴有腹痛、低热、乏力、心慌；或阴道突然有大量出血，同时有血块排出，常可迅速进入休克状态。

3.检查

（1）妇科检查　阴道壁及宫颈无出血点及渗血，鲜血自宫腔流出，有时可见残留胎盘组织或血块堵塞宫口，宫口松弛，子宫大而软。

（2）活组织检查　若胎盘残留，宫腔刮出物病理检查可见有绒毛组织；若因胎盘附着部感染，其病理特点是有坏死的蜕膜组织、无绒毛、再生的内膜和肌层有炎症反应。

［鉴别诊断］

1.产后血崩　是指分娩后，或新产后未满4周，阴道发生大量出血，而不是淋沥少量，也不是时多时少。

2.产后发热　若产后邪毒感染发热，其恶露也可能超过4周而未净，量也可见或多或少。但其恶露臭秽如败酱，体温升高，症见高热寒战。

［辨证论治］

一、辨证要点及治疗原则

本病的辨证，应从恶露的量、色、质、臭气等辨别寒、热、虚、实。如色淡红、量多、质清稀、无臭气，多为气虚；色红或紫、质黏稠而臭秽，多为血热；色紫暗有块，多为血瘀。治疗应遵循虚者补之、瘀者攻之、热者清之的原则分别施治。

选方用药时，注意证虽属虚，勿补摄太过以防止血而留瘀；证虽属实，禁用破血之品以恐动血耗血。同时，宜使用既具有摄血止血或凉血止血的作用，又兼有化瘀之功的药物，达到补虚不留瘀、祛瘀不伤正、冲任功能正常而恶露自净之目的。

二、分证论治

1.气虚证

【主要证候】产后恶露过期不止，淋漓不断，量多色淡质稀，面色㿠白，头晕乏力，气短懒言，动则汗出，小腹空坠，舌淡体胖、苔薄白，脉缓弱。

【证候分析】气虚血失统摄，故恶露过期不止而量多色淡质稀。气血互根，气虚失血过多，必致血虚而见头晕、面白、气短。气虚不能固涩，故见动则汗出。气虚下陷致小腹空坠。

【治法】益气摄血。

【方药】桂枝补中益气汤

红参9 g，黄芪15 g，甘草9 g，当归9 g，陈皮4.5 g，升麻9 g，柴胡4.5 g，白术10 g，桂枝4.5～6 g，炮姜9 g，炒荆芥穗9 g，杭白芍9 g。

随症加减：

形寒肢冷，小腹疼痛喜热喜按者，加盐炒小茴香、补骨脂以温经止血。

恶露夹块，小腹疼痛，排块痛减者，加海螵蛸、益母草以化瘀止血。

头晕目眩，心悸怔忡，脉虚细者，加龙眼肉、鹿角胶以补血益精。

腰膝酸软者，加川续断、杜仲以补肾强腰。

口舌干燥，苔薄黄少津者，加麦冬、石斛、玉竹以生津润燥。

2. 血瘀证

【主要证候】产后恶露淋漓，过期不止，量少，色紫暗有块。小腹疼痛拒按，血块下后则腹痛缓，舌质紫暗，舌边有瘀点，脉弦涩。

【证候分析】瘀血阻滞胞中，新血不得归经，故恶露淋漓量少，色暗有块。瘀血内阻，冲任胞脉不畅，不通则痛，故小腹疼痛拒按。舌脉亦为瘀血之象。

【治法】祛瘀止血。

【方药】加味生失饮［即生化汤（《傅青主女科》）合失笑散（《和剂局方》）］

当归10 g，川芎9 g，桃仁9 g，炮姜9 g，炙甘草9 g，蒲黄9 g，五灵脂9 g，益母草15 g，炒荆芥穗9 g，盐小茴香9 g。

随症加减：

小腹冷痛者，加吴茱萸、艾叶以温经散寒。

神疲气短者，加党参、黄芪以补气。

精神抑郁、胸胁胀痛者，加柴胡、郁金、香附以疏肝解郁。

恶露臭秽，身热口渴，舌红，脉数者，酌加金银花、连翘、败酱草以清热解毒，或按"产后发热"诊治。

3. 血热证

【主要证候】恶露过期不止，量多色紫，色鲜红或紫红，质稠。面红身热，口干思凉，心烦易怒，腹痛胁胀，便干溲赤，舌红苔黄，脉细数或弦数、滑数。

【证候分析】热扰冲任，迫血下行，故恶露量多，色红质稠。血热相扰，则面红身热，心烦易怒。热伤津液，则口干思凉，便干溲赤。肝经郁热则腹痛胁胀。

【治法】清热养阴，凉血止血。

【方药】

①偏于实热者：大黄丹栀逍遥散。

炒栀子9g，牡丹皮12g，当归9g，白芍9g，柴胡9g，茯苓9g，甘草9g，薄荷^{后下}9g，白术9g，黄芩9g，炒大黄4.5g，生地黄12g。

随症加减：

恶露量多者，去当归加地榆、槐花、马齿苋以凉血止血。

恶露夹块，排块后小腹痛胀未减轻者，加茜根、海螵蛸、益母草以化瘀止痛。

头目胀痛者，加夏枯草、白蒺藜、钩藤以清热平肝。

咽干舌燥者，加生地黄、麦冬、石斛以养阴生津。

胸闷纳呆，舌苔黄腻者，加茵陈、藿香以清热除湿。

②偏于虚热者：二地保阴煎。

生地黄、熟地黄各12g，白芍9g，生山药10g，川续断9g，黄芩9g，黄柏9g，生甘草4.5g，女贞子12g，墨旱莲12g，海螵蛸9g，茜草9g。

随症加减：

心悸气短，口渴汗出者，加党参、麦冬、五味子以补气生津。

胸胁胀痛者，加郁金、川楝子、香附以行气疏郁。

恶露有块，小腹疼痛者，加茜根、海螵蛸、益母草以化瘀止痛。

恶露臭秽者，加贯众、败酱草以清热化湿。

[中成药]

1. 加味益母草膏　养血祛瘀，补虚止血。适用于产后恶露不绝（血瘀证或血虚证）。膏剂。冲服，每次15g，每日2次。

2. 断血流片　凉血止血，固冲清热。适用于产后恶露不绝（血热证）。片剂。口服，每次2～3片，每日3次。

3. 补中益气丸　益气养血，升提止血。适用于产后恶露不绝（气虚证或血虚证）。水丸。口服，每次9g，每日2～3次。

4. 生脉冲剂　益气养阴，复脉固脱。适用于产后恶露不绝（气虚血亏之脱证）。冲剂。口服，每次 9 g，每日 2 ～ 3 次。

［针灸疗法］

1. 气虚证

治则：益气止血，固摄冲任。

取穴：关元、中极、足三里、三阴交。

手法：关元、中极采用补法；足三里、三阴交采用平补平泻法。

2. 血瘀证

治则：活血化瘀，养血止血。

取穴：石门、气海、维胞、地机、三阴交，

手法：石门、气海、维胞采用泻法；地机、三阴交采用平补平泻法。

3. 血热证

治则：清热凉血，养阴止血。

取穴：中极、气冲、血海、中都、三阴交。

手法：上穴均采用泻法。

4. 血虚气脱证

治则：大补气血，回阳固脱。

取穴：人中、内关、百会、关元、气海、足三里、三阴交。

手法：人中、内关采用泻法；百会艾条悬灸；关元、气海、三阴交、足三里均采用泻法，并配合灸治。

［食疗调养］

一、食调要点

1.产后恶露不绝中的气虚证或血虚证，其膳食应以补虚为主，食以鸡汤、羊汤、红枣汤、红糖水、米粥等有高营养又容易消化之食物，以扶正固本，促进产后迅速恢复体力。忌食生冷黏腻之物，如冰冻饮品及油炸烤炙食品，以免损伤脾胃。

2.产后恶露不绝中的血热证或血瘀证，应服养阴清热、凉血止血之食品，或活血化瘀、固冲止血之食品，但两者均应辅以养血生血之品，以祛邪而不伤正。

二、辨证配膳

1. 川芎黄芪糯米粥

原料：川芎 6 g，黄芪 15 g，糯米 100 g。

操作：将川芎、黄芪先煎取汁，再下糯米煮粥，熟后即可。

功能：益气化瘀，补虚止血。适用于产后恶露不绝（气虚证）。

2. 当归生地黄白鸽汤

原料：白鸽 1 只，当归 9 g，生地黄 9 g，红花 9 g，血竭 1.5 g。

操作：将白鸽劚洗干净，去毛及肠杂，剖腹冲洗干净，把当归、红花、生地黄、血竭切碎，入于鸽腹内，用针线缝住，加米酒与清水各 3 碗，煎至 1 碗，分 3～6 次服尽。

功能：化瘀清热，凉血止血。适用于产后恶露不绝（血瘀证或血热证）。

3. 鱼肚田鸡黑豆汤

原料：鱼肚 30 g，田鸡 4 只，黑豆 30 g，黄芪 30 g，生姜 3 片。

操作：田鸡劚洗干净，鱼肚（鱼鳔）切成片，加生姜、料酒调味，加黄芪、黑豆一起，文火煮 2 个小时，即可。

功能：益气补虚，补血止血。适用于产后恶露不绝（气虚证或血虚证）。

［医案选］

焦某，女，29 岁，工人，已婚。初诊日期：1972 年 4 月 18 日。

足月顺产一女，产后两月阴道出血不止，淋漓不断、色鲜红、无血块，少腹隐隐作痛，手足心热，口干思饮，心绪烦躁，夜寐不安。妇科诊断：子宫复旧不良。中医查舌质红，无苔，脉见弦细数。此乃阴虚血热，热扰冲任，迫血妄行，产后恶露不绝。治疗宜清热凉血、养阴止血。处方：生地黄 15 g，牡丹皮 10 g，地骨皮 15 g，黄柏 9 g，知母 9 g，女贞子 9 g，墨旱莲 9 g，杭白芍 9 g，醋香附 4.5 g，炒荆芥穗 9 g，通草 1.2 g。

治疗经过：服上方 6 剂后，腹痛明显减轻，阴道流血基本停止，但似有手脚发胀，且小腹有胀感。查舌脉同前，遵原方之意，去杭白芍，加柴胡 9 g、醋香附 9 g，6 剂后诸症消失。3 个月后随访，未复发。

选自《丛春雨中医妇科经验》，丛春雨著，中医古籍出版社 2002 年出版。

第六节　产后恶露不下

［概念］

胎盘娩出后，胞宫内的余血浊液停留不下，或下之甚少，并伴见小腹疼痛及其他症状者，称为"恶露不下"。

［病因病机］

产妇情志不畅，肝气郁结，瘀血壅滞不下；或临产受寒，血为寒邪凝结，阻于胞宫以致恶露不下。

［辨证论治］

1.气滞血瘀证

【主要证候】胎盘娩出后，阴道无余血浊液排出，或排出甚少，或时下时止，色正常，或夹有血块，小腹胀甚于痛，胸胁胀痛，精神抑郁，脉弦涩。

【证候分析】产后肝郁气滞，疏泄失常，则余血浊液不得畅行，故产后无恶露排出或排出甚少。瘀阻欲通，滞而不利，故恶露时下时止。胞脉受阻，则小腹胀甚于痛。肝脉布于两胁，气滞则胸胁胀痛。精神抑郁，脉弦涩均为气滞血瘀之征。

【治法】行气解郁，活血化瘀。

【方药】加味香艾芎归饮（《中医妇科治疗学》）

醋香附9g，当归9g，川芎9g，艾叶9g，延胡索9g，台乌药9g，炮姜9g，益母草15g，柴胡9g，桃仁9g，枳壳9g，红花9g。

随症加减：

腹胀胁痛甚者，加郁金、青皮以增行气解郁之力。

恶露夹血块，小腹痛甚者，加蒲黄、五灵脂以化瘀止痛。

嗳气少食者，加白术、陈皮、砂仁以健脾理气。

烦躁易怒，头痛失眠者，酌加炒栀子、牡丹皮、夏枯草、菊花、珍珠母以清肝泄热。

血色紫暗，腹痛有冷感者，加桂枝、吴茱萸、炮姜以温经散寒。

2. 寒凝血瘀证

【主要证候】胎盘娩出后，阴道无余血浊液排出，或所下甚少，其色紫暗，夹有血块，小腹疼痛或有冷感，按之加重，得热稍减，触有之块，面色青白，肢冷畏寒，舌质紫暗、苔薄白，脉沉紧。

【证候分析】产时体虚受寒，血为寒凝而瘀阻不行，故余血浊液凝滞胞中不得排出，或下之甚不。血失阳气温煦，故色紫暗有块，小腹冷痛，得热稍减。瘀血停蓄胞中，影响胞宫复旧，故按之加重，触之有块。四肢失于阳气的温煦，故面色苍白，肢冷畏寒。舌脉均为寒凝血瘀之征。

【治法】温经散寒，活血化瘀。

【方药】加减起枕散（《济阴纲目》）

肉桂6g，当归9g，赤芍9g，川芎9g，生蒲黄6g，五灵脂6g，延胡索9g，没药9g，白芷4.5g，盐小茴香9g，吴茱萸9g，益母草15g，炮姜9g。

随症加减：

倦怠乏力者，加党参、黄芪以益气补虚。

少腹胀痛，脘闷不适者，加香附、木香以行气导滞。

胃脘胀痛，食少便溏者，加豆蔻、砂仁、山药以和胃化湿。

［中成药］

1. 益母草冲剂 活血化瘀，温宫散寒。适用于产后恶露不下（气滞血瘀证或寒凝血瘀证）。冲剂，口服，每次15g，每日2次。

2. 益母草膏 活血化瘀，温宫散寒。适用于产后恶露不下（气滞血瘀证或寒凝血瘀证）。膏剂，口服，每次15g，每日2～3次。

［针灸疗法］

治则：活血化瘀，祛除恶露。

取穴：足三里、地机、血海、气海、太冲。

手法：上穴均采用泻法。

［食疗调养］

一、食调要点

1. 瘀血内阻为本病的发病特点。无论是气滞血瘀证，还是寒凝血瘀证，其饮食以清淡为基本原则，诸如稀粥、蛋羹、蔬菜等。忌食寒凉、油腻之物，以防恋邪留瘀。

2.缘因产后多虚，故活血行气之品不宜过用，中病即止，过用则必伤正。所以产后恶露不下之膳食，既要富于营养以利补虚，又不可过于肥腻，多选鸡汤、陈皮牛肉、酸乳之品。

二、辨证配膳

1.益母茴香炖猪腰

原料：茴香90g，益母草30g，猪腰2个，食盐少许。

操作：将猪腰用清水洗净，剖开去掉筋膜，切成薄片。茴香、益母草洗净，沥干水分，用纱布包扎成药袋，一同放入瓦盅内，注入适量清水，隔水炖2个小时，加入少许食盐调味，即可。

功能：温宫散寒，化瘀通经。适用于产后恶露不下（寒凝血瘀证）。

2.郁金合欢蒸猪肝

原料：郁金9g，合欢花12g，猪肝150g，食盐少许。

操作：将郁金、合欢花用清水浸泡4～6小时；新鲜猪肝用清水洗净，沥干水分，切片。然后把猪肝、郁金、合欢花同盘上笼，隔水蒸熟，出笼前可加少许食盐调味，再蒸片刻，食前去掉郁金、合欢花，即可。

功能：疏肝理气，化瘀通经。适用于产后恶露不下（气滞血瘀证）。

3.当归羊肉羹

原料：精羊肉500g，黄芪、党参、当归、红花各25g，生姜片25g，食盐少许。

操作：将羊肉洗净切成小块，再把黄芪、党参、当归、红花一起装入医用纱布袋扎口入锅内，加水适量，用文火炖至烂熟，约2个小时，再放入生姜片及食盐少许，待羊肉熟烂去掉药袋，即可。

功能：益气养血，化瘀通经。适用于产后恶露不下（气虚血瘀证）。

［医案选］

施某，女，30岁。初诊日期：1966年1月18日。

患者顺产一女孩，产后半月自觉小腹胀痛，阴道有暗红色分泌物流出，量少有味，心绪不佳，夜寐不安，大便干燥，查舌质紫红，舌边有瘀点，薄腻苔，脉见弦细，右脉有滑感。中医辨证：产后郁怒伤肝，气机疏泄不畅，恶露不得排出。治疗宜行气解郁、化瘀通滞。拙拟化瘀止露饮：益母草15g，川芎9g，当归9g，桃仁9g，赤芍9g，醋香附10g，台乌药10g，延胡索

9 g，丹参 15 g，合欢皮 9 g，山楂炭 9 g，炙甘草 6 g。水煎服。

治疗经过：服药 6 剂后，阴道则流出暗红色分泌物，量多有味。小腹胀痛明显减轻，诊其脉见滑缓，遂在原方基础上去赤芍，加炒荆芥穗 9 g、炮姜 4.5 g，升发肝气，通中有收。在胀消痛止后，又嘱患者用益母草 90 g（粗末）加红糖 45 g，装入纱布袋，每袋 9 g，泡水频服。

按：《傅青主女科》指出产后虚实兼夹，恶露不下者，服"生化汤加楂炭三钱"，此为化瘀生新之法。拙拟加减化瘀止露饮，即在生化汤基础上加"青囊丸"（香附、台乌），以达到理气行郁、化瘀生新之效果。

选自《丛春雨中医妇科经验》，丛春雨著，中医古籍出版社 2002 年出版。

第七节 产后排尿异常

［概念］

产后发生小便不通，或频数，甚至失禁，统称"产后排尿异常"，或称"产后小便异常"。

产后小便不通：新产后如果排尿困难，甚至小便闭塞不通，则为"产后小便不通"，亦称"癃闭"。

产后小便频数：是指产后小便次数增多，甚至日夜数十次。

产后小便失禁：是指产后排尿不能自己控制，也称"产后遗尿""产后遗溺"。

以上三种病变统称"产后排尿异常"，临床症状虽有不同，但其病因病机基本相同，常是同一病因病机的不同表现。

产后小便不通，现代医学称之为产后尿潴留。多见于第二产程延长的产妇。因胎先露对膀胱颈部长时间的压迫，引起膀胱组织水肿和神经功能障碍，致排尿困难；或因会阴部手术后，局部伤口疼痛产生反射性的盆底肌内痉挛，而致尿液潴留；或因精神因素，惧怕疼痛，不习惯卧床排尿等原因。

产后小便频数，现代医学称之为产后尿频。尿液失去控制，不能约束而滴沥漏出者，则称之为尿失禁。由于妊娠分娩使盆底肌肉筋膜组织松弛，尿道阻力降低，一旦腹内压增加，即可诱发不自主排尿；或因产后膀胱炎症对膀胱黏膜的刺激导致逼尿肌收缩所引起；或因产伤致膀胱阴道瘘，尿液经瘘道而外溢。

［病因病机］

本病主要是膀胱气化失职所致，与肺、脾、肾三脏有关。因肾司二便，与膀胱相表里，温煦控制膀胱的气化。肺主一身之气，通调水道，下输膀胱。脾主中气，运化水液，临床常见的有气虚、肾虚、膀胱损伤。

1.气虚　多因素体虚弱，肺脾之气本已不足，复因产时耗气伤血，或新产之后忧思劳累过度，以致肺气、中气更虚。肺气虚不能通调水道，下输膀胱；中气虚不能制约水液，以致上虚不能制下，膀胱失约，造成了产后排尿异常。

《妇人大全良方》说："产后小便数者，乃气虚不能制也。"

2.肾虚　素禀肾气不足，因产后伤动脏腑，肾气更虚，影响膀胱气化失职，导致排尿异常。肾气虚弱不固，制约膀胱无力，则尿频或失禁。肾阳不足，不能温煦膀胱，其化气行水之功能无力，则致小便不通。

《女科经纶》引薛立斋语曰："产后遗尿，肾气不固也。"

3.膀胱损伤　产程过久，或接生不慎，难产手术时，损伤膀胱，以致膀胱失约。

《女科经纶》引陈良甫语曰："妇人产理不顺，致伤膀胱，遗尿无时。"引朱丹溪语曰："有收生不慎，损破产妇尿脬，致病淋漓。"

［诊断要点］

症状及病史

1.产后排尿异常：新产后出现小便不通，或者小便频数，甚或失禁者，即可诊断为产后排尿异常。除膀胱损伤型以外，患者尿液如平常，尿常规无特殊变化。

2.产后小便不通　多有难产、产程延长、手术助产之病史。产后小便不通，或点滴而下，小腹胀急疼痛，或尿意频频。检查时小腹部可扪及胀大的膀胱，行导尿术可有尿液流出。

3.产后小便频数、失禁　小便次数明显增多，尿量正常或增多，或小便不能自约，时时溢出。检查时膀胱阴道瘘者，可见尿液自阴道漏出，瘘道可用探针探知。

[鉴别诊断]

产后淋证 症见产后尿频、尿急、尿痛，伴小腹疼痛满急，尿短色黄，尿常规化验出现红白细胞。

[辨证论治]

一、辨证要点及治疗原则

本病的辨证，主要在于观察小便。小便频数或失禁，其量昼夜相当等，多属气虚；如夜尿特多或遗尿，多属于肾虚；至于膀胱损伤者，多有产伤史，小便常夹有血液。治疗当以补气温阳为主。若小便频数或失禁者，佐以固涩。若小便不通者，佐以行气通利。

二、分证论治

1.气虚证

【主要证候】产后小便不通，欲解不下，小腹胀满下坠，或小便频数，淋漓失禁，面白无华，气短懒言，汗出乏力，舌淡或体胖有齿痕、苔白，脉缓弱。

【证候分析】肺、脾气虚，不能通调水道，下输膀胱，不能正常的运化水液，以致膀胱气化失职，出现小便不通，小腹胀满。气虚则三焦决渎无权，上虚不能制下，以致膀胱失于约制，故小便频数或淋漓失禁。脾肺气虚则见气短懒言，汗出无力。舌脉均为气虚之象。

【治法】补中益气。

【方药】加减补中益气汤（《脾胃论》）

①小便不通者：通利补中益气汤

黄芪 15 g，白术 10 g，红参 9 g，陈皮 4.5 g，柴胡 4.5 g，当归 9 g，炙甘草 9 g，冬葵子 9 g，通草 4.5 g，茯苓 9 g，桔梗 6 g。

②小便频数，淋漓失禁者：缩泉补中益气汤

黄芪 15 g，白术 10 g，红参 9 g，升麻 9 g，柴胡 4.5 g，当归 9 g，炙甘草 9 g，陈皮 4.5 g，山茱萸 9 g，五味子 9 g，金樱子 12 g，益智仁 12 g，桑螵蛸 10 g。

随症加减：

小便频数，小腹胀者，加枳壳、小茴香以调气。

畏寒肢冷，脉沉迟者，加补骨脂、肉桂、附片以温肾扶阳。

溲时疼痛，小便淋沥色赤者，加蒲黄、琥珀、益母草以化瘀通淋。

2. 肾虚证

【主要证候】产后小便不通，小腹胀痛，或小便频数甚至失禁，面色晦暗，腰膝酸软，甚至形寒肢冷，舌淡苔白润，脉沉细而迟。

【证候分析】肾阳不足，膀胱失于温煦，气化不利，则小便不通，小腹胀痛，形寒怕冷。肾气虚弱，不能固摄，则尿频失禁。肾主骨，腰为肾府，肾虚则腰膝酸软。舌脉均为肾虚之候。

【治法】补肾温阳。

【方药】二仙肾气丸

熟地黄 12 g，山药 15 g，山茱萸 12 g，茯苓 12 g，牡丹皮 9 g，炮附子^{先煎} 4.5～6 g，肉桂 4.5～6 g，泽泻 9 g，淫羊藿 15 g，仙茅 9 g，巴戟天 15 g，菟丝子 30 g。

随症加减：

面色萎黄，头晕心悸者，加黄芪、阿胶、白芍以补益气血。

胸胁不舒者，加柴胡、郁金、香附以解郁疏肝。

尿时疼痛，尿中有血丝者，加蒲黄、琥珀、白及以化瘀止血。

小便不通者，加通草、车前子以通利小便。

尿频或失禁者，加桑螵蛸、覆盆子、补骨脂、煅龙牡以温肾固摄。

3. 膀胱损伤证

【主要证候】产后小便淋漓不断，或夹有血丝，舌正常，脉缓。

【证候分析】产后损伤膀胱，制约能力丧失，故出现产后遗尿或夹血丝。

【治法】补气固摄。

【方药】加味黄芪当归散（《医宗金鉴》）与猪尿脬同煎，以温固膀胱。

黄芪 15 g，当归 9 g，红参 9 g，白术 9 g，白芍 9 g，甘草 9 g，生姜 3 片，大枣 3 枚，猪尿脬^{洗净、切块、先煎}30 g，炒荆芥穗 9 g。

临床应注意密切观察，如为尿瘘，应手术修补尿瘘。

［中成药］

1. 补中益气丸　益气升阳，健脾补虚。适用于产后小便不通或产后小便频数或失禁（气虚证）。蜜丸。口服，每次 1～2 丸，每日 2～3 次。

2. 济生肾气丸　温肾扶阳，化气行水。适用于产后小便不通或产后小便频数或失禁之肾虚证（偏肾阳虚）。蜜丸。口服，每次 1～2 丸，每日 2～3

次。淡盐水送服。

3.缩泉丸 益固肾气，摄缩小便。适用于产后小便频数或失禁（肾虚证）。水丸。口服，每次9g，每日2～3次。

［针灸疗法］

产后小便不通

①体针

治则：利尿通闭。

取穴：内关、人中、秩边透水道、中极、归来。

手法：内关采用泻法；人中施雀逐手法；秩边进针，迅速地采用提插泻法透向水道；中极、归来采用泻法。

②灸法

取穴：百会。

方法：艾条灸百会穴10分钟。

［食疗调养］

一、食调要点

1.新产过后，产妇因临产用力，产创出血，耗损气血，以致百节空虚，产褥期应给予高营养、易消化的饮食，以补充其消耗，增强体力。产后小便不通、产后小便频数、失禁大凡属于气虚或肾虚，因此，其膳食当以温补为主，阳复气足则膀胱可约，遗溺自止，不可一味收涩。同样，温肾化气，则小便自通，亦不可专门通利，否则利大伤阴。切忌生冷之物。

2.产妇耗血伤津，产后又哺乳婴儿，加之产后小便不通或产后小便频数或失禁，因此体内的水分要保持平衡，故应特别注意蛋白质、维生素、水分的适度补充，宜饮牛奶、豆浆、果汁、米汤、菜汤、肉汤、鸡汤等。

二、辨证配膳

1.党参炖老鸭

原料：党参15g，绍酒15mL，老鸭1只（约1000g），姜、葱、盐各适量。

操作：将鸭劏洗干净，去毛及内脏。姜拍松，党参切片，葱切段。把鸭放入锅内，将党参、葱、姜放入鸭腹内，加水，放入盐，将锅置武火上烧沸，去浮沫，加绍酒再用文火炖煮2个小时，即可。

功能：益气补虚，通利小便。适用于产后小便不通（气虚证）。

2. 薏苡仁煮生鱼

原料：薏苡仁 24 g，山药 15 g，生鱼 1 尾（约 500 g），绍酒、盐、葱、姜、蒜、红糖各适量。

操作：将生鱼洗净，去鳞及内脏，薏苡仁洗净，山药切片，葱切段，姜切片，蒜去皮。将生鱼放入炖锅内，加水并放入薏苡仁、山药、盐、绍酒、葱、姜、蒜、红糖，煮至薏苡仁熟透，即可。

功能：补肾健脾，利水通闭。适用于产后小便不通（肾虚证或脾虚证）。

3. 菟丝黄芪当归炖乳鸽

原料：菟丝子 15 g，升麻 9 g，川芎 9 g，黄芪 30 g，当归 15 g，乳鸽 3 只，葱、姜、盐、绍酒各适量。

操作：将乳鸽劏洗干净，去毛及内脏。姜拍松，葱切段，把菟丝子、升麻、川芎、当归、黄芪装入医用纱布袋，扎紧口，上述原料一同放入炖锅内，加水及盐。把炖锅置武火上烧沸，再用文火炖至熟，约 1 个小时即可。

功能：益气温肾，化瘀缩泉。适用于小便频数或失禁（产后气虚证或肾虚证）。

4. 枸杞子羊肾粥

原料：枸杞子叶 250 g，羊肾 1 只，精羊肉 120 g，粳米 150 g，葱白 2 茎，精盐少许。

操作：把鲜羊肾剖洗干净，去内膜，细切，再将羊肉洗净切碎，用枸杞子叶煎汁去渣，同羊肾、羊肉、葱白、粳米一起煮粥，粥成后加入精盐，稍煮即可。

功能：温肾益精，补虚缩泉。适用于产后小便频数或失禁（肾阳虚证）。

5. 固脬汤

原料：桑螵蛸、山茱萸、芜蔚子各 9 g，鸡肉 250 g，羊脬 1 具，精盐少许。

操作：把桑螵蛸、山茱萸、芜蔚子装入医用纱布袋，扎紧口，与鸡肉、羊脬共入砂锅，加水，调味适量，煮至烂熟，即可。

功能：温肾健脾，固脬缩泉。适用于产后小便频数或失禁（肾虚证或膀胱损伤证）。

[医案选]

郭某，女，27 岁，工人，已婚。初诊日期：1970 年 6 月 17 日。

禀赋虚弱，产力不足，产程较长，产后汗多，小便不能自解，气短懒言，小腹胀满下坠。西医检查无器质性改变。中医查舌质淡，舌体胖大，边有齿痕，白苔，脉见沉缓无力，尺脉不足。此属分娩用力过度，禀赋素弱，耗伤气血，气虚则膀胱气化失司而致产后小便不通。治疗拟补中益气、通脬行水之法。处方：黄芪15 g，党参10 g，土炒白术10 g，茯苓10 g，陈皮4.5 g，炒山药10 g，桂枝4.5 g，通草1.5 g。

治疗经过：同时令患者将大粒食盐60 g、盐炒小茴香15 g炒热后用毛巾包好，热敷脐腹部，每次30分钟，连续治疗6天后，小便自通，汗出下坠之症消失。以红参粉，每晚服3 g，白水送服，连续治疗半月，身倦乏力之症自解。

选自《丛春雨中医妇科经验》，丛春雨著，中医古籍出版社2002年出版。

第八节　产后自汗、盗汗

［概念］

新产后出现汗出过多，持续时间长，不能自收者，名为"产后自汗"。若睡中汗出，醒来自止者，名为"产后盗汗"。

［病因病机］

1. 气虚　素体虚弱，复因产后亡血伤阴，气随血耗，卫阳不固，腠理不实，以致自汗不止。

2. 阴虚　阴虚之体，复因产时失血，阴血亏虚，阴虚内热，迫汗外泄，而致盗汗。

《诸病源候论》说："夫汗由阴气虚，而阳气加之，里虚表实，阳气独发于外，故汗出也。血为阴，产则伤血，是为阴气虚也。气为阳，其气实者，阳加于阴，故令汗出。而阴气虚弱不复者，则汗出不止也。"

［诊断要点］

凡产后汗出较多，不能自收者，可诊断为"产后自汗"。

若睡中汗出，醒来即止者，可诊断为"产后盗汗"。

[鉴别诊断]

1.产后虚羸　产后百日内，虽动则气短汗出，但不活动时汗不出，尚伴有饮食减少，四肢无力，头昏眼花，身体日见羸瘦，面色萎黄。

2.产后郁冒　产后虽头汗出，但伴有脉微弱、呕不能食、大便反坚等症。

[辨证论治]

1.气虚证

【主要证候】产后汗出，不能自止，动则尤多，时有恶风，面色㿠白，气短声怯，倦怠无力，舌淡苔薄，脉虚弱。

【证候分析】生产伤血，气随血耗，卫阳不固，故自汗恶风，动则尤多。血伤气耗，不能上荣则面色㿠白，气短声怯，倦怠无力。舌脉均为气虚之象。

【治法】补气固表。

【方药】**自拟黄芪生化汤**

黄芪15 g，白术10 g，桂枝4.5 g，杭白芍9 g，当归9 g，川芎4.5 g，桃仁9 g，炮姜4.5 g，浮小麦30 g，炙甘草9 g，大枣3枚，益母草9 g。

随症加减：

恶风者，加苏叶、防风以和营解表。

食少便溏者，加党参、怀山药以健脾。

手足厥冷者，加炮姜、附子、人参以温中扶阳。

2.阴虚证

【主要证候】产后睡中汗出，醒来自止，头晕耳鸣，咽干口燥，面色潮红，五心烦热，腰膝酸软，舌红或绛、少苔，脉细数。

【证候分析】生产伤血，营阴耗损，阴虚内热自生，迫汗外泄，故睡中汗出，醒后阳气外达则汗即止。阴虚阳浮于上则面色潮红，头晕耳鸣。虚热灼津，津液不得上承，则咽干口燥。阴血亏损，肝肾受损，则五心烦热，腰膝酸软。

【治法】益阴敛汗。

【方药】**加减止麦散**［即止汗散（《傅青主女科》）合生麦散（《内外伤辨惑论》）］

西洋参9 g，当归9 g，生地黄15 g，大枣3枚，麦冬9 g，浮小麦15 g，五味子9 g，地骨皮15 g，女贞子9 g，金樱子9 g，炙甘草9 g，牡丹皮12 g。

随症加减：

口燥咽干甚者，加石斛、芦根、玉竹以生津滋阴。

五心烦热者，加白薇、栀子以清热除烦。

乳汁不足，大便秘结者，加天花粉、何首乌以滋阴润燥。

［中成药］

1. 参芪膏 补中益气，升阳固卫。适用于产后自汗（气虚证）。膏剂。冲服，每次 15 g，每日 3 次。

2. 大补阴丸 滋阴降火，补虚止汗。适用于产后盗汗（阴虚证）。蜜丸。口服，每次 1～2 丸，每日 2～3 次。

［食疗调养］

一、食调要点

1. 产后自汗多属阳虚，盗汗多属阴虚。因而在配膳方面，着重补气养阴，如选用当归、黄芪、阿胶、鳖甲、冬虫夏草、鸡汤、肉汤、鱼汤等。

2. 产后自汗、盗汗，易耗气伤阴，产妇宜食用藕汁、牛奶或雪梨猪瘦肉汤、黄芪山药粥、水果、蔬菜等，以益气养阴，并可预防产后阴津亏损而致的便秘。

3. 汗出太过，筋脉失荣，易发痉病，在滋肝补肾之中，增加钙质之品，如鳖甲乌鸡汤、黄芪乌鸡汤、当归鲤鱼汤、黄芪猪骨汤等。

二、辨证配膳

1. 黄芪枸杞子炖乳鸽

原料：黄芪 30 g，枸杞子 30 g，乳鸽 1 只，生姜 3 片，绍酒 2 汤匙。

操作：将黄芪、枸杞子、生姜分别用清水洗净，生姜刮皮、洗净、切片。乳鸽劏洗干净，放入沸水中煮数分钟，捞起沥干水分，用绍酒涂抹乳鸽腌 15 分钟。将全部原料置炖盅内，注入适量清水，盖上盅盖，隔水炖 3 个小时，加入少许盐调味，即可。

功能：益气补虚，固卫敛汗。适用于产后自汗（气虚证）。

2. 冬虫夏草炖水鸭

原料：冬虫夏草 15 g，沙参 30 g，玉竹 30 g，水鸭 1 只，生姜 3 片，绍酒 2 汤匙。

操作：水鸭劏洗干净，放沸水中余过，沥干水分，用绍酒涂抹鸭身腌 30 分钟。冬虫夏草、沙参、玉竹分别用清水洗净。生姜刮皮、洗净、切片。将全部原料放于炖盅内，注入适量清水，盖上盅盖，隔水炖 3 个小时，用少许盐调味，即可。

功能：养阴润肺，补虚止汗。适用于产后盗汗（阴虚证）。

3. 黄芪党参炖水鱼

原料：黄芪 30 g，党参 30 g，桂圆肉 15 g，陈皮 9 g，水鱼 1 只，绍酒 2 汤匙。

操作：把黄芪、党参、桂圆肉分别用清水洗净，陈皮浸透洗净。水鱼先放在沸水中略煮片刻，令其排尽尿液，然后捞起劏洗干净，切成中块。将全部原料放入炖盅内，注入适量清水，盖好盅盖，隔水炖 4 个小时，加入少许盐调味，即可。

功能：益气固卫，敛汗止汗。适用于产后自汗（气虚证或阳虚证）。

4. 杏仁燕窝百合饮

原料：南杏仁 15 g，北杏仁 15 g，百合 30 g，鸡蛋 1 只，燕窝 50 g，冰糖适量。

操作：将燕窝浸透洗净，拣去燕毛，捞起沥干水分。南杏仁、北杏仁分别去衣洗净。百合用清水洗净，切开。鸡蛋打成蛋浆。煲内注入适量清水，放入燕窝、南杏仁、北杏仁、百合，用中火煲滚，再用文火煲 2 个小时，加入冰糖煮溶，最后加入蛋浆，搅拌成冰花状，即可饮用。

功能：滋阴养血，补虚止汗。适用于产后盗汗（阴虚证或肺燥证）。

［医案选］

王某，女，25 岁，工人，已婚。初诊日期：1971 年 7 月 19 日。

人工流产后，汗出不止，稍活动或吃饭则汗出更多，气短懒言，时有恶风怕冷，面色苍白，语声低微，门窗紧闭还穿薄棉衣，头缠毛巾，查舌质淡红，薄苔，脉见虚缓无力。此为中气不足，气虚表疏之证。虽属人工流产，亦应例为产后自汗病门。治宜补气固表止汗。处方：黄芪 30 g，天花粉 9 g，党参 15 g，土炒白术 10 g，茯苓 9 g，陈皮 9 g，山茱萸 9 g，五味子 9 g，浮小麦 30 g，炙甘草 9 g，大枣 3 枚。

治疗经过：连服 6 剂后，汗出得以抑制，唯活动时有汗出，但大为减缓，又服 3 剂后令其停药。继用牡蛎 30 g、浮小麦 30 g，上药炒黄共为细粉，每日饭后 3 g，肉汤送服，连续服用 2 周，诸症悉平。

选自《丛春雨中医妇科经验》，丛春雨著，中医古籍出版社 2002 年出版。

第九节　产后大便难

［概念］

产后大便艰涩，或数日不解，或排便时干燥疼痛，难以解出者，名为"产后大便难"，属新产三病之一。早在《金匮要略·妇人产后病脉证并治》中即有记载。

［病因病机］

由于分娩失血，营血骤虚，津液亏耗，不能濡润肠道，以致肠燥便难。或阴虚火盛，内灼津液，津少液亏，肠道失于滋润，传导不利，则大便燥结。

［诊断要点］

1. 症状　本病特点是分娩后排便困难，一般饮食如常，且无腹痛、呕吐等症伴见。与其他疾病引起的便秘有别。

2. 检查　腹软无压痛，或可触及肠形。

［辨证论治］

治疗本病应针对产后体虚津亏的特点，以养血润肠为主，不宜妄行苦寒通下，徒伤中气。同时按证之属阴虚兼内热或兼气虚，分别佐以泻火或补气之品。

1. 血虚津亏证

【主要证候】产后大便干燥，数日不解，或解时艰涩难下，但腹无胀痛，饮食如常。面色萎黄，皮肤不润，舌淡苔薄，脉虚而涩。

【证候分析】由于产后失血伤津，液少津亏，则肠道失于濡润，以致便难。证非外感里实，故饮食如常，腹无胀痛。血虚不荣于外，则面色萎黄，皮肤不润。舌淡，脉虚涩，为血少津亏之征。

【治法】养血润燥，滑肠通便。

【方药】润肠四物汤

川芎4.5g，杭白芍9g，当归9g，熟地黄10g，肉苁蓉15g，生首乌30g，柏子仁12g，火麻仁9g。

方中四物汤养血润燥，加肉苁蓉、柏子仁、火麻仁、生首乌以滋补阴精，滑肠通便，此方为养血润燥通便之剂。

随症加减：

兼有内热者，则症见口干、胸满腹胀、舌质红、苔薄黄、脉细数，宜养血润燥，佐以泻热。方用麻仁丸（《证治准绳》）加麦冬、玄参、生地黄。麻仁（研如泥）、枳壳、人参、大黄为末，炼蜜丸如梧桐子大，空心温酒下二十丸，未通渐加丸数，不可太过。本方以火麻仁、麦冬、玄参、生地黄养阴润燥，枳壳、大黄泻热通便，人参益气扶正。

兼气虚者，则症见气喘自汗、头晕目眩、精神疲倦、脉大而虚，宜补气养血，佐以润肠。方选圣愈汤（方见痛经）加杏仁、郁李仁。

2.肺脾气虚证

【主要证候】产后大便数日不解，或努责难出，神倦乏力，气短汗出，舌淡，苔薄白，脉缓弱。

【证候分析】素体虚弱，因生产用力耗气，其气益虚，大肠传送无力，则大便数日不解，努责难出。气虚中阳不振，则神倦乏力。气虚卫气不固，腠理不密，则气短汗出。舌脉乃气虚之征。

【治法】补肺健脾，润肠通便。

【方药】加减润燥汤（《万氏妇人科》）

党参15g，当归10g，生地黄12g，炒枳壳9g，火麻仁12g，桃仁泥9g，土炒白术12g，生首乌15g，炙甘草6g。

［中成药］

1.通便灵　清热导滞，润肠通便。适用于产后大便难（血虚津亏证）。胶囊。口服，每次5～6粒，每日1次。

2.通幽润燥丸　清热导滞，润肠通便。适用于产后大便难（血虚津亏证）。水丸。口服，每次9g，每日2～3次。

3.复方蜂蜜　益气养血，滋阴通便。适用于产后大便难（肺脾气虚证）。口服，每次5mL，每日2次。

［针灸疗法］

1.体针

①血虚津亏证

治则：滋阴养血，润肠通便。

取穴：血海、丰隆、左水道、左归来。

手法：血海采用平补平泻法，丰隆、水道、归来均采用泻法。

②脾肺气虚证

治则：补中益气，润肠通便。

取穴：丰隆、左水道、左归来、左外水道、左外归来、肺俞、天枢、脾俞、胃俞。

手法：脾俞、胃俞采用补法。其余各穴均采用泻法。

2.耳针

取穴：大肠、脾、胃、直肠下段。

操作：用经穴探测器或火柴头等物探测敏感点，以手揉3～5分钟，得气后贴王不留行籽，不拘时用手按压，以加强疗效，每隔3日换王不留行籽1次。

［食疗调养］

一、食调要点

1.产妇汗出太过，失血过多，致使津血亏虚，故补充水分，养阴生津为重要治疗措施，宜饮用果汁、菜汤、鸡汤、肉汤等高营养品。适当增加粗纤维，如蔬菜、水果等，促进大肠的传导和蠕动。不宜食辛辣或温热性质的食物，以免亡阳亡阴之弊。

2.血虚津亏证或脾肺气虚证产后大便难，宜食蜂蜜、核桃仁、芝麻、五仁丸等润肠通便之品，忌食油炸、爆炒等食品，以防厚味滋腻碍胃。

二、辨证配膳

1.归参栗子鸡

原料：党参、当归各60 g，栗子20 g，母鸡1只（约1000 g），葱、姜、盐各适量。

操作：母鸡劙洗干净，去毛及内脏，在沸水中煮数分钟，把党参、当归装入医用纱布袋中，扎紧口，纳入鸡腹中，再将栗子、鸡、调料放入砂锅中，加入适量清水，用文火煮约 2 个小时，食前去掉药袋，即可。

功能：益气养血，润肠通便。适用于产后大便难（血虚津亏证或肺脾气虚证）。

2. 地黄麦冬清蒸鲫鱼

原料：生地黄、麦冬各 9 g，木耳 6 g，鲜鲫鱼 1 条，葱、姜、盐各适量。

操作：鲫鱼去鳞及内脏，用清水洗净。把生地黄、麦冬装入鱼腹之中，再加木耳及调料，上锅蒸 30 分钟，即可。

功能：滋阴清热，润肠通便。适用于产后大便难（阴虚津亏证）。

3. 蜂蜜香油汤

原料：蜂蜜 30 g，芝麻油 18 g，开水适量。

操作：把蜂蜜盛在瓷盅内，不停地搅拌，令其起泡，待泡子浓密时，边搅动边将香油缓缓注入蜂蜜内，共同搅匀。将开水徐徐注入蜂蜜香油混合液中，再用力搅匀使三种物质成均匀的混合液状态，晾至 40℃～50℃时服下。

功能：清热降火，润肠通便。适用于产后大便难（血虚津亏证或肺脾气虚证）。

［医案选］

范某，女，28 岁。初诊日期：1993 年 2 月 10 日。

患者顺产一男孩，产后大便干燥，轻则 2～3 天 1 次、重则 4～5 天 1 次，手足心热，口干喜饮，纳谷不香，查其舌质红，少苔，脉象沉细数。中医辨证：分娩伤血，营虚津亏，肠道失荣，产后便难。治疗当以养血润燥、滋阴清热之法。方药：川芎 4.5 g，生地黄 10 g，当归 9 g，赤芍 9 g，柏子仁 10 g，火麻仁 10 g，芦根 30 g，生何首乌 15 g，牡丹皮 9 g，玄参 10 g，山楂 15 g。水煎服。

治疗经过：服用 6 剂后，大便改为 1 天 1 次，仍便结，手足心热减，但时有气短汗出，查其寸口脉缓，知有气虚之象，在原方基础上加黄芪 10 g、天花粉 9 g，再服 6 剂，大便得通，恢复常态。

按：《济阴纲目》谓："产后大便秘涩者，何也？答曰：产卧水血俱下，肠胃虚弱，津液不足，是以大便秘涩不通也。"本案在于营亏津少，肠道失荣，无水行舟，故拟四物加养阴润燥之品，先用增水行舟，后用益气行舟，借以达到增强推动之力。

选自《丛春雨中医妇科经验》，丛春雨著，中医古籍出版社 2002 年出版。

第十节　产后发热

［概念］

产褥期以发热为主症，可持续发热不减，或突然高热，并伴有其他症状者，称为"产后发热"。如在产后2天内，由于阴血骤虚，营卫失调，常有轻微的发热，不兼有其他症状，一般能自行退热，此为生理性发热，不是病态；或产后三四天内，泌乳期间有低热，俗称"蒸乳"，这种现象后会自然消失，也不属病理范围。一般体温超过38℃才属产后发热。当然，持续性低热，不能自行退热，也属病态。

产后发热相当于现代医学中的产褥感染。感染源分为自身感染、外来感染。自身感染是由产妇体内原有的病原菌所引起。正常生育期妇女阴道、宫颈内有细菌寄生，在机体抵抗力低下时，病原菌可大量繁殖而致病；或身体其他部位的病原菌，可经血液循环、淋巴系统或直接播散至生殖道。外来感染则为外界的病原菌进入产道而致病。病原菌包括需氧菌和厌氧菌，其中β溶血性链球菌易引起炎症扩散，致严重败血症；大肠埃希菌易引发感染性休克；葡萄球菌易形成脓肿；厌氧类杆菌脓液有异常恶臭味；淋菌常沿黏膜上行扩散至输卵管。炎症可局限于创伤部位，亦可通过淋巴系统、血液系统或直接蔓延扩散。在引起产妇死亡的原因中，产褥感染居第三位，其发病率约为1%～7.2%。目前由于抗生素的广泛应用，严重的产褥感染已很少发生。

［病因病机］

由于产后多虚，正气不足，腠理不密，营卫失调，容易因各种原因导致产后发热。《医宗金鉴·妇科心法要诀》记载："产后发热之故，非止一端。如食饮太过，胸满呕吐恶食者，则为伤食发热；若早起劳动，感受风寒，则为外感发热；若恶露不去，瘀血停留，则为瘀血发热；若去血过多，阴血不足，则为血虚发热。亦有因产时伤力劳乏发热者。"

临证中主要病因被归纳为感染邪毒、新产外感、血虚及血瘀发热四种。

1. 感染邪毒　因分娩时的产伤和出血，元气受损，或因产后护理不慎，邪毒乘虚侵入胞宫，正邪相争，致令发热。现代医学的"产褥感染"属此型范畴，是产后四大重症之一，中医也将其视为重症。若本病初期，热毒不解，邪无出路，变化最速，加之产后多虚，邪毒乘虚内侵，热毒可入营血，逆传心包，故治疗一定要抓紧。注意随证用药。

2.外感发热　新产体虚，腠理不密，卫气不固，风寒客表，营卫不和，以致发热。

3.血虚发热　产时失血过多，阴血骤虚，阳无所附，浮散于外，故令发热。往往发生于素体阴虚的患者。

4.血瘀发热　产后恶露排出不畅，瘀血停滞胞宫，气机受阻，营卫不调，而致发热。

[诊断要点]

1.病史　产妇有贫血、营养不良、慢性消耗疾病和产前产后出血史；或有妊娠后期性交、盆浴史；或有产程过长、胎膜早破、胎盘残留、过多宫腔操作、产科手术等病史。

2.症状　分娩24小时后至10天内，连续2天体温（按常规方法以口表测试体温，每日至少4次）达到或超过38℃。根据感染部位的不同，可见外阴伤口疼痛、不愈合，若已成脓，可有脓液流出；或阴道疼痛，有脓性分泌物；炎症累及子宫、盆腔结缔组织及双侧附件，轻者表现为低热、下腹隐痛、恶露量多混浊有臭味，重者出现寒战、高热、头痛、嗜睡，但恶露不一定很多；炎性渗出液或脓液积聚在子宫直肠陷凹，可出现肛门坠胀；下肢血栓性静脉炎可出现患处疼痛、肿胀、皮肤发白、局部温度升高有压痛；细菌栓子脱落可并发肺、肾及关节等部位的局部脓肿；严重的出现中毒性休克、败血症。

3.检查

（1）体格检查　连续两天体温均在38℃以上，心率快，急性病容，下腹压痛，或有腹肌紧张、反跳痛。

（2）妇科检查　会阴等软产道感染局部红、肿、发热，有炎性渗出物或脓液；子宫内膜炎与子宫肌炎者可有子宫大而软，宫体压痛；输卵管炎时可触到增粗的输卵管或形状不规则的包块，触痛明显；盆腔结缔组织炎时可触及宫旁组织增厚、压痛，骶韧带触痛明显，如限于一侧，子宫可被推向对侧，若侵及整个盆腔则形成"冰冻骨盆"；脓肿形成时，可在子宫直肠陷凹上触及波动感的包块。

（3）实验室检查

①血常规　白细胞及中性粒细胞增高，分类中有核左移现象，若白细胞数为 $10×10^9/L$ ～ $15×10^9/L$ 则无诊断价值，因产褥早期白细胞增多属正常状态。

②宫腔分泌物培养加药敏试验　以确定病原菌，指导用药。

③血培养　对高热持续不退及疑为败血症的患者做血培养加药敏试验。

（4）辅助检查

B 超　可协助诊断本病及明确是否有脓肿形成。

［鉴别诊断］

产褥感染与以下疾病均可出现产后发热，应予鉴别。

1. 急性上呼吸道感染　发热常伴咳嗽、咯痰、咽痛等症状，胸部 X 线检查可见肺纹理增粗。

2. 泌尿系感染　发热的同时有尿频、尿急、尿痛等膀胱刺激征及脓尿，肋脊角压痛，中段尿细菌培养为阳性。

3. 乳房疾病　产后乳汁淤积引起的发热一般不超过38℃，常于24 小时内消退。急性乳腺炎体温持续增高，乳房胀硬疼痛、红肿，化脓时有明显的搏动性疼痛，伴腋下淋巴结肿大，乳汁分泌不畅，诊断多不困难。

［辨证论治］

一、辨证要点

产后发热，病因不同，症状各异。应根据发热的特点（即发热的时间与程度），结合恶露的量、色、质、气味及有无腹痛、头痛、乳房胀痛等症与舌脉进行辨证。若发热恶寒，伴小腹疼痛、拒按，恶露有臭气，则为感染邪毒；若高热神昏、惊厥，属产后发热危重症；寒热时作，恶露量少，小腹拒按，为血瘀发热；恶寒发热，肢体疼痛，咳嗽流涕，为外感发热；炎热季节，身热多汗，口渴心烦，体倦少气，为中暑发热；产后失血过多，微热自汗，为血虚发热。

二、治疗原则

治疗产后发热，以调气血、和营卫为主。在选方用药上应注意外感风寒之产后发热，因失血家不可发汗，只宜微辛疏解，慎投辛温发表之品；外感风热之产后发热，只宜辛凉清解，透邪外出，不可选用苦寒药物，恐其化燥伤阴与克伐中州，影响乳汁的化生；血虚之产后发热，应在养心益气的同时，佐入甘淡滋阴之品，待营阴充足，阴阳调和，其热自平；至于发热痉厥者，应中西医结合积极抢救。

三、分证论治

1.感染邪毒证

【主要证候】产后发热恶寒（产后 24 小时至 10 天），连续 2 天体温在 38℃以上，腹痛拒按，恶露或多或少、色暗紫、气臭秽，烦躁口渴，尿少而赤，大便秘结，舌红苔黄，脉弦数。

【证候分析】邪毒感染，直伤胞宫，正邪交争，则发热恶寒。邪毒与瘀血互结于胞宫，则腹痛拒按，恶露或多或少，色暗紫气臭秽。热盛伤津则烦渴、尿少、便结。舌脉均为内热之象。

【治法】清热解毒，活血化瘀。

【方药】加味五味消毒饮（《医宗金鉴》）

蒲公英 15 g，金银花 15 g，野菊花 9 g，紫花地丁 15 g，天葵子 9 g，蒲黄 9 g，五灵脂 9 g，当归 9 g，炒大黄 4.5～9 g，益母草 15 g，川芎 4.5 g，桃仁 9 g。

为加重上方清热解毒、凉血活血化瘀之功效，临床上常在此基础上加牡丹皮、赤芍、鱼腥草。

随症加减：

汗出烦渴甚者，加生石膏、知母、天花粉、芦根以清热生津。

大便秘结者，加黄芩、芒硝以清热泻下。

胸膈痞闷，舌苔黄腻者，加茵陈、豆卷以清热渗湿。

腹痛拒按，大便不通，恶露不下者，此为实热内结，瘀血未下。如果正气未衰者用加味大黄牡丹汤（《金匮要略》）。

炒大黄 9 g，芒硝^{冲服}9 g，牡丹皮 15 g，桃仁 10 g，冬瓜子 10 g，败酱草 30 g，大血藤 30 g，生薏苡仁 30 g，赤芍 10 g，益母草 15 g。

烦渴汗出，尿少色黄者，此为热入气分，热伤津液之象，选用自拟 15 味生石膏饮。

蒲公英 30 g，金银花 30 g，野菊花 15 g，紫花地丁 30 g，天葵子 9 g，蒲黄 9 g，五灵脂 9 g，牡丹皮 12 g，赤芍 12 g，益母草 15 g，鱼腥草 30 g，生石膏 30 g，天花粉 9 g，石斛 15 g，芦根 15 g。

症见高热不退，心烦汗出，皮肤斑疹者，此为热入营血之象。此时应采取清热解毒、养阴凉血之法。方用加味清营汤（《温病条辨》）。

玄参 15 g，生地黄 15 g，麦冬 10 g，连翘 12 g，竹叶 4.5 g，金银花 15 g，丹参 10 g，黄连 9 g，犀角粉^{冲服}1.5 g，紫花地丁 15 g，蒲公英 15 g，炒栀子 9 g，牡丹皮 12 g。

若症见高热不退，神昏谵语，甚至昏迷，面色苍白，四肢厥冷，此为热入心包，热深厥深之象。可用清营汤送服"安宫牛黄丸"或"紫雪丹"，也可静脉点滴"清开灵"注射液。具体用法及用量是：静脉点滴每日 20～40 mL，稀释于 10% 的葡萄糖注射液 200 mL 或生理盐水 100 mL 内。肌肉注射每日 2～4 mL，每日 2 次。

2. 外感发热证

【主要证候】产后恶寒发热，头痛身痛，无汗，鼻塞流涕，咳嗽，舌苔薄白，脉浮紧。

【证候分析】产后多虚，卫阳失固，风寒袭表，正邪交争，则见恶寒发热。风寒之邪先入太阳经脉，则见头痛身痛。寒邪闭塞腠理则无汗。风寒袭肺，肺失宣降，则咳嗽流涕。

【治法】养血疏风。

【方药】加味荆防四物汤（《医宗金鉴》）

生地黄 10 g，当归 9 g，川芎 6 g，白芍 9 g，荆芥 9 g，防风 9 g，白芷 9 g，苏叶 9 g，陈皮 12 g，杏仁 9 g，生姜 3 片，大枣 3 枚。

随症加减：

胸膈满闷，呕恶，纳呆口淡，舌苔白腻者，加豆蔻、砂仁、厚朴、陈皮以化湿宽中。

头痛身痛、关节疼痛者，加独活、秦艽、桑枝以祛风除湿止痛。

头痛、眉棱骨痛，加蔓荆子、藁本、白芷以散寒止痛。

发热不恶寒，咳嗽咽干，涕痰黄稠，舌红苔薄黄，脉浮数者，酌加金银花、连翘、淡竹叶、黄芩、瓜蒌以辛凉清解。

3. 血虚发热证

【主要证候】产时或产后失血较多，低热不退，自汗，头晕眼花，心悸失眠，四肢麻木。恶露量少，色淡质稀，小腹绵绵作痛，舌淡红，脉细无力稍数。

【证候分析】血虚阳浮，故低热自汗。血虚清窍失养则头晕眼花。血虚心失所养则心悸失眠。血虚不能荣养筋脉则四肢麻木。血虚胞脉失养，则腹痛绵绵，恶露量少。

【治法】补血益气。

【方药】**黄芪益母八珍汤**

杭白芍9g，当归9g，川芎4.5g，熟地黄9g，红参6～9g，白术9g，茯苓9g，炙甘草9g，黄芪15g，益母草15g，柴胡4.5～9g，炮姜4.5g。

随症加减：

失眠多梦者，加枣仁、柏子仁、首乌藤以养心安神。

发热多汗者，加浮小麦、麻黄根以止汗。

颧红，盗汗，五心烦热，舌红少苔者，加龟甲、白薇、地骨皮以滋阴清热。

若阴虚津伤，内热明显者，症见午后热甚，颧红，口渴喜冷饮，便干，溲赤，舌质红，苔薄黄而干，脉细数。此时治宜养阴清热，方用加减一贯煎（《柳州医话》）去川楝子，加白芍、熟地黄、地骨皮、白薇、黄柏、知母、芦根。

生地黄15g，当归9g，枸杞子9g，沙参12g，麦冬12g，白芍9g，熟地黄9g，地骨皮12g，白薇9g，黄柏9g，知母9g，芦根30g。

4. 血瘀发热证

【主要证候】产时寒热时作，恶露不下或下而甚少，色紫暗有块，小腹疼痛拒按，块下痛减，口干不欲饮。舌质淡或有瘀点，脉弦数或涩。

【证候分析】产后恶露不畅，瘀血内阻，营卫失调，则寒热时作。气机不畅，气滞血瘀，则恶露紫暗有块，小腹疼痛拒按。瘀血阻脉，津液不能上承，则口干不欲饮。舌脉均为瘀热之象。

【治法】活血化瘀，稍佐清热。

【方药】**加味丹归活血汤**（《中医妇科临床方剂》）

丹参15g，当归10g，赤芍10g，红花9g，川芎4.5g，桃仁9g，甘草9g，益母草15g，柴胡9g，醋香附9g，炮姜4.5g，台乌药9g。

随症加减：

临床上多在此方基础上加川楝子、金银花以增活血化瘀之力，瘀去则热自平。

5. 产后蒸乳发热证

【主要证候】产后两三日，发热伴乳汁不行或行而不畅，乳房胀硬疼痛或有结块，苔薄腻或薄黄，脉弦数。

【证候分析】产后乳汁蕴结未通，气机失宣，脉络受阻，致营卫不和故发热，伴乳汁不行或行而不畅，且乳房胀硬疼痛或有结块。

【治法】解郁散结，通络下乳。

【方药】加味通经活络汤（《中医妇科治疗学》）

醋香附 9 g，青皮 9 g，橘络 9 g，丝瓜络 9 g，通草 4.5 g，瓜蒌 9 g，当归 9 g，白扁豆 9 g，王不留行 9 g，炮山甲 4.5 g，连翘 12 g，金银花 15 g。

随症加减：

乳房胀痛甚者，酌加漏芦、路路通、川芎、炒枳壳以增强通乳散结之效。

乳房胀痛有热感者，酌加黄芩、栀子、蒲公英、牡丹皮以清热凉血，并可以外敷金黄散以清热解毒，消肿止痛。

[中成药]

1. 清开灵注射液　清热解毒，祛邪安神。适用于产后发热（感染邪毒证）。静脉滴注，每日 40 mL 加至 5% 的葡萄糖 500 mL 中静脉滴注。

2. 生化汤丸　活血化瘀，生化补虚。适用于产后发热（血瘀证）。水丸。口服，每次 9 g，每日 2～3 次。用淡米醋送服。

3. 柴胡饮冲剂　祛风散寒，疏表解肌。适用于产后发热（外感风寒证）。粉剂。冲服，每次 10 g，每日 2～3 次。

4. 当归补血丸　益气生血，补虚退热。适用于产后发热（血虚证）。水丸。口服，每次 9 g，每日 2～3 次。

5. 补中益气丸　益气补虚，甘温除热。适用于产后发热（血虚证）。蜜丸。口服，每次 1～2 丸，每日 2～3 次。米汤送服。

6. 涌泉散　活血下乳，通经活络。适用于产后发热（蒸乳证）。粉剂。口服，每次 3 g，每日 2 次。

[针灸疗法]

1. 体针

①感染邪毒证

治则：清热解毒，凉血化瘀。

取穴：关元、中极、维胞、阴陵泉、曲池、合谷。

手法：上穴均采用泻法。

②外感风寒证

治则：扶正补虚，解表疏风。

取穴：列缺、合谷、风门、风池、三阴交、血海。

手法：列缺、风门施用泻法；合谷、三阴交、血海均采用平补平泻法。

③血瘀证

治则：活血化瘀，通经退热。

取穴：中极、气海、膈俞、行间、血海、合谷。

手法：上穴均采用泻法。

④血虚证

治则：补气养血，补肝健脾。

取穴：肝俞、脾俞、太冲、血海。

手法：上穴均采用补法。

⑤气虚证

治则：益气养血，扶正补虚。

取穴：气海、三阴交、足三里。

手法：上穴均采用补法，气海用隔姜灸。

⑥蒸乳证

治则：疏肝清热，通络下乳。

取穴：膻中、乳根、少泽、内关、太冲。

手法：上穴均采用泻法。

2. 耳针

主穴：子宫、卵巢、肾上腺、内分泌、肺。

配穴：外生殖器、附件、神门可用于产褥感染发热及阴虚发热；外感风寒选加内鼻、外鼻、咽喉、额等穴。

操作：每日取4～6穴，毫针刺，均采用泻法，每日1～2次，留针1～2小时。

［食疗调养］

一、食调要点

1. 产后发热中有感染邪毒证、血虚证、血瘀证、外感证，其中气血亏虚、营卫失和为其本质，故《黄帝内经》曰："邪之所凑，其气必虚。"治疗除驱邪外出外，关键在于补虚扶正，调和营卫。所以饮食宜清淡、富有营养、易于消化，既要补充因发热而消耗的营养和水分，又要有清热解毒作用，如粥类、汤汁、藕粉羹、莲子汤、银耳汤、果汁等。

2. 对于感染邪毒证、血瘀发热证、外感表证，分别宜食清热解毒、凉血化瘀的食物，活血化瘀、行气散血的食物，疏散风寒、解表解肌的食物。对于正气虚惫，发热较重的产妇可采用半流质或流质饮食，严重者可通过鼻饲以保持营养。

二、辨证配膳

1. 地丁败酱糖浆

原料：紫花地丁30 g，蒲公英30 g，败酱草30 g，红糖适量。

操作：上三味加水700 mL煎取400 mL，去渣，加红糖适量，温服，每次200 mL，每日2次。

功能：清热解毒，凉血化瘀。适用于产后发热（感染邪毒证）。

2. 山药龙眼肉炖甲鱼

原料：山药30 g，龙眼肉24 g，甲鱼1只（约500 g）。

操作：把甲鱼劏洗后去内脏，擦洗干净放入沸水中略煮片刻，捞起再用清水冲洗干净，切成中块。与山药、龙眼肉清炖，约煮一个半小时，至熟烂即可。

功能：滋阴清热，凉血补虚。适用于产后发热（血虚证）。

3. 黄芪枸杞子羊肉汤

原料：黄芪15 g，枸杞子30 g，精羊肉500 g，生姜3片。

操作：将黄芪、枸杞子用清水洗净，生姜刮皮、洗净、切片。精羊肉洗净整块放进沸水中煮5分钟，捞起沥干水分。把适量清水注入煲内煲滚，把全部原料放入煲内煲2个小时，再熄火焗15分钟；捞出羊肉切成小块再放回煲内，以文火煲30分钟，即可调味饮用。

功能：益气养血，甘温除热。适用于产后发热（血虚证）。

4. 川芎当归鱼头汤

原料：川芎9 g，当归30 g，红枣6枚，大鱼头2个，生姜3片，绍酒半杯。

操作：川芎、当归清水洗净，红枣洗净去核，生姜刮皮、洗净、切片。大鱼头去腮洗净，每个切开4块，用绍酒腌30分钟。把川芎、当归、红枣、生姜片放入煲内，注入适量清水，用武火煲滚后，转文火煲约1个小时，加入已腌透的鱼头，继续煮1个小时，再加入少许盐调味即可。

功能：活血化瘀，扶正退热。适用于产后发热（血瘀证）。

5. 冬瓜生地黄鲜鲍汤

原料：冬瓜250 g，生地黄15 g，鲜鲍鱼1只，陈皮6 g。

操作：鲜鲍鱼用清水洗净擦干净。冬瓜去瓤、连皮切成厚块，生地黄、陈皮分别用清水洗净。煲内注入适量清水，武火煲滚，然后放入全部原料，用文火炖2个小时，加入少许盐调味，即可饮用。

功能：滋阴补肾，凉血清热。适用于产后发热（阴虚证或血虚证）。

6. 鸡肉葱白粥

原料：鸡肉（连骨）500 g，葱白30 g，芫荽9 g，红枣9枚，生姜15 g，粳米100 g。

操作：先把葱、芫荽洗净，切碎，红枣（去核），粳米洗净。生姜刮皮，洗净，拍松。鸡肉洗净切块。把鸡肉、粳米、生姜、红枣放入锅内，加清水适量，急火煮沸后，小火煮1小时，待粥成后放入葱白、芫荽，调味即可食用。

功能：发汗解表，调和营卫。适用于产后发热（外感风寒证）。

［医案选］

孙某，女，26岁，工人，已婚。初诊日期：1972年4月18日。

正常分娩，产程较长，产后发烧7天。产后体温（38.9℃），伴有恶寒，头痛，身痛，恶露不多、色紫暗、臭秽，少腹疼痛拒按，大便秘结，小便短赤。化验室检查：血红蛋白7.4 g，白细胞15×10^9/L，血压140/86 mmHg。西医诊断：产后发烧待查。中医检查：舌质红、苔白厚而腻，脉象滑数。中医辨证：消毒不慎，邪毒感染，直犯胞宫，正邪交争。治疗拟清热解毒、活血化瘀之法。处方：金银花30 g，连翘30 g，大血藤15 g，牡丹皮10 g，炒栀子10 g，薏苡仁15 g，桃仁9 g，川芎9 g，当归9 g，炮姜4.5 g，益母草10 g，通草1.2 g。

治疗经过：服上方3剂后，体温为37.9℃，一般情况转好，但食五谷不香，胃脘有些胀感。舌质红、苔黄腻亦不明显，脉见滑缓，数象已消失，知内热已得初清。宗原方之意，去大血藤，连翘改为15 g，加炒莱菔子9 g，再服6剂，体温恢复正常，胃脘不胀，诸症消失，半月后痊愈出院。

选自《丛春雨中医妇科经验》，丛春雨著，中医古籍出版社2002年出版。

第十一节 产后关节痛

[概念]

产褥期间出现肢体、腰膝、关节疼痛、酸楚、麻木、重着者，称为"产后关节痛"或"产后遍身痛"，属于"痹证"范围，因发生在产褥期，与新产有一定的关系，则属妇科范围，如果已过产褥期，则应属内科范围。

[病因病机]

因产后多虚多瘀，如因血虚，筋脉失养；或气虚卫阳不固，外邪侵入经络；或瘀血阻滞脉络，或产时耗伤肾气均可导致产后关节疼痛。

1.血虚 素体虚弱，产时失血过多，造成血虚气弱，四肢百骸、筋脉关节失于濡养，以致周身麻木疼痛拘急。

《普济方》曰："夫中风筋脉挛急者，由产后气血不足，脏腑俱虚，日月不满而起早劳役，动伤脏腑，虚损未复，为风邪冷气初客于肌肤经络，则令人顽痹不仁，羸乏少气，风气入于筋脉，夹寒则挛急也。"

2.外感 产后百脉空虚，卫阳不固，稍有不慎，风寒湿邪乘虚而入，留着关节肌肉，痹阻经脉而致全身肢节酸痛，即《黄帝内经》所云："风寒湿三气杂至，合而为痹。"

3.血瘀 因产后有多瘀的特点，若恶露去少，瘀血阻滞经络，气血运行受阻，可致产后遍身疼痛。

《叶天士女科》曰："产后遍身疼痛……若瘀血不尽，流于遍身，则肢节作痛。"

4.肾虚 素体肾亏，胞脉系于肾，产时伤动脏腑，耗伤肾气，胞脉失养，而致腰脊酸冷疼痛。《诸病源候论》说："肾至腰脚，而妇人以肾系胞，产则劳伤肾气，损伤胞络，虚未平复，而风冷客之。"

[诊断要点]

1.症状 在产褥期出现周身关节疼痛、麻木、重着、严重者肢体关节活动受限。可出现关节肿胀，一般无关节变形。

2. 实验室检查　风湿性关节炎时，可出现抗"O"阳性，血沉增快；类风湿性关节炎时，则类风湿性因子阳性。

〔鉴别诊断〕

产后风痿　本病为产后手足痿弱无力、麻木不仁，或拘挛甚至瘫软，可延续多年不愈。本病虽因产后出血过多，肌肉筋脉失于濡养所致，但可经年不愈，不限于在产褥期间。另本病临床表现以痿为主，而不是以疼痛为主。

〔辨证论治〕

1. 血虚证

【主要证候】产后遍身关节疼痛、酸楚麻木，面黄少华，头晕心悸，皮肌不泽，舌淡红少苔，脉细弱。

【证候分析】产后血虚，筋脉失养，则周身关节疼痛、酸楚麻木。血虚心失所养则心悸。血虚肌肉失养，则皮肌不泽。舌脉均为血虚之象。

【治法】养血益气，温经通络。

【方药】加味黄芪桂枝五物汤（《金匮要略》）

川芎 4.5 g，益母草 15 g，炙甘草 9 g，黄芪 15 g，桂枝 9 g，白芍 12 g，生姜 3 片，大枣 3 枚，秦艽 9 g，当归 9 g，羌活 9 g。

2. 外感证

【主要证候】产后关节酸痛，屈伸不利，或游走窜痛，或痛有定处，疼痛剧烈，或肿胀沉着麻木。舌淡苔白或腻，脉浮或濡细，或沉紧。

【证候分析】产后体虚，腠理不密，风寒湿邪乘虚而入，阻滞经络，气血运行不畅，故关节疼痛，屈伸不利。若风邪偏胜则游走窜痛。若寒邪偏胜，则疼痛剧烈，痛有定处。若湿邪偏胜，则肿胀沉着麻木。

【治法】养血祛风，散寒除湿。

【方药】黄芪独活寄生汤

独活 9 g，桑寄生 15 g，秦艽 9 g，防风 9 g，细辛 4.5 g，当归 9 g，白芍 9 g，川芎 4.5 g，干地黄 9 g，杜仲 9 g，牛膝 9 g，红参 6 g，茯苓 9 g，甘草 9 g，肉桂 4.5 g，黄芪 15 g。

随症加减：

若临床症状以风胜为主，上方加羌活。

若临床症状以寒胜为主，上方加草乌。

若临床症状以湿盛为主，上方加苍术、木瓜。

3. 血瘀证

【主要证候】产后遍身关节疼痛，多伴有小腹疼痛拒按，恶露不下或下而不畅，面唇紫暗，舌质紫有瘀点，脉沉涩或弦。

【证候分析】瘀血阻于经络，不通则遍身关节疼痛。瘀血阻滞胞宫则恶露不下，腹痛拒按。面唇及舌脉均为瘀血之象。

【治法】养血行血，理气祛瘀。

【方药】身痛四物汤

炮姜 4.5 g，寄生 15 g，桑枝 15 g，牛膝 9 g，川芎 4.5 g，杭白芍 9 g，当归 9 g，熟地黄 9 g，醋香附 9 g，台乌药 9 g，益母草 15 g，桃仁 9 g。

4. 肾虚证

【主要证候】产后腰脊困痛，酸楚且冷，腿脚无力，甚或脚跟疼痛，舌淡胖、苔薄白，脉沉细尺弱。

【证候分析】素体肾亏，产时耗伤肾气，胞脉失养，故腰脊困痛。肾阳不足，则腰酸腿凉，腿脚无力，足跟疼痛。舌脉均为肾虚之征。

【治法】补肾通络，温经止痛。

【方药】加减养荣壮肾汤（《傅青主女科》）

桑寄生 15 g，川续断 12 g，杜仲 12 g，独活 9 g，当归 9 g，羌活 9 g，鹿角霜 15 g，淫羊藿 15 g，巴戟天 15 g，仙茅 9 g，狗脊 9 g，菟丝子 15 g，炙甘草 9 g。

［中成药］

1. 壮腰健肾丸　补肾壮腰，强健筋骨。适用于产后关节痛（肾虚证）。蜜丸。口服，每次 1～2 丸，每日 2～3 次。淡盐水送服。

2. 妇科毛鸡酒　活风疏风，益气养血。适用于产后关节痛（外感证）。酒剂。口服，每次 30～50 mL，每日 1～2 次。

［针灸疗法］

1. 血虚证

治则：益气养血，通络止痛。

取穴：脾俞、膈俞、阴陵泉、足三里。

手法：上穴均采用补法，并可配合灸治。

2. 血瘀证

治则：活血通络，化瘀止痛。

取穴：膈俞、血海、气海、阿是穴。

手法：膈俞、血海、气海均采用泻法；阿是穴压痛明显处，用三棱针刺络，内火法拔罐以排出瘀血。

3. 风寒证

治则：祛风散寒，养血通络。

取穴：风池、曲池、膈俞、阳陵泉。

手法：风池、曲池、阳陵泉均采用泻法；膈俞采用平补平泻法。

4. 肾虚证

治则：补肾益气，壮腰强骨。

取穴：大杼、肾俞、命门、关元、三阴交。

手法：上穴均施用补法。

［食疗调养］

一、食调要点

1. 产后关节痛，产出用力、产创出血致气血大伤为致病内因，所以饮食应以补气养血为主，佐以通络，如黄芪木瓜鸡脚汤、胡椒炖猪蹄、当归生姜羊肉汤等。属外感风寒证，可服用清淡疏解之品，如牛奶、豆浆、果子汁、蔬菜等，忌食生冷之品。

2. 产后关节痛属血瘀证应以温通为主，如牛膝猪筋汤、红花桑枝酒、三蛇酒等，但不要过于温燥或油腻太过。产后关节痛属肾虚证，当以补肾填精、温通经络为主，可食血肉有情之品，填补奇经。

二、辨证配膳

1. 胡椒炖三蛇汤

原料：白胡椒15 g，生姜30 g，红枣10枚，三蛇1副，猪瘦肉120 g。

操作：白胡椒、红枣、生姜分别用清水洗净，红枣去核，生姜刮皮、洗净、拍松，备用。三蛇（蛇店有售）劏洗干净，去头、皮及内脏，放入沸水中余过，捞出后沥干水分。猪瘦肉用清水洗净，放入沸水中余过。把全部原料置炖盅内，注入适量清水，盖上盅盖，隔水炖4个小时，调味后即可饮用。

功能：益气养血，通经止痛。适用于产后关节痛（血瘀证、血虚证、肾虚证）。

2. 花菇炖蛇汤

原料：花菇 10 个，三蛇 1 副，生姜 30 g，陈皮 9 g，金华火腿 30 g，猪瘦肉 250 g。

操作：三蛇劏洗干净，放入沸水中汆过，取出，切段放入煲中，加入生姜及适量清水，煲 1 个小时后滤出蛇汤，除尽蛇骨，将蛇肉切丝，备用。花菇用清水洗净，洗净后去蒂切丝。金华火腿隔水蒸熟，切薄片后再切丝。瘦肉洗净后放入沸水中汆过，捞出后切丝，陈皮用清水浸透。将全部原料放入炖盅，注入蛇汤，盖上盅盖，隔水炖 4 个小时，加少许盐调味，即可。

功能：养血去风，通经止痛。适用于产后关节疼痛（血虚证、外感证或肾虚证）。

3. 山药黑枣鸡脚汤

原料：山药 30 g，黑枣 10 枚，鸡脚 6 只，生姜 60 g。

操作：山药用清水洗净，黑枣去核洗净，生姜刮皮、洗净、切片。鸡脚洗净，切去脚趾，放进沸水中煮数分钟，再用清水漂洗数次。把适量清水注入煲中煮沸，放进所有原料，文火煲 3 个小时，下盐调味，即可。

功能：补肾健脾，通经补虚。适用于产后关节痛（肾虚证）。

4. 桑寄生鸡蛋茶

原料：桑寄生 60 g，麦冬 15 g，红枣 10 枚，鸡蛋 2 个，冰糖适量。

操作：桑寄生、麦冬、红枣分别用清水洗净，红枣去核。将所有材料全部放入煲中，注入清水 8 碗，武火煲 1 小时，取出鸡蛋去壳再放回煲中，加适量冰糖调好甜味，即可。

功能：补肾通经，温煦奇经。适用于产后关节痛（肾虚证）。

[医案选]

李某，女，27 岁，工人，已婚。初诊日期：1974 年 11 月 3 日。

产后肩关节至手指疼痛 1 月余，因产后不慎感受风寒，逐渐加重，现穿衣困难，沉重不能举臂，手指麻木无力，胃纳不香，口黏不渴，舌质淡红，白腻苔，舌体胖大边有齿痕，脉见弦滑，右脉弦紧。中医辨证：气虚风袭，寒凝湿滞，经络不畅，痹阻关节。治宜养血益气、宣痹温经、通络止痛。处方：黄芪 30 g，桂枝 9 g，杭白芍 9 g，羌活 10 g，秦艽 10 g，升麻 4.5 g，桑枝 15 g，桑寄生 15 g，丹参 10 g，生姜 3 片，大枣 3 枚，薏苡仁 12 g。

治疗经过：服上方 6 剂后，肩关节疼痛明显好转，亦能举臂穿衣。唯手指仍有麻木感。舌脉同前，遵原方继续服用，去薏苡仁，加钩藤[后下]9 g，再服 6 剂。同时令患者用桑枝 60 g、川椒 40 g 煎汤熏洗，每日 1 次，每次 15～20 分钟，1 周后患者肩关节活动自如，手指麻木消失。1975 年 2 月 7 日随访，迄今未复发。

选自《丛春雨中医妇科经验》，丛春雨著，中医古籍出版社 2002 年出版。

第十二节　产后缺乳

[概念]

产后或哺乳期乳汁甚少或全无，名为"产后缺乳"，又名"乳汁不足""乳汁不行"及"乳汁停滞"。

在正常生理情况下，新产后乳房开始分泌乳汁，产后半小时即可哺乳，但由于各种因素，部分产妇产后周余仍无乳汁分泌，或虽有泌乳，但乳汁甚少，不能满足婴儿的需要，则为缺乳症。

乳汁的分泌与乳腺的发育、精神因素、哺乳方式及全身情况密切相关，垂体功能低下或孕期胎盘功能不全，均可影响乳腺的发育及产后乳汁分泌。产后若营养不良、精神恐惧或抑郁，可直接影响丘脑下部，使催乳素分泌减少，影响乳汁的分泌。哺乳次数太少或乳汁不能排空，经常造成乳汁郁积，也将影响乳汁的分泌。本病多发生在产后 2～3 日至半个月内。

[病因病机]

乳汁乃血所化，妇人经水与乳，俱由脾胃所生。故乳汁来源于中焦脾胃。而乳汁的分泌能否顺利畅通，还需依赖于肝气的疏泄，只有肝气条达，气机畅通，乳汁才能正常分泌。因此气血化源不足及肝气郁结，乳汁运行受阻是缺乳的主要原因。

1.气血虚弱　脾胃素虚，生化之源不足。复因分娩失血过多，气血更虚，乳汁来源亏乏，以致乳汁甚少或全无。

329

《景岳全书·妇人规》记载"妇人乳汁，乃冲任气血所化，故下则为经，上则为乳。若产后乳迟乳少者，由气血之不足。而犹或无乳者，其为冲任之虚弱无疑也"。

《傅青主女科》记载"无气则乳无以化，无血则乳无以生"。

2. 肝郁气滞 产后情志抑郁，肝失条达，气机不畅，气血失调，经脉涩滞，阻碍乳汁运行，则乳汁不下。

《儒门事亲》记载"或因啼、哭、悲、怒、郁结，以致乳脉不行"。

［诊断要点］

1. 症状 产后或哺乳期，乳汁甚少或全无，称为"产后缺乳"。

2. 检查 乳腺发育正常，乳房柔软或胀硬；还要注意乳头是否凹陷，有无乳头皲裂。

［鉴别诊断］

乳痈 乳痈西医称之为"急性乳腺炎"，一般发生于产后2～3周，本病初期常出现乳汁排泄不畅，表现为乳汁减少，但伴恶寒发热、骨节酸痛、胸闷呕吐等急性感染症状。

［辨证论治］

1. 气血虚弱证

【主要证候】产后乳少或无乳可下，乳汁清稀，乳房无胀痛，面色无华，皮肤干燥，食少便溏，舌淡苔薄白，脉细弱。

【证候分析】因气血虚弱，乳汁化源不足，故乳汁少或无乳，乳房无胀痛。气虚血少，不营于外，则面白肤干。中气不足，脾阳不振，则食少便溏。

【治法】补益气血，佐以通乳。

【方药】

①加减通乳丹（《傅青主女科》）

红参9g，黄芪15g，当归9g，木通9g，桔梗4.5g，土炒白术15g，炙甘草9g，炮山甲4.5g，漏芦9g，大枣3枚，猪蹄煎汤入药。

②下乳添浆汤（《妇科病中药疗法·彭静山经验方》）

治产后乳汁不足，未满一月者，服之极效。

当归30g，生黄芪24g，漏芦9g，甲珠4.5g，王不留行9g，瓜蒌9g，天花粉9g，川芎4.5g，酒芍4.5g，通草4.5g，木通9g。

用猪蹄一对，洗净去毛，多加水，用砂锅煮极烂，去猪蹄，用汤勺撇去浮油，以此汤煎药服下，盖被取汗，翌日乳汁自然涌出。

随症加减：

饮食减少，大便溏泻者，加茯苓、山药、白扁豆以健脾渗湿。

胸胁闷胀者，加柴胡、佛手以疏肝行气。

头晕、心悸者，加阿胶、首乌以养心血。

2. 肝郁气滞证

【主要证候】产后乳汁涩少或无，乳房胀痛或硬，胸胁胀满，烦闷不快，或有身热，胃脘胀闷，食欲减退。舌暗红苔薄黄，脉弦或数。

【证候分析】产后情志抑郁，肝气不舒，疏泄功能失职，气机壅塞，影响乳汁的运行，以致乳少或无，乳房胀痛。肝脉布胁，肝郁气滞，经脉不畅，则胸胁胀痛。木郁克土，胃失和降，则胃脘胀满，食欲减退。若肝郁化热则会出现身热及脉弦数，苔薄黄。

【治法】疏肝解郁，通络下乳。

【方药】**加味下乳涌泉散**（清太医院配方）

当归10g，白芍9g，川芎9g，生地黄9g，柴胡12g，青皮9g，天花粉9g，漏芦9g，木通9g，白芷9g，穿山甲4.5g，炙甘草9g，桔梗4.5g，王不留行9g，通草4.5g，醋香附9g。

随症加减：

乳房胀甚者，加橘络、丝瓜络、全瓜蒌以增强通络下乳之功。

微热，或乳房有热感，舌质红，脉弦数者，酌加蒲公英、白蒺藜、赤芍、僵蚕以清热散结。

乳房胀硬热痛，触之有块者，外用蒲公英，捣烂敷于肿处，势欲成脓者，可按"乳痈"处理。

［中成药］

1. 涌泉散　活血通络，疏肝下乳。适用于产后缺乳（肝郁气滞证）。散剂。口服，每次3g，每日3次。淡米醋送服。

2. 催乳丸　益气活血，通经下乳。适用于产后缺乳（气血虚弱证）。蜜丸。口服，每次1丸，每日2～3次。米汤送服。

[针灸疗法]

1.气血虚弱证

治则：益气养血，通络下乳。

取穴：膻中、乳根、脾俞、足三里、少泽。

手法：少泽为经验穴，仅留针，不用手法。膻中、乳根、脾俞、足三里均采用补法。

2.肝气郁滞证

治则：疏肝理气，通络下乳。

取穴：膻中、乳根、少泽、内关、太冲。

手法：上穴均采用泻法。

[食疗调养]

一、食调要点

1.高度重视哺乳期女性的膳食营养供给，有利于体力的恢复及增加乳汁的分泌。产后1～2天，产妇疲劳，胃肠功能不好，因此要进食营养丰富、味道清淡、容易消化、清洁卫生之饮食，如红糖水、果汁、豆浆、红糖粥等。产褥期须"三高"饮食，即高蛋白、高脂肪、高汤饮食，并应含钙、磷、矿物质及维生素，而且要少食多餐，如清炖鸡汤、豆浆、清蒸鲫鱼汤、排骨汤及各种面食。注意饮食中对乳儿产生不良影响的成分，过食凉性或油腻食物会引起乳儿腹泻，如烹调青菜、大白菜时加数片生姜，可防寒气以致乳儿腹泻。

2.乳母由于产创出血、耗伤津液，加之汗多伤津，因而保津即保乳、津足乳自多，故宜服红糖水、牛奶、豆浆、小米粥、鸡汤、肉汤、鱼汤等。

二、辨证配膳

1.无花果花生炖猪脚

原料：无花果15 g，花生仁30 g，猪脚2只，姜、葱、盐各适量。

操作：将猪脚去毛洗净、一劈两块。无花果、花生仁洗净，姜拍松，葱切段。将猪脚、无花果、花生仁、葱、姜、盐放入炖锅内，加水，武火烧沸，转文火炖煮1个小时，即可。

功能：益气养血，通络下乳。适用于产后缺乳（气血虚弱证）。

2.当归黄芪猪蹄汤

原料：当归12 g，黄芪30 g，王不留行9 g，炮山甲3 g，木通6 g，猪蹄 2 只，姜、葱、盐、绍酒各适量。

操作：猪蹄去毛、洗净、一劈两块。葱切段，姜拍松。把当归、黄芪、王不留行、炮山甲、木通用医用纱布袋装上，扎紧口。将药袋、猪脚、姜、葱、绍酒、盐放入炖锅内加水，武火烧沸，再用文火炖煮 1.5 个小时即可。

功能：益气养血，下乳通络。适用于产后缺乳（气血虚弱证或肝郁气滞证）。

3. 菠菜红萝卜汁

原料：菠菜 60 g，红萝卜 1/4 根，苹果半个，柠檬 1/8 个，冰糖 1 小块。

操作：菠菜去根，苹果、红萝卜去皮、洗净、切块。加入开水，一起放入果菜机中打成汁，滤去残渣，再加入柠檬汁和冰糖，待溶解后调拌均匀，即可饮用。

功能：活血疏肝，通络下气。适用于产后缺乳（肝郁气滞证）。

4. 八宝鸡汤

原料：党参、茯苓、炒白术、白芍各 9 g，炙甘草、川芎各 6 g，熟地黄、当归各 12 g，肥母鸡 1 只，猪肉、猪杂骨各 500 g，葱、姜各适量。

操作：把上药装入医用纱布袋内，扎紧口。将鸡、猪肉去毛、洗净、杂骨打碎，姜拍松，葱切段。将猪肉、鸡肉、药袋、杂骨放入锅中，加水。加入葱、姜。武火烧沸，再用文火炖煮 1.5 个小时，即可。

功能：益气养血，补肾健脾。适用于产后缺乳（气血虚弱证或脾肾两虚证）。

[医案选]

史某，女，28 岁，干部，已婚。初诊日期：1970 年 8 月 14 日。

产后半月乳汁由多渐少，乳房柔软，心悸气短，烦躁易怒，汗出恶风，胃口不佳，大便干燥，夜寐不实，查舌质红、苔薄，脉沉细，左关略有弦象。此乃产后气血虚少，乳汁化源不足，兼有胃热肝郁之弊。治疗宜益气养血、疏郁清热、通经化乳。处方：黄芪 30 g，党参 24 g，漏芦 9 g，甲珠 6 g，天花粉 9 g，王不留行 9 g，全瓜蒌 9 g，木通 4.5 g，醋香附 4.5 g，芦根 10 g，麦冬 9 g，通草 1.5 g。

治疗经过：令患者用猪蹄一对，煮汤煎药，药后取微汗，服用 6 剂后，乳汁恢复正常，无不适感觉。

选自《丛春雨中医妇科经验》，丛春雨著，中医古籍出版社 2002 年出版。

第十三节　产后乳汁自出

［概念］

产妇乳汁不经婴儿吮吸而自然流出者，称为"产后乳汁自出"，或叫"漏乳""乳汁自涌"。

若产妇体质盛状，气血充足，乳房饱满而乳汁溢出，或哺乳时间已到，而未按时哺乳，以致乳汁外溢者，则不属于病态。

［病因病机］

多因产后气血虚弱，胃气不固，摄纳无权，致乳汁随化随出；或因肝热，疏泄失常，迫乳外溢。

1. 气虚　乳汁为气血所化，而气血来源于脾胃，乳房属足阳明胃经。若产后脾胃虚弱，阳明胃气不固，而致乳汁失约自溢，甚则随化随出。

《妇人大全良方》记载"产后乳汁自出，乃胃气虚……"。

2. 肝热　多因产后情志抑郁，郁而化热，或大怒伤肝，肝火亢盛，疏泄太过，以致乳汁得热妄行，迫乳外溢。

《胎产心法》说："肝经怒火上冲，故乳胀而自溢。"

［诊断要点］

1. 症状　产后除生理性乳汁溢出外，未经婴儿吮吸即自然流出者，可诊为"乳汁自出"。

2. 检查　乳头无皲裂，乳房柔软，乳汁稀薄；或乳房胀硬，乳汁稠黄。

［鉴别诊断］

1. 乳泣　是指孕妇在妊娠期未产而乳汁自出。"乳汁自出"必发生于产后。

2. 闭经溢乳　是指闭经妇女出现乳汁自出，本病多伴有不孕，非产后发生。

[辨证论治]

1. 气虚证

【主要证候】产后乳汁自出、量少、质清稀，乳房柔软无胀感。面白无华，神疲气短，舌淡少苔，脉细弱。

【证候分析】产后中气不足，胃气不固，乳汁失约，则乳汁自出、质稀，乳房柔软。产后多虚，更因中气不足，故见面白少华，神疲气短。舌脉均为气虚之象。

【治法】益气养血，佐以固涩。

【方药】自拟黄芪龙牡八珍汤

党参10 g，茯苓10 g，白术10 g，当归9 g，熟地黄10 g，白芍15 g，炙甘草9 g，川芎4.5 g，黄芪15～30 g，金樱子9 g，浮小麦30 g，生龙骨^{先煎}15 g，牡蛎^{先煎}15 g。

随症加减：

临床多在上方加五味子、芡实。

2. 肝热证

【主要证候】产后乳汁自出、质较浓、量少，乳房胀满，胸胁胀痛，心烦少寐，头胀目眩，口苦咽干，便干溲黄，苔薄黄，脉弦数。

【证候分析】肝热迫乳外溢，故乳汁自出、质浓。肝失条达，气机不畅，则乳胀胁痛。肝热上扰则头胀目眩，热扰心胸则心烦少寐。热耗津液则便干溲黄。舌脉均为肝热之象。

【治法】疏肝清热。

【方药】双连橘核丹栀逍遥散

当归10 g，白芍15 g，柴胡12 g，茯苓10 g，炙甘草9 g，白术10 g，牡丹皮12 g，炒栀子9 g，黄芩9 g，五味子9 g，橘核^{捣碎}15 g，金银花15 g，连翘12 g。

随症加减：

五心烦热，舌红少津者，加生地黄、麦冬、地骨皮以养阴清热敛乳。

乳房胀痛有块者，加蒲公英、青皮、瓜蒌以清热散结。

乳房红肿，身热者，急按"乳痈"论治。

附 回乳方

若乳母体质虚弱，或因病不宜授乳，或产后不需哺乳者，或已到期断乳之时，可选用下列方法回乳，亦可用于堕胎或中期孕引产术后需回乳者。

1. 乳汁不多，可逐渐减少授乳次数，即能使乳汁分泌减少至停止。

2. 麦芽煎：炒麦芽 30 ～ 60 g，水煎作茶饮。

3. 芒硝 120 g，装入布袋，排空乳汁后敷于乳部并扎紧，待湿后更换之。

4. 针刺：取穴光明、足临泣。手法：深 1 寸，中等刺激，留针 15 分钟，每日 1 次。

5. 加味免怀散（《济阴纲目》）：红花 9 g，赤芍 9 g，当归 9 g，川牛膝 9 g，炒麦芽 30 g，山楂 15 g。水煎服。适用于产后乳汁自出（血瘀证）。

[食疗调养]

一、食调要点

1. 产后乳汁自出，应按产后的膳食原则配膳和用餐。宜食营养丰富和易消化的食物，如瘦肉、鱼、鸡及新鲜蔬菜等。忌食辛辣燥烈之品和酒类。

2. 乳汁自出多由气虚摄纳无权，或肝热致疏泄太过所成，因此，宜食具有收敛和固涩作用的食物，如芡实、莲子、酸梅等。

二、辨证配膳

1. 黄芪莲子粥

原料：黄芪 30 g，莲子肉 15 g，粳米 100 g。

操作：将黄芪用清水洗净，沥干水分，煎汤去渣取汁 500 mL，用黄芪汁煮莲子与粳米为粥。

功能：益气健脾，固摄敛乳。适用于产后乳汁自出（气虚证）。

2. 黄芪羊乳芡实饮

原料：羊乳 150 mL，芡实 9 g，黄芪 30 g。

操作：用羊乳 150 mL，加水 150 mL 煎芡实、黄芪，去渣取汁 100 mL，每日 1 剂，分 2 次服，每次 50 mL。

功能：益气补肾，固摄敛乳。适用于产后乳汁自出（气虚证或肾虚证）。

3. 秦皮粥

原料：秦皮 15 g，粳米 250 g，白糖适量。

操作：将秦皮放入锅中，加水适量，煎汤去渣取汁，加入粳米煮成粥，食前调入适量白糖即可。

功能：清热除烦，平肝敛乳。适用于产后乳汁自出（肝热证）。粳米甘而微寒，具有清热除烦、和胃健脾之功。

4. 海蜇荸荠莲子饮

原料：海蜇 30 g，荸荠 60 g，莲子 20 g，白糖适量。

操作：水煎取汁，每日 1 剂，连服 6 天。

功能：清热除烦，养阴固摄。适用于产后乳汁自出（肝热证）。

[医案选]

宋某，女，34 岁，工人，已婚。初诊日期：1975 年 6 月 11 日。

患者素有腰骶酸痛、身倦乏力之症。因流产 2 次，此次妊娠多服保胎药，现产后 20 余天，突然两乳胀痛，不经婴儿吮吸则乳汁自出，以夜间为重，时流时止，胀急即流，口苦咽干，手足心热。查舌质红、无苔，脉弦细数。此乃禀赋不足，妊娠期间，多服补药，耗伤肾阴，水亏肝旺，迫乳外溢。治疗宜滋补肾阴，清肝敛乳。处方：炒山药 15 g，生地黄 15 g，山茱萸 10 g，牡丹皮 12 g，泽泻 9 g，茯苓 9 g，黄柏 10 g，五味子 9 g，女贞子 9 g，杭白芍 10 g，蒺藜 9 g，浮小麦^{炒黄}30 g。

治疗经过：服 6 剂后乳汁自出已被抑制，但自觉乳头刺痒，原方继服 6 剂，加重蒺藜 15 g。并口服"五味子粉"以善后。

选自《丛春雨中医妇科经验》，丛春雨著，中医古籍出版社 2002 年出版。

第五章 前 阴 病

妇女前阴，即子产。妇女前阴（包括阴户、玉门、阴道）发生的局部乃至全身性病变，称为"前阴病"。阴道，又称阴中，是前后略扁的管道，伸缩性很大，平时前后壁相贴，上接子宫颈之下，向下开口于会阴之上、尿道口之下，阴道开口处称阴户，又称玉门。阴道、阴户是行月经、泌带液、男女構精的通道，也是胎儿娩出的必经之路。

常见的前阴病有阴痒、阴疮、阴痛、阴吹等。

前阴是女性生殖系统的一个重要部分，它通过经络与脏腑相联系。足厥阴肝经之脉"入毛际，过阴器，抵少腹"；足少阴胆经之脉"入毛际，合于厥阴"。《素问·厥论》中说："前阴者，宗筋之所聚。"足厥阴、足少阴之筋，皆"结于阴器"；足太阴、足阳明之筋，皆"聚于阴器"。冲脉"与阳明合于宗筋"；任脉出于会阴，过阴器，"以上毛际"；督脉"女子入系廷孔""其络循阴器"。上述表明，前阴病的发病机理有直接和间接两个方面。间接机理是脏腑功能失常累及前阴发生病变，如肝肾亏损，阴部筋脉或肌肤失养，可致阴痛、阴痒；脾肾阳虚，湿浊下注，日久化热，湿热浸淫，可致阴痒、阴肿、阴疮、阴痛；谷道不利，腑气下泄，可致阴吹。直接机理是前阴局部感染邪毒、病虫或受外伤，可致阴痒、阴肿、阴痛等。

前阴病的治疗，应从整体观念出发，强调辨证施治，一般以内服药调理脏腑而治其本，以外治法治其局部而疗其标，内外合治，标本兼顾。前阴病重在防护，特别注意前阴处的清洁卫生，防止邪毒、病虫感染，对避免和减少前阴病有着重要意义。

第一节　阴　痒

［概念］

妇女阴道内或外阴部瘙痒，甚则痒痛难忍，或伴有不同程度的带下，被称为"阴痒"，亦称"阴门瘙痒""阴逆"。现代医学称之为"外阴瘙痒"。一般常见的如糖尿病，维生素 A、B 缺乏症，卵巢功能低下或神经性瘙痒等都可以引起阴痒。但以滴虫性阴道炎、霉菌性阴道炎、老年性阴道炎和外阴白斑为多见。此外，也有因精神因素而引起的阴痒。

［病因病机］

本病多为湿热蕴积和血虚生风化燥所致。

1.肝经湿热　阴部为肝经所布，肝经郁热，脾虚湿盛，湿热下注，或感染病虫，虫蚀阴中而令阴痒。

2.肝肾阴虚　素体肝肾阴虚，精血两亏，血虚生风化燥而致阴痒。

3.湿虫滋生　素体脾虚湿盛，积久化热，流注下焦，损伤任带。湿热蕴积生虫；或外阴不洁，或久居湿地，湿虫滋生，虫蚀阴中，都可导致阴痒。

［诊断要点］

1.症状　凡妇女阴道或外阴部瘙痒，甚则疼痛难忍，并伴有不同程度的带下症状，则可以诊断为阴痒。

2.检查

（1）妇科检查　外阴皮肤色素脱失变白，或增厚或萎缩，或皲裂、破溃；或轻者外阴无著变，甚者阴部红肿伴有湿疹，搔抓破皮，黄水淋漓，溃烂不已，血出如珠。阴道内可见灰黄色泡沫样分泌物，豆渣样或凝乳样分泌物，或大量脓性分泌物。

（2）实验室检查　阴道分泌物镜检正常，或可见滴虫、真菌。

［鉴别诊断］

根据本病的临床表现，诊断不难，但应注意与下列情况鉴别。

1. 女子在发育成熟期或妊娠初期 白带可相应增多，如此时不注意清洁卫生，白带浸渍阴部，刺激皮肤黏膜，可致阴部瘙痒，但此类阴痒，白带多无色、质、气味的异常。如勤洗外阴、勤换内裤，其痒立减或立止。而阴痒一病伴有白带异常，不易自止。

2. 尿失禁、尿瘘、肛裂、肛瘘 外阴皮肤经常受尿粪浸渍，亦可引起皮肤灼痛刺痒，与阴痒相似，但细问病史，即可资鉴别清楚。

3. 蛲虫病 亦可有肛门周围及外阴瘙痒，一般多见于幼女，且多见于夜间。在夜间检查肛门，可发现蛲虫。大便检查，有蛲虫卵，可与阴痒鉴别。

4. 糖尿病阴痒 糖尿病患者除阴痒外，还有多饮烦渴、多尿、善饥多食、体重减轻。检查时空腹血糖升高，尿糖阳性，尿比重升高。

［辨证论治］

一、辨证要点

本病应从阴部瘙痒的情况及全身情况辨其原因。一般来说，湿盛作痒，常浸淫流液；热盛作痒，常焮热或溃烂；虫淫作痒，白带增多，色、质异常，奇痒如虫爬；风寒作痒，常局部皮肤变白；精血亏虚作痒，阴部干涩，灼热或皮肤变厚或萎缩。

二、治疗原则

治疗应着重调理肝、脾、肾的功能。故要注意"治外必本诸内"的原则，采用内服与外治、整体与局部相结合进行施治。

三、辨证论治

1. 肝经湿热证

【主要证候】阴部瘙痒，甚则疼痛，带下量多、色黄呈泡沫状，或如米泔水样，或如豆腐渣状，气秽。心烦少寐，口苦而腻，胸闷不适，小便黄。舌红苔黄腻，脉弦数。

【证候分析】阴部为肝经所布，肝经郁热，脾虚生湿，湿热交阻而致阴痒。湿热下注则带下量多，色黄质稠。肝经不舒则胸闷不适，心烦少寐。湿热内蕴则口苦小便黄。舌脉均为肝经湿热之象。

【治法】清肝利湿，杀虫止痒。

【方药】

①黄柏苍术龙胆泻肝汤

生地黄 10 g，当归 9 g，木通 4.5 g，车前子 9 g，泽泻 9 g，炒栀子 9 g，龙胆草 9 g，柴胡 12 g，黄柏 12 g，苍术 12 g，薏苡仁 15 g，通草 4.5 g。

随症加减：

火热炽盛，大便秘结者，加大黄，使火热之邪从大便而去。

湿热蕴结生虫，阴部奇痒者，加白鲜皮、贯众、川楝子、鹤虱以杀虫止痒。

②外洗方

黄柏 12 g，苦参 9 g，蛇床子 30 g，明矾 4.5 g，白芷 9 g，水煎过滤，温热水洗。

随症加减：

阴部红肿灼痛，或见湿疹者，加野菊花、紫花地丁、蒲公英、忍冬藤以增强清热解毒之力。

部奇痒者，上方加鹤虱、雄黄、蜂房以杀虫止痒。

局部皮肤黏膜破溃者，可于坐浴后局部撒靛玉红。

2. 肝肾阴虚证

【主要证候】阴部干涩，灼热瘙痒，五心烦热，头晕目眩，时有烘热汗出，腰酸耳鸣，带下色黄。舌红少苔，脉细数。

【证候分析】肝肾阴虚，精血两亏，血虚生风化燥，阴户为肝之分野，故见阴部干涩，灼热瘙痒感。阴虚则阳亢，见五心烦热，头晕目眩，烘热汗出。肾虚则腰酸耳鸣。肾阴不足，阴虚内热，任脉不固，带脉失约则带下色黄。舌脉亦为肝肾阴虚之象。

【治法】补益肝肾，滋阴降火。

【方药】土茯苓苍术知柏地黄丸

生地黄 15 g，泽泻 10 g，牡丹皮 12 g，山茱萸 10 g，山药 15 g，茯苓 9 g，知母 9 g，盐黄柏 15 g，地骨皮 15 g，土茯苓 15 g，苍术 15 g，生甘草 9 g。

随症加减：

白带量多、色黄秽臭者，加薏苡仁、野菊花以清热解毒。

带中夹血者，加茜草、海螵蛸以清热凉血，固涩止血。

3. 湿虫滋生证

【主要证候】阴部瘙痒，如虫行状，甚则奇痒难忍，灼热疼痛，带下量多，色黄呈泡沫状，或色白如豆腐渣状，臭秽，心烦少寐，胸闷恶逆，口苦咽干，小便黄赤，舌红，苔黄腻，脉滑数。

【证候分析】湿热与病虫，互相滋生，其虫作势，则阴部瘙痒，如虫行状，甚则奇痒难忍，灼热疼痛。湿热下注，秽液下流，则带下量多，色黄呈泡沫状，或色白如豆腐渣，臭秽。湿热与瘙痒共扰心神，则心烦少寐。湿热内蕴，则胸闷呃逆。湿热熏蒸，则口苦咽干。湿热伤津，则小便短赤。舌脉为湿热病虫相互滋生之征。

【治法】清热利湿，解毒杀虫。

【方药】二加减草薢渗湿汤（《疡科心得集》）

草薢 15 g，薏苡仁 30 g，黄柏 15 g，牡丹皮 12 g，泽泻 10 g，赤茯苓 15 g，滑石^{包煎}15 g，苍术 9 g，苦参 9 g，通草 1.2 g。

随症加减：

大便秘结不行者，加炒大黄 6 g，以泻热通便。

小便频数灼痛者，加车前子^{包煎}9 g，以清热利水通淋。

[中成药]

1. 龙胆泻肝丸　清肝利湿，泻火止痒。适用于阴痒（肝经湿热证）。水丸。口服，每次 6 g，每日 2～3 次。

2. 四妙丸　清热利湿，泻火止痒。适用于阴痒（湿虫滋生证）。水丸。口服，每次 6 g，每日 2～3 次。

3. 左归丸　滋补肝肾，填精养血。适用于阴痒（肝肾阴虚证）。蜜丸。口服，每次 1～2 丸，每日 2～3 次。淡盐水送服。

[外治方]

阴痒要重视局部治疗。常用熏洗、外搽或阴道坐药。

1. 外洗法

（1）加减溻痒汤（《疡医大全》）

鹤虱 30 g，苦参 15 g，威灵仙 15 g，当归 15 g，蛇床子 90 g，金银花 60 g，煎汤熏洗，临洗时加猪胆 2 个取汁更佳，每日 1 次，10 次为 1 个疗程，若外阴并发溃疡者忌用。

（2）加减蛇床子饮（《中医妇科学》1979 年版）

蛇床子 90 g，川椒 9 g，明矾 9 g，苦参 15 g，金银花 60 g，煎汤趁热先熏后坐浴，1 日 1 次，10 次为 1 个疗程。若阴痒破溃者，则去川椒。

2. 外搽方　适用于阴痒皮肤破损者。

珍珠散（《中医妇科学》1979 年版）

珍珠、青黛、雄黄各 3 g，黄柏 9 g，儿茶 6 g，冰片 0.03 g，共研细末外搽用。

3. 阴道坐药

可根据白带涂片检查的结果选用。

［针灸疗法］

1. 体针

①肝肾阴虚证

治则：滋肝补肾，养阴和血。

取穴：肝俞、肾俞、太溪、三阴交、曲骨、会阴。

手法：上穴均采用补法。

②肝经湿热证

治则：清肝利湿，泻火止痒。

取穴：中极、下髎、血海、三阴交、阴陵泉、曲骨、大敦、间使。

手法：上穴均采用泻法。

2. 耳针

取穴：神门、肝、脾、外生殖器、卵巢、肾。

操作：采用中、强度刺激，每次取穴 3～4 穴，埋针 15～30 分钟，每日 1 次，亦可用埋针、埋豆法。

［食疗调养］

一、食调要点

1. 阴痒多由肝经湿热或湿虫滋生所造成，宜食清肝泻火、化湿利湿之食品，如山药、薏苡仁粥等。忌食煎炒、辛辣之物，如姜、酒及油炸烩煨之品，以免助长内热。

2. 阴痒属肝肾阴虚证大都为中老年女性，宜多食滋补肝肾、养阴和血之品，忌食虾、蟹、牛肉、羊肉等腥膻之发物。

二、辨证配膳

1. 车前赤小豆粥

原料：车前子 9 g（医用纱布包），萆薢 12 g，赤小豆 60 g，粳米 150 g。

操作：将车前子、草薢、赤小豆置砂锅内，加水适量，武火煮沸后，文火慢煮 30 分钟，取汁去渣，再将药液与粳米一同放入砂锅内，加水适量，文火慢煮，至米熟粥烂为好，加入少许盐调味，即可食用。

功能：清热利湿，杀虫止痒。适用于阴痒（肝经湿热证或湿虫滋生证）。

2. 生地黄山茱萸猪肾汤

原料：生地黄 15 g，山茱萸 15 g，猪肾 1 枚。

操作：将猪肾用清水洗净，除去内部管络及筋膜，对半切开，切花成块，在沸水中余过，去掉异味，捞出后沥干水分，盛汤碗内调味。将生地黄、山茱萸放入砂锅内，并加水适量，反复把煮沸的清药汁淘入盛猪肾的汤碗内，待把猪肾用沸药汁烫至八成熟后，再倒入锅内煮沸，加入少许盐调味，即可饮用。

功能：滋补肝肾，养阴止痒。适用于阴痒（肝肾阴虚证）。

[医案选]

孙某，女，29 岁，工人，已婚。初诊日期：1987 年 2 月 19 日。

在公共浴池洗澡后出现白带量多，呈乳白色泡沫状，有时白带中夹有血丝，外阴瘙痒，有灼热感，尤其是夜间阴中有虫爬感，心中烦躁，夜寐不安，腰酸腿沉，身体沉重，最近又出现尿频、尿急、尿痛。西医检查：阴道滴虫阳性。妇科检查：阴道壁可见多处散在红色草莓状突起，诊断为滴虫性阴道炎。查舌质红，黄白腻苔，舌根部为著，脉见弦滑。辨证：肝经湿热，湿热郁结，感染病虫，下焦受侵。治疗：清肝利湿，杀虫止痒。处方：黄柏 15 g，苍术 15 g，薏苡仁 30 g，龙胆草 9 g，车前子 9 g，泽泻 9 g，白果 9 g，生地黄 10 g，牡丹皮 9 g，赤芍 9 g，炒荆芥穗 9 g。外洗药：金银花 60 g，蛇床子 90 g，煎汤滤过，每晚睡前熏洗阴道。

治疗经过：采取内服外洗方法。

治疗期间，严禁房事，忌食辛辣之物。连续治疗 20 天，病情明显好转，连续查 3 次分泌物，未见滴虫，嘱每月月经后连服 6 剂，并配合外洗，连续治疗半年。此病最难治愈，绝不可因化验结果为阴性而麻痹，坚持治疗才有根治的希望。

选自《丛春雨中医妇科经验》，丛春雨著，中医古籍出版社 2002 年出版。

附　阴道炎

当阴道环境酸碱度改变或局部黏膜变薄、破损、抗病力减低时，易被滴虫、霉菌或细菌入侵引起炎症。常见的有滴虫性阴道炎、霉菌性阴道炎、老年性阴道炎。

一、滴虫性阴道炎

［概念］

中医将本病归属于"阴痒""带下病"及"淋证"等范畴，多由脾虚湿盛、湿热下注，或感染病虫所致。临床常见证候有湿热下注证、肝经湿热证、湿毒蕴结证等。

滴虫性阴道炎由阴道毛滴虫感染引起。滴虫属厌氧的寄生原虫，对环境的适应力很强，不仅易寄生于阴道内，还可侵入尿道及尿道旁腺，甚至上至膀胱、输尿管及肾盂。滴虫能消耗或吞噬阴道细胞内的糖原，阻碍乳酸的形成，改变阴道酸碱度，使其防御能力降低而继发细菌感染，使病情加重。滴虫性阴道炎属性传播疾病之一，其传播途径除由性交直接传播外，还可通过各种不同的途径，如被污染的浴池、浴巾、游泳池、衣被、器械、坐式马桶边等而间接传播。本病可见于各年龄组的女性，3%～15%的妇女阴道内有滴虫，无炎症表现，属带虫者。但在月经前后、妊娠期或产后等阴道 pH 值改变时，常可引发炎症。

［诊断要点］

1. 症状　带下量多、稀薄、灰黄绿色、秽臭，甚或混有血液，外阴瘙痒，阴道灼热、疼痛，性交痛。若有尿道感染，可见尿频、尿痛甚至血尿。

2. 检查　妇科检查可见阴道及宫颈黏膜红肿，常有散在红色斑点，甚至呈草莓状突起，后穹窿有多量液性或脓性泡沫状分泌物。阴道分泌物镜检下可查到滴虫，此时诊断即可肯定。

3. 实验室检查　多次悬滴法检查显示阴性的可疑患者，可做滴虫培养，其准确率可由原 80%～90% 提高至 98%。

[鉴别诊断]

1. 霉菌性阴道炎 患者白带增多，阴痒与滴虫性阴道炎相似，似白带呈凝乳样或豆渣样，而非泡沫状，阴痒明显。阴道黏膜红肿并附有白色片状薄膜，强行擦除后可见糜烂或有表浅溃疡。阴道分泌物检查有霉菌但无滴虫。

2. 细菌性阴道炎 患者阴道坠胀灼热、白带增多等与滴虫性阴道炎相似。细菌性阴道炎常继发于阴道损伤、长期子宫出血、异物、盆腔炎等。阴道分泌物常为脓性，非泡沫状，阴道分泌物检查可见葡萄球菌、链球菌、大肠埃希菌或变形杆菌等，无滴虫。

[辨证论治]

1. 湿热下注证

【主要证候】带下量多、泡沫状、色黄质稀、气腥臭，镜检可见滴虫，阴部灼热瘙痒，尿黄，大便溏而不爽，口腻而臭，舌质偏红、苔黄腻，脉滑数。

【治法】清热利湿，杀虫。

【方药】加味四妙散（《成方便读》）

苍术 15 g，黄柏 15 g，薏苡仁 30 g，牛膝 9 g，白鲜皮 9 g，百部 9 g，苦参 9 g。

随症加减：

脘闷身重，神疲乏力，纳少便溏，苔白黄腻者，加茯苓、白术各 15 g、陈皮 5 g，以健脾燥湿。

2. 肝经湿热证

【主要证候】带下量多如泡沫状、色黄或黄绿、质稀、气味腥臭，有滴虫，阴部瘙痒灼痛，头晕目胀，心烦口苦，胸胁、少腹胀痛，尿黄便结，苔黄，脉弦数。

【治法】泻肝清热，除湿杀虫。

【方药】**苦参薏苡仁龙胆泻肝汤**

龙胆草 9 g，生地黄 12 g，当归 9 g，柴胡 9 g，生甘草 4.5 g，泽泻 9 g，车前子^{包煎} 9 g，木通 4.5 g，黄芩 9 g，炒栀子 9 g，苦参 9 g，薏苡仁 30 g。

3. 湿毒证

【主要证候】带下量多、色黄如脓、混杂血丝，或浑浊如泔，杂下脓血，臭秽，有滴虫，阴痒，阴中灼热，阴道潮红有草莓状突起，尿频涩痛，舌红苔黄腻，脉滑数。

　　【治法】清热解毒，除湿祛邪。

　　【方药】百部萆薢渗湿汤

　　萆薢 15 g，生薏苡仁 30 g，黄柏 15 g，赤茯苓 9 g，牡丹皮 12 g，泽泻 9 g，通草 4.5 g，滑石粉^{包煎}30 g，百部 15 g，贯众 10 g，野菊花 10 g，炒荆芥穗 9 g。

［中成药］

妇科止带片　清热除湿，健脾止带。适用于滴虫性阴道炎（肝经湿热下注证）。片剂。口服，每次 5 片，每日 3 次。

［外治法］

1. 熏洗法

　　（1）蛇床子 30 g，五倍子 10 g，白矾 10 g，苦参 15 g，凤眼草 15 g，花椒 10 g。本方止痒效果好，适用于各证。早晚各 1 次。

　　（2）溻痒方：鹤虱 30 g，苦参 12 g，威灵仙 12 g，当归 12 g，蛇床子 12 g，狼毒 10 g，薄荷^{后下}3 g。适用于各证。早晚各 1 次。

　　（3）蛇床子 30 g，苦参 30 g，五倍子 15 g，仙鹤草 15 g，黄柏 15 g，土茯苓 15 g，乌梅 1 枚，冰片^{化入}3 g。适用于各证。早晚各 1 次。

2. 阴道纳药法

鸦胆子 20 个去皮，用水 1 杯，煎成半杯，用带线棉球浸药液塞入阴道后穹窿。每日 1 次，10 次为 1 个疗程，适用于湿毒证。

［预防与调护］

　　1. 加强卫生宣传，提倡淋浴、废除盆浴，公共场所便池应为蹲式。

　　2. 医院所用各种器械、被服、妇科检查用具应严格消毒，诊察台应使用一次性垫单，防止交叉感染。

　　3. 反复感染者应检查其丈夫或性伴侣的小便及前列腺液，必要时反复检查，如为阳性应一并治疗。

　　4. 治疗期间，应保持外阴清洁，每日清洗 1～2 次；为避免重复感染，内裤及洗涤用毛巾应煮沸 10 分钟以消灭病原；同时应避免性交，或用避孕套以防止交叉感染。

［食疗调养］

一、食调要点

滴虫性阴道炎多由脾虚湿盛、湿热下注，或感染病虫所致，因此要少食易伤脾胃的膳食，以免损伤脾胃，多吃运脾化湿、清热利湿之食物。更要少食甘甜厚味，或辛辣油炸烩煨之品，不给感染病虫以滋生的内环境，以便疾病的康复和治疗。

二、辨证配膳

1. 鸡冠花薏苡仁粥

原料：鸡冠花 30 g，薏苡仁 60 g，粳米 150 g，佐料适量。

操作：将鸡冠花（去子）用清水洗净，与薏苡仁及粳米同置砂锅中煲粥，至粥熟米烂时，下佐料调味即可。

功能：清湿利湿，解毒杀虫。适用于滴虫性阴道炎（湿热下注证、肝经湿热证、湿毒证）。

2. 黄瓜土茯苓乌蛇粥

原料：乌梢蛇 150 g，黄瓜 500 g，土茯苓 90 g，生姜 15 g，赤小豆 60 g，红枣 9 枚。

操作：将活乌梢蛇剥皮、去内脏，放入碗内，上笼蒸至烂熟，取肉去骨备用。赤小豆洗净，红枣洗净去核，切成碎块备用。鲜黄瓜切成小片备用。先将土茯苓与生姜入锅，煮 1 小时，去渣留汁。再把赤小豆，红枣入汤内煮粥，待粥熟后，入乌梢蛇肉与黄瓜片，再稍煮片刻即可。

功能：清热除湿，解毒止痒。适用于滴虫性阴道炎（湿热下注证、肝经湿热证、湿毒证）。每日早晚温热食服，3～5 天为 1 疗程。食粥期间忌茶。

二、霉菌性阴道炎

［概念］

中医将本病归属于"阴痒""阴痛""带下病"等范畴，认为本病乃素体阴虚或久病伤阴，阴窍失养；或脾虚肝郁，湿浊下注；或感染邪毒致虫蚀阴中，湿热蕴结而致。临床常见证候有湿热蕴结证、阴虚夹湿证等。

霉菌性阴道炎大多由白色念珠菌引起，少数患者（如治疗无效或经常复发的患者）的阴道分泌物中可分离出其他念珠菌及球拟酵母属菌。白色念珠菌是一种腐物寄生菌，平时存在于人体的皮肤、黏膜及消化道等，当机体抵抗力降低，念珠菌达到相当数量时才致病，故 10% ～ 20% 的正常妇女阴道中有少量霉菌而无症状。当阴道内糖原增多，酸度增加，或因用药而使菌群失调，霉菌迅速繁殖，则可引起炎症。本病多见于孕妇、糖尿病及接受雌激素或长期应用广谱抗生素及肾上腺皮质激素者，其他如严重的传染性疾病、消耗性疾病及复合维生素 B 缺乏等疾病，均有利于念珠菌生长。它属性传播疾病之一。存在于人的口腔、肠道及阴道黏膜上的念珠菌可以互相感染，一般认为与足癣无关。

［诊断要点］

1. 病史　对年老、肥胖或顽固病例，应详细询问病史，如有无糖尿病史及应用大量甾体类激素或长期应用抗生素史，以寻找发病的各种原因。

2. 症状　主要为外阴瘙痒、灼痛。严重时坐卧不安，痛苦异常。还可有尿频、尿痛及性交痛。急性期白带增多，典型的白带白色黏稠，呈豆渣样或凝乳样。少数患者白带可无明显异常。

3. 检查

（1）妇科检查　双侧小阴唇内侧及阴道黏膜发红、水肿，表面附有白色片状薄膜，可剥离，擦除后露出受损黏膜的糜烂基底或表浅溃疡。阴道分泌物涂片检查可找到芽孢或 / 及假菌丝（湿片法可靠性为 60%，染色法可提高至 80% 左右）。

（2）辅助检查　若临床可疑而阴道分泌物涂片检查呈阴性者，可行霉菌培养法。应检查尿糖，必要时查血糖及做糖耐量试验，以除外糖尿病。

［鉴别诊断］

滴虫性阴道炎　二者白带性状不同，做分泌物涂片检查，即可明确诊断。有时二者可共存。

［辨证论治］

1. 湿热蕴结证

【主要证候】阴痒，坐卧不安，带下量多或少、豆渣样、色白或淡黄，脘腹胀满，纳呆，便溏，苔腻，脉滑。

【治法】清热除湿，化浊止痒。

【方药】自拟清热化湿分清饮

川草薢 24 g，石菖蒲 9 g，黄柏 15 g，茯苓 15 g，土炒白术 9 g，莲子心 9 g，车前子^{包煎}15 g，鹤虱 9 g，白鲜皮 9 g，苍术 15 g，苦参 15 g，通草 1.2 g。

随症加减：

若神疲乏力，舌淡胖，去黄柏、莲子心，加党参 15 g、薏苡仁 24 g、白果 9 g、芡实 15 g，以健脾化湿。

若阴道红肿，尿频急涩痛，便结，烦渴，加紫花地丁、大青叶、椿根皮、生大黄各 9 g，以清热解毒。

2. 阴虚夹湿证

【主要证候】阴痒灼痛，反复发作，带下量可多可少，豆渣样或水样，或夹有血丝，五心烦热，夜寐不安，口干不欲饮，尿频涩，舌红少苔或中根部有黄腻苔，舌上少津，脉细数。

【治法】滋阴清热，佐以化湿。

【方药】自拟生地黄骨皮饮

生地黄 15 g，山栀子 9 g，木通 3 g，甘草 5 g，鹤虱 9 g，白鲜皮 9 g，地骨皮 15 g，赤芍 9 g，白茅根 15 g，女贞子 9 g，墨旱莲 9 g，炒荆芥穗 9 g，黄柏 15 g。

随症加减：

若带下色赤，加牡丹皮 10 g，以凉血止血。

〔中成药〕

1. 白带丸　健脾固涩，止带除湿。适用于湿热蕴结证。蜜丸。口服，每次 1 丸，每日 2 次。

2. 知柏地黄丸　滋阴清热除湿。适用于阴虚夹湿证。水丸或蜜丸。口服，每次 6～9 g，每日 2～3 次。

〔外治法〕

1. 熏洗法　杀霉菌方：草薢 12 g，薏苡仁 15 g，土茯苓 30 g，藿香 15 g，白矾 30 g，薄荷^{后下}5 g。煎水 2000 mL，坐浴，适用于各证。每日 1～2 次。

2. 阴道灌洗法　大蒜 30 g，煎水坐浴或冲洗阴道。适用于各证。每日

1～2次。

［预防与调护］

1. 勤洗换内裤，经常保持外阴清洁干燥，不与他人共用浴巾、浴盆，不穿尼龙或类似织品的内裤，患病期间用过的浴巾、内裤等，应煮沸消毒。

2. 合理应用广谱抗生素及激素。

3. 糖尿病等消耗性疾病患者，应特别注意外阴清洁，争取每次便后清洗外阴。

4. 宜清淡饮食，忌辛辣及肥甘厚味太过，以免化生湿热而加重病情。

［食疗调养］

一、食调要点

霉菌性阴道炎多为素体阴虚，或久病伤阴，阴窍失养；或脾虚肝郁，湿热下注；或感染邪毒致虫蚀阴中。因此，宜食滋阴补肾、养血润窍的食物，或疏肝理气、化湿清热之品。忌食辛辣厚味滋腻之品。

二、辨证配膳

1. 冬瓜薏苡仁煲鸡汤

原料：鸡1只（约500 g），冬瓜500 g，薏苡仁30 g，冬菇10只，陈皮6 g。

操作：鸡劏洗干净，冬瓜去瓤、连皮切成大块。冬菇、薏苡仁分别用清水浸透洗净，陈皮浸透洗净。将上述全部原料放入煲内，注入适量清水，武火煲30分钟，转用文火煲2个小时，即可调味饮用。

功能：清热利湿，解毒止痒。适用于霉菌性阴道炎（湿热蕴结证、阴虚夹湿证）。

2. 山慈菇茯苓瘦肉汤

原料：山慈菇150 g，土茯苓45 g，生姜15 g，蜜枣3枚，瘦猪肉250 g。

操作：将山慈菇去皮洗净，土茯苓刮皮、洗净、切成小块，生姜刮皮、洗净、拍松。蜜枣洗净备用。瘦猪肉洗净后放在沸水中煮数分钟，捞起沥干水分。将所有原料放入煲中，加适量清水，武火煲滚后，文火煲3个小时，调味即可。

功能：清热解毒，养阴止痒。适用于霉菌性阴道炎（阴虚夹湿证）。

三、老年性阴道炎

［概念］

中医常将本病归属于"带下病""阴痒"等范围，认为是阴血不足，阴窍失养，或脾虚湿阻，湿热下注，任脉不固，带脉失约所致，多属虚证或本虚标实证。临床常见证候有肝肾阴虚证、湿热下注证等。

老年性阴道炎是妇女绝经后，由于卵巢功能衰退，雌激素缺乏，阴道内pH值上升，局部抵抗力减弱，易受细菌感染而引起的炎症。它不仅常见于老年妇女，类似改变也可发生于卵巢功能衰退、卵巢切除或盆腔放射治疗后的中青年妇女。故有人认为该病应被称为"萎缩性阴道炎"。

［诊断要点］

1.病史　有绝经史，见于绝经后的老年人，卵巢功能早衰或有卵巢切除、盆腔放射治疗史的中青年妇女。

2.症状　白带稍多，色黄质稀，或赤白带下，或黏稠如脓，多伴外阴瘙痒、灼热、小腹坠胀。少数病例可出现尿频、尿痛及尿失禁。

3.检查

（1）妇科检查　阴道黏膜上皮变薄，皱襞消失，黏膜充血，或有散在出血点或片状出血斑，或有表浅溃疡；宫颈充血，有散在出血点；子宫萎缩变小。若经久不愈，黏膜下结缔组织纤维老化，则阴道弹性消失、变窄。严重者可见阴道闭锁、阴道积脓。阴道分泌物涂片可查找病原体。

（2）辅助检查　必要时可取阴道分泌物做细菌培养。

［鉴别诊断］

1.滴虫性阴道炎　带下色黄、有泡沫、秽臭。镜检可见阴道毛滴虫而有别于老年性阴道炎。

2.霉菌性阴道炎　带下色白呈乳凝块状，或豆腐渣，外阴奇痒，阴道壁可见白色伪膜，不易擦去，强行擦去可有出血。镜检可见白色念珠菌。

3.阴道癌　若阴道壁溃疡或有肉芽肿者应与阴道癌相鉴别。阴道癌的分泌物多为水样或血水样，有恶臭；肿物呈菜花样，质硬，溃疡较深，边缘硬；病理检查可确诊。

4.宫体癌　多见于老年妇女，尤其是绝经前后，与老年性阴道炎相似，但宫体癌常有不规则阴道出血，或血水样白带，阴道光滑，无出血斑点，宫颈口有血性分泌物流出，子宫不萎缩反而饱满或稍大质软。诊断性刮宫并行病理检查可发现子宫内膜有癌组织而确诊。

［辨证论治］

1.肝肾阴虚证

【主要证候】外阴干涩、灼热、疼痛、瘙痒，白带清稀、色黄或赤、量常不多，头晕耳鸣，心烦易怒，腰膝酸软，咽干口燥，舌红少苔，脉细数。

【治法】滋补肝肾，清热止带。

【方药】自拟菟丝羊藿巴戟地黄丸

熟地黄15 g，山药15 g，山茱萸10 g，茯苓15 g，泽泻10 g，牡丹皮10 g，黄柏15 g，知母9 g，淫羊藿15 g，巴戟天15 g，菟丝子30 g，炒荆芥穗9 g。

随症加减：

烘热汗出、形寒者，加仙茅、五味子各10 g，以温补肾阳，阴阳并治。

带下量多者，加煅牡蛎^{先煎}30 g、芡实12 g、莲须9 g，以固涩止带。

2.湿热下注证

【主要证候】带下量多、色黄或黄稠如脓、秽臭，阴痒灼痛，阴部糜烂，口干口苦，小便短赤涩痛，苔黄腻，脉滑数。

【治法】清热利湿止带。

【方药】自拟止带地黄汤

茵陈12 g，生地黄15 g，土茯苓15 g，山药15 g，山茱萸9 g，牡丹皮12 g，泽泻9 g，黄柏15 g，苍术15 g，薏苡仁30 g。

随症加减：

湿毒壅盛，阴道或宫腔积脓，或身热者，宜加野菊花、蒲公英、紫花地丁、败酱草各15～30 g，以加强清热解毒之功。

［中成药］

1.知柏地黄丸　补益肝肾，清热止带。适用于肾虚湿热证。蜜丸或水丸。口服，每次6～9 g，每日2～3次。

2.人参归脾丸　补养心脾，宁心安神，止痒。适用于阴血亏虚，热不甚者。蜜丸。口服，每次9 g，每日2～3次。

［外治法］

1.黄柏 30 g，金银花 10 g，淫羊藿 30 g。煎水，行阴道冲洗或坐浴，每日 1～2 次。适用于肝肾阴虚证。

2.黄柏 30 g，苦参 30 g，百部 30 g，野菊花 20 g，赤芍 20 g，白鲜皮 20 g，枯矾 20 g。煎水 2000 mL，熏洗外阴，每日 1～2 次。适用于湿热证。

［食疗调养］

一、食调要点

老年性阴道炎多由于绝经后阴阳失衡，肾阳虚衰，阴血不足，阴窍失荣，任带空亏，固摄失约而成。其膳食应以调整阴阳、滋补奇经、温煦滋养食物为主，不宜辛辣耗窜之品，以免伤其阴血。

二、辨证配膳

1.虫草水鱼汤

原为：冬虫夏草 30 g，红枣 6 枚，生姜 30 g，鳖 1 只，绍酒 2 汤匙。

操作：把冬虫夏草用清水洗净，红枣去核洗净，生姜刮皮、洗净、切片。将鳖放入沸水中，使其排尽尿液，捞出劏洗干净，去内脏。将上述全部原料放入炖盅内，加入清水 4 碗，盖上盅盖，隔水炖 4 个小时，再加入少许盐调味，即可。

功能：滋阴补肾，清热固带。适用于老年性阴道炎（肝肾阴虚证）。

2.赤小豆冬瓜鲤鱼汤

原料：赤小豆 30 g，冬瓜 250 g，陈皮 6 g，鲤鱼 1 条。

操作：把冬瓜去瓤，洗净后，连皮切厚块。赤小豆洗净。陈皮用清水浸软。鲤鱼劏洗干净，去腮及内脏，留鳞，抹干水分后，用油煎至鱼身两侧微黄，铲起。在煲中注入适量清水，武火煲滚，把全部原料放入煲中，用文火煲约 3 个小时，调味后即可。

功能：温肾滋阴，清热化湿。适用于老年性阴道炎（湿热下注证或阴虚夹湿证）。

四、非特异性阴道炎

[概念]

中医将本病归于"阴痛""带下病""淋证"等范畴。其主要病机是肝、脾、肾功能失调，邪气内侵，经络阻滞，带脉失约，任脉不固。临床常见证候有肝肾阴虚证、肝郁脾虚证、湿热下注证等。

不是由特异性病原体，如滴虫、霉菌、淋球菌等所致，而是由一般病原菌，如葡萄球菌、链球菌、大肠埃希菌、变形杆菌等引起的阴道炎，统称为非特异性阴道炎或细菌性阴道炎。常见于身体衰弱及个人卫生条件差的妇女。本病相关因素很多，如阴道创伤、阴道内异物（如子宫托，遗留棉球或纱布等）、接触具有腐蚀性的药物、使用避孕工具不当、刺激性的阴道冲洗、子宫内膜炎、宫颈炎、流产或分娩后分泌物增多、长期子宫出血、手术损伤等，致使阴道正常防御功能遭到破坏，为病原菌的生长繁殖创造了条件。近年研究表明，除了上述各种常见的病原菌外，尚与嗜血杆菌、支原体、各种厌氧菌的感染有关。

[诊断要点]

1. 病史 常有阴道损伤、阴道内纳入异物、阴道用腐蚀性药物等病史，以及机体抵抗力减弱、子宫内膜炎、盆腔炎、长期子宫出血、流产或产后等诱因。

2. 症状 常有全身乏力、盆腔不适、阴道坠胀及灼热感。带下增多，呈混浊浆液性或脓性，严重者有臭味。大量阴道分泌物刺激尿道口，可有尿频、尿痛等不适。

3. 检查

（1）妇科检查 阴道及宫颈黏膜充血、水肿，白带增多、有腥臭味，阴道口触痛明显。阴道分泌物悬滴法检查可见大量脓细胞。

（2）辅助检查 阴道分泌物涂片并革兰氏染色后镜检，可找到一般病原菌。必要时可行细菌培养。

[鉴别诊断]

1. 滴虫性或霉菌性阴道炎 患者可能有此病史，或性交对象患有本病。滴虫性者白带常为淡黄色，较稀薄，并有泡沫；霉菌性者白带则为豆渣样或凝乳样，外阴瘙痒较明显。鉴别的关键是通过悬滴法镜检或培养观察是否有滴虫或霉菌。

2. 细菌性阴道炎　本病不仅与盆腔炎等妇科疾病有关，还可引起羊膜腔感染、胎膜早破、早产等不良围产结局。它有四大临床特征，即①白带灰白如奶油样，有难闻臭味；②镜下可找到线索细胞；③阴道内 pH 值＞4.7；④阴道分泌物加氢氧化钾后有鱼腥气味。通过细菌培养、气-液相色谱分析、革兰氏染色及标志酶测定等，可作出病原学诊断。

［辨证论治］

1. 肝肾阴虚证

【主要证候】带下量多、色黄或赤白相间，阴道灼痛或涩痛，心烦少寐，腰酸耳鸣，手足心热，舌红少苔，脉细数。

【治法】滋阴清热。

【方药】自拟苍术知柏二地汤

盐知母 15 g，盐黄柏 15 g，熟地黄 15 g，炒山药 10 g，山茱萸 15 g，茯苓 10 g，牡丹皮 5 g，泽泻 5 g，苍术 15 g，生地黄 15 g。

随症加减：

阴痛明显者，加白芍 30 g、生甘草 10 g，以养血柔筋，缓急止痛。

心烦耳鸣明显者，加鳖甲^{先煎}20 g、龟甲^{先煎}15 g，以滋阴潜阳。

带下赤白相间者，牡丹皮宜用至 10 g，并加茜草 10 g，以止血。

2. 肝郁脾虚证

【主要证候】阴部坠胀、灼热，甚至痛连少腹、乳房，带下量多、色黄、质稠，甚或有臭气。烦躁易怒，胸脘痞闷，纳差便溏，苔薄腻，脉弦细。

【治法】疏肝清热，健脾除湿。

【方药】青囊丹栀逍遥散

牡丹皮 15 g，山栀子 9 g，当归 9 g，白芍 15 g，柴胡 4.5 g，白术 10 g，茯苓 10 g，茵陈 15 g，车前子^{包煎}10 g，生甘草 5 g，黄柏 15 g，醋香附 9 g，台乌药 9 g。

随症加减：

痛甚者，倍芍药、甘草，加五灵脂、生蒲黄各 10 g，以和营止痛。

神疲气短纳差者，去牡丹皮、栀子，加党参 10 g、山药 10 g、砂仁 3 g，以健脾。

3. 湿热下注证

【主要证候】带下量多、色黄、质黏稠、有臭味，阴痛肿胀，或潮红有溃疡，小便短赤涩痛，舌红、苔黄腻，脉滑数。

【治法】清热利湿。

【方药】银翘龙胆泻肝汤

龙胆草10g，山栀子10g，黄芩10g，车前子^{包煎}10g，木通5g，泽泻10g，生地黄10g，当归10g，柴胡4.5g，甘草6g，土茯苓15g，薏苡仁30g，金银花30g，连翘10g。

随症加减：

小便涩痛者，可加滑石20g，清热利湿通淋。

阴户肿痛溃疡者，加牡丹皮、赤芍各10g，三七粉^{冲服}3g，以活血止痛、生肌。

［中成药］

1. 知柏地黄丸　补益肝肾，清热止带。适用于肝肾阴虚证。蜜丸或水丸。口服，每次6～9g，每日2次。

2. 当归龙荟丸　清肝利胆泻火，适用于肝经实火证。水丸。口服，每次6～9g，每日2次。

3. 四妙丸　清热燥湿。适用于湿热证。水丸。口服，每次6g，每日3次。

［外治法］

1. 熏洗法　五妙洗方：苍术15g，黄柏15g，牛膝10g，苦参15g，鱼腥草30g。上药以棉布袋装，水煎，熏洗，每日1～2次，适用于各证。

2. 阴道纳药法　鸦胆子20个，去皮，用水一杯浓煎成半杯，将带线棉球浸药液塞入后穹窿处，12小时后取出，每日1次，7～10次为1个疗程，适用于各证。

［预防与调护］

注意卫生，保持外阴清洁，干燥，未治愈前禁止性生活。

［食疗调养］

一、食调要点

非特异性阴道炎主要是肝、脾、肾三脏功能失调，正气虚弱，邪气内侵，经络阻滞，任带失约而成。食调重点应为恢复和促进肝、脾、肾三脏功能协调，以补虚扶正为主，多食疏肝、健脾、补肾的食物。在此基础上宜食清热、化湿、止痒之品。不宜食用辛燥、香窜、油腻厚味之物。

二、辨证配膳

1. 金樱子白果炖猪肚

原料：猪肚 1 具，白果 9 g，芡实 30 g，金樱子 30 g，葱、姜片各 6 g，盐、酱油、味精各适量。

操作：把猪肚用清水洗净，在表面划几刀，用沸水余过、控干，将白果、芡实、金樱子、葱、姜放入猪肚内，置入炖锅，加水没过猪肚，放入盐、酱油，在武火上煮沸，文火炖 45 分钟，汤中放入味精，猪肚捞出后切成丝，浇上汤，即可吃肚丝喝汤。

功能：健脾补肾，化湿止带。适用于非特异性阴道炎（肝肾阴虚证、肝郁脾虚证、湿热下注证）。

2. 苍耳蒺藜生地黄汤

原料：苍耳子 9 g，蒺藜 9 g，生地黄 15 g，猪瘦肉 120 g。

操作：将苍耳子、蒺藜、生地黄分别用清水洗净，沥干水分。瘦猪肉洗净后，放入沸水中略煮，捞起用清水再次冲洗干净，抹干水分。然后把全部原料放入煲中，注入适量清水，武火煲滚后，文火煲约 1 个小时，用少许盐调味，即可饮用。

功能：疏肝健脾，化湿止痒。适用于非特异性阴道炎（肝郁脾湿证、肝肾阴虚证、湿热下注证）。

五、幼女性阴道炎

［概念］

本病属中医阴痒范畴，发病机理为幼女稚阴稚阳正气虚弱，湿热病虫浸淫所致。

幼女性阴道炎又称婴幼儿阴道炎，常见于 1～5 岁幼女，多与外阴炎并存。因幼女外阴发育尚不成熟，雌激素缺乏，阴道上皮抵抗力弱，易于感染。常见的病原体有葡萄球菌、链球菌、大肠埃希菌及变形杆菌，滴虫、霉菌及淋球菌感染者较少见，亦可见蛲虫或阴道异物。该病常由患外阴、阴道炎的母亲、保育员或幼儿园儿童的衣物、浴盆、手等传播病原体导致，也可由于外阴不洁、随地坐卧、粪便污染或直接接触污物所引起。由于幼儿的阴道特点，感染一般不再向上蔓延。

［诊断要点］

1.症状　带下如脓，外阴痒痛不适，常用手抚摸或搔抓，乳婴儿则哭闹不安。

2.妇科检查　外阴红肿，或有溃疡，阴道口有脓性分泌物流出。慢性反复发作者，可见两侧小阴唇或阴道壁相互粘连。阴道分泌物涂片查找病原体。若疑有阴道异物，可行肛诊检查。

3.辅助检查　必要时做细菌培养及药敏试验。

［鉴别诊断］

1.宫颈息肉　分泌物常呈血性，合并感染时可呈脓性或脓血性，有臭味。全麻下用小号鼻镜或气管镜插入阴道，可见宫颈处有粉红色或鲜红色的赘生物，质软、有蒂、易出血。病理检查可确诊。

2.葡萄状肉瘤　分泌物亦多为血性，若肿瘤坏死继发感染，则脓血性有恶臭。上述方法镜检可见肿物水肿如葡萄状，粉红或紫红色，质软，好发于3 岁以下婴儿，多位于阴道前壁。病理检查可确诊。

［辨证论治］

湿热虫淫证

【主要证候】带下量多、色白或黄绿如脓，外阴痒痛，时常搔抓，或哭闹不安，阴户红肿或破溃，小便频数，短赤涩痛，舌质红、苔黄腻。

【治法】清利湿热。

【方药】自拟幼女化湿汤

金银花 15 g，黄柏 12 g，苍术 12 g，茯苓 9 g，连翘 9 g，车前子[包煎] 6 g，薏苡仁 15 g，生山药 15 g，通草 1 g，苍耳子 9 g，蒺藜 9 g，苦参 9 g。

随症加减：

若便秘腹胀，加黄芩 6 g、制大黄 4.5 g，以清热通便。

若大便溏泄、臭秽，加川连 1.5 g、芍药 10 g、神曲 10 g，以清热行滞。

若感染病虫，阴痒较甚，可加百部 6 g，以杀虫止痒。

[外治法]

熏洗法　苦参 15 g，百部 15 g，白鲜皮 15 g，黄柏 15 g，土茯苓 20 g，煎汤熏洗，每日 2 次。

[预防与调护]

1. 预防为主。毛巾、衣物及洗刷用具须专人专用，防止交叉感染。

2. 保持外阴清洁干燥，每天清洗外阴 1～2 次。婴儿勤换尿布，小儿不宜穿开裆裤。

3. 重视对婴幼儿进行卫生教育及必要的性知识教育。

[食疗调养]

一、食调要点

幼女性阴道炎多系稚阴稚阳，正气虚弱，湿热病虫浸淫所致。其膳食宜为运脾化湿、清淡易消化的食物，如米汤、稀粥、藕粉、鸡汤、肉汤等。慎食或不食海味（如鱼虾）、羊肉、辣椒、葱姜等五辛发物。

二、辨证配膳

1. 土茯苓煲龟

原料：土茯苓 60 g，乌龟 1 只。

操作：先将乌龟放入盆中，冲入热水，令其排尽尿液，然后洗净，宰杀后去内脏、头和爪，切成中块，连龟甲同用。土茯苓先煮熬 1 小时，然后放入龟肉、龟甲再煎 3 个小时以上，加入少许盐调味，即可吃龟肉，饮汤，多次食之。

功能：滋阴补肾，消肿止痒。适用于幼女性阴道炎（肾经湿热证）。

2. 薏苡仁竹叶甘草饮

原料：生薏苡仁 30 g，淡竹叶 6 g，生甘草 6 g，白糖适量。

操作：把生薏苡仁、竹叶、甘草水煮熬成汁，去渣取汁，加入白糖少许，代水频频饮之。

功能：清热利湿，消肿止带。适用于幼女性阴道炎（湿热下注证）。

第二节　外阴瘙痒

［概念］

外阴瘙痒是一种症状，有时波及阴道、肛门。除由某些疾病（如外阴炎、阴道炎）的分泌物刺激外阴引起外，外阴寄生虫感染、糖尿病、外阴皮肤病、外阴白斑等也可引起外阴瘙痒。中医妇科学统称之为"阴痒"。

［病因病机］

1. 肝郁化火　由于平素易怒，久怒伤肝，肝经郁火下注阴户而致。

2. 血虚生风　素体虚弱，精血不足，血虚生风化燥，外阴脉络失濡而致瘙痒。

［辨证论治］

1. 肝郁化火证

【主要证候】外阴瘙痒疼痛，夜间尤甚，带多色黄，心情暴躁易怒，溲赤便艰，口舌热疮，苔薄黄或黄糙，脉弦。

【治法】泻肝止痒。

【方药】黄柏骨皮龙胆泻肝汤

龙胆草9g，炒山栀9g，柴胡9g，生地黄15g，当归12g，车前子^{包煎}9g，地骨皮15g，黄柏15g，浮小麦30g，蒺藜12g，大枣3枚，炙甘草4.5g。

随症加减：

心悸失眠者，加首乌藤15g、合欢皮15g、朱茯苓9g。

便秘者，加大黄^{后下}9g。

2. 血虚生风证

【主要证候】外阴瘙痒夜间加剧，病程已久，皮肤干燥或粗糙，神疲乏力，面色少华，头晕耳鸣，腰酸膝软，舌淡、苔薄，脉细。

【治法】养血祛风止痒。

【方药】首乌四六合剂　（即四物汤合六味地黄丸加减）

生地黄 15 g，杭白芍 12 g，川芎 4.5 g，当归 9 g，山药 10 g，牡丹皮 12 g，山茱萸 9 g，茯苓 9 g，泽泻 9 g，生何首乌 15 g，蒺藜 12 g，黄精 15 g。

随症加减：

腰酸头晕者，加川续断 9 g、杜仲 9 g、枸杞子 9 g、钩藤^{后下} 9 g。

瘙痒失眠者，加磁石^{先煎} 30 g、珍珠母^{先煎} 30 g、首乌藤 15 g、鸡血藤 15 g、远志 9 g。

［其他治法］

1. 外治法

蛇床子散加减

蛇床子 15 g，花椒 9 g，明矾 15 g，百部 15 g，苦参 15 g，煎汤外洗。痒不止者，上方加狼毒 15 g、密陀僧 15 g。

2. 水针

三阴交双侧、关元。用 1% 普鲁卡因注射液每穴 0.5 mL，或盐酸异丙嗪 12.5 mg，穴位注射。每日 1 次，7 次为 1 个疗程。

［预防］

保持外阴部清洁与干燥，切勿抓搔及摩擦患处，避免用开水烫洗患处，清洗时不用强碱肥皂。忌食辛辣之物。内裤以柔软舒适为宜，避免用不透风或粗硬织物做内裤。

［食疗调养］

一、食调要点

外阴瘙痒大都由肝郁化火或血虚生风而成，其膳食应尽量避免腥发动风或辛辣厚味之品，如鱼、虾、蟹、羊肉、狗肉、葱、蒜、辣椒、韭菜、酒等。外阴瘙痒久治不愈者，宜食清淡的素食，如白菜、菠菜、土豆、豆腐、油菜等。外阴瘙痒入夜尤甚者，伴心绪烦躁，宜选用镇静安神之食品，如莲子、百合、枣仁、牡蛎等。

二、辨证配膳

1. 生地黄绿豆排骨汤

原料：生地黄 30 g，绿豆 60 g，白萝卜 1 个，猪排骨 500 g。

操作：生地黄、绿豆分别用清水洗净，白萝卜削皮切角状，洗净。猪排骨切成中块洗净，放在沸水中煮5分钟，捞起沥干水分。在煲内放入生地黄、绿豆、白萝卜，注入适量清水，武火煲滚，再放入猪排，以文火煲2个小时，加入盐调味，即可饮用。

功能：疏肝清火，润燥止痒。适用于外阴瘙痒（肝郁化火证）。

2. 田七首乌猪排汤

原料：田七9g，何首乌30g，陈皮6g，龙眼肉15g，猪排250g。

操作：田七、何首乌分别用清水洗净。田七打碎，何首乌切片。龙眼肉洗净，陈皮浸透洗净。把猪排骨用清水洗净，在沸水中煮5分钟，捞起沥干水分。在煲内注入适量清水，武火煲滚，然后放入全部原料，文火煲2个小时，加入少许盐调味，即可饮用。

功能：养血活血，润燥止痒。适用于外阴瘙痒（血虚生风证）。

第三节　外阴湿疹

［概念］

外阴皮肤有局限或弥漫性的，滋水淋漓的皮疹，常伴瘙痒，称为"外阴湿疹"。病变部位常常两侧对称。个别过敏体质者接触某些过敏原（如花粉、寄生虫、药物等）后，通过神经反射也能诱发本病，中医妇科学认为应统括在"阴痒"内。

［病因病机］

1. 肝经湿热　阴部为肝经所布，湿热下注阴户，带下增多，浸渍外阴日久而引发湿疹。

2. 血虚生燥　病久不愈者，以致血虚生风生燥，肌肤失去濡养而致。

［辨证论治］

1. 肝经湿热证

【主要证候】湿疹初起，外阴皮肤潮红，水疱抓破后滋水淋漓，浸淫成片状，瘙痒夜间尤甚，口苦溲黄，舌红苔黄腻，脉弦或弦滑。

【治法】清热利湿，祛风止痒。

【方药】萆薢黄柏苍术汤

萆薢9g，薏苡仁30g，黄柏15g，赤茯苓9g，牡丹皮9g，泽泻9g，滑石^{包煎}9g，苍术15g，生地黄15g，赤芍10g，通草1.2g。

2.血虚生燥证

【主要证候】湿疹反复发作迁延不愈，瘙痒剧烈，外阴皮肤粗糙增厚呈席纹状，常伴少量抓痕，舌淡苔薄，脉细弦。

【方药】苍耳蒺藜首乌四物汤

当归9g，白芍9g，生地黄18g，川芎6g，茺蔚子12g，萆薢12g，苍耳子12g，蒺藜12g，生何首乌30g，生甘草3g。

随症加减：

痒甚者，加珍珠母^{先煎}30g、牡蛎^{先煎}30g、地龙粉^吞3g、乌梢蛇粉^吞3g、蝉衣粉^吞3g。

大便干结者，加脾约麻仁丸^吞9g。

［外治法］

1.青黛散，干扑或用麻油调，每日5～6次。适用于外阴皮肤潮红，有滋水者。

2.马齿苋120g，青黛粉30g，将马齿苋焙干研末与青黛粉一起香油调后外敷。适用于无滋水者。

3.铜绿散，五倍子9g，白矾9g，乳香6g，轻粉3g，铜绿6g，上药调末外扑之。

4.抗炎Ⅰ号注射液，30～50mL，加入5%葡萄糖500mL内，静脉滴注，2小时内滴完，每日1次，10次为1疗程。

［预防及注意事项］

1.急性期患者忌用水洗或开水擦洗，并尽可能避免抓搔。

2.忌食辛辣、鱼蟹等发物。有过敏体质者应仔细寻找过敏原，并避免接触之。

3.及时治疗并发症。

［中成药］

龙胆泻肝丸 清泄肝火，化湿止痒。适用于外阴湿疹（肝经湿热证）。

水丸。口服，每次6g，每日2～3次。用淡米醋送服。

[针灸疗法]

治则：清热化湿，止痒消疹。

取穴：三阴交、足三里、脾俞。

手法：上穴均采用泻法。

[食疗调养]

一、食调要点

外阴湿疹多由肝经湿热或血虚生燥造成，鉴于上述病以湿邪为患，故饮食宜清淡，以素食为主，忌食辛辣炙煿、油腻酒酪、鱼腥海味，以防再度生湿蕴热，病情留恋缠绵。病久不愈，阴伤湿恋者，可适当给予果汁、菜汤、豆浆、蔬菜汁等，以滋阴养液、润泽外阴皮肤。

二、辨证配膳

1. 冬瓜荷叶瘦肉汤

原料：冬瓜500g，新鲜荷叶1张，猪瘦肉120g，生姜9g。

操作：冬瓜切成粒状，洗净，沥干水分。鲜荷叶洗净。猪瘦肉洗净，沥干，切粒状。用糖、盐、姜汁、绍酒、生粉各少许拌成调料，将猪瘦肉粒腌调15分钟。将水煲滚，先将猪瘦肉粒、冬瓜粒、姜片煲15分钟，再把鲜荷叶撕成数片，放入煲中煮10分钟，即可调味饮汤。

功能：清热化湿，润燥止痒。适用于外阴湿疹（肝经湿热证）。

2. 首乌瘦肉汤

原料：何首乌30g，黑豆30g，南枣6枚，瘦猪肉120g，生姜9g。

操作：将何首乌浸透切片洗净。黑豆用清水洗净去杂质，南枣去核洗净，生姜刮皮、洗净、切片。瘦猪肉洗净，放于沸水中煮5分钟，捞起沥干水分。将上述全部原料同置于煲中，注入适量清水，武火煲滚，再以文火煲3个小时，加入少许盐调味，即可饮用。

功能：养血补虚，润燥止痒。适用于外阴湿疹（血虚生燥证）。

第四节 外阴白斑

[概念]

外阴白斑也叫女阴白斑，是指出现在妇女阴部皮肤的局限性或弥漫性白色病变，可向两下肢内侧、会阴及肛门蔓延，很少侵犯尿道口及前庭。表现为阴部瘙痒，皮肤干燥、肥厚、失去弹性。本病多发生在中年以上的妇女。有些外阴癌的患者有外阴白斑的病史，因此，应予以重视。此病可归在中医妇科学"阴痒""阴疮""阴痛"的范围内。

其病因尚不清楚，可能与局部长期慢性刺激、内分泌紊乱、变态反应、代谢异常、神经精神等多种因素有关。根据其组织病理变化的不同分为增生型营养不良、硬化苔藓型营养不良、混合型营养不良3种类型。其中增生型和混合型伴非典型增生的病变时，有癌变的可能，故将非典型增生视为癌前期病变，而其发病率仅占外阴白斑活组织检查的2%～3%。增生型营养不良多见于30～60岁妇女，硬化苔藓型营养不良多见于40岁左右及绝经前后妇女。

[病因病机]

1.肝经湿热 湿热之邪流注下焦，浸渍外阴而致。

2.血虚肝旺 肝藏血，其脉循行阴器。若血虚肝旺，不能滋养肌肤，则使外阴皮肤干糙致病。

3.肝肾阴虚 由于肝肾阴虚，精血两伤，不能润肤而致外阴干枯。

4.肾虚阳衰 肾藏精，肾阳虚者，精气不能充养阴器而致外阴皮肤干糙，萎缩变白。

到目前为止现代医学对外阴白斑的发病原因，尚不十分清楚。可能由于雌激素分泌减低，加上局部慢性炎症的刺激而逐步形成。外阴白斑病变特点是皮肤发干，弹性减低，角化亢进导致的皮色变白。

[临床表现]

早期外阴部稍红肿胀，后期黏膜及皮肤变厚、变白、干燥、弹性消失，小阴唇缩小，此时可以无症状出现，但有不同程度的瘙痒感。病变发展时，皮肤表面可发生裂纹和溃疡，甚则有疼痛及烧灼感。病变部位多见于小阴唇及阴蒂包皮，亦可向大阴唇、会阴部及肛门周围蔓延，临床上分为三型。

轻型：外阴皮肤发白局限，无明显干裂及萎缩，有时伴有轻度的外阴炎。

中型：外阴皮肤发白区范围局限或较广，伴有轻度萎缩、干裂或中度外阴炎。

重型：外阴皮肤发白区范围弥散，伴有明显干裂、萎缩，或合并严重外阴炎、溃疡。

[诊断要点]

1. 症状　外阴奇痒，抓伤后局部刺痛或有灼热感。外阴萎缩时，可有性交困难或性交痛。局部有不同程度的皮肤黏膜色素减退。

2. 检查

（1）妇科检查

①增生型营养不良　可见大阴唇、阴唇间沟、阴蒂包皮后联合等处皮肤增厚似皮革，隆起有皲裂或鳞屑。外阴肤色呈暗红或粉红，夹杂有界限清晰的白色斑块。病变呈对称，一般无萎缩或粘连。

②硬化苔藓型营养不良　可见小阴唇、阴蒂包皮及后联合等处皮肤黏膜变白、变薄、干燥、易皲裂，且失去弹性，阴蒂萎缩，小阴唇变小或消失。晚期皮肤菲薄皱缩如卷烟纸，阴道口狭窄。

③混合型营养不良　上述两种病变并见。

（2）辅助检查　活体组织检查是确定增生型、硬化苔藓型、混合型，或是否存在非典型增生的主要方法。

[鉴别诊断]

1. 白癜风　白癜风的病变是边缘清楚的大小片状色素脱失，其皮肤的光泽、厚薄、弹力等均与正常皮肤相同，不限于外阴部，身体其他部位也可以有白癜风。

2. 神经性皮炎　病变的部位在大阴唇较多见，皮肤厚而肿，纹理粗糙如皮革，边缘不清楚。一般颜色暗红或发灰，如表面盖有鳞屑，亦能呈白色，但如涂以油膏，使皮屑脱落，白色就很快消失。

3. 外阴癌　早期可表现为溃疡或小硬结，鉴别靠病理切片。凡有明显增厚、溃破，特别是周围组织变硬或溃破久治不愈者，必须取活检，以便及时发现外阴癌。

[辨证论治]

1. 肝经湿热证

【主要证候】阴部红肿而痒，伴皮肤色素减退，或伴湿疹，带多色黄，口干溲赤，头痛目赤，苔黄腻或黄糙，脉弦。

【治法】清肝泻火，和营利湿。

【方药】

①六一龙胆泻肝汤

龙胆草9g，生山栀9g，黄芩9g，柴胡9g，生地黄9g，车前子^{包煎}9g，生薏苡仁30g，当归9g，川芎4.5g，赤芍、白芍各9g，六一散^{包煎}9g，黄柏15g，苍术15g。

②外洗方

茵陈、蒲公英、地肤子、蛇床子各30g，冰片^{后下}1.5g，黄芩、黄柏各9g。煎汤外洗。

2. 血虚肝旺证

【主要证候】外阴刺痛，瘙痒，夜间尤甚，或外阴皮肤干燥变白，失去弹性，头晕目眩，月经不调，舌质偏红、苔薄，脉弦而虚。

【治法】补阴活血，清肝化风。

【方药】

①龟甲鳖甲散

苏木15g，炙鳖甲30g，马鞭草15g，生地黄30g，龙胆草9g，醋炙龟甲30g。

上药共研细末，每日3次，每次6g，或煎汤服，每日2次。

②乌梢蛇片

乌梢蛇30g，研成细末制片，每片含生药0.3g，每次服5片，每日服2次。

3. 肝肾阴虚证

【主要证候】外阴刺痒、萎缩、色白，腰膝酸软，头晕目眩，咽痛溲赤，舌质红、苔薄，脉细或细数。

【治法】滋补肝肾，和营润肤。

【方药】

①蒺藜知柏地黄汤

知母9g，黄柏12g，生地黄15g，白芍15g，怀山药15g，山茱萸12g，泽泻9g，牡丹皮12g，当归15g，枸杞子15g，杭菊花9g，蒺藜15g，茯苓9g。

②加味二至丸（《医方集解》）

女贞子12g，墨旱莲15g，当归12g，赤芍9g，生地黄12g，杜仲9g，补骨脂15g，炙甘草5g。

③外洗方

淫羊藿30g，白蒺藜、川续断、当归、白鲜皮各15g，硼砂9g，本方煎汤外洗。

4. 肾虚阳衰证

【主要证候】外阴干枯色白，局部瘙痒或刺痛，少腹冷痛，腰酸乏力，面色不华。舌淡光滑，脉沉细。

【治法】温肾助阳，祛风止痒。

【方药】

①自拟四六二合剂

川芎4.5g，当归9g，杭白芍12g，熟地黄12g，山药15g，山茱萸9g，茯苓9g，泽泻9g，牡丹皮12g，淫羊藿30g，巴戟天30g，仙茅9g，菟丝子30g，黄柏12g。

②外洗方

陈鹤虱30g，苦参15g，重楼30g，蛇床子15g，苏木15g，威灵仙15g，野菊花15g，用清水10碗煎汁，先熏后洗。严重者于临洗时加鲜猪胆一个取汁与药汁搅匀，每日2次，1个月为1疗程。

［中成药］

1. 左归丸　滋补肝肾，益精养血。适用于外阴白斑（肝肾阴虚证）。水丸。口服，每次9g，每日2～3次。淡盐水送服。

2. 四妙丸　清热除湿。适用于外阴白斑（肝经湿热证）。水丸。口服，每次6～9g，每日2～3次。

［针灸疗法］

1. 体针

主穴：肾俞。

配穴：阴虚者，配脾俞、三阴交；湿热者，配横骨、阴廉；外阴瘙痒甚者，以针刺三阴交、阴廉、白环俞为主。

手法：实证宜泻法；虚证宜补法。采用中等度刺激。

2. 耳针

取穴：神门、皮质下、外生殖器区、内分泌。

操作：毫针中度，留针 20 分钟，每日 1 次，双耳轮用。亦可采用耳穴埋针、埋豆法。

［食疗调养］

一、食调要点

外阴白斑，亦称慢性外阴营养不良。虚证多由房劳多产、年老久病、七情内伤等，致肝肾亏损，精血不足，或阳气不足，而使阴器失于滋养、温煦而发病。实者则由摄生不慎，外感湿热之邪，或肝脾失调，湿热内生，致湿热蕴结于阴部而发病。其膳食，虚者宜以滋肝补肾、养阴和血、温阳补虚为主，实者当以清热利湿、润燥荣窍为主。

二、辨证配膳

1. 薏苡仁冬瓜汤

原料：薏苡仁 30 g，粟米须 15 g，冬瓜 500 g，玉竹 12 g，猪瘦肉 250 g。

操作：生薏苡仁浸透洗净，冬瓜、玉竹、粟米须分别用清水洗净，冬瓜连皮切成厚块。猪瘦肉洗净，于沸水中煮数分钟，捞起沥干水分。煲中置适量清水，武火煲滚，放入全部原料，以文火煲 2 个小时，加入少许盐调味，即可饮用。

功能：清热利湿，养阴润肤。适用于外阴白斑（肝经湿热证或血虚肝旺证）。

2. 银杏燕窝汤

原料：银杏（白果）30 g，燕窝 30 g，猪瘦肉 250 g，陈皮 6 g。

操作：燕窝用清水浸透，洗净拣去燕毛。银杏去壳，用沸水浸 10 分钟，去掉外层薄膜。陈皮浸透洗净，切成细丝。猪瘦肉洗净，于沸水中煮 5 分钟，捞起沥干水分。在煲内注入适量清水，武火煲滚，放入银杏、燕窝、猪瘦肉同煲 2 个小时，加入陈皮丝再煲半个小时，即可调味饮用。

功能：滋阴润肤，固摄奇经。适用于外阴白斑（肝肾阴虚证或血虚肝旺证）。

3. 猪腰鱼肚枸杞子汤

原料：猪腰 2 个，水发鱼肚 30 g，枸杞子 30 g，姜丝少许。

操作：先将猪腰洗净，用刀横剖为两半，切去猪腰臊腺后切片，放入沸水中焯片刻，捞出用清水洗净。水发鱼肚洗净，切成丁粒，放在沸水中汆过，捞起沥干水分。枸杞子用清水洗净，沥干。在煲中注入清水 4 碗，放入猪腰、鱼肚、枸杞子，武火煲滚，改文火煲 1 个小时，加入姜丝及少许盐调味，即可趁热饮用。

功能：温肾益阳，润燥祛斑。适用于外阴白斑（肾阳虚衰证）。

第五节　阴　疮

［概念］

妇人阴户溃烂成疮，黄水淋漓，甚则溃疡如虫蚀者，称为"阴疮"，又称"阴蚀"。

本病若迁延日久，疮面坚硬肿痛，边缘不整齐，臭水淋漓者，多属恶候。《外科正宗》云："阴中腐烂，攻刺疼痛，臭水淋漓，口干发热，形消不食，非药能愈，终归于死。"本病相当于现代医学的非特异性外阴溃疡、前庭大腺炎脓肿破溃、外阴肿瘤继发感染、外阴癌等疾患。

［病因病机］

本病多因下焦湿热，湿热蕴结成毒，或因正气虚弱，邪毒凝结而成。

1. 热毒　邪毒侵入，蕴而生热，气血凝滞，发为阴疮。

2. 寒凝　正气虚弱，邪毒入侵，不能托毒外出，邪毒凝结而生阴疮。

［诊断要点］

1. 症状　凡妇人外阴及阴道红肿溃烂成疮，有黄水流出，伴有疼痛者或阴部肿块，可以诊断为阴疮。

2. 检查

（1）妇科检查　外阴部或大阴唇局部皮肤红肿、发热、压痛明显，当脓肿形成时，可触及波动感，甚至形成破溃脓疡。

（2）实验室检查　白细胞增高。

[鉴别诊断]

1.梅毒　因梅毒引起的外阴溃烂，它的初疮是典型的硬下疳，患者有性乱史或感染史，梅毒血清试验呈阳性，活组织检查可查到梅毒螺旋体。

2.软下疳　外阴有典型的软下疳症，即多发、有脓、疼痛。有性乱史或感染史，涂片检查或血琼脂培养基培养可查到软下疳链杆菌（嗜血杆菌）。

3.狐惑病　狐惑病的外阴溃疡兼有眼部组织受累、口腔溃疡，伴有发热、寒战等全身症状。红细胞沉降率增快，淋巴细胞内可含嗜亚尼林兰颗粒。与单纯阴疮不同。

[辨证论治]

一、辨证要点及治疗原则

本病首先辨别寒热。红肿热痛，发病急骤，甚则脓水淋漓，或伴有全身发热者，为热为实；肿块坚硬，不痛不痒，日久不消，形体虚羸者，多为虚寒。其次要辨善恶，疮疡溃腐，久不收敛，脓水淋漓，恶臭难闻者，多属热毒蕴郁而气血衰败之恶候。

治疗按热者清之、寒者温之、坚者消之、虚者补之、下陷者托之的原则处理。

二、分证论治

1.热毒证

【主要症候】阴部生疮，红肿热痛，甚则溃烂流水，身热心烦，大便干结，舌红、苔黄，脉滑数。

【证候分析】下焦湿热，气血凝滞，下注成毒，故见阴部生疮，红肿热痛。湿热蕴结则溃烂流水。热毒内蕴则心烦身热，大便干结。舌脉亦为热毒偏盛的表现。

【法治】清热解毒，活血消疮。

【方药】**土大龙胆泻肝汤**

土茯苓15g，炒大黄6g，龙胆草9g，炒栀子9g，黄芩9g，柴胡12g，生地黄15g，当归9g，车前子9g，生甘草9g，金银花30g，连翘15g。

随症加减：

火毒盛，局部红肿灼痛较重者，可加忍冬藤、蒲公英、紫花地丁等以加强清热解毒除湿之力。

阴疮日久，正邪交争，邪气久而不尽，正气日衰而不支，虚衰之体不能托毒外出，见神疲体倦、肢软乏力、脓水清稀腥臭者，为元气亏虚、津血不足，加黄芪、人参、当归等以大补元气、兼益其血，气旺则托毒外出，血足则生肌长肉。

2. 寒凝证

【主要证候】阴疮坚硬，或有疼痛，神疲倦怠，疮久不敛，舌淡、苔白腻，脉细弱。

【证候分析】素体虚弱，正气不足，邪毒入侵，无力托毒外出，邪毒凝结，而生阴疮，僵硬或有疼痛。体虚气弱，则神疲倦怠，疮久不敛。舌脉均为寒凝血虚之象。

【治法】补益气血，托里消毒。

【方药】**桂姜托里消毒散**

黄芪15 g，党参10 g，白术10 g，茯苓10 g，炙甘草9 g，白芷9 g，白芍9 g，当归9 g，川芎9 g，皂角刺9 g，金银花30 g，桂枝4.5 g，干姜6片。

随症加减：

阴虚寒凝，症见阴户一侧肿胀结块，不红不热，状如蚕茧，经久不消者，治当温经散寒、化痰养荣，阳和汤合小金丹治之。

阳和汤（《外科全生集》）药物组成：麻黄，熟地黄，白芥子^{炒研}，炮姜炭，甘草，肉桂，鹿角胶。

小金丹（《外科全生集》）药物组成：白胶香，草乌头，五灵脂，地龙，木鳖子，乳香，没药，麝香，墨炭，归身。

对经久不愈的阴疮，要考虑可能为外阴癌变，应及时诊断，采用中西医结合治疗。

［食疗调养］

一、食调要点

阴疮多由下焦湿热，湿热蕴结成毒，或因正气虚弱，邪毒凝结而成。其应选用热者清之、寒者温之、坚者消之、虚者补之的配膳原则。凡属阳证、热证、实证，多食用清热解毒、凉血活血的食物，如丝瓜、苦瓜、绿豆、赤小豆、竹笋、菠菜、马齿苋、仙人掌等。凡属阴证、寒证、虚证，宜食温阳补虚、散寒扶正之食品，如鸡汤、肉汤、羊汤等。阴疮原则上不应服食腥发辛辣之食物。

二、辨证配膳

1. 绿豆银花汤

原料：绿豆 100 g，金银花 30 g。

操作：将绿豆、金银花分别用清水洗净，去掉杂质，加水 1000 mL 煮熟，去金银花，待豆烂，晾凉后服用。

功能：清热解毒。适用于阴疮（热毒证）。

2. 苦瓜绿豆肉汤

原料：苦瓜 250 g，绿豆 150 g，猪瘦肉 250 g。

操作：将苦瓜、猪瘦肉洗净，切片。绿豆煮沸 1 小时后入苦瓜、猪瘦肉，改文火煮沸 30 分钟，加入少许盐调味，即可饮汤食肉。

功能：清热解毒，补虚扶正。适用于阴疮（热毒证）。

3. 芪枣橘粥

原料：黄芪 30 g，红枣 30 g，陈皮 6 g，粳米 100 g，红糖 30 g。

操作：用黄芪、陈皮、红枣浓煎取汁，与粳米、红糖煮粥，粥熟后即可。

功能：益气温阳，托疮生肌。适用于寒凝证阴疮。

4. 鹿角粥

原料：鹿角粉 9 g，粳米 100 g。

操作：先以粳米煮粥，米汤煮沸后调入鹿粉，另加少许食盐，同煮为稀粥。每日分两次服。

功能：温阳补虚，升陷收敛。适用于阴疮（寒凝证久溃不敛）。

［医案选］

龙某，女，31 岁，工人，已婚。初诊日期：1978 年 11 月 3 日。

近 1 年带多色黄且有臭味，外阴灼热，瘙痒异常，抓破后溃烂，流黄水，小便短赤，口苦咽干。西医妇科检查：外阴红肿、充血、糜烂，有多处溃疡，呈圆形、边界清楚、基底部有淡灰色脓性渗出物。诊断为外阴溃疡。中医查舌红、苔黄腻，脉弦滑数。此系肝经湿热，浸渍外阴，湿热生虫，虫蚀黏膜，发为溃疡，久治不愈。治疗：清热利湿，杀虫止痒，收涩敛溃。处方：金银花 30 g，连翘 15 g，黄柏 15 g，苍术 15 g，薏苡仁 30 g，龙胆草

9 g，土茯苓 15 g，苍耳子 10 g，蒺藜 10 g，白果 9 g，通草 1.2 g。

治疗经过：连服 10 剂为 1 个疗程，每日 1 剂，早晚分服。另用"丹参注射液" 20 mL 加入 5% 葡萄糖 500 mL 内，静滴，每日 1 次，10 次为 1 个疗程。

外洗药：金银花 60 g，蛇床子 90 g，煎汤滤过熏洗，每日早晚各 1 次，每次 20～30 分钟，同时对抓破溃烂处，使用冰片 0.3 g、蛤蚧粉 3 g，研细粉，外敷，以达到收敛消肿之作用。

治疗期间，令患者严禁性生活，忌食辛辣、鱼腥发物。连续治疗 3 个疗程，才收到带少、痒止的临床效果。为防止复发，坚持每月月经后治疗 1 个疗程，连续治疗 3 个月经周期。1978 年 12 月 5 日随访，迄今未复发。

选自《丛春雨中医妇科经验》，丛春雨著，中医古籍出版社 2002 年出版。

附　外阴溃疡

［概念］

外阴溃疡是一个临床症状，外阴炎或阴道炎可伴发外阴溃疡，此外分娩时会阴创伤后感染、药物灼伤继发感染也可引起。经久不愈应考虑有结核或癌变的可能。中医妇科学将其统称为"阴疮"。

［病因病机］

湿热之邪浸渍外阴，久则湿热生虫，虫蚀外阴而致溃疡。

［辨证论治］

【主要证候】外阴灼热，瘙痒，抓破成溃疡，带多色黄或有臭味，小便短赤，口苦咽干，舌质红，苔黄腻，脉细或弦。

【治法】清热利湿，和营敛溃。

【方药】银翘黄柏苍术汤

金银花 12 g，连翘 9 g，黄柏 15 g，生地黄 12 g，蒲公英 15 g，天花粉 9 g，赤芍 9 g，防风 9 g，丹参 9 g，车前子^{包煎} 9 g，生山栀 9 g，苍术 15 g，生甘草 4.5 g。

［外治法］

1.黄柏散：黄柏 15 g，青黛 15 g，玄明粉 2 g，冰片 0.6 g，共研细末。局部坐浴后，将此药粉撒在溃疡基底上，每日 2～3 次。

2.麻黄汤洗方：麻黄 12 g，黄连 6 g，蛇床子 15 g，艾叶 9 g，乌梅 9 g。煎汤过滤熏洗，每日 1～2 次。

3.外阴粉：青黛 30 g，滑石 30 g，冰片 3 g，研末搽于外阴溃疡部。每日 2 次，适用于外阴红肿，分泌物较多者。

［预 防］

1.注意外阴清洁，做好四期卫生。

2.积极治疗引起外阴溃疡疾病，如外阴炎、阴道炎、外阴湿疹、外阴瘙痒及糖尿病等。

第六节 阴 吹

［概念］

妇人阴道中有气排出，带有响声，如转矢气者名为"阴吹"。《医学顾问大全·妇人科》云："谷气不得上升清道，复不能循环下走后阴，阴阳乖僻，遂使阴户有声，如谷道转矢气状，是谓阴吹病。"

［病因病机］

本病多因肠胃燥化，腑气欠通，或中气不足，谷道欠利；或因脾虚不运，痰湿停聚，湿浊过多，遏而产气，而致阴吹。

1.腑气不通 胃燥便艰，腑气不得下泄，逼走前阴。

2.气虚 素体较弱，脾运不健，气机失畅，清者不升，浊者不降，痞塞中焦，逼走前阴。

3.痰湿 脾胃素弱，痰湿停聚，以致胃气不降，逼走前阴，或痰湿下注，气随湿下，而致阴吹。

［诊断要点］

凡妇人阴户中有气排出，簌簌有声，如转矢气状，或伴有一些全身症状者，可以诊断为阴吹。

［鉴别诊断］

1.矢气　矢气是胃肠胀气从肛门排出的气体，气出有声，多伴有腹部不适，气体排出后腹胀稍好，多与消化不良有关。

2.阴道直肠瘘管　临床上通过阴道和直肠的检查，可区别。

［辨证论治］

1.腑气不通证

【主要证候】阴吹，簌簌有声，口燥咽干，大便艰结，腹部胀气，舌苔黄燥，脉滑数。

【证候分析】阳明阴液不足，肠胃枯燥，谷道欠通，而致大便燥结，腹气不得下泄，则见腹部胀气。胃气下泄，逼走前阴，故见阴吹。舌脉亦为阳明燥热之象。

【治法】润肠通便。

【方药】加味五仁丸（《世医得效方》）

桃仁10 g，杏仁9 g，松仁10 g，柏子仁12 g，郁李仁9 g，芦根30 g，炒大黄4.5 g，炒莱菔子12 g，炒枳壳9 g。

2.气虚证

【主要证候】阴吹，面色㿠白，气短乏力，胃脘痞闷，舌淡苔白，脉细弱。

【证候分析】中气不足，脾虚气弱，运行无力，腑气失循常道，故见阴吹。气虚则倦怠乏力，面色㿠白。脾虚中焦失运则胃脘痞闷。舌脉也为气虚之象。

【治法】益气升清，调理脾胃。

【方药】苁蓉十全大补丸

当归9 g，川芎9 g，白芍9 g，熟地黄9 g，红参9 g，白术15 g，茯苓10 g，黄芪15 g，炙甘草9 g，升麻9 g，柴胡4.5 g，肉苁蓉15 g。

随症加减：

兼肾气虚亏，加川续断、杜仲、覆盆子、菟丝子。

3. 痰湿证

【主要证候】阴吹，带下量多，胸脘痞满，口腻痰多，舌苔白腻，脉象细滑。

【证候分析】素有痰湿停聚，盘踞中焦，痰邪相干，谷气不能上升清道，反而下泄逼走前阴，故见阴吹。脾虚，湿浊下注则带下量多。痰停中焦，运化失司则见胸脘痞满。舌脉亦为痰湿之表现。

【治法】除痰燥湿，健脾和胃。

【方药】加味橘半桂苓枳姜汤（《温病条辨》）

桂枝 4.5 g，茯苓 15 g，生姜 3 片，陈皮 15 g，法半夏 9 g，枳实 9 g，薏苡仁 30 g，苍术 15 g，竹茹 9 g，远志 9 g，石菖蒲 9 g，通草 1.2 g。

随症加减：

临床上常在此方基础上加白术、生山药等健脾利湿之品，使痰饮化而脾胃健。

若偏于湿热，症见带下量多，色黄或黄白质黏有臭，可于本方去桂枝、生姜，加黄柏、萆薢之品。

［中成药］

1. 麻仁丸 清热养阴，润肠通便。适用于阴吹（腑气不通证）。蜜丸。口服，每次 1～2 丸，每日 2～3 次。

2. 通幽润燥丸 滋阴养血，润燥通便。适用于阴吹（阴虚津枯、腑气不通证）。蜜丸。口服，每次 1～2 丸，每日 2～3 次。

3. 补中益气丸 益气升陷，升清降浊。适用于阴吹（气虚证）。蜜丸。口服，每次 1～2 丸，每日 2～3 次。

4. 香砂六君子丸 健脾利湿，理气化痰。适用于阴吹（痰湿证）。水丸。口服，每次 6～9 丸，每日 2～3 次。

［针灸疗法］

主穴：会阴、归来。

配穴：腑气不通者，加天枢、曲池；气虚下陷者，加气海、脾俞；肝郁气滞者，加太冲。

手法：会阴采用苍龙摆尾之手法，归来、天枢、曲池、太冲均采用泻法，气海、脾俞采用平补平泻法。

[食疗调养]

一、食调要点

本病多因肠胃燥化，腑气欠通，或中气不足，谷道欠利，或因脾虚不运，痰湿停聚，湿浊过盛，遏而产气，而致阴吹。故宜食清淡滑润之品，如蔬菜、水果、豆浆、麻油等。少食甘腻之品，以防滞中腻膈，助热伤津，加重病情。阴吹患者要注意平衡膳食，适当增加润肠食物，如植物油类、核桃仁、松子仁、芝麻等，以及含粗纤维的食物，如粗粉、豆类、芹菜、韭菜以增强肠道的蠕动。

二、辨证配膳

1. 松核仁蜜

原料：松子仁60 g，核桃仁60 g，蜂蜜250 g。

操作：将松子仁、核桃仁用水泡过，去皮，烘干后研成细末，与蜂蜜和匀即可，若蜂蜜过稀，可加热片沸即止。

功能：养阴补虚，润肠通便。适用于阴吹（腑气不通证）。

2. 黄芪火麻仁粥

原料：黄芪15 g，火麻仁60 g，粳米250 g。

操作：将黄芪、火麻仁用清水洗净，烘干，打成细末，倒入300 mL温水，用力搅匀，待粗粒下沉时，取上层药汁备用。用水洗净粳米，以药汁煮粥，文火慢煮，粥烂为度。

功能：益气补虚，润肠通便。适用于阴吹（气虚证）。

3. 薏苡仁茯苓粥

原料：薏苡仁60 g，白茯苓30 g，糯米120 g。

操作：先将白茯苓打碎入砂锅内，加水300 mL，煎至150 mL，去渣取汁。再将薏苡仁、糯米加水500 mL，武火煮成稀粥，兑入茯苓汁，煮开2～3沸即可。

功能：化湿涤痰，健脾补肺。适用于阴吹（痰湿证）。

[医案选]

石某，女，42岁。初诊日期：1972年4月15日。

发现阴吹半年余，以下午较为突出，并伴有咽干口燥，喜冷饮，大便干结，腹胀不舒，舌红，舌苔黄燥，脉见弦数。中医辨证：肠胃燥化，阳明津亏，腑气欠通，浊走旁窍，发为阴吹。治疗宜清热养阴、润肠通便。方药：玄参15g，黄芩9g，知母9g，生地黄15g，芦根30g，桃仁9g，杏仁9g，柏子仁9g，松仁9g，郁李仁9g，炒莱菔子9g。水煎服。

治疗经过：服药6剂后，阴吹即减，大便亦无干结，遵原方又加石斛15g，再服6剂，阴吹一病痊愈，半年后随访未见复发。

按：王孟英曾说："阴吹亦恒有之事，则无所苦者，亦不为病……唯吹之太喧，而大便艰燥，乃称为病。"本病为阳明腑热，伤津阴亏，浊气不畅，别走旁窍。治疗运用玄参、生地黄、知母养阴生津，重用芦根专清阳明之热，另选五仁润肠通便，加炒莱菔子降逆顺气，以归正路而不走旁窍，故收到便通、胀消、阴吹皆无之效。

选自《丛春雨中医妇科经验》，丛春雨著，中医古籍出版社2002年出版。

第七节　阴　　肿

［概念］

外阴部及外阴一侧或两侧，肿胀疼痛者，称为"阴肿"，亦称"阴户肿痛"。本病相当于西医学的外阴炎、前庭大腺炎、前庭大腺囊肿、外阴血肿。

［病因病机］

本病多因肝经湿热，下注阴部；或因手术创伤或外伤致局部瘀肿。

1.肝经湿热　平素肝郁，日久化热，肝郁脾虚，脾虚湿盛，湿热互结，下注阴部，湿热之邪不得泄越，而致阴肿。

2.外伤　因手术创伤或跌扑闪挫，损伤阴户，气血瘀滞，不得发泄，以致阴肿。

［诊断要点］

1.病史　下焦感受湿热或寒湿之邪，或感染邪毒，或有外伤史。

2.症状　外阴一侧或两侧肿胀，甚至不能行走，或伴有发热、小便短赤、脉弦数。

3. 检查

（1）妇科检查 外阴局部皮肤红肿、发热，压痛明显，或患者无自觉症状，可见囊肿。

（2）实验室检查 急性期可见白细胞计数增高。

［辨证论治］

治疗重在辨证求因，从因用药方能奏效。

1. 肝经湿热证

【主要证候】外阴红肿胀痛，常伴有发热，两胁胀痛，口苦咽干，小便短赤，大便不爽，舌红，苔黄而腻或黄厚，脉弦数或濡数。

【证候分析】由于肝郁日久化热，肝郁脾虚，脾虚生湿，湿热下注，湿热郁遏阴部，故外阴红肿胀痛。湿热停滞，脉络失宣，营卫不通，阴阳不和，故发热。肝经布于两胁，肝经湿热郁阻，故两胁胀痛，口苦咽干。湿热停滞大肠，故大便不爽。热移于小肠，故小便短赤。舌红，苔黄而腻或黄厚，脉弦数或濡数，为湿热之征。

【治法】清肝利湿，消肿止痛。

【方药】自拟龙胆银翘黄柏苍术汤

龙胆草 9 g，炒栀子 9 g，黄柏 15 g，黄芩 9 g，柴胡 12 g，生地黄 15 g，苍术 15 g，茯苓 10 g，薏苡仁 15 g，金银花 15 g，连翘 10 g，通草 1.2 g。

随症加减：

肝郁脾虚者，用逍遥散。

溃腐脓肿，或已溃破者，可按阴疮治疗。

2. 外伤证

【主要证候】外阴红肿热痛，或局部血肿，有外伤史，舌正常或稍暗，脉正常。

【证候分析】因起居不慎，跌扑闪挫，以致气血紊乱，血不循经而离走，以致瘀血停滞，故外阴红肿热痛，或局部血肿。病因外伤所起，故舌脉无异常；若时间长者，舌稍暗，为有瘀之征。

【治疗】活血化瘀，消肿止痛。

【方药】自拟外阴伤痛饮

生地黄 15 g，牡丹皮 10 g，赤芍 9 g，丹参 15 g，当归 9 g，乳香 4.5 g，没药 4.5 g，柴胡 9 g，郁金 9 g，生甘草 9 g。

［食疗调养］

一、食调要点

阴肿一病多系肝经湿热，下注阴部而成，亦有因手术创伤，或局部外伤引起。因此，饮食宜清淡，可选择泄热利水作用的食品，如冬瓜、薏苡仁、荸荠、黄瓜、豆芽、鱼腥草、马齿苋等。忌食滋腻、温燥之品，如银耳、枸杞子、龟、鳖、狗肉、羊肉、辣椒、胡椒、姜、葱、蒜、酒等。阴肿常伴有肝郁气滞证，宜佐食疏肝理气之品，如佛手柑、橘子、玫瑰花、茉莉花等。忌食辛温燥烈之品。

二、辨证配膳

1. 生鱼红萝卜汤

原料：生鱼 1 条，瘦猪肉 120 g，红萝卜 2 个，陈皮 6 g，红枣 3 枚。

操作：生鱼去鳞、劏洗干净，抹干水分，用油把鱼身两面煎至微黄色，铲起放在盘中备用。红萝卜去皮洗净，切成厚块；红枣洗净去核；陈皮浸透后洗净备用。瘦猪肉用清水洗净后切成小块，备用。在煲中注入适量清水，武火煲滚，然后放入全部原料，用文火煲 3 个小时，加入少许盐调味，即可饮用。

功能：清热化湿，理气消肿。适用于阴肿（肝经湿热证或外伤证）。

2. 冬瓜山药薏苡仁汤

原料：冬瓜 500 g，生薏苡仁 30 g，山药 30 g，陈皮 6 g。

操作：冬瓜去籽洗净，连皮切成厚块，备用。生薏苡仁、山药分别用清水洗净，备用。陈皮用清水浸软，洗净备用。在煲中注入适量清水，然后放入全部原料，武火煲滚，转文火煲 3 个小时，加入少许盐调味，即可饮用。

功能：清热利湿，补肾消肿。适用于阴肿（肝经湿热证或肾经湿热证）。

［医案选］

刘某，38 岁，已婚，干部。初诊日期：1967 年 5 月 9 日。

主诉：5 天前右侧阴唇开始肿痛，并见黄带，近 2～3 天病情加重，体温 37.8℃，心烦焦躁，不能坚持上班。门诊妇科检查右大阴唇下 2/3 处红肿，触之硬痛。大便干燥，小便频涩疼痛。脉弦滑数，舌质红，苔黄腻，舌根为著。系证属肝经湿热，下注阴户。治拟清解肝热，化湿消肿。方拟金银花连翘黄柏苍术汤加减：金银花 30 g，连翘 12 g，黄柏 15 g，苍术 15 g，薏苡仁 30 g，茯苓 10 g，龙胆草 9 g，炒栀子 9 g，柴胡 9 g，郁金 9 g，车前子^{包煎}9 g，通草 1 g。

另嘱患者用"六神丸"化水溶解后，用棉签涂擦大阴唇红肿处，每日 3 次。忌食腥发辛辣之物。连服 6 剂，再诊。

5 月 16 日复诊：服药后体温亦退，局部肿痛减轻。脉见滑数，弦象亦无，黄腻舌苔渐退，仍存薄苔，知其湿热已降，衰其大半，但仍留恋不去。上方去车前子、茯苓，加土茯苓 15 g，再服 6 剂，半月后来诊，称病情大好，阴肿消退。

按：明代陈实功《外科正宗》认为"妇人阴疮，乃七情郁火，伤损肝脾，湿热下注为患，其形固多不一，总由邪火所化也"。明代张三锡《医学准绳六要》也说："妇人阴蚀疮，湿热客于肝经而然。"本案为肝经湿热，多缘于七情郁火，伤损肝脾，流注阴户而成，故拙拟金银花连翘黄柏苍术汤，以清肝泻火，化湿利尿，消肿散结。前后 12 剂中药，内服与外用相结合，其病自愈。

选自《丛春雨中医妇科经验》，丛春雨著，中医古籍出版社 2002 年出版。

第八节　阴　　冷

［概念］

阴冷是指妇人自觉外阴及阴中寒冷，甚则波及小腹、尻间者，又称为"阴寒"。本病的发生主要由肾阳不足，命门火衰；或胞脉空虚，风寒之邪客于下焦；或痰湿下注，损伤阳气；或肝经湿热，阻遏阳气，导致阳气不达，阴部失于温煦而致。临床常见肾阳虚衰证、痰湿下注证、肝经湿热证。

［诊断要点］

1. 症状　自觉外阴及阴中寒冷，甚至冷及小腹、尻间。

2. 检查　妇科检查未见异常。

［辨证论治］

1. 肾阳虚衰证

【主要证候】外阴及阴中有寒冷感，甚则连及小腹，得热则舒，或性欲淡漠，或带下量多，白色质稀，畏寒蜷卧，形寒肢冷，纳少便溏，腰脊酸冷，小便清长，舌质淡、苔白，脉沉迟。

【治法】温肾壮阳。

【方药】加味六二合剂即六味地黄丸、二仙汤等

熟地黄 10 g，山茱萸 10 g，山药 15 g，茯苓 10 g，牡丹皮 6 g，巴戟天 30 g，泽泻 6 g，川牛膝 10 g，盐小茴香 9 g，吴茱萸 9 g，淫羊藿 30 g，菟丝子 30 g，仙茅 9 g，黄柏 6 g。

随症加减：

腰脊酸痛明显者，加杜仲 15 g、桑寄生 15 g、川续断 15 g，以补肾强腰。

尿频尿多者，加金樱子 15 g、益智仁 15 g、覆盆子 15 g，以补肾缩尿。

2. 痰湿下注证

【主要证候】自觉阴中寒冷，形体肥胖，胸脘痞闷，纳呆少食，或呕恶痰多，精神倦怠，或带下量多，色白质黏稠，大便不实，苔白腻，脉弦滑。

【治法】燥湿化痰。

【方药】薏苡仁苍附导痰汤

苍术 10 g，香附 10 g，陈皮 10 g，茯苓 15 g，南星 10 g，法半夏 10 g，炒枳实 9 g，生姜 3 片，白果 6 g，薏苡仁 30 g，炒莱菔子 9 g，通草 1 g。

3. 肝经湿热证

【主要证候】自觉阴部发冷，带下量多、色黄质稠、有臭味，外阴瘙痒，大便秘结或溏而不爽，小便黄赤，烦躁易怒，胸胁少腹胀满，舌质红，苔黄腻，脉弦滑数。

【治法】清肝，泻热，除湿。

【方药】薏苡仁黄柏苍术大黄汤

龙胆草 9 g，黄芩 9 g，炒栀子 9 g，泽泻 9 g，车前子^{包煎}9 g，生地黄 10 g，柴胡 10 g，生甘草 6 g，黄柏 15 g，苍术 15 g，薏苡仁 30 g，炒大黄 4.5 g。

［中成药］

1.金匮肾气丸　温补肾阳。适用于阴冷（肾阳不足证）。蜜丸。口服，每次 1 丸，每日 3 次。淡盐水送服。

2.右归丸　温肾壮阳，填精养血。适用于阴冷（肾阳不足证）。蜜丸。口服，每次 1 丸，每日 3 次。淡盐水送服。

3.龟龄集散　温补肾阳，益精养血。适用于阴冷（肾阳不足证）。散剂，口服，每次 0.3 ～ 0.4 g，每日 1 次。温开水或淡盐汤送下。

4.艾附暖宫丸　温经散寒，暖宫通络。适用于阴冷（寒客下焦证）。蜜丸。口服，每次 1 丸，每日 2 次。

5.龙胆泻肝丸　清肝泻火利湿。适用于阴冷（肝经湿热证）。水丸。口服，每次 6 ～ 9 g，每日 3 次。

［针灸疗法］

1.体针

（1）肾阳虚弱证

治则：补益肾阳。

取穴：曲骨、归来、关元、肾俞、三阴交、命门。

手法：各穴均施补法，也可配合灸法。

（2）肝经湿热证

治则：清热利湿止带。

取穴：带脉、三阴交、行间、阴陵泉、下髎。

手法：上穴均采用泻法。

2.耳针

取穴：交感、内分泌、内生殖器、肝、肾。

操作：毫针中等刺激，每次 20 分钟，隔日 1 次；也可耳穴埋豆，每周 2 ～ 3 次。

［预防与调护］

1. 经期、产后应保持外阴清洁，摄生适宜，禁止房事，以防风寒、湿热之邪侵袭。

2. 避免房劳过度、早婚、多产（包括人工流产），以免损伤肾气。

3. 治疗期间忌食生冷，或辛辣油腻之品。

［食疗调养］

一、食调要点

阴冷主要是由肾阳不足，命门火衰，阴部失去温煦而成。本病的膳食治疗应因势利导，缓以图功。不可因患者治病心切而过食大量壮阳助火之物，以免饮鸩止渴，造成治疗上的失误。可选用营养丰富、易于消化的食物，如蛋类、骨头汤、禽畜瘦肉、新鲜蔬菜等。忌食生冷寒凉刺激食物。

二、辨证配膳

1. 核桃苁蓉煲鸡汤

原料：核桃肉 120 g，肉苁蓉 30 g，陈皮 6 g，鸡颈 1 只。

操作：核桃肉去壳、存衣，用清水浸透洗净，陈皮亦用清水浸透洗净。肉苁蓉用清水洗净。鸡颈劏洗干净，去内脏及肥膏。在煲中注入适量清水，武火煲滚，然后放入全部材料，文火煲 3 个小时，加入少许盐调味，即可饮用。

功能：温肾扶阳，暖固奇经。适用于阴冷（肾阳虚衰证或寒客下焦证）。

2. 山药枸杞子巴戟炖海参

原料：山药 15 g，枸杞子 9 g，巴戟天 15 g，已发海参 250 g，生姜 3 片。

操作：山药、枸杞子、巴戟天用清水洗净，生姜刮皮、洗净、切片。已发海参用清水洗净，切成条状。将全部原料同置炖盅内，注入适量清水，盖上盅盖。隔水炖 4 个小时，加入少许盐调味，即可饮用。

功能：温肾驱寒，暖助奇经。适用于阴冷（肾阳衰微证或寒客下焦证）。

3. 莲子冬瓜肉丸汤

原料：莲子 30 g，红枣 6 枚，冬瓜 500 g，猪肉（半肥）120 g，生姜 3 片。

操作：冬瓜削去外皮、去瓤、切成块状，生姜刮皮、洗净、切片。莲子洗净，红枣洗净去核。猪肉（半肥）加少许盐用刀剁烂，加入糖、生粉搅成肉酱后，捏成肉丸，在煲内注入适量清水，武火煲滚，将上述全部原料放入煲内，以文火煲 30 分钟，加少许盐调味。即可饮用。

功能：清热利湿，调补奇经。适用于阴冷（肝经湿热证）。

4. 薏苡仁杏仁粥

原料：薏苡仁 120 g，杏仁 24 g，白糖适量。

操作：先将薏苡仁浸泡洗净后，加入开水中，煮熬 20 分钟后，再入杏仁同煮，至米烂熟时加入白糖调匀即可。

功能：燥湿化痰，清利奇经。适用于阴冷（痰湿下注证）。

[医案选]

王某，32 岁，工人，已婚。初诊日期：1974 年 6 月 5 日。

自去年冬天做人工流产术后，渐觉阴部寒凉，每每放热水袋热熨，阴中自觉舒适，今年以来伴有阴中下坠，连及小腹，腰酸腿沉，性欲淡漠，白带多。查舌质淡红，白腻苔，脉沉缓略有滑象，尺脉不足。证属人工流产，寒客胞中，肾阳衰弱，奇经失煦，致发阴冷。治疗：温宫散寒，暖煦奇经。

盐小茴香 9 g，吴茱萸 9 g，肉桂 4.5 g，淫羊藿 30 g，巴戟天 30 g，菟丝子 30 g，仙茅 9 g，醋香附 4.5 g，台乌药 9 g，川楝子 9 g，郁金 9 g，炙甘草 9 g。

服上方 6 剂后，阴冷明显好转，唯有白带，原方去醋香附、台乌药，加黄柏、苍术各 9 g，又服 6 剂，阴冷已无，白带少、腰酸腿沉等症已无。

选自《丛春雨中医妇科经验》，丛春雨著，中医古籍出版社 2002 年出版。

第九节　阴　痛

[概念]

阴痛是指妇女外阴及阴道的疼痛。古医籍中根据其疼痛的性质、程度、部位等不同，又有许多名称。若阴中抽掣疼痛，甚至牵引少腹，上连两乳者，称为"吊阴痛"，若性交时阴户作痛，称为"小户嫁痛"等。本病的发生主要与肝有密切关系。因肝藏血、主筋，阴部乃为宗筋之所聚，肝之经脉循阴器。凡内伤七情，肝郁气滞；或六淫之邪外侵，客于肝脉；或肝经湿热下注；或肝肾阴血不足等均可导致阴部气血运行不畅，或阴部失于濡养而发生阴痛。临床常见证候有肝郁气滞证、肝经湿热证、寒凝肝脉证及肝肾阴虚证等。

［诊断要点］

症状 自觉外阴及阴道疼痛。

［辨证论治］

1.肝郁气滞证

【主要证候】自觉外阴、阴道胀痛，或抽痛，甚则连及少腹、乳房胀痛，每因情志因素而加重，烦躁易怒，舌质暗红、苔薄，脉弦细。

【治法】疏肝解郁，行气止痛。

【方药】蒺藜柴胡舒肝散

柴胡12g，枳壳12g，白芍15g，炙甘草6g，陈皮3g，制香附10g，延胡索10g，川楝子10g，当归10g，台乌药10g，吴茱萸4.5g，蒺藜12g。

随症加减：

食少纳呆，大便溏稀者，加白术15g、茯苓15g，以健脾利湿。

肝郁化热者，证见口干欲饮，大便秘结等，加牡丹皮12g、栀子10g，以清肝泄热。

2.肝经湿热证

【主要证候】阴部肿痛、灼热，带下量多、色黄质稠、有臭味，或胸胁少腹胀痛，心烦易怒，口苦咽干，纳差少食，尿黄便秘，舌质红、苔黄腻，脉弦滑数。

【治法】清肝泄热，除湿止痛。

【方药】自拟舒肝清热化湿汤

龙胆草9g，黄芩9g，车前子^{包煎}9g，当归10g，生地黄15g，炒栀子9g，柴胡10g，甘草6g，白芍15g，黄柏15g，苍术15g，薏苡仁15g，醋香附9g。

随症加减：

胸胁少腹胀痛者，加延胡索10g、川楝子10g，以疏肝行气止痛。

3.寒凝肝脉证

【主要证候】外阴阴道寒冷，抽掣疼痛，甚则痛连小腹，遇寒加重，得热痛减，形寒肢冷，月经错后量少，或不孕，舌苔白滑，脉弦紧。

【治法】温经散寒，行气止痛。

【方药】加减暖肝煎（《景岳全书》）

盐小茴香9g，肉桂9g，乌药9g，当归10g，枸杞子15g，茯苓10g，生姜5片，吴茱萸9g，白芍15g，炙甘草6g，淫羊藿15g，巴戟天15g。

随症加减：

阴部胀痛甚者，加延胡索10g、川楝子10g、荔枝核12g，以行气止痛。

4.肝肾阴虚证

【主要证候】自觉外阴、阴道干涩疼痛，或伴有灼热感，头晕耳鸣，目涩眼花，腰膝酸软，肌肤干燥失润，或手足心热，舌质红，脉细数而弱。

【治法】润补肝肾，填精养血。

【方药】四子地黄丸

熟地黄15g，山茱萸12g，山药15g，枸杞子15g，菟丝子30g，川牛膝10g，白芍15g，炙甘草6g，黄柏15g，淫羊藿30g，女贞子12g，五味子12g。

随症加减：

若五心烦热，口干咽燥，大便秘结，加知母10g、玄参10g，以滋阴清热。

若胁痛，口苦，加川楝子10g、郁金10g，以疏肝清热、行气止痛。

[中成药]

1.柴胡疏肝丸　疏肝解郁，行气止痛。适用于阴痛（肝郁气滞证）。水丸。口服，每次6～9g，每日3次。

2.龙胆泻肝丸　清肝泄热，除湿消肿。适用于阴痛（肝经湿热证）。水丸。口服，每次6～9g，每日3次。

3.三层茴香丸　温经散寒，行气止痛。适用于阴痛（寒凝肝脉证）。水丸。口服，每次6～9g，每日2次。

4.左归丸　滋补肝肾，填精益血。适用于阴痛（肝肾阴虚证）。水丸。口服，每次9g，每日2～3次。

[外治法]

1.熏洗法　黄柏20g、苦参20g、蛇床子20g、生甘草10g，上药水煎400～500mL，熏洗、坐浴15～20分钟。每日2～3次。适用于阴痛（肝经湿热下注证）。

2.外敷法　川椒、吴茱萸、肉桂各等分，研末热敷关元穴，每日1～2次。适用于阴痛（寒凝肝经证）。

[针灸疗法]

1. 体针

治则：清热利湿，滋补肝肾，行气止痛。

主穴：中极、下髎、三阴交、归来。

配穴：湿热者，加阴陵泉、大敦；肝肾阴虚者，加肾俞、肝俞、照海；肝郁气滞者，加太冲、气海。

手法：实证施泻法；虚证施补法或平补平泻法。

2. 耳针

取穴：交感、神门、外生殖器、肝、肾。

操作：毫针中等刺激，每次20分钟，隔日1次；或采用耳穴埋针、埋豆，每周2～3次。

[预防与调护]

1. 经期、产后应保持外阴清洁，养成良好的卫生习惯，禁止房事，以防风冷、湿热之邪直犯阴器。

2. 阴痛常因情志因素而发作，加上患病后，疼痛行动不便，且难于启齿，影响工作，常心情烦乱等，此时应避免一切不良情绪刺激。除了药物治疗外，应予解释和安慰，解除对疾病的顾虑，使其精神愉快，情绪稳定，有助于阴痛的康复。

3. 治疗期间应忌房事，注意休息，保证睡眠。同时应禁食生冷，以防更伤阳气；或禁食辛辣助热之品，以免湿热难除，病情缠绵。

[食疗调养]

一、食调要点

本病与肝有着密切关系，缘肝主筋，阴部为宗筋之所聚之处，肝之经脉又循阴器，因此，肝郁气滞、肝经湿热、寒凝肝脉均可导致阴痛，或牵引少腹、连及双乳。本病之膳食应重在疏肝理气、化湿清热、温通经脉；不宜为辛燥刺激或甘醇厚味之品，以免化燥伤津或黏腻碍胃。

二、辨证配膳

1. 柴芍蒺藜炖瘦肉

原料：柴胡9g，蒺藜9g，杭白芍20g，猪瘦肉90g，佐料适量。

操作：柴胡、杭白芍、蒺藜用清水洗净，猪瘦肉切成小块，在沸水中略煮片刻，捞出沥干水分。然后在煲中注入适量清水，武火煲滚后，把全部原料置于煲中，用文火炖2个小时，捞出柴胡、杭白芍、蒺藜。加入少许盐调味，饮汤食肉。

功能：疏肝解郁，理气止痛。适用于阴痛（肝郁气滞证）。

2. 枸杞子羊肾粥

原料：枸杞子叶250 g，羊肾1只，羊肉100 g，葱白2茎，粳米60 g，盐少许。

操作：将羊肾剖洗干净，去内膜，细切；羊肉洗净切碎；枸杞子叶用清水洗净（防农药污染）、煎汁去渣，同羊肾、羊肉、葱白、粳米一同煮粥，粥成加少许盐，稍煮即可。

功能：温肾驱寒，暖助奇经。适用于阴痛（寒凝肝脉证）。

3. 薏苡仁绿豆麦片粥

原料：薏苡仁30 g，绿豆30 g，麦片30 g。

操作：先将薏苡仁、绿豆浸泡1小时，文火煮烂，放入麦片再煮，不断搅拌，防止粘锅，粥成后加糖，即可食用。

功能：化湿清热，清利奇经。适用于阴痛（肝经湿热证）。

［医案选］

马某，女，46岁，工人。初诊日期：1965年4月15日。

正产2胎，人工流产3次，近年来月经先后不定期，每至月经先后，自感阴中抽痛，痛及少腹，上连乳房，兼有两乳胀痛，心烦焦躁，睡眠欠佳。查舌质正常，薄苔，脉见弦细数。证系肝郁气滞，肝经不畅，致发阴痛。处方：川楝子15 g，盐小茴香9 g，吴茱萸4.5 g，柴胡9 g，郁金9 g，杭白芍15 g，醋香附9 g，台乌药9 g，炒枳壳9 g，甘草6 g。并用大粒食盐与葱头炒热，布包热敷少腹及会阴处，每次15分钟。连服6剂，阴痛即止。

选自《丛春雨中医妇科经验》，丛春雨著，中医古籍出版社2002年出版。

第十节　贝赫切特综合征

［概念］

贝赫切特综合征是以滤泡性口腔炎、虹膜睫状体炎、急性女阴溃疡为主要特征的全身性疾病，又称"口－眼－生殖器综合征"。其发病原因尚不清楚，可能与病毒感染、自身免疫、纤维蛋白溶解活性缺陷及遗传因素等有关。本综合征具有病程缓慢、反复发作的特点，多见于青壮年妇女。

中医称贝赫切特综合征为"狐惑"。心开窍于舌，肝开窍于目；心经连目系，肝经循阴器。当心火亢盛，或肝经湿热熏蒸于上，或阴虚火旺，使邪气循经扰于上或蚀于阴器，郁遏不去而发本病。临床常见证候有心火亢盛证、肝经湿热证、阴虚火旺证等。

［诊断要点］

1. 症状

（1）口腔溃疡　常为最早出现症状。可发生于口腔黏膜的任何部位和舌及扁桃体等。发作常与月经周期有关，呈周期性反复发作。

（2）生殖器溃疡　常发生在口腔溃疡之后。自觉局部疼痛明显，溃疡1～3周愈合。

（3）眼部病变　发生较晚，开始剧烈的眼眶周围疼痛及畏光，甚至影响视力、失明。

（4）其他损害　出血丘疹、脓疱疹、痤疮及结节性红斑等皮肤病变，或游走性关节炎，或血栓性静脉炎，或中枢神经及消化系统病变等，不同病变各有相应的症状特征。

2. 检查

（1）体格检查　口腔溃疡为典型的滤泡性溃疡。溃疡呈圆形或椭圆形，一个或数个，基底覆以污灰色脓苔，周围有红晕。眼部症状最多见是虹膜睫状体炎及前房积脓，其次是角膜炎、视网膜炎及视神经萎缩等，甚至视力减退或失明。皮肤见丘疹、脓疱、毛囊炎、疖肿、蜂窝组织炎、结节性红斑等。此外可有游走性关节炎、血栓性静脉炎及神经、消化系统病变等表现相应的体征。

（2）妇科检查　病变主要发生于大、小阴唇，也可发生在阴道、宫颈、会阴等处。外阴溃疡较口腔溃疡深。

（3）实验室检查　发作时白细胞总数增高、血沉增快。部分患者类风湿因子阳性。血清黏蛋白增高，血清蛋白电泳表明 α_2 及 γ 球蛋白增高，白蛋白降低。纤维蛋白原、第Ⅷ因子增高，纤维蛋白溶解活性降低。部分患者血清中可找到口腔黏膜的自身抗体。

〔鉴别诊断〕

生殖器疱疹　两者外阴均有疱疹及溃疡，但生殖器疱疹患者常有不洁性交史，外阴溃疡为多发性，口、眼等处无病变。

〔辨证论治〕

1. 心火亢盛证

【主要证候】病初口舌生疮、溃疡，经行时常反复发作，两目赤痛，口渴咽干，心烦不宁，失眠多梦，小便黄赤或灼痛，舌质红、苔黄，脉数。

【治法】清心泻火。

【方药】银翘导赤散

生地黄 15 g，竹叶 12 g，木通 4.5 g，生甘草梢 9 g，黄连 9 g，莲子心 15 g，炒栀子 9 g，芦根 30 g，金银花 15 g，连翘 10 g。

2. 肝经湿热证

【主要证候】外阴灼痛、肿胀、有溃疡，脓水淋漓，或口舌生疮，目赤眵多，口苦纳呆，胸脘痞闷，或关节疼痛，或带下量多、色黄秽臭，大便不爽，小便短赤，舌质红、苔黄而腻，脉弦滑数。

【治法】疏肝清热，利湿解毒。

【方药】龙胆苍柏清肝化湿汤

龙胆草 15 g，车前子[包煎] 9 g，生地黄 15 g，当归 10 g，柴胡 10 g，黄芩 9 g，炒栀子 12 g，生甘草 10 g，黄柏 15 g，苍术 15 g，薏苡仁 15 g。

随症加减：

食欲不振，大便溏薄者，加白术 15 g、茯苓 15 g，以健脾利湿。

口舌生疮者，加黄连 10 g、竹叶 10 g，以泻心经实火。

3. 阴虚火旺证

【主要证候】口舌糜烂，破溃疼痛，外阴溃疡、涩痛，或两目干涩疼痛，月经先期、量少，五心烦热，形体消瘦，口舌干燥，舌红少苔，脉细数。

【治法】滋阴清热降火。

【方药】二皮知柏地黄汤。

盐黄柏 10 g，盐知母 10 g，熟地黄 10 g，山茱萸 10 g，山药 15 g，泽泻 10 g，茯苓 15 g，牡丹皮 12 g，地骨皮 10 g，蒺藜 9 g。

随症加减：

潮热盗汗，手足心热明显者，加白芍 15 g、麦冬 15 g，以滋阴清热。

［中成药］

1. 龙胆泻肝丸　清利肝经湿热。适用于贝赫切特综合征（肝经湿热证）。水丸。口服，每次 6～9 g，每日 3 次。

2. 上清丸　清散风热，泻火解毒。适用于贝赫切特综合征（风热火毒壅上证）。水丸。口服，每次 6 g，每日 2～3 次。

3. 知柏地黄丸　滋阴清热降火。适用于贝赫切特综合征（阴虚火旺证）。蜜丸。口服，每次 1 丸，每日 2 次。淡盐水送服。

［外治法］

1. 局部上药

（1）口腔溃疡散　青黛、明矾、冰片，共制成散剂。外用，将药粉均匀涂于口腔溃疡面上，每日 3～5 次。

（2）青黛散　青黛、甘草、硼砂、冰片、薄荷、黄连、儿茶、人中白，共制成散剂。外用，将药粉均匀撒于口腔溃疡面，或外阴溃疡面上。每日 2～3 次。

（3）冰硼散　硼砂、冰片、玄明粉、朱砂，共制成散剂，外用。将药粉均匀涂于口腔溃疡面，或外阴溃疡面上。每日 2～3 次。

2. 外洗法

龙胆草 15 g，苦参 15 g，薏苡仁 15 g，木香 10 g，黄柏 15 g，赤芍 15 g，大黄 10 g，白芷 12 g，生甘草 12 g，黄精 15 g，水煎去渣，取汁 400 mL，外洗坐浴，每次 10～20 分钟，每日 2～3 次。适用于外阴溃疡者。

［针灸疗法］

1. 体针

湿热内蕴证

治则：清热利湿。

取穴：三阴交、阴陵泉、中极、脾俞、三焦俞、下髎、阳陵泉、行间。

手法：各穴施泻法或平补平泻法。

2. 耳针

取穴：内分泌、肾上腺、外生殖器、肝、脾、口。

操作：采用埋针或埋豆法，每周 2 次。双耳交替进行。

［食疗调养］

一、食调要点

贝赫切特综合征相当于中医的"狐惑"，"蚀于喉为惑，蚀于阴为狐"，其病因主要为湿热内蕴，上蒸下注。由于外邪对机体的损害，使机体的免疫功能低下，因此膳食的重点是扶正补虚，提高机体的抵抗力和免疫力，兼祛邪。因为有眼部炎症、口腔及外阴溃疡，所以避用辛辣之品，以免病情反复。

二、辨证配膳

1. 马齿苋馄饨

原料：鲜马齿苋 300 g，猪肉末 30 g，面粉 200 g，葱、姜、油、盐、味精、酱油等。

操作：将马齿苋用清水洗净、切碎，与猪肉末、葱、姜等佐料制成馅，再和面、制皮，包成馄饨。煮熟调入酱油、醋。

功能：清热解毒，滋阴润燥。适用于贝赫切特综合征（阴虚火旺证）。

2. 薏苡仁夏枯草粥

原料：薏苡仁 30 g，夏枯草 15 g，粳米 60 g，白糖适量。

操作：先取夏枯草，去掉杂质，用清水洗净，加水适量，煎煮去渣取汁。再将薏苡仁、粳米入夏枯草煎液之中，煎煮成粥，放入白糖即成。

功能：化湿清热，疏肝运脾。适用于贝赫切特综合征（肝经湿热证）。

3. 莲子心茶

原料：麦冬 15 g，莲子心 6 g，绿茶 6 g。

操作：用沸水泡茶，频频饮之。

功能：清心养阴，降火明目。适用于贝赫切特综合征（心火亢盛证或心肝火盛证）。

[医案选]

余某，女，32 岁，工人。初诊日期：1978 年 7 月 23 日。

半年前做人工流产后，自感外阴瘙痒，继而有 2 处溃疡，口腔亦发现两处溃疡，吃饭困难，心绪不宁，口苦，咽干。口腔科检查：口腔及舌面均多处小溃疡，疮面新鲜。妇科检查：外阴近小阴唇内侧有 2 处溃疡，每处直径约 0.3 cm，周围红肿，触痛明显。诊其脉弦细数，舌质红而干。证属湿热内蕴，肝郁气滞，狐惑为病。治则：疏肝化滞，清热利湿。处方：黄柏 15 g，苍术 15 g，薏苡仁 30 g，茯苓 10 g，生地黄 10 g，牡丹皮 12 g，赤芍 9 g，黄连 9 g，金银花 30 g，连翘 10 g，芦根 30 g，生甘草 4.5 g。并嘱患者用"六神丸"浸泡成水，用棉签擦抹溃疡处，每日 3 次。

二诊：服上方 6 剂后，溃疡明显好转，心绪较前好转，吃饭、睡觉渐趋正常，舌质红，脉见弦而略数，左脉见有缓象。知其热渐消，其湿得利，正气渐复，阴津得生。在原方基础上有所加减：沙参、天冬、知母、龙胆草等，连服 12 剂，每日擦抹"六神丸"水，1 个月后口腔、舌面与外阴溃疡痊愈，嘱其忌食辛辣油炸之品，半年后随访未复发。

选自《丛春雨中医妇科经验》，丛春雨著，中医古籍出版社 2002 年出版。

第六章　妇科杂病

　　凡不属经、带、胎、产和前阴疾病范畴，而又与女性解剖、生理特点有密切关系的疾病，被称为"妇科杂病"。

　　常见的妇科杂病有癥瘕、不孕症、子宫脱垂、妇人腹痛、脏躁等。

　　妇科杂病，临床证候不同，病因病机各异。就病因而论，总结有三：其一，起居不慎，感受外邪；其二，脏阴亏少，情志不调；其三，禀赋不足，气血虚弱。这些病因作用于机体，导致脏腑、经络、气血功能失调，便产生各种疾病。

　　妇科杂病病情多变，治疗必须以脏腑、经络、气血为核心，辨证施治。一般来说，不孕症宜以温养肾气、调理气血为主；子宫脱垂宜以补气升提为主，夹湿热者又宜清热渗湿；妇人腹痛宜以通调气血为主，必须按寒、热、虚、实用药；癥瘕宜理气散结，破血消瘀，然必察正气盛衰，酌用攻补；脏躁宜养阴润燥安神，更要佐以开郁。总之，对妇科杂病的治疗，只要从整体观念出发，施以辨证的治疗，均可以收到满意疗效。

第一节　癥　　瘕

［概念］

　　妇女小腹内扪及块状物，并伴有胀满和疼痛者，名为"癥瘕"，亦称"积聚"。癥与瘕二者病变性质不尽相同。癥，其块坚硬不散，固定不移，推之不散，有形可征，痛有定处，多属血病；瘕，其聚散无常，痞满无形，推之能动，痛无定处，多属气病。癥瘕男女皆有，女性由于生理上的特点，发病常见于下腹部，即发生于女性生殖器官的部位。

癥瘕相当于现代医学中的女性生殖系统肿瘤、盆腔炎性包块、子宫内膜异位症等。若小腹肿块质地坚硬，凹凸不平，固定不移，增长速度快，多为恶性。结合辅助检查，确诊为恶性肿瘤者，愈后多不良。

［病因病机］

本病的发生多因经期、产后饮食劳倦，伤于风冷；或情志内伤，脏腑失和，气血不调，气机阻滞，瘀血内停所致。若积之日久，日益增大，则发为癥瘕。临床上以气滞、血瘀及痰湿为主。

1.气滞 七情内伤，肝气郁结，血行不畅，滞于小腹，聚而成积。

2.血瘀 多因经期、产后胞脉空虚，风寒侵入，凝滞气血；或因房劳所伤，余血未净，瘀阻胞中，精血相搏；或因脏腑功能失常，气血失调，致瘀血停留，积而成癥。

3.痰湿 脾肾不足，痰湿凝聚，阻滞胞络，遂积成癥。

［诊断要点］

1.症状 凡妇女小腹内扪及有块状物，伴有胀满疼痛，或伴有经期及量的改变者，可以诊断为癥瘕。

2.检查

①妇科检查 盆腔可触及炎性包块、子宫肿瘤、卵巢肿瘤及子宫内膜异位症等病变。

②实验室检查 宫颈活组织检查、阴道细胞学检查、诊断性刮宫、红细胞沉降率、甲胎蛋白测定、碱性磷酸酶测定、病理检查。

③其他检查 B超、内窥镜、腹部X线平片等检查，对盆腔肿块的诊断有重要意义。

［鉴别诊断］

1.妊娠 妊娠多在两个半月以后，在小腹可扪及一包块，有停经史，并伴有不同程度的妊娠反应，如厌食油腻、恶心等感觉。临床上做超声波检查（可见胎囊和胎心音）以协助诊断。

2. 癃闭　癃闭是尿液在膀胱内积聚，不能溺出的疾病。虽有小腹膨隆、胀、满、痛等症，但导尿后诸症便可消失。B超检查显示不同的声象，可资鉴别。

3. 大便燥结　体瘦之人，如多日不解大便，可在小腹部的左侧摸到包块，多呈索条状，有时可伴有一些不适症状，详细了解大便情况后可明确诊断。

［辨证论治］

一、辨证要点

本病的辨证要点是根据包块的性质、大小、部位、病程的长短，以及舌、苔、脉和兼证，辨其在气在血，属痰属湿，并应注意辨识病程中的变证。

妇女子宫或胞脉、胞络等部结成包块，伴有或痛、胀、满，或影响经、带、胎、产，临床上可出现月经过多或过少、疼痛、闭经、血崩、漏下不止、带下增多、堕胎、小产、不孕等症。为了及早防治，要求早期诊断、早期发现。如癥瘕伴疼痛，有长期出血，或五色带下，且有臭气，患者形体消瘦，面色晦暗者，多为恶证，预后不良。

二、治疗原则

本病辨证，重在辨气病、血病、新病、久病。病在气者，以理气行滞为主，佐以理血；病在血者，以活血破瘀散结为主，佐以理气。新病体质较强者，宜攻宜破；久病体质较弱者，可攻补兼施，或先攻后补，或先补后攻，随证施治。需遵循"衰其大半而止"的原则，不可猛攻、峻伐，以免损伤元气。

三、分证论治

1. 气滞证

【主要证候】小腹胀满，积块不坚，推之可移，或上或下，时聚时散，痛无定处，伴精神抑郁，小腹胀满，舌苔薄润，脉沉弦。

【证候分析】瘕乃气聚而成，故虽有积块但不坚硬，推之可移。气聚则病作，气行则痛止，故痛无定处。气滞则血行不畅，故小腹胀满。气郁不舒则精神抑郁。舌脉亦属气机不畅之象。

【治法】行气导滞。

【方药】加减香棱丸（《济生方》）改为汤剂

木香 6 g，三棱 10 g，莪术 10 g，枳壳 9 g，青皮 9 g，川楝子 12 g，盐炒小茴香 9 g，吴茱萸 4.5 g，荔枝核^{捣碎}30 g，橘核^{捣碎}30 g，醋香附 9 g，台乌药 9 g。

随症加减：

月经后期，量少者，加当归 6 g、川芎 6 g。

少腹痛甚，按之有块者，去丁香，加酒延胡索 9 g。

包块疼痛拒按者，去丁香、木香、茴香、川楝子，加桃仁 6 g、牡丹皮 6 g、片姜黄 9 g、乳香 6 g、檀香 6 g、没药 6 g。

痛时兼有白带者，加蒲公英 15 g、贯众 9 g。

2. 血瘀证

【主要证候】小腹积块坚硬，固定不移，痛有定处，疼痛拒按，面色晦暗，肌肤不润，月经延后，口干不欲饮，舌边瘀点，脉象沉涩。

【证候分析】血瘀不行，气机受阻，积结成癥，故积块坚硬不移，痛而拒按。脉络不通，血运失常，上不荣面，外不荣肌肤，故面色晦暗，肌肤不润。瘀血内阻，冲任失调，血海不充，故月经延后。津液不能上承，故口干不欲饮。舌脉均为瘀血内阻，脉络不通之象。

【治法】活血散结，破瘀消癥。

【方药】加味桂枝茯苓丸（《金匮要略》）

桂枝 9 g，茯苓 12 g，牡丹皮 9 g，赤芍 9 g，桃仁 9 g，三棱 9 g，莪术 9 g，川楝子 9 g，橘核^{捣碎}30 g，荔枝核^{捣碎}30 g，醋香附 9 g，台乌药 9 g。

随症加减：

月经过多，崩漏不止者，加失笑散、血余炭等。

带下多者，加薏苡仁、白芷。

疼痛剧烈者，加延胡索、乳香、没药。

月经过少、闭经者，加牛膝、泽兰。

邪实正盛，肌肤甲错者，可选用大黄䗪虫丸（《金匮要略》：大黄、黄芩、甘草、桃仁、杏仁、芍药、干地黄、干漆、虻虫、水蛭、蛴螬、䗪虫。共为细末，炼蜜为丸，小绿豆大，酒饮服 5 丸，日 3 服）。

3. 痰湿证

【主要证候】小腹按之有积块不坚，固定不移，胸脘满闷，时感恶心泛呕，经行愆期，甚至闭而不行，舌淡苔白腻，脉弦滑。

【证候分析】素体脾肾不足，水湿不化，湿聚成痰，阻滞胞络，积而成癥。痰饮内结则胸脘满闷。痰阻中焦则恶心欲吐，阻于经络则经行愆期，甚则闭经。舌脉均为痰湿之象。

【治法】除痰化湿，散结消癥。

【方药】薏苡仁橘核苍附导痰丸

苍术 15 g，香附 10 g，陈皮 10 g，白茯苓 10 g，枳壳 9 g，法半夏 9 g，胆南星 6 g，生姜 3 片，甘草 6 g，薏苡仁 15 g，台乌药 10 g，橘核^{揭碎}30 g。

随症加减：

脾胃虚弱，纳差神疲者，加党参、白术以健脾益气。

形体壮实者，可酌加金礞石、葶苈子等攻逐之品。

囊性包块，加猪苓 30 g、茯苓 12 g、路路通 10 g、象贝 10 g；纳呆加山楂 10 g、神曲 10 g、鸡内金 10 g。

便溏加煨木香 6 g、炮姜 6 g。

便秘加大黄 10 g、瓜蒌仁 15 g。

畏寒加淫羊藿 10 g、紫石英 15 g、赤石脂 15 g。经少、经闭加益母草 30 g、刘寄奴 15 g、苏木 10 g。

带多色白加海螵蛸 12 g。

带下臭秽加败酱草 30 g、鱼腥草 30 g、土茯苓 15 g。

若为湿热癥瘕，症见带下量多、色黄白、质黏腻有臭气，或如脓样，少腹疼痛，胸满烦躁，发热口渴，尿少色黄，舌苔黄腻而根部尤甚，舌质红，脉弦大或滑数。治宜清热利湿，破瘀消癥。方用大黄牡丹皮汤（见产后发热）加大血藤、败酱草、桃仁、炙穿山甲等。

此外，根据病情需要，可采用手术治疗。

［食疗调养］

一、食调要点

1. 癥瘕常见有阴道不规则出血、白带多，小腹积块坚硬，或时聚时散，推之可移，或胀痛拒按，大都属消耗性疾病，应予高营养食品，以清淡滋补的饮食为宜，如甲鱼、鸽蛋、鸡肉、鱼肉等。

2. 癥瘕中凡属气滞血瘀、痰湿凝聚、毒热蕴结者，其膳食忌肥腻甘醇，辛辣香窜、油煎烤煿等生热、生湿、生痰、易致出血的食品。

3. 癥瘕中属于肿瘤患者，手术后气血大伤者，膳食宜以补气养血为主；做放、化疗时，因骨髓抑制而出现白细胞、血小板下降者，其膳食应以补气养血为主，兼用填髓生精之品，如猪肝、甲鱼、猪脊髓、牛脊髓、羊脊髓等。若放、化疗后出现消化道反应，如恶心、呕吐、食欲不振时，应予健脾和胃、降逆止呕之食品，如姜汁、乌梅、蔗汁、藕汁等。若放、化疗后出现放射性膀胱炎或放射性直肠炎时，则应服食清热化湿、滋阴解毒的食品，如薏苡仁、赤小豆、莲藕、木耳等。

二、辨证配膳

1. 赤小豆冬瓜鲤鱼汤

原料：赤小豆 30 g，冬瓜 500 g，陈皮 6 g，鲤鱼 1 条（约 1000 g）。

操作：冬瓜去籽，洗净后，连皮切成厚块，备用。赤小豆洗净。陈皮用清水浸软，备用。鲤鱼劏洗干净，去腮及内脏，留鳞，抹干水分后，用油煎至鱼身两侧面微黄，铲起备用。在煲中注入适量清水，武火煲滚，把全部原料放入煲中，用文火煲约 3 个小时，调味后即可。

功能：化湿涤痰，补虚通利。适用于癥瘕（痰湿凝聚证）。

2. 木耳田七瘦肉汤

原料：木耳 15 g，田七 9 g，红枣 6 枚，猪瘦肉 250 g，陈皮 6 g，绍酒 120 g。

操作：木耳用清水浸透发开，清洗干净。田七打碎备用。红枣用清水洗净，去核。陈皮用清水浸透，洗净。猪瘦肉用清水洗净，放在沸水中煮数分钟，捞起抹干水分。在煲中注入适量清水，武火煲滚，再放入全部原料，改用文火煲 2 个小时，调味即可。

功能：活血化瘀，通经补虚。适用于癥瘕（血瘀证）。

3. 佛手柑粥

原料：佛手柑 15 g，粳米 30 g。

操作：先取佛手柑煎汤去滓，再入粳米、冰糖煮粥即可。

功能：疏肝理气，健脾养胃。适用于癥瘕（气滞证）。《随息居饮食谱》中说："佛手柑醒胃豁痰，辟恶，消食止痛。"《滇南本草》云："补肝暖胃，止呕吐，消胃寒痰，治胃气疼痛，止面寒痛，和中气行。"

附 盆腔炎

[概念]

盆腔炎是指内生殖器官（包括子宫、输卵管及卵巢）的炎症、盆腔结缔组织及盆腔腹膜的炎症。其病变过程与细菌的种类、毒性、数量及个体对细菌的抵抗力等因素有关。炎症可以局限于某一处，或几个部位同时受累，如病变局限于输卵管及卵巢时，通常称为附件炎。

盆腔炎主要病原体为葡萄球菌、链球菌、大肠埃希菌、厌氧菌、结核杆菌，以及性传播疾病的病原体。其按发病过程和临床表现可分为急性和慢性两种。急性炎症有可能引起弥漫性腹膜炎、败血症及感染性休克等严重后果；慢性炎症久治不愈，反复发作，也会给患者带来痛苦，影响身心健康。诊断盆腔炎时，除一般须了解的内容外，还须注意了解有无宫内节育器、宫腔操作史、流产史、性生活史等。对急性盆腔炎应予积极且彻底的治疗，防止变为慢性炎症。

一、子宫内膜炎

子宫由外向内依次为浆膜层、肌层及内膜层，这三层组织均可发生炎症。若炎症仅局限于子宫内膜层，称子宫内膜炎，可分为急性和慢性两种。

（一）急性子宫内膜炎

［概念］

急性子宫内膜炎多由病原菌感染引起，病原菌可以为需氧菌、厌氧菌，或二者混合感染，其发病与月经、分娩、流产、子宫腔内操作等关系较为密切，如分娩期胎膜早破、产后胎盘或胎膜残留、恶露或血块残留、不完全流产和药物流产后等，致使寄生于阴道及宫颈管内的病原菌上行感染；月经期和妊娠末期性交、盆浴、消毒不严的阴道检查，致使外界病原体乘机入侵；黏膜下肌瘤表面覆盖的内膜发生感染等，以及产妇贫血、慢性消耗性疾病等原因导致抵抗力下降时更易发病。急性子宫内膜炎多累及子宫内膜功能层，严重时可向深层发展，形成子宫肌炎。

中医妇科学将本病归属于"产后发热""产后腹痛""产后恶露不绝""带下""经期延长""漏下"等范畴，认为主要由于产后余血浊液未净，胞宫胞脉空虚，加产褥不洁，热毒之邪乘虚而入，或阴部手术消毒不严，或经期合房，致湿热之邪内侵，湿、热、毒邪与血相搏，阻滞胞中，胞脉气血运行不畅，气血凝滞，冲任损伤而为病。临床常见证候有湿热壅盛证、瘀热互结证、热毒炽盛证。

[诊断要点]

1.病史 一般在发病前有宫腔内手术操作、经期性交、分娩、流产等病史。

2.症状 往往起病较急（产后或术后2～3天），伴恶寒，甚至寒战，发热，全身乏力、出汗，下腹部疼痛、下坠及腰酸，阴道分泌物增多，可以呈脓性或血性，味臭，致病菌毒力强时反可无臭味。

3.检查

（1）体格检查 有时可有体温升高（38℃～40℃），脉搏加快（120～140次/分），下腹正中部位可有轻度压痛，但无明显反跳痛及肌紧张。

（2）妇科检查 可见子宫颈口有大量脓性或血性分泌物，有臭味。宫颈有举痛，宫体因充血水肿及子宫缩复不良比正常子宫略大而软，并且有压痛。

（3）实验室检查

①血常规检查 白细胞总数及中性粒细胞可能增高。

②子宫颈口分泌物细菌培养 可查清病原菌及其种类，并可做药敏试验，作为选用抗生素的参考。

[鉴别诊断]

1.子宫肌炎 急性子宫内膜炎症状加重，子宫区压痛明显，并有反跳痛，子宫复旧不良，宫体肥大，体温升至38℃以上，脉搏明显加快，白细胞总数及中性白细胞数增高，说明炎症已侵及子宫肌层，并发子宫肌炎。

2.生殖器官以外的感染性疾病 如果体温明显升高，并有周身发冷或寒战，应考虑有无生殖器官以外的感染可能，常见如上呼吸道感染、肾盂肾炎、乳腺炎、败血症等。根据各病的症状、体征，如呼吸困难、腰痛、乳房胀痛等，并结合常规物理检查、实验室检查及X线检查等加以鉴别。

[辨证论治]

1.湿热壅盛证

【主要证候】发热恶寒，或低热起伏，腰骶酸胀，小腹疼痛，按之痛甚，带下量多色黄，质稠如脓，秽臭，或恶露不绝，量多混浊，或经血淋漓不净、质稠色暗，舌质红、苔黄腻，脉弦滑数。

【治法】清热利湿，活血化瘀。

【方药】自拟银花败酱三妙汤

金银花 30 g，败酱草 30 g，黄柏 15 g，苍术 15 g，薏苡仁 30 g，醋香附 9 g，台乌药 9 g，生地黄 15 g，牡丹皮 12 g，益母草 15 g，炒荆芥穗 9 g，赤芍 12 g。

随症加减：

产后恶露量多，或经期延长者，可加海螵蛸 9 g、茜草 10 g，以化瘀止血。

腹痛甚，可加延胡索 10 g、川楝子 10 g、蒲黄 10 g、五灵脂 10 g，以理气行滞，化瘀止痛。

2. 瘀热互结证

【主要证候】乍寒乍热，下腹痛甚，拒按，恶露不畅，或时下时止，色暗有块，或经期延长，带下量多或不甚多，色黄或赤，大便秘结，舌暗红，或有瘀点瘀斑，苔薄黄，脉细滑或滑数。

【治法】活血化瘀，清热解毒。

【方药】自拟大血藤败酱四物汤

当归 9 g，桃仁 9 g，红花 9 g，川芎 9 g，赤芍 12 g，甘草 10 g，生地黄 15 g，牛膝 12 g，大血藤 30 g，败酱草 30 g。

随症加减：

腹胀明显者，可加川楝子 10 g、木香 6 g，以理气行滞。

3. 热毒炽盛证

【主要证候】寒战高热，头痛，下腹胀满，疼痛拒按，腰痛甚，烦躁口渴，尿黄短少，或尿频、尿痛，或倦怠、乏力、嗜睡，恶露时下时止，带下量多，浓稠臭秽，或带下甚少，舌质红、苔干黄，脉洪数或滑数无力。

【治法】清热利湿，凉血化瘀。

【方药】自拟二五活络汤

蒲公英 15 g，紫花地丁 15 g，金银花 15 g，野菊花 15 g，天葵子 10 g，黄柏 15 g，苍术 15 g，丹参 10 g，乳香 4.5 g，没药 4.5 g，生地黄 10 g，牡丹皮 15 g，赤芍 10 g，当归 10 g。

随症加减：

尿频、尿痛者，可加车前子[包煎] 10 g、泽泻 10 g，以清湿热，利小便。

高热、烦渴、少气懒言者，可加人参（或西洋参）15 g、麦冬 15 g、天花粉 15 g，以益气养阴。

若热入营血，证见高热、汗出、烦躁，甚或斑疹隐隐，舌红绛，苔黄燥，脉弦细而数，可用清营汤（玄参15 g，生地黄15 g，麦冬15 g，金银花15 g，连翘15 g，竹叶心6 g，丹参15 g，黄连10 g，水牛角粉^{冲服}15 g），加紫花地丁15 g、重楼12 g，以清营解毒，凉血滋阴；若有神昏肢厥，可用清营汤送服安宫牛黄丸，以开窍醒神。

若高热持续不退者，可用穿琥宁注射液160 mg，加入5%的葡萄糖注射液500 mL中，静脉点滴，每日2次。

[中成药]

1. 妇科止带片　清热燥湿。适用于急性子宫内膜炎（湿热证）。片剂。口服，每次服5片，每日3次。

2. 四妙丸　清热祛湿。适用于急性子宫内膜炎（湿热证）。水丸。口服，每次6 g，每日3次。

[外治法]

1. 中药保留灌肠　大血藤30 g，败酱草30 g，蒲公英30 g，三棱10 g，莪术10 g，延胡索15 g。上药浓煎100 mL，保留灌肠，每晚1次。适用于各证。恶露或经血未净者不用。

2. 中药外敷　新鲜蒲公英250 g，捣烂如泥，加白酒调匀，外敷下腹部。

[针灸疗法]

1. 体针

治则：清热解毒，行气活血。

主穴：中极、气海、天枢、次髎、血海、三阴交、足三里。

配穴：恶寒发热者，加外关、合谷；大便干结不通者，加上巨虚；便溏秽臭者，加阴陵泉；带臭赤黄者，加行间、蠡沟、大赫。

手法：中极、气海、天枢提插泻法，局部有酸胀重感。次髎捻转泻法。血海穴提插泻法，局部酸胀感或针感向髋部放散。三阴交穴提插运针，使针感向上或向下放散。足三里提插运针，平补平泻。外关、合谷提插或捻转泻法，较强刺激，针后使汗出。上巨虚提插泻法，针感向下放散。阴陵泉提插或捻转泻法，局部酸胀感或向下放散。行间提插运针，用泻法，局部有痛胀感。蠡沟穴较大幅度捻转，使酸胀感向上扩散。大赫穴提插泻法，局部酸胀。

2.耳针

取穴：子宫、卵巢、内分泌、肾上腺、肝、三焦。

操作：(1)毫针，中等刺激，每日1次。(2)耳穴埋豆，选用王不留行籽，每日按压2～3次，(3)埋针，每次选2～3穴，每周3次，两耳交替进行。

（二）慢性子宫内膜炎

［概念］

慢性子宫内膜炎多半是由急性子宫内膜炎转变而来。因为官腔通过官颈口向外开放，有良好的引流条件，在发生子宫内膜炎后，炎性分泌物及时排出；同时子宫内膜（功能层）周期性脱落，病变的内膜也随之脱落，而使病变消失，故有些轻型子宫内膜炎可以不治而愈。若炎症累及子宫内膜基底层（此层不随月经周期脱落），可导致炎症长期不愈而转成慢性。慢性子宫内膜炎在临床较少见，其常见病因与急性者相似。绝经期妇女雌激素水平低落，子宫内膜变薄，子宫颈无官颈黏液堵塞，易发生子宫内膜炎，并常与阴道炎并存。有时慢性子宫内膜炎无明显诱因。

中医妇科学将本病归属于"经期延长""经漏""痛经""带下病""经行发热""经断复来"等范畴。其多由经行、产时湿热之邪内侵，蕴结胞宫胞脉；或瘀血内阻，久而化热，瘀热阻滞胞脉；也可因年老阴亏，复感湿热之邪，损伤胞脉，致使胞脉气血阻滞，冲任损伤而发为本病。临床常见证候有湿热蕴结证、瘀血内阻证、阴虚内热证等。

［诊断要点］

1.症状　常见月经过多、流血时间延长，周期大多尚规则。未产妇女常有痛经。月经间歇期下腹坠胀或疼痛，腰骶酸痛。稀水样白带，量多，呈淡黄色，有时为血性白带，若官腔积脓，则带下呈脓样有臭味。少数患者症状不明显，由其他原因行诊断性刮宫后病理检查才发现。

2.检查

（1）妇科检查

轻度炎症时，双合诊可无异常。子宫积脓时，查子宫呈球形增大，柔软，压痛，并可见官颈排出血性脓液，奇臭。

（2）辅助检查

①B超　轻度炎症时B超可无异常，若有官腔积脓可见子宫稍大、官

腔内低回声。

②病理检查　诊刮后送病理，内膜间质内见大量浆细胞及淋巴细胞浸润，可明确诊断。

［鉴别诊断］

1. 功能失调性子宫出血　有阴道流血时间延长的表现，但月经周期多不规律。诊断性刮官和病理检查可资鉴别。

2. 生殖器官恶性肿瘤　老年妇女出现血性白带应首先排除子官颈及子官体的恶性肿瘤。通过官颈刮片和分段刮官做病理检查，可以鉴别。

［辨证论治］

1. 湿热蕴结证

【主要证候】月经淋漓日久，量少，或时多时少，色暗如败酱，混杂黏液，或臭秽，下腹疼痛或腰腹胀痛，经行加重，带下量多，色黄，质稠如脓，秽臭，或有低热，或经行发热，舌质偏红、苔黄腻，脉濡数。

【治法】清热利湿，理气化瘀。

【方药】自拟大血藤败酱固冲饮

大血藤 15 g，败酱草 15 g，炒山药 15 g，海螵蛸 10 g，茜草 10 g，炒荆芥穗 9 g，黄柏 15 g，苍术 15 g，薏苡仁 30 g，醋香附 9 g，台乌药 9 g，通草 1.2 g。

随症加减：

经血量多，日久不止者，加益母草 15 g、茜草 10 g、仙鹤草 15 g，以化瘀凉血止血。

带下量多色黄者，可加炒栀子 10 g、猪苓 15 g，以清热利湿。

2. 瘀血内阻证

【主要证候】月经淋漓延期不净、量少、色暗有块，小腹疼痛拒按，或时有低热，舌质紫暗，或有瘀点，脉弦涩。

【治法】活血化瘀，止痛调经。

【方药】四青失笑固冲汤

炒山药 30 g，海螵蛸 10 g，茜草 10 g，炒荆芥穗 9 g，川芎 9 g，赤芍 9 g，生地黄 10 g，当归 9 g，醋香附 9 g，台乌药 9 g，蒲黄 9 g，五灵脂 9 g。

随症加减：

小腹冷痛，得热则减，苔白者，可加艾叶 10 g、盐小茴香 10 g，以温经活血。

小腹胀痛明显，脉弦者，可加川楝子9g、酒延胡索9g，以理气活血止痛。

3. 阴虚内热证

【主要证候】年老经断复来，经量少、色暗，下腹隐痛，带下量少、色黄或赤、质稠，或有发热，或手足心热，咽干口燥，腰酸耳鸣，舌红少苔，脉沉细数。

【治法】滋阴清热，固冲止带。

【方药】苍柏固冲地黄汤

生地黄10g，山茱萸10g，山药12g，泽泻10g，茯苓15g，牡丹皮10g，苍术10g，黄柏10g，薏苡仁15g，连翘10g，大血藤15g，海螵蛸10g，茜草10g。

随症加减：

伴有带下量多，色黄，苔黄腻者，可去山茱萸，加车前子^{包煎}9g、炒栀子9g，以加强清热利湿之功，也可先用清热利湿之法，待湿热退后，再投以知柏地黄丸。

[中成药]

1. 三妙丸　清热利湿止带。适用于慢性子宫内膜炎（湿热稽留证）。水丸。口服，每次6g，每日3片。

2. 妇科千金片　益气养血，清热除湿。适用于慢性子宫内膜炎（气血失调、湿热稽留证）。片剂。口服，每次4片，每日2次。

3. 妇科止带片　清热燥湿。适用于慢性子宫内膜炎（湿热稽留证）。片剂。口服，每次5片，每日3次。

4. 化癥回生丹　活血祛瘀，理气散寒。适用于慢性子宫内膜炎（瘀血内阻证）。蜜丸。口服，每次1丸，每日2次。

5. 六味地黄丸　滋阴补肾。适用于慢性子宫内膜炎（肝肾阴虚证）。水丸。口服，每次6～9g，每日2次。淡盐水送服。

[外治法]

中药保留灌肠　大血藤30g，虎杖30g，赤芍15g，乳香10g，没药10g，薏苡仁15g。上药浓煎100mL，保留灌肠，每晚1次。适用于慢性子宫内膜炎（湿热蕴结证和瘀血内阻证）。阴道出血期停用。

［针灸疗法］

1. 体针

治则：理气活血，除湿化瘀。

主穴：关元、中极、水道、三阴交。

配穴：归来、气海、气冲、肾俞、八髎、阴陵泉、行间。

手法：针刺关元、中极以慢按轻捻。其他穴平补平泻，留针 15 ～ 20 分钟，使局部及小腹部酸胀。

2. 耳针

主穴：子宫、肾上腺、盆腔。

配穴：卵巢、神门、内分泌、肾。

操作：针刺或埋豆按压，每日 1 次。10 次为 1 疗程。

二、附件炎

在盆腔生殖器官炎症中，输卵管炎最为常见。因卵巢邻近输卵管，故输卵管有炎症时常波及卵巢，二者合并存在时称输卵管卵巢炎，亦即附件炎。附件炎可分为急性和慢性两种。

（一）急性附件炎

［概念］

急性附件炎为一化脓性病理过程。其病原菌多来自下生殖道，常发生于流产、足月分娩、月经及宫腔手术后。当细菌多、毒力强或机体抵抗力降低时，易发生本病。近年来，由于宫内节育器的广泛应用及性传播疾病的蔓延，急性附件炎的发病率有所提高。按照致病菌的不同种类可将急性附件炎分为两类：一类为特异性淋病双球菌感染，细菌沿宫颈黏膜、子宫内膜扩散至输卵管黏膜；另一类为非特异性化脓性细菌感染，细菌由子宫内膜通过淋巴管和血管进入子宫旁结缔组织，最后导致附件炎。急性阑尾炎亦可直接蔓延引起附件化脓感染。急性附件炎若进一步发展，可导致急性盆腔腹膜炎和急性腹膜炎。

中医妇科学将本病归属于"产后发热""热入血室""痛经""妇人腹痛""癥瘕""带下病"等病。主要因于经期产后，胞脉空虚，因摄生不慎，或宫腔手术消毒不严，致湿、热、毒邪乘虚内侵。邪毒与气血相搏结，胞脉气血阻滞，冲任损伤。正邪交争，热毒壅盛，则邪可蔓延全身。临床常见证候有热毒壅盛证、热毒内陷证、湿热瘀结证等。

[诊断要点]

1.病史　近期有分娩或流产史、放置宫内节育器等宫腔操作及经期性交史等。

2.症状　急性附件炎轻者体温不一定很高，重者出现寒战高热，体温可达39℃或更高，甚至发生败血症，伴有下腹部两侧剧烈疼痛。有时伴有尿频、尿急、腹胀、腹泻等膀胱及肠道刺激症状。多数患者伴有月经过多、月经期延长、月经失调及脓性白带。

3.检查

（1）体格检查　急性病容，辗转不安，体温38℃以上，脉搏加快，唇干。轻者下腹一侧或两侧有显著压痛；重者腹肌紧张，下腹压痛反跳痛明显。

（2）妇科检查　阴道充血，内有大量脓性或血性分泌物，穹窿触痛明显，宫颈充血有举痛。双合诊查得子宫正常或稍大，有压痛，活动度受限，两侧附件区触痛明显，一侧可较另一侧剧烈，有时可触及肿大的输卵管和卵巢，腹肌紧张时也可触摸不清。三合诊查得阴道及直肠内灼热，中指上偶有黏液。如系淋菌感染，在巴氏腺导管开口、尿道口、子宫颈外口均可见到或可挤出脓汁。

（3）实验室检查　血常规检查提示白细胞总数在1万/mm³以上，甚至2万/mm³以上，中性白细胞在80%以上；血沉加快；寒战高热者应做血培养及药敏试验，以了解病情，明确病原菌种类，指导抗生素的选用；子宫颈管分泌物也常可培养出致病菌。

（4）辅助检查

B超检查　B超图像在附件炎症浸润阶段呈一片模糊的实性反射，难以辨认；在脓肿形成时，肿物轮廓不规则，周围有浓密回声为粘连反射，肿物内为无回声区。肿物与子宫有界限。

[鉴别诊断]

1.急性阑尾炎　发病较急，有发热、腹部剧痛等症，发热不超过38℃，腹痛特点为转移性右下腹痛，常伴有恶心、呕吐，无阴道出血，腹部麦氏点有压痛、反跳痛、腹肌紧张，较附件炎更明显，妇科检查无异常发现，肛查右上方肠区有抵抗触痛，血常规提示白细胞及中性粒细胞数均增高。阑尾穿孔并发腹膜炎时鉴别较困难，这时腹痛、触痛、腹肌紧张均累及整个下腹部，极似急性输卵管炎，盆腔检查右侧可有触痛及抵抗感，与急性附件炎多为双侧触痛不同。

2. 卵巢囊肿蒂扭转　可出现下腹部一侧绞痛，恶心、呕吐。发病突然，常与体位突然改变有关。部分患者有卵巢囊肿病史。伴有感染者可有发热。妇科检查盆腔肿物较前明显增大，并可触到扭转的蒂部，似索状物，并有剧烈触痛。B超可作辅助诊断。

3. 输卵管妊娠破裂　亦出现腹部剧烈疼痛且伴有少量阴道出血等症，但发病突然，有停经史及早孕反应。腹痛特点为下腹一侧剧烈坠痛，继之全腹痛，常伴失血性休克。全腹有压痛及反跳痛，以一侧更剧烈，可叩及移动性浊音。妇科检查宫颈触痛，后穹窿饱满，子宫有飘浮感，一侧附件可触及弹性压痛实质块。白细胞总数一般正常，血红蛋白及红细胞数降低。妊娠试验可呈阳性反应。后穹窿穿刺可见不凝固的暗红色血液。

4. 卵巢滤泡或黄体破裂　可有腹痛、下腹部压痛、腹肌紧张、白细胞轻度增高等。但发病突然，腹痛开始剧烈，随后减轻。出血较多时腹痛亦可为持续性，阵发性加重，有下坠排便感。妇科检查宫颈触痛，后穹窿饱满，子宫有飘浮感。后穹窿穿刺可抽出不凝血液。追问病史对诊断极为重要，卵泡破裂发生于排卵期，多在两次月经中间，黄体破裂则在月经中期以后，约下次月经前14天之内。

［辨证论治］

1. 热毒壅盛证

【主要证候】高热寒战，少腹一侧或双侧疼痛拒按，带下量多色黄，质稠如脓，臭秽，口干喜饮，或恶心呕吐，或腹胀满，大便燥结，尿短少或频急，舌质红，苔黄厚，脉滑数或洪数。

【治法】泻热解毒，凉血消瘀。

【方药】自拟清热解毒化瘀汤

炒大黄9 g，牡丹皮15 g，桃仁10 g，炒山栀9 g，赤芍12 g，金银花30 g，连翘15 g，大血藤30 g，败酱草30 g，薏苡仁30 g，延胡索10 g，醋香附9 g，台乌药9 g。

随症加减：

若尿频、尿急、尿痛，加车前子^{包煎}9 g、泽泻10 g、通草1.5 g，以利湿通淋泻热。

若大便燥结，腹胀满，加芒硝^{冲服}9 g、枳实 9 g，以导滞泻热。

2. 热毒内陷证

【主要证候】高热、神昏，谵妄狂躁，斑疹隐隐，或喘咳吐血，或腰痛尿血，或面色苍白，四肢厥冷，舌红绛，脉细数或微弱。

【治法】清营凉血，透热解毒。

【方药】自拟清营解毒汤

玄参 10 g，生地黄 15 g，麦冬 15 g，金银花 15 g，连翘 15 g，竹叶心 6 g，丹参 15 g，黄连 10 g，水牛角粉^{冲服}20 g，蒲公英 15 g，紫花地丁 15 g，野菊花 15 g，牡丹皮 12 g。

随症加减：

若神昏谵妄，甚或昏迷不醒，以上方煎水送服安宫牛黄丸或紫雪丹，以芳香开窍，清营解毒。

若病情进一步发展，致热深厥深，见面色苍白，四肢厥冷，脉微欲绝，应急予参附汤（红参 15 g、炮附子 9 g）以回阳救逆。

3. 湿热瘀结证

【主要证候】身热不甚，或低热起伏，少腹一侧或双侧疼痛，痛处拒按，腰痛，带下量多色黄，质稠臭秽，困乏纳差，大便或溏，小便短黄，舌暗红、苔黄腻，脉濡或濡数。

【治法】清热利湿，解毒消瘀。

【方药】自拟化湿凉血消瘀汤

黄柏 15 g，苍术 15 g，薏苡仁 15 g，生地黄 10 g，牡丹皮 10 g，赤芍 10 g，醋香附 9 g，台乌药 9 g，三棱 9 g，莪术 9 g，桃仁 9 g，红花 9 g。

随症加减：

若腹胀痛甚，加川楝子 10 g、延胡索 10 g，以理气行滞止痛。

［中成药］

1. 清血解毒丸　清热解毒，散风消肿。适用于急性附件炎（热毒壅盛证）。丸剂。口服，每次 6 g，每日 2 次。

2. 阑尾消炎片　清热解毒，散瘀消肿。适用于急性附件炎（湿毒瘀结证）。片剂。口服，每次 15 片，每日 3 次，温开水送服。

3. 金鸡冲剂　清热解毒，健脾除湿。适用于急性附件炎（湿热瘀结证）。散剂。口服，每次 10 g，每日 2 次，温开水送服。

4. 野菊花栓　清热解毒。适用于急性附件炎（瘀毒壅结证）。栓剂。每次 1 枚纳入阴道。经期禁用。

5. 安宫牛黄丸　清热解毒，豁痰开窍。适用于急性附件炎（热毒内陷所致神昏证）。蜜丸。口服，每次 3 g，病重者每日 2～3 次。

［外治法］

1. 中药保留灌肠　大血藤 15 g，败酱草 15 g，鱼腥草 15 g，蒲公英 15 g，乳香 6 g，没药 6 g，三棱 5 g，莪术 5 g，牡丹皮 3 g。上药浓煎 100 mL 行保留灌肠，每晚 1 次。适用于各证。经期停用。

2. 中药外敷　金黄膏外敷下腹部，每日 1 次。适用于急性附件炎（湿热瘀结证）。

（二）慢性附件炎

［概念］

急性附件炎治疗不彻底或不及时，迁延日久即可转为慢性。有时病原菌毒力较弱或肌体抵抗力强，附件炎症起病即为慢性。慢生附件炎的病理改变有以下几种情况：输卵管增粗、变硬，黏膜多处发生粘连，导致管腔闭塞不通，也有少数患者虽输卵管狭窄，但仍保持通畅；当管腔两端因慢性炎症而粘连阻塞，炎性分泌物或黏膜细胞分泌积存于管腔，而形成输卵管积脓或积水；输卵管和卵巢常常粘连在一起，形成炎性包块，如与盆腔腹膜、网膜等发生粘连，则形成较大的包块；另外有一种特殊类型附件炎，即峡部结节性输卵管炎，是输卵管黏膜受炎症刺激侵入管壁，引起肌壁增生所致。

中医妇科学将本病归属于"妇人腹痛""痛经""带下""月经不调""癥瘕""不孕"等病证中。其主要由湿毒、湿热、寒湿之邪内侵所致。若不及时治疗或未经彻底治疗，则湿热流连，与胞脉气血搏结而成瘀；或病程迁延日久，正气受损，脏腑功能失调，主要为脾肾二脏虚损。脾气不足，水湿不化，痰湿内生；肾阳虚衰，冲任胞宫失之温煦，胞脉气血凝滞。瘀血、痰湿聚积日久，则生癥瘕。若胞脉闭阻不通，可导致不孕。临床常见证候有湿热内蕴证、血瘀气滞证、寒凝气滞证、痰湿瘀结证。

[诊断要点]

1. 病史　可有急性附件炎发作或反复发作史，也可无明显急性发作史。

2. 症状　下腹部不同程度疼痛，多为隐痛，腰骶部酸痛，下坠感；月经量多、过频；痛经，自经前1周开始，渐加重至月经来潮；白带增多。有些患者除因输卵管阻塞而不孕外，无明显自觉症状。病程较长时可有乏力及神经衰弱症状。如为结核性则常有发热、盗汗、疲倦、食欲不振等慢性消耗症状。

3. 检查

（1）妇科检查　子宫常呈后倾或后屈，活动性差，甚则固定不动，移动宫颈或宫体时有疼痛。宫旁可触及增粗的输卵管与卵巢炎症形成的包块，并有一定压痛。如已形成输卵管积水或输卵管卵巢囊肿，则可摸到壁薄的囊性肿物，可有活动性，或粘连固定于子宫的侧方或侧后方，多无明显压痛。

（2）辅助检查

①B超　可检查出增厚的附件、炎性包块以及输卵管积水等情况。

②输卵管通畅试验　如除不孕以外无其他明显症状，检查仅发现附件稍增厚而无包块，可行输卵管通液检查，如证明输卵管不通，慢性输卵管炎可确诊。如需了解有无结核可能，可行诊刮、摄盆腔平片或子宫输卵管造影。另外，造影也可明确输卵管积水情况。

[鉴别诊断]

1. 陈旧性宫外孕　有腹痛，月经异常及一侧附件包块等类似症状、体征。但本病有停经史及突然下腹疼痛、晕厥等内出血症状史，疼痛可自行缓解。妇科检查肿块多偏于一侧，质实而有弹性，压痛较轻。经阴道后穹隆穿刺可吸出陈旧性血液及小血块。

2. 子宫内膜异位症　可有痛经、月经量多、性交痛、排便痛、不孕及盆腔肿块粘连等症状、体征，但无急性感染病史，抗菌治疗无效。痛经为继发性，并进行性加重。双合诊子宫可均匀增大，活动性差，多后倾、后屈，子宫骶骨韧带上触及痛性结节。

3. 盆腔淤血症　有腰骶部疼痛及下腹坠痛，月经量多，在久立、劳累后加重。但本病部分患者有阴道静脉曲张，子宫常呈后位，大而软，附件增厚，或有界限不清的软性肿块，有压痛。改变体位试验、盆腔静脉造影、盆腔血流图及腹腔镜检查可协助诊断。

4. 慢性阑尾炎 下腹部间歇性疼痛或持续性隐痛，剧烈运动、长久站立均可使症状加重。本病可有急性阑尾炎病史。右下腹麦氏点区深触诊有压痛或不适感。直肠指诊见直肠前壁右侧有轻压痛。妇科检查未见异常。

[辨证论治]

1. 湿热内蕴证

【主要证候】一侧或双侧小腹时有疼痛，拒按，或下腹坠胀，腰骶胀痛，带下量多色黄，质稠秽臭，月经量多，或低热起伏，纳差，尿短黄，大便或溏，苔黄腻，脉濡或濡数。

【治法】清热利湿，止带固冲。

【方药】自拟固冲止带化湿汤

炒山药 30 g，海螵蛸 10 g，茜草 10 g，黄柏 15 g，苍术 15 g，薏苡仁 30 g，生地黄 10 g，牡丹皮 10 g，赤芍 10 g，川楝子 9 g，酒延胡索 9 g，通草 1.2 g。

随症加减：

若值经期，经量多，加益母草 30 g、炒荆芥穗 9 g，以化瘀止血。

若有附件包块，加三棱 10 g、莪术 10 g，以破瘀散结。

2. 血瘀气滞证

【主要证候】少腹一侧或双侧疼痛，或小腹胀痛，时轻时重，经期或劳累后加重，月经涩滞不畅、色暗有块，经前乳房、胸胁胀痛，或带下增多，舌质暗、舌边有瘀点、苔薄白或薄黄，脉弦或涩。

【治法】化瘀散结，行滞止痛。

【方药】自拟香附台乌桃红四物汤

川芎 9 g，当归 9 g，赤芍 9 g，生地黄 10 g，桃仁 9 g，红花 9 g，醋香附 12 g，台乌药 12 g，黄柏 12 g，苍术 12 g，青皮 9 g，郁金 9 g。

随症加减：

若少腹胀甚，加延胡索 10 g、川楝子 10 g，以疏肝理气，行滞止痛。

若带下量多、色黄，加茵陈 15 g、薏苡仁 30 g，以利湿清热。

3. 寒凝气滞证

【主要证候】小腹冷痛，得热则舒，腰酸冷痛，带下量多，质稀色白，或月经后期，量少色暗，面白肢冷，舌淡苔白润，脉沉细或沉紧。

【治法】温经散寒，调经止痛。

【方药】自拟暖宫疏郁汤

川芎 9 g，赤芍 9 g，熟地黄 9 g，当归 9 g，盐小茴香 9 g，吴茱萸 9 g，干姜9g，醋香附9g，台乌药9g，淫羊藿15g，巴戟天15g，菟丝子30g。

随症加减：

若腰痛甚，加川续断15g、狗脊10g，以补肾强腰。

若带多质稀色白，加杜仲10g、白果10g，以温肾止带。

4. 痰湿瘀结证

【主要证候】下腹一侧或双侧疼痛，腰酸，带下色白黏稠无臭，或量多，月经后期，经量少，或面白体胖，或婚久不孕，倦怠纳差，呕恶痰多，舌苔白腻，脉细滑或弦滑。

【治法】理气化痰，破瘀散结。

【方药】自拟二陈固冲汤

法半夏9g，陈皮10g，茯苓12g，苍术10g，生姜5g，炒山药30g，海螵蛸10g，茜草9g，土炒白术10g，远志9g，石菖蒲9g，醋香附9g，通草1.2g。

随症加减：

若脾胃虚弱，纳差便溏，加党参15g、炒白扁豆9g，以健脾益气，除湿止泻。

若附件囊性包块，或有输卵管积水，加皂角刺9g、白芥子9g，以破瘀消癥，化痰通络。

［中成药］

1. 妇科止带片　清热利湿。适用于慢性附件炎（湿热内蕴证）。片剂，口服，每次5片，每日3次，饭后温开水送服。忌食辛辣海味。

2. 妇科千金片　益气养血，清热解毒，攻补兼施。适用于慢性附件炎（瘀热不退兼正气不足证）。片剂。口服，每次4片，每日2次。忌辛辣油腻。

3. 妇科回生丹　调理气血，化瘀消癥。适用于慢性附件炎（血瘀气滞证）。蜜丸。口服，每次1丸，每日2次。忌食寒凉，孕妇忌用。

4. 桂枝茯苓丸　活血化瘀，缓消癥块。适用于慢性附件炎（痰湿互结证）。蜜丸。每次1丸，每日3次，空腹温开水送服。如未见效可每次服2丸。

5. 少腹逐瘀丸　活血祛瘀，温经散寒，行气止痛。适用于慢性附件炎（寒凝气滞证）。蜜丸。口服，每次1丸，每日2次，温黄酒送服。气虚崩漏者忌服。

417

[外治法]

1.中药保留灌肠 丹参30 g，赤芍15 g，桃仁15 g，三棱10 g，莪术10 g，牡丹皮12 g，金银花30 g，败酱草30 g，延胡索10 g，川楝子10 g。上药浓煎100 mL作保留灌肠，每晚1次。适用于各证。经期停用。

2.中药外敷 红花10 g，桃仁10 g，当归10 g，赤芍10 g，花椒15 g，小茴香20 g，艾叶40 g，透骨草100 g，白芷10 g，苏木10 g。将上药装入布袋，蒸透热敷下腹部，每日1～2次，每次20～30分钟。每剂药用2日，15天为1疗程。用于各证。

[针灸疗法]

1.体针

治则：除湿化瘀，理气止痛。

主穴：中极、天枢、归来、三阴交、阴陵泉、关元俞、新气穴（以脐为顶角，每边3寸作等边三角形，左右两底角处）。

配穴：小腹部有包块者，加阿是穴。

手法：中极、天枢、归来提插运针，局部及腹部胀感；三阴交、阴陵泉捻转泻法，局部酸胀感；关元俞大幅度捻转，腰骶部酸胀感；新气穴捻转运针，腹部胀感；阿是穴捻转泻法，局部强烈胀感。

2.耳针

取穴：腹部、内生殖区、内分泌、三焦、肾上腺、肝。

操作：耳穴埋针或埋豆按压，每周2～3次。

3.水针

取穴：中极、阿是穴、三阴交。

药物及操作：选用当归注射液、丹参注射液、维生素B_{12}等药物。每穴注入1～2 mL，隔日1次。

4.电针

取穴：天枢、血海；中极、三阴交。

操作：选择疏密波，中等强度，通电20分钟，每日或隔日1次。

[推拿疗法]

治则：理气活血。

取穴：气海、中极、关元、天枢、中脘、归来、三阴交、阴陵泉、肾俞、脾俞、下髎。

操作：取俯卧位，用掌根揉摩腰骶脊柱两侧，按揉肾俞、脾俞、下髎，至局部酸胀。取仰卧位，掌摩腹部，至皮肤透热，用指振法在气海、中极等腹部穴位进行治疗。提拿足三里，点按三阴交、阴陵泉至酸胀。

［其他疗法］

1.丹参注射液 20 mL，加入 5% 葡萄糖注射液 500 mL 中静脉点滴，日 1 次。15 天为 1 疗程。用于各证。

2.复方当归注射液 2 mL，肌注，每日 2 次。用于各证。

3.丹参注射液 10 mL，稀释至 50 mL，直流电透入，每日 1 次，10 次为 1 疗程。用于各证。

［食疗调养］

一、食调要点

急性或慢性子宫内膜炎、附件炎，大都由于气血瘀滞、痰湿凝聚、毒热蕴结，阻滞胞中，胞络损伤，冲任受累。因此，在膳食中禁忌肥腻甘醇及辛辣燥热等生湿、生痰、生热、易致出血的食物。食物宜新鲜、清淡可口且富于营养，多吃新鲜蔬菜、水果等。应常服土茯苓薏苡仁粥、白果薏苡仁粥等，以清热解毒、利湿止带。

二、辨证配膳

1.凉拌莴笋蕺菜

原料：莴笋 200 g，鱼腥草 50 g，葱、姜、蒜、调味品少许。

操作：鱼腥草摘去老根，洗净，沸水略焯，加少许盐拌匀腌渍备用。莴笋摘叶去皮切丝，加少许盐腌渍沥水备用。莴笋丝与鱼腥草放入盘中，加葱、姜、蒜末，加调料即可。

功能：清热解毒，利湿止带。适用于急性或慢性子宫内膜炎、附件炎（湿热蕴结证）。

2.黄瓜冬笋炒金菇

原料：黄瓜 500 g，冬笋 150 g，金菇 120 g。

操作：将黄瓜、冬笋切片，分别用开水烫一下，捞出后用冷水过凉，沥去水分，然后再放在油锅中翻炒，熟后装盘，放入葱花、姜末、盐、味精，浇上炸好的花椒油，拌匀即成。

功能：清热解毒，利湿止带。适用于急性或慢性子宫内膜炎、附件炎（湿热蕴结证）。

3. 生熟薏苡仁田鸡汤

原料：生薏苡仁30g，熟薏苡仁30g，陈皮9g，田鸡500g，猪瘦肉120g。

操作：将生薏苡仁、熟薏苡仁、陈皮分别用清水浸透洗净；田鸡劏洗干净，去头、去爪尖，切成中块。猪瘦肉洗净备用。在煲内注入适量清水，武火煲滚后，将全部原料放入，改文火慢煲2个小时，加入少许盐调味，即可饮用。

功能：化湿清热，通经补虚。适用于慢性子宫内膜炎或慢性附件炎（湿热蕴结、冲任虚损证）。

4. 川芎当归鱼头汤

原料：川芎15g，当归头30g，红枣6枚，大鱼头2个，生姜3片，绍酒半杯。

操作：川芎、当归头分别用清水洗净。当归头切片备用。红枣洗净去核，生姜刮皮、洗净、切片。大鱼头去腮洗净，每个切开4块，并用绍酒腌30分钟，备用。把川芎、当归、红枣、生姜片放入煲中，注入适量清水，武火煲滚，转用文火慢煲1个小时，再加入已腌透的鱼头，用文火慢煲1个小时，加入少许盐调味，即可饮用。

功能：活血化瘀，通经止痛。适用于急性或慢性子宫内膜炎、附件炎（气滞血瘀证）。

5. 红花炖鲫鱼

原料：藏红花9g，鲫鱼1条，绍酒1杯，生姜3片。

操作：藏红花用温开水洗净，沥干水分，备用。生姜刮皮、洗净、切片。鲫鱼去鳞后劏洗干净，抹干水分，用少许油把鱼身两面煎至微黄色，取出用清水冲去油分，抹干备用。将所有原料全部放入炖盅内，注入绍酒及适量清水，盖上盅盖，隔水炖3个小时，调味后即可饮用。

功能：活血化瘀，通经止痛。适用于慢性子宫内膜炎或慢性附件炎（气滞血瘀证）。

6. 冬瓜生地黄鲜鲍汤

原料：冬瓜500g，生地黄15g，鲜鲍鱼1只，陈皮6g。

操作：鲜鲍鱼用清水洗净擦干，去肠脏。冬瓜、生地黄、陈皮分别用清水洗净，冬瓜去瓤，连皮切成厚块。在煲内注入适量清水，武火煲滚，然后放入全部原料，用文火煲约2个小时，加入少许盐调味，即可饮用。

功能：养阴清热，疏肝补肾。适用于慢性子宫内膜炎（阴虚内热证）、慢性附件炎（血瘀气滞证）。

［医案选］

王某，女，34岁。初诊日期：1978年3月5日。

腰骶酸痛、白带多2年余，结婚10年顺产1胎，做人工流产2次。近2年来经常少腹两侧疼痛，气短乏力，精神不振，白带量多，质黏，经期小腹两侧坠痛加剧，月经周期尚正常，经量中等、色红；舌质红、舌根黄白腻苔，脉象沉滑，左关弦滑，尺脉不足。西医诊断：慢性盆腔炎。中医辨证：湿热下注，肝郁气滞。治宜疏肝理气、化湿清热。处方：生山药30 g，土炒白术30 g，党参9 g，苍术9 g，车前子^{包煎}9 g，茯苓9 g，杭白芍9 g，当归9 g，醋香附9 g，酒延胡索4.5 g，炒荆芥穗9 g，通草1.2 g。

二诊：1978年3月20日。连服上方15剂后，白带量大为减少，腹痛减轻，舌根仍有黄白腻苔，脉象弦感不强，但滑象不减，知其肝郁渐舒，湿郁缠绵，在原方基础上加盐黄柏9 g、薏苡仁24 g，嘱患者再服15剂。

三诊：1978年底随访，白带少，仅经期腹部微痛，干重活时或站立时间过长腰骶部酸痛，脉象滑缓，舌根处薄白苔。遂书一方嘱患者每月月经干净后服5剂。连续半年余，其方为：炒山药30 g，熟地黄10 g，茯苓10 g，泽泻10 g，牡丹皮10 g，山茱萸10 g，巴戟天10 g，淫羊藿10 g，仙茅10 g，鹿角霜10 g，醋香附9 g，炒杜仲10 g。

按：女性盆腔生殖器官炎症（盆腔炎）包括子宫炎、输卵管卵巢炎、盆腔结缔组织炎及盆腔腹膜炎。发病多为热毒或湿浊瘀滞胞宫、胞络，影响气血运行，致使气血凝滞，同时冲任受损致病。临床上分为急性和慢性两类，属于中医妇科学"寒湿""湿热下注""癥瘕"等范畴。以下腹疼痛、腰痛，白带量多或发热为主证。治疗急性盆腔炎或慢性盆腔炎急性发作宜清热化湿、理气行血；对慢性盆腔炎宜活血祛瘀、行气止痛。本例慢性盆腔炎，系湿热下注、肝郁气滞。方为《傅青主女科》完带汤与逍遥散化裁而成，重用生山药。土炒白术健脾燥湿止带，辅党参、苍益气运脾，四药合用使脾旺则湿无由生。少腹两侧疼痛，系肝气郁滞，气街不舒，选醋香附、酒延胡索配伍杭白芍、当归，功在行气活血、止痛活络，辅以炒荆芥穗，炒在升发肝气，疏郁除湿，茯苓、车前子、通草清热利湿于下。因其房劳过多，致肾经不足，冲任虚损，使腰骶酸痛不愈，故三诊用六味加巴戟天、二仙、鹿角霜填补奇经。

选自《丛春雨中医妇科经验》，丛春雨著，中医古籍出版社2002年出版。

三、盆腔结核

[概念]

盆腔结核是指输卵管、子宫、卵巢、子宫颈、阴道及外阴的结核病，又称生殖器结核。其中输卵管结核发病率最高，其次为子宫内膜结核。多见于20～40岁的妇女。病原菌为结核杆菌，感染途径尚不十分清楚，多认为是继发性感染。结核杆菌分人型和牛型两种。人型者首先感染肺部，牛型者首先感染消化道。传播途径有血行传播、腹腔内蔓延、淋巴传播、性生活传播等。

本病属于中医"痨瘵"的一种。根据其不同病理阶段的临床表现，分见于"崩漏""月经不调""闭经""癥瘕""不孕"等有关疾病记载之中。古籍称之为"干血痨"，俗称"女儿痨"。多因正气不足，痨虫乘虚侵入人体而致病。痨虫为患，内耗精血，营阴亏损，虚热内生；病久不去，阴损及阳，可致阴阳俱虚；阴精亏耗，阳气无以化生，最终转化为肾阳虚衰，阳虚内寒诸证。临床常见证候有阴虚内热证、阴阳俱虚证、肾阳虚衰证。

[诊断要点]

1.病史 常有家庭结核病接触史或本人以往曾有其他系统结核病史，如肺、胸膜、泌尿系、肠道、骨结核等。

2.症状 经常有下腹隐痛，体力活动或性交时加重。易疲劳、周身无力，午后低热或经期发热，盗汗，食欲减退或消瘦。初期可有月经过多或不规则出血，晚期月经稀少或闭经。平时白带增多，时有血性白带或性交出血。若输卵管闭锁可致不孕。

3.检查

（1）腹部检查 如生殖器结核与腹膜结核并存时，腹部可有压痛、柔韧感，或有腹水征。单纯的轻度内生殖器结核，腹部无明显阳性体征。若输卵管、卵巢、盆腔腹膜、肠曲已广泛粘连，并形成包块时，可于下腹部触到外形不规则的包块，并可有轻度触痛。若已经形成包裹性积液时，可扪及囊性包块，很像卵巢囊肿。

（2）妇科检查 子宫往往与周围组织粘连而固定不动，双侧附件增粗、变硬，呈索条状，或形成大小不等的包块，固定而有触痛。若已形成包裹性积液，则可扪到囊性肿物，不活动，边界不清。有时在子宫直肠窝或宫旁触及外形不规则的硬结，则易与盆腔子宫内膜异位症或卵巢恶性肿瘤盆腔转移相混淆。有时两侧骨盆结缔组织弥漫性增厚、硬韧，如同"冰冻骨盆"。

（3）实验室检查

①血沉　血沉率加快，说明病灶尚在活动。

②血常规　长期慢性患者白细胞总数无明显升高，但淋巴细胞可升高。

（4）辅助检查

①X线摄片　摄肺片，注意有无陈旧性结核或胸膜结核病灶，阴性者也不应否定本病。再拍腹部平片，如见到盆腔内有钙化阴影，表示盆腔淋巴结或输卵管有结核钙化。发现钙化灶对诊断有参考价值，但阴性也不能否定诊断。

②子宫内膜病理检查　于经前2～3天刮宫，应刮取全部子宫内膜，尤其是两侧宫角。若子宫内膜有结核则输卵管结核可以肯定。不能1次检查阴性就否定结核诊断，有时需取2～3次。为防止结核扩散，应于刮宫前后各用链霉素3天，每日1g，分2次肌注。

③病灶活检　若宫颈、外阴、阴道等处发现溃疡或可疑病灶时，应在局部取活检。

④结核杆菌培养或动物接种　可用刮出的子宫内膜或月经血做培养，6～8周可出结果；或将子宫内膜或月经血做豚鼠接种，6～8周后取接种部位周围的淋巴结涂片查找结核菌或做病理切片。

⑤结核菌素试验　若为阳性，对成年人意义不大；对10余岁的少女，患有输卵管炎，且该试验结果呈强阳性时，则有一定的意义。

⑥抽取腹水或穿刺囊液检查　有腹水时放腹水，盆腔囊性包块位置较低时，可经阴道后穹隆穿刺抽取囊液，多为草黄色、清亮，有时混浊，有时为血性。镜检见大量白细胞，其中以淋巴及单核细胞为主。液体离心后，还可直接涂片检查，或做结核菌培养及动物接种。

⑦子宫输卵管碘油造影　若照片中显示宫腔狭窄变形，输卵管僵硬，多处狭窄或呈念珠状，或造影剂进入静脉或卵管壁间质等，均有助于诊断。时间选在经后2～3天，有闭经者随时进行。造影前后各注射链霉素0.5g，每日2次，共6天，防止病灶扩散。当有急性活动性结核或发热时，不宜造影。

⑧腹腔镜检查　通过腹腔镜可以看见内生殖器或盆腔腹膜表面的粟粒结节，应取活检确诊。操作时应注意避免损伤肠管，因本病常合并盆腔或腹膜结核，引起肠粘连。

［鉴别诊断］

1. 输卵管卵巢炎 二者有相似的临床表现，如下腹痛、附件增厚、输卵管部分通畅或完全不通、不孕等。但二者病史不同，生殖器结核患者可有结核接触史，或过去曾患过其他器官结核；非特异性输卵管卵巢炎患者可能有近期宫腔操作史、安放宫内节育器史或妇科手术等病史，且起病较急。最终鉴别还需要进行诊刮、子宫输卵管碘油造影、拍腹平片等，也可在试验治疗中鉴别，如经抗生素及物理治疗无效或效果不明显，而用链霉素或其他抗结核治疗后效果较好时，应考虑有结核的可能。

2. 盆腔子宫内膜异位症 本病主要有痛经史，有继发性渐进性加重的特点，好发于生育年龄妇女，妇科检验双侧宫骶韧带或盆腔内可触到结节，触痛明显。生殖器结核痛经者较少，盆腔若扪及肿块，触痛也比较轻。输卵管通液或造影，内膜异位症患者的输卵管往往是通畅的。借助于诊刮、腹平片、B超检查多能明确诊断。

3. 卵巢囊肿 结核性包裹积液与有粘连的盆腔内卵巢囊肿不易鉴别。如囊肿位置较低时可考虑穿刺，如抽出浆液或黏液时可考虑为卵巢浆液或黏液性囊腺瘤，但穿刺可能使囊液外流，溢入盆腔，引起种植，应慎重。囊肿较大时应剖腹探查。

4. 晚期卵巢恶性肿瘤 当生殖器结核形成盆腔内结节性包块伴有腹水时，应与恶性肿瘤晚期、已有盆腔转移、合并腹水相鉴别。晚期卵巢癌患者常有恶病质，发热，血沉加速更加明显，盆腔内转移结节多无触痛等表现。因二者治疗、预后完全不同，应尽快做出鉴别。诊断困难者应剖腹探查。

［辨证论治］

1. 阴虚内热证

【主要证候】下腹隐痛，或经期加重，五心烦热，或骨蒸劳热，或午后潮热，或经行发热，月经失调，或量多，或经期延长，或漏下不止，经色红，甚则经闭不行，或下腹结块，婚久不孕，舌红少苔，脉细数。

【治法】滋阴清热，杀虫补虚。

【方药】加减秦艽鳖甲散（《卫生宝鉴》）

秦艽 9 g，生鳖甲^{先煎}30 g，生龟甲^{先煎}30 g，地骨皮 15 g，当归 10 g，乌梅 10 g，生地黄 15 g，延胡索 9 g，牡丹皮 12 g，白薇 12 g，杭白芍 10 g，

醋香附 9 g，台乌药 9 g。

随症加减：

月经量多，经期延长，或漏下不止者，加生地黄榆 10 g、墨旱莲 20 g、茜草炭 12 g，以凉血止血。

下腹结块者，加昆布 15 g、牡蛎^{先煎}30 g，以软坚散结。

2. 阴阳俱虚证

【主要证候】小腹疼痛，手足心热，畏寒肢冷，腰膝酸软，眩晕耳鸣，口干咽燥，但喜热饮，月经量少渐致停闭，或下腹结块，婚久不孕，舌红少苔，脉沉细。

【治法】阴阳双补，抗痨杀虫。

【方药】菟丝牡蛎左归丸

生、熟地黄各 15 g，枸杞子 15 g，山茱萸 12 g，山药 15 g，鹿角胶^{烊化}10 g，龟甲胶^{烊化}10 g，菟丝子 30 g，杜仲 15 g，怀牛膝 15 g，炮附子^{先煎}10 g，肉桂 6 g，牡蛎^{先煎}30 g。

随症加减：

下腹结块者，加三棱 10 g、莪术 10 g、昆布 15 g，以化瘀软坚散结。

3. 肾阳虚衰证

【主要证候】小腹冷痛，腰膝酸冷，喜温喜按，肢冷畏寒，月经量少，色淡暗质稀，甚至闭经，食欲不振，大便溏泄，小便清长，或夜尿频多，婚久不孕，或小腹结块，舌淡、苔白，脉沉迟。

【治法】补肾助阳，化瘀养荣。

【方药】自拟四二五合剂

川芎 6 g，杭白芍 9 g，当归 9 g，熟地黄 9 g，菟丝子 30 g，覆盆子 9 g，枸杞子 10 g，车前子^{包煎}9 g，五味子 9 g，淫羊藿 15 g，巴戟天 15 g，盐小茴香 9 g，仙茅 9 g，黄柏 9 g。

随症加减：

大便溏泄者，加补骨脂 15 g、肉豆蔻 10 g，以温肾止泻。

下腹结块者，加昆布 15 g、牡蛎^{先煎}30 g、赤芍 15 g，以祛瘀散结消癥。

［中成药］

1. 大补阴丸　滋阴清热。适用于盆腔结核（阴虚内热证）。蜜丸。口服，每次 1 丸，每日 2～3 次。淡盐水或温开水送服。

2. 阳和丸　温阳补血，散寒行滞，消痰通络。适用于盆腔结核（肾阳不足证）。蜜丸。口服，每次 2 丸，每日 2～3 次。

3. 小金丹 辛温通络，活血散结。适用于盆腔结核（阴阳俱虚证及肾阳不足证）。糊丸剂。口服，成人每次 0.6 g，每日 2 次；病重者每次 1.2 g，每日 2 次。捣碎，温黄酒或温开水送下。

［外治法］

中药外敷 透骨草 200 g，䗪虫 10 g，青蒿 30 g，百部 30，当归 15 g，银柴胡 15 g，秦艽 15 g，地骨皮 15 g，乌梅 20 g，知母 15 g，皂角刺 12 g，三棱 15 g，莪术 15 g。上药温盐水拌潮，装布袋中，洒酒、醋各 25 g，隔水蒸，开锅 20 分钟，热敷小腹部，暖水袋保温 40～50 分钟，每日 1 次。

［针灸疗法］

只作为辅助疗法对症治疗。
1. 气滞血瘀证
治则：理气活血。
取穴：关元、水道、次髎、三阴交、血海、太冲。
手法：关元、水道、血海、太冲均施泻法；次髎、三阴交平补平泻。
2. 肺肾阴虚证
治则：益阴清热。
取穴：肺俞、膏肓俞、肾俞、太溪、太渊、三阴交。
手法：上穴均施补法。

［预防与调护］

1. 患有肺结核的幼女，应积极治疗，防止本病发生。
2. 饮用牛奶应煮沸消毒，以防结核菌感染。

［食疗调养］

一、食调要点

盆腔结核为慢性消耗性疾病，所以膳食要有足够的热量和营养素，宜进食具有补益作用的食品以补气养血，如乌龟、甲鱼、猪肝、母鸡、海蜇、母鸭、鸡蛋、燕窝、白木耳、百合、豆浆、牛奶等。

结核患者，其本质是阴虚，膳食应重在滋阴。甘平、甘凉性味的食品及果蔬为其首选，而苦寒、寒凉食品，力应避免，以杜绝损伤中气之虞。

结核患者，多见食欲不振，后天乏力。因此要注意调配食物的色、香、味、型（形），以悦脾开胃，增进食欲，补充后天。应避免油腻黏滞。

二、辨证配膳

1. 虫草鸡羹汤

原料：乌骨鸡200 g，冬虫夏草10 g，怀山药30 g，食盐、味精适量。

操作：将乌骨鸡劏洗干净，去内脏。用水四大碗，锅内放入乌骨鸡，武火炖开，即下入冬虫夏草、山药片，改用文火，煮1个小时，加入食盐、味精，即可食用。

功能：滋阴补虚，抗痨杀虫。适用于盆腔结核（阴虚内热证、阴阳俱虚证）。

2. 白果鸡参汤

原料：老母鸡肉200 g，白果60 g，海参30 g，生姜、老葱、味精、食盐适量。

操作：将海参水发，白果先在沸水略煮片刻，备用。将老母鸡肉用刀背拍松切块，入姜、葱下锅先炖，至六成熟，加入海参、白果，文火再炖30分钟，入盐、味精，即可食用。

功能：益阴补气，抗痨杀虫。适用于盆腔结核（阴虚内热证、阴阳俱虚证）。

3. 霸王别姬

原料：乌龟1个，鳖1个，母鸡1只，香菇20 g，葱、姜、食盐、味精少许。

操作：把乌龟放在沸水中，令其排尽尿液，然后宰杀，除去甲骨；甲鱼也放在沸水中，令其排尿，然后劏洗干净，去其内脏，洗净。母鸡劏洗干净，去内脏。均切成中块。把所有原料放入煲中，武火煮沸，放入姜、葱、香菇，后改用文火炖2个小时，加入盐、味精，即可食用。

功能：滋阴扶阳，抗痨补虚。适用于盆腔结核（阴阳两虚证）。

4. 枸杞子鲫鱼汤

原料：枸杞子15 g，鲫鱼1尾（约1000 g），生姜3片，绍酒2汤匙，葱2条。

操作：枸杞子、生姜、葱洗净、切段，姜切片备用。鲫鱼劏洗干净，抹干水分，用油把鲫鱼两面煎成微黄色，放入绍酒2汤匙，注入适量清水，再放入枸杞子、生姜片、葱段，同煮30分钟，调味即可。

功能：温肾扶阳，抗痨补虚。适用于盆腔结核（肾阳虚衰证）。

四、子宫肌瘤

[概念]

子宫肌瘤是女性生殖器官中最常见的良性肿瘤，主要是由平滑肌细胞增生而形成，故又称"子宫平滑肌瘤"。本病确切的病因尚不清楚，一般认为可能与长期和过度的雌激素刺激有关。肌瘤多数生长在子宫体部，少数生长于子宫颈部。子宫体部肌瘤常见的类型为肌壁间肌瘤（占60%～70%）、浆膜下肌瘤（占20%）、黏膜下肌瘤（占10%）。子宫肌瘤一般为多发性的，它们可单一类型存在，也可两种或两种以上类型同时存在。当肌瘤增大或瘤体内发生栓塞时，易发生变性。本病多见于30～50岁妇女，发病率约为20%。

中医妇科学将本病归属于"癥瘕"的范围。主要病因病机为情志不遂，气滞血瘀；或经期产后，外邪侵袭；或气虚，血行不畅；或痰湿阻滞；或阴虚，导致瘀血内阻，瘀阻胞宫日久成癥。临床常见证候有气滞血瘀证、寒凝血瘀证、气虚血瘀证、痰瘀互结证、阴虚血瘀证等。

[病因病机]

子宫肌瘤的形成，多与正气虚弱、血气失调有关。常见因素有气滞血瘀、痰湿内阻等。

1. 气滞 七情内伤，肝气郁结，血行不畅，滞于胞中，忧思易怒，血气不和，皆可致瘀，瘀积日久，则可成癥，或经血不净。

2. 血瘀 多因经期、产后血室正开，风寒乘虚侵入，凝滞气血；或因房事不洁，余血未净，与邪相搏成癥。瘀血停于胞宫，新血难以归经则崩漏。

3. 脾肾不足 或因先天禀赋不足，或因多产、房劳太过，或因饥饱不节，损伤肾脾，脾肾失职，水湿不化，聚而成痰，痰滞胞络，与血气相结，积而成癥。气为血之帅，脾肾气虚无力推动血行，血凝成癥。脾不统血、摄血，则崩漏丛生。

[诊断要点]

1. 症状 临床症状常与肌瘤生长的部位、大小有关。月经改变是常见的症状，较大的肌壁间肌瘤和黏膜下肌瘤多见月经量多、经期延长或周期缩短，常伴有不同程度的贫血。黏膜下肌瘤时有不规律阴道出血，或白带异常。肌瘤增大时，可出现尿频、尿急或排便困难等压迫症状，甚至能在下腹部扪及肿物。此外较大肌瘤压迫盆腔血管或神经时，可引起疼痛；浆膜下肌瘤扭转或肌瘤变性，可出现急性腹痛。

不少患者无明显的自觉症状。

2. 检查

（1）妇科检查　腹部及阴道双合诊检查是诊断本病的主要依据。子宫增大或子宫表面不规则凸起，质硬。当有蒂浆膜下肌瘤时可扪及与子宫相连的肿块，随子宫移动。当黏膜下肌瘤突出于阴道内，可见紫红色光滑的球形肿物。若肌瘤变性时，子宫变硬，有压痛。

（2）辅助检查

①B超　是诊断子宫肌瘤最常用的检查方法。回声图像可显示子宫及肌瘤的情况。典型特征为子宫体积增大，形状不规则，肌瘤与子宫不能分开，边缘明显的实质性暗区，内有散在光点。

②子宫腔探测或诊刮　探测肌壁间肌瘤或黏膜下肌瘤时，宫腔形态不规则，诊刮时宫腔内有高低不平感。

③子宫输卵管碘油造影　黏膜下肌瘤或肌壁间肌瘤凸向宫腔时，可见宫腔有充盈缺损，以便了解肌瘤的大小、数目及附着部位。

④内窥镜　宫腔镜可窥视黏膜下肌瘤的情况；腹腔镜可直视子宫外形可对浆膜下肌瘤作出明确诊断。

［鉴别诊断］

1. 妊娠子宫　妊娠者子宫增大而变软与子宫肌瘤的子宫增大而质硬有所区别。前者尚有停经史、妊娠反应及尿妊娠试验阳性，这与子宫肌瘤不难鉴别。若子宫肌瘤合并妊娠，除了子宫大于妊娠月份外，妊娠6周后利用B超检查即可明确诊断。

2. 卵巢肿瘤　实质性卵巢肿瘤应与浆膜下肌瘤相鉴别。妇科检查前者的肿物与子宫可分离，不随子宫而移动，而浆膜下肌瘤的肿物与子宫相连，随子宫活动而移动。若卵巢肿物与子宫粘连时，诊断较为困难，可通过B超或腹腔镜等检查加以区别。

3. 子宫腺肌病　临床上均有月经量多、经期延长和子宫增大等症状，但与子宫肌瘤不同的是子宫腺肌病以逐渐加重的进行性痛经为主要症状，检查时子宫呈均匀性增大，以 8 周左右的妊娠子宫大小为多见，很少超过 3 个月妊娠大小，且具有经前增大、经后缩小的特征。两者 B 超图像亦不同，可助于诊断。

[辨证论治]

一、辨证要点

该病辨证，首当分清虚实，或虚多实少，或实多虚少，或为气病，或为血疾。病在后期往往虚实错杂。虚以脾肾之气不足为主，除盆腔内有包块外，必兼运化失职之腹胀便溏或便秘、气短少言及腰酸畏寒、苔薄白、脉沉细无力。实以气滞为主，或血瘀为主。气滞必有胸、腹、胁胀满，情志抑郁；血瘀则以痛、有血块、舌质紫暗有瘀点或斑、脉涩为要。

二、分证论治

1. 气滞血瘀证

【主要证候】胞宫癥块，月经量多，经期延长，经色紫暗、有块，小腹胀痛，血块下后腹痛减轻，经前乳房胀痛，情志抑郁或心烦易怒，胸胁胀闷，舌质紫暗或有瘀斑、苔薄白，脉细涩。

【治法】行气活血，消癥散结。

【方药】荔橘膈下逐瘀汤

当归 9 g，川芎 9 g，赤芍 12 g，枳壳 12 g，桃仁 10 g，红花 10 g，乌药 12 g，制香附 12 g，三棱 9 g，莪术 9 g，夏枯草 15 g，牡蛎^{先煎}30 g，荔枝核^{捣碎}30 g，橘核^{捣碎}30 g。

2. 寒凝血瘀证

【主要证候】胞宫积块，经期延长，或阴道出血淋漓不绝，色淡暗，时有血块，小腹冷痛，遇寒加重，得温痛减，畏寒，四肢不温，带下绵绵，色白质稀，舌质暗或有瘀斑、苔白腻，脉沉紧。

【治法】温经散寒，化瘀消癥。

【方药】茴香吴茱萸桂枝茯苓丸

桂枝 15 g，茯苓 15 g，桃仁 10 g，赤芍 10 g，牡丹皮 10 g，三棱 10 g，莪术 10 g，盐小茴香 9 g，土炒白术 15 g，吴茱萸 9 g，苍术 10 g，干姜 9 g。

随症加减：

若月经量多或崩漏不止，加益母草 15 g、三七粉 2 g，以祛瘀止血。

若阴寒内盛，阳气不足明显，加炮附子^{先煎}6 g、艾叶 10 g，以增强温经散寒之效。

若带下量多，加炒山药 15 g、薏苡仁 20 g，以健脾利湿止带。

3. 气虚血瘀证

【主要证候】胞宫积块，月经量多先期，或经水淋漓不净，色淡红，有血块，小腹坠痛，神疲乏力，心悸气短，食少便溏，面色萎黄无华或面色㿠白，舌质淡暗，或舌淡胖、边有瘀斑瘀点，脉虚细而涩。

【治法】益气补虚，化瘀消癥。

【方药】自拟益气固冲消癥汤

炒山药 30 g，海螵蛸 10 g，茜草 10 g，黄芪 30 g，党参 15 g，土炒白术 15 g，三棱 12 g，莪术 12 g，炒荆芥穗 9 g，山慈菇 15 g，橘核^{捣碎}30 g，荔枝核^{捣碎}30 g。

随症加减：

若月经过多如崩，加红参粉^{冲服}3 g、升麻炭 10 g、陈棕炭 12 g、三七粉^{分冲}2 g，以益气固冲，祛瘀止血，暂去软坚散结之品。

若心悸气短，头晕目眩明显，加熟地黄 15 g、山茱萸 12 g、阿胶^{烊化}10 g、制首乌 20 g，以补益阴血。

若腰酸膝软，加川续断 15 g、桑寄生 15 g，以补肾强腰。

4. 痰湿血瘀证

【主要证候】胞宫癥瘕，小腹胀痛，带下量多，色白质稠，月经量多有块，婚久不孕，胸脘痞满，形体肥胖，舌苔腻，舌质紫暗，脉沉滑。

【治法】理气化痰，祛瘀散结。

【方药】自拟化痰祛瘀消癥汤。

制半夏 9 g，茯苓 15 g，陈皮 10 g，制香附 10 g，川芎 10 g，苍白术 10 g，莪术 12 g，山慈菇 10 g，三棱 12 g，薏苡仁 30 g，菟丝子 30 g，巴戟天 15 g，淫羊藿 15 g。

5. 阴虚血瘀证

【主要证候】胞宫积块日久，经期延长，或阴道出血淋漓不止，血色红、时有血块，口干舌燥，手足心热，或潮热颧红，舌质紫红少津、有瘀斑瘀点，脉细数。

【治法】滋阴清热，活血消癥。

【方药】自拟滋阴固冲消癥汤

炒山药 30 g，海螵蛸 10 g，茜草 10 g，女贞子 10 g，墨旱莲 10 g，生地黄 15 g，地骨皮 15 g，赤芍 15 g，丹参 15 g，夏枯草 10 g，牡蛎^{先煎}30 g，制鳖甲^{先煎}15 g。

随症加减：

若头晕耳鸣，腰膝酸软，加山茱萸 10 g、何首乌 15 g，以填精血、益肾阴。

若阴道出血量多，加炒地榆 12 g、茜草炭 12 g，以滋阴清热止血。

［中成药］

1.五香丸 行气活血，消积止痛。适用于子宫肌瘤（气滞血瘀证）。水丸。口服，每次 6 g，每日 2～3 次。

2.桂枝茯苓丸 活血化瘀，缓消癥块。适用于子宫肌瘤（血瘀证）。蜜丸。口服，每次 1 丸，每日 3 次。

3.妇科回生丹 益气养血，化瘀消癥。适用于子宫肌瘤（气虚血亏血瘀阻滞证）。蜜丸。口服，每次 1 丸，每日 2 次。

4.大黄䗪虫丸 祛瘀消癥，扶正补虚。适用于子宫肌瘤（血瘀证）。蜜丸。口服，每次 1 丸，每日 3 次。

5.调经化瘀丸 行气散寒，破瘀消癥。适用于子宫肌瘤（寒凝气滞血瘀证）。水丸。口服，每次 10 粒（重 2.2 g），每日 2 次。

［外治法］

1.中药保留灌肠 桂枝 10 g，茯苓 15 g，赤芍 15 g，三棱 15 g，莪术 15 g，木香 10 g，柴胡 15 g，丹参 20 g，海藻 20 g，昆布 20 g。浓煎 100 mL，保留灌肠，每晚 1 次。适用于各证。经期停用。

2.中药热敷 当归 30 g，赤芍 30 g，制香附 30 g，穿山甲 30 g，三棱 30 g，莪术 30 g，芒硝 80 g。前 6 味药拌醋适量，炒热后加芒硝外敷于下腹部。每日 1 次，1 剂用 3 次。经期停用。

［针灸疗法］

1.体针

（1）气滞血瘀证

治则：理气活血化瘀。

主穴：气海、气冲、三阴交、血海、次髎。

配穴：偏热者，加太冲；偏寒者，加关元。

手法：上穴施用平补平泻或泻法；太冲用泻法；关元针刺配灸法。

（2）气血两虚证

治则：补益气血。

主穴：关元、足三里、三阴交、脾俞、胃俞。

手法：上穴均施补法。

2. 耳针

取穴：子宫、内分泌、交感、肝、肾、皮质下。

操作：耳穴埋针，或耳穴埋豆法。每周2次，双耳交替进行。

［预防与调护］

1. 调畅情志　情志不遂是本病发生与发展的主要因素，因此，调畅情志是预防和调护的重要方面。

2. 加强营养　子宫肌瘤由于月经紊乱，常发生不同程度的贫血，故除了药物治疗外，在饮食方面应多吃含铁剂及高蛋白的食物。

3. 清洁外阴　由于子宫肌瘤常阴道出血时间长，或黏膜下肌瘤阴道娩出，易继发感染，而加重病情，故应注意保持外阴清洁。

4. 合理运用性激素类药物　本病的发生与长期和过度雌激素的刺激有关。因此，合理地适量运用性激素是预防子宫肌瘤的措施之一。特别要注意避孕药物的使用。

［食疗调养］

一、食调要点

子宫肌瘤多由正气虚弱，气血失调，肝郁气滞，气血不和，瘀血停滞，胞络瘀阻，血凝成癥。其药膳宜行气活血，或温经散寒，或益气化瘀，或祛痰化瘀，或滋阴化瘀、消癥散结之品，宜疏利清淡食品，在气血虚弱的情况下，急需扶正补虚以祛邪，如鸡汤、鱼汤、骨头汤等。忌食辛辣肥腻甘醇，更忌烟、酒等有刺激性之物。

二、辨证配膳

1. 鸡内金粥

原料：鸡内金15 g，粳米100 g。

操作：将鸡内金文火炒至黄褐色，研细粉备用。粳米加水 500 mL，煮至米开花，兑入药粉，再煮 2～3 沸，即可食用。

功能：消积化滞，软坚散结。适用于子宫肌瘤（气滞血瘀证、寒凝血瘀证、气虚血瘀证、痰湿血瘀证、阴虚血瘀证）。《医学衷中参西录》云："鸡内金不但能消脾胃之积，无论脏腑何处有积，鸡内金皆能消之。"

2. 桃仁粥

原料：桃仁 15 g，粳米 100 g。

操作：可将桃仁研碎，同粳米煮粥同常法。

功能：活血化瘀，通经散结。适用于子宫肌瘤（气滞血瘀证、寒凝血瘀证、气虚血瘀证、痰湿血瘀证、阴虚血瘀证）。

3. 水蛭粥

原料：生水蛭 30 g，生山药 250 g，红糖适量。

操作：将水蛭研成极细粉，山药研成细粉，每次用山药末 20 g 调匀煮粥，加红糖，送服水蛭粉 1 g，每日 2 次。

功能：破血逐瘀，通经止痛。适用于子宫肌瘤（气滞血瘀证、寒凝血瘀证、气虚血瘀证、痰湿血瘀证、阴虚血瘀证）。

4. 薏苡仁菱角粥

原料：薏苡仁 100 g，菱角 150 g，糯米 300 g。

操作：先将菱角划一小口，放锅内煮熟，然后捞起放入冷水内降温去壳取肉，切成小碎块备用。再将浸泡后洗净的糯米放入开水锅内烧开，用文火煮数 10 分钟后，加入洗净的薏苡仁，待煮至九成熟时，再加入菱角煮至米粒烂熟时即可食用。

功能：益气健脾，消癥散结。适用于子宫肌瘤（气滞瘀证、痰湿血瘀证、气虚血瘀证）。《名医别录》认为菱角"主安中补脏"。现代研究表明菱角与薏苡仁合用具有益气健脾及抗癌之功效。

5. 香菇粥

原料：水发香菇 100 g，粳米 100 g，熟牛肉 50 g，葱姜末 10 g，色拉油 25 g，精盐 6 g，味精 2 g，胡椒 1 g。

操作：先将水发香菇切成丝，熟牛肉切成小丁，再将上两味同洗净的粳米入开水锅内用武火烧开，转用文火熬成粥，再放入色拉油、葱姜末、精盐、味精、胡椒粉稍煮即成。

功能：益气补虚，消癥散结。适用于子宫肌瘤（气滞血瘀证、寒凝血瘀证、气虚血瘀证、痰湿血瘀证、阴虚血瘀证）。

[医案选]

丁某某，女，32岁。初诊日期：1998年7月6日。

患者结婚10年，生育1胎，人工流产2次。患子宫肌瘤2年，近1年多来月经先期，15～20天来潮1次，经期7～10天，经量中等，经色淡红，小腹凉感，喜温喜按，有坠痛感，素有气短懒言，身倦乏力，查舌质淡红，苔薄白，脉见沉细弱。妇科检查（已婚式）：附件（－），宫体约50天妊娠大小。B超检查：子宫前壁3 cm×2 cm回声光区。西医诊断：子宫肌瘤。中医辨证：气虚血瘀，中气虚惫，冲任失固，胞络瘀阻，癥瘕乃成。治疗：益气升举，化瘀消癥，虚中夹实，扶正祛邪。方药：自拟益气固冲消癥汤加减。炒山药30 g，海螵蛸10 g，茜草10 g，黄芪30 g，党参15 g，土炒白术15 g，三棱15 g，莪术15 g，炒荆芥穗9 g，盐小茴香9 g，吴茱萸9 g，柴胡4.5 g。

治疗经过：除服中药外，另嘱患者口服"水蛭粉"（压为极细粉，装入空心胶囊，每次服1 g，每日2次，以淡米醋送服）。同时隔日口服"红参粉"，每次1.5 g，每日2次，白水送下。两粉交替，隔日1服。连服20剂后，妇科门诊内诊：宫体约40天大小。故在原方基础上加山慈菇15 g、橘核30 g、荔枝核30 g，连服2个月，1998年10月9日B超复查：子宫大小正常，宫内光点分布均匀，子宫前壁未见回声光区。妇科内诊：宫体大小正常，两侧附件（－）。

选自《丛春雨中医妇科经验》，丛春雨著，中医古籍出版社2002年出版。

五、卵巢囊肿

[概念]

卵巢肿瘤是妇科常见肿瘤之一，分良性与恶性两类。一般实质性肿瘤多为恶性，而囊性肿瘤以良性为多。本节所讨论的属于良性肿瘤的卵巢囊肿。

中医妇科学称之为"癥瘕"。《灵枢经·水胀》有"肠覃"之描述，《金匮要略·妇人杂病》有"妇人脏肿如瓜，阴中痛，引腰痛"之记载，似与卵巢囊肿相似，治疗可参考之。

［病因病机］

卵巢肿瘤的病因至今仍不很清楚。中医妇科学认为，本病发生的主要原因，在于脏腑虚弱，气血劳损，七情太过，风冷寒湿内侵，经产余瘀阻滞，致肾阳不振，寒凝气滞，阴液散布失司，痰饮夹瘀内留，癖而内着，阳气日衰，阴凝不化，日益渐大。

疾病进一步发展，属于痰湿凝结者，则痰湿蕴甚，阳气日弱，气化不利，痰湿更甚，发展频快，可导致三焦决渎失司，心脾阳气输化不利，进而犯肺等病变，此乃剧者，一般未见；属于瘀结者，气滞血瘀，瘀结成癥，阳气日衰，瘀结虽甚，但发展较慢，需防转化成恶性者。

［诊断要点］

1. 症状 一般无明显症状，常于无意中或体检时发现。具有内分泌功能的肿瘤可出现月经紊乱及内分泌症状，下腹部肿块，或伴有腹胀、腹痛、腰痛等表现，肿块较大时亦可伴有压迫症状。

2. 检查 通过妇科检查、B超、X线检查、腹腔镜检查以明确诊断，必要时可做CT检查，及癌胚抗原、肿瘤相关抗原、甲胎蛋白及胎盘碱性磷酸酶等测定。

本病多发生于生育期，以20～40岁妇女最为多见。临床表现：轻者多无明显症状，仅有下腹部不适感；重者则腹部胀痛，或大便秘结，小便频数，或出现内分泌失调症状。本病用常规妇检结合B超检查不难确诊。

［鉴别诊断］

通过B超、腹腔镜及有关的辅助检查，排除卵巢非赘生性囊肿、妊娠子宫、子宫肌瘤、膀胱充盈或慢性尿潴留、多囊卵巢综合征及恶性卵巢肿瘤等。对巨大卵巢囊肿，尚须与腹水相鉴别。

［辨证论治］

一、治疗要点

对于本病的治疗，体质强者，以攻积为主，然攻伐之剂当遵"衰其大半而止"的原则，不可猛攻、峻伐，以免损伤元气。体质弱者，当扶正以祛邪，或先补后攻，或攻补兼施。

良性卵巢囊肿是生育期妇女常见的肿瘤。现代医学认为手术切除是良性卵巢囊肿唯一的治疗方法。这种具有创作性的疗法，对于一部分年轻未生育的患者，无疑会产生一种精神负担，而不易为患者所接受。因此，寻找一种有效、无手术痛苦，且又能保存生育能力的治疗方法，显得尤为必要。中医中药治疗恰好解决了这一需求。

目前，中医妇科学对良性卵巢囊肿发生机理的认识已趋向一致，即囊肿是在人体正气相对不足的前提下，脏腑气血功能紊乱，或气滞血瘀，或痰湿凝滞而成的。治疗上多采用活血化瘀、软坚散结消痰之法。常用的方药为桂枝茯苓丸、少腹逐瘀汤、桃红四物汤等。临证时，再根据患者的具体情况辨证加减，体虚的辅以扶正，邪实的予以峻猛攻逐，甚或加用抗肿瘤药物。

二、分证论治

1.气滞血瘀证

【主要证候】小腹有囊性肿块，一般无明显症状，巨大的囊肿可致腹胀腹痛等。面色晦暗，神疲乏力，口干不欲饮，唇燥，大小便不畅，舌质一般紫暗，脉弦细或涩。

【治法】行气活血，软坚消癥。

【方药】自拟棱莪鳖甲四物汤

川芎9g，当归12g，生地黄10g，赤芍10g，醋香附9g，台乌药9g，三棱12g，莪术12g，炙鳖甲10g，山楂15g，生鸡内金12g，琥珀粉^{分两次冲服}3g。

服法：每日1剂，水煎分服。

随症加减：

大便秘结者，可加大黄^{后下}6g。

舌红苔少者，加入炙龟甲^{先煎}15g。

2.痰湿凝结证

【主要证候】体态较胖，胸脘闷痛，恶心时作，带下较多，舌苔白腻，脉弦滑，腰酸形寒。如系恶性囊肿，则日趋消瘦，腹水，肿块坚硬增大迅速。

【治法】化痰行气，软坚消癥。

【方药】自拟棱莪苍附消癥饮

炒山药30g，土炒白术30g，党参15g，苍术15g，茯苓12g，车前子9g，三棱 10 g，法半夏 9 g，醋香附 9 g，莪术 10 g，制天南星 9 g，通草 1.2 g。

服法：每日 1 剂，水煎分服。

随症加减：

偏寒者，加炮附片^先煎 9 g、白芥子 9 g、肉桂 6 g。

恶性者，可加白花蛇舌草 15 g、石打穿 15 g、炙鳖甲^先煎 30 g、黄芪 15 g。

［中成药］

1. 桂枝茯苓丸　温经化瘀，祛湿消癥。适用于卵巢囊肿（痰湿凝结证）。水丸，口服，每次 6 g，每日 2 次。

2. 大黄䗪虫丸　活血化瘀，消癥散结。适用于卵巢囊肿（血瘀证）。蜜丸。口服，每次 1 粒，每日 2 次。

3. 化癥回生丹　活血化瘀，消癥散结。适用于卵巢囊肿（血瘀证）。蜜丸。口服，每次 1 粒，每日 2 次。

4. 生水蛭粉　活血化瘀，消癥散结。适用于卵巢囊肿（血瘀证）。粉剂。冲服，每次 3 g，早晚用黄酒冲服，服 3～6 个月。（注：水蛭再生力强，生用必研细末。）

［食疗调养］

一、食调要点

卵巢囊肿，多由产后失摄，或房室不节，或人工流产，肝郁气滞，瘀血凝聚，络脉郁闭而成。其膳食应以温阳化滞，涤痰通经，活血化瘀，疏肝行气为主，其证虚中夹实，或实中夹虚，治疗扶正兼祛邪，祛邪兼扶正，补虚不留邪，攻邪不伤正。常服食清热化湿、散结通经之品，如海带、甲鱼、鲫鱼、赤小豆、薏苡仁、茯苓、冬瓜、丝瓜等。忌辛辣醇酒及油腻厚味。

二、辨证配膳

1. 菱菇粥

原料：四角菱肉 30 g，粳米 60 g，蘑菇 15 g，红糖 1 匙。

操作：先将菱角煮熟去壳取肉，切成碎米粒大小，再将洗净的粳米、蘑菇放入清水锅内熬粥，待米烂至开花时，加入菱角肉和糖，熬至黏稠后即可。

功能：健脾化湿，消癥散结。适用于卵巢囊肿（气滞血瘀证或痰湿凝结证）。

2. 赤小豆薏苡仁山药粥

原料：赤小豆 30 g，薏苡仁 60 g，山药 30 g。

操作：先煮赤小豆半熟后，再入薏苡仁、山药煮至粥熟米烂，加入适量白糖，即可服食。

功能：健脾益气，利湿散结。适用于卵巢囊肿或输卵管囊肿（气滞血瘀证、痰湿凝结证）。

3. 紫菜粥

原料：干紫菜 9 g，粳米 60 g，猪肉末 30 g，精盐 3 g，味精 1 g，葱花 3 g，胡椒粉 1 g，麻油 9 g，清水 1000 g。

操作：将紫菜用清水洗净，再将粳米淘洗干净，入锅中，加清水上火，煮熟后再入猪肉末、紫草、精盐、味精、葱花、麻油等稍煮片刻，撒上胡椒粉即可。

功能：化湿涤痰，软坚散结。适用于卵巢囊肿或输卵管囊肿（气滞血瘀证或痰湿凝结证）。

4. 猴头菇煲冬瓜瘦肉汤

原料：猴头菇 60 g，冬瓜 500 g，活田螺 250 g，白术 15 g，猪瘦肉 90 g，陈皮 6 g，生姜 10 g。

操作：将猴头菇用水浸透洗净，切片。冬瓜用水洗净，保留皮、瓤、仁。活田螺用水浸养一天，并勤换水以去掉泥污，再将尾部打破。白术、猪瘦肉、陈皮分别用清水洗净。在煲中注入适量清水，武火煲至滚，再放入全部原料，候水滚起，用文火煲 3 个小时，加入少许盐调味，即可饮用。

功能：补虚扶正，软坚散结。适用于卵巢囊肿或输卵管囊肿（气滞血瘀证、痰湿凝结证）。

5. 田七茨实煲金钱龟瘦肉汤

原料：田七 15 g，茨实 60 g，陈皮 9 g，金钱龟 1 只，猪瘦肉 90 g。

操作：将田七、茨实用清水洗净，田七打碎，陈皮和猪瘦肉用清水洗净。活金钱龟放入盆中，加入热开水，使其排尽尿液，劏洗，去头、爪、内脏。在煲中注入适量水，武火煲至滚，放入全部材料，候水滚起，用文火慢煲 5 个小时，加入少许盐调味，即可饮用。

功能：扶正补虚，化瘀散结。适用于卵巢囊肿或输卵管囊肿（气滞血瘀证、痰湿凝结证）。

6. 猴头菇鸡汤

原料：鸡1只，猴头菇250g，黄芪30g，生姜10g。

操作：鸡劏洗，去内脏，切成中块，在油锅中，爆姜片，下鸡块，爆炒片刻，取出。黄芪洗净，与鸡肉放入煲中，火煮滚后，改用文火慢煲2个小时。汤成后去黄芪。猴头菇洗净，切片，放入鸡汤内至滚，加盐调味即可食用。

功能：益气补虚，化滞散结。适用于卵巢囊肿或输卵管囊肿（气滞血瘀证、痰湿凝结证）。

［医案选］

冯某，女，33岁。初诊日期：1967年5月2日。

主诉：患两侧卵巢囊肿，左侧有拳头大，右侧有胡桃大，曾于1966年3月，经兰州某医院手术，将左侧之卵巢摘除、右侧之囊肿剥除（即留下了部分卵巢）。最近3个月来，右侧卵巢又发现囊肿，经兰医一院检查，发现如鸡卵大，又经白银公司职工医院检查：右侧卵巢囊肿，3.5 cm×3.5 cm。患者不愿再开刀，特来中医诊治。平素月经无定期，提前或延后7～8天，上次月经超前11天，此次于4月28日来潮，又错后5天，色量尚正，持续3天，经行前后腰腹胸胁皆无苦，唯觉形倦神疲。平日白带黏稠，量不太多，近来感觉右胁及脘次有时疼痛，睡眠不良，日前曾腹泻，今日痊愈，饮食正常。诊察所见：脉息弱弦兼滑，右寸力微，舌淡苔白，语声轻微，精神不振。病情分析：证系癥瘕，脉弱弦而兼滑，气逆血留，壅滞成积。唯精神不振，语声低微，而脉右寸无力，此当属精气式亏，右胁脘次时痛，睡眠欠佳，乃又为肝胃失调，胃不和则卧不安而难于入寐。

治疗方法：根据上述邪实正虚情况，拟予"去病之中，佐以扶正"的攻补兼施法，所谓"小虚者"三分补而七分攻也。处方：醋香附9g，台乌药9g，橘核^{捣碎}30g，荔枝核^{捣碎}30g，菟丝子30g，红参4.5g，茯苓12g，嫩桂枝6g，牡丹皮9g，赤白芍各9g，桃仁泥9g，醋三棱12g，炙甘草6g，连服3剂。

5月6日二诊：经前方，右胁及脘次之疼痛减轻，睡眠已好转，但腹泻又作，日二三行，腹无痛。4月28日月经来潮，量尚正，唯色较褐，并夹有黏如鼻涕样物，除周身乏力别无所苦。脉息弦滑，右手较细，舌苔薄白。处方在原方加土炒白术15g，炒山药15g，薏苡仁15g，去桃仁泥、赤芍，再服20剂（可常服）。

1967 年 7 月 2 日：前方汤药服 30 多剂。月经正常。平时白带量多黏稠，有时会阴部及胁部疼痛。舌边有齿痕、苔薄白，脉息弦滑。揆此情形，药力已达病所，瘀结已通，只以精力犹弱，脾土尚虚，为今之计，宜予补气健脾，调和冲任，俟经净后，再去检查卵巢囊肿。处方：桑寄生 18 g，川续断 12 g，焦白术 15 g，生白芍 15 g，嫩桂枝 6 g，红参粉^{分冲}3 g，焦神曲 9 g，肉豆蔻 3 g，炙甘草 6 g，鲜姜 3 片，补骨脂 9 g，大枣 3 枚，连服 9 剂。

8 月 10 日经兰医附一医院 B 超检查证明，右侧卵巢囊肿已消失，月经正常。

按：此案为先患两侧卵巢囊肿，手术后右侧又复发，临床治疗攻补兼施，是"去病之中，佐以扶正，三分补而七分攻"，攻补兼施，药达病所、瘀结已通。只以右寸之脉少力，精神困倦，精气犹形不足，平时带盛，过劳便溏，脾土尚属虚衰，于是治以补气健脾、调和冲任。后经由原来发现此患者卵巢囊肿之两大医院复查，一致证明"右侧卵巢囊肿已消失"。

选自《丛春雨中医妇科经验》，丛春雨著，中医古籍出版社 2002 年出版。

第二节　阴　挺

一、子宫下垂

［概念］

子宫从盆腔正常位置沿阴道下降，子宫颈外口低于坐骨棘水平甚至子宫体全部脱出于阴道口者，称为子宫脱垂。本病的发病原因较为复杂，大多认为是分娩损伤、长期腹压增高、盆腔脏器筋膜及支持组织薄弱等多种因素综合作用的结果。子宫脱垂常伴有不同程度的膀胱及直肠膨出，并易合并泌尿系感染、输尿管及肾盂积水等病，另外，还可伴有阴道后穹窿疝，即小肠（少数为大网膜）自阴道后穹窿脱出。严重的子宫脱垂受到衣物的摩擦，常继发感染。

本病中医妇科学称为"阴挺"，因其好发于产后，故又有"产后下物如钵""子肠不收"等称谓。历代医家据其脱出的形状、溃烂后的不同形态，尚有"阴脱""阴痔""颓疝"等名称。认为是分娩用力太过、产后劳动过早，或长期便秘，临圃努责，损伤中气，气虚下陷；或房劳产众，肾气亏虚，带脉失约所致。临床常见证候有中气下陷证、肾虚不固证等。

[诊断要点]

1.病史 有滞产、难产、助产术、老法接生史，产后过早劳动及持重涉远，长期便秘史。

2.症状 临床症状常与脱垂的程度相关。轻者可仅感腰骶酸痛或下坠感，涉远、持重、久蹲后加重。重者自觉阴道有物脱出，经平卧休息可自动还纳，严重者子宫全部脱出阴道口外，休息后或用手上托皆不能还纳。脱出部分因长期摩擦、感染而形成溃疡。伴有阴道分泌物异常，尿频、尿急，甚至排尿困难、尿失禁、大便难等。因盆腔血循环障碍影响卵巢功能，可见月经不调、不孕等症。

3.检查 嘱患者在用力和不用力情况下做双合诊，以了解子宫脱垂的分度和有无阴道前后壁膨出，三合诊注意有无小肠疝。脱出程度以屏气后为准。

4.临床分度 子宫脱垂分度国内外尚不完全一致，但基本相仿。现临床多分为3度。

Ⅰ度：轻型为子宫颈距离处女膜缘少于4 cm，但未到达处女膜缘。重型为子宫颈已达处女膜缘，但未超过该缘，检查时阴道口可见至子宫颈。

Ⅱ度：轻型为子宫颈已脱出阴道口外，但宫体仍在阴道内。重型为子宫颈及部分宫体已脱出于阴道口外。

Ⅲ度：子宫颈及子宫体全部脱出于阴道口外。

[鉴别诊断]

1.子宫颈延长 妇科检查时可见子宫颈阴道段过长，而子宫体位置正常，子宫探针或B超检查可明确诊断。

2.子宫黏膜下肌瘤或子宫颈肌瘤 亦有肿物从阴道或宫颈突出，分泌物增多，常有不规则阴道出血。妇科检查脱出物表面找不到子宫颈口，肿物有蒂自宫颈管内脱出，借此可行鉴别。

3.慢性子宫翻出 阴道有物脱出，分泌物增多，大小便不畅。脱出物找不到宫颈口，翻出的子宫呈球形，表面为红色绒状子宫内膜（做病理检查即可明确诊断），表面易出血，有时可见双侧输卵管开口，盆腔内找不到宫体。

4. 阴道壁囊肿或良性肿瘤　阴道内有肿物突出甚至下垂至阴道外口，并引起性交困难，但宫体仍在正常位置，阴道内可扪及囊性或实性肿物，B 超可助鉴别。

［辨证论治］

本病常见的有气虚、肾虚两证。气虚者气短神疲，小腹下坠。肾虚者经常腰酸腿软，头晕溲勤。在治疗上应按《黄帝内经》"虚者补之，陷者举之"之意，以益气升提、补肾固脱为主。

1. 中气下陷证

【主要证候】脱出物平卧可回纳，过劳则脱出加重。带下量多，质稀色白，小腹下坠，神疲乏力，少气懒言，尿频，面色少华，舌质淡、苔薄白，脉细弱。

【治法】补中益气，升阳举陷。

【方药】枳壳补中益气汤

红参 9 g，黄芪 30～60 g，炙甘草 9 g，当归 9 g，陈皮 4.5 g，升麻 9 g，柴胡 4.5 g，土炒白术 15 g，炒枳壳 30 g，茯苓 9 g，干姜 4.5 g，大枣 3 枚。

2. 肾虚不固证

【主要证候】子宫脱垂，小腹坠胀，头晕耳鸣，腰膝酸软，夜尿多，舌质淡，脉沉细无力。

【治法】补肾固脱。

【方药】自拟益肾固脱汤

炒山药 15 g，熟地黄 10 g，山茱萸 10 g，盐小茴香 9 g，吴茱萸 9 g，覆盆子 15 g，枸杞子 9 g，桑螵蛸 9 g，益智仁 9 g，金樱子 9 g，菟丝子 30 g，台乌药 9 g。

送服"参车粉"，即红参 30 g、紫河车 90 g，共为细粉，每次 3 g，每日 2～3 次，淡盐水送服。

随症加减：

若畏寒肢冷，加补骨脂 10 g、肉桂 10 g、鹿角霜 10 g，以温阳固涩。

若白带多，加薏苡仁 15 g、芡实 15 g，以固涩止带。

若脱垂子宫表面溃烂，黄水淋沥，或带黄如脓、秽臭，宜用龙胆泻肝汤先以清利湿热，再行调补提摄。

[中成药]

1. 补中益气丸　益气健脾。升阳固摄。适用于脾胃虚弱、中气下陷证子宫下垂。蜜丸。口服，每次 1 丸，每日 2 ～ 3 次。

2. 龙胆泻肝丸　清肝泻火，去湿止带。适用于合并肝经湿热证子宫下垂。糊丸。口服，每次 6 ～ 9 g，每日 2 ～ 3 次。

[外治法]

中药熏洗　蛇床子 30 g，苦参 30 g，黄柏 15 g，地肤子 15 g，赤芍 20 g，枯矾 10 g，枳壳 10 g。上药水煎适量，熏洗外阴，每日 1 ～ 2 次。有收敛固涩、消肿止带的作用。适用于带下量多者。若脱出物溃烂，去枯矾，加当归、金银花、蒲公英、玄参各 15 ～ 20 g，以清热凉血。

[针灸疗法]

1. 气虚下陷证

治则：益气升阳提脱。

取穴：百会、气海、维胞、子宫、提托、足三里。

手法：上穴皆用补法。

2. 肾虚不固证

治则：补肾固脱。

取穴：肾俞、关元俞、大赫、子宫、维胞、照海。

手法：上穴皆用补法。

3. 湿热下注证

治则：清热利湿固脱。

取穴：中极、子宫、维胞、带脉、曲泉、阴陵泉。

手法：上穴均采用泻法。

[预防与调护]

（1）实行计划生育，避免早产、多产。

（2）普及新法接生，正确处理难产，注意保护会阴，如有损伤应及时缝合。

（3）推广产后运动，促进产后恢复。加强营养，注意劳逸结合，产后3 个月内不宜久蹲或担提重物，哺乳时间不宜过长，以免子宫及其周围组织萎缩。

（4）加强妇女四期卫生的宣传教育，加强妇女劳动保护。

（5）本病虽不危及生命，但根治较不易，治疗期间或治疗后，须注意避免登高、持重及劳倦过度，以防复发。

（6）注意保持大便通畅，积极治疗支气管炎、便秘等增加腹压的疾病。

二、阴道壁膨出

［概念］

阴道壁膨出包括阴道前壁膨出（膀胱膨出、尿道膨出）与阴道后壁膨出（直肠膨出）。阴道前壁膨出主要由于耻骨宫颈筋膜及膀胱宫颈韧带过度伸张或撕裂所致。阴道后壁膨出主要因阴道直肠筋膜、耻骨尾骨肌损伤未得修复，直肠支持组织削弱引起。若耻尾肌后部损伤较重可引起后穹窿疝。

中医妇科学将其归属于"阴挺"范围。认为是中气不足，肾气不固，因虚致陷因陷下脱所致。临床常见证候有气虚证及肾虚证等。

［诊断要点］

1.病史 常有滞产、助产、难产或产伤等病史。

2.症状 轻者可无症状，或有腰酸、下坠感和阴道分泌物增多，劳累、久立后症状加重，休息后减轻。重者，阴道前壁膨出常伴有排尿困难、张力性尿失禁或伴尿频、尿急、尿痛等泌尿系统感染症状；阴道后壁膨出则可见便秘、排便困难或需用手指向后压迫膨出的阴道后壁以协助排便；阴道口自觉有肿物脱出，严重时用手可摸到。若伴有子宫脱垂者可加重症状。

3.检查 视诊时见阴道口宽阔，伴有陈旧性会阴裂伤，阴道口突出物在屏气时可增大。阴道前壁膨出，触诊示突出物为阴道前壁，柔软而边界不清，用金属导尿管导尿时阴道前壁的肿物内可摸及导尿管，行膀胱尿道造影检查示尿道后角及尿道倾斜角均在正常范围。对阴道后壁膨出行肛查时，手指可进入阴道后壁的隆起处。

4.临床分度

Ⅰ度（轻度）：阴道壁膨出已过处女膜缘，但未出阴道口外。

Ⅱ度（中度）：部分阴道壁已膨出阴道口外。

Ⅲ度（重度）：阴道前壁已全部膨出于阴道口外。

[鉴别诊断]

1. 阴道壁肿瘤 肿瘤可使阴道壁明显突出而与阴道壁膨出相似,但在妇科检查时可触及具体的肿物,呈囊性或实性,边界清楚,不随腹压变化而变化,不易还纳于阴道口内,阴道前壁肿瘤,用金属导尿管插入膀胱时,肿块内不能触及导尿管。

2. 子宫脱垂 子宫脱垂症状与阴道壁膨出非常相似,均有阴道口有物突出,伴腰酸、下坠感,劳累、久站后症状加重。但子宫脱垂者可见子宫颈解剖位置下移,而单纯阴道壁膨出者宫颈和子宫位置正常。

[辨证论治]

1. 气虚证

【主要证候】阴道有物脱出,向下用力或有积尿时肿物增大,卧位时缩小或消失,伴腰酸、小腹坠痛,劳累后加重,大便困难,小便不禁或淋沥涩痛,神疲乏力,舌淡,脉细弱。

【治法】补气举陷。

【方药】鹿茸黄芪饮

炙黄芪 60 g,升麻 6 g,白术 15 g,炙甘草 5 g,菟丝子 30 g,鹿茸粉^{分冲} 1～1.5 g,枳壳 20 g。

送服"参车粉",每次 3 g,每日 2～3 次,淡盐水送服。

随症加减:

若大便难,临厕努责乏力,便出不硬,加当归 30 g、瓜蒌仁 20 g,以润肠通便。

若小便淋漓涩痛而黄,去黄芪、甘草、鹿茸粉等,加车前子 10 g、滑石 30 g、生甘草 9 g。

2. 肾虚证

【主要证候】阴道壁膨出,久脱不复,伴腰酸腿软,小腹坠痛,头晕耳鸣,小便不禁,大便难,舌淡,脉沉细弱。

【治法】补肾固脱。

【方药】加味敦复汤(《医学衷中参西录》)

党参 20 g,山茱萸 10 g,补骨脂 10 g,炮附子^{先煎}6 g,核桃仁 15 g,生山药 20 g,茯苓 10 g,生鸡内金 10 g,盐小茴香 9 g,吴茱萸 4.5 g,柴胡 4.5 g,炒枳壳 20 g。

随症加减：

若手足心热，面热潮红，舌红少苔，宜去党参、补骨脂、炮附子，加生地黄、枸杞子、杭白菊、知母各10g，以滋阴清热。

若小便涩痛，加牛膝、车前子各10g，以利尿通淋。

[中成药]

1. 补中益气丸　益气健脾，升阳举陷。适用于阴道壁膨出（脾胃虚弱，中气下陷证）。水丸。口服，每次6～9g，每日2～3次。

2. 金匮肾气丸　温补肾气。适用于阴道壁膨出（肾气不足证）。水丸。口服，每次9g，每日2～3次。淡盐水送服。

[针灸疗法]

治则：益气升提固脱。

取穴：足三里、三阴交、横骨、气海、百会、长强、八髎。

手法：上穴皆用补法，可加用温针、电针或艾灸。

[预防与调护]

（1）正确处理分娩，注意保持会阴；避免第二产程延长；若有产伤应及时正确修复。

（2）产后勿过早劳动、持重、登高及性交。

（3）产后大便秘结者，应注意通便，避免过于努责，以防腹压增加而诱发本病。

（4）产后提倡行缩肛运动，预防为主。

[食疗调养]

一、食调要点

阴挺多因气虚、肾虚而成，因此饮食宜富有营养而又容易消化吸收的食物，如鸡汤、羊汤、鸡蛋羹、米粥等，以益气养血、充养后天。待胃纳渐开，可适当增加禽畜肉类，以增强体力，以利于疾病之康复。阴挺患者忌食生冷、油腻、质硬、油炸食物。长期患子宫脱垂或阴道壁脱垂的患者，每因摩擦可造成局部损伤，故应忌食辛辣刺激之品，如葱、姜、蒜、辣椒，以免蕴湿化热，诱发局部感染。

二、辨证配膳

1. 黄芪蒸鸡

原料：嫩母鸡1只，黄芪30 g，食盐1.5 g，绍酒15 g，葱、生姜各10 g，清汤500 g，胡椒粉2 g。

操作：鸡宰杀，去毛、爪、内脏。洗后先入沸水锅内焯至皮伸，再凉水冲洗沥干。黄芪洗后切段，装入鸡腹腔内。葱、生姜洗净后切节、片待用。将鸡放入瓷碗内，加入葱、姜、绍酒、清汤、食盐，用棉纸封口，上笼用武火蒸至沸后1.5～2个小时。出笼加入胡椒粉调味，即可食用。

功能：补气升举，益阳补虚。适用于子宫下垂或阴道壁膨出（气虚证）。

2. 首乌鸡蛋汤送服补中益气丸

原料：制首乌30 g，鸡蛋2个，补中益气丸10丸。

操作：先将制首乌、鸡蛋水煮，水沸10分钟后取蛋去壳、放入再煮，50分钟后取汤，用药汤送服补中益气丸，每次1～2丸，兼食鸡蛋，每日服用两次，连服4～6周。

功能：益气补肾，升提举陷。适用于子宫下垂或阴道壁膨出（肾虚证）。

3. 黄芪炖乌鸡

原料：乌骨鸡1只（约1000 g），黄芪30 g，葱末、姜末、料酒、味精、盐、麻油各适量。

操作：鸡劏洗干净，切成小块。黄芪洗净切片。砂锅置于炉火上，下麻油烧至七成熟，放鸡块爆炒。再下黄芪、姜末、盐、料酒、加水600 mL烧沸，起锅盛炖盅内，移文火上煨炖3个小时，待熟烂时，取出，去掉黄芪，加葱末、味精而成。

功能：益气补虚，升阳举陷。适用于子宫下垂或阴道壁膨出（气虚证）。

[医案选]

王某，女，40岁，农民，已婚。初诊日期：1967年7月2日。

主诉：产后劳作致子宫下垂3年余。症见气短乏力，心悸头晕，腰酸腿软，白带绵绵，少腹下坠。妇科检查：子宫颈已显露阴道口外，子宫体仍在阴道内。提示Ⅱ度子宫脱垂。治疗：补中益气，固肾纳涩。采取针药并用。处方：黄芪45 g，炒山药30 g，海螵蛸12 g，茜草9 g，升麻9 g，柴胡4.5 g，炒枳壳24 g，金樱子9 g，覆盆子9 g，菟丝子15 g，炒杜仲9 g，狗脊9 g。同时配合针灸治疗，取穴：子宫、三阴交，中等刺激，留针15～

30 分钟，后艾灸百会。

治疗经过：服用 30 剂中药，针灸 15 次，临床效果明显。后用"红参粉、紫河车粉"，每次 3 g，每日 2 次，淡盐水送服，连服 2 个月，经西医妇科检查子宫脱垂基本恢复，1969 年 3 月 1 日随访，迄今未见复发。

选自《丛春雨中医妇科经验》，丛春雨著，中医古籍出版社 2002 年出版。

第三节　脏　　躁

[概念]

妇女精神抑郁，烦躁不宁，常常悲伤欲哭或哭笑无常，频作呵欠者称为"脏躁"。《金匮要略》云："妇人脏躁，喜悲伤欲哭，象如神灵所作，数欠伸，甘麦大枣汤主之。"

[病因病机]

本病的发生与患者体质因素有关。如素体虚弱，复加劳虑，思虑积久伤心，劳倦伤脾，心脾受伤则精血化源不足；或因病后伤阴，产后伤血，以致精血内亏，五脏失于濡养，脏阴亏虚，五志之火内动，上扰心神以致脏躁。正如《女科要旨》所说："脏属阴，阴虚而火乘之则为躁，不必拘于何脏。"

[诊断要点]

凡妇女情志烦乱，常常悲伤欲哭，频作欠伸，睡眠不安或伴有其他临床表现者可以诊断为脏躁。

[鉴别诊断]

1. 癫狂　癫狂是精神失常的疾患，临床表现多以沉默痴呆、语无伦次、哭笑无常、喧扰不定或躁妄打骂、动而多怒为特征。其多为因痰气郁结或血瘀所致的实证。

2. 经行情志异常　见经行情志异常节。

[辨证论治]

本病属于内伤虚证，五志之火由血虚引动。故治疗上虽有虚火不宜苦降，虽属虚证不宜大补，治宜甘润滋养为主。

1. 心气不足证

【主要证候】平时精神不振，情绪易于波动，心中烦乱，睡眠不安，发作时悲伤欲哭，哭笑无常，频作呵欠不能自主，口干，大便秘，舌红少苔，脉细弱而数或细弦。

【证候分析】本病主要表现在神志的异常改变，如神志恍惚、情绪易于波动均为血虚不能养神所致。神有余则笑，神不足则哭，故发作时悲伤欲哭，哭笑无常。心火内动则心烦，睡眠不安。神疲则呵欠数伸。阴津不足则见口干便秘。舌脉均为阴亏血虚之候。

【治法】甘润滋补，养心益脾。

【方药】二肉洋参甘麦大枣汤

炙甘草9g，浮小麦30g，大枣6枚，麦冬9g，五味子9g，西洋参9g，合欢皮9g，山茱萸9g，龙眼肉9g，茯神9g。

随症加减：

失眠，坐卧不宁者，加龙骨、牡蛎。

频作呵欠者，加沙参、炒枣仁。

肝肾阴亏，症见头晕耳鸣，腰酸膝软，手足心热，烦躁易怒，心悸不安，甚则意识蒙眬，舌质红，脉弦细略数者，治当补养肝肾、养心安神，方用百合地黄汤（《金匮要略》）加味。百合、生地黄，加入枸杞子、白芍、枣仁、麦冬、茯神等。如兼夹痰浊，则加入胆南星、茯苓、郁金、石菖蒲等。

2. 心肾不交证

【主要证候】哭笑无常，呵欠频作，头晕耳鸣，心悸少寐，手足心热，口干不欲多饮，腰酸膝软，便秘溲赤，舌红少苔，脉弦细数。

【证候分析】心肾阴虚则虚火上炎，扰神明，故哭笑无常，呵欠频作，少寐心悸。肾阴虚不能上荣头目，故头晕耳鸣。外府失荣，故腰酸膝软。阴虚生内热，故手足心热，口干而不欲多饮。舌脉均为心火偏亢，肾阴不足之征。

【治法】滋阴清热，养心安神。

【方药】自拟心肾交泰丸

生地黄15g，地骨皮15g，山茱萸10g，黄连4.5g，竹茹9g，远志9g，石菖蒲9 g，芦根30 g，浮小麦30 g，炙甘草9 g，大枣3枚。

［中成药］

1.天王补心丹　养心安神。适用于脏躁（心气虚证）。水丸。口服，每次6～9 g，每日2～3次。

2.知柏地黄丸　滋阴补肾，柔肝益精。适用于脏躁（肝肾阴虚证）。蜜丸。口服，每次1～2丸，每日2～3次。淡盐水送服。

［针灸疗法］

1.体针

治则：养心安神，甘润滋补。

取穴：期门、少冲、内关、心俞、膈俞。

手法：上穴均采用平补平泻法。施轻度刺激。

2.耳针

取穴：神门、心区。

操作：埋针。

［食疗调养］

一、食调要点

脏躁属内伤虚证，治宜甘润滋养为主。故膳食宜柔润之品，而慎用刚燥煎炸之饮食，以免重伤其阴，使病情加重。常选用小麦粥、粳米粥、莲子、大枣、龙眼肉等。忌食辛辣等刺激性食物及难以消化之品。宜食牛奶、豆浆、鸡蛋、西红柿等滋阴润燥之品。本证兼有便秘之症，故宜多食蔬菜、水果、香蕉等润肠通便之品。因其多有失眠之症，忌饮浓茶、咖啡、烟、酒等。

二、辨证配膳

1.玫瑰花烤羊心

原料：鲜玫瑰花60 g（干品15 g），羊心250 g。

操作：将玫瑰花放入小锅中，加食盐30 g，水适量，煎煮10分钟，待冷备用。将羊心洗净，切块串在烤签上，蘸玫瑰花盐水反复在火中烤炙（嫩烧即可）。

功能：安神补心，以脏补脏。适用于脏躁（心气虚惫证）。

2. 山药枸杞子炖猪脑

原料：山药 30 g，枸杞子 10 g，猪脑 1 具。

操作：将上料用清水洗净，猪脑洗净后切成小方块，一同放入炖盅内，加水调味，隔水炖 2 个小时，待熟烂后即可饮汤吃渣。

功能：健脾益肾，安神补脑。适用于脏躁（心肾不交证）。

3. 莲须玄参炖猪心

原料：莲子须 9 g，玄参 15 g，猪心 1 具。

操作：将猪心切开洗净，与莲子须、玄参同置砂锅中，加水适量，先以武火煮沸，改用文火慢炖至熟透后，调味即成。

功能：滋阴清心，安神祛烦。适用于脏躁（肝肾阴虚证）。

4. 莲子百合炖甲鱼

原料：莲子 30 g，百合 30 g，冬虫夏草 15 g，鳖 1 只。

操作：鳖先放在沸水中，令其排尽尿，劏洗干净，去头、内脏，与莲子、百合、冬虫夏草同置砂锅中，用武火煮沸后，改用文火慢炖 2 个小时至熟透，加入少许盐调味，即可食用。

功能：清心安神，滋阴润燥。适用于脏躁（心肾不交证）。

5. 山药百合燕窝汤

原料：山药 30 g，莲子 15 g，百合 30 g，燕窝 15 g。

操作：山药、莲子、百合分别用清水洗净，沥干水分，备用。燕窝用清水浸透，拣去燕毛杂质，洗净后沥干水分备用。将全部原料放入炖盅内，注入适量清水，盖上盅盖，隔水炖 4 个小时，加入少许盐调味，即可饮用。

功能：益气润肺，滋阴祛烦。适用于脏躁（心肾不交或心气不足证）。

［医案选］

石某，女，39 岁，干部，已婚。初诊日期：1971 年 7 月 19 日。

生育两男一女，人工流产 1 次。近 2 年精神不振，整日闷闷不乐，思想包袱较大，心中烦乱，好生闷气，不爱说话，睡眠不安，手足心热，口干欲饮，大便秘结。西医诊断：神经衰弱重症。查舌质红、光剥无苔，脉见弦细数，尺脉不足，重按乃得。中医辨为产乳过多，阴血亏虚，神不守舍，脏躁多悲。治宜柔肝养阴、滋肾守舍。处方：生地黄 15 g，牡丹皮 15 g，杭白芍 15 g，五味子 9 g，生龙齿^{先煎}15 g，合欢皮 9 g，淮小麦 30 g，炙甘草 9 g，大枣 3 枚。

治疗经过：随汤剂送服琥珀粉 1.5 g，每日 2 次，早晚分服。连续服用20 余剂，病情大为好转，睡眠实，情绪稳，精神转佳。令患者每月月经前服 6 剂，连续治疗 3 个月经周期，共服 18 剂中药，其病得愈。1972 年 12 月5 日随访，未复发。

选自《丛春雨中医妇科经验》，丛春雨著，中医古籍出版社 2002 年出版。

第四节　不　孕　症

［概念］

妇女凡婚后夫妇同居 2 年以上，配偶生殖功能正常，未避孕而不受孕者称为"原发生不孕"，《脉经》称"无子"，《千金要方》称"全不产"。如曾生育或流产 3 年以上，未避孕而不再受孕者，称"继发性不孕"，《千金要方》称"断绪"。不孕有男女双方的原因，本节主要讨论女性不孕症。

不孕可分为原发不孕与继发不孕、相对不孕与绝对不孕。夫妇任何一方有问题，即可造成不孕，其中女方原因包括：营养不良、精神紧张、甲状腺或肾上腺疾患影响下丘脑－垂体－卵巢轴，或其本身功能原发不健全，卵巢发育不全或功能衰竭致排卵障碍；生殖道不通畅或严重的炎症干扰卵子和精子的结合；幼稚子宫，子宫内膜分泌功能不良，或粘连或炎症等影响受精卵的着床；此外，女性生殖道产生抗精子抗体等免疫因素及性生活失调等，也可导致不孕症。尚有 5％～10％不孕夫妇查不出任何明显的原因。本病是妇科常见病之一，其发病率约占育龄期夫妇的 10％。

引起不孕的原因颇多，中医妇科学认为多因先天肾气不足，或情怀不畅，或饮食调摄失宜，或感受外邪，致冲任病变，胞宫不能摄精成孕。临床常见证候有肾阴虚证、肾阳虚证、肝郁证、宫寒证、痰湿证、血瘀证等。

［病因病机］

产生不孕的原因，可概括为两类，一是属于先天性的生理缺陷，如螺、纹、鼓、角、脉，古人认为这类女子没有生育能力，故又称为"五不女"，此非药物所能奏效。二是属于病理性不孕，多因肾虚、肝郁、血瘀和痰湿引起。它常常是因为多种妇科疾病未得到及时治疗而导致的结果。本节重点讨论"病理性不孕"。

1. 肾虚 肾气不足，宫寒不孕，或精血不足，冲任脉虚，胞脉失养，不能摄精成孕。

2. 肝郁 情志不畅，肝气郁结，气血不和，冲任不能相资以致不孕。

3. 痰湿 形体肥胖，或恣食膏粱厚味，痰湿内生，气机不畅，胞脉受阻，导致不孕。

4. 血瘀 经期、产后余血未净，或感受外邪，邪瘀交阻，胞脉不通而致不孕。

［诊断要点］

1. 症状 同居 2 年，未采取任何避孕措施而不能受孕者；或曾生育或流产后 3 年以上，未避孕而未受孕者，其配偶生殖器官正常，可以诊断为不孕症。

2. 病史 可有月经不调史、盆腔感染史、性生活不协调、既往妊娠史、宫腔操作史、与有害物质或放射性物质接触史、有烟酒嗜好或家庭遗传病史。

3. 检查

（1）体格检查 全身发育和营养情况，第二性征发育状况，形体肥胖者观察其皮下脂肪分布堆积情况。注意排除甲状腺功能失调、肾上腺皮质功能异常、垂体病变、肺结核等疾病。

（2）妇科检查

①生殖器检查 包括内、外生殖器官的发育、形态及大小，有无畸形、炎症、肿瘤，以及盆腔邻近器官组织的肿瘤、炎症对内生殖器的影响。

②卵巢功能测定：

a. 基础体温测定 呈单相者为无排卵，双相者提示有排卵。若体温呈双相，根据其高温期升高及下降的速度、平均升高的高度和高温期持续时间的长短，可反映黄体功能状态。

b. 宫颈黏液涂片 根据宫颈黏液的量、拉丝度、结晶、宫颈外口形态判断有无排卵。若有宫颈管炎症，则涂片上有大量白细胞，并可影响宫颈黏液结晶。

c. 阴道细胞学检查 通过动态观察阴道壁脱落细胞，可了解雌、孕激素水平及其变化。

d. 子宫内膜活体组织检查　了解有无排卵，若有排卵，可反映黄体功能情况。有些子宫内膜结核通过内膜活检可得到证实。

③性交后试验　排卵期性交后2～4小时，取官颈黏液及阴道后穹窿液体镜检，了解性交是否成功及阴道环境或宫颈黏液是否有利于精子穿过。

④相合试验　选择排卵期女方官颈黏液和男方新鲜精液各1滴，置同一玻片上，相距2～3 mm，轻轻摇动玻片，使两液相互接近。显微镜下观察精子对官颈黏液的穿透能力，若精子不能进入官颈黏液，或精子在官颈黏液中活力明显减弱者，表示官颈黏液中存在抗精子抗体，应做交叉相合试验。

⑤交叉相合试验　选择排卵期，取受检女方官颈黏液1滴及健康男子新鲜精液1滴置同一玻片上做相合试验，另取受检者男子新鲜精液1滴及健康女子排卵期官颈黏液做相合试验，以判断受检者相合试验不成功的原因在女方还是在男方。

（3）辅助检查

①输卵管通畅试验　包括输卵管通气试验、输卵管通液试验、B超下输卵管通液试验、子宫输卵管碘油造影，以了解输卵管是否通畅。

②腹腔镜检查　对于不孕原因不明者，通过腹腔镜检查可发现一些未被查出的病变，如子宫内膜异位症、输卵管－卵巢粘连、盆腔结核、肿瘤等。

③性染色体检查　用于诊断染色体异常引起的性腺或生殖道发育异常。

[鉴别诊断]

暗产　受孕之早期（第5～6周），孕珠始成而孕妇尚无明显的妊娠反应，因故而自然流产，可误以为月经来潮。通过基础体温、早孕试验、病理学检查可以明确诊断。

[辨证论治]

一、辨证要点及治疗原则

初潮推迟：月经一贯后期量少，常有腰酸腿软者，多属肾虚证；胸闷烦躁，郁郁不乐者，多属肝郁证；形体肥胖，多属痰湿证；少腹作痛，经量偏少者，多属血瘀证。

本病治法，当分虚实。虚者宜温肾填精，补益冲任。实者宜疏肝解郁，使气血调和，月事有常则能摄精成孕。此外，还宜调情志，节房事，慎起居。

二、分证论治

1. 肾虚证

（1）偏肾阳虚证

【主要证候】婚久不孕，月经后期，量少色淡，面色晦暗，腰酸腿软，小便清长，大便不实。舌淡苔白，脉沉细或沉迟。

【证候分析】肾阳不足，胞宫胞脉失于温煦，以致宫寒不孕，月经后期，量少色淡。腰为肾之府，肾阳不足，命门火衰，上不能温暖脾阳，下不能温煦膀胱，故见面色晦暗，腰酸腿软，小便清长，大便不实。舌脉均为肾阳虚衰之象。

【治法】补肾暖宫，调补冲任。

【方药】**加减毓麟珠**（《景岳全书》）

红参 9 g，白术 15 g，茯苓 10 g，白芍 10 g，川芎 9 g，炙甘草 9 g，当归 10 g，熟地黄 10 g，菟丝子 30 g，鹿角霜 15 g，淫羊藿 15 g，巴戟天 15 g。

随症加减：

临床上常在此方的基础上加丹参、香附、紫河车温养肝肾，理气和血调经。

腰痛似折，小腹冷痛，脉沉迟者，酌加盐小茴香、补骨脂、仙茅、吴茱萸以温肾壮阳。

（2）偏肾阴虚证

【主要证候】婚后不孕，月经量少，色红无块，头晕失眠，心悸，腰膝酸软，手足心热，舌红少苔，脉沉细或细数。

【证候分析】素体阴虚，肾阴不足，精血亏乏，冲任失养，阴虚内热而致宫热不孕，月经量少，手足心热。精血不足，清窍失养则头晕心悸失眠。肾虚则腰膝酸软。舌脉均为肾阴不足之象。

【治法】滋肾养血，调理冲任。

【方药】**益母菟丝养精种玉汤**

大熟地黄 10 g，当归 9 g，白芍 10 g，山茱萸 10 g，生地黄 12 g，地骨皮 12 g，川芎 9 g，醋香附 9 g，益母草 15 g，黄柏 9 g，知母 9 g，菟丝子 30 g。

随症加减：

若症见形体消瘦、五心烦热、午后潮热，皆属阴虚火旺，可加牡丹皮、龟甲以清热降火，滋润填精。

如兼有肝气郁结，可酌加醋香附、郁金、佛手、台乌药、合欢皮等。

2. 肝郁证

【主要证候】多年不孕，经期先后不定，经来腹痛，行而不畅，量少色暗有血块，经前乳房胀痛，烦躁易怒，舌红苔薄，脉弦。

【证候分析】情志不舒，肝失条达，气血失调，冲任不能相资故多年不孕。肝郁气滞，血行不畅，故经前乳胀，经行量少，色暗有块。肝郁则情志抑郁，烦躁易怒。疏泄失常则经行先后不定。舌脉均为肝郁之象。

【治法】疏肝解郁，调理冲任。

【方药】**甘麦开郁种玉汤**

当归 10 g，白术 10 g，白芍 15 g，茯苓 10 g，牡丹皮 12 g，醋香附 12 g，天花粉 9 g，台乌药 12 g，柴胡 12 g，合欢皮 9 g，益母草 15 g，浮小麦 30 g，炙甘草 9 g，大枣 3 枚。

随症加减：

如胸胁胀满，可去白术加青皮、玫瑰花。

如乳胀有块，加王不留行、橘叶、橘核、路路通。

如乳房胀痛有灼热感或触痛，加川楝子、蒲公英。

若梦多而睡眠不安，加炒枣仁、首乌藤以益肝宁神。

若气滞而夹瘀血，可见小腹胀痛，经期或劳累后加重，痛时拒按，则宜温阳化气，活血行瘀。方用少腹逐瘀汤（方见月经病·痛经）去干姜、肉桂，加丹参、香附、桂枝。

3. 痰湿证

【主要证候】婚后久不受孕，形体肥胖，经行后期，甚则闭经，带下量多，质黏稠。面色㿠白，胸脘痞闷，恶心泛呕，舌苔白腻，脉滑。

【证候分析】胖人多痰多湿，痰湿壅阻气机，胞脉闭塞，不能摄精成孕，故婚后不孕，月经后期甚或闭经。痰湿内阻，升降失宜则清阳不升，故面色㿠白，头晕心悸，胸闷泛呕。脾虚湿困，湿浊下注故带下量多、质黏稠。舌脉均为痰湿之象。

【治法】燥湿化痰，理气调经。

【方药】**加味启宫丸**（《医方集解》）

法制半夏 9 g，苍术 15 g，香附 15 g，神曲 9 g，茯苓 10 g，陈皮 9 g，

川芎9g，赤芍9g，当归10g，炒枳实9g，远志9g，石菖蒲9g，郁金9g，通草1.2g。

随症加减：

临床上多在此方基础上加海藻、昆布、川贝母以燥湿化痰，芳香化浊。

经量过多者，可去川芎，酌加黄芪、川续断益气固肾。

心悸者，加远志以宁其心。

月经后期或闭经者，可加温肾之品，如鹿角片、淫羊藿、杭巴戟天等。

4. 血瘀证

【主要证候】婚后不孕，月经后期，经量偏少，色紫黑，有血块，经血排泄不畅，少腹疼痛，舌质暗，有瘀点，脉沉细或细弦。

【证候分析】由于经期、产后余血未净，停滞胞宫，使冲任受阻，胞脉不通则致不孕。经行后期，量偏少而有块，小腹疼痛，均为瘀血内停之候。

【治法】活血化瘀，温经通络。

【方药】益母少腹逐瘀汤

盐小茴香9g，干姜9g，延胡索9g，没药6g，川芎9g，赤芍9g，肉桂4.5g，生蒲黄9g，五灵脂9g，益母草15～30g，醋香附9g，台乌药9g。

随症加减：

肝郁气滞者，可加柴胡、广郁金、青皮以疏肝解郁。

月经量多者，去川芎、赤芍，加炒荆芥穗。

腰痛者，加杜仲、川续断。

［中成药］

1. 乌鸡白凤丸 补气养血，固摄冲任。适用于不孕（气血两虚证）。蜜丸。口服，每次1丸，每日2次。温开水或温黄酒送服。

2. 安坤赞育丸 补气血，益肝肾，调冲任。适用于不孕（肾阴虚证）。蜜丸。口服，每次1丸，每日2次。空腹温开水送服。

3. 艾附暖宫丸 暖宫散寒，益气养血。适用于不孕（宫寒证）。蜜丸。口服，每次1丸，每日2次。

4. 七制香附丸 理气解郁，养血调经。适用于不孕（肝郁证）。水丸。口服，每次6g，每日2次。

5. 定坤丹 峻补精血，补气调经。适用于不孕（肾阴虚证）。蜜丸。口服，每次1丸，每日2次。

6.女金丹　养血调经，温暖子宫，开郁止痛。适用于不孕（血虚兼郁兼寒证）。蜜丸。口服，每次 1 丸，每日 2 次。

7.人参养荣丸　补益气血。适用于不孕（血虚偏寒证）。蜜丸。口服，每次 1 丸，每日 2 次。

［外治法］

中药外敷　透骨草 200 g，三棱 15 g，莪术 15 g，赤芍 15 g，牡丹皮 15 g，昆布 15 g，水蛭 10 g，桂枝 10 g，细辛 5 g，连翘 15 g，槟榔 12 g。上药用盐拌潮，再撒半两黄酒，用布包蒸 40 分钟后、外敷小腹部 40 分钟，每日 1 次，每剂药可用 5 次，用于输卵管阻塞性不孕。

［针灸疗法］

1.体针

治则：调理冲任。

配穴：关元、三阴交。

配穴：肝肾不足者，加肾俞、肝俞、照海、命门、足三里；宫寒者，加命门、归来；肝郁者，加肝俞、太冲、期门、内关；痰湿血瘀者，加中极、脾俞、胃俞、丰隆、血海。

手法：均用平补平泻法。

2.灸法

取穴：关元或中极、神阙、气海。

方法：艾条灸，每穴 5 ～ 10 分钟，每日 1 次；或隔姜灸，中等艾炷 3 ～ 5 壮，隔日 1 次。神阙穴隔盐灸，中、大艾炷 3 ～ 5 壮，隔日 1 次。

3.耳针

取穴：内分泌、肾、子宫、皮质下、卵巢。

方法：毫针刺法，中等刺激，每日 1 次，每次 2 ～ 3 穴。埋针，上穴选 2 ～ 3 穴，每周 1 次，双耳交替使用。

［预防与调护］

（1）调畅情志，忌恣食生冷、辛辣。

（2）婚后短期内不欲生育者，应采取有效的避孕措施，避免因反复人工流产导致继发不孕。

（3）注意经期卫生，经期应禁房事、避免游泳、盆浴及坐药，以防发生盆腔炎影响妊娠。

［食疗调养］

一、食调要点

肾虚不孕宜用温肾补气养血、调补冲任二脉之药膳。肝郁不孕宜用疏肝解郁、养血理脾之药膳。痰湿不孕宜用燥湿化痰、理气调经之药膳。血瘀不孕宜用活血化瘀、调经理气之药膳。

生殖细胞的营养成分主要是优质蛋白质、精氨酸、维生素和微量元素，所以不孕症患者宜用：

（1）进食优质蛋白与精氨酸：瘦猪肉、猪脊髓、鱼、虾、牛羊肉等均含有优质蛋白；鳝、海参、墨鱼、蹄筋等均含有精氨酸。

（2）补充各种维生素：各类食物如奶、番茄、玉米、萝卜、蛋等中含有大量维生素 C、B_6、B_{12} 等多种营养素。

（3）增加矿物质食物摄入微量元素：大多贝壳类食物如蛤、牡蛎、鲍鱼等含有微量元素锌、锰等。

（4）适当增加含有性激素的食品：如羊肾、狗睾、鸡肝、动物鞭等，有提高性激素水平的功能。中医称之为"以脏补脏"血肉有情之品。

二、辨证配膳

1. 泥鳅汤

原料：泥鳅 250 g，韭菜子 60 g，补骨脂 15 g，调料适量。

操作：将泥鳅放在清水中养 2 天后，杀死去内脏，洗净，备用。韭菜子、补骨脂用医用纱布袋包装；然后把泥鳅、纱布药袋一同放锅内，加盐、酒及适量水，文火炖至泥鳅熟透。去药袋，加味精、胡椒粉后，吃泥鳅并喝汤。

功能：补肾壮阳。适用于不孕（肾阳虚证）。

2. 枸杞子黄精炖乳鸽

原料：枸杞子 30 g，黄精 30 g，山药 30 g，乳鸽 1 只，调料适量。

操作：将乳鸽去毛，劏洗干净，去内脏，备用。枸杞子、黄精、山药，拣去杂质，用温水泡 10 分钟。然后把上述原料全部放入炖盅内，注入适量清水，放入葱段、姜块，隔水炖 2 个小时，弃姜、葱，加盐、味精，即可吃乳鸽肉并饮汤。

功能：补肾养精。适用于不孕（肝肾阴虚，精血不足证）。

3. 山药龙眼肉炖甲鱼

原料：山药30 g，龙眼肉30 g，甲鱼1只（约500 g）。

操作：先用滚水烫甲鱼，使其排尽尿液，再劏洗干净，去内脏。将甲鱼、山药、龙眼肉一并放入蒸碗内，加冰糖、水适量，隔水炖2个小时，服食甲鱼、山药、龙眼肉及饮汤。

功能：滋阴补肾。适用于不孕（偏肾阴虚证）。

4. 丹参当归炖乌鸡

原料：乌骨鸡1只，丹参30 g，郁金9 g，川芎9 g，延胡索9 g，香附9 g，当归头9 g。

操作：将乌骨鸡劏洗干净，去肠杂取肉，切成小块。同当归头、香附、郁金、川芎、延胡索入砂锅，加入姜汁、料酒调味，加水3碗，用文火炖4个小时，即可。

功能：活血化瘀，调经理气。适用于不孕（血瘀证或肝郁证）。

5. 荔枝橘核茴香粥

原料：荔枝核15 g，小茴香9 g，橘核15 g，粳米60 g。

操作：先将荔枝核、橘核、小茴香一起水煎，滤取药液备用，用药液同粳米煮粥。

功能：疏肝解郁，理气调经。适用于不孕（肝郁证）。

［医案选］

例一　体态肥胖痰湿不孕

张某，女，27岁，工人家属。初诊日期：1967年10月21日。

主诉：婚后12年不孕。现病史：患者15岁月经初潮，月经周期35～45天，行经5～7天，经量少色紫黑、间有血块，经前少腹疼痛，腰酸腿沉，素日白带多，黏稠腥味，形体矮胖，胸闷痰多，口黏而腻，不渴，头昏气短，舌淡红，白苔而腻。脉沉缓，右寸滑。婚后12年未孕，丈夫健康。妇科检查：外阴、阴道正常，宫颈中度柱状上皮异位，宫体前位，子宫发育小，输卵管通液试验：双侧输卵管不通。西医诊断：原发性不孕症。中医辨证：痰湿壅阻，气郁不畅，寒凝胞宫，精卵不和。治法：化湿涤痰，升清启宫。方药：潞党参15 g，土炒白术45 g，云茯苓12 g，生黄芪24 g，法半夏9 g，薏苡仁30 g，苍术9 g，醋炒香附4.5 g，柴胡4.5 g，升麻2.4 g，通草 1.5 g。

治疗经过：令患者连服 30 余剂，再诊其脉象沉缓，滑象不见，苔薄白，问之口渴，而黏腻感大减，知其体内痰湿得化，气郁得舒，气机宣畅，病见好转。此方从《傅青主女科》第三十五条肥胖不孕例选用加味补中益气汤化裁而成，妙用参、术、芪佐少许柴，升提脾气而升发于上，作云作雨致水湿反利于下。即阳气充足自可摄精，湿邪散除方能精卵相合。在升清降浊的基础上，使用沈阳彭静山老中医推崇的"启宫丸"缓缓收效。方药为：半夏 90 g，米泔浸苍术 90 g，童便浸炒香附 90 g，炒六神曲 60 g，茯苓 60 g，盐水炒陈皮 60 g，酒炒川芎 30 g。上药共为细粉，蜜为大丸，每丸重 6 g，黄酒送服，每日 3 丸，早、中、晚饭后各 1 丸，另口服紫河车粉（装入空心胶囊），每晚临睡前服 3 g，淡盐水送服，连服 3 个月，追踪观察：1969 年底足月分娩一男孩，3 年后又生一男孩。

例二　下腹冰冷虚寒不孕

王某，女，33 岁，工人。初诊：1968 年 5 月 13 日。

主诉：婚后 2 年曾流产 1 胎，后 7 年未孕。现病史：患者 17 岁月经初潮，周期为 30 天，行经为 5～6 天，自流产后性欲淡薄，小腹虚冷，腰膝无力，全身怕冷，手足冰冷，月经来时恶寒更甚，纳差，时有恶心，便溏。妇科检查：子宫前倾、前屈，大小、活动均正常。舌质淡，苔薄白。脉沉缓，右脉细软，尺脉无力。西医诊断为继发性不孕。中医辨证：寒客胞宫，肾阳虚惫，冲任失荣，下元亏损。治法：补虚温经，暖宫散寒。方药：土炒白术 30 g，肉桂 6 g，盐浸巴戟天 30 g，党参 9 g，炒黑杜仲 9 g，酒浸炒菟丝子 30 g，炒山药 9 g，炒芡实 9 g，炮附子^{先煎}1.5 g，盐水炒补骨脂 6 g，醋炒香附 9 g。

治疗经过：遵此方服 30 余剂，经期恶寒感减轻，便溏、泛恶已除，食纳增加，但仍感觉下腹发凉坠痛，腰酸痛，遂增加温暖下元之药：盐炒小茴香 9 g、淫羊藿 10 g、盐浸仙茅 9 g、川续断 9 g。再服 30 余剂，并令患者用紫河车 30 g，红参 15 g，两药共为细粉，每晚口服 1.5～3 g，淡盐水送服。还嘱患者每次月经前服第一方 5 剂，每次经净后服第二方 5 剂，中间服其粉药，再连服 3 个月。于 1970 年 5 月随访，已妊娠 4 个月，后足月顺产一男孩。笔者总结此文时，该孩子已是中学生了。

按：此例为继发性不孕，脉证合参，系脾肾阳虚、冲任亏损。由于肾气虚寒，脾运乏权，真阳不足，胞宫失于温煦，致宫寒不孕。治法选傅青主"温胞饮"以温肾暖土，升火助阳。在此基础上又酌加二仙即仙茅、淫羊藿以助温宫之力，还用紫河车、人参之粉药，淡盐水送服，旨在甘咸温养，填补奇经，安神宁心，培补下元虚惫，皆为妙用血肉有情之品而独得其功。

例三　骨蒸夜热身瘦不孕

刘某，女，27岁，工人家属。初诊日期：1970年3月8日。

主诉：婚后5年不孕。现病史：近3年来月经提前7天左右，行经7～10天，血量时多时少，色红有块，经前头痛、头晕、伴有恶心，胸胁胀满，口干，便结，腰酸腿软，形体消瘦。舌质淡红、光剥无苔，脉弦细，妇科检查：宫颈轻度柱状上皮异位，宫体后倾，略大稍硬。西医诊断：原发性不孕。中医辨证：肝肾阴虚，相火妄动，热蕴血分，煎熬不孕。治法：清热滋阴，凉血平肝。方药：酒浸地骨皮30 g，牡丹皮15 g，生地黄15 g，玄参15 g，北沙参15 g，五味子1.5 g，知母9 g，合欢皮4.5 g，醋制香附2.4 g，盐浸炒黄柏9 g。

治疗经过：此方连服30余剂，再诊其脉象见缓，但左关仍弦，尺弦细而有力，舌有薄苔，午后及前半夜自觉五心烦热症状大减，知其阴虚得解，但相火之贼邪仍未潜纳，遵前方加青橘核9 g、牡蛎[先煎]15 g，令患者每月经前服7剂，经净后改服下方：酒蒸大熟地黄30 g，生地黄15 g，酒洗当归15 g，酒炒白芍15 g，蒸熟山茱萸15 g，五味子1.5 g，神曲6 g。嘱其病家凉水泡药1小时，再文火煎药至沸40分钟，连服7剂，此二方连服5个月，至1973年10月随访，已足月顺产一女孩，1岁有余，母女平安。

按：此例禀赋不足，形体瘦削，经水先期，阴虚血热，遵《傅青主女科》第三十六条骨蒸夜热不孕之例，先选用"清骨滋肾汤"加黄柏、知母、牡蛎潜纳相火之贼邪，佐合欢皮、醋炒香附、青橘核疏肝解郁，芳香畅神。而月经之后又按傅氏第二十九条身瘦不孕之例选用"养精种玉汤"加生地黄、五味子大补肾水而平肝木之旺，不在补血而在填精，精血充足，则子宫易于容物，皆有子之道也。

例四　腰酸腹胀身重不孕

沈某，女，30岁，工人。初诊日期：1973年6月5日。

主诉：腰酸，腹胀，身重下坠5年之久，自人工流产后病情逐渐加重，至今不孕。现病史：月经周期30天，7天净，量中等，有痛经史，婚后好转。自人工流产后，腰痛，小腹痛症状加重，平时面色苍白，白带量多，清稀，小腹发凉，身重神疲，纳呆，乏力。舌苔薄白，间有腻苔，质正常。脉象：沉缓，尺滑。妇科检查：左侧附件增厚。西医诊断：继发性不孕，慢性盆腔炎。中医辨证：脾虚肾亏，寒湿内蕴，带脉失约，冲任不固。治法：补脾肾，祛寒湿，束带脉，固冲任。方药：土炒白术 30 g，生山药 30 g，酒浸巴戟天 15 g，熟地黄 15 g，炒黑杜仲 9 g，肉苁蓉 9 g，酒炒白芍 9 g，炒五味子 1 g，盐水炒补骨脂 3 g，建莲子 10 粒。

治疗经过：此方服用 25 剂，腰酸腰痛症状大减，唯身重神疲仍在，白带减至少许，在原方基础上又加温宫散寒化湿之品，方药如下：土炒白术 30 g，酒浸巴戟天 30 g，大熟地黄 15 g，盐水炒补骨脂 3 g，党参 9 g，炒黑杜仲 9 g，荔枝核 9 g，盐水炒小茴香 9 g，橘核 9 g，胡芦巴 9 g。令患者连服 30 余剂，并用酒延胡索 30 g，醋制香附 30 g，共为细粉，每日早晚 2 次，每次 1.5 g（可装入空心胶囊），白水送服。3 个月后再经门诊妇科检查无任何不适。1975 年 9 月随访，已足月生一男孩，母子安康。

按：本例属于腰酸腹胀身重型不孕。因数年前人工流产后，感受风寒之邪，寒客胞宫，凝滞经脉，故见腰酸腹胀。下焦寒湿不化，则白带量多而清稀。脾虚肾亏则纳呆神疲乏力。仿《傅青主女科》女科上卷第三十三条少腹急迫不孕例选宽带汤加味而成。此方之妙在于脾肾两补，而又利腰脐之气，自然带脉宽舒，症状大减，然第二方又加重暖宫散寒之品，还用延胡索、香附之粉药以活血止痛，才能收到寒凝散、血脉通、束带脉、固冲任的良好效果。

选自《丛春雨中医妇科经验》，丛春雨著，中医古籍出版社 2002 年出版。

第五节　面部黄褐斑

［概念］

以女性面部出现大小形状不一，不高出皮肤，色枯不泽的黄褐色或灰黑色斑为主要临床表现的皮肤疾病，被称为面部黄褐斑。其特点为：局部皮损多见于面部，多呈对称分布的黄褐色、咖啡色、深褐色斑片；多发生在生育年龄的妇女，幼女及绝经期妇女较为少见。

中医对本病很早就有文献记载，《黄帝内经》称其为"面尘"，后历代医家又称之为"面䵟""䵟暗""黧黑斑"等等。现代医学认为这是一种色素代谢障碍性皮肤病，是发生在面部的常见的色素沉着性皮肤病，表现为黄褐色、暗褐色或深咖啡色的斑片，小如钱币，大如手掌，常对称分布在脸颊、额、鼻、唇周等部位，其界限分明或模糊不清，表面光滑无鳞屑，常无自觉症状。颧部、鼻部的皮损融合时则呈现蝴蝶形，所以又称"蝴蝶斑"，因其有损容颜，又称"损容性皮肤病"，尤其好发于妊娠期，故又称"妊娠斑"，所以妊娠期黄褐斑一般可视为生理现象，半年至一年内不能自然消退者，可视为疾病。目前黄褐斑临床发病率较高，而且呈向低龄化发展的趋势，不仅影响女性的面容，也有损于女性的整体形象和自信心，给女性带来身体与心理的痛苦。

黄褐斑多见于生育年龄妇女，如妊娠期，少数分娩后逐渐消退；口服避避孕药者也较常发生，如乙底酚类能激活黑色素细胞，孕酮类可促使色素沉着的扩散；有的在流产或人工流产后，卵巢、子宫等妇科手术后出现；有的发生于月经不调、痛经、慢性宫腔病、卵巢囊肿、子宫肌瘤、乳腺增生等疾病患者，以上说明本病与妇女的特殊生理病理（性激素失调）有密切关系。实验证明，雌激素和雄激素的微小变化都可以使人的肤色加深，但又不是所有妊娠或口服避孕药的妇女都伴有黄褐斑，部分黄褐斑患者分娩后或停止口服避孕药，其黄褐斑可持续存在，说明尚有其他因素导致黄褐斑。

最近几年有专家提出皮肤微生态失调的观点，认为黄褐斑的发生与局部微生态失衡有关，尤其与产色素的微球菌增多有关，并认为皮肤细菌某些代谢产物可能有吸收沉积作用。

此外，黄褐斑还见于习惯性便秘、胃肠功能紊乱、肝胆病、肾脏病、结核病、疟疾、酒精中毒等慢性病，以及甲状腺或垂体功能低下、肾上腺皮质肥厚等内分泌失调疾病，所以现代医学认为黄褐斑发病与肾上腺皮质激素功能失调也有关。

值得注意的是滥用化妆品也会引起黄褐斑，这是因为某些化妆品（不合乎化妆品卫生标准）中一些铜、锌、汞、铅含量超标，皮肤吸收后会引起酪氨酸酶活性增强，加速黑色素沉着，还有伪劣化妆品刺激皮肤后产生炎症会加重色素沉着。此外，化妆品使用过多或使用了受污染的化妆品都会加重色素沉着，甚至破坏皮肤的正常生理功能。

长期的日光暴晒也是黄褐斑的诱因之一。紫外线辐射可以改变角质细胞中黑色素小体的分布模式，会加重黄褐斑患者的病情。日益严重的环境污染，如粉尘、二氧化硫等浓度升高并大量溶解在潮湿的空气中，可使面部皮肤黑色素细胞密度增高，经光化作用，黑色素合成增加，也会促发黄褐斑。

另外长期服用某些药物如氯丙嗪、苯妥英钠等也可诱发黄褐斑皮损。

[病因病机]

人是一个有机的整体，皮肤是机体的一个重要组成部分，与脏腑、经络、气血有着极为密切的关系，只有脏腑功能正常，气血充盈，经络通畅，机体和容颜才不会衰老，须发才不会斑白，五官爪甲才能得到滋润，肌肤自然光洁细腻，不会产生斑点。如果脏腑功能失调，经脉阻滞，气血不足均可反应至脸上，黄褐斑的产生正是和人体脏腑、气血、冲任失调有关，是全身疾病的整体反应。与肝、脾、肾三脏的功能失调关系最为密切，因此肝、脾、肾三脏功能失调均可导致黄褐斑。

1. 情志所伤　情志失调，情志抑郁导致肝气郁结，肝失条达，郁火化热，灼伤阴血，致使颜面气血不和，气滞血瘀，络脉瘀滞而引起面部黄褐斑。

2. 劳伤脾土　饮食不节，过食肥甘厚味而引起脾胃受损，失于健运，气血亏虚，不能上荣于面；或痰饮渍脏，气血不调，致生黑斑，或湿积化热，滞于肝脾脉络阻塞于面部而致生黄褐斑。

3. 肾经受损　房室过度，或醉以入房，或烟酒失度，致肾水不足，阴液不能上荣，虚火上熏于面，燥结成斑；或肾阳不足，不能温养经脉，寒凝血滞而致生黄褐斑，且斑色暗黑；若产后或围绝经期黄褐斑，多与肾精亏耗有密切关系。

[诊断要点]

1. 症状　皮损为淡褐色、深褐色或黑褐色斑片。其境界清晰，边缘常不整，形如地图或蝴蝶，对称分布于额、眉、颊、鼻、上唇等处，亦能使整个面部受累。褐斑表面光滑，无鳞屑，无自觉症状。

2. 体征　黄褐斑一般无明显体征，某些患者可在耳壳的内分泌、皮质下、脾、肾、面部、肝等处有明显压痛，一般可有 $1 \sim 2$ 处压痛点。

[鉴别诊断]

根据本病以面部生有对称的黄褐斑片、无自觉症状的特征，结合病史、用药等，一般可以做出初步诊断。临床上要注意与以下几种疾病相鉴别。

1. 雀斑　病者在六七岁开始出现，为淡黄色或淡黑色针头大小至黄豆大小斑点，散布于面颈部和手背等处，夏季经强光照射，损害色泽明显加深，数目增多，冬季则变淡，数目减少，多见于皮肤较白的女性。

2. 慢性肾上腺皮质功能减退症　色素弥漫地见于面部、手和躯干的屈面、乳晕、外生殖器等部位，口腔黏膜和皮肤黏膜交界处亦有色素增加，伴有体重减轻、血压降低、食欲减退等全身症状。

3. 瑞尔黑变病　发生于面部、颈部，青灰到深灰色的色素沉着病。患者自觉头痛、食少和痒等全身症状。皮损初发，多在毛囊周围，呈点状褐色斑，开始时发红，以后呈暗褐色，然后融合成片，境界不清，常伴有红斑、毛囊角化过度和鳞屑。

［辨证论治］

一、辨证要点

本病辨证在于分清在肝、在脾、在肾。

在肝者，多为肝脾不和，除面部生有褐色斑片外，常伴有胸脘痞闷、胁痛腹胀等肝脾不和的兼症，参以苔腻、脉弦等，常可确诊。在脾者，除肝脾不和者，多为虚证。脾虚则化生无源，水湿内停，故其斑色灰褐，参以腹胀纳差及舌淡、苔腻、脉滑等，可以确诊。在肾者，多为虚证，其斑色多为黑褐，枯暗不泽，形状不定，伴有头昏耳鸣、腰酸腿软、五心烦热、舌红少苔、脉象细数等。

总之不仅辨别面部色斑的颜色差异，还应参考其他兼证，如有其他疾病未愈而又伴有黄褐斑者，应以治疗原发疾病为主，治疗黄褐斑为辅。

二、分证论治

1. 肝脾不和证

【主要证候】面部以左腮、鼻部浅褐色至深褐色斑片为主，大小不等，轮廓易辨，边缘不整，状如地图或蝴蝶，胸胁胀痛，胸脘痞闷，烦躁易怒，纳谷不香，月经失调，经量偏少，色紫红有小血块，或经行腹痛，舌苔薄白，脉见弦滑。

【治法】疏肝理脾，活血化瘀。

【方药】自拟舒肝和脾消斑汤

柴胡 12 g，薄荷^{后下}6 g，杭白芍 12 g，当归 10 g，土炒白术 15 g，茯苓 10 g，醋香附 9 g，益母草 15 g，橘叶 9 g，蒺藜 9 g，白芷 4.5 g，炙甘草 6 g。

2. 劳伤脾土证

【主要证候】面部有对称性灰褐色斑片，其中以鼻及两侧为主，形如蝴蝶，境界模糊，其色自边缘向中心逐渐加深，伴有乏力气短，腹胀纳差，或胸胁支满，头晕目眩，呕吐清水痰涎，脘部有振水声，小便偏少，月经后期，白带清稀，形体肥胖，舌质淡苔腻，脉弦滑。

【治法】温阳运脾，化湿祛痰。

【方药】自拟温阳运脾化斑汤

法半夏 9 g，陈皮 12 g，茯苓 12 g，苍术 10 g，薏苡仁 30 g，炒山药 15 g，白术 15 g，党参 15 g，白芷 4.5 g，醋香附 9 g，生姜 3 片，桂枝 6 g，通草 1 g。

3. 肾水不足证

【主要证候】面部对称生有黑褐色斑片，以颏（下颌）为重要部位，形状不规则，轮廓鲜明，伴有头昏耳鸣，腰酸腿软，或五心烦热，或四肢不温，经期延后或闭止，性欲淡漠，舌红少苔或舌质淡胖，脉细数，或沉缓无力。

【治法】肾阴虚亏者，滋阴清热；肾阳虚惫者，温阳散凝。

【方药】

①肾阴虚亏证

自拟滋阴益肾消斑汤

生地黄 15 g，生山药 15 g，山茱萸 10 g，牡丹皮 12 g，茯苓 10 g，泽泻 9 g，黄柏 9 g，枸杞子 12 g，菟丝子 15 g，女贞子 9 g，墨旱莲 9 g，蒺藜 10 g，白芷 4.5 g。

②肾阳虚惫证

自拟温阳补肾消斑汤

熟地黄 12 g，炒山药 15 g，枸杞子 12 g，淫羊藿 30 g，巴戟天 30 g，菟丝子 30 g，仙茅 10 g，盐黄柏 10 g，鹿角霜 15 g，炮附子^{先煎}4.5 g，白芷 4.5 g，蒺藜 9 g。

［中成药］

1. 逍遥丸　疏肝解郁，健脾益气。适用于黄褐斑（肝脾不和证）或长期口服避孕药或放环引起的黄褐斑。水丸。口服，每次 6～9 g，每日 2～3 次。

温开水送服。

2. 柴胡舒肝丸 舒肝理气，活血柔肝。适用于黄褐斑（肝脾不和证）。蜜丸。口服，每次1丸，每日2次。温开水送服或淡米醋送服。

3. 苍附导痰丸 运脾化湿，疏郁涤痰。适用于黄褐斑（劳伤脾土证）。蜜丸。口服，每次1丸，每日2次用生姜水送服。

4. 人参健脾丸 健脾固土，化湿祛痰。适用于黄褐斑（劳伤脾土证）。蜜丸。口服，每次1丸，每日2～3次。温开水送服。

5. 六味地黄丸 滋阴补肾。适用于黄褐斑（肝肾阴虚证）。蜜丸。口服，每次1～2丸，每日2～3次。淡盐水送服。

6. 金匮肾气丸 温肾扶阳。适用于黄褐斑（肾阳虚惫证）。蜜丸。口服，每次1丸，每日2次。淡盐水送服。

［针灸疗法］

1. 体针

①肝脾不和证

治则：疏肝理脾。

取穴：三阴交、足三里、肝俞、脾俞。

手法：上穴均采用平补平泻法，中度刺激。

②劳伤脾土证

治则：温阳健脾。

取穴：足三里、中脘、三阴交。

手法：上穴均采用补法。

③肾水不足证

治则：滋阴补肾或温肾扶阳。

取穴：三阴交、太溪、肾俞。

手法：上穴均采用补法。

2. 耳针

治则：调整内分泌，祛面斑。

取穴：肝、脾、肾、内分泌、皮质下、交感、神门、褐斑点（颈椎与枕椎之间）。

加减：月经不调加子宫、附件；失眠加神门；肾虚加肾；肝郁烦躁加肝；大便不畅加大肠；慢性盆腔炎加盆腔；子宫肌瘤加轮4～轮6等等。

操作：每次取5～6耳穴，取王不留行籽，1个穴位放1颗，用医用胶布（0.5 cm×0.5 cm）固定，每日按压揉捏 3 次，每次 15 分钟，以局部酸胀为度，隔日换另一侧耳穴，10 天为 1 疗程。

［按摩疗法］

1. 局部穴位按摩法

面部穴位以色斑较深处为重点。

前额区　上星、阳白；

眼周区　睛明、四白、承泣；

颞区　太阳、丝竹空、攒竹；

鼻梁区　印堂、迎香；

颧骨区　颧髎、颊车；

下颏区　承浆。

操作：

①操作者洗净双手，首先清洁患者面部皮肤，在面部涂上适量按摩乳液。

②用双手中指、无名指腹从正前额，用螺旋式向上、向两边按揉，并按压起点与指点（相当于印堂、上星、太阳等穴）。

③用中指、无名指在眼下、眼皮、眉毛圆圈式按摩，也在起点（睛明穴）与止点（太阳穴）处重点按摩。

④双颊部由下往上、由里向外螺旋式按摩，动作连贯柔和，富有弹性，可加入指弹、拍等手法。

⑤用食指、中指指腹搓揉鼻翼两侧。

⑥唇周按摩同眼周，以圆圈式按摩法。

2. 经络按摩

①按擦膀胱经在足跟外侧分布的经络，由上而下按摩 5 次。

②用拇指按压足小趾甲处的束骨穴，按压 1 次持续 1 秒，按压 5 次。

③自下而上的用手掌按督脉及足太阳膀胱经的背部经络，按压 10 次。

3. 体穴按摩

主穴：风池、大椎、曲池、合谷、尺泽、血海、足三里、三阴交。

若心烦易怒、头痛加太冲、行间、大敦；若形寒肢冷，腰酸膝软加肾俞、太溪、复溜、命门；若月经不调，性功能减退加中极、关元、肾俞。

常与局部按摩、经络按摩配合使用。

［食疗调养］

一、食调与生活要点

1. 黄褐斑是一种与膳食关系较为密切的皮肤病，有不少女性偏嗜肥甘厚味或辛辣油腻之品，在治疗上除用药物外，在饮食上应以清淡为宜，少用或不用辛辣厚味，肥甘炙煿等物。如姜、葱、胡椒、蒜、浓茶、酒等。饮食应全面均衡，忌偏食挑食，少食酸性食物，如山楂、乌梅、五味子等。

2. 低盐饮食，过多的盐分进入体内，可抑制碘、硒等微量元素的活性，破坏皮肤肤质，降低分泌机制，黑色素堆积致皮肤变黑。

3. 避免使用化妆品及刺激性肥皂，忌不在医生指导下的乱用药。

4. 治疗期间，很短的日晒都可能抵消几个月的治疗效果，所以一定要尽量减少日晒并做好防晒工作。

二、辨证配膳

1. 银杏燕窝汤

原料：银杏 30 g，燕窝 30 g，猪瘦肉 250 g，陈皮 6 g。

操作：燕窝用清水浸透、洗净，拣去燕毛。银杏去壳，在沸水中浸10 分钟，去掉外层薄膜。陈皮浸透洗净，切成细丝。猪瘦肉用清水洗净，在沸水中煮 5 分钟，捞起沥干水分。在煲内适当注入清水，武火煲滚，放入银杏、燕窝、猪瘦肉同煲 2 个小时，再加入陈皮丝再煲 30 分钟，调味即可。

功能：滋阴养颜，祛斑补肾。适用于黄褐斑（肝肾阴虚证）。

2. 黄芪枸杞子羊肉汤

原料：黄芪 15 g，枸杞子 30 g，精羊肉 500 g，生姜 9 g。

操作：将枸杞子、黄芪用清水洗净，生姜刮皮、洗净、切片。精羊肉洗净整块放入水中煮 5 分钟，捞出沥干水分。把适量清水注入煲内煲滚，将上述原料全部放入煲中，文火煲上 2 个小时，熄火焗 15 分钟，捞出羊肉切成小块放回煲内，再用中火煲上 30 分钟，调味即可。

功能：温肾扶阳，养颜消斑。适用于黄褐斑（肾阳虚惫证）。

3. 红萝卜煲鸡汤

原料：南杏 15 g，北杏 15 g，无花果 3 枚，红萝卜 1 个，鸡 1 只（约1000 g），生姜 10 g。

操作：将南杏、北杏洗净，去衣。无花果用清水洗净，切成两半。红萝卜削去外皮，用清水洗净，切块。生姜刮皮、洗净、切片。鸡劏洗干净，去毛及内脏，抹干水分。将全部材料放入煲内，注入适量清水，用武火煲滚后转用文火慢煲2个小时，即可调味。

功能：疏肝和胃，健脾养颜。适用于黄褐斑（肝脾不和证）。

4. 冬瓜薏苡仁煲鸡汤

原料：鸡1只（约1000 g），冬瓜500 g，薏苡仁30 g，冬菇10只，陈皮6 g。

操作：将鸡劏洗干净，去毛及内脏。冬瓜去瓤，连皮切成厚块。冬菇、薏苡仁分开用水浸透洗净，陈皮浸透洗净。把上述原料放入煲内，注入适量清水，武火煲30分钟，再转用文火煲2个小时，调味即可。

功能：健脾化湿，养颜祛斑。适用于黄褐斑（劳伤脾土证）。

［医案选］

金某，女，34岁初诊日期：1989年5月12日。

患者近1年来月经后1周即见白带稀薄、量多，伴有心情抑郁、头昏、腰酸、腿困、四肢不温、手脚发凉，月经尚正常，唯月经期小腹发凉，喜温喜热。面部鼻翼两侧出现蝴蝶斑，呈黄褐色，有时发灰黑色。查舌质淡红、舌体较胖大、边有齿痕、苔白腻，脉见沉缓，尺脉无力。中医辨为精神抑郁，肝郁气滞，肝脾不和，脾虚失运，湿浊不化，肾阳失煦，奇经不固，带脉失约，湿滞面络，发为黄褐斑。治以运脾化湿、温阳祛斑。方药：炒山药30 g，土炒白术30 g，党参15 g，苍术9 g，车前子^{包煎}9 g，薏苡仁15 g，柴胡4.5 g，盐小茴香9 g，淫羊藿30 g，巴戟天15 g，菟丝子30 g，白芷4.5 g。

治疗经过：服上方6剂后，白带量少，腰酸软，手足见温，少腹渐暖。在原方基础上又加鹿角霜15 g、仙茅9 g，再服6剂。诸症减轻，鼻翼两侧黄褐斑颜色减轻，开始有光泽，边缘清晰。嘱患者每月月经后第2周开始服用上方12剂，其他时间可服用"祛斑八宝粥"：山药15 g，薏苡仁15 g，芡实15 g，莲子15 g，白扁豆10 g，赤小豆15 g，大枣10枚。将上药用清水洗净入锅，加水，文火慢煮1个小时，待米烂豆开花后，加冰糖一块稍煮，即可食用。10天为1疗程，每天服食1次。1999年1月10日随访，患者自诉白带一病已愈，面部黄褐斑消退，精神佳。

选自《丛春雨中医妇科经验》，丛春雨著，中医古籍出版社2002年出版。

第七章　奇经证治

第一节　奇经的生理与病理

经络是内属脏腑、外络肢节、沟通内外、贯穿上下、传递信息的路径，把人体各部分组织器官连成一个有机的整体，并借以运行气血，营养全身。与妇女的生理、病理特点联系最密切的是奇经八脉中的冲、任、督、带，其生理功能主要是对十二经脉的气血运行起着蓄溢调节作用。

（一）冲脉

冲脉起于胞中，并肾经之脉上行而经腹部的盆腔部位，夹脐旁左右各五分上行，与任脉会于咽喉，而络于唇口。冲脉上渗诸阳，下灌三阴，与十二经相通，与胃经交会以得后天精气滋养，与肾经交会以得先天精气煦濡，于会阴及足趾与肝经相络，肝血之余纳入冲脉，故冲脉又受肝血调养。冲脉与任脉同源相资，故冲脉又称"五脏六腑之海""十二经之海""血海"。冲脉之血既能滋养周身，又可下行为月经，故血海气血的调匀与蓄溢，直接关系着乳汁与月经的生化。因此，冲脉在女性的生理中，与月经、妊娠、乳汁等均有密切关系。《临证指南医案》说："血海者，即冲脉也，男子藏精，女子系胞，不孕、经不调，冲脉病也。"

（二）任脉

其脉起于胞中，出会阴，上出毛际，与肝、脾、肾三经会于曲骨、中极、关元穴，直达咽喉部，再上行环绕口唇，经过面部进入目眶下。任脉通过经络与全身阴脉会于膻中穴，主一身之阴经，为阴脉之海，凡精、血、津、液都属任脉所司。任为妇女妊养之本，起于胞中，故王冰说："任主胞胎"。任脉受脏腑之精血，与冲脉相资，得督阳相配，乃能通盛。任承阴血、津液以养胞胎、泌带液。任脉有了病变，男子内结七疝，女子带下癥瘕。

（三）督脉

督脉循行起于小腹内，下出于会阴部，向后行于脊柱内，上达项后风府穴，进入脑内，上至巅顶，沿前额下行鼻柱。因督脉行人身脊背之后，上至头面，诸阳经与之交会，故有"阳脉之海"之称。任脉行人身之前，主一身之阴，督脉行人身之后，主一身之阳，任督二脉交会于"龈交"，循环往复，沟通阴阳，调摄气血，共同维持经、孕、产、乳的正常。

（四）带脉

带脉环绕腰部一周，如带束腰，故称带脉。其出自十四椎，起于季胁，约束纵行诸脉，从而使经脉气血循行保持常度。冲、任、督三脉，同起而异行，一源而三歧，皆络带脉，带脉还参与维持子宫的正常位置和调摄带液。

综上所述，冲、任、督、带四脉在女性生理上各有其作用，但最主要的是冲任二脉。冲任二脉，皆源于胞中，其循经最主要之处在女性特有的器官部位，其作用与经、带、胎、产、乳有密切关系。脏腑生理功能正常，肾气充盛，肝气冲和，脾胃健壮，则二脉通盛，月事依时而下，带下津津常润，胎孕得固，乳汁充盛。所以妇科无不言冲任二脉。玉冰注《黄帝内经素问》曰："冲为血海，任主胞胎，二者相资，故能有子。"我们强调冲任，其意义在于突出妇科生理病理部位。从徐灵胎《医学源流论》中"明于冲任之故，则本源洞悉，而后候所生之病，千头万绪，以可知其所从起"，可以掌握冲任二脉在女性生理病理中的特殊地位和作用。此外，由于冲任二脉在生理上受脏腑的支配，其中与脾、胃、肝、肾关系尤为密切，故前人有"冲脉隶于阳明，八脉隶于肝肾""病在冲任二脉，责之肝、脾、肾三经"之说。

冲、任、督、带、胞宫、阴部的损伤包括直接损伤和间接损伤。脏腑功能失常、气血失调所致的冲、任、督、带、胞宫、阴部的病变属间接损伤，若致病原因直接侵犯生殖器官或有关经络则属直接损伤，以上均可导致妇产科疾病，出现经、带、胎、产、乳诸证。

总之，气血失调，脏腑功能失常及冲、任、督、带损伤，虽各有不同的发病机理，但三者是相互影响的。气血失调可以致脏腑功能失常和冲、任、督、带的损伤；反之，脏腑功能的紊乱也必会引起气血失调和冲、任、督、带的损伤，并且冲、任、督三脉同起于胞中，带脉约束诸经，与肝、脾、肾关系密切。因此，妇科疾病的发生，往往是由脏腑功能失常或气血失调，影响冲、任、督、带损伤所致。在探讨病机之时，既要了解邪中何经、病入何脏，更要了解其相互影响，才能从复杂的病变中，找到病机的关键所在，做出比较正确的诊断。

冲为血海、任主胞胎，冲任对月经的行止、胎儿的孕育、白带的生成、乳汁的生化等均具有重要作用，若直接或间接损伤冲任，导致冲任功能紊乱，便致妇科病证的发生或发展。所以，调固冲任是中医妇科特有的治法。

临床上冲任不足或冲任虚损所致月经不调、崩漏、闭经、胎漏、不孕、缺乳等，宜补冲任，常用药物如狗脊、补骨脂、川续断、紫石英、紫河车、枸杞子、鹿角胶等，代表方剂有温冲汤、寿胎丸、毓麟珠、胶艾汤。气虚而致冲任不固、制约无力所造成的月经先期、月经量多、月经先后无定期、崩漏、胎漏、小产、子宫脱垂等，宜固冲任，常用药物如山茱萸、覆盆子、芡实、金樱子、益智仁、桑螵蛸、苎麻根、杜仲、黄芪等，常用方剂为固冲汤、定冲汤、补肾固冲丸等。

临床上若因冲任气血失调而致的月经失调、闭经、痛经、崩漏等，冲气上逆而造成的恶阻，治疗需以调冲任为主，常用药物如香附、川芎、当归、乌药、益母草、泽兰、丹参等，降逆的药物多选苏梗、苏叶、吴茱萸、陈皮等，代表方剂为理冲汤、加味乌药汤、苏叶黄连汤。若因冲任受寒，血行不畅而致月经后期、经量过少、痛经、闭经、妊娠腹痛、产后腹痛等，宜温冲任，常用药物如艾叶、小茴香、吴茱萸、白芷、桂枝、仙茅等，代表方剂有温经汤、艾附暖宫丸、温冲汤。如果因热扰冲任，血海不宁所致的月经先期、月经过多、经期延长、崩漏、胎漏、恶露不绝等，或因湿热扰于冲任而致带下病，治疗当以清冲任为主。常用清冲任药物有生地黄、牡丹皮、地骨皮、赤芍、黄芩、黄柏、栀子等，清冲任化湿热药物有苍术、薏苡仁、茯苓、黄柏、龙胆草等，代表方剂有清经汤、两地汤、龙胆泻肝汤、止带方等。

此外有"八脉隶于肝肾""冲脉隶于阳明"之说，可见肝、脾、肾与冲任二脉有密切联系，故临床上治疗肝、脾、肾即可收到治疗冲任之效果。清代医家如叶天士、吴鞠通等，每以入肝肾之药治冲任之病，为调理冲任提示了法则。近代名医张锡纯根据妇科特点，创立了理冲、安冲、固冲、温冲等汤方，治疗妇女经病、癥瘕、不孕等证，并附有验案，足可为后世医家研究探讨调理冲任二脉提供参考。

第二节　冲任虚衰证

［概念］

以肝肾不足、冲任虚损、胞脉失养为主，临床常表现为月经后期、月经量少、闭经、滑胎或不孕等病症为主的症候群，故称之为冲任虚衰证。

［临床表现］

1.主症　月经后期，量少，或逐渐发展至闭经，重者婚久不孕。

2.次症　面色苍白或萎黄，头晕眼花，神疲乏力，腰膝酸软或足跟作痛，性欲淡漠。

3.舌脉　舌淡红、苔薄，脉沉细，尺脉无力。

［诊断要点］

（1）必须具备主症中一至两项。

（2）具有次症中任何两项，加典型舌脉者。

（3）此证多见于妇女青春期或中年期。具备起病缓、病程长的特点，多有早婚多产、房事不节史。

［证候分析］

体质素弱，产乳过多，致营血亏虚，血海满溢不足，故月经周期延后，经量渐少，逐渐发展至闭经。血虚不能上荣于面，则面色苍白或萎黄。血虚气弱、脑失所养，则头晕眼花、神疲乏力。胎堕甚密，或流产手术不当，致肾精亏损，外府不荣，故腰膝酸软，足跟作痛，性欲淡漠。舌、脉均为肝肾不足，冲任虚衰之征。

［治法］滋补肝肾，调养冲任。

［代表方剂］

大补元煎（《景岳全书》）、归肾丸（《景岳全书》）、寿胎丸（《医学衷中参西录》)。

[自拟经验方] 暖冲补任汤

枸杞子 15 g，杭白芍 15 g，当归 15 g，熟地黄 15 g，醋香附 9 g，台乌药 9 g，益母草 15 g，山茱萸 10 g，菟丝子 30 g，淫羊藿 30 g，巴戟天 15 g，仙茅 9 g，炙甘草 9 g。

[方药加减]

1. 月经后期 其特点为经期延后，经量少、色淡红、质清、无块，或少腹痛，或头晕眼花，心悸少寐，面色苍白或萎黄，舌质淡红，脉细弱无力。此乃营血亏虚，冲任不充，血海不能及时满溢而成。治以补气养血调经之法。方选滋血汤（《证治准绳》），加白术、山茱萸以滋精血之源；或选用大补元煎。若脾虚不运，食少便溏，去当归，加白术、白扁豆、砂仁以增强健脾和胃之力。若心悸少寐，加远志、五味子以通心肾，宁心安神。如血虚阴亏，兼有潮热、盗汗、心烦，加女贞子、墨旱莲、何首乌、地骨皮以养阴津、清虚热。

2. 月经过少 其特点为月经量少、色淡红或暗红、质薄，腰脊酸软，足跟痛，头晕耳鸣，或小腹冷，或夜尿多，舌淡，脉沉弱或沉迟。本病多系禀赋素弱，或后天伤肾（手术、分娩损伤肾气或房劳、堕胎、小产耗伤肾精），致精气衰少，冲任不盛，无精化血，月经源流匮乏，血海不盈而成。治以补肾养血调经之法。选用归肾丸，其意在补肾而兼顾肝脾，冲任得养，经水自调。若以经色暗红，小腹冷痛，夜尿多等肾阳虚证候为主者，需酌加温补肾阳之药，如淫羊藿、巴戟天、仙茅、补骨脂、益智仁等。若见经色红，手足心热，咽干口燥，舌红，苔少，脉细数等血虚阴亏、肾阴不足之症，则需加生地黄、玄参、女贞子等滋补肾阴之品。阴虚火盛者，去杜仲、菟丝子，加牡丹皮、知母。

3. 闭经 其特点为年逾十八周岁尚未行经，或由月经后期量少逐渐至三个月以上闭经，体质素弱，腰酸腿软，头晕耳鸣，舌淡红，少苔，脉沉弱或细涩。此多因堕胎、房劳、多产或久病伤肾，导致肾精亏耗，肝血虚少，精血匮乏，源断其流，冲任失于充养，胞宫无血可下，而成闭经。治以补肾养肝通经。方选归肾丸，加仙鹤草、首乌以增强补血之效。

4. 不孕 其特点为婚久不孕，月经后期、量少、色淡，或见月经稀发，甚至闭经，面色晦暗，腰酸腿软，性欲淡漠，大便不实，小便清长，舌淡，苔薄，脉沉细。多为肾阳虚弱，冲任失于温养，故宫寒不能摄精成孕。本证型在临床表现为排卵功能不良或排卵后黄体功能不足，基础体温可见高相不稳定；部分患者行妇科检查可见生殖器官发育欠佳。治以温肾补气养血，调补冲任。选方毓麟珠（《景岳全书》）加紫河车、丹参、香附，使精充血足，冲任得养，胎孕易成。如腰痛似折，小腹冷甚，脉沉迟者，可加巴戟天、仙茅、淫羊藿以温肾壮阳。

[类证鉴别]

1. 冲任虚衰证与冲任不固证　二者均为冲任功能低下，但冲任虚衰证以肝肾不足、冲任虚损、胞脉失养为主，冲任不固证则以气虚血弱、虚不固摄、约制无力为主。在临床证候上也各不相同，冲任虚衰证多为月经后期、月经量少、闭经、滑胎、不孕等病，而冲任不固证多为崩漏、月经过多、月经先期、经期延长、经间期出血、带下病、胎漏、堕胎、小产、滑胎、子宫脱垂等病。两者在治疗上也迥然有别，冲任虚衰证当滋补肝肾、调养冲任，冲任不固证当益气健脾、固摄冲任。所用药物也各有侧重，前者以补肾为主，后者以益气为主。

2. 冲任虚衰证与冲任虚寒证　二者均表现为冲任功能低下，但前者以肝肾亏损、精血匮乏为主，后者则以久病伤阳、阳虚生寒为主。前者治疗宜填补精血为主，以医虚衰之证；后者需扶阳补虚为主，以医其虚寒之象。两者虽同是虚证但临证治疗应仔细辨认。

[中成药]

1. 调元养荣丸　调补元气，益精养血。适用于冲任虚衰证的月经后期，或月经量少，或闭经，或不孕。蜜丸，口服。每次1丸，日服2次。温开水送下。

成分：当归、熟地黄、白术、白芍、川芎、茯苓、酸枣仁、甘草、天冬、山茱萸、延胡索、藁本、青蒿、鸡冠花、香附、阿胶、黄芩、砂仁、生地黄、祁艾炭、牛膝、没药、乳香、红花、藏红花、柴胡、苏叶、石脂、沉香、青毛茸、秦艽、鳖甲、杜仲炭、川续断、琥珀、陈皮、人参、龟甲、泽泻、木香、红曲、川牛膝，共42味。

2. 当归内补丸　补气和荣，调经养血。适用于冲任虚衰证的月经后期，月经量少，或闭经，或婚后不孕。蜜丸。口服，每次1丸，每日2次。温开水送下。

成分：熟地黄、茯苓、当归、黄芪、川芎、肉桂、白芍、肉苁蓉、白术、甘草，共 10 味。

[食疗调养]

一、食调要点

冲任虚衰证以肝肾不足，精血匮乏，冲任虚损，胞脉失养为主。其膳食宜滋补肝肾、调养冲任之品，如枸杞子、杭白芍、熟地黄、当归、山茱萸等。在此基础上温冲补任，如菟丝子、淫羊藿、巴戟天等。冲任虚衰证还可选用血肉有情之品以填补之，如猪肉、牛肉、羊肉、鸡肉等。

二、辨证配膳

1. 益母草香附鸡肉汤

原料：葱白 15 g，鸡肉 250 g，益母草 60 g，香附 60 g。

操作：把葱白拍烂，同鸡肉、益母草、香附加水煎煮，熟后加少许盐调味，即可。

功能：疏肝理气，活血调经。适用于冲任虚衰证之月经后期、经量过少、闭经等。

2. 菟丝阿胶炖乳鸽

原料：菟丝子 15 g，川续断 9 g，桑寄生 9 g，墨旱莲 9 g，女贞子 9 g，阿胶 9 g，白芍 9 g，甘草 3 g，荆芥穗 6 g，乳鸽 2 只，绍酒、盐、葱、姜、胡椒粉各适量。

操作：将乳鸽去毛及内脏，把上述药物装入医用纱布袋，扎紧口，把姜拍松，葱切段，阿胶烊化与乳鸽、药袋、葱、姜、盐、绍酒同放炖锅内，加水。将炖锅置于武火上，煮沸，改用文火慢炖 40 分钟，除去药包，加入胡椒粉，拌匀即可。

功能：滋肝补肾，填补冲任。适用于冲任虚衰证之不孕症、滑胎、胎漏等。

3. 当归熟地黄白鸽汤

原料：白鸽 1 只，当归 9 g，熟地黄 9 g，红花 9 g，血竭 4.5 g。

操作：将白鸽去肠杂、去毛，当归、熟地黄、红花、血竭切碎，入于肚内，用针线缝住，用 3 碗水、1 碗米酒煎服。

功能：活血调经，补肾化瘀。适用于冲任虚衰证之月经后期、经量过少，甚或闭经。

4. 益母草炖鸡

原料：益母草9g，柴胡6g，白芍、赤芍、泽兰、鸡血藤、牛膝、刘寄奴、苏叶、生蒲黄、女贞子、覆盆子、菟丝子、枸杞子各9g，鸡1只，绍酒、盐、葱、生姜、胡椒粉各适量。

操作：将鸡去毛及内脏，将上述药材装入医用纱布袋，生姜洗净、拍松，葱切段。将药袋同鸡、姜、葱、绍酒、盐放入锅内，用武火烧沸，再用慢火炖煮1个小时即成，食用时去药袋，加入胡椒粉即可。

功能：补肝益肾，调经种子。适用于冲任虚衰证之月经后期、闭经、不孕、滑胎等。

［医案选］

刘某，女，24岁。初诊日期：1986年4月11日。

主诉：月经后期1年多。现病史：患者月经17岁初潮，平素正常。1年前秋季，月经期外出郊游冒雨受凉，致月经周期后错，每40至60天来经1次，经量少、色暗有块，经期3至5天，经前1周乳房胀痛，气急心烦，懒言，行经时小腹胀痛，痛喜热敷，并有腰骶酸痛、下坠、尿频等症，每次月经来潮都不能上班，屡经治疗不愈。妇科检查：外阴发育正常。肛查（未婚）：子宫后位，宫体偏小，两侧附件（－）。舌象：舌质淡，苔薄白。脉象：沉细，尺脉弱。西医诊断：月经稀发。中医辨证：寒凝气滞，冲任虚损。治疗原则：温宫疏郁，固摄冲任。方药：熟地黄10g，酒炒杭白芍12g，醋香附9g，酒洗当归12g，盐小茴香9g，盐炒吴茱萸6g，巴戟天9g，肉桂4.5g，青皮6g，枳壳6g，柴胡4.5g，山楂9g。

5月20日二诊：服上方9剂后月经来潮，5天净，经量少、色暗，经前乳房胀痛轻，经行腹胀痛减，唯经后白带量多，如清水样，腰酸下坠，查舌质淡红，苔白，脉见沉滑。此乃肾阳虚愈，奇经不固。拟温肾固冲、健脾束带之法。方药：炒山药15g，炒白术15g，海螵蛸9g，巴戟天9g，菟丝子15g，金樱子9g，覆盆子9g，肉苁蓉9g，川续断9g，狗脊6g，醋香附9g，酒洗当归9g。

6月2日三诊：服药6剂后白带少，腰酸下坠亦瘥。舌质淡，苔薄白，脉沉细。嘱患者月经后25天左右就开始服初诊时药方6至9剂，待经净后再服二诊时药方6剂，连续治疗3个月。1987年7月10日复诊时，患者诉，近1年来月经已按期而至，白带亦少，腰酸尿频等亦愈。

按：盖1年前因秋季郊游逢雨感寒受凉，适值月经期，寒凝经脉，致月经后期，经量少色暗有块，寒客下焦，冲任虚衰，故少腹冷痛，喜温喜按。然临床实践证明，经血后期之血虚、血寒证，常与肾气虚惫密切相关。所以在临证中选《傅青主女科》温经摄血汤加味而成，方中重用熟地黄滋肾养精而生血，白芍、当归柔肝护阴而养血，柴胡、香附、枳壳、青皮疏肝解郁而调经，盐小茴香、盐炒吴茱萸温经散寒止痛，巴戟天佐少许肉桂暖宫填冲任，山楂扶中化源以祛瘀生新。此乃肝、脾、肾三脏合治，方中有补有散，有开有合，补而不滞，温而不伤，诚为治疗冲任虚衰证因寒客胞中而致月经后期的重要途径和有效方法。

选自《丛春雨中医妇科经验》，丛春雨著，中医古籍出版社 2002 年出版。

第三节　冲任不固证

［概念］

由于气虚血弱，虚不固摄，冲任约制无力而造成临床上以崩漏、月经过多，或月经先期，或经期延长，或带下，或胎漏，或堕胎，或小产，或滑胎，或子宫脱垂等病为主的症候群，被称为冲任不固证。

［临床表现］

1.主症　月经周期提前，经来量多，或经血非时而至，崩中或漏下，或带下量多，或胎漏、小产，或产后恶露不绝。

2.次症　面色萎黄，神疲乏力，腰膝酸软，小便频数，夜尿甚多或失禁。

3.舌脉　舌质淡、苔薄白，脉沉缓或沉滑尺弱。

［诊断要点］

（1）必须具备主症中一至二项。

（2）具有次症中任何两项，加典型舌脉者。

（3）具有起病急，病情重的特点。

[证候分析]

多由饮食不节，劳倦过度，或思虑过多，损伤脾气，中气虚惫，统摄无权，致冲任不固；或因多次流产，损伤肾气，启闭失司，冲任失于约制，经血下溢而为月经先期，或月经过多，或子宫非时下血，或为崩、为漏，或崩漏互见。亦可伴有经色、经质的改变，经色可见深红、紫红、淡红、暗红，经质有黏稠、稀薄、夹有血块之不同。因气虚血弱，故见面色萎黄，神疲乏力。也可因脾肾阳虚，封藏失职，津液下夺，任脉不固，带脉失约，发为带下病，故见腰膝酸软，小便频数，夜尿多，严重者可有失禁表现。也可因禀质素弱，或调摄不当，房劳过度，肾气虚弱，胎失所系，轻者胎漏，重者堕胎、小产。也可因分娩失血耗气，或产后劳倦伤脾，致冲任不固，血失统摄，则为产后恶露不绝。舌、脉之象均为冲任不固，脾虚气陷，肾气不固之表现。

[治法] 益气健脾，固摄冲任。

[代表方剂]

固冲汤（《医学衷中参西录》）、安冲汤（《医学衷中参西录》）、补肾固冲丸（《中医学新编》）、鹿角菟丝子丸（《中医妇科治疗学》）。

[自拟经验方] 益气固冲汤

炒山药30 g，海螵蛸10 g，茜草10 g，炒荆芥穗9 g，黄芪15 g，杭白芍10 g，菟丝子15 g，土炒白术10 g，薏苡仁15 g，柴胡4.5 g，炮姜4.5 g，山茱萸9 g，炙甘草9 g，大枣3枚。

[方药加减]

1. 月经先期 其特点为月经周期提前，经量增多，经色淡，经质稀，神疲肢倦，或小腹空坠，纳少便溏，舌质淡，脉细弱。此乃中气虚弱，统摄无权，或心脾气虚，或脾肾气虚，致冲任不固而造成经来先期之候。治以补气摄血调经。方选补中益气汤益气补中，升阳举陷。若兼怔忡心悸，眠差梦多，为心脾气虚，可去升麻、柴胡、陈皮，加茯神、酸枣仁、远志、龙眼肉、木香、生姜、大枣，使补而不滞，气固血宁，经水自调如期。若经量少、色暗淡、质稀薄，或腰骶酸痛，或便溏，舌淡而嫩，为脾肾气虚，可于补中益气汤去升麻、柴胡、陈皮，加鹿角胶、菟丝子、杜仲、制附片以温肾阳，益精气。若便溏者，加益智仁、补骨脂以温补脾肾，固缩止泻。

2. 月经过多 其特点为经来量多，经色淡红，经质清稀，兼见面色白，气短懒言，肢软无力，或小腹空坠，或心悸怔忡，舌淡，脉细弱。本病多系体质素弱，或饮食劳倦，久病伤脾，使中气虚弱。经行之际，气随血泄，其虚益甚，不能摄血固冲，而致出血量多。治疗宜补气摄血固冲。方用举元煎，方中人参可选用大剂量党参代替。若正值经期量多，加阿胶、焦艾叶、海螵蛸、炮姜炭以固涩止血。若经期过长，日久不断，加炒蒲黄、益母草，以祛瘀止血。若腰冷痛，加川续断、补骨脂、艾叶以补肝肾，固冲任，温经止血。

3. 崩漏 临床上多有两种表现，一属脾虚者，其特点为经血非时而至，崩中继而淋漓，经血色淡而质薄，气短神疲，面色白，或面浮肢肿，手足不温，或饮食不佳，舌质淡，苔薄白，脉弱或沉。此系忧思过度，饮食劳倦，损伤脾气，脾伤则气陷，统摄无权，冲任失固，不能约制经血，而成崩漏。治疗宜补气摄血，养血调经。方选固本止崩汤（《傅青主女科》），去当归，加升麻、山药、大枣、海螵蛸。若兼血虚者，加首乌、白芍、桑寄生；若久漏不止，或少腹胀痛者，加黑荆芥、益母草、木香。二属偏肾阳虚者，其特点为经来无期，出血量多或淋漓不尽，色淡质清，畏寒肢冷，面色晦暗，腰腿酸软，小便清长，舌质淡，苔薄白，脉沉细。本病多为后天肾气亏损，肾阳虚惫，封藏不固，冲任失约而成。治疗宜温肾固冲，止血调经。方选右归丸（《景岳全书》），去肉桂、当归，加黄芪、覆盆子、赤石脂以固肾涩血。患者若为年少肾气不足，可加紫河车、仙茅、淫羊藿以加强补肾固冲之功；若肾阳虚弱，脾阳失煦，症兼浮肿、纳差、四肢欠温者，加茯苓、砂仁、炮姜健脾温中；若症见出血量多，暗红有块，小腹疼痛者，为寒凝致瘀，可酌加乳香、没药、五灵脂，共奏温经活血之效。

4. 带下 其特点为白带清冷、量多、质稀薄、终日淋漓不断，腰酸如折，小腹冷甚，小便频数清长，夜间尤甚，大便溏薄，舌质淡，苔薄白，脉沉迟。此证多为肾阳不足，阳虚内寒，带脉失约，任脉不固而成。治以温肾培元，固涩止带。方选内补丸（《女科切要》）以温肾壮阳，益精固涩。若便溏者，去肉苁蓉，加补骨脂、肉豆蔻。

5. 胎漏 其特点为妊娠期间，阴道少量下血，经色淡暗，腰酸腹坠痛，或伴头晕耳鸣，小便频数，夜尿多，甚或失禁，或曾屡次堕胎，舌淡苔白，脉沉滑尺弱。此证多为孕后不慎房事，损伤肾气，胞络系于肾，肾虚则冲任不固，胎失所系，以致胎元不固，发为胎漏之病。治疗宜固肾安胎，佐以益气。方用寿胎丸（《医学衷中参西录》）加党参、白术，以补益肾气，固摄冲任，则胎自安。若小便失禁者，再加益智仁、覆盆子以温肾固涩。

6. 小产 其特点为妊娠4～7月，出现小腹疼痛，阵阵紧逼，会阴逼胀下坠，或有羊水溢出，继而出血，出血量多，甚或大出血，此即小产之兆。临床上兼见气短心悸，面色苍白，头晕烦闷，恶心眼花，脉滑或涩，或见细数之脉。此乃多因房劳过度，损伤精血，肾虚受胎不实，冲任不固，胎失荣系而致殒堕。治疗宜活血逐瘀，养血止血。方选生化汤（《傅青主女科》），加牛膝、红花、车前子以引血下行。若发热，腰痛，阴道溢液臭秽，为湿盛邪毒壅积之象，去胎同时予以清热解毒，上方加益母草、败酱草、大血藤、蒲公英、牡丹皮。本病治疗关键在于未孕之前的治疗，重在固摄冲任，培补肝肾，自然孕后胎安，不致重复旧病。临床多选补肾固冲丸（《中医学新编》），宜在孕前服用，每次6g，每日3次，淡盐水送服，月经期停服。

7. 产后恶露不绝 其特点为产后恶露不止，量多，或淋漓不断，色淡暗，质稀薄，无臭气，小腹空坠，神倦懒言，面色白，舌淡，脉缓弱。此病多因禀赋素弱，正气不足，产时失血耗气，或因产后操劳过早，劳倦伤脾，气虚下陷，以致冲任不固，不能摄血，而致恶露不绝。治疗宜补气摄血，固摄冲任。方用补中益气汤，加鹿角胶、艾叶炭以温阳益气摄血。

［类证鉴别］

冲任不固证与冲任失调证的区别在于，前者是气虚冲任不固，约制无力而导致的月经先期、月经量少、崩漏、白带增多、胎漏、堕胎、小产、产后恶露不绝等，治疗方法当以固摄冲任、益气补肾为主；后者冲任失调证是由气血不和冲任不畅而发生月经先后不定期、闭经、痛经、崩漏、恶阻等病，治疗方法当以调和冲任、疏肝理气为主。

［中成药］

1. 八珍益母丸 益气调经，调补冲任。适用于冲任不固证之月经先期，或崩中漏下，或月经过多，或带下，或胎漏，或子宫下垂等。蜜丸。口服，每次1丸，每日2次。温开水送服。

2. 补中益气丸 益气升提，升清降浊。适用于冲任不固证之月经先期，或月经过多，或崩中漏下，或带下，或胎漏，或子宫下垂等。蜜丸。口服，每次1～2丸，每日2～3次。米汤汁送服。

3. 延龄固本丸　益气养血，固本培元。适用于冲任不固证的月经先期，或月经量多，或崩中漏下，或带下，或胎漏，或子宫下垂等。蜜丸，口服。每次1丸，日服2次。温开水送服。成分：天冬、生地黄、山茱萸、杜仲炭、枸杞子、茯苓、人参、木香、九菖蒲、泽泻、麦冬、熟地黄、牛膝、巴戟天、山药、五味子、柏子仁、花椒、远志、菟丝子、车前子、肉苁蓉、覆盆子、地骨皮，共24味。

［食疗调养］

一、食调要点

冲任不固证多由饮食不节，劳倦过度，或思虑伤神，损伤脾气，中气虚惫，统摄失权，致冲任失摄。其膳食宜益气健脾、固摄冲任之品，如黄芪、杭白芍、土炒白术、山茱萸、炒山药、柴胡等。

此外，还可选用黄芪人参猪瘦肉汤、参芪炖鸽汤、北芪南枣煲乌豆、当归玉竹羊肉汤等，以益气养血，调补奇经。

二、辨证配膳

1. 党参黄芪煲鸡

原料：党参、炒白术、当归、菟丝子、黄芪各9g，陈皮6g，鸡1只，葱、姜、盐、绍酒各适量。

操作：鸡去毛、内脏，姜拍松，葱切段。药物拣去杂质，用清水洗净，沥干水分，装入医用纱布袋，扎紧口。把鸡放在炖锅内，放进药包，加水，加入姜、葱、绍酒、盐，把炖锅置于武火上，烧沸，再用文火慢炖50分钟即成。

功能：益气健脾，调经安胎。适用于冲任不固证之崩漏、月经先期、经期延长、胎漏、滑胎等。

2. 寄生阿胶龙眼汤

原料：龙眼肉30g，桑寄生30g，红枣9枚，阿胶12g。

操作：先用4碗水煎龙眼肉、红枣、桑寄生，得水1碗去渣，再将药倒回原煲，加入阿胶待溶，即可。

功能：益气养血，固摄冲任。适用于冲任不固证之崩漏、月经先期、经期延长、堕胎、小产、滑胎等。

3.红枣蒸子鸭

原料：红枣10枚，子鸭1只，白果、莲子各24g，党参15g，绍酒15g，酱油15g。

操作：将鸭去毛及内脏。大枣洗净去核，白果去壳去心，莲子用水发后去心，党参润透切片。把绍酒和酱油和匀，抹在鸭子表面上和腹内。将大枣、白果、莲子装入碗内，放上党参片，和匀，再填入鸭腹，放在炖盅里，上笼用武火蒸2个小时即成。

功能：补气养血，固摄冲任。适用于冲任不固证之崩漏、月经先期、经期延长、经量过多、带下、胎漏、堕胎、小产、滑胎等。

4.红枣党参蒸石斑

原料：大枣10枚，党参15g，石斑鱼1尾，绍酒、姜、葱、盐各适量。

操作：石斑鱼洗净，去鳞、腮及内脏。红枣去核，党参切片，葱切段，姜切丝。将石斑鱼抹上绍酒、盐，放入蒸盆内，加上姜、葱、党参、大枣，将蒸盆置于武火上蒸15分钟即可，鲜嫩爽口。

功能：益气补血，填补冲任。适用于冲任不固证之崩漏、月经先期、月经过多、经期延长、小产、堕胎、胎漏、滑胎等。

[医案选]

张某某，女，26岁，教师，已婚。初诊日期：1978年7月30日。

主诉：月经先期、量多3年余。现病史：月经初潮年龄为15岁，数年来月经比较正常。24岁结婚，生育史：1-0-1-1。自1976年以来月经量多，行经15天不止，曾服中药见好，但月经周期每月提前7天左右，经期10天之久，经量多、色黑、有块。患者素来身倦乏力，心慌气短，腰骶酸痛，白带量多，色白质稀，大便溏薄，面部及下肢有轻度浮肿。舌象：舌质淡红，苔白腻，口黏，舌边有齿痕。脉象：左脉沉细，右脉沉滑，尺脉不足。妇科检查：外阴正常，阴道无异常，宫颈轻度炎症，子宫平位、正常大小，两侧附件（−）。西医诊断：(1)月经不调。(2)轻度宫颈炎。中医辨证：脾气虚愈，寒湿不化，冲任不固，月经先期。治则：健脾益气，温化寒湿，固摄冲任。方药：黄芪30g，红参9g，土炒白术15g，陈皮4.5g，柴胡4.5g，升麻炭6g，炒荆芥穗9g，酒炒杭白芍9g，通草1.2g，酒洗当归9g，蒸山茱萸9g，水煎服。

二诊：上方中药用凉水浸泡1小时，煎后温服，忌食生冷之物，连服12剂后，至8月月经提前3天，经期5天左右，经量减、色红、少块，身倦乏力减轻，胃口开，纳谷香，病有好转趋势。唯经后白带量多，小腹有胀感。查舌根仍有白腻苔，口黏，舌边有少许齿痕，脉见沉滑。遂拟温化寒湿、固摄冲任之法，选傅青主温脐化湿汤加味。方药：土炒白术 30 g，炒山药 30 g，云茯苓 9 g，海螵蛸 9 g，茜草 9 g，炒白扁豆 9 g，盐浸巴戟天 10 g，白果^捣 10 枚，莲子肉 9 g，通草 1.2 g。

三诊：上方连服 9 剂后，身重乏力好转，腰酸腹胀减轻，白带量多骤减，且服药后尿量增加，身有轻松感。嘱于月经前服第一方 6 剂，经净后第一天起服第二方 6 剂，连服 3 个月继续观察。1979 年春节后随访，月经周期 26 天左右，经期 5 至 6 天，量中等，经后白带少，腰腹无不适。妇科检查：子宫大小正常，宫颈光滑，黏液涂片检查（－），两侧附件（－）。并告诫患者，慎房事，注意经期卫生。

按：本例在于中气不足，脾气虚惫，寒湿不化而成。然气虚血亏，冲任不固为经血先期首要矛盾，故第一方以补气升阳为主，方用参芪补气血，佐陈、柴升提扶阳，升麻炭、炒芥穗两药气味清芳疏肝达郁，调经之中兼有止血之功，归芍相伍，补血敛阴，山茱萸止中有行，固摄冲任，所以服药后效果突出，俾气充而能摄血，血足而归经，归经而血自静。

经后带多、腰酸、腹胀、便溏、苔腻、脉滑等症，多由寒湿不化，搏于冲任而成，系为经后主要矛盾。故第二方以温经散寒、利湿化浊、固摄冲任为治疗大法，方选《傅青主女科》温脐化湿汤而加味，方中重用土炒白术、怀山药各 30 g，以崇土化湿止带，佐茯苓淡渗利湿，巴戟天、海螵蛸、茜草温煦血海，白果温化湿浊共通任脉，白扁豆、莲子、通草利湿而健固冲脉，诸药相合，则寒湿扫除，而经水自调。

选自《丛春雨中医妇科经验》，丛春雨著，中医古籍出版社 2002 年出版。

第四节　冲任虚寒证

［概念］

由于素体阳虚，寒从内生，或中年体弱，肾阳渐虚，因而发生以月经后期，或闭经，或经后腹痛，或不孕，或产后腹痛为主的症候群，称之为冲任虚寒证。

[临床表现]

1. 主症 经前或经后小腹疼痛，或月经周期延后，或闭经，或婚久不孕，或产后腹痛。

2. 次症 下腹痛，喜温喜按，量少色淡或暗，经质清稀，手足不温，性欲淡漠。

3. 舌脉 舌质胖淡，少苔或无苔，脉象沉细或沉迟。

[诊断要点]

（1）必须具备主症。

（2）具有次症中任何两项，加上典型舌脉。

（3）冲任虚寒证病程较长，病情较重，平素体质较差，多发生于年高体弱者。

[证候分析]

素体阳虚，或久病伤阳，或房事过度，耗伤肾阳。阳虚脏腑失于温煦，寒从内生，因而机能衰减，影响血的生化，以致冲任不充，血海不能如期满溢，月经因而延后，经量减少；阳虚血失温煦，则经色暗淡，经质清稀。胞失温养，血行迟涩，则经前或经后小腹疼痛，喜温喜按。阳虚不能通达四末则手足不温。肾阳不足，冲任虚寒，瘀血阻滞，则月经由后期量少而逐渐发展至闭经。若肾阳虚惫，命门火衰，冲任亏损，则必婚久宫寒不孕，并伴见腰酸腿软，性欲淡漠。若产后失血过多，或素体虚弱，复因产后失血，致胞脉失荣，经脉拘挛，滞而不畅，则为产后腹痛。阳气虚弱，气失推动，血失生化，血脉不充，运行无力，故舌质胖淡，少苔或无苔，脉见沉细或沉迟。

[治法] 补虚散寒，温中暖宫。

[代表方剂]

温经汤（《金匮要略》）、温肾调气汤（《中医妇科治疗学》）、育孕汤、补肾养血汤（《中医症状鉴别诊断学》）、当归建中汤（《千金翼方》）。

[自拟经验方] 青囊四五合剂，即四物汤、青囊丸、五子衍宗丸合方。

川芎9g，杭白芍12g，当归12g，熟地黄10g，醋香附9g，台乌药9g，盐小茴香9g，菟丝子30g，枸杞子9g，车前子^{包煎}9g，五味子9g，覆盆子9g。

［方药加减］

1. 痛经　其特点为经期或经后小腹冷痛喜按，得热痛减，经量少，经色暗淡。兼有腰酸腿软，小便清长，脉沉，苔白润。此乃肾为冲任之本，胞脉系于肾而络于胞中，肾阳虚弱，虚寒内盛，冲任、胞宫失煦，虚寒滞血，故经期或经后小腹冷痛。治疗宜温经暖宫、调血止痛。临床选温经汤治疗，常加炮附子、艾叶、盐炒小茴香以增强温肾暖宫、散寒止痛之效。若元气不虚者可去人参。

2. 月经后期　其特点为月经周期延后，经量少可正常、色暗淡、质清稀，小腹冷痛，喜暖喜按，兼有形寒肢冷，腰膝冷痛，或神疲乏力，或小便清长，大便溏薄，面色苍白，舌淡胖嫩，脉弱无力。此乃素体阳虚，或久病伤阳，阳虚阴亏，脏腑失于温养，影响血的生化运行，使血海不能按时满溢，而致经行后期。治疗宜扶阳祛寒调经，方选温肾调气汤，方药为杜仲、川续断、桑寄生、台乌药、补骨脂、菟丝子、焦艾叶、炒狗脊。临床用时可酌加鹿角霜、仙茅、淫羊藿等补肾壮阳之品，以加强补阳之效。

3. 闭经　其特点为形体肥胖，浮肿，多毛或形体消瘦并伴有毛发脱落等症状。缘于闭经日久，肾阳衰惫，或产后出血过多，真阳真阴受损，天癸枯竭所致。治宜温补肾阳，峻补精血。方用补肾养血汤加鹿茸、山茱萸，亦可加羌活9g、鹿角霜15g以通达督脉。

4. 不孕　其特点为月经后期，量少色淡，性欲淡漠，体温偏低，面色晦暗，腰酸腿软，婚久不孕。此乃肾阳不足，胞宫失于温煦所致。治宜温肾暖宫。方用育孕汤加艾叶、香附。

5. 产后腹痛　其特点为腹痛而软、喜按，手足逆冷，面色青白，舌质淡嫩，脉沉细或沉迟。此乃冲任空虚，血少气弱，运行无力，滞而为痛。治宜补虚行滞。方用内补当归建中汤（《千金要方》）加醋香附、台乌药，以行气止痛。

［类证鉴别］

冲任虚寒证和冲任实寒证两者的区别在于：虚寒证源于素体阳虚，寒从内生；实寒证源于外寒之邪直客冲任。虚寒证多发生于中年体弱者，因肾阳渐虚，冲任之气渐衰，极易发生月经后期、闭经、经后腹痛、不孕、产后腹痛等症；实寒证则多见年轻体壮者，盖自恃体强力壮，不加重视，加之经期、产后又不知摄生，往往致寒邪侵入冲任，而引起血瘀，主要表现为小腹冷痛、经行量少、经行腹痛、或月经周期延后、或产后恶露留滞等症。虚寒证病程较长、病情较重，治疗宜温补缓调，若温补太过，阴液受损，或久病阴液内耗，则虚寒证可以发展成阴阳两虚证；实寒证由于病程较短、患者身体素质较好，一般治以温经活血，即可寒除瘀散、冲任流通，但如迁延失治，阳气内损，或寒邪伤阳太过，亦可演变成虚寒证。

［中成药］

1. 毓麟固本膏 温宫散寒，补虚固本。适用于冲任虚寒证之月经后期，或痛经，或闭经，或婚久不孕，或产后腹痛。膏剂，外贴（腹脐）。成分：杜仲、小茴香、川附片、牛膝、川续断、甘草、大茴香、天麻子、紫梢花、补骨脂、肉苁蓉、熟地黄、木香、生龙骨、锁阳。

2. 五子衍宗丸 补肾填精，温助奇经。适用于冲任虚寒证之婚久不孕。蜜丸。口服，每次1～2丸，每日2～3次。淡盐水送服。

3. 右归丸 补肾散寒，温助奇经。适用于冲任虚寒证之月经后期，或痛经，或闭经，或婚久不孕，或产后腹痛。蜜丸。口服，每次1丸，每日2次。淡盐水送服。

［食疗调养］

一、食调要点

冲任虚寒证患者素体阳虚，寒从内生，而致冲任之气虚亏，其膳食宜为温中暖宫、补虚散寒之品，如菟丝子、枸杞子、覆盆子、五味子、车前子、杭白芍、熟地黄等。此外还须选用当归丽参炖乳鸽、归芪党参鲫鱼汤、当归枸杞子肉骨汤、川芎当归煲鸡汤等温宫散寒、补助奇经之煲汤。

二、辨证配膳

1. 枸杞子核桃仁炒鸡丁

原料：核桃仁24 g，枸杞子15 g，鸡肉150 g，鸡蛋1个，盐、生粉、绍酒、素油、葱、姜、蒜各适量。

操作：将鸡肉用清水洗净，切成丁。核桃仁去壳留仁，枸杞子洗净，去杂质。葱切段，姜切丝，蒜切片。将炒勺置武火上，加油烧热，下入葱、姜、蒜炒香，然后下入鸡丁（鸡丁先用生粉、鸡蛋调好）、盐、绍酒同炒，断生即可。

功能：温补肾阳，补虚散寒。适用于冲任虚寒证之痛经、闭经、婚久不孕、产后腹痛等。

2. 菟丝子肉片炒韭菜

原料：菟丝子9 g，韭菜180 g，猪瘦肉150 g，虾仁30 g，素油、葱、绍酒、盐、姜、生粉各适量，鸡蛋1个。

操作：将菟丝子打成细粉，猪瘦肉切片。韭菜洗净，沥干，切段。葱切段，姜切丝，虾仁用沸水焯1分钟，沥干水分。将肉片、菟丝子粉、生粉、盐、鸡蛋在碗内拌匀。把素油放入热锅内，烧熟时，投入肉片、虾仁，最后放入韭菜，急速翻炒，断生即可。

功能：温肾扶阳，补虚祛寒。适用于冲任虚寒证之经前或经后小腹疼痛、月经延后、闭经、婚久不孕、产后腹痛。

3. 山药枸杞子巴戟炖海参

原料：山药15 g，枸杞子9 g，巴戟天15 g，已发海参250 g，生姜3片。

操作：山药、枸杞子、巴戟天用清水洗净，生姜刮皮、洗净、切片。已发海参用清水洗净，切条备用。将全部原料一同置于炖盅内，注入适量清水，盖上盅盖，隔水炖4个小时，用少许盐调味，即可饮用。

功能：温固奇经，补虚祛寒。适用于冲任虚寒证之月经后期、闭经、痛经、不孕或产后腹痛等。

4. 当归乌豆炖羊肉

原料：当归9 g，黑豆60 g，龙眼肉9 g，羊肉250 g，绍酒半杯。

操作：当归、龙眼肉用清水冲洗干净。黑豆洗净，浸泡1小时，沥干水分后，放入锅中加少量清水煮15分钟，备用。羊肉切薄片、洗净，入沸水，焯去血污，捞起，备用。将全部原料放入炖盅内，注入绍酒半杯及适量煮黑豆水，盖上盅盖，隔水炖约3个小时，加入少许盐调味，趁热饮用。

功能：温固奇经，补虚扶阳。适用于冲任虚寒证之月经后期、闭经、痛经、婚久不孕、产后腹痛等。

[医案选]

宋某，女，35岁。初诊日期：1966年4月10日。

主诉：婚后3年曾流产1胎，此后5年不孕。现病史：患者16岁月经初潮，周期为30天，经期为5～6天，自流产后性欲淡漠，小腹虚冷，腰膝无力，全身怕冷，手足冰冷，月经来时畏寒甚、纳差，时有恶心、便溏。舌象：舌质淡，苔薄白。脉象：沉缓，右脉细软，尺脉无力。妇科检查：子宫前倾、前屈，体积正常。西医诊断：继发性不孕。中医辨证：寒客胞宫，肾阳虚惫，冲任虚寒，下元亏损。治法：补虚温经，暖宫散寒。方药：土炒白术30g，肉桂6g，盐浸巴戟天30g，党参9g，炒黑杜仲9g，酒浸菟丝子30g，炒山药9g，炒芡实9g，炮附子[先煎]1.5g，盐水炒补骨脂6g，醋炒香附9g。

治疗经过：遵此方服30余剂，病情有所好转，经期恶寒感减轻，便溏、泛恶已除，纳食增加，但仍感觉上腹发凉坠痛，腰酸痛。遂增加温暖下元之药：盐炒小茴香9g、淫羊藿10g、盐浸仙茅9g、川续断9g，再服30余剂，并用紫河车30g、红参15g共为细粉，每晚口服1.5～3g，淡盐水送服。还嘱患者每次月经前服第一方5剂，每次经净后服第二方6剂，中间服其粉药，连服3个月经周期。于1968年3月随访，已妊娠4个月，后足月顺产一男孩。

按：此例为继发性不孕，脉证合参，系脾肾阳虚，冲任虚寒。由于肾气虚惫，脾运乏权，真阳不足，胞宫失于温煦，致宫寒不孕。治法选傅青主"温胞饮"以温肾暖土、升火助阳。在此基础上又酌加二仙汤中仙茅、淫羊藿以助温宫之力，还用淡盐水送服紫河车、人参之粉药，旨在甘咸温养，填补奇经，安神宁心，培补下元虚惫，皆为妙用血肉有情之品，以独得其功。

选自《丛春雨中医妇科经验》，丛春雨著，中医古籍出版社2002年出版。

第五节　冲任实寒证

[概念]

由于年轻身体素质较好，往往在月经期或产褥期不知摄生，或伤于生冷食物，或服用寒凉药物，寒邪侵入冲任而引起寒凝瘀滞，寒搏于血，血为寒凝，运行不畅，阻滞冲任，从而出现痛经，或月经延后，或产后恶露留滞等为主的症候群，称之为冲任实寒证。

［临床表现］

1. 主症 经行延后，经前或经期小腹冷痛，或宫寒不孕，或产后腹痛。

2. 次症 经行量少，经色暗红，经质正常，有血块，小腹冷痛拒按，得热则痛减。兼见面色青白，肢冷畏寒。

3. 舌脉 舌紫暗或有瘀点、苔白腻，脉沉紧或沉涩。

［诊断要点］

（1）必须具备主症。

（2）具有次症中任何两项，加上典型舌脉。

（3）冲任实寒证多病程较短，患者身体素质较好，常见于年青体壮者。

［证候分析］

经期产后，调摄失宜，或感于风寒邪气，或伤于生冷食物，或服用寒凉药物，寒搏于血，血为寒凝，运行不畅，阻滞冲任，因而月经延后，经量减少。寒邪客于胞中，凝血滞气，则小腹冷痛拒按，经色暗红、有块；温则血消而瘀滞稍通，故得热则冷痛稍减。寒邪阻滞于内，阳不外达，则面色青白，肢冷畏寒。寒湿袭于下焦，累及冲任，寒湿搏结经血，血气不运，故经行一二日或经期小腹疼痛。产后血脉空虚，寒邪乘虚入胞，血为寒凝，滞而不通，故见产后腹痛。舌、脉象均为寒湿阻滞之征。

［治法］ 温经散寒除湿，活血理气止痛。

［代表方剂］

少腹逐瘀汤（《医林改错》）、温经汤（《妇人大全良方》）、缩宫逐瘀汤（《中医症状鉴别诊断学》）。

［自拟经验方］ 温经散寒除湿逐瘀汤

川芎9 g，当归12 g，赤芍10 g，盐小茴香9 g，吴茱萸9 g，干姜9 g，醋香附10 g，台乌药9 g，益母草15 g，菟丝子30 g，淫羊藿15 g，巴戟天

15 g，苍术 9 g，茯苓 9 g，通草 1 g。

[方药加减]

1. 月经后期 其特点为经期延后，量少或正常，经色暗红有血块，小腹冷痛拒按，得热则减，面色青白，或肢冷畏寒，唇色暗红，舌紫而暗，或有瘀点，脉沉紧或沉涩。此乃经行产后，外感寒冷，或内伤生冷，寒邪乘虚侵袭与血相搏，血为寒凝运行不畅，阻滞冲任，血海不能及时满溢而发病。治宜温经散寒、活血行滞。选用温经汤益气通阳、活血祛瘀。若腹痛甚者酌加蒲黄、五灵脂、延胡索以化瘀止痛。若经量过多者去莪术、牛膝破血祛瘀之品，加炮姜炭、焦艾叶以温经止血。

2. 痛经 其特点为经前数日或经期小腹冷痛，得热痛减，按之痛甚，经量少，经色暗黑有块，或有畏冷身痛，苔白腻，脉沉紧。此乃寒湿客于冲任、胞中，以致经血瘀滞不畅而作痛。治宜温经散寒除湿、活血理气止痛。方选少腹逐瘀汤。全方以温经活血止痛见功，但除湿之力不足，故加苍术燥湿化浊，加茯苓健脾渗湿。

3. 不孕 其特点为婚久不孕，月经后期，量少色淡，或月经稀发、闭经、少腹冷痛。面色晦暗，腰酸腿软，性欲淡漠，小便清长，大便不实，舌淡苔白，脉沉细或沉迟。此乃寒凝血瘀，肾阳不足，命门火衰而为病，治以温宫散寒、调补冲任之法。方选毓麟珠（《景岳全书》）加紫河车、丹参、香附。如腰痛似折，小腹冷甚，脉沉迟者，加巴戟天、补骨脂、仙茅、淫羊藿以温肾壮阳。

4. 产后腹痛 其特点为产后小腹冷痛，拒按，或得热痛减，恶露量少，涩滞不畅，色紫暗有块，伴畏寒肢冷，舌质暗，苔白滑，脉沉紧或弦涩。此乃产后起居不慎，风冷乘虚侵入冲任，恶血败瘀留滞而为病。治宜散寒行滞。方用缩宫逐瘀汤（当归、川芎、蒲黄、五灵脂、党参、枳壳、益母草）加肉桂，或选用香桂散（《证治准绳》）合失笑散，加小茴香、吴茱萸。若胀甚于痛者适加台乌、香附、枳壳。

[中成药]

1. 经期腹痛丸 散寒止痛，养血调经。适用于冲任实寒证之痛经，或闭经，或月经延后，或产后恶露留滞等。蜜丸。口服，每次 1 丸，每日 2 次。温开水送服或黄酒温服。成分：熟地黄、桑寄生、当归、砂仁、党参、益母草、白芍、香附、川芎、吴茱萸、肉桂。

2.调经丸　温经散寒，行气化瘀。适用于冲任实寒证之痛经，或闭经，或月经延后，或产后恶露留滞。蜜丸。口服，每次1丸，每日2次。温开水送下。成分：香附、阿胶、熟地黄、川芎、白术、陈皮、茯苓、当归、白芍、麦冬、法半夏、川续断、牡丹皮、延胡索、没药、益母草、吴茱萸、小茴香、甘草、黄芩、艾叶，共21味。

3.养血调经膏　温宫散寒，止痛调经。适用于冲任实寒证之痛经，或闭经，或月经延后，或产后恶露留滞。膏剂，加温软化，贴腹脐上。

［食疗调养］

一、食调要点

由于外寒之邪直客冲任，引起血寒瘀滞，而表现为小腹冷痛，经行量少，经行腹痛，或月经周期延后，或产后恶露留滞等证。其膳食宜温经、散寒、除湿、化瘀、行滞之品，如盐小茴香、吴茱萸、干姜、川芎、当归、香附、乌药、苍术、茯苓等。此外，要常服鹿茸红枣炖乌鸡、当归生姜羊肉汤、川芎当归煲鸡汤、益母草煲鸡蛋、猪腰鱼肚杞子汤、当归附子瘦肉汤等血肉有情之品滋补之。

二、辨证配膳

1.当归附子瘦肉汤

原料：当归24 g，升麻3 g，炮附子3 g，党参12 g，牛膝、川芎各6 g，瘦猪肉150 g，姜、葱、盐各适量。

操作：将当归、升麻、党参、牛膝、川芎装入一个医用纱布袋，扎紧口。姜拍松，葱切段。猪瘦肉用清水洗净，沥干水分，切小块。将炮附片放入炖锅内，加水，置武火烧沸，文火炖煮1小时，撇去浮沫，以除去毒性。然后将药袋、瘦肉、姜、葱、盐同时放入煮熟的附片汤内，再加水，用武火烧沸，慢火炖煮50分钟，即可。

功能：温经散寒，活血调经。适用于冲任实寒证之月经后期、痛经、宫寒不孕、产后恶露留滞等。

2.杜仲炖猪腰

原料：杜仲9 g，猪腰1个，胡椒数粒。

操作：将杜仲、胡椒分别用清水洗净。猪腰剖开，切去白色肾盂，用清水洗净尿臊味，放入沸水中余烫过，捞出洗净切片。将杜仲、猪腰及胡椒一同放入炖盅内，注入适量清水，隔水炖 3 个小时，加入少许盐调味，即可饮用。

功能：温经散寒，暖固奇经。适用于冲任实寒证之月经后期、闭经、痛经、产后恶露留滞等。

3. 麻雀药粥

原料：麻雀 3 只，菟丝子 30 g，覆盆子 10 g，枸杞子 30 g，粳米 120 g，葱白 2 段，生姜 3 片。

操作：先把菟丝子、覆盆子、枸杞子一同放入砂锅内煎取药汁，去掉药渣，再将麻雀去毛及肠杂，洗净切丁用酒炒，然后与粳米、药汁加适量水一并煮粥，待熟时，加入葱白、生姜，即可服食。

功能：补肝益肾，温阳补虚。适用于冲任实寒证之闭经、月经延后、痛经、不孕、产后腹痛等。

4. 鱼头云煲

原料：鱼头 1 个（鲢鱼头最佳），肉苁蓉 24 g，巴戟天 24 g，川椒 6 g，熟附片 9 g，姜、葱、绍酒适量。

操作：将鱼头洗净，去鱼鳃，放清水中煮沸后，放入少量绍酒和葱、姜，以文火煮 20 分钟。于鱼汤中加入洗净的熟附子、巴戟天、川椒、肉苁蓉，文火慢煲约 3 个小时，离火后加盐及味精，即可。

功能：温经散寒，扶阳补虚。适用于冲任实寒证之月经后期、闭经、痛经、不孕及产后腹痛等。

[医案选]

于某，女，25 岁。初诊日期：1976 年 2 月 10 日。

主诉：月经后期 1 年余。现病史：患者月经 15 岁初潮，平素正常。一年前春季逢月经期出差涉水受凉，致月经周期后错，每 50 天至 60 天来月经一次，经量少、色暗有块，经期 3 至 5 天，经前 1 周乳房胀痛，气急心烦，不愿讲话，行经时小腹胀痛，痛喜热敷，并有腰骶酸痛、下坠、尿频等症，每次月经来潮都不能上班，屡经治疗不愈。妇科检查：外阴发育正常。肛查（未婚）：子宫后位，宫体稍小，两侧附件（－）。舌象：舌质淡，苔薄白。脉象：沉细，尺脉弱。西医诊断：月经稀发。中医辨证：寒凝气滞，月经延后，冲任实寒。治疗原则：温宫散寒，舒郁调冲。方药：熟地黄 10 g，炒杭白芍 12 g，醋香附 9 g，酒洗当归 12 g，川芎 9 g，盐炒小茴香 9 g，盐炒吴茱萸 6 g，巴戟天 9 g，肉桂 4.5 g，青皮 6 g，枳壳 6 g，柴胡 4.5 g，山楂 9 g。

3 月 15 日二诊：服上方 12 剂后月经来潮，5 天净，经血量少色暗，经前乳房胀痛轻，经行腹胀痛减，唯经后白带多，如清水样，腰酸下坠，查舌质淡红、苔白，脉见沉滑。此乃肾阳虚惫，奇经不固，拟温肾固冲，健脾束带之法。方药：炒山药 15 g，土炒白术 15 g，海螵蛸 9 g，巴戟天 9 g，菟丝子 15 g，金樱子 9 g，覆盆子 9 g，肉苁蓉 9 g，川续断 9 g，狗脊 6 g，醋香附 9 g，酒洗当归 9 g。

4 月 18 日三诊：服药 6 剂后白带少，腰酸下坠亦瘥，舌质淡，苔薄白，脉沉细。嘱患者月经后 25 天左右就开始服初诊时方药 6 剂，连续治疗 3 个月经周期。1977 年 5 月 14 日复诊时，患者诉，近来月经已按期而至，白带少，腰酸亦愈。

按：盖 1 年前因出差涉水感寒受凉，适值月经期，寒凝经脉，冲任实寒，致月经后期；寒客下焦，故少腹冷痛，喜温喜按。选《傅青主女科》温经摄血汤加减，方中熟地黄、白芍、酒归、川芎滋肾柔肝养血，柴胡、枳壳、青皮舒肝理气调经，小茴香、吴茱萸温宫散寒止痛，巴戟天、肉桂温补冲任，山楂化瘀生新开胃，此乃肝、脾、肾三脏合治，其意在于温通冲任二脉，方中用药补而不滞，温而不燥，是治疗寒客胞中而致冲任实寒证月经后期的有效方药。

选自《丛春雨中医妇科经验》，丛春雨著，中医古籍出版社 2002 年出版。

第六节　冲任虚热证

［概念］

由于素体阴虚或久病失养，或失血伤阴，或房劳多产、伤精耗血而致阴虚生内热，热扰冲任，血海不宁，从而出现月经先期，或闭经为主的症候群，名为冲任虚热证。

[临床表现]

1. 主症　经来先期，或经期延长，或经血由少而渐至停闭。

2. 次症　经量少，色红，质稠，或伴两颧潮红、手足心热。

3. 舌脉　舌红少津，少苔或无苔，脉细弱。

[诊断要点]

（1）必须具备主症。

（2）具有次症中任何两项，加典型舌脉。

（3）具有起病缓、病程长的特点，多有素体阴虚，或久病伤阴，或失血伤阴之病史。

[证候分析]

本证多由素体阴虚，或久病伤阴，致水亏火旺，热扰冲任，血海不宁，经血因而下行，故月经提前而至，或经血过期未尽，其经量少，且色红而质稠。失血伤阴，或过食辛燥灼伤津血，以致血海燥涩干涸，故成经闭。若阴虚日久，精血亏虚，则虚火内炽，可见两颧潮红、手足心热之症。舌、脉表现均为阴虚内热之征。

[治法] 清虚热，养阴津，固冲任。

[代表方剂]

两地汤（《傅青主女科》）、加减一阴煎（《景岳全书》）。

[自拟经验方] 白薇四二汤，即四物汤、两地汤加味。

生地黄 15 g，地骨皮 15 g，牡丹皮 10 g，杭白芍 12 g，玄参 12 g，麦冬 12 g，醋香附 9 g，白薇 12 g，川芎 9 g，赤芍 9 g，当归 9 g，益母草 15 g，黄柏 9 g。

[方药加减]

1. 月经先期　其特点为经来先期，经量少或量多、色红、质稠，或伴两颧潮红，手足心热，舌红少苔，脉细数。此乃阴虚内热，热扰血海，迫血先行而成。治疗选两地汤，意在滋水，水足而火自平，阴生而阳秘，经行自如期。若经量过多者，宜加女贞子、墨旱莲滋阴止血；若因虚阳上亢而致头晕、耳鸣者，可酌加蒺藜、钩藤、夏枯草、龙骨、牡蛎以平肝潜阳。

2.闭经 其特点为经血由少而渐至停闭，五心烦热，两颧潮红，或骨蒸痨热，或嗽血咳唾，舌红少苔，脉细数。此乃阴虚内热，热燥血亏，血海渐涸，故发生闭经。治宜滋阴清热，多选加减一阴煎。若虚烦潮热甚者，加青蒿、鳖甲；兼咳嗽、咯血者，酌加五味子、百合、川贝母、阿胶；虚烦少寐、心悸者，加柏子仁、首乌藤；若因实热灼阴而致血燥闭经者，宜加玄参、黄柏；若因结核病，同时应给予抗痨药物治疗。

3.经期延长 其特点为月经持续八九日或十余日，经血量少、色红、质稠，咽干口燥，或有颧红、潮热，或见手心灼热，舌质红少津、苔少或无苔，脉细数。此乃阴血亏耗，阴虚内热，热扰冲任，血海不宁，经血不能循其常度，而致经期延长。治疗多选两地汤合二至丸加茜草、海螵蛸、益母草，以达滋阴而不滞血，止血而又不留瘀之目的。

[现代研究]

冲任虚热证系阴虚生内热，热伏冲任，迫血妄行。阴虚内热的病理实质可能与垂体功能一时亢进，交感神经兴奋占优势和能量代谢增高等有关。临床辅助检查一般雌激素水平测定多偏高，围绝经期可偏低。基础体温测定多呈单相型。阴道脱落细胞涂片，宫颈黏液检查（包括拉丝试验及结晶检查），无周期性变化，无促黄体生成素高峰。诊断性刮宫，子宫内膜多为增殖象或增生过长。各项卵巢内分泌功能检查，多数为无排卵功能，痛经者例外。（引自：程泾.月经失调与中医周期疗法［M］.杭州：浙江科学技术出版社，1984.）

[中成药]

1.百补济阴丸（或称济阴地黄丸） 滋阴补气，养血调荣。适用于冲任虚热证之月经先期、经期延长、经血量少或闭经。蜜丸。口服，每次1丸，每日2次。温开水送下。成分：香附、当归、熟地黄、杜仲炭、川续断、山药、茯苓、牡丹皮、泽泻、山茱萸、巴戟天、肉苁蓉、补骨脂、青盐、大茴香。

2.知柏地黄丸 滋阴降火，祛热除烦。适用于冲任虚热证之月经先期、经期延长、经血量少或闭经。蜜丸。口服，每次1丸，每日2次。淡盐水送服。

3. 归芍地黄丸 滋补肝肾，养阴退热。适用于冲任虚热证月经先期、经期延长、经血量少或闭经。蜜丸。口服，每次1丸，每日2次。

[食疗调养]

一、食调要点

本证为水亏火旺，热扰冲任，血海不宁，辨证配膳当清虚热、养阴津、固冲任，例如天冬、麦冬、玉竹、知母、生地黄、地骨皮、燕窝、银耳等。慎用或不用辛燥温热之品，以免助热伤津。

二、辨证配膳

1. 阿胶老鸭汤

原料：黄芪30 g，阿胶30 g，红枣10枚，老鸭1只，陈皮6 g。

操作：黄芪洗净备用，红枣净洗去核，陈皮浸透洗净，阿胶打碎备用。老鸭劏洗干净，拔清鸭毛，切去尾部，于沸水中煮5分钟，捞起用清水冲洗一次，抹干水分。用适量水煲滚，放入黄芪、红枣、陈皮和老鸭，以文火煲3个小时，取出各种材料放在碟中，然后于汤中加入阿胶，不停地搅动使阿胶融化，加少许盐调味，即可。

功能：滋阴养血，清其虚热。适用于冲任虚热证之月经先期、量少，甚或闭经之症。

2. 生地黄绿豆排骨汤

原料：生地黄30 g，绿豆60 g，白萝卜1个，排骨500 g。

操作：生地黄、绿豆分别用清水洗净，白萝卜削皮切角状，洗净备用。排骨切成中小块，用清水洗净，于沸水中煮5分钟，捞起沥干水分。在煲内放入生地黄、绿豆、白萝卜，注入适量清水，武火煲滚，再放入排骨，以文火煲2个小时，加入盐调味，即可。

功能：凉血清热，养阴除烦。适用于冲任虚热证之月经先期、经期延长、经量减少，甚或闭经。

3. 燕窝银耳炖鸡汤

原料：燕窝15 g，银耳9 g，鸡肉120 g。

操作：将燕窝用清水浸泡发开，小心拣去燕毛，再用清水漂洗，捞起沥干水分。银耳用清水浸泡30分钟，使其发开，摘除根蒂，洗净沥干水分。鸡肉洗净抹干，切成粒状。将燕窝、银耳、鸡肉放入炖盅内，注入适量清水，隔水炖约 3 个小时，加入少许盐调味，即可。

功能：滋阴清热，凉血调经。适用于冲任虚热证之月经先期、经量减少、经期延长、闭经。

［医案选］

石某，女，32 岁。初诊日期：1977 年 2 月 8 日。

主诉：月经先期量多 5 月余。现病史：月经史 16（4 ～ 5/18 ～ 20± 天），25 岁结婚，生育史：1-0-1-1。半年前因做人工流产术后，月经周期不准，近 5 个月来月经先期而至，每次提前 8 ～ 10 天，经血量多、色红、有少量血块，手足心热，经期咽干口燥，心烦不寐。妇科检查：外阴经产型，阴道（－），子宫大小正常，两侧附件（－）。舌象：舌尖红、少苔、舌中光剥无苔。脉象：弦细，双尺不足。西医诊断：月经失调。中医辨证：阴虚血热，冲任失约。治则：养阴清热，固摄冲任。方药：生山药 30 g，海螵蛸 6 g，茜草 4.5 g，地骨皮 12 g，生地黄^{酒洗}6 g，白芍^{酒炒}12 g，麦冬 9 g，知母 9 g，墨旱莲 6 g，牡蛎^{另包先煎}10 g，水煎服。

治疗经过：至 2 月 28 日服上方 10 剂后，月经周期基本恢复正常，经量仍多，但无血块。今日月经来潮，仍有手足心热，咽干，舌质微红、舌中光剥无苔，脉象弦细，尺脉微滑，知其冲任之气渐复，唯阴虚血热尚存，拟用原方加墨旱莲 12 g、女贞子 12 g，连服 12 剂。并告患者待每月行经之时服此药 6 剂，连续治疗 3 个月经周期。1978 年 4 月 28 日随访，月经周期基本正常（26 ～ 28 天），行经 5 天，经量略多、色正，无不适感。

按：本案为阴虚水亏，内热偏盛，热扰冲任，血海不宁而导致月经提前之证，所以养阴清热为治疗第一要法。方中仿效傅青主"两地汤"运用生地黄、地骨皮，清骨中之热而滋肾阴为主；佐麦冬、知母润肺清心，滋水之上源而降心火；更用酒炒白芍，滋而不滞，敛中有行。全方甘寒养阴，补阴以配阳，从而达至"水盛火自平"、阴生而经自调之目的。盖病史所言人工流产术后，月经周期不准，系胞脉所伤，冲任失固，月经先期，故患者双尺脉弱不应指，再仿盐山张锡纯安冲汤、固冲汤之旨，取生怀山药滋真阴、固元气，海螵蛸、茜草化滞而兼收，佐用牡蛎填涩奇经。叶天士谓："产后下元阴分先伤，而奇经八脉皆隶于下，肝肾怯弱不固，八脉咸失职司。"所以固摄冲任、填涩奇经正是本案治疗的第二要法。

选自《丛春雨中医妇科经验》，丛春雨著，中医古籍出版社 2002 年出版。

第七节　冲任实热证

[概念]

由于素体阳盛，或过食辛热助阳药物或食品，或者肝郁化火，从而造成月经先期，或崩中漏下，或经行吐衄，或产后恶露不绝，或产后发热等为主的症候群，名为冲任实热证。

[临床表现]

1.主症　月经先期，或月经过多，或非时下血，崩中漏下，或经行吐衄，或产后恶露不绝，或产后发热。

2.次症　经量多，色深红或紫红有块，质黏稠，面红口干，溲黄，便结。

3.舌脉　舌质红、苔黄，脉弦数或滑数。

[诊断要点]

（1）必须具备主症。

（2）具有次症中任何两项，加上典型舌脉。

（3）具有起病急、病程短的特点。多素体阳盛，或过食辛辣燥热助阳之品。

[证候分析]

素体阳盛，过食辛燥，外感热邪，或常在高温环境下工作，以致热搏血分，扰及冲任，冲任不固，经血妄行，故月经先期而至。若乘经行之际，热搏于血则经来甚多。若肝郁化火，或感受热邪，酿成实火，实热伏于冲任，热迫妄行而至产后恶露不绝。由于分娩时的产创和出血，元气受损，或接生消毒不严，护理不慎，或产褥不洁，或外感风、寒、暑、热，致邪毒乘虚侵入胞中，浸延全身，正邪交争，营卫不和，致令产后发热。热为阳邪，血为热灼，故经色红或紫红有块，热甚伤津，则经质黏稠，面红口干，溲黄，便结。舌质红、苔黄，脉弦数或滑数，均为血热内盛之象。

［治法］解实热，凉阴血，清冲任。

［代表方剂］

清经散（《傅青主女科》）、保阴煎（《景岳全书》）、清热固经汤（《简明中医妇科学》）、清肝引经汤（《中医妇科学》四版教材）、解毒活血汤（《医林改错》）。

［自拟经验方］清热固冲汤

生地黄 15 g，地骨皮 15 g，牡丹皮 15 g，白芍 12 g，青蒿 9 g，银柴胡 9 g，白薇 12 g，黄柏 12 g，黄芩 9 g，炒山药 30 g，海螵蛸 10 g，茜草 10 g。

［方药加减］

1. 月经先期　其特点为经来先期，经血量少、色紫红有块，或伴心胸烦躁，面红口干，小便短黄，大便燥结，舌质红、苔黄，脉弦数或数。此系邪热伏于冲任，迫血妄行而成。临证多选清经散治疗。若经量多者，去茯苓之通利，酌加炒地榆、炒槐花清热凉血止血，以达清热而阴不伤、血安而经自调之最佳效果。

2. 月经过多　其特点为经来量多，经血色深红或鲜红，经质黏稠，或有小血块，常伴心烦口渴，尿黄，便结，舌质红、苔黄，脉滑数。此系热盛于里，扰及血海，乘经行之际，迫血下行而成。治疗多选保阴煎加地榆、槐花以凉血止血。若见气虚血热之象，则须益气养阴、凉血止血，方选安冲汤（《医学衷中参西录》）加党参以补益中气；若外感热邪化火成毒者，则宜清热解毒化瘀，方选解毒四物汤（《沈氏尊生书》）酌加败酱草、大血藤、桃仁、牡丹皮以增强清热解毒、活血化瘀止痛之疗效。

3. 崩漏　其特点为经血非时忽然大下，或淋漓日久不净，色深红质稠，口渴烦热，或小便黄，或大便干结，苔黄或黄腻，脉洪数。此系热盛于里，损伤冲任，血海沸腾，迫血妄行。方选清热固经汤加沙参以益气滋阴。若兼有少腹及两胁胀痛，心烦易怒，脉弦者，为肝经火炽，宜清肝泄热，上方加柴胡、夏枯草、益母草、蒺藜；若苔黄腻，少腹疼痛者，为湿热阻滞冲任所致，宜加蚕矢、黄柏以清热燥湿止血。

4. 经行吐衄　其特点为经前或经期吐血、衄血，经血量较多、色深红，心烦易怒，或两胁胀痛，口苦咽干，头晕耳鸣，尿黄便结，月经可提前、量少甚或不行。舌红苔黄，脉弦数。此系肝胃郁火，值经前或经行之际，冲气挟肝胃之火上逆，热伤阳络，血随气升而发病。治疗多选清肝引经汤引血下行。若兼小腹疼痛者，为瘀阻胞中，可加桃仁、红花以活血祛瘀止痛。

5. 恶露不绝 其特点为恶露过期不止、量较少、色深红、质黏稠、有臭秽气，面色潮红，口燥咽干，舌质红，脉虚细而数。此系产后阴液耗损，阴虚生内热，热扰冲任，迫血下行而发病。临床选保阴煎加阿胶、墨旱莲、海螵蛸以助养阴清热止血之力。若肝郁化热恶露不绝，症见两胁胀痛，心烦，舌苔黄，脉弦数者，治宜疏肝解郁、清热凉血，方选丹栀逍遥散加生地黄、墨旱莲、茜草根以清热凉血止血。

6. 产后发热 其特点为新产高热寒战，小腹疼痛拒按，恶露量多或少，色紫暗如败酱，有臭气，烦躁，口渴引饮，尿少色黄，大便燥结，舌红苔黄，脉数有力。此乃感染邪毒，直犯胞宫，正邪交争急剧而发病。治以清热解毒，凉血化瘀。方选解毒活血汤加益母草。若高热甚，可酌加连翘、白薇、柴胡；汗多，烦渴不解，可加生石膏、天花粉、人参等。若瘀热互结胞中，症见小腹疼痛加剧，恶露不畅，大便秘结，宜清热泻下逐瘀，用大黄牡丹皮汤加败酱草、大血藤。

［类证鉴别］

冲任虚热证与冲任实热证二者的区别：前者为素体阴虚或久病失养，或失血伤阴，或房劳多产、伤精耗血而致阴虚，阴虚生内热，热扰冲任，血海不宁，轻则月经先期，重则为闭经。后者由于素体阳盛，或过食辛热助阳药物，或肝郁化火，而出现月经先期、崩漏、经行吐衄、恶露不绝、产后发热等病。二者素体不同，病因不同，同是热证，但有虚实之别，故疾病各异，治疗法则和选方用药也迥然不同。

［现代研究］

冲任实热证从现代医学观点来看，似与神经体液调节功能失常，尤其是交感神经－卵巢功能亢进，或性激素代谢紊乱有关。妇科检查：子宫大小一般正常，附件（－）（合并慢性附件炎者例外）。辅助检查：基础体温双相，可有排卵后温度上升缓慢、呈阶梯形，或高相波动欠稳定等不同程度的黄体功能不良现象，少数病例可有稀发排卵，甚或无排卵。（引自：程泾.月经失调与中医周期疗法［M］.杭州：浙江科学技术出版社，1984.）

[中成药]

1. 龙胆泻肝丸 清肝泻火，化湿清热。适用于冲任实热证之月经先期、崩中漏下、经行吐衄、产后恶露不绝，或产后发热等。水丸。口服，每次6～9 g，每日2～3次。

2. 清火凉膈丸 清利中焦，解热除烦。适用于冲任实热证之月经先期、崩漏、经行吐衄、产后恶露不绝，或产后发热等。水丸。口服，每次6 g，每日2次。温开水送服。成分：炒栀子、连翘、甘草、黄芩、薄荷、大黄、黄连、黄柏。

3. 龟甲胶 滋阴退热，养血化瘀。适用于冲任实热证之月经先期、月经过多、经行吐衄、产后恶露不绝，或产后发热等。每服6～9 g。用黄酒炖化服之，白开水亦可。成分：龟甲、陈皮、甘草、冰糖、黄酒、阿胶、香油。

4. 鳖甲胶 滋阴退热，补气养血。适用于冲任实热证之月经先期、月经过多、崩中漏下、经行吐衄、产后恶露不绝，或产后发热等。每服6～9 g。用黄酒炖化服之，白开水亦可。成分：鳖甲、阿胶、冰糖、黄酒、香油。

[食疗调养]

一、食调要点

本证素有阳盛，或过食辛辣燥热助阳之品（或药物），其膳食宜为解实热、凉血滋阴之品，如莲藕、生地黄、芦笋及水果等；少食或不食姜、葱、酒、辣椒等辛燥之品。

二、辨证配膳

1. 老黄瓜炖田鸡汤

原料：老黄瓜1根，田鸡250 g，金华火腿15 g，生姜3片。

操作：老黄瓜洗净，剖开去瓤，连皮切成厚块，备用。生姜刮皮、洗净、切片。田鸡剥皮劏肚，去肠脏，洗净，切块，放入沸水中焯，再过冷水，沥干水分，备用。金华火腿蒸熟切片，备用。先将姜片及老黄瓜放入炖盅内，再放入田鸡及火腿片，注入适量开水，盖上盅盖。隔水炖约3个小时，加入少许盐调味，即可。

功能：清热养阴，凉血补虚。适用于冲任实热证之月经先期、月经过多、崩中漏下、经行吐衄，或产后恶露不绝，或产后发热。

2. 生地黄牡丹皮煲水鸭

原料：金银花9 g，生地黄9 g，牡丹皮9 g，猪瘦肉120 g，水鸭1只，生姜3片。

操作：金银花、生地黄、牡丹皮用清水洗净，放入医用纱布袋内，扎紧袋口，备用。生姜刮皮、洗净、切片。水鸭劏洗干净，去内脏，与猪瘦肉一同放入沸水中余烫，捞起再用清水冲洗一遍，备用。煲中注入适量清水，放入生姜及药包，武火煲滚，再放入水鸭及猪瘦肉，文火煲约4个小时，弃去药包，以少许盐调味，即可。

功能：凉血清热，养阴补虚。适用于冲任实热证之月经先期、月经过多、崩中漏下，经行吐衄，或产后恶露不绝，或产后发热。

3. 蟹肉莲藕粥

原料：白米100 g，蟹2只，莲藕100 g，鸡蛋2个，葱、姜片少许。

操作：米洗后水泡2个小时，莲藕去皮，切成3 cm长丝，泡在水中。鸡蛋分成蛋白、蛋黄，放置备用。蟹洗净，去壳、鳃、脚，取出蟹黄，与蛋黄拌匀，蟹身切成放射状的八等分，壳和足用力敲断，然后在锅中放入三大匙油，加热，放入蟹壳、蟹脚、葱、姜翻炒，炒出香味后加适量水，加盖，用中火煮40分钟左右，然后把煮汤倒入另一锅内，并放入沥干的米、莲藕及浸汁，加盖煮沸，再改用文火煮90分钟。即将熟时，放入蟹头，用少量盐调味。将粥的2/3部分与蛋白混合，盛于碗里，剩余的粥与蛋黄蟹黄混合，盛入加蛋白的碗里，最后把蟹块放在粥面上，按个人爱好加入葱、姜、生菜，即可食用。

功能：清热凉血，滋阴补虚。适用于冲任实热证之月经先期、月经过多、崩中漏下，或经行吐衄，或产后恶露不绝，或产后发热。

［医案选］

宋某，女，28岁。初诊日期：1980年6月12日。

主诉：放节育环后月经先后不定期、经量过多1年余。现病史：1年前施人工流产术并放节育环后，月经量增多，经期5～7天，经血暗红有块，伴小腹胀痛。月经史：14(5～7/20～35± 天)。24岁结婚，生育史：1-0-1-1。月经前1周开始乳房胀痛，胸闷不舒，常太息，经后症状消失，月经前后自觉手足心热，口干不渴，心烦不寐，情绪易于激动。妇科检查正常，X线检查显示金属环位置正常。血液检查：血红蛋白90 g/L，出血、凝血时间及血小板计数均正常。现值经前期求治中医。舌质偏暗、边有瘀点、苔薄，脉沉弦，左关弦细，尺脉无力。西医诊断：放环后月经过多。中医辨证：胞脉受损，肝郁化热，热灼阴血，冲任实热，经量过多。治疗原则：经前疏肝理气，清解冲任实热；经期敛阴止血，调摄冲任；经后凉血调经，固摄冲任。处方：杭白芍^{醋炒}30 g，当归^{酒洗}30 g，土炒白术9 g，茯苓9 g，炙甘草4.5 g，柴胡9 g，黄芩9 g，牡丹皮9 g，青橘核$^{(揭)}$15 g，合欢皮9 g，薄荷^{后下}4.5 g。

6月25日二诊：服上方12剂后，乳胀减，胸闷轻，心烦瘥，睡眠明显好转。昨晨月经来潮，量多、色暗红、有块，小腹两侧胀痛，且手足心热，气郁灼阴，拟滋阴止血汤。处方：熟地黄^{酒蒸}15 g，生地黄15 g^{酒洗}15 g，杭白芍^{醋炒}30 g，当归^{酒洗}6 g，土炒白术15 g，炒荆芥穗9 g，山茱萸9 g，牡丹皮9 g，醋香附4.5 g。

7月10日三诊：连服6剂后，经量较上月明显减少，血块少，经期5天半，拟凉血调经法，拟仿两地汤、清经汤增损化裁。处方：生地黄^{酒炒}15 g，杭白芍^{醋炒}15 g，地骨皮12 g，玄参9 g，麦冬9 g，五味子4.5 g，黄柏^{盐水浸炒}6 g，醋香附6 g。

服上方6剂后，诸症明显好转。嘱患者第8、9、10月按本月月经前、月经期、月经后三个阶段各一、二、三诊之处方服用3剂。1981年3月16日随访，月经周期28～30天，经期5天，经量中等，色红，偶有血块，腰腹无不适之感。妇科检查无异常，X线检查显节育环位置正常。

按：血热损伤冲任，热迫血行，或素体虚弱，中气不足，气虚摄纳无权，冲任不能制约经血。临床治疗凡在经期时以摄血止血为主，分别采用清热止血、凉血止血、化瘀止血之法，而经未来时又多采用安冲、固冲以治其本，少用或不用辛温伤阴之品，从而使"冲气安则血海宁"。

选自《丛春雨中医妇科经验》，丛春雨著，中医古籍出版社2002年出版。

第八节 冲任湿热证

[概念]

湿与热邪相搏于冲任二脉，流注下焦，或直犯阴中，从而造成带下量多，色黄或赤，或赤白相兼，质稠，有臭味，或阴中灼痛等为主的症候群，称之为冲任湿热证。

［临床表现］

1. 主症 带下量多，色黄或赤，或赤白相兼，质稠，有臭味，或少腹疼痛拒按，或阴中灼痛，或有月经增多、经期延长。

2. 次症 小便黄热或淋涩，大便或溏，或有低热（37.5℃左右）。

3. 舌脉 舌红，苔黄腻，脉弦数或滑数。

［诊断要点］

（1）必须具备主症。

（2）具有次症中任何两项，加上典型舌脉。

［证候分析］

带下病其内因多为脾肾之虚，而外因多为湿热之侵（淋雨涉水，或久居湿地，或受暑湿熏蒸），致湿热留注下焦或直接犯及阴部，损伤任、带两脉，使任脉失固，带脉失约，故带下量多，色质异常而有臭味。湿热留恋，阻遏气机，故有灼痛或压痛。湿热累及膀胱，可见小便黄热或淋痛，累及大肠可致便溏，热迫血行可致月经过多或经期延长。热甚于湿则见大便秘结。舌脉均为湿热之征。

［治法］清热利湿，固涩止带。

［代表方剂］

止带方（《世补斋不谢方》）、龙胆泻肝汤（《医宗金鉴》）。

［自拟经验方］清冲化湿止带汤

炒山药30 g，海螵蛸10 g，茜草9 g，炒荆芥穗9 g，黄柏15 g，苍术15 g，薏苡仁30 g，土茯苓10 g，龙胆草9 g，金银花15 g，败酱草15 g，通草1 g。

［方药加减］

若肝热侮脾，脾虚生湿，交结为湿热者，常兼纳呆、腹胀、乳胀，可选龙胆泻肝汤，酌加厚朴、藿香、苍术、青皮以宽中理气化浊；伴少腹疼痛，加川楝子、延胡索；低热起伏者，加青蒿、银柴胡。关于外用方药一般不必拘泥成方，可选数味清热除湿药物 30～50 g，熬水去渣，熏洗阴部。如忍冬藤 30 g、大黄 30 g、苦参 30 g，煎水 1000 mL，去渣后待用。每日 1 剂，分 2～3 次熏洗。

[类证鉴别]

冲任湿热证与冲任实热证：两者均属热证、实证，临床都见有月经先期、月经过多、血色红紫等症。然湿邪为病，其性秽浊，与邪热相搏于冲任，其见症与单纯冲任实热证又不相同，如多见月经量多色深红或紫黑，有臭气，质浓稠而间杂带浊或呈黏腻，外阴瘙痒，行经前后带下增多，或黄或赤，或呈黄绿色，稠而臭秽，并见有面垢身重，舌红，苔薄腻，脉滑数等。两者在治疗上更不相同，冲任湿热证以化湿利浊清热为主，佐以固涩止带之品，而冲任实热证以清热凉血固冲任为主，因此选方用药各有侧重。

[中成药]

1. 乌鲗骨丸 化湿清热，止血调经。适用于冲任湿热证之月经量多、经期延长、黄带、赤白带、阴痒等。蜜丸。口服，每次 2 丸，每日 2 次。温开水送下。成分：乌鲗骨、茜草。

2. 如乐冲剂 化湿清热，止带调经。适用于冲任湿热证之月经量多，经期延长、黄带、赤白带、阴痒等。每次 2 包，每日 2 次，连服 1～3 个月。

[食疗调养]

一、食调要点

冲任湿热证宜食化湿清热、利浊止带之品，重者加清热解毒之品。忌食肥腻甘醇、辛辣香窜、油煎烤煿等生湿、生痰、生热、易致出血的食品。

二、辨证配膳

1. 车前子炖猪小肚
原料：鲜车前草 60～90 g（干品用 20～30 g），猪小肚 200 g。

操作：先用清水洗净鲜车前草，猪小肚用清水洗净，用沸水煮5分钟，捞起沥干水分，切成小块，在煲中注入适量清水，把鲜车前草、猪小肚块一同置于煲中，武火煲滚，然后文火慢炖2个小时，加入少许盐调味，即可饮汤食肚。

功能：清热利湿，以脏引经。适用于冲任湿热证之黄带、赤白带、阴痒等。

2. 马鞭草蒸猪肝

原料：马鞭草60 g（干品30 g），猪肝100 g。

操作：将马鞭草洗净切成小段，鲜猪肝洗净切片，混匀后用瓦碟载上，隔水蒸熟服食，每日1次，3～4次显效。

功能：清热解毒，化湿止带。适用于冲任湿热证之黄带、赤白带、阴痒等。

［医案选］

袁某，女，37岁。初诊日期：1976年7月10日。

主诉：腰骶酸痛、白带多1年余。现病史：结婚10年顺产1胎，做人工流产2次。近1年来经常小腹两侧疼痛，气短乏力，精神不振，白带量多、质黏，经期小腹两侧坠痛加剧，月经周期尚正常，量中等、色红，舌质红、舌根苔黄白腻，脉象沉滑，左关弦滑，尺脉不足。西医诊断：慢性盆腔炎。中医辨证：冲任湿热，肝郁气滞。治宜化湿清热，疏肝理气。处方：生山药30 g，土炒白术30 g，党参9 g，苍术9 g，车前子^{包煎}9 g，茯苓9 g，杭白芍9 g，当归9 g，醋香附9 g，酒延胡索4.5 g，炒荆芥穗9 g，通草12 g，水煎服。

二诊：1976年7月25日。连服上方15剂后，白带量减，腹痛轻，舌根仍有黄白腻苔，脉象弦感不强，但滑象不减，知其肝郁渐舒，湿郁缠绵，在原方基础上加盐黄柏9 g、薏苡仁30 g，嘱再服18剂。1976年12月15日随访，白带少，仅经期腹部微痛，干重活时或站立时间过长则腰骶部酸痛，脉象滑缓，舌根处薄白腻，遂疏一方，嘱每月经净后服6剂，连续3个月：炒山药30 g，熟地黄10 g，茯苓10 g，泽泻10 g，牡丹皮10 g，山茱萸10 g，巴戟天15 g，淫羊藿15 g，仙茅10 g，鹿角霜15 g，醋香附4.5 g，台乌药4.5 g，水煎服。

按：本例慢性盆腔炎属冲任湿热，肝郁气滞。方选《傅青主女科》完带汤与逍遥散化裁而成，重用生山药、土炒白术燥湿止带，辅党参、苍术益气运脾，四药合用，使脾旺则湿无由生。少腹两侧疼痛，系肝气郁滞，气街不舒，选醋香附、酒延胡索配伍杭白芍、当归，功在行气活血，止痛通经。辅以炒荆芥穗，妙在升发冲任之气，疏郁除湿。茯苓、车前子、通草清冲任，化湿浊。因其房劳多产，致肾经不足，冲任虚损，使腰骶酸痛不愈，故善后用六味地黄丸加巴戟天、二仙、鹿角霜填补奇经。

选自《丛春雨中医妇科经验》，丛春雨著，中医古籍出版社 2002 年出版。

第九节　冲任郁热证

［概念］

由于情志不畅，肝气不舒，郁久化热，热伏冲任，损纳不固，而致经血妄行，先期而下，经血不畅，经色紫红等为主的症候群，称之为冲任郁热证。

［临床表现］

1. 主症　月经提前，量多或量少，经色深红或紫红、质稠、排出不畅，或有血块。

2. 次症　烦躁易怒，或胸胁胀闷不舒，或乳房、小腹胀痛，或口苦咽干。

3. 舌脉　舌质红、苔薄黄，脉弦数。

［诊断要点］

（1）必须具备主症。
（2）具有次症中任何两项，加上典型舌脉。

［证候分析］

情志不畅，肝郁气滞，木火妄动，疏泄过度，扰及冲任，冲任不固，血遂妄行，因而月经先期而下。热灼于血，故经色深红或紫红，质稠。肝郁气滞，疏泄失调，则经量或多或少。气滞血滞，则经行不畅，或有血块。气滞肝经，则胸胁不舒，乳房、少腹胀痛。肝火上炎，则口苦咽干。心神受扰，则烦躁易怒。舌红、苔黄为郁热之表现，脉弦数为肝郁化热之征。

[治法] 疏肝清热，凉血固冲。

[代表方剂]

丹栀逍遥散（《薛氏医案》）、化肝煎（《景岳全书》）。

[自拟经验方] 疏郁清冲汤

炒山药 15 g，海螵蛸 10 g，茜草 10 g，炒荆芥穗 9 g，生地黄 15 g，地骨皮 15 g，黄芩 9 g，炒栀子 9 g，牡丹皮 9 g，杭白芍 9 g，柴胡 9 g，生甘草 4.5 g，醋香附 9 g。

[方药加减]

丹栀逍遥散适用于肝经郁热而致冲任郁热引发月经先期证，唯煨姜辛热，非血热者所宜，应去而不用。如气滞而血瘀，经行不畅，或夹血块者，酌加红花、泽兰、丹参、益母草活血化瘀。若两胁或乳房、少腹胀痛，酌加金铃炭、延胡索疏肝行气，活血止痛。如经量过多去当归，因其辛温活血，血热而量多者用之不宜。

化肝煎宜用于肝郁血热致月经先期证。兼见胁痛、乳房胀痛，扪之有块者，应酌加夏枯草、丝瓜络、牡蛎等平肝清热通络散结之品。

[类证鉴别]

冲任郁热证与冲任湿热证：前者是情志不畅，肝气不舒，郁久化热，热伏冲任，冲任不固，经血妄行，遂先期而下。后者系脾虚生湿，或恣食肥甘而酿成，也可由淋雨涉水，久居湿地，湿热直犯阴中，累及任带两脉而致带下病。总之，前者是七情所伤，致月经病；后者是内湿、外湿所伤，致带下病。临床治疗也完全不同，前者清冲任，凉血调经；后者固冲任，化湿止带。

[中成药]

1.舒肝丸 疏肝解郁，理气消胀。适用于冲任郁热证之月经先期、胸胁胀满、乳房胀痛、经血排出不畅等症。蜜丸。口服，每次 1～2 丸，每日 2 次。

2.加味逍遥丸 疏肝解郁，除烦调经。适用于冲任郁热证之月经先期、胸胁胀痛、乳房胀痛、经血排出不畅等症。蜜丸。口服，每次 1 丸，每日 2 次。温开水送服。

3.香附丸 疏郁和肝，调经养血。适用于冲任郁热证之月经先期、经血紫黑、胸胁胀痛、乳房胀痛、经血排出不畅等症。水丸。口服，每次 6 g，每日 2 次。

[食疗调养]

一、食调要点

冲任郁热证多有情志不畅、胸胁、乳房胀痛之症，故饮食以清淡爽口为宜，应变换花样品种以增强食欲，忌油腻厚味之品，以防气机壅滞。

气郁化热，热久耗阴，体阴不足，所以又忌食辛辣助阳之品，如辣椒、韭菜、生葱、生姜、生蒜等辛辣刺激及羊肉、狗肉偏温热之物。

理气开郁之膳食味多辛香，取其辛香走窜之性使气机条达而郁解，但必须因时配以酸甘之味以养肝体。若酸甘之味比例失当，不但有碍于辛香理气开郁之功，反而有助热化火、耗伤阴津之弊。

二、辨证配膳

1.米酒煮蚌肉

原料：蚌肉 150 g，米酒 2～3 汤匙。

操作：将蚌肉用清水洗净，把锅烧热，加入花生油煎香，放蚌肉煸炒几下，然后放入米酒，清水适量同煮，再加入少许食盐以调味。

功能：滋阴凉血，清热解毒。适用于冲任郁热证之月经提前、经血紫黑、胸胁胀痛、乳房胀痛、月经排出不畅等症。

2.龙井青茶鸡丝

原料：肥鸡脯肉 100 g，龙井青茶 9 g，猪油 250 g（实耗 50 g）、口蘑、蛋清、团粉、料酒、精盐各适量，青菜 1 束。

操作：将鸡脯肉切成 2 寸细丝，加料酒、精盐、蛋清、团粉浆好。武火坐锅，放猪油烧热，倒入鸡丝用筷子划开，见鸡丝变白色即捞出。取青茶用沸水冲泡展开，漏去茶水，把茶叶铺满盘底，将鸡丝放入沸汤略煮，捞出置于茶叶之上，口蘑、青菜切丝经沸水过一遍，放于鸡丝茶之上即可，将鸡丝、茶、青菜、口蘑一起食用。

功能：清热除烦，疏肝调经。适用于冲任郁热证之月经先期、经血紫红、胸胁胀痛、乳房胀痛等症。

3. 舒肝八宝菠菜

原料：菠菜 500 g，花生米 30 g，熟卤咸猪皮 30 g，卤牛肉 30 g，五香豆腐干 30 g。

操作：将菠菜洗净，连根放入沸水锅中烫一下后捞出，沥去水分，稍冷，切成碎末，挤去水分后装盘。炒花生米（去皮）碾成碎粒，熟卤咸猪皮、卤牛肉、五香豆腐干均切成碎末，和净虾皮一起放在菠菜末中，加盐、味精、麻油、醋调匀拌和即可食用。

功能：清热解郁，疏肝调经。适用于冲任郁热证之月经先期、经血紫红、胸乳胀痛、经血排出不畅等。

[医案选]

罗某，24 岁。初诊日期：1998 年 9 月 20 日。

主诉：月经先期而至 1 年余。现病史：14 岁月经初潮，既往月经正常，近 1 年来月经提前，每月提前 7～8 天，经量多、紫黑有块、质稠有味，经前小腹胀痛，腰骶酸痛，烦躁易怒。末次月经 9 月 8 日。舌质微红、尖边赤、少苔。脉弦滑，左关弦数，尺脉不足。西医诊断：月经不调。中医辨证：冲任郁热，肝气不舒。治则：清热凉血，疏肝理气。方药：柴胡 4.5 g，杭白芍 10 g，生地黄 10 g，牡丹皮 10 g，地骨皮 10 g，当归 10 g，醋香附 4.5 g，台乌药 9 g，薄荷 4.5 g，土炒白术 6 g，云茯苓 6 g，炙甘草 4.5 g，水煎服。

服 12 剂后，10 月及 11 月月经仅提前 3 天，经量中等、色红少块。唯心烦、胸闷、腰骶酸痛之症尚在。查舌质微红，少苔，脉象弦滑，右尺不足，知其肝郁未解，肾虚存在。原方加合欢皮 9 g，杜仲炭 9 g，去白术、茯苓。嘱在下次月经前再服 6 剂，连续治疗 3 个月。1999 年 4 月 12 日随访，经血按期而至，其病乃愈。

按：本例系情志不畅，肝郁气滞，郁而化热，热伏冲任，扰动血海以致月经先期而至，实属冲任郁热证。临床治疗予疏肝清热、凉血调经之法。多选丹栀逍遥散加减，方中白芍、当归、地黄滋肝肾，清冲任，与地骨皮、牡丹皮相伍，凉血热，清郁火，再佐以薄荷、柴胡疏肝解郁，清芳流动，最切"木郁达之"之旨。另用白术、茯苓、炙甘草，健脾和胃以固生化之本，加上香附行气解郁，台乌止痛消胀。二诊后又加用合欢皮益血柔肝、怡悦心志，配杜仲炭壮腰补肾，兼得止血之功，从而收到郁消、热清、血宁、经调之效果。

选自《丛春雨中医妇科经验》，丛春雨著，中医古籍出版社 2002 年出版。

第十节　冲任瘀湿凝结证

［概念］

血瘀、湿聚导致冲任二脉阻滞，临床表现为子宫旁（附件）软性包块，并以带下症状为主的症候群，称之为冲任瘀湿凝结证。

［临床表现］

1. 主症　月经失调，崩中漏下，或痛经，或带下增多，或结成癥瘕，或婚久不孕。

2. 次症　经前小腹胀痛拒按，经色暗红、质稠有块。

3. 舌脉　舌红苔黄白而腻，脉见滑数或弦滑。

［诊断要点］

（1）必须具备主症。

（2）具有次症中任何两项，加典型舌脉。

（3）具有起病缓、病程长、病情逐渐加重的特点。

［证候分析］

平素情志不畅，郁怒伤肝，疏泄失常，血海蓄溢失度，故月经时前时后，经量或多或少。也可因气滞、寒凝、湿聚、热灼而致血瘀，瘀滞冲任经脉，新血不得归经，乃成崩漏之疾。或因产后、堕胎、小产、经期，胞脉正虚，若因用具不洁或房室不节，以致湿热瘀血相结，蕴于下焦，阻遏冲任，故发生痛经，常于经前或经期小腹胀痛拒按，经色暗红，质稠有块。若湿毒（病虫）之邪乘虚侵入阴器胞官，结于任脉，秽液下流，则成为带下病。若湿热积聚，蓄久成毒，阻滞冲任，气滞血瘀结成癥瘕，或因经期产后，余血未净，续受外感内伤致使宿血停滞，凝结成瘀。血瘀气滞，癥瘕积聚，积于胞中，经水失调，精难纳入，则难于受孕成胎。舌、脉均为血瘀湿聚、冲任阻滞之象。

［治法］ 化瘀血，除湿秽，调冲任。

［代表方剂］

桃红四物汤（《医宗金鉴》）、少腹逐瘀汤（《医林改错》）、血府逐瘀汤（《医林改错》）、三妙红藤汤（《中医治法与方剂》）、清热调血汤（《古今医鉴》）、苍附导痰丸（《叶天士女科》）、银甲丸（《中医妇科学》）。

［自拟经验方］ 化瘀除湿调冲汤

炒山药30g，海螵蛸10g，茜草9g，黄柏10g，苍术10g，薏苡仁30g，醋香附9g，台乌药9g，橘核^{捣碎}30g，荔枝核^{捣碎}30g，益母草12g，通草1.2g。

［方药加减］

1. 月经失调 其特点为月经周期不定，或先或后，经量或多或少、行而不畅、有块，或色淡质稀，或黏腻如痰，少腹乳房胀痛，连及两胁，或倦怠嗜卧，气短神疲，心烦易怒，或闷闷不乐。舌质正常、苔薄白而腻，脉多弦滑。此乃肝郁脾虚，木郁伐土，水湿不化，冲任失调而成。治宜疏肝解郁。方选逍遥散、定经汤，加活血祛瘀之丹参、泽兰、鸡血藤、益母草，如脾虚肝郁常以六君子汤加柴胡、白芍。

2. 崩漏 其特点为月经淋沥甚至终月难尽，或继而出血增多，后又淋漓不尽，血色紫暗有块，或夹黏液，少腹胀痛，甚则拒按，待血块排出后痛减，或困倦肢重，或口渴不欲饮。苔黄腻、舌质暗红或舌边有瘀点，脉见滑数或弦滑。此乃湿热郁滞积聚，阻滞冲任，血不循经，溢而妄行。治疗偏湿重者选三妙红藤汤，偏热重者选银翘红藤解毒汤。血量多加蚕矢；淋沥不断加益母草。若肝郁气滞血瘀者可选桃红四物汤。寒凝血瘀者酌加艾叶，血多者去当归、川芎，加三七。

3. 痛经　其特点为经前小腹胀痛拒按，或伴腰骶部胀痛，或有小腹灼热感，或有低热起伏，经色暗红，质稠有块，或有月经失调，或有带下黄稠，小便短黄，舌红苔黄或腻，脉见滑数或弦数。此多因湿热与血相搏结而成瘀滞，阻遏冲任而成。治疗选清热调血汤加大血藤、败酱草、薏苡仁。腰痛甚者，加川续断、狗脊、防己；带下黄臭而多者，加鱼腥草、贯众。

4. 带下病　其特点为带下色杂量多，或时而下流杂色秽水，时而出现血水，恶臭异常，质或稠或清，病初体力尚支，形羸体瘦，精神委顿，皮肤枯槁，腰腹疼痛难忍，二便困难，舌质紫，或可见瘀点或瘀斑，苔白厚腻，脉细弱。此系湿毒内侵或湿热蕴结，久治不愈，蕴结成毒，伤及冲任，胞宫内溃而成。初起体力尚支时宜清热利湿，解毒除邪。可选用黄柏、薏苡仁、土茯苓、炒贯众、败酱草、牡丹皮炭、山栀炭等，配服犀黄丸、醒消丸。病久形羸体瘦，宜扶正为主，佐以止血固带之品，常配用党参、黄芪、白术、薏苡仁、升麻、土茯苓等补五脏、固带脉。出血加地榆、败酱草、茜草、海螵蛸。

5. 不孕　其特点为多年不孕，月经延后，经行腹痛，胀坠拒按，经色暗黑夹有血块，或有黏液，块出痛减，或肥胖多痰，带下量多，胸脘闷胀，倦怠乏力，舌暗或舌边有瘀点，苔白腻，脉见弦滑。此系因七情内伤，气机郁结，气滞血瘀；或痰湿不化，壅塞胞脉，滞于冲任，以致月经不调，难于摄精成孕。治疗偏重单纯血瘀者选血府逐瘀汤，偏重寒凝血瘀者选温经汤加艾叶，偏重痰湿者选苍附导痰丸加当归、川芎。

6. 癥瘕　其特点为小腹及腰骶疼痛而胀，少腹包块，白带多、色黄臭秽，可伴见经期延长，月经量多，经期腹痛加重，尿黄，苔黄腻，脉见弦滑。此系产后胞脉空虚，湿热邪毒乘虚而入，湿阻气机，热灼津血，聚而不散，生痰致瘀，湿热之邪与气血互结，滞塞冲任，发为本病。治疗选银甲丸，若小腹胀痛者，加炒川楝子、乌药、香附。

［类证鉴别］

冲任瘀湿凝结证与冲任瘀阻证：前者为血瘀、湿聚而导致冲任阻滞，后者多为气滞、血瘀而导致冲任不畅。从病情而言，前者多病程较长、病情较重，而后者多病程较短、病情较急。二者均可发生肿块，但肿块发生的部位多不同。前者多发生于宫旁（即附件），质较软，形状呈圆形或长圆形、大小不一，月经大多正常；而后者多位于胞中即子宫，按之硬，形状不规则、较小，月经多不规则。冲任瘀湿凝结证常以"带下"为主，而冲任瘀阻证多以"腹痛"为主。二者在治疗上也各有侧重，冲任瘀湿凝结证在活血化瘀之中要着力运脾化湿解毒，以达通畅冲任之目的；而冲任瘀阻证在疏肝理气之中宜酌加行气化瘀之品，以通调冲任。

［现代研究］

《中西医结合应用活血化瘀治则治疗盆腔炎》一文报告中西医结合应用活血化瘀治则治疗盆腔炎127例，其中102例次结核性盆腔炎患者治疗后，全部有效，痊愈19例次，占18.6%；显效45例次，占44.1%；好转38例次，占37.3%。肿块消失率达64.1%。作者体会，抗菌素对控制细菌感染较为有效，但需选择对细菌较敏感的抗菌素。抗菌素对消除炎性浸润较好，若炎性浸润未能及时消散，就有可能转为慢性炎症。应用中医活血化瘀等治疗对消散炎症浸润有较好的疗效。随着炎症浸润的好转，局部症状如疼痛、白带多、出血等也随之消失或改善。经过对照组观察，认为活血化瘀软坚中药治疗结核性肿块疗效明显。单纯应用抗痨药肿块消失率为36.8%，中西医结合治疗肿块消失率为64.1%。

［中成药］

1. 八珍益母丸　化瘀调经，除湿止带。适用于冲任瘀湿凝结证之月经失调，崩中漏下，或痛经，或带下，或癥瘕等症。蜜丸，口服。每次1丸，日服2次。温开水送下。成分：益母草、人参、白术、茯苓、当归、甘草、川芎、白芍、熟地黄。

2. 千金止带丸　利湿止带，化瘀调经。适用于冲任瘀湿凝结证之月经失调，或崩漏，或痛经，或带下，或癥瘕，或不孕等。水丸。口服，每次6g，每日2次。温开水送下。成分：香附、椿皮、鸡冠花、补骨脂、木香、白芍、杜仲、白术、砂仁、川续断、青黛、延胡索、小茴香、牡蛎、人参、川芎、当归。

3. 四制香附丸　舒郁理气，化瘀除湿。适用于冲任瘀湿凝结证之月经失调，或崩中漏下，或痛经，或带下，或癥瘕，或婚久不孕等症。水丸。口服，每次6g，每日2次。温开水送服。成分：香附、当归、白芍、熟地黄、白术、川芎、陈皮、黄芩、砂仁、木香。

[食疗调养]

一、食调要点

本证系为湿热瘀血相结，蕴于下焦，阻遏冲任而发病，其膳食宜理气活血、祛瘀调经之品，忌食寒凉、生冷之物。因湿与瘀结，所以要忌食肥腻甘醇厚味之品。

二、辨证配膳

1. 薏苡仁扁豆山楂粥

原料：薏苡仁60 g，炒白扁豆15 g，山楂30 g，红糖适量。

操作：将薏苡仁、白扁豆、山楂用清水洗净，放入砂锅内加水同煮粥，粥熟后放入红糖食之。每日1次，连服1周。

功能：活血调经，化湿止带。适用于冲任瘀湿凝结证之月经失调，或痛经，或崩中漏下，或带下，或癥瘕，或不孕等。

2. 薏苡仁根老丝瓜汤

原料：薏苡仁根30 g，老丝瓜30 g。

操作：将两味煎水取汁，加红糖少许调味。每日1剂，连服1周。

功能：清热利湿，化瘀通经。适用于冲任瘀湿凝结证之月经失调，或痛经，或带下，或癥瘕，或不孕等。

3. 云苓红花饮

原料：云茯苓60 g，红花15 g，红糖90 g。

操作：将茯苓、红花放入砂锅内，加水同煎，取汁加红糖，温服。每日1次，连服1周。

功能：化湿祛瘀，调畅冲任。适用于冲任瘀湿凝结证之月经失调，或痛经，或崩中漏下，或癥瘕，或不孕等。

[医案选]

赵某，女，32岁。初诊日期：1993年7月8日。

主诉：腰酸，腹胀，身重下坠2年。自7年人工流产后病情逐渐加重，至今不孕。现病史：月经周期30天，7天净，经量中等，有痛经史，婚后好转。自人工流产后，腰痛、小腹痛加重，平时面色黄白，白带量多、清稀，小腹发凉，身重神疲，纳呆，乏力。妇科检查：左侧附件增厚。舌象：苔薄白、间有腻苔、舌质正常。脉象：沉缓，尺滑。西医诊断：继发性不孕，慢性盆腔炎。中医辨证：脾虚肾亏，寒湿内蕴，带脉失约，冲任瘀湿凝结。治法：补脾肾，祛寒湿，束带脉，固冲任。方药：土炒白术 30 g，生山药 30 g，酒浸巴戟天 15 g，熟地黄 15 g，炒黑杜仲 9 g，肉苁蓉 9 g，酒炒白芍 9 g，炒五味子 1 g，盐水炒补骨脂 3 g，建莲子 10 粒。

上方服用 30 剂，腰酸腰痛大减，唯身重神疲仍在，白带减至少许，在原方基础上又加温宫散寒化湿之品，方药：土炒白术 30 g，酒浸巴戟天 30 g，熟地黄 15 g，盐水炒补骨脂 3 g，党参 9 g，炒黑杜仲 9 g，荔枝核 15 g，盐水炒小茴香 9 g，橘核 15 g，胡芦巴 9 g。

令患者再服 30 余剂，并用酒浸延胡索 30 g、醋制香附 30 g，共为细粉，每日早晚 2 次，每次 1.5 g（可装入空心胶囊），白水送服。3 个月后再经门诊妇科检查无任何不适。1995 年 6 月随访，已足月生一男孩，母子安康。

按：本例因人工流产后，感受风寒之邪，寒客胞宫，凝滞经脉，故见腰酸腹胀；下焦寒湿不化，则白带量多而清稀；脾虚肾亏故见纳呆而神疲乏力。仿《傅青主女科》第三十三条少腹急迫不孕例选宽带汤加味而成。此方之妙在于脾肾两补，而又利腰脐之气，自然带脉宽舒，症状大减。然第二方又加重暖宫散寒之品，并用延胡索、香附之粉药以活血止痛，才能收到凝寒散、血脉通、带脉束、冲任固的良好效果。

选自《丛春雨中医妇科经验》，丛春雨著，中医古籍出版社 2002 年出版。

第十一节　痰湿阻胞证

[概念]

脾阳不振，运化无权，水谷之精微不能上输心肺化赤而为血，反停于内而为湿、为痰，湿痰壅滞于胞宫、胞脉，影响冲任生理功能，可致痰湿阻胞证。

[临床表现]

1. 主症　月经后期，或经闭不行，经量或多或少，或带下量多，或不孕，或伪胎，或癥瘕。

2. 次症　胸闷泛恶，口淡纳呆，身体困重，倦怠嗜卧，便溏溺浊，面白无华，形体肥胖。

3. 舌脉　舌质淡，苔白腻，脉滑，或弦滑，或濡细。

[诊断要点]

（1）必须具备主症。

（2）具备次症中任何两项，加典型舌脉。

（3）本证多见于素体肥盛之妇人，形体肥胖为本证之特点。

[证候分析]

如脾气素虚，运化失常，聚湿生痰；或体质肥胖，多痰多湿；或嗜食肥甘，酿生痰湿，痰湿下注，壅滞冲任，有碍血海满盈，以致月经延后，如经血与痰浊相杂而下，则经量增多，夹有黏液，色淡质稠。痰湿积于冲任，故带下量多。痰湿内停，滞于胃则脘闷呕恶，口淡纳呆。湿困脾阳，则身重困倦；脾失健运，水湿内停，则溏薄溺浊。若湿聚痰盛，痰、湿阻滞冲任，胞脉壅塞，月经不行而成闭经之病。盖脾虚则运化失职，肾阳虚则气化无力，肝郁则气机不利，从而致痰湿内生，聚而不散，留于下腹，与气血互结而致癥瘕。若素体肥胖之人，或恣食膏粱厚味，导致湿聚成痰，痰湿内蕴，阻滞冲任胞宫，不能摄精成孕故婚后不育。舌、脉均为痰湿阻胞之症。

[治法]　健脾燥湿，化痰启宫。

[代表方剂]

苍附导痰丸（《叶天士女科》）、二陈汤（《和剂局方》）、香砂六君子汤（《张氏医通》）、胃苓汤（《丹溪心法》）、完带汤（《傅青主女科》）、启宫丸（《中医妇科学》）、调正散（《傅青主女科》）。

[自拟经验方]　化湿启宫固冲汤

苍术 15 g，法半夏 12 g，陈皮 12 g，茯苓 15 g，薏苡仁 30 g，远志 9 g，

石菖蒲9g，川芎9g，赤芍9g，当归10g，炒山药15g，海螵蛸10g，茜草10g，醋香附9g，通草1.2g。

[方药加减]

1. 月经后期　其特点为经行错后，经量少，经色淡、质黏稠，带下量多、色白黏稠、气味腥臭，胸脘满闷，纳少痰多，大便不实，舌质淡、苔腻，脉滑无力。此缘素体肥胖，痰湿壅盛，故恣于酒食肥甘辛辣之物，脾失健运，湿聚生痰，痰湿下注冲任，壅于胞宫胞脉而引起。治疗原则：健脾燥湿，化痰调经。方选二陈汤加川芎、当归或六君子汤合芎归汤。若体质肥盛，喜食膏粱厚味者，加苍术、香附以燥湿行气；兼热者，加黄连；若平素带多者，加苍术、薏苡仁；眩晕者，加天麻；胸闷呕恶者，加砂仁；痰多者，加胆南星、枳壳。

2. 月经过少　其特点为经行血量明显减少，甚至一两日即净，经色淡质黏稠，形体肥盛，脘闷泛恶，口淡乏味，带下增多，面白无华，舌质淡、苔白腻，脉濡细，此乃痰湿内盛，阴精不能化血所致。治疗：健脾燥湿，化痰通经。方选二陈汤合芎归汤，可酌加醋香附、粉柴胡。

3. 月经过多　其特点为经量过多、色淡黏稠，经行时间延长，头晕目眩，胸脘满闷，纳少痰多，带下量多，色白质稠，形体肥胖，舌淡苔腻，脉象弦滑。此乃脾虚失运，水湿不化，痰湿内聚，壅滞胞宫胞脉，血不得循经而致。治疗：健脾燥湿，化痰调经。方选香砂六君子汤加炒荆芥穗、艾叶。

4. 闭经　其特点为形体肥胖，月经停闭数月不潮，带多色白质黏稠，胸闷呕恶，大便不实，面浮足肿，苔腻，脉滑。此乃因肥胖之体，多痰多湿，痰湿阻滞，气血不畅，冲任壅塞而成。治疗：豁痰除湿，调气活血通经。方选苍附导痰丸合佛手散（《普济本事方》），使痰湿消除而经水得通。若痰湿化热，带下色黄，苔黄腻者，加黄连、黄芩；若呕恶满闷者，加厚朴、竹茹；若因湿热阻滞者，可用四妙散（苍术、黄柏、牛膝、薏苡仁）加蚕矢、茜草、鸡血藤、益母草除湿清热，活血通络。

5. 带下　其特点为带下过多、绵绵不断、色白质稠如痰、其气腥臭，身体困重，胸满泛恶，纳谷欠佳，体倦嗜卧，舌淡、苔白腻，脉滑。此为脾阳不振，运化失权，带脉失约，痰浊流注于冲任所致。治疗：健脾升阳，化湿止带，方选完带汤。若肾虚腰痛，加杜仲、菟丝子；寒凝腹痛者，加香附、艾叶；若带下日久，滑脱不止者，加固涩止带药，如金樱子、龙骨、芡实、海螵蛸之类。

6.不孕 其特点为素体肥胖，婚久不孕，胸闷纳少，经行多错后而至，或经行血量过少，而带多黏稠，体倦乏力，头晕心悸，苔白腻，脉滑。此乃痰湿壅阻气机，胞脉闭塞，不能摄精成孕。治疗：燥湿化痰，理气调经。方选启宫丸，加石菖蒲芳香化浊。如经量过多，可去川芎，酌加黄芪、川续断益气固肾；若心悸者，加远志以宁心。

7.癥瘕 其特点为少腹坠胀，腹大如怀状，按之有块，胸脘满闷，泛恶食少，月经不调，带下较多、色白质黏腻，舌质紫暗、苔白腻，脉细濡或沉滑。此乃痰湿结于下腹，气血运行不畅，阻于胞络，积而成癥瘕之患。治疗：理气化痰，破瘀消癥。方选开郁二陈汤。若脾胃虚弱，纳差神疲者，可去槟榔，加白术、党参以健脾益气；若形体壮实，可加金礞石、葶苈子等攻逐之品。

8.伪胎 其特点为月经停闭数月，小腹胀大，似胎非胎，头晕头重，泛漾痰涎。口淡纳少，便溏溺浊，苔腻，脉滑。此乃痰血相结，壅阻胞宫而成。治疗：健脾化痰，理气下胎。方用调正散，加山楂、当归、刘寄奴等行血之品。

[类证鉴别]

痰湿阻胞证与冲任瘀湿凝结证鉴别要点：前者以胞宫为其病变之所，而后者以冲任为其病变之地。前者以月经延后、血量过少、经血停闭为主要表现，多见于月经不调，婚久不孕等病；后者以崩中漏下、月经失调、痛经等病为主，多见于癥瘕、带下等病，亦常见于月经失调，或婚久不孕之病。然痰湿阻胞证的病机为中土不振，脾失健运，水谷之精微不能上输心肺化赤而为血，反停聚于内而为湿、为痰，痰湿阻滞于胞宫胞脉，影响冲任功能所致。冲任瘀湿凝结证大都为血瘀、湿聚导致冲任阻滞，以带下、腹痛为其主症。前者以脾湿为主，后者为脾肾阳虚兼有瘀血之症。前者宜温运脾阳，佐以暖宫之品，后者宜运脾温肾，通畅冲任二脉。

[现代研究]

痰湿阻胞证从现代医学观点来看，可能与体质因素，以及情绪、药物、疾病等致病因素影响下丘脑导致促性腺激素的分泌失调有关。临床往往伴有多囊性卵巢肿大。妇科检查：子宫正常大小，兼肾虚者常偏小；或可扪及两侧肿大的卵巢，伴有多毛症。辅助检查：卵功能检查常无排卵，但阴道脱落细胞涂片具有一定的雌激素水平（兼肾虚者则偏低），亦可表现为有排卵而黄体功能欠佳，或为稀发排卵。（引自：程泾.月经失调与中医周期疗法 [M].杭州：浙江科学技术出版社.1984年.）

[中成药]

1. 戈制半夏　化湿涤痰，舒气降逆。适用于痰湿阻胞证之月经后期，经闭不行，带下，或不孕，或伪胎，或癥瘕等。粉剂。口服，每服 3 g，每日 2～3 次。温开水送服。

成分：姜半夏、龙涎香、毛陈皮、伽楠香。

2. 二陈丸　祛湿消痰，和胃调气。适用于痰湿阻胞证之月经后期，或经闭不行，或带下，或伪胎，或癥瘕等。水丸。口服，每服 6 g，每日 2 次。温开水或姜汁送服。

3. 陈皮丸　祛湿化痰，清热运脾。适用于痰湿阻胞证之月经后期、经闭不行，或带下，或伪胎，或癥瘕等。蜜丸。口服，每服 1～2 丸，每日 2～3 次。温开水送下。

4. 千金止带丸　化湿止带，固摄奇经。适用于痰湿阻胞证之带下，或伪胎，或癥瘕等。水丸。口服，每服 6 g，每日 2 次。温开水送下。

5. 白带丸　利湿止带，温经散寒。适用于痰湿阻胞证之带下，或伪胎，或癥瘕等。蜜丸。口服，每服 1 丸，每日 2 次。温开水送服。

6. 妇科得生丹　调经化瘀，疏郁和肝。适用于痰湿阻胞证之月经后期，或经闭不行，经量或多或少。蜜丸。口服，每服 1 丸，每日 2 次。温开水送下。

成分：益母草、白芍、当归、羌活、木香、柴胡。

[食疗调养]

一、食调要点

痰湿阻胞证病机为中土不振，脾失健运，水谷不能上输于心肺，化赤而为血，反停聚于内而为湿、为痰，痰湿阻滞于胞脉，影响冲任而为病。其膳食应以祛湿化痰、固摄奇经为主，如茯苓、白术、薏苡仁、苍术、法半夏等。同时还需要补充富有营养且容易消化的素淡食品，如白萝卜、胡萝卜、丝瓜、冬瓜、蘑菇、豆腐、猪肚、羊肚、鸡蛋、鸡肉、鲤鱼、鲫鱼、带鱼等。痰湿阻胞证患者不宜食用肥腻黏滑等不易消化的食品，多食则助湿生痰，如肥猪肉、肥羊肉、肥鸭等。

二、辨证配膳

1. 苓术补骨脂饼

原料：生茯苓 250 g，生白术 250 g，补骨脂 100 g，红枣 250 g，面粉 500 g，红糖 100 g。

操作：将生茯苓、补骨脂、生白术共研细粉焙熟，红枣煮熟去核，与面、糖混合以水做饼，当点心食用。

功能：健脾温肾，化湿涤痰。适用于痰湿阻胞证之月经后期，或经闭不行，或带下，或伪胎，或癥瘕等。

2. 茯苓包子

原料：茯苓 60 g，面粉 1000 g，鲜猪肉 500 g，生姜 15 g，胡椒粉 5 g，麻油 10 g，绍酒 10 g，食盐 15 g，酱油 100 g，大葱 25 g，骨头汤 250 g。

操作：将茯苓捣碎，用水煎煮取汁，每次加水约 500 mL，加热煮提 3 次，每次煮提约 1 小时，3 次药汁合并滤净，再浓缩成 500 mL 药汁待用。面粉倒入盆内，加水发面 300 g，倒入温茯苓水 500 mL，合成面团发酵。将猪肉剁成茸，倒入盆内加酱油拌匀，再将姜末、食盐、麻油、绍酒、葱花、胡椒、骨头汤等放入盆内，搅拌成馅。待面团发成后，加碱水适量，以面味无酸涩为度，然后搓成长条，分成 20 个剂子，以常法包馅成坯。将包子放在蒸笼内，水沸上笼，武火蒸 15 分钟即成。

功能：健脾利湿，涤痰和胃。适用于痰湿阻胞证之月经后期，或经闭不行，或带下，或伪胎，或癥瘕等。

3. 二豆米饭

原料：粳米 30 g，黄豆 30 g，赤小豆 30 g。

操作：先将二豆温水浸泡 2 小时，加入粳米，蒸饭食用。

功能：升清降浊，利湿化痰。适用于痰湿阻胞证之月经后期，或经闭不行，或带下，或伪胎，或癥瘕等。

［医案选］

赵某，女，31 岁。初诊日期：1966 年 8 月 20 日。

主诉：婚后 8 年不孕。现病史：患者 14 岁月经初潮，月经周期 40～50 天，行经 5～7 天，量少色紫黑，稍有血块，经前或经期少腹疼痛，腰酸腿沉，平时白带量多；黏稠有味，面白无华，形体矮胖，胸闷痰多，口黏泛恶，头晕心慌，动则气短，婚后8年不孕。检查：外阴、阴道正常，中度宫颈柱状上皮异位，口小，宫体前位，子宫发育稍小。输卵管通液试验：双侧输卵管不通。舌质淡红，苔白而腻，口黏，脉象迟缓，右脉沉滑。西医诊断：原发性不孕症。中医辨证：痰湿阻胞不孕。治法：燥湿化痰，升清启宫。方药：党参9 g，茯苓15 g，黄芪15 g，土炒白术30 g，清半夏9 g，薏苡仁30 g，苍术9 g，当归4.5 g，醋香附9 g，柴胡3 g，陈皮1.5 g，升麻1.2 g，通草1.2 g。

上方连服30余剂，再诊，其两脉沉缓，苔薄白，口黏大减。知其痰湿已化，气机得宣，病见初效。在升清降浊的基础上，运用启宫丸缓缓收功。方药：清半夏90 g，米泔浸苍术90 g，童便浸炒香附90 g，炒六神曲60 g，茯苓60 g，盐水炒陈皮30 g，酒炒川芎30 g。上药共为细粉，炼蜜为丸，每丸重6 g，早、中、晚饭后各1丸，黄酒送服。另紫河车粉每晚临入睡前服3 g，连服3个月。经随访知1967年底足月分娩一女孩，4年后又生一男孩。

选自《丛春雨中医妇科经验》，丛春雨著，中医古籍出版社2002年出版。

第十二节　胞宫虚寒证

［概念］

系指素体阳虚，或房劳过度，损伤下元，胞宫失于温煦，而致寒从内生之虚寒证，临床多见于月经后期，月经过少，闭经、不孕等病证者，称之为胞宫虚寒证。

［临床表现］

1.主症　小腹不温，喜热喜按，绵绵作痛。月经延期或经行量少，痛经或经闭，或带下量多，或堕胎，或不孕，或胎漏，或妊娠腹痛，或胎动不安，或恶露不下。

2.次症　腰痛腿软，畏寒肢冷，大便溏薄，小便清长。

3.舌脉　舌淡苔薄，脉沉细无力或沉迟。

[诊断要点]

（1）必须具备主症。

（2）具备次症中任何两项，加典型舌脉。

（3）本证多见于青春期、中年期妇女。多为禀赋薄弱，孕产房劳损伤下元，胞宫阳虚阴盛，以致经、带、胎、产诸疾产生。

[证候分析]

体质怯弱，阳气本虚，或久病伤阳，或房劳过度，耗损肾阳，致阴寒内盛，使气血生化不足，运行无力，故经行后期，量少，色淡，质清稀。阳虚胞失温煦，则小腹不温，绵绵作痛，喜热喜按。阳虚肾气不足，外府失养，故腰酸无力。膀胱失煦，故小便清长。阳虚脾失健运，清气不升，故大便溏薄。肾为冲任之本，胞脉系于肾而络于胞中，肾阳虚弱，虚寒内生，冲任、胞宫失煦，虚寒血滞，故为痛经，表现为经期或经后小腹冷痛，得温则舒。月经后期，月经量少渐至，每每发展为闭经，故胞宫虚寒证亦常出现于闭经病中，临床表现以月经后延，经量明显减少，经行时间过短，或点滴即无为特点。若胞失温煦，阴精不能化血，反为湿浊下注冲任，带脉失约，任脉不固，故带下清冷，量多，滑脱而下；若肾阳偏虚，寒从内生，胞脉失于温煦，影响气血运行，故发生妊娠腹痛，病变仅在胞脉，尚未损及胎元。若禀赋素弱，肾阳虚惫，胎元不实，提摄不固，冲任亏损，胞宫失荣，致妊娠12周内，胚胎自然殒堕者为堕胎；若孕后不慎房事，损伤肾气，肾虚冲任不固，胞宫失系，胎元不稳，而致胎漏，表现为阴道少量流血，时下时止而无腰酸腹痛，因治疗不及时，其病情继续发展，出血量增多，并伴小腹坠胀疼痛，称之为"胎动不安"；若产妇素体阳气偏虚，因产更虚，易受寒邪而致余血浊液排出不畅，停蓄胞中则恶露不下；若肾气不充，冲任亏损，胞脉失荣，宫寒不能摄精成孕，而致婚久不育。舌淡苔薄，脉沉细无力或沉迟，均为阳虚不能生血行血，胞宫虚寒不能温煦而致血脉不充之象。

[治法] 温宫散寒，调补冲任。

[代表方剂]

艾附暖宫丸（《沈氏尊生方》）、温经汤（《金匮要略》）、内补丸（《女科切要》）、寿胎丸（《医学衷中参西录》）、胶艾汤（《金匮要略》）、生化汤

(《傅青主女科》)

［自拟经验方］菟丝小茴暖宫汤

川芎9 g，杭白芍12 g，当归12 g，熟地黄9 g，盐小茴香9 g，吴茱萸9 g，炮附子^{先煎}4.5 g，淫羊藿30 g，巴戟天30 g，菟丝子30 g，干姜9 g，益母草15 g，醋香附9 g，炙甘草9 g。

［方药加减］

1. 月经后期 其特点为月经延期而来，或错后七八天，或两三月始一行，或如期来潮，唯经量明显减少，或经行时间过短，甚至一两日即净，或仅来点滴即无，经色浅淡，经质稀薄，腰酸腿软，腰痛绵绵，喜暖喜按，舌淡苔薄，脉见沉细无力，此乃阳气素虚，胞宫失于温煦，气少血寒，生化不及所致。治法：扶阳祛寒，温经养血。方选艾附暖宫丸，如兼溲清便溏者，加补骨脂、土炒白术。

2. 痛经 其特点为经行少腹绵绵作痛，得热痛缓，喜揉喜按，经行量少、色淡质薄，肢冷便溏，脉沉，苔白润。此乃阳气不足，阳虚阴寒由生，血遇寒则凝，加之阳气虚衰，运血无力而成。治法：温经暖宫止痛。方选温经汤加附子、艾叶、小茴香，以增强温肾暖宫，散寒止痛之效。

3. 闭经 其特点为月经后期，量少，渐至闭经，体质虚弱，腰酸腿软，头晕耳鸣，舌淡红少苔，脉沉弱。此乃肾阳虚弱，火不足，胞宫虚寒由生，寒凝经脉而致。治法：温肾暖宫。方选滋肾补冲丸（肉苁蓉、菟丝子、淫羊藿、桑寄生、枸杞子、熟地黄、当归、益母草、艾叶、砂仁、琥珀）。若胞宫虚寒甚可酌加紫石英、鹿角片、巴戟天、补骨脂、仙茅等温肾养血填精益冲之品。

4. 带下 其特点为带下色白质稀，淋漓不断，小腹不温，阴冷，腰酸如折，舌质淡，脉沉迟。此乃肾阳不足，阳虚内寒，带脉失约，任脉不固而成。治法：温肾培元，固涩止带。方选内补丸。若便溏者，去肉苁蓉，加补骨脂、肉豆蔻。

5. 堕胎 其特点为妊娠早期出现阴道流血量多、色红有块，小腹坠胀，或有胎块排出，兼见心悸、气短、面色苍白，头晕烦闷，脉滑或涩。此为冲任虚损，胎失荣系而殒堕之象。治法：活血逐瘀，养血止血。方选生化汤加牛膝、红花、车前子。但必须在严密观察下使用此方，促使殒胎或瘀血排出，如出血过多，残留胎块不尽，又不可拘泥此法此方，当采取他法尽快排出宫内残留物。

6. 胎漏 其特点为妊娠漏下，血色淡红、量少，或下如黄豆汁，腰酸不温，形寒肢冷，面色苍白，舌淡苔白，脉沉滑尺弱。此为胞络系于肾，肾虚冲任不固，胎失所系而成。治法：固肾安胎，佐以扶阳益气。方选寿胎丸加党参、白术。若小便失禁者，再加益智仁、覆盆子以温肾固涩。

7. 胎动不安 其特点为先感胎重下坠，少量阴道流血，腰酸腹痛，下腹坠胀，舌质淡，苔薄白，脉细滑。此为冲任不固，胎失所系，胎元不固而发病。治法安胎止血，益气载胎。方选补肾安胎饮（菟丝子、川续断、杜仲、狗脊、补骨脂、人参、白术、阿胶、艾叶）。若阴道流血量多，宜重用胶、艾，酌加仙鹤草、墨旱莲止血；腰腹坠痛可配服黄芪、升麻益气升阳；小便频数失禁酌加益智仁、覆盆子、桑螵蛸温肾缩尿。

8. 妊娠腹痛 其特点为妊娠小腹冷痛，绵绵不止，形寒肢冷，面色白，或纳少便溏，舌淡苔薄白，脉细弱。此为肾阳偏虚，寒从内生，胞脉失于温煦，影响气血运行而发病。治法：暖宫止痛，养血安胎。方选胶艾汤加杜仲、巴戟天、补骨脂以温肾补阳，使阴寒消散，气血流畅，则腹痛可解。

9. 产后恶露不下 其特点为恶露不下，或虽下量亦甚少、色紫暗，小腹冷痛胀满，形寒肢冷，脉象细涩，舌质紫。此乃素体阳虚，寒凝致瘀血浊液排出不畅，停蓄胞宫为病。治法：温经散寒，活血化瘀。方选生化汤，加肉桂温阳散寒，加三棱、延胡索活血止痛。倦怠乏力者加党参、黄芪益气补血。少腹胀痛，脘闷不舒者，加香附、木香行气导滞。

10. 不孕 其特点为多年不孕，月经初潮一般较晚，常后期而行，或经量甚少，或时常闭经，或服用药物方能经血来潮，经色晦暗，或如烟油之色，腰痛腿软，性欲淡漠，舌质紫，脉沉涩，内诊多见子宫小于正常。治法：补肾暖宫，调补冲任。方选毓麟珠（《景岳全书》）加紫河车、丹参、香附。

［中成药］

1. 艾附暖宫丸 温暖子宫，驱寒止痛。适用于胞宫虚寒证月经延后、痛经或经闭，或带下，或胎漏，或堕胎，或妊娠腹痛，或胎动不安，或恶露不下。蜜丸。口服，每服1丸，每日2次。温开水送服。

2. 养血调经膏 温宫散寒，养血止痛。适用于胞宫虚寒证月经延后，痛经或经闭，或带下，或胎漏，或堕胎，或妊娠腹痛，或胎动不安，或产后恶露不下。膏药，外贴。微火化开，贴脐上。成分：当归、川附片、小茴香、高良姜、川芎、木香。

3.千金保胎膏 益气养血，温宫保胎。适用于胞宫虚寒证月经延后，或痛经或闭经，或妊娠腹痛，或胎动不安，或产后恶露不下。膏药，外贴。微火化开，贴脐上。成分：当归、白芍、生地黄、甘草、川续断、黄芪、白术、肉苁蓉、木香、黄芩、益母草。

4.保胎丸 益气养血，保产安胎。适用于胞宫虚寒证妊娠腹痛，或堕胎，或不孕，或胎漏，或妊娠腹痛，或胎动不安，或产后恶露不下。蜜丸。口服，每服2丸，每日2次。温开水送下。成分：熟地黄、砂仁、黄芪、炒白术、白芍、当归、艾炭、菟丝子、桑寄生、炒枳壳、厚朴、川贝母、荆芥穗、羌活、甘草、黄芩。

[食疗调养]

一、食调要点

本证多因体质怯弱，阳气本虚，或久病伤阳，或房劳过度，耗损肾阳，致阴寒内盛，冲任失煦，胞宫失养，所以宜食益气养血，温宫散寒之药膳，如盐小茴香、干姜、肉桂、炮附子、菟丝子、巴戟天、淫羊藿等。同时还运用以脏补脏，同气相求之理，选用紫河车、羊肉、牛肉、鸡肉、鱼肉等血肉有情之品以填补奇经。

二、辨证配膳

1.山药枸杞子巴戟炖海参

原料：山药15 g，枸杞子9 g，巴戟天15 g，已发海参250 g，生姜9 g。

操作：山药、枸杞子、巴戟天用清水洗净，生姜刮皮、洗净、切片。已发海参用清水洗净，切成条状。将全部材料一同置炖盅内，注入适量清水，盖上盅盖，隔水炖4个小时，以少许盐调味，即可。

功能：温宫散寒，调补奇经。适用于胞宫虚寒证之痛经，或闭经，或月经后期，或带下，或不孕，或胎漏，或胎动不安，或产后恶露不下等。

2.归芪炖脊髓

原料：当归头30 g，黄芪15 g，红枣6枚，猪脊髓250 g，生姜9 g。

操作：当归头、黄芪分别用清水洗净。红枣洗净去核。生姜刮皮、洗净、切片。猪脊髓用清水洗净，放入沸水中略煮片刻，捞起沥干水分，切段。将上述全部材料置炖盅内，注入适量清水，盖上盅盖，隔水炖4个小时，加入少许盐调味，即可饮用。

功能：固本培元，填补奇经。适用于胞宫虚寒证之痛经，或闭经、月经后期，或带下，或不孕，或胎漏，或胎动不安，或产后恶露不下等。

3. 参茸乌鸡汤

原料：红参15 g，鹿茸15 g，乌鸡1只（约1000 g），生姜9 g，绍酒半杯。

操作：人参、鹿茸用绍酒浸透。红枣洗净去核。生姜刮皮、洗净、切片。乌鸡劏洗干净，抹干水分，切成中块。把上述材料同置炖盅内，注入适量清水，盖好盅盖，隔水炖4个小时，加入少许盐调味，即可饮用。

功能：益气补肾，温宫散寒。适用于胞宫虚寒证之痛经，或闭经，或月经后期，或带下，或不孕，或胎漏，或胎动不安，或产后恶露不下等。

[医案选]

姚某，女，30岁，已婚。初诊日期：1971年4月20日。

主诉：月经先后不定，经量较多。经期7～10天，偶有膜样物，已1年多，婚后4年未孕。经前胸乳作胀，烦躁多梦，经期腰酸，夜尿多。现病史：测基础体温为单相型。月经史14（7～10/20～40），1968年11月、1969年6月曾做西药人工周期两月，用药好转，停药即发。妇科检查：外阴、阴道正常，轻度宫颈柱状上皮异位，宫体前倾，子宫发育稍小，活动正常，附件（－）。其丈夫精液化验正常。舌质红、边尖有瘀点、少苔。脉弦细数，右脉滑数。西医诊断：(1) 无排卵性月经。(2) 原发性不孕。中医辨证：肾虚肝旺，冲任失调，胞宫虚寒，经水先后无定期。治则：疏肝解郁，滋肾调经。方药：酒炒白芍30 g，酒当归30 g，熟地黄15 g，茯苓9 g，醋香附9 g，合欢皮9 g，柴胡4.5 g，益母草15 g，紫丹参10 g，枳壳9 g。

治疗经过：以上方为主，曾加减使用巴戟天30 g、淫羊藿15 g，并配合每晚睡前口服红参、紫河车粉1.5 g，治疗1月余，月经于5月30日来潮，行经7天。经量减少，色暗少块仍有少许膜样物，经前胸乳作胀减轻，经期仍感腰酸，夜尿频。继以益肾固冲，调和肝脾之法。遂前方加减，并拟河车缩泉散口服（紫河车、益智仁、桑螵蛸各30 g，共为细粉，每次服1.5 g，每日3次），治疗1月余，月经按规律来潮。在治疗期间，做内分泌功能检查，基础体温测定约3个月，均为单相型，诸症愈，情况好。在10月份月经过后7天嘱患者改服紫河车粉，睡前淡盐水送服，又连服3个月。末次月经为

1972年1月5日，停经后50天尿妊娠试验结果呈阳性。妊娠期间，一般情况好，于1972年11月15日足月产一女孩，母女安康。

按：月经先后无定期，量多，经期长，甚至膜样月经，系属血虚肝旺、气滞夹瘀之证；无排卵性月经，婚后不孕，经期夜尿频，腰酸，多为肾虚宫寒无力系胎之病。前者属标，后者为本。故临证中用香附、合欢皮、柴胡、枳壳疏肝解郁，益母草、紫丹参化滞调经治其标；用白芍、当归、熟地黄、茯苓、怀山药、菟丝子补肾温宫治其本。加用巴戟天、二仙暖肾调冲。另菟丝子、紫河车益肾精，温胞宫。选用河车缩泉散温肾纳气，治疗月经期间夜尿频频之症，后改淡盐水送服红参、紫河车粉，缘紫河车为血肉有情之品，以脏补脏，暖宫散寒，连续治疗，故收至经期诸症痊愈，受孕育女之疗效。

选自《丛春雨中医妇科经验》，丛春雨著，中医古籍出版社2002年出版。

第十三节 胞宫寒凝证

［概念］

缘由经行之际，或产创之时，风寒之邪乘虚侵袭胞宫，产生胞宫外寒、实寒之证，临床上多见有月经后期、经量过少、痛经、闭经之病证者，称之为胞宫寒凝证。

［临床表现］

1.主症 小腹冷而绞痛，得热则缓。月经或恶露行涩不爽，其色紫暗有块，甚则凝滞不行。或胞衣不下，或产后腹痛，或产后恶露不尽，或带下绵绵，或阴冷，或不孕。

2.次症 肢寒畏冷，面青唇暗。

3.舌脉 舌苔薄白而润，舌质紫有瘀斑。脉沉紧或沉迟。

［诊断要点］

（1）必须具备主症。

（2）具备次症中任何两项，加上典型舌脉。

（3）本证多发生年轻妇女，其中有伤于生冷者以夏季居多，风寒直客者以冬春为多，然都具有骤然发病之特点。

[证候分析]

多因濒临经行或正值经期，肆啖生冷，冒雨受寒，涉水游泳，寒邪客于胞宫。血为寒凝，瘀阻作痛。故小腹冷而绞痛，骤然发病。得热则凝滞稍减，故疼痛减缓。血为寒凝，运行不畅，则经期延后、量少、色暗。寒邪客于胞中，与血相结，故经来有块。寒为阴邪，易伤阳气，阳不外达，故畏寒肢冷。若寒邪未能及时祛除，留滞胞宫，则易导致月经闭止，多数是由月经后期，月经过少发展而来。若因感受风冷，袭入胞络则证见风冷白带，量多质清稀如水，脐腹痛而喜按。若寒湿之邪入侵，而带脉拘急失约所致寒湿白带，其白带久下不止如涕，脐腹阴中冷痛。若素体阳虚，妊娠以后，胞脉失于温煦，阴寒内结，阻碍气机运行，因而小腹绞痛或冷痛，故曰血寒胞阻。若产时因调摄失宜，复感外寒令气血凝滞，运行迟缓，胞衣不能及时排出，称寒凝胞衣不下。若产后脏腑伤动，风冷乘虚侵入，或伤于生冷，血为寒凝，恶露内停不下，此为血寒恶露不下。若新产而受风凉，风冷搏于血，致血不宣消，蓄积在内，恶露淋漓，则称之为寒凝恶露不绝。若产后因起居不慎，感寒致冷，寒邪乘虚而入，气血为寒所滞，运行不畅，凝涩而痛，名为寒凝产后腹痛。若逢经期、产后、血室正开，风寒之邪袭于子脏，遂致阴冷，则为风寒外袭阴冷。若正值行经之际，当风受寒，风寒乘虚袭于胞宫，致宫寒不能摄精成孕，则称之为胞宫寒冷不孕。舌、脉之象均为寒邪侵袭胞宫，血为寒凝，致使血道滞涩，运行失常而引起的证候。

[治法] 温宫散寒止痛，活血化瘀通经。

[代表方剂]

温经汤（《妇人大全良方》）、少腹逐瘀汤（《医林改错》）、黑神散（《太平惠民和剂局方》）、生化汤（《傅青主女科》）、艾附暖宫丸（《沈氏尊生方》）。

[自拟经验方] 附子桂枝川芎当归饮

川芎9g，当归15g，盐小茴香15g，吴茱萸9g，炮附子^{先煎}9g，干姜9g，桂枝9g，益母草15g，醋香附9g，台乌药9g，淫羊藿30g，巴戟天30g，炙甘草9g。

［方药加减］

1. 痛经　证见经期小腹绞痛或冷痛，喜热熨，经色紫暗有块，畏寒肢冷，苔薄白，脉沉紧。此乃寒邪客胞，血寒瘀阻作痛。治法：温经散寒。方选少腹逐瘀汤。若兼见寒湿者，酌加苍术、茯苓以健脾燥湿。

2. 月经后期　证见经行后期，色暗质稠夹块，小腹痛剧，得热则减，畏寒肢冷，苔薄白，脉沉紧。此乃寒邪搏于冲任，血为寒凝，经脉运行不畅而发病。治法：温经散寒，活血调经。方选温经汤（《妇人大全良方》），去莪术、牡丹皮，加生蒲黄、艾叶以温经活血止痛。

3. 月经过少　证见经来涩少，色暗质正常或清稀，有块，排出不畅，可伴有月经周期延后，小腹冷痛，得热则减，舌质淡，苔白，脉沉紧。此乃经期摄养不慎，感寒饮冷，寒与血结，阻滞冲任而致。治法：温经散寒，养血活血调经。方选温经定痛汤（《中医妇科治疗学》当归、川芎、延胡索、红花、桂枝、莪术、乌药）。临床上可加盐小茴香、吴茱萸以温经散寒。加醋香附、紫丹参以疏肝理气，养血调经。

4. 闭经　证见经来骤止，或继发数月不行，形寒肢冷，小腹冷痛，拒按，喜热熨，脉沉紧，苔白。此乃经行产后，余血未尽，受寒饮冷，寒邪乘虚入胞，冲任受阻而成。治法：温经散寒，活血通经。方选温经汤（《妇人大全良方》）。

5. 胞衣不下　证见产后胞衣不下，腹冷痛拒按，恶露甚少、色暗红，面色青白，痛时欲呕，舌淡白，脉象沉弦而涩。此乃产时失血耗气，胞宫空虚，加之身体裸露，易为寒邪所袭。治宜温经散寒，活血化瘀。方用黑神散（《太平惠民和剂局方》）加牛膝以引胞衣下行。

6. 产后恶露不绝　证见恶露淋漓，过期不止，量少，色紫黑，有块，小腹冷痛拒按，舌质正常、舌边紫或舌紫暗、边尖有瘀点，脉涩。此多因产时感寒，与血相搏，致恶血不去，新血不守，相并而下，日久不止。治宜活血化瘀。方选生化汤合失笑散，加益母草化瘀止痛。

7. 产后恶露不下　证见产后恶露不下，或下之甚少，色紫暗，小腹冷痛拒按，舌紫暗，脉细涩。此乃产后脏腑劳伤，气血虚损，风冷乘虚入胞，而搏于血，壅寒不宣，蓄积在内而成。治宜温胞散寒，则血自行。方选黑神散(《太平惠民和剂局方》)或生化汤(《傅青主女科》),倍加桃仁。若腹胀胁痛,加郁金、枳壳以增行气解郁之力。若恶露夹有血块,小腹痛甚,加蒲黄、五灵脂、益母草以化瘀止痛。

8. 产后腹痛 产后小腹冷痛,得热痛减,恶露量少、色紫暗、有块,小腹可扪及包块,面色青白,四肢不温,痛而欲呕,舌质暗淡,苔白,脉沉紧。此乃产后气血为寒邪所滞,运行不畅,涩滞作痛。治宜养血散寒,行瘀止痛。方选加减生化汤(《傅青主女科》)加益母草以助活血散瘀之力。若小腹胀甚于痛,胸胁胀满,属气滞血瘀之证,加枳壳、乌药、广木香以理气行滞消胀。若疼痛欲呕,肢冷面青,加法半夏、吴茱萸温经降逆。

9. 带下 证见带下量多,质稀如水,脐腹痛而喜按,面色苍白,形寒肢冷,关节酸痛,苔薄白,脉浮滑。此乃寒邪袭胞,致风冷白带。治宜疏风和营,温胞止带。方选桂枝四物汤(《医宗金鉴》)加吴茱萸、防风、海螵蛸。若证见带下白滑如涕,阴中作冷,少腹绵绵作痛,得温则舒,苔白腻,脉沉细或沉弦,则为寒湿入胞而致寒湿白带。治宜温化寒湿,固涩止带。方选龙骨散(《普济方》)。

10. 阴冷 证见阴中寒冷,甚则两髀冷痛,苔薄白,脉浮紧。此为风寒之邪入阴户,袭于子脏而作病。治法宜温经散寒。方选陈自明阴冷方(《妇人大全良方》)去地骨皮,加桂枝。

11. 不孕 经期尚准,或后期而至,经量偏少,色暗有块,少腹冷痛,或阴户寒冷,不能受孕,苔薄白,脉沉紧。此乃风冷之气,乘其经血,结于子脏,子脏冷,故无子。治法宜温宫散寒助孕。方用艾附暖宫丸。另用淡盐水送紫河车粉剂,每日2次,每次3g,早晚分服。

12. 胞阻 妊娠小腹冷痛,面色苍白,形寒肢冷,舌淡苔白,脉沉迟或沉弦。此乃素体阳虚,妊娠以后,胞脉失于温煦,阴寒内结,阻碍气血运行而致血寒胞阻。治宜温经散寒。方用胶艾汤(《金匮要略》)加巴戟天、杜仲、补骨脂以温肾补阳,使阴寒消散,气血流畅,则腹痛可解。

[类证鉴别]

胞宫寒凝证应与胞宫虚寒证相鉴别。两者病所均在胞宫,均以寒为病,然有虚实之分,内外之别。从其病因而论,胞宫寒凝证,是因经行之际,或新产之时,胞宫空虚,适遇内虚外客,或当风取凉,肆啖生冷,寒邪乘虚侵袭胞宫,是寒从外入。胞宫虚寒证,缘素体阳虚,或房劳过度,精血亏耗,损及下元，胞宫失于温煦，以致寒从内生。故胞宫寒凝证之寒为外寒、实寒，而胞宫虚寒证之寒为内寒、虚寒。以临床表现的主症来分析，二者均可见小腹不温、小腹疼痛之症，但前者之腹痛，以绞痛为主，痛势剧烈，按之痛增，常伴冷汗出；后者之腹痛，多为绵绵作痛，且喜揉喜按，按之痛减。两证均有月经后期，月经量少之病，但却各异。胞宫寒凝证之月经后期，月经量少多因血为寒凝，血道艰涩，血运不畅而发病，故血色多呈紫暗，夹有血块。而胞宫虚寒证之月经后期，月经量少多为阳气不足，失于温养，生化失期，血室虚乏，故血色淡红，质清稀。以其兼证来分析，胞宫寒凝多见舌质紫暗，脉沉紧等寒凝血瘀之象。胞宫虚寒证则多有腰酸腿软，小便清长，面色白，舌淡苔薄白，脉沉细，尺脉尤弱之下元虚衰，肾阳不足之象。两者在治疗学上也迥然有别。胞宫寒凝证以温宫散寒，活血行血为主；胞宫虚寒证以温经扶阳，养血调经为主。前者用大全温经汤重在散寒化瘀，而后者用金匮温经汤重在温阳补虚。

［中成药］

1. 毓麟丸 温宫散寒，调经种子。适用于胞宫寒凝证之月经后期，或痛经，或闭经，或产后腹痛，或阴冷，或不孕。蜜丸，口服。每服1丸，日服2次。温开水送服。成分：人参、白术、茯苓、当归、熟地黄、菟丝子、杜仲炭、鹿角霜、川椒、白芍、川芎、甘草。

2. 保坤丸 温经散寒，舒郁化滞。适用于胞宫寒凝证之月经后期，或痛经，或闭经，或产后腹痛，或阴冷，或不孕。水丸，口服。每次6g，日服2次。温开水送服。成分：当归、白芍、炒白术、茯苓、陈皮、党参、牡丹皮、川芎、肉桂、延胡索、香附、黄芪、熟地黄、藁本、白芷、木香、砂仁、甘草、艾炭、知母、黄柏。

3. 定坤丹 温宫散寒，调经理血。适用于胞宫寒凝证之月经后期，或痛经，或闭经，或阴冷，或不孕，或产后腹痛等。蜜丸，口服。每次1丸，日服2次。温开水送服。成分：当归、人参、黄毛鹿茸、藏红花、熟地黄、白术、汉三七、鸡血藤、白芍、枸杞子、阿胶、益母草、香附、延胡索、柴胡、茺蔚子、鹿角霜、五灵脂、甘草、茯苓、干姜、杜仲、川牛膝、砂仁、川芎、黄芩、肉桂、台乌药。

[食疗调养]

一、食调要点

胞宫寒凝证是指濒临经行或正值经期，或产褥期，肆啖生冷，冒雨受寒，致使寒邪客于胞宫，血为寒凝，瘀阻作痛。宜选用温宫散寒，化瘀通经之食品，如羊肉、羊肾、羊骨、炮附子、肉桂、干姜、桂枝等。忌食生冷寒凉刺激食品。

二、辨证配膳

1. 川续断杜仲煲猪尾

原料：川续断30 g，杜仲30 g，猪尾1条。

操作：将猪尾去毛洗净，然后切段。与川续断、杜仲共加水用瓦罐煮熟，放少许盐调味，即可饮用。

功能：温肾壮阳，暖宫通经。适用于胞宫寒凝证之月经后期，或痛经，或闭经，或带下，或阴冷，或不孕，或产后腹痛等。猪尾通达督脉，以脏补脏。

2. 附子生姜炖狗肉

原料：熟附片9 g，生姜150 g，狗肉500 g。

操作：先将附片、生姜文火煨熟（1小时以上）。狗肉用清水洗净，切成小碎块，先在沸水中煮15分钟，捞出沥干水分，备用。先用蒜片、花生油起锅，加水用文火炖狗肉，煮沸时再放入附片、生姜，文火炖3个小时，加入少许盐调味，即可食用。

功能：温宫补肾，扶阳散寒。适用于胞宫寒凝证之月经后期，或痛经，或闭经，或带下，或阴冷，或不孕，或产后腹痛。

3. 肉苁蓉羊肉粥

原料：肉苁蓉30 g，精羊肉200 g，粳米250 g，盐、味精适量。

操作：将精羊肉用清水洗净，与肉苁蓉、粳米共煮粥，以食盐、味精调味食用。

功能：温宫暖肾，填补奇经。适用于胞宫寒凝证之月经后期，或闭经，或痛经，或带下，或阴冷，或不孕，或产后腹痛。

[医案选]

高某，女，37岁。初诊日期：1995年3月8日。

丛春雨 中医妇科经验

主诉：腰酸，腹胀，身重下坠 3 年之久，自人工流产后病情逐渐加重，至今不孕。现病史：月经周期 30 天，7 天净，量中等，有痛经史，婚后好转。自人工流产后，腰痛，小腹痛症状加重，平时面色黄白，白带量多、清稀，小腹发凉，身重神疲，纳呆，乏力。脉沉缓，尺滑。妇科检查：右侧附件增厚。西医诊断：继发性不孕，慢性盆腔炎。中医辨证：人工流产，寒邪侵入，带脉失约，冲任不固，胞宫寒凝。方药：土炒白术 30 g，生山药 30 g，酒浸巴戟天 15 g，熟地黄 15 g，炒杜仲 9 g，肉苁蓉 9 g，酒炒白芍 9 g，炒五味子 1 g，盐水炒补骨脂 3 g，盐炒小茴香 9 g。

治疗经过：此方服用 24 剂，腰酸腰痛症状大减，白带减至少许，唯身重神疲仍在。在原方基础上加温宫散寒化湿之品，方药：土炒白术 30 g，酒浸巴戟天 30 g，熟地黄 15 g，干姜 9 g，党参 9 g，炒杜仲 9 g，荔枝核 9 g，盐水炒小茴香 9 g，橘核 9 g，胡芦巴 9 g。

令患者连服 30 余剂，并用酒制延胡索 30 g，醋制香附 30 g，共为细粉，每日 2 次，每次 1.5 g（可装入空心胶囊），白水送服。3 个月后再经门诊妇科检查无任何不适。于 1998 年 6 月随访，已足月生一女孩，母女安康。

按：本例属于腰酸腹胀不孕型。因数年前人工流产后，感受风寒之邪，寒客胞宫，凝滞经脉，故见腰酸腹胀。下焦寒湿不化，则白带量多而清稀。脾虚肾亏则纳呆而神疲乏力。仿《傅青主女科》第 33 条少腹急迫不孕例选完带汤加味。此方之妙在于脾肾两补，而又利腰脐之气，自然带脉宽舒，症状大减。第二方又加重暖宫散寒之品，还用延胡索、香附之粉药以活血止痛，才终获寒凝散、血脉通、带脉束、冲任固的良好效果。

选自《丛春雨中医妇科经验》，丛春雨著，中医古籍出版社 2002 年出版。

第十四节 胎 热 证

[概念]

《格致余论·慈幼论》说："儿之在胎，与母同体，得热则俱热，得寒则俱寒，病则俱病，安则俱安。"若在妊娠期过食辛辣肥甘之物，则胃火内生

538

由此而常引发胎热之证。

[临床表现]

1.主症　妊娠后阴道不时下血，或为胎漏，或为胎动不安，或为滑胎，或为堕胎。

2.次症　淋漓下血，其色鲜红，腰酸坠胀作痛，心烦不安，手心烦热，口干舌燥，或喜冷饮，或溲黄便结。

3.舌脉　舌质红、苔黄而干，脉滑数。

[诊断要点]

（1）必须具备主症。

（2）具备次症中的任何两项，加上典型舌脉。

（3）多有素体阳盛，嗜食辛辣，过服助阳之品或有性情急躁之病史，本证多见于妊娠早期。

[证候分析]

无论阴虚内热，肝郁化热，外感热邪或因饮食、药物酿生内热，热邪直犯冲任，冲任失调，血为热迫。血妄行离经下走，致使妊娠期阴道不时少量下血，血为热灼其色鲜红。热邪内扰胎元，胎气不安，有下坠之势，则腰酸坠胀作痛。虚热内扰心神，故心烦不安。阴虚阳失所敛，外浮四末，则手足心发热。灼热阴津，津亏不得上承，故口干舌燥，喜冷饮，热灼阴液则溲黄便结。若素体阴虚，妊娠后血聚养胎，阴血益虚，易生内热，热盛损伤胞络，而致胎漏或胎动不安，甚则应期堕胎。如是连续三次者，称之为滑胎。

舌、脉之症均是孕妇阴虚阳盛，热伏冲任而引起胎动不安的外在表现。

[治法] 滋阴清热，养血安胎。

[代表方剂]

保阴煎（《景岳全书》）、固胎煎（《景岳全书》）、清海丸（《傅青主女科》）、清热安胎饮（《刘奉五妇科经验》）。

[自拟经验方] 清热安胎十味饮

炒山药 15 g，生地黄 10 g，熟地黄 10 g，黄芩 9 g，黄柏 9 g，椿根白皮 9 g，炒荆芥穗 9 g，阿胶^{烊化} 9 g，桑寄生 15 g，芦根 30 g。

[方药加减]

1. 胎漏 其临床上有虚热、实热之别。实热者，证见妊娠漏下，血色深红，面赤心烦，口干欲饮，尿黄便结，唇舌红赤，苔黄干，脉滑数。此乃孕后外感热病或七情内伤，五志化火，扰动胎元而成。治宜清热、止血、安胎。方用阿胶汤（《医宗金鉴》）去当归、川芎，加苎麻根止血安胎。虚热者，证见妊娠漏下，血色鲜红，五心烦热，少寐，口干不引饮，唇舌红，少苔，脉细滑数，此乃阴虚内热，热灼阴津，干扰胎元而成。治宜养阴、清热、凉血、安胎。方选保阴煎合二至丸。

2. 胎动不安 其特点为阴道出血，血色鲜红量多，伴小腹疼痛，心烦不安，舌干口燥，难寐多梦，大便燥结，小便赤涩，舌红苔黄而干，脉滑数。此乃素体阳盛或肝经郁热。妊娠后，若过食辛燥助阳之品，或暴怒伤肝，则肝火炽盛，肝为藏血之脏，而冲脉附于肝，热伤冲任，以致胎动不安。治宜清热止血安胎。方用固胎煎（《景岳全书》）去砂仁，加墨旱莲、侧柏炭养阴清热止血。

3. 堕胎 其特点为妊娠分娩以前，阴道流血或伴腹痛，胚胎已殒或有胎块排出。查可见子宫颈口已扩张，或已有胚胎组织堵塞于子宫颈口，子宫较孕周小，脉滑或涩或细数。此乃热伏冲任，扰动血海，使胞宫不能藏养胎元，胎元殒亡而发生堕胎。治宜去胎逐瘀，养血止血。方选生化汤加牛膝、红花、车前子。若神疲气短者，加党参、黄芪补中益气；若面白肢冷，小腹不温者，酌加补骨脂、巴戟天、吴茱萸温阳散寒；若发热、腹痛、阴道排液秽臭，加金银花、连翘、大血藤、败酱草、牡丹皮、赤芍清热解毒、凉血化瘀；若阴道流血量多者，加茜草根、血余炭，益母草化瘀止血；若腹痛坠胀甚者，加香附、枳壳、蒲黄、五灵脂行滞化瘀止痛。

4. 滑胎 其特点为屡孕屡堕已连续发生 3 次及 3 次以上，可有月经量少、崩中漏下，经色紫红或鲜红、质黏稠。兼有手足心热，口干咽燥，舌红少苔，脉细数。此乃阴虚生内热，热扰冲任，损及胎元，胎殒之后，阴液更乏，内热更甚，虚而未复；故屡孕屡堕而终成滑胎之疾。治疗宜养阴清热，凉血固冲。方选可用两地汤或加减一阴煎。若口干咽燥，加石斛、玉竹养阴生津；若胸胁乳房胀痛，加香附、郁金疏肝解郁；若头晕耳鸣，心悸少寐，加首乌、山茱萸、枸杞子、首乌藤补血安神；若腰膝酸软，加川续断、菟丝子补肾强腰；若大便燥结，加桑椹、柏子仁。

[类证鉴别]

胎热证应与阴虚阳亢证相鉴别。胎热证系孕后脏腑经络之血，下注冲任以养胎元，致使母体阴血偏虚，阳气偏盛而热加之，热扰冲任，因而出现胎热不安。临床上多见漏下不止，胎动不安之病，进一步发展可引起堕胎之患。而阴虚阳亢证平素多肝阴不足，肝阳偏亢，孕后阴血益虚，则肝阳上扰清窍，易生眩晕，甚则肝风内动，虚火上炎，引动心火，风火相煽，遂成昏眩跌仆，昏不知人，四肢抽搐之危症。临床上多见子晕、子痫之疾。两者在治疗上迥然有别。胎热证宜清热止血安胎，而阴虚阳亢证治宜育阴潜阳平肝。

[现代研究]

胎热证从现代医学观点看，似与神经体液调节功能失常，尤其是交感神经-卵巢功能亢进，或性激素代谢紊乱有关。辅助检查：基温双相，可有排卵后温度上升缓慢，呈阶梯形，或高相波动欠稳定等不同程度的黄体功能不良现象。少数病例可有稀发排卵，甚或无排卵。

[中成药]

1. 孕妇金花丸　清热去火，安胎养胎。适用于胎热证之妊娠阴道流血，或胎漏，或胎动不安，或滑胎，或堕胎。水丸。口服，每服 6 g，每日 2 次。温开水送服。

成分：炒栀子、金银花、川芎、黄柏、黄芩、当归、白芍、生地黄、黄连。

2. 养血安胎丸　调荣养卫，清热安胎。适用于胎热证之妊娠阴道流血，或胎漏，或胎动不安，或滑胎，或堕胎。蜜丸。口服，每服 1 丸，每日 2 次。温开水送服。

成分：当归、川芎、川续断、陈皮、黄芩、茯苓、苏梗、杜仲炭、麦冬、补骨脂、壳砂、白术、益母草、香附、甘草。

[食疗调养]

一、食调要点

胎热证系孕后脏腑经络之血，下注冲任以养胎元，致使母体阴血偏虚，阳气偏盛，热扰冲任而致生本证。其膳食宜滋阴清热，养血安胎之品，如生地黄、熟地黄、山药、黄芩、黄柏、黄连、芦根等，同时应饮用高营养且易消化之食品，如鸡汤、肉汤、鱼汤等，还要荤素结合，多吃新鲜蔬菜、水果等，以免过食油腻之物，助热化燥，燥伤阴血。

二、辨证配膳

1. 沙参玉竹生地黄煲老鸭

原料：沙参30 g，玉竹30 g，生地黄15 g，老鸭1只，生姜6 g。

操作：沙参、玉竹、生地黄分别用清水洗净，生姜刮皮、洗净、切片。老鸭劏洗干净，去内脏，拔清鸭毛，于沸水中煲5分至10分钟，捞起沥干水分。在煲中注入适量清水，放入全部材料，武火煲滚后，再用文火煲2个小时，加入少许盐调味，即可饮用。

功能：滋阴清热，养血安胎。适用于胎热证之妊娠阴道流血，或胎漏、胎动不安，或滑胎，或堕胎。

2. 银花二地煲水鸭

原料：金银花15 g，生地黄10 g，熟地黄10 g，猪瘦肉120 g，水鸭1只，生姜6 g。

操作：将金银花、生地黄、熟地黄分别用清水洗净，放入一个医用纱布袋，扎紧袋口。生姜刮皮，洗净，切片。水鸭劏洗干净，去内脏，与猪瘦肉一同放入沸水中汆烫过，捞出再用清水冲洗一遍，备用。在煲中注入适量清水，放入生姜及药袋，武火煲滚，再放入水鸭及猪瘦肉，改用文火煲约4个小时，弃去药袋，加入少许盐调味，即可。

功能：清热滋阴，养血安胎。适用于胎热证之妊娠阴道流血，或胎漏，或滑胎，或胎动不安，或堕胎。

[医案选]

孙某，女，29岁。初诊日期：1989年8月10日。

结婚3年，妊娠5个月，平素喜欢吃辣椒，妊娠后自觉口苦咽干，因骑自行车上班，1周前先感觉腰酸神疲，近3天小腹坠痛，阴道流血，色红质稠，兼见手足心热，心烦口渴，大便干结，查舌质红，苔微黄，脉见滑数，尺脉较弱。西医诊断：先兆流产。中医辨证：过食辛辣，热犯冲任，冲任蕴热，热扰胎元，胎元不安，故生胎热。拟清热滋阴，安胎止血之法，拙用"清热安胎十味饮"加减治之。处方：炒山药15 g，生地黄10 g，熟地黄 10 g，黄芩 12 g，芦根 30 g，黄柏 10 g，炒荆芥穗 9 g，椿皮 9 g，地骨皮 9 g，桑寄生 10 g，阿胶^{烊化}9 g，川续断 9 g。

二诊：服第 1 剂后即见血少，唯腰酸腹坠之症仍存，十去六七，诊其脉滑象大增，而数象大减，知其胎孕得安，热邪渐去。宗原方加菟丝子 15 g、柴胡 4.5 g。连服 3 剂，其胎热之证，胎漏之候痊愈。1990 年 1 月足月生一男孩，在男孩一周岁时父母抱至吾家中，令人甚为高兴。

选自《丛春雨中医妇科经验》，丛春雨著，中医古籍出版社 2002 年出版。

第十五节　胎　寒　证

［概念］

素缘身体阳虚，或妊娠后过食寒凉之品，戕伐阳气，至血寒宫冷，阴盛阳衰，而造成胎动不安，或胎萎不长，或堕胎，或小产，或屡孕屡堕之滑胎，则称之为胎寒证。

［临床表现］

1. 主症　妊娠胎动不安，或胎萎不长，或为堕胎，或为小产，或为半产，或为屡孕屡堕之滑胎。

2. 次症　吞酸吐酸，或恶心呕吐，腹胀，泄泻。

3. 舌脉　舌苔薄白，脉象沉迟。

［诊断要点］

（1）必须具备主症。

（2）具备次症中任何两项，加上典型舌象。

（3）本证仅见于妊娠期间一种证候，常因素体阳虚，阴寒内盛，孕后胎元失于温养而发。

［证候分析］

素体阳虚，孕后过食生冷寒凉之物，戕伐阳气则阳气愈虚。阳虚则阴寒内盛，脏腑生化失常，或因阳虚而胞脏失煦，子宫虚冷有碍于孕育胎儿，故胎动不安，或胎萎不长。因其血寒宫冷，胎元不实，如妊娠3月，未成形而胎下者，为堕胎。5月而下者，称为小产。7月而下者，称半产。若屡孕屡堕，越3次以上者，称为滑胎。多因阳虚阴盛，肝胆之气夹冲气上逆而致吞酸吐酸。胃气不降则恶心呕吐。脾胃不和则腹胀、泄泻。舌、脉之症乃孕妇素体阳气不足，阴寒内盛，孕后胎元失其温养而引起的病理反应。

［治法］ 温经散寒，养血助胎。

［代表方剂］

理阴煎（《景岳全书》）、长胎白术散（《叶氏女科证治》）、补肾固冲丸（《中医学新编》）、补肾安胎饮（《中医妇科治疗学》）。

［自拟经验方］温肾安胎饮

炒山药15g，川续断10g，寄生15g，菟丝子30～60g，阿胶^{烊化}9g，鹿角霜15g，巴戟天15g，盐小茴香9g，炒荆芥穗9g，炮姜9g，艾叶6g，大枣3枚。

［方药加减］

1. 胎动不安 其证为妊娠期阴道少量下血，色淡红，质清稀，腰酸腹坠痛，头晕耳鸣，小便频数，夜尿多甚至失禁，舌淡苔白，脉沉缓尺弱。此乃胞冷血寒，肾阳虚惫，胎元不固之证。治宜温阳散寒安胎。方选补肾安胎饮（《中医妇科治疗学》）。若阴道流血量多宜重用胶艾，酌加仙鹤草、墨旱莲止血。腰腹坠痛者可配服黄芪、升麻益气升阳。小便频数失禁者酌加益智仁、覆盆子、桑螵蛸温肾缩小便。

2. 胎萎不长 其特点为妊娠数月，子宫增大明显小于其妊娠月份，胎儿大小远不及胎龄，兼有形寒肢冷，小腹及腰部冷痛，得热痛减，四末不温，呕吐清涎，舌质淡，苔白而滑，脉象沉迟。此乃下元不足，冲任虚寒，或过食生冷，戕伐阳气，阳衰阴盛，血寒宫冷，以致独阴不长。治宜温胞散寒助胎。选叶氏长胎白术散。加艾叶、补骨脂、菟丝子温肾助阳暖宫散寒。原方用牡蛎咸寒以引诸药入肾而养胎元，然因其有软坚散结之弊故多去而不用。若兼气虚不足者，酌加党参、白术、大枣、甘草补脾益气。腰腹冷痛甚者，配杜仲、鹿角片、台乌、川续断温阳散寒、行气止痛。

3. 堕胎、小产、半产、滑胎 其特点是应期而坠堕，轻则胎动不安，重则第3、5、7月而堕，或屡孕屡堕3次以上。阴道流血，小腹坠胀疼痛，舌脉可正常或尺脉转急如切绳、转珠、沉细而滑。治宜活血化瘀，去胎益母。方选生化汤、脱花煎。目的在于活血化瘀，助殒胎外排，不致滞留胞中，使新血得归而诸证渐愈。若兼见气短神疲等气虚不足之象者，酌加党参、黄芪补中益气。若气机郁滞胁腹胀痛者，酌加香附、台乌、橘核、丹参以理气行滞止痛。

[类证鉴别]

1. 胎寒证与肾气虚证 胞络系肾，两者病本在肾。胎寒证除具有肾气虚证的头晕耳鸣、腰酸腿软，胎动不安，小腹下坠，小便频数等症状外，还必须具有腰腹冷痛，泄泻腹胀，舌淡苔薄白，脉象沉迟之阴寒内盛之证。其鉴别要点在于胎寒证不单纯具备肾阳虚证，而且必有阴寒之证。然肾气虚证仅是气虚为主。而肾阳虚不突出，寒象则更不明显。在临床治疗用药也有所区别，肾气虚证当以补虚益肾，多选寿胎丸（《医学衷中参西录》）；胎寒证则温阳散寒，多选理阴煎（《景岳全书》）。

2. 胎寒证与妊娠寒中少阴证 二者均为在妊娠期间所发生之疾病。胎寒证缘素体阳虚，以及妊娠后，过食寒凉之品，戕伐阳气，至血寒宫冷，阴盛阳衰而致病。并无感受风寒之病史。其临床表现为小腹及腰部冷痛，四末不温，兼见吞酸吐酸，呕恶，腹胀、泄泻等症。而妊娠寒中少阴之证多系妊娠期间风寒由外而入，袭于少阴肾经而发病。其临床特点为妊娠临月，忽感少阴风邪，恶寒，手足厥冷，前者是阳虚生寒，属内寒致病。后者是外感风寒，属外寒致病。二者迥然有别，不可不察。

[中成药]

1. 毓麟丸 温宫散寒，扶阳育胎。适用于胎寒证之胎动不安，或胎萎不长，或堕胎，或小产，或滑胎。蜜丸。口服，每服1丸，每日2次。温开水送下。

2. 艾附暖宫丸 温暖子宫，驱寒止痛。适用于胎寒证之胎动不安，或胎萎不长，或堕胎，或小产，或滑胎。蜜丸。口服，每服1丸，每日2次。温开水送服。

3. 千金保胎膏 温宫散寒，益气养血。适用于胎寒证之胎动不安，或胎萎不长，或堕胎，或小产，或滑胎。膏药，外贴（腹脐）。

［食疗调养］

一、食调要点

胎寒证不单纯具备肾阳虚证，而且又有阴寒之象，其膳食宜温经散寒，扶阳育胎之品，如菟丝子、枸杞子、巴戟天、鹿角霜、盐小茴香、干姜、肉桂之品，还可食用有高营养又属于血肉有情之品以补之，如羊肉、鸡肉、骨头汤等。注意菜类要多样化，有助于孕妇各类营养物质均衡的吸收。

二、辨证配膳

1. 山药羊肉汤

原料：精羊肉500g，山药30g，生姜15g，葱白30g，胡椒6g，绍酒20g。

操作：将羊肉剔去筋膜，略划几刀，再入沸水锅略煮片刻以去血水。山药用清水闷透后，切成厚约0.2cm的片，与羊肉一起放入锅中，加入清水适量，投入生姜、葱白、胡椒、绍酒，先用武火烧沸后，撇去浮沫，移文火上炖至酥烂，捞出羊肉晾凉。再将羊肉切片，装入碗中，再将原汤中生姜、葱白拣出，略加调味，连山药一起倒入羊肉碗内即可。

功能：温补脾肾，扶阳育胎。适用于胎寒证之胎动不安，或胎萎不长，或堕胎，或小产，或滑胎。

2. 菟丝阿胶炖乳鸽

原料：菟丝子15g，川续断、桑寄生、墨旱莲、女贞子各12g，阿胶、白芍各9g，甘草3g，炒荆芥穗6g，乳鸽2只，绍酒、盐、葱、姜、胡椒粉各适量。

操作：将乳鸽去毛及内脏，将上述中药装入医用纱布袋，扎紧袋口。姜拍松，葱切段。阿胶烊化备用。把乳鸽、药袋、葱、姜、盐、绍酒同放入炖锅内，加水。将炖锅置于武火上烧沸，加入阿胶再用文火慢炖熬40分钟，除去药袋，加入胡椒粉拌匀即可。

功能：固胎补肾，温宫散寒。适用于胎寒证之胎动不安，或胎萎不长，或堕胎，或小产，或滑胎。

3. 太子参炖猪腰

原料：太子参12g，桑寄生12g，菟丝子15g，川杜仲9g，川续断

9 g，白芍 6 g，当归 3 g，艾叶 3 g，炙甘草 3 g，猪腰子 4 个，绍酒、盐、葱、姜、胡椒粉各适量。

操作：将猪腰一切两半，除去白色腺腺，切块。葱切段，姜拍松，上述中药装入医用纱布袋，扎紧袋口。将药袋放入炖锅内，放入猪腰、葱、姜、盐、绍酒，加水。将炖锅置于武火上烧沸，再用文火慢炖 40 分钟，除去药袋，加入胡椒粉即可。

功能：温宫散寒，扶阳育胎。适用于胎寒证之胎动不安，或胎萎不长，或堕胎，或小产，或滑胎。

［医案选］

石某，女，35 岁。初诊日期：1977 年 2 月 5 日。

主诉：婚后 7 年曾流产 4 胎，每 3 个月左右即流产。现病史：患者 14 岁月经初潮，周期为 30 天，行经为 5～6 天，自流产后性欲淡漠，小腹虚冷，腰膝无力，全身怕冷，手足冰凉，月经来时恶寒更甚，纳差，时有恶心，便溏。妇科检查：子宫前倾、前屈，大小、活动均正常。舌质淡，苔薄白。脉象：沉缓，右脉细软，尺脉无力。西医诊断：习惯性流产。中医辨证：滑胎（肾阳虚惫，寒客胞宫，冲任失荣，下元亏损）。治法：补虚温经，暖宫散寒。方药：土炒白术 30 g，肉桂 6 g，盐浸巴戟天 30 g，党参 9 g，炒黑杜仲 9 g，酒浸炒菟丝子 30 g，炒山药 9 g，炒芡实 9 g，炮附子 ^{先煎} 4.5 g，盐水炒补骨脂 6 g，醋炒香附 9 g。

此方服 30 余剂，病情有所好转，经期恶寒减轻，便溏、泛恶已除，食纳增加，但仍感觉下腹发凉坠痛，腰酸痛，遂增加温暖下元之药：盐炒小茴香 9 g、淫羊藿 10 g、盐浸仙茅 9 g、川续断 9 g。再服汤药 30 余剂，并令患者用紫河车 30 g、红参 15 g，两药共为细粉，每晚口服 1.5～3 g，淡盐水送服。还嘱患者每次月经前服第一方 6 剂，每次经净后服第二方 6 剂，中间服其粉药，再连服 3 个月。于 1979 年 3 月随访，其已妊娠 5 个月，安全度过了孕后三个月流产之难关，后足月顺产一男孩，4 年后又生一女孩。

按：此例系肾气虚寒，脾运乏权，真阳不足，胞宫失于温煦，宫寒胎孕不固致滑胎，治法选傅青主氏"温胞饮"以温肾暖土，升火助阳。在此基础上又酌加二仙汤即仙茅、淫羊藿以助温宫之力，还用紫河车、人参之粉药，淡盐水送服，旨在甘咸温养，填补奇经，安神宁心，培补下元。

选自《丛春雨中医妇科经验》，丛春雨著，中医古籍出版社 2002 年出版。

第十六节 产后败血上冲证

［概念］

由于产妇临产分娩用力，产创出血，所以产后病以虚证居多，然气为血帅，元气虚亏，运行乏力，难免瘀血内阻，气机不利，故产后病具有多虚多瘀的病理特点。若瘀血留滞胞宫，则可导致产后腹痛，恶露不下等疾患；若瘀血留滞经络、筋骨、关节，则多见产后身痛、关节痛、肌肉痛；若瘀血流滞，败血上冲，犯及心、肺、胃，即产后三冲，多属危候，预后多不良，应中西医结合积极抢救。

［临床表现］

1.主症 产后恶露停滞不下，或下之甚少，胸闷烦躁，或神志错乱，语言癫狂，或发昏晕，或面赤气急，或咳逆鼻息，或胸闷呕逆，腹满胀痛，或呕恶不食。

2.次症 产后恶露下之不爽、色紫暗，小腹疼痛拒按，或神昏口噤，两手握拳，牙关紧闭，面色紫暗。

3.舌脉 舌质紫暗，脉弦细或涩。

［诊断要点］

（1）必须具备主症和典型舌脉。

（2）本证发生于新产后，属产后危急重症，临证时必当详察，及时明确诊断，以免贻误病情。

［证候分析］

产后元气亏虚，运血无力，气虚血滞，且产后百脉空虚，易感外邪，寒邪乘虚入胞，血为寒凝，以致恶露不畅，留而成瘀。或复因产前宿有气郁血滞，以致瘀血内阻，败血为患。盖产后败血，当以畅行排出为顺，若瘀滞胞宫，可引起产后腹痛，恶露不下，或恶露不绝，则小腹疼痛拒按。瘀血内阻，败血上冲，则致产后血晕。瘀留经络、筋骨，则为产后身痛。瘀阻气机，郁而发热，则为产后发热。败血冲心则神昏不语。败血冲肺，则气喘咳嗽。败血冲胃，则呕恶腹满胀痛。败血内停，营卫流行不畅，经络阻滞，故见两手握拳，牙关紧闭。面色紫暗，唇舌俱紫，脉涩均为产后恶露败血不下，瘀血内阻反逆上冲之病理反应。

[治法] 行血，逐瘀，降逆。

[代表方剂]

夺命散（《妇人大全良方》）、加味生化汤（《傅青主女科》）、花蕊石散（《和剂局方》）、五积散（《和剂局方》）、抵圣汤（《妇人大全良方》）、佛手散（《普济本事方》）。

[自拟经验方] 补虚逐瘀十味饮

当归9g，红花9g，川芎4.5g，益母草15g，泽兰9g，炮姜9g，红参9g，土炒白术9g，醋香附6g，炙甘草6g。

[方药加减]

1. 产后败血冲心　特点是产后心中烦躁，起卧不安，神志错乱，言语颠倒，如见鬼神，甚或不语，脉弦细。此乃心主血脉，而藏神。因产创耗伤血脉，心气大虚。则败血不下，上干于心，扰乱心神而发病。治疗：活血祛瘀，养血安神。方选花蕊石散（《和剂局方》）。若闷乱未致癫狂者，方用失笑散，加菖蒲、远志、郁金芳香开窍。

2. 产后败血冲肺　特点为产后胸闷烦躁，面赤，喘满，咳嗽鼻衄，口鼻气黑，甚或面黑，发喘欲死，恶露量少或不下，舌暗，脉弦细。该证为产后耗气伤血，脏腑伤动，肺气则虚，败血逆而上冲于肺，肺失宣降所致。治疗应急服夺命散（《证治准绳》）以攻逐瘀血。稍缓解后，则补气化瘀，方用二味参苏饮（《神壁方》），甚则加芒硝。若证见喘急不能卧，痰与血杂涌而上，脉弦滑者，此乃脾胃气虚，败血冲肺所致。治宜健脾除湿，活血化瘀。方用六君汤合失笑散。

3. 产后败血冲胃　本证为产后腹满胀痛，饱闷呕恶不食，恶露不下，或下而甚少，舌暗，脉涩。此乃胃主受纳水谷，冲脉隶于阳明，因产伤扰动脏腑，败血随冲气上乘于胃，而胃失受纳水谷之职，逆而上冲致发本病。治宜活血化瘀，安胃止呕。方选五积散（《和剂局方》），或抵圣汤（《妇人大全良方》），如不效，则送服来复丹（《和剂局方》）。若证见呕逆腹胀痛甚，血化为水者，治宜逐瘀行血，方选下瘀血汤（《金匮要略》）。

上述产后三冲，病情危急时，应中西医结合抢救。

4. 产后呕吐 若证见产后呕吐痰涎，恶露量少，甚或不行者，此系瘀血未净，饮邪犯胃所致。治宜行瘀化饮。方用抵圣汤（《妇人大全良方》），加茯苓、桃仁。

5. 产后痉症 证见新产后头项强痛，发热恶寒，牙关紧闭，继则口角搐动，面呈苦笑，四肢抽搐，项背强直，甚则角弓反张。舌正常，苔薄白，脉浮而弦。此乃产后百脉空虚，恶血下之不畅，滞而不行，加之产伤不洁，邪毒乘虚而入，新感、外邪、瘀血合而为病。治解毒镇痉，理血祛风。方选撮风散（《证治准绳》），加桑寄生、白芍养血柔肝；或止痉散（《经验方》）合华佗愈风散（《普济本事方》）。

6. 产后血崩 证见产后血崩，小腹疼痛，拒按，血色暗红而有血块，舌质紫暗，脉弦涩。此乃产后恶露未净，受寒饮冷，或残留胎物未出，或服用固涩药太早，以致瘀血内阻，恶血不去，新血不能归经，遂成产后血崩。治宜化瘀止血。方用生化汤（《傅青主女科》），行中有补，旧血已去，新血自生。如系胎物残留，应及时中西医结合治疗，从速除去胎物。

7. 产后血晕 特点为产后恶露不下或下亦量少，少腹阵痛拒按，甚至心下急闷，气粗喘促，神昏口噤，不省人事，面色紫暗，舌暗苔少，脉细涩。此乃产时恶露去少，内有停瘀上攻而致晕闷。治宜活血化瘀。方用夺命散（《证治准绳》），加当归、川芎活血行瘀。若兼胸闷呕恶者，则加姜半夏、竹茹以降逆化痰。外治法：用铁器烧红，醋熏鼻。烧干漆，使闻烟味，虚者忌用。针刺眉心出血，或针刺人中。

8. 产后腹痛 其证见产后小腹剧痛，拒按，按之有块，恶露不下，或下亦量少，胸腹胀满，手不可近，舌质紫暗，脉弦涩。此乃产后恶露不止，瘀血壅滞不通，瘀阻胞中而作痛。治宜活血祛瘀。方选当归延胡索汤（《万氏女科》）。若瘀血兼热者，宜清热化瘀，方焉散（《济阴纲目》）。

9. 产后发热 证见产后寒热时作，恶露不下或下之甚少，色紫暗，夹血块，小腹疼痛拒按，口干不欲饮，舌略紫或边尖有瘀点，脉弦或涩。治宜活血化瘀。方用生化汤（《傅青主女科》），加丹参、牡丹皮、益母草。

10. 产后咳嗽 证见咳嗽气急，或喘促难安，痰少黏稠，胸膈胀闷，舌质暗红，苔薄白，脉弦滑。此乃产后瘀血，上扰于肺，肺失肃降而病。治宜化瘀止嗽。方用佛手散（《普济本事方》），加桃仁、红花、杏仁、延胡索、贝母，使瘀去肺安，则咳嗽自愈。

11. 产后遍身疼痛 证见产后遍身骨节疼痛，屈伸不利，按之痛甚，恶露量少或不下，色紫暗，或小腹疼痛拒按，舌边略紫，脉涩。此乃产后百节开张，恶露去少，瘀血留滞经络、肌肉之间而不下，累日不散，气血运行受阻而发病。治宜活血化瘀，通经止痛。方选生化汤（《傅青主女科》），加桂枝、没药、牛膝以温经通络，化瘀止痛。

［类证鉴别］

1. 产后败血上冲犯心证与产后气血暴虚证 产后败血上冲犯心证缘由败血冲心，扰乱心神引起的心下急闷，气粗喘息，神昏口噤，不省人事之危证。而产后气血暴虚证则因新产阴血暴亡，心神失养而引起产后突然眩晕、心悸溃闷，甚则昏不识人等血虚气脱之危证。二者的致病原因截然不同，前者为产后瘀滞不行，恶露不下，血瘀气逆，并走于上，瘀阻气闭。而后者是产妇素体气血虚弱，复因产时失血过多，以致营阴下夺，血虚气脱。在临床表现上也完全不同。血虚气脱者必见面色苍白、眼闭口开，甚则四肢厥冷，冷汗淋漓，舌淡无苔，脉微欲绝或浮大而虚。而瘀阻气闭者则见产后恶露不下或下之甚少，少腹阵痛拒按，两手握拳，牙关紧闭。面色紫暗，唇舌均紫，脉涩。总之，前者是败血停滞之候，而后者是气血暴亡之象。在治疗用药上也迥然有别，血虚气脱者治宜固脱益气，方选独参汤、参附汤以回阳救逆。若阴道流红不止，则酌加姜炭止血。然瘀阻气闭者治宜行血逐瘀，方用夺命散加当归、川芎以活血行瘀，瘀去则气畅，晕厥可除。若兼胸闷呕秽者，加姜半夏以降逆化痰。

2. 产后败血上冲犯胃证与产后胃寒证 两者均具有产后呕逆病的主要证候，而产后败血上冲犯胃证则多表现腹满胀痛，饱闷恶心，呕逆不食，舌暗，脉细涩等恶血停留之症，而产后恶露不下或下之甚少为本证特有症状。产后胃寒证则多表现为脘腹冷痛，喜热，舌淡，脉沉迟无力等胃家虚寒之象。多由脾胃虚弱，中阳不足，复因产创或停饮停食或有食生冷之物而造成。前者是产后败血不去，上攻脾胃；后者为产后寒邪乘虚犯胃。前者属瘀，后者属寒。治疗时，前者宜活血祛瘀，降逆止呕。后者宜温中散寒，消食化滞。前者多用五积散，或抵圣汤。而后者多用香砂六君子汤或理中汤，加藿香、姜半夏或温胃丁香散（《傅青主女科》）。

3. 产后败血上冲犯肺与产后血虚气极证 二者均为产后喘急之危证，但有原则区别。产后败血上冲犯肺证多见产后胸闷烦躁，喘满，咳嗽鼻衄，恶露量少或不下，舌暗，脉弦细。此乃产后恶血逆上冲肺，肺失宣降所致。而产后血虚气极证多有产后呼吸气急，喘促不安，或喘而有痰，甚至不得卧，脉象虚浮无根。此乃多因产时失血过多，营血突然暴竭，以致营阴不能为卫阳内守，故致孤阳上越，气脱作喘。前者是败血上冲犯肺，后者是血失气虚欲脱而喘。前者治疗宜攻逐瘀血，方选夺命散。而后者治疗需大补气血，方用参附汤，或救脱活母汤（《傅青主女科》）。

[中成药]

1. 回生丹　化瘀止痛，行血通经。适用产后败血上冲证之产后恶露不下，或产后胸闷烦躁，神志错乱，或产后昏厥，或产后腹满胀痛等。蜜丸。口服，每服1丸，每日2次。温开水送下。

成分：黑豆、红花、苏木，以上三味用水熬汤去渣，加入米醋，煮生大黄。将下列药料共串粗末，拌匀晒干。当归、川芎、熟地黄、茯苓、苍术、香附、乌药、延胡索、桃仁、牛膝、蒲黄、白芍、王灵脂、羌活、山茱萸、地榆、人参、白术、青皮、木瓜、高良姜、没药、乳香、甘草、陈皮、木香、三棱。

2. 产灵丹　化瘀生新，散寒止痛。适用于产后败血上冲证之产后恶露不下，或产后胸闷烦躁，神志错乱，或产后昏厥，或产后腹满胀痛等。蜜丸，口服。每服1丸，日服2次。温黄酒送下。

成分：当归、首乌、竹节香附、白术、木香、细辛、川乌、草乌、大茴香、川芎、防风、白芷、芥穗、桔梗、麻黄、苍术、甘草，共研细粉，每1200g细粉兑血竭粉15g、人参粉90g。

[食疗调养]

一、食调要点

产后元气亏虚，运血无力，气虚血滞，或产后百脉空虚，寒邪乘虚入胞，以致恶露不畅，瘀血内阻，败血上扰而成。其膳食应为行血、逐瘀、降逆之品，如当归、红花、川芎、泽兰、益母草、炮姜等，"咸走血，血病勿多食咸""多食咸则脉凝泣而变色"，因此，产后败血上冲之证宜清淡，勿过咸，如新鲜蔬菜、水果、豆制品等。重症患者（冲心、冲肺、冲胃之证）应以鼻饲流质饮食为主，有内热者可酌加菜汤、菜汁、绿豆汁、果汁等甘寒清热之品。有湿热痰浊者，可加山药、薏苡仁、赤小豆等煮汤清热化湿。急性期过后，可适当增加一些动物性食品，如猪、鸭、鸡、鸡蛋等益气养血，恢复体力。

二、辨证配膳

1. 参附回阳煎

原料：红参10 g，炮附片9 g，生龙骨、牡蛎各30 g，黑豆60 g。

操作：将生龙骨、牡蛎、炮附片用水煎取汁（煎煮1小时以上），纳入黑豆再煎，至黑豆极烂，滤取上清液，另将红参单煎取汁，两汁兑匀，加温后鼻饲。

功能：益气回阳，固脱复脉。适用于产后败血上冲证之产后恶露不下，或冲心、冲肺、冲胃所出现的神志错乱、昏厥等症。

2. 田七首乌排骨汤

原料：田七9 g，何首乌30 g，陈皮9 g，龙眼肉15 g，猪排骨250 g。

操作：田七、何首乌分别用清水洗净，田七打碎，何首乌切片。龙眼肉洗净，陈皮浸透洗净。猪排骨用清水洗净，于沸水中煮5分钟，捞起沥干水分。在煲内注入适量清水，先用武火煲滚，然后放入全部原料，改用文火慢煲2个小时，加入少许盐调味，即可饮用。

功能：活血化瘀，补虚扶正。适用于产后败血上冲证之产后恶露不下，或产后腹痛等。

3. 益母草香附鸡肉汤

原料：大葱白30 g，鸡肉250 g，益母草60 g，香附60 g。

操作：葱白去头，拍烂，同鸡肉、益母草、香附加水煎服。

功能：活血化瘀，行气舒滞。适用于产后败血上冲证之产后恶露不下，或胸闷烦躁或腹痛胀满，或胸闷呕逆等。

[医案选]

程某，女，28岁。初诊日期：1976年3月3日。

现病史：产后7天，恶露较少，小腹寒冷作痛，有坚硬块，按之痛增。面色紫暗，唇舌略紫，脉沉紧，尺脉弱不应指。诊断：产后腹痛。病机为：产后恶露不下，瘀血内停作痛。治法：活血化瘀，温宫止痛。处方：当归15 g，川芎9 g，益母草20 g，紫丹参10 g，桃仁9 g，红花9 g，炮姜9 g，蒲黄9 g，五灵脂9 g，炙甘草6 g。

二诊：服上方5剂后，恶露增多，小腹部寒痛拒按大为减轻，又服3剂而愈。

选自《丛春雨中医妇科经验》，丛春雨著，中医古籍出版社2002年出版。

第八章 乳 房 病

第一节 乳房的生理与病理

乳房不仅是女性显著的第二性征，也是广义生殖系统中的一个重要组成部分。丰满挺拔而富有弹性的乳房展示出女性的魅力，是女性美的象征。乳房的发育、成熟、稳定，及随月经的闭止渐趋的衰退萎缩，都是在人体阴阳消长转化规律的影响下进行的，并且与肝、脾、肾及冲任二脉有着极其密切的关系。这正是本书增设"乳房病"的理论与实践的意义，亦是现代中医妇科学的必然选择。

乳房病即乳病，是乳房部位多种病证的总称。乳房可出现不同程度、不同性质的疼痛、肿胀、结块、溃烂、乳头糜烂、乳窍溢液、出血等症状，属于外科临床常见疾病。妇女的发病率明显高于男子。

古代医家对乳房疾病的观察，一般都以女子，尤其是哺乳妇女为主。远在晋《肘后备急方》《刘涓子鬼遗方》等书中，已有乳痈、乳发、妬乳等病名及治疗方药的记载。到了隋唐时代，有关乳病的文献逐渐增多，对乳病发病因素的认识不断提高，乳病的病种也不断扩大，治疗原则及方药日趋丰富。截至清代，据不完全统计，历代外科专著和女科方书、类书、丛书，内容涉及乳病者，就有四十余部，仅病证名就有三十余个。类似乳房急性炎症的病证名有乳痈、妬乳、乳毒、发乳、吹乳、内吹、外吹、乳疯、乳根痈、乳发、男子乳痈等；类似乳房慢性炎症的病证名有乳结核、乳疽、乳漏、乳痨、乳痰、乳头破碎、乳核、乳中结核等；类似增生性疾患的病证名有乳癖、奶癖；类似乳房良性及恶性肿瘤的病证名有乳癖、乳疳、乳岩、乳肿、乳衄、乳栗；类似乳房发育不良的病证名有乳悬、瞎乳、乳缩、乳孔闭塞、男子乳肿等。虽然其中同病异名者多，但充分反映历代医家对乳房病认识的不断深化，从而丰富和拓宽了乳房病的研究深度与广度。

乳房位于胸前 3～6 肋间，左右对称，脂肪组织丰富，主要由乳房、乳头、乳晕、乳络四个部分组成；循行乳房部位的经脉主要有足厥阴肝经（上膈，布胸胁，绕乳头而行）、足阳明胃经（行贯乳中）、足少阴肾经（上贯肝膈而与乳相连）、任脉（循腹里上关元，至胸中）、冲脉（挟脐上行至胸中）。在儿童时间，男女乳房极少变化，至青春期，则男女生理差异明显。冲为血海，任主胞胎，气血上行则为乳，下行则为经水。因此妇女哺乳时期，气血上行，经水停止。乳汁的生成，又源于脾胃之谷气，乳汁的疏泄属于肝胆之气，乳汁的厚薄依赖于冲任的盛衰，可见乳房疾病的发生，与诸经脉和脏腑功能正常与否有着密切的关系。引起乳房病变的常见因素有：

一、经脉瘀阻

妇女乳房为阴明胃经所属，乳头为厥阴肝经所主，若风邪外客，风胜生热，风热壅盛，蕴结于乳房之间，则阳明之血热壅，厥阴之气郁滞，营卫不和，气血凝滞，致使乳部之经脉瘀阻而成乳病。

二、脏腑失调

由于乳房通过经脉与有关的脏腑相联，若脏腑功能失调，也可在乳房部位反映出来。

（一）乳病与脾胃

气血上行则为乳，故脾虚时，纳食欠佳，运化失司，则乳汁缺少。若妇女在哺乳期过食厚味，致脾胃运化失常，胃热壅盛，亦是乳房发为痈疽的原因。

（二）乳病与肝

每当情志内伤，肝气不疏而失条达时，气血瘀阻，导致排乳不畅。如郁久化火，迫血妄行，血失统藏，则可发生乳衄。若郁久化火，与阳明之热相结，则发为乳痈。若气郁忧思，损伤肝脾，运化失权，痰浊内生，则可使乳房发生结块而成乳癖、乳痨、乳岩等。

（三）乳病与肾

《难经》三十六难认为，肾的功能是"男子以藏精，女子以系胞"。清魏之琇《续名医类案·经水》云："经本于肾，旺于冲任二脉。"除男子乳房属肾外，妇女乳房受冲任的主宰，冲任又隶属于肝肾，故肾与乳房的关系，是通过冲任反映出来的。

（四）乳病与冲任

乳病的发生与冲任功能失调的关系最为密切。《续名医类案·经水》提到"冲为血海，任为胞胎"。若冲任失调，精血不足，则肝失濡养，导致脾胃受损，痰浊内生，气滞痰凝为隐核结块。在月经失调或妊娠期、经潮期和绝经期前后，其结块的生长、胀痛不适感等多发或症状显著。

三、毒邪内侵

乳头由于破损，热毒之邪乘机内侵；或因乳头内陷，乳儿吮乳困难，以致乳汁瘀积，乳络阻塞不畅，毒邪随之侵入，郁久化热，发为乳痈、乳疽。

四、精神因素与乳房病

人之有别于其他的动物，是因为人具有思想和复杂的感情，在千变万化的社会大环境下，不同的个体对待生活的态度，对外界刺激的反应能力与应变水平千差万别，因此外界环境对机体所产生的影响也有差别。随着生物医学模式向生物 - 心理 - 社会医学模式的转变，精神因素与疾病的关系越来越受到人们的重视。

祖国医学早就认识到不良的精神因素与疾病发生的关系，强调七情（喜、怒、忧、思、悲、恐、惊）为诸病之源，故有怒伤肝，惊、喜伤心，悲、忧伤肺，思伤脾，恐伤肾的说法。人皆有七情之变，在正常的生理耐受限度内，则不会致病，如果长期承受过大的精神压力，或突然受到剧烈的精神刺激，超过了个体生理所能调节的范畴，则可成为致病因素。国外学者曾指出"沮丧、紧张、恐惧、暴怒等强烈的精神刺激，可使机体出现一系列的神经内分泌反应，引起各种功能和代谢的改变，从而导致疾病的发生"。《素问·上古天真论》中的"精神内守，病安从来"指出了精神因素在防御及治疗疾病方面的重要作用。

国外许多学者的研究证明不良的精神、心理状态与乳腺疾病，尤其是乳腺癌的发生有密切的关系，长时间的高度精神紧张、焦虑不安，可使体内激素调节失控，使乳腺癌的发病率增高。如明代医家陈实功《外科正宗》描述乳腺癌的发病过程为："忧郁伤肝，思虑伤脾，积想在心，所愿不得志者，致经络痞涩，聚结成核。初如豆大，渐若棋子，半年一年，二载三载，不疼不痒，渐渐而大，始生疼痛，痛则无解。"元代医家朱丹溪指出乳岩病为"忧怒郁闷，朝夕积累，脾气消阻，肝气横逆"所致。以上均十分强调精神情绪因素在乳腺癌发病中的地位。对患了癌症的患者，不同的精神状态也可导致结果不同，英国皇家马斯登医院精神科医生格里尔，曾对一些癌症患者的精神状态做过调查，凡充满战胜癌症决心、乐观开朗者，有75%可存活5年以上；而悲观失望、失去治疗信心者，仅有35%存活5年以上。

　　不良的精神因素还可导致其他乳腺疾病的发生，如郁怒伤肝，肝郁气滞，可引发乳房胀痛、乳中结节的乳痛症及乳腺增生症，乳痛症和乳腺增生症又可随精神情绪的变化而加重或缓解；哺乳期由于乳母的恼怒忧郁等精神因素，又可引起乳汁的分泌失常，致乳汁过少；急、慢性乳腺炎的发生亦可由乳母的恼怒忧郁等不良情绪导致乳汁排出不畅，瘀滞成块，腐败化脓而成。所以乳房疾病不论是急慢性炎症，或增生结块，或良、恶性肿瘤，都与精神情绪因素有很大的关系。应该说调理情志，消除不健康的心理因素，保持积极向上的生活态度，在乳腺疾病的预防和治疗上占有十分重要的位置。

　　关于乳病辨证与其他病证一样，局部与全身症状相结合，现就乳病的辨证特点分述如下：

　　一、望诊　　首先应观察患者的精神状态，以判断乳房疾病对全身的影响，由于乳房病种的不同，病者表现各有差异。望乳房：令患者端坐，解开上衣，将乳房显露，以便对比。

　　（一）乳房大小及乳头形态　　乳房是否等大、对称，如乳房过大、下垂为气虚不摄所致之乳悬；乳房或乳头过小，与年龄不符，为先天禀赋不足。局部有无红肿及水肿，乳房是否比原来增大或缩小，乳头是否抬高或内缩，后者或为乳痨与乳岩的表现。乳头糜烂、破裂、结痂，多为哺乳期妇女由于哺乳习惯不良，或乳汁不畅、不足，被乳儿吮乳咬伤所致；或因乳头内陷，致哺乳期妇女乳汁排出不畅而发生瘀积，常并发乳痈。若为未婚女子，或未哺乳之妇女，多为肝胆火毒炽盛，常合并乳痛症。若无任何不适之乳窍溢液，或血水，或黄色之液体，多为肝郁化火，迫血妄行所致之乳衄，常为乳房肿瘤之表现。

　　（二）乳房皮肤色泽与形态　　若乳房皮色晦暗、水肿，或陈皮样变，或肿块部位皮肤内缩凹陷，多为乳痨或乳岩浸润的表现。若局部红肿高热，为热毒所致之乳痈、乳发。

　　（三）乳房瘘道和溃烂疮面　　瘘道内有脓液或乳汁溢出，局部皮肤出现浸润，此为乳痈、乳疽切开后引流不畅所致。若瘘道内流出清稀或豆渣样分泌物，瘘道口周围组织晦暗，多为乳痨所致。若溃烂疮面形如菜花，深若岩穴，色紫，此为乳岩后期。

二、问诊　问诊是正确判断乳房疾病的主要方法之一。

（一）乳房主症　疼痛和肿块。须先问清疼痛与肿块出现时间的先后，疼痛的性质是刺痛、抽痛、隐痛、胀痛，在什么情况下出现疼痛，在什么情况下加重；若为肿块，问清出现的时间、大小、生长速度等。

（二）乳病兼症　发病后全身有无寒热，情绪有无变化。

（三）月经周期是否正常，来潮时乳房有何感觉。

（四）问生育史及哺乳史，过去有无乳病史。

三、闻诊　主要嗅乳房溃烂创面的分泌物，以帮助确诊病变的性质，如渗血水腥臭难闻，则为乳岩后期。

四、切诊（触诊）　结块是乳房病的最常见症状，也是诊断中最难确诊的局部体征，而触诊则是辨认结块最重要的诊断措施之一。检查时，应先检查健侧乳房，再检查患侧；将手平放于乳上轻柔按摸，切勿用手指去捏抓，由内下至内上、外上至外下按摸乳房，后至中心乳晕部分，同时注意乳头有无血性分泌物溢出，最后触诊腋窝、锁骨上窝之淋巴结，并以象限描写其结块的部位。如发现结块，注意患部有无触痛、灼热和波动，结块的软硬度、活动度大小、是否与皮肤及周围发生粘连，结块的形态是否光滑等，同时可以根据具体情况，借助现代医学的检查方法，进一步明确诊断。

（一）若结块为扁平或圆形，小者如樱桃、梅李，大者如鸡卵，表面光滑，质硬而具有弹性，皮核不亲，有滑动感，局部肤色正常，生长缓慢，无明显痛感，终年累月不破溃。一般无明显自觉症状，部分患者可出现局部疼痛，月经来潮前后，或情绪抑郁时痛感明显。乳房内结块呈串珠，周界不清，均为乳癖。

（二）14～15岁少女，乳晕部有结块，并有触痛，多为冲任失调，肾气不充之乳疬。

（三）若初期为无痛性结块，生长缓慢，形如梅子，推之可以移动，质硬而不坚，与周围组织境界不清，日久逐渐软化，并向周围浸润，终无明显疼痛，此为肺肾阴亏所致乳痨。

（四）若肿块初期不疼，形如大豆，渐长如棋子，如堆粟，生长缓慢，质硬，表面不甚平滑，与周围分界不清，不易被推动，肿块渐大，疼痛渐生，痛则无解，此为乳岩。

关于治疗：由于乳房与脾胃、肝肾、冲任等脏腑经脉关系密切，而其病变又多以气滞血凝为基础，清·余听鸿在《外证医案汇编·乳证》中总结前人的经验时指出："治乳症，不出一气字定之矣。脾胃土气，壅则为痈，肝胆木气，郁则为疽，正气虚则为岩，气虚不摄为漏，气散不收为悬，痰气凝结为癖、为核、为痞，气阻络脉，乳汁不行，或气滞血少，涩而不行，若治乳，从一气字着笔。无论虚实新久，温凉攻补，各方之中，夹理气疏络之品，使其乳络疏通。气为血之帅，气行则血行，阴生阳长，气旺液通，血亦随之而生，自然壅者易通，郁者易达，结者易散，坚者易软。"至今，此论点在妇科乳病临证中，仍有重要的指导作用，并为多数医家所遵循。因此，治疗乳病时，常使用气分药，如青皮、陈皮、青橘叶、郁金、香附、川楝子、延胡索、泽兰、木樨子、佩兰、合欢皮、苏子、青菊叶、枇杷叶、茺蔚子、厚朴、枳壳等，随证选用。盖妇人情怀不畅，多愁善郁，肝气不舒则邪易侵而乳汁易壅，血脉易滞而痰浊易凝，乳房诸症，多由此诱发。临床治乳病，必须贯穿辨证论治法则，如清胃解毒、调摄冲任、补益肝肾、养心健脾、化痰软坚、活血通络、凉血止血、通乳回奶、托里透脓等，但不论新久虚实，温凉攻补，各方之中，均须佐以理气疏络之品，使气血流畅，乳络疏通，则壅者可通，郁者可达，结者可散，坚者可软，必要时还须施以适当的局部处理，如敷药、贴膏药、手术等，每能收到预期的效果。这是中医认识和治疗乳房病的独到之处。

第二节　乳　癖

[概念]

是指乳房出现形状、大小、数量不一的硬结肿块，又名"乳栗""乳癖"，为乳中结核之一。乳癖相当于现代医学中的"乳房囊性增生病"，也称"慢性囊性乳腺病"，俗称"乳腺性小叶增生"。乳房囊性增生病是指乳房发生的一种慢性非炎性非肿瘤肿块。本病为成年妇女的常见病，多见于30～50岁妇女，50～60岁的妇女亦可发病。

在现代医学知识不断普及的今天，本病因肿块的临床表现常会给患者带来不必要的恐慌，"乳癌"的阴影常使患者精神紧张，反加快了疾病的发展。因此，明确诊断和及时排除乳癌可能，是诊疗过程中的首要任务。本病多有经前乳房胀痛，常与月经失调、不孕症、围绝经期综合征等伴见，故应从女性机体整体观念进行辨证论治。假若已形成纤维腺瘤且非药物所能消散者，则属于外科治疗范围。

乳腺增生病既然是妇女的主要常见疾病，那么它有什么发病规律呢？也就是说哪些人更容易患乳腺增生病呢？根据现有的统计资料表明下列一些因素能在一定程度上反映出乳腺增生病的发病规律。

（1）中年（35～45 岁）是本病的发病高峰期。乳腺增生病可以发生在青春期至绝经期的任何年龄，但以 35～45 岁的中年妇女发病率最高。

（2）不哺乳或哺乳时间短者发病率高。经统计资料表明哺乳时间越长，乳腺增生病的发病率越低。

（3）生育胎次与乳腺增生病有关。生育 3 胎以下的妇女，其发病率明显高于生育 3 胎以上的妇女。

（4）流产次数越多则本病的发病率越高。乳腺增生病的发病率随流产次数的增加而显著上升，特别是流产 3 次以上的妇女，患本病的危险性更大。

（5）患有妇科疾病者更易患本病。通过临床观察，患有月经不调、子宫肌瘤、卵巢囊肿等疾病的妇女多数伴有乳腺增生病，而且许多乳腺增生病患者有性欲淡漠、性功能低下或性生活不和谐，说明生殖系统疾病对本病发生有一定的影响。

（6）精神刺激能促进本病的发生发展。发生精神刺激（过度的喜、怒、哀、思、恐、惊等）可导致内分泌紊乱而引发本病，并且本病可随情志的变化而加重或减轻，统计资料表明许多患者在患病之前有精神刺激史或不良情绪改变。

（7）脑力劳动者发病率高于体力劳动者。在普查中发现知识分子的发病率较体力劳动者高。

（8）城市妇女较农村妇女发病率高。许多的资料证实，乳腺增生病在城市中发病率较高，而农村中相对偏低。一般的规律是城市、近郊、远郊发病率依次递减，可能与城市妇女生活条件好、饮食中脂肪含量偏高、生活节奏紧张以及城市的污染偏重等因素有关。

乳腺增生病是妇女的主要常见病，其发病率占乳腺疾病的首位，据国内资料统计，30 岁以上妇女患病率为 38.8%～49.3%，并且有逐年增长的趋势。是什么原因导致本病发病率居高不下且逐年增长呢？据分析可能与下列因素有关：

（1）饮食结构的变化　随着生活水平的改善，人们的饮食结构发生了改变，饮食中脂肪的摄取量增多，可导致体内雌激素的合成增多，雌激素与孕激素比例失调，则导致乳腺增生病的发生。

（2）不良刺激　由于社会上"性"的环境扩大及刺激机会增多时（如影视剧中的色情场面等），可使"动情素"分泌增加，造成雌激素增多而孕激素相对减少，故引发本病。

（3）服用含激素的药物及化妆品　有的妇女为了美容及形体美，长期使用含有雌激素的面霜、丰乳霜等，这些含雌激素的霜剂经皮肤吸收后也会使体内雌激素水平增高；有些绝经期的妇女，为延缓衰老，经常服用含雌激素的药物，这些均可导致激素水平失调而引发本病。

（4）精神过度紧张　随着社会商品经济的发展，人们生活节奏加快，竞争激烈，精神压力大，也可导致内分泌失调而引发本病。

（5）其他　婚龄、产龄的推迟，未婚、未育的增多，以及哺乳和生育胎次的减少，这些因素均可影响正常的生理机能，造成内分泌紊乱而发生本病。

［病因病机］

1.肝郁气滞证　乳房为肝胃二经所司，近腋部分为足太阴脾经所过。素有情怀不悦，肝气郁结，气机阻滞，气血之逆乱；脾气结滞，水湿失运，痰浊内伤，凝结于乳房。临床上以外上方为多见，色白漫肿，随喜怒而消失。

2.冲任失调证　宋《圣济总录》曰："以冲任二经，上为乳汁，下为月水。"冲任之象隶属于肝肾，内伤情志则化火耗伤肾阴，多产或堕胎伤血则肾气亏损，脾胃受伤则气血亏少，肝肾亏损，冲任失调，上则乳房痰浊凝结，下则经血逆乱而疼痛。

［诊断要点］

1.症状　一侧或双侧乳房同时或相继出现单个或数个大小不等，形态不规则的可活动性结节，周期性感到乳房胀痛，与情绪、月经周期有明显关系，一般经行前3～4天症状加重，月经来潮时胀痛即减轻，有些患者可见到由乳头流出少量黄绿色、棕色或血性液体。

2.体征　乳房内有一个或数个大小不等的结节，小的如米粒，大的似花生米，或分散存在，或聚集成片，其形状多不规则，或扁或圆，质韧，结节可分散于乳房各个象限，也可局限于乳房的一部分，以外上象限出现率最高，结节与周围组织分界不甚清楚，与皮肤和胸肌筋膜无粘连，可推动，腋下淋巴结不大。在情绪变化后或行经前，双侧乳房可有轻度压痛。

3. 实验室及其他检查

①钼靶 X 线乳房摄片或乳腺干板照象检查可见病变区乳房组织有密度增高的模糊阴影，数目不定。如病变范围小，则可见边缘不规则的小梁，病变广泛则乳腺密度均匀增高，失去正常结构，囊性增生为圆形或不规则的弧形的边缘整齐的阴影，周围有一透亮区。

②涂片细胞学检查以排除恶变。乳腺增生时，涂片多无细胞可见，乳腺癌时常可找到癌细胞。

③局部活检可确定有无恶变乳腺囊性增生病理切片乳腺管呈乳头状增生，上皮细胞形态正常，当上皮细胞形态呈异型时，则有恶变可能。

④肿块细针穿刺检查用 7 号针头穿刺乳腺肿块，在抽吸状态下逐渐拔出针头，并做涂片细胞学检查。

⑤此外，红外线热相图、微波探测、红外光乳腺扫描、B 超检查等对诊断也有帮助。

[鉴别诊断]

本病多发于 30 ～ 50 岁妇女，多伴有月经不调、不孕症或流产史，发病缓慢，病程长。根据本病周期性乳房胀痛和乳房肿块，及肿块多在双侧乳房出现，并可能多发于乳房各个象限，质韧而不硬，边界不甚清楚，与皮肤无粘连，活动度大，腋窝淋巴结不大的特点，本病一般不难诊断，并结合乳房摄片、活检、穿刺及其他检查，可以明确诊断。本病需与乳腺纤维瘤、乳癌、乳房导管内乳头状瘤相鉴别。

[辨证论治]

一、辨证要点

本病辨证在于分清虚实、在气在血。本病的乳房肿块常为多发性，呈串珠状结节，大小不一。实者，为肝气郁结，肝胃不和，乳房时感刺痛或胀痛，乳房肿块可随情志波动而增长，或缩小，伴烦躁易怒，善太息，脉弦；虚者，为冲任不调，乳房胀痛，且伴神倦乏力，面色少华，腰膝酸软，脉濡细；在气者，乳房呈胀痛，肿块质韧；在血者，乳房呈刺痛，肿块质硬。据临床观察，发病部位以外上方最为多见，内上方次之，内下方最少，肿块有单发，亦有多发。

二、分证论治

1. 肝郁气滞证

【主要证候】多见于青春期或病程较短者，情志郁闷，心烦善怒，两侧乳房刺痛或胀痛，乳房肿块随其情志波动而增大，乳房胀痛也加重，常常涉及胸胁部及肩背部。月经前胀痛加重，行经或经后期症状稍有缓解，兼有胸闷嗳气，失眠多梦等。舌苔薄白，脉见弦细或细涩。

【治法】疏肝理气，软坚化滞。

【方药】自拟舒肝化滞饮

柴胡 15 g，杭白芍 15 g，当归 12 g，青皮 12 g，郁金 15 g，炒枳壳 9 g，橘核^{捣碎}30 g，川楝子 9 g，生鸡内金 15 g，王不留行 9 g，炮山甲 4.5 g，炙甘草 6 g，醋香附 12 g。

随症加减：

偏于肝郁化火者，加入炒栀子、牡丹皮、夏枯草、蒺藜、牡蛎^{先煎}。

偏于血瘀，乳络不畅者，加丹参、赤芍、乳香、没药。

肝肾阴虚者，加鳖甲^{先煎}、生地黄等。

2. 肝郁脾虚夹痰证

【主要证候】乳房肿块，光滑呈团块状，无明显胀痛，有时有下垂不适感，伴月经量少或量多、色紫红、质黏稠，白带清稀，腰腹下坠，多见于青年体胖型女子，并有口腻痰多，嗜食肥甘，神疲乏力等。舌白苔黄腻，脉弦滑或细滑。

【治法】疏肝通络，运脾化痰。

【方药】自拟苍附化滞饮

苍术 15 g，茯苓 10 g，陈皮 9 g，薏苡仁 30 g，醋香附 12 g，法半夏 12 g，制南星 6 g，炒枳壳 9 g，橘核^{捣碎}30 g，郁金 9 g，青皮 12 g，牡蛎^{先煎}15 g。

随症加减：

肿块较硬者，加炮山甲、三棱、莪术。

烦躁难寐者，加浮小麦、合欢皮、炙甘草、大枣。

3. 冲任不调证

【主要证候】多见于绝经期妇女。月经紊乱，经血量少色淡，或已绝经闭经，面色少华，心烦易怒，腰酸无力，精神呆倦，失眠多梦，乳房胀痛，经期尤重。舌淡苔白，脉见沉濡或沉缓，尺脉无力。

【治法】调摄冲任，疏肝解郁。

【方药】自拟温冲化滞饮

熟地黄 10 g，炒山药 15 g，山茱萸 9 g，枸杞子 9 g，盐黄柏 9 g，淫羊藿 30 g，巴戟天 15 g，菟丝子 30 g，仙茅 9 g，醋香附 12 g，橘核^{捣碎}30 g，牡蛎^{先煎}15 g。

随症加减：

肿硬坚硬者，加丹参、赤芍、炮山甲、郁金。

腰腹酸痛下坠者，加鹿角霜、盐小茴香、吴茱萸。

月经欲断，量或多或少者，加益母草、炒荆芥穗等。

[中成药]

1. 乌金丸 散郁化瘀，软坚化滞。适用于乳癖（肝郁气滞证、肝郁脾虚夹痰证、冲任不调证）。蜜丸。口服，每次 1 丸，每日 2 次。温开水送下。

成分：香附、大黄、木香、乳香、没药、官桂、五灵脂、桃仁、延胡索、乌药、莪术、当归、益母草、蚕茧。

2. 夏枯草膏 解郁化结，消肿止痛。适用于乳癖（肝郁气滞证、肝郁脾虚夹痰证、冲任不调证）。膏剂。冲服，每服 15 g，每日 2 次。开水冲服。

成分：夏枯草 1440 g（480 两）上药水煎 3 次，分次过滤去渣，滤液合并用文火煎熬，浓缩至膏状，以不渗纸为度，每 2 膏汁兑炼蜜 2 两成膏。

[食疗调养]

一、食调要点

本病辨证在于分清虚实。肝郁气滞证；属实，肝郁脾虚夹痰证亦属于实，冲任不调证则属于虚。其药膳宜用疏肝理气、软坚化滞、化痰通络、调摄冲任之品。选用疏肝化滞之品的同时，亦应佐以酸甘养阴之品，以济辛燥香窜之弊。在治疗过程中应忌食辛辣刺激之品，如大葱、生蒜、辣椒、烟、酒、咖啡等。

二、辨证配膳

1. 无花果花生炖猪脚

原料：无花果 15 g，花生米 30 g，猪脚 2 只，姜、葱、盐各适量。

操作：将猪脚去毛洗净，一劈两块。无花果、花生仁洗净，姜拍松，葱切段。将猪脚、无花果、花生仁、葱、姜、盐放入炖锅内，加水，置武火上煮沸，再用文火慢炖 1 个小时，即可。

功能：疏肝理气，通经化滞。适用于乳癖（肝郁气滞证、肝郁脾虚夹痰证，或冲任不调证）。

2. 夏枯草猪肉汤

原料：夏枯草 18 g，猪瘦肉 30 g。

操作：上述两味一起煮汤服食，每天 1 次，连服 3～5 天。

功能：清肝降火，疏郁理气。适用于乳癖（肝郁气滞证或肝郁化火证）。

3. 玫瑰花粥

原料：白玫瑰花 5 朵，糯米 100 g，樱桃 10 枚，白糖适量。

操作：先将未开花的玫瑰花采下，轻轻撕下花瓣洗净。把糯米淘净放入锅内，用大火烧开后转文火熬，待粥快好时，加入玫瑰、樱桃、白糖，稍煮便成。

功能：理气解郁，化瘀消滞。适用于乳癖（肝郁气滞证、肝郁脾虚夹痰证，或冲任不调证）。

4. 青笋枸杞子炒肉丝

原料：枸杞子 60 g，猪瘦肉 500 g，青笋 100 g，植物油 100 g，白糖、味精、料酒、麻油、酱油各适量。

操作：将猪瘦肉洗净切丝，青笋切丝，枸杞子洗净。将炒锅加植物油烧热，将肉丝、笋丝同时下锅化散，烹入料酒，加入佐料搅匀，投入枸杞子，翻炒几下，淋入麻油，炒热即成。

功能：调摄冲任，滋补肝肾。适用于乳癖（冲任不调证）。

［医案选］

石某，女，38 岁。初诊日期：1969 年 7 月 5 日。

月经史：14（5～6/28～30±天），23 岁结婚，生育史：1-0-3-1。患者两乳房胀痛，无意中发现有肿块近 3 个月，初时乳房在月经来潮前 1 周有胀痛，月经后消失，近 3 个月来，无论月经前或月经后，均感胀痛，上班骑自行车时还感觉与衣服有摩擦痛，近年来性情急躁，常感胸闷不适，人工流产后腰酸膝软加重。检查：左右乳房对称、饱满、轻度下垂，左侧乳房外上象限有一不规则圆形肿块，约 2.5 cm×2.5 cm；右侧乳房外上象限亦有一肿块，约 2.5 cm×2 cm，边界清，质软而韧，推之不移，按之疼痛。左右腋下均未触及淋巴结。舌质红，苔薄白，脉见弦细。西医诊断：乳腺小叶增生。中医诊断：病系乳癖，冲任不调，气郁血滞，乳络不畅，瘀阻作痛。治以固摄冲任、疏肝化瘀、通畅乳络之法。方药：自拟温冲化滞饮加减。熟地黄 10 g，炒山药 15 g，山茱萸 9 g，枸杞子 9 g，盐黄柏 12 g，淫羊藿 30 g，巴戟天 15 g，菟丝子 30 g，醋香附 12 g，橘核^捣30 g，牡蛎^{先煎}24 g，炮山甲 4.5 g，三棱 9 g，莪术 9 g，通草 1 g。

服此方 6 剂后，乳房胀痛明显减轻，在原方基础上加全瓜蒌、郁金、枳壳等药，再服 18 剂，乳房肿块明显缩小。遵改用"乳块消"，即炙全蝎 9 g，炙蜈蚣 12 g，炮山甲 9 g，核桃仁^{去壳}15 g，共为细粉，每晚服 3 g，淡米醋送服。此方与汤药交替使用，调治 2 个月，乳房肿块全消，1970 年 6 月 10 日随访，其人病情未复发。

按：自拟"乳块消"中使用全蝎，其味辛性平，有小毒，入肝经。本品善于祛风定惊，窜筋透骨，更有开瘀解毒之功，最善开气血之凝聚，解毒疗疮，内消僵肿之功，用于顽疮恶肿，故其为君药。蜈蚣味辛，性微温，有小毒，入肝经。盐山张锡纯指出：蜈蚣走窜之力最速，内而脏腑，外而经络，凡气血凝聚之处皆能开之。性有微毒，而转善解毒，凡一切疮疡诸毒皆能消之。本品开瘀解毒，对肿瘤及疮疡痈毒，皆有消坚化毒之功，故其为臣药，以增强其化瘀散结之效。本方用炮山甲，咸而微寒，入肝、胃二经，具有通经下乳、消肿排脓之功效，本品性专行善，能通经络。《本草从新》："善窜，专能行散，通经络达病所。"故其为佐药。本方使用胡桃仁，性温，味甘，入肺、肾二经，用其甘温而润，善于补肾，固摄冲任，前三味虫类药开瘀通经，直达病所，而胡桃肉甘，辅佐在后，味甘通利三焦，汁黑入肾通命，通中有利，攻中寓补，还借淡米醋送服，以达软坚化滞之作用。

选自《丛春雨中医妇科经验》，丛春雨著，中医古籍出版社 2002 年出版。

第三节　女子乳疬

[概念]

乳疬为乳中结核的一种，其特点是女子月经初潮前后，乳晕部出现疼痛性结块，多发生在青春期女子。本病古称奶疬，《疮疡经验全书·奶疬》谓："此疾因女子十五、六岁，经脉将行，月事以时下，或一月两次，或过月不行，致生此疾。"说明本病与冲任二脉失调有关。

女子乳疬相当于现代医学所称的"乳房纤维腺瘤"。

乳房纤维腺瘤是一种生于乳房的良性肿瘤。其发病率仅次于乳癌，约占乳房肿瘤的 10%。好发于未婚青年妇女，一般在 20～30 岁之间，20～25 岁更为多见。由于本病癌变的可能性很小，故经治疗后，预后较好。

[病因病机]

《素问·上古天真论》曰："女子七岁，肾气盛，齿更发长。二七而天癸至，任脉通，冲脉盛，月事以时下。"而任脉隶属肝肾，冲脉为诸经之海，藏血之处，起于胞中，赖肝血以调节，因而冲任与肝肾经脉相互交错，若冲任失调，肾气不充；或情绪抑郁，肝失调达，气血运行不畅，由肝及胃，气滞痰凝，使乳房受到影响而发生本病。

青年女子相火内盛，肝火偏旺，两火相搏，炼液成痰，痰浊凝聚，而成乳疬。本病一般无痛苦，其病机当以痰凝为主，痰性胶黏，不易骤化，故乳疬较难消散。

[诊断要点]

1. 症状　本病多为无意中发现单侧乳房内出现单个无痛性肿块，少数有局部轻微刺痛感，但疼痛与月经无关，个别病例可在单侧乳房内有多个肿块，或双侧乳房内出现肿块。病程一般发展缓慢，可经数年无变化。不溃破也很少恶变成癌，但有变为肉瘤的可能。

2. 体征　乳房外上象限最多见，内上象限次之，肿块呈卵圆形，大小不一，偶有巨大的，直径超过 14 cm。多为单侧乳房出现单个肿物，有些为双侧乳房出现多个肿物，肿物表面皮色正常，表面光滑，质地坚韧，多无压痛，边界清楚，与皮肤和周围组织无粘连，在乳房内活动度大，触之有滑动感，同侧腋淋巴结不肿大。

3. 实验室检查及其他检查

①钼靶乳房摄片可见到边缘不整齐的圆形或椭圆形，阴影四周透亮，有时反见部分边缘，常有粗大的钙化点。

②肿块切除后活组织检查可明确诊断。

［鉴别诊断］

根据本病多发生于 20～30 岁青年妇女，常在无意中发现乳房出现肿块，质坚韧，表面光滑，无压痛，边界清楚，活动度大，与皮肤和周围组织无粘连，腋窝淋巴结不肿大的特点，一般不难诊断，再结合乳房钼靶 X 线摄片及必要时做活检，可明确诊断，本病须与乳腺囊性增生病、乳房结核和乳腺癌相鉴别。

［辨证论治］

一、辨证要点

本病总以肝气郁结为因，日久气郁而化火，故患者情绪抑郁，善太息，两胁胀痛，肿块可随病情变化而有所消长，未必有证候，若出现急躁易怒，口干苦，欲冷饮，舌红苔黄脉弦数则为肝郁化火的表现。总之，在气者为初发，在热者为日久。

二、分证论治

1. 肝气郁结证

【主要证候】有情志波动史。性情抑郁，善太息，两胁胀痛，不思饮食，渐生乳房肿块，并能随情志变化而有所消长。舌淡苔薄白，脉弦细数。

【治法】疏肝解郁，化结消滞。

【方药】自拟舒肝化病饮

生地黄 10 g，杭白芍 10 g，当归 10 g，川芎 9 g，醋香附 12 g，炒山栀 9 g，青皮 12 g，橘核揭碎 30 g，柴胡 12 g，夏枯草 12 g，郁金 9 g，浙贝母 30 g，合欢皮 9 g，蒺藜 15 g，炙甘草 4.5 g。

2. 肝火脾湿痰凝证

【主要证候】痰热互结，平素性情急躁易怒，口苦，咽干，或口中黏腻，痰涎不利，体形渐胖，或白带多，身重乏力，乳块光滑，间或有多个或多个在一侧或两侧乳房出现，乳房外上方较为多见。舌红、苔黄白腻，或白薄苔，脉弦滑。

【治法】化痰散结，疏肝解郁。

【方药】自拟清痰化疬饮

法半夏 9 g，苍术 15 g，茯苓 12 g，全瓜蒌 15 g，郁金 9 g，枳实 9 g，山慈菇 9 g，白花蛇舌草 30 g，三棱 9 g，莪术 9 g，柴胡 12 g，醋香附 12 g，通草 1.2 g，浙贝母 30 g，丝瓜络 9 g。

因本病为痰浊与气血凝聚而成，痰性胶黏，固着不易骤化，故服药治疗难使肿块消散。因此，目前尚无治疗本病的有效方药。若经服药 1～3 月，效果不明显或肿物增大较快，成为巨大乳房纤维腺瘤应转手术治疗。

局部外用药：

①山慈菇、生半夏、浙贝母、生南星、僵蚕、白芷、细辛、生川乌、生草乌、白薇、樟脑各 10 g，共研细末，用黄酒、鸡蛋清调敷患处，1 日换 1 次。②阳和解凝膏掺黑退消外敷。

[预防与护理]

应注意保持心情舒畅，尤其青春期应避免精神刺激，保持心理平衡，避免过度劳累。

[中成药]

1. 小金丹　软坚化滞，化痰通络。适用于女子乳疬（肝郁气滞证、肝郁脾湿痰凝证）。水丸。口服，每服 1 粒，早晚服用。

2. 逍遥丸　疏肝理气，化郁通滞。适用于女子乳疬（肝郁气滞证）。水丸。口服，每次 6 g，每日 2～3 次。淡米醋送服。

[食疗调养]

一、食调要点

本病多系青春期少女，相火与肝火，两火相煽，炼液成痰，痰浊凝聚，发为乳疬。其药膳当以化痰散结、清泻肝火、潜纳相火、软坚化滞之品为主，忌食辛辣厚味黏腻之物。

二、辨证配膳

1.慈菇茯苓陈皮瘦肉汤

原料：山慈菇 250 g，茯苓 30 g，陈皮 15 g，生姜 3 片，大枣 6 枚，猪瘦肉 250 g。

操作：将山慈菇去皮洗净。茯苓、陈皮用清水洗净，浸泡，姜刮皮、洗净、切片。大枣洗净，去核。猪瘦肉用清水洗净后，放入沸水中煮数分钟，捞出沥干水分。将所有材料放入煲中，加入适量清水，以武火煲滚，再用文火慢煲 3 个小时，调味即可。

功能：运脾化湿，涤痰软坚。适用于女子乳疬（肝郁脾湿痰凝证）。

2.丝瓜绿豆汤

原料：丝瓜 250 g，绿豆 60 g。

操作：丝瓜用小刀刨去外皮，洗净抹干，斜切成段。绿豆洗净，用清水浸 1 小时。绿豆先放入煲中加入适量清水煲 3 个小时，再加入丝瓜煲 15 分钟，调味即可饮用。

功能：疏肝凉血，化痰通络。适用于女子乳疬（肝郁气滞化火证，或肝郁脾湿痰凝证）。

［医案选］

张某，女，17 岁，学生。初诊日期：1998 年 3 月 15 日。

女孩 14 岁月经初潮，月经基本正常，近 1 年来因学习紧张，考试压力增大，致使性情急躁，月经前 1 周最为明显，喜欢大吵大闹，甚至与家人哭笑不休，在洗澡时无意中发现左侧乳房有肿块，检查左侧乳房外上方扪及 2.5 cm×2 cm 的肿块，表面光滑，可移动，月经前胀痛明显。查舌质红，黄白腻苔，脉见弦滑。西医检查：阳极钼靶摄片提示，左侧乳房外上方可见边缘不齐的椭圆形阴影西医诊断：乳房纤维腺瘤。中医辨证：青春期间，相火初萌，学习紧张，竞争激烈，肝郁气滞，二火相煽，炼液成痰，痰凝乳络，发为乳疬。治法：化痰，通络，疏郁，软坚。方选：生地黄 10 g，牡丹皮 12 g，醋香附 12 g，法半夏 9 g，茯苓 10 g，山慈菇 9 g，全瓜蒌 12 g，远志 9 g，石菖蒲 9 g，郁金 9 g，浙贝母 30 g，黄柏 9 g。

治疗经过：服上方 10 剂后，性情急躁、乳房胀痛明显减轻，在原方基础上加夏枯草、牡蛎^{先煎}、橘核、炮山甲等，又连服 20 余剂，查左侧乳房肿块小如黄豆，亦无胀痛。告之此方可在月经前连服 7 剂，连续治疗 3 个月经周期。1999 年 5 月 18 日随访，未复发。

选自《丛春雨中医妇科经验》，丛春雨著，中医古籍出版社 2002 年出版。

第四节　乳　衄

［概念］

乳衄，是指乳头溢血。在历代中医书籍中，乳衄之名仅见于《疡医大全》，现代临床报道亦属罕见。乳衄，相当于现代医学所称的"乳腺导管内乳头状瘤"。

乳腺导管内乳头状瘤发生于乳头附近较大的乳腺导管内，故又称之为导管内乳头状瘤。本病可发生于成年妇女，以 40 ～ 50 岁发病者为多。本病虽是发展缓慢的良性肿瘤，但少数可发生恶变。

根据本病有乳头血性溢液及乳头周围肿块的特点，属中医"乳衄"及"乳中结核"的范畴。

［病因病机］

中医认为女性的乳头属肝、乳房属胃，胃与脾是表里关系，故而本病与肝、脾两脏关系密切，其病因主要是情志所伤的脾胃气虚，另外还有痰气凝结。

1. 情志所伤　由于情志不舒，肝气郁结，久而化火，而致肝火亢盛，血失统藏。有热，血则妄行，循肝经而出，故成乳衄。

2. 脾气虚弱　由于素体虚弱，脾气不足，或因忧思过度而伤脾胃，脾虚则不能统血，故而成衄。

3. 痰气凝结　由于以上两种原因所致肝郁脾虚，肝气郁结则失于疏泄，脾气虚则不能运化水谷，故而生湿、生痰，痰气凝结于乳中而成结核。

［诊断要点］

1. 症状　乳头溢液为本病的主要症状，溢液常为间歇性和自发性，也有些是由于挤压或碰撞乳房而发生溢液，溢液的量不大，有时因衬衣上有溢液污染而被发现，多为浆液性或血性。发生溢液的导管口固定不变，是本病的特点。一般没有乳房疼痛或其他不适感。

2. 体征 本病的主要体征是乳房内的小而柔软的肿块。一般在乳头周围或乳房周围部位可以触及一个或数个小结节，其形状为枣核样，或条索状肿物。质地较柔软，一般无压痛，挤压肿块后可从乳头固定的导管内流出血性或浆液性液体，液体挤出后肿块体积可变得很小，甚至触摸不清。但当肿瘤分泌物增多而再度充盈时，肿块又可恢复原来大小，肿块较光滑，有一定活动度，沿乳腺导管方向活动度小，而与其垂直方向左右可稍移动，与皮肤不粘连。当肿瘤发生感染时，按压肿块可引起疼痛，并可伴同侧腋窝淋巴结肿大。

3. 实验室及其他检查

①细胞学检查 可取乳头溢液做涂片检查，或进行瘤体针吸穿刺做病理检查，可以判定肿瘤的性质。

②乳腺导管造影 可以准确了解肿瘤在乳腺导管内的位置。大小和程度。方法：用 412 号注射器针头（尖端磨平）沿流出溢液的导管口插入，注入泛影葡胺或碘油等造影剂，针头拔出后立刻拍乳房的 X 线正侧位片，对明确诊断很有帮助。

4. 并发症

①出血 这是导管内乳头状瘤的首发和主要表现，为瘤体组织坏死或破裂，毛细血管出血所致，一般量不多。

②感染 细菌从扩张的导管内进入并繁殖，可引起疼痛，原有肿物增大，局部皮肤发红，化脓时可从导管口流出脓性分泌物，感染较重时可引起同侧腋窝淋巴结肿大疼痛。

[鉴别诊断]

根据本病有乳头溢液及乳头周围柔软的小肿块的特点，一般诊断并不困难，乳腺导管内造影更有诊断价值。本病须与乳腺导管内乳头状癌以及乳腺囊性增生等病相鉴别。

[辨证论治]

一、辨证要点

本病辨证虽分为三类，但临床上往往是三者兼而有之，只是侧重不同，主要应辨清虚实寒热以指导治疗。肝火亢盛者一派热象属实热；脾胃虚弱者则气血不足属虚热；痰气凝结者，则肿块明显属实。这三者的共同点均与"气"相关，因为肝郁气滞而致肝火旺盛；由于气虚而脾失健运，生湿生痰；痰气互结而成结核，伤及络脉，而出现衄血。

二、分证论治

1.肝火亢盛证

【主要证候】性情急躁易怒，胸胁胀满不适，口苦，咽干，大便秘结，溲赤，乳头衄血多为鲜红、较稠。舌质淡红或红、舌苔薄白或薄黄，脉见弦而有力。

【治法】清热凉血，疏肝解郁。

【方药】自拟慈菇舌草清肝饮

柴胡 12 g，牡丹皮 15 g，炒栀子 9 g，生地黄 15 g，杭白芍 15 g，女贞子 15 g，墨旱莲 15 g，土炒白术 10 g，茯苓 10 g，山慈菇 12 g，白花蛇舌草 30 g，炒荆芥穗 9 g。

2.脾气虚弱证

【主要证候】倦怠乏力，口淡无味，纳差便溏，乳头溢液色淡而稀薄，舌体胖大有齿痕，舌质淡，苔薄白或白腻，脉见沉缓或沉细无力。

【治法】健脾化湿，益气升提。

【方药】自拟益气升陷健脾汤

炒山药 30 g，土炒白术 30 g，党参 9 g，苍术 9 g，车前子（包煎）9 g，炒荆芥穗 9 g，柴胡 4.5 g，陈皮 4.5 g，黄芪 15 g，山慈菇 9 g，白花蛇舌草 30 g，炮姜 9 g，通草 1 g。

3.痰郁凝结证

【主要证候】乳中结核明显，舌体两侧可见瘀斑，乳房肿块可有胀痛不定，挤出黄而黏稠的液体后胀痛顿减，片刻后肿块又复原如初，舌苔腻厚，脉见弦涩。

【治法】化痰散结，疏郁理气。

【方药】自拟半夏薏苡仁散结汤

法半夏 9 g，茯苓 15 g，制南星 6 g，黄芩 12 g，薏苡仁 30 g，全瓜蒌 30 g，醋香附 12 g，夏枯草 12 g，山慈菇 9 g，白花蛇舌草 30 g，三棱 9 g，莪术 9 g。

若并发感染，可用金黄膏外敷，每日或隔日 1 次，直至红肿消退为止。

还应指出一点：服中药后虽然乳头溢液已愈，但肿块长期不消者，还应以手术切除为妥，以免延误病情。

[中成药]

1.丹栀逍遥丸 清肝泻火，舒郁理气。适用于乳衄（肝火亢盛证、痰郁凝结证）。水丸。口服，每服6g，每日2～3次。温开水送服。

2.归脾丸 养血健脾，益气安神。适用于乳衄（脾气虚弱证）。蜜丸。口服，每服1～2丸，每日2～3次。温开水送服。

3.小金丹或梅花点舌丹 软坚化滞，化瘀通经。适用于乳衄（痰郁凝结证）。水丸。口服，每次1粒，早晚服用。

[食疗调养]

一、食调要点

顾世澄《疡医大全·乳衄门主论》中说："乳衄乃忧思过度，肝脾受伤，肝不藏血，脾不统血，肝火亢盛，血失统藏，所以成衄也。"本病之重点在于肝脾二经，其药膳应以疏肝理气、清降肝火、健脾化湿、化痰开瘀、散结止血为主。切忌辛辣刺激之物。

二、辨证配膳

1.茅根墨鱼羹

原料：白茅根30g，牡丹皮15g，牛膝3g，墨鱼200g。

操作：将白茅根、牡丹皮、牛膝用清水洗净，沥干水分，装入医用纱布袋，扎紧袋口。墨鱼用清水洗净、切丝，同药袋入锅炖至熟烂，约2个小时，去药袋，加少许盐、味精调味，即可食鱼饮汤。

功能：清肝泻火，凉血止血。适用于乳衄（肝火亢盛证、脾气虚弱证、痰郁凝结证）。

2.桑叶苦丁茶夏枯草饮

原料：霜桑叶15g，苦丁茶15g，夏枯草15g，冰糖适量。

操作：将霜桑叶、苦丁茶、夏枯草用清水洗净，煎汤去渣，入冰糖融化后，即可，以此代茶。

功能：清降肝火，凉血止血。适用于乳衄（肝火亢盛证）。

3.蚕豆扁豆炖猪肚

原料：蚕豆、白扁豆、莲子各30g，猪肚1个。

操作：将猪肚用清水洗净，滚水氽烫，然后捞出。把莲子（去心）、蚕豆、扁豆放入猪肚内，用细绳扎紧，注入适量清水，文火慢炖3个小时，即可去肚内药物，食肚饮汤。

功能：化湿清热，止血消液。适用于乳衄（脾气虚弱证、痰郁凝结证）。

［医案选］

王某，女，42岁。初诊日期：1980年7月11日。

主诉：月经先后不定期2年，右侧乳房溢血半年左右，有时为黄白而稀薄液体，量少，常在内衣上看到渍迹，乳房未有不适感。月经（6±/20～45±天）。生育史：1-0-1-1。妇科检查：一般发育情况良好，乳房等大、柔软，挤压右侧乳房时开始为黄白色液体，最后为少量血性液体。乳头周围可触及1个枣核样结节，质地柔软，无压痛。经西医乳腺导管造影检查，诊为导管内乳头状瘤（初期）。建议手术治疗。遂来中医妇科门诊。查舌质暗红，苔薄腻，脉见弦滑。中医辨为肝郁脾湿，冲任失调，痰火郁结，乳络痹阻，乳衄发生。治以运脾化湿、疏郁敛涩。方药：炒山药30 g，土炒白术30 g，党参9 g，苍术9 g，车前子^{包煎}9 g，炒荆芥穗9 g，柴胡4.5 g，山慈菇9 g，白花蛇舌草30 g，浙贝母15 g，生麦芽9 g，五味子9 g。

治疗经过：以上方为主方，连服15剂后，溢血、溢液渐少，心情渐趋稳定。在上方基础上加淫羊藿、菟丝子、橘核、牡蛎等，又服20余剂，再挤压右侧乳房时血性分泌物亦无，乳晕部肿块亦渐小，嘱患者口服"露蜂房散"，将露蜂房拣净杂质撕碎，置锅中，以文火焙焦黄（忌炒焦黑），再研成细末，瓶贮备用。每次服1.5 g，每6小时1次，用米汤送服。连服2个月，乳晕部肿块消失。1981年3月8日随访其人，病情未复发。

按：拙喜用"露蜂房散"，盖露蜂房性平，味苦咸微甘，入肝、肾、胃三经。历代本草均谓其有毒，但从临床实践观察，虽服大量，并未发现毒性反应。据日本药学家实验报道，蜂房有强心、利尿、止血、驱虫等作用。本品含有蜂蜡、树脂、挥发油、钙、铁等，它的醇、醚及丙酮浸出液有促进血液凝固作用，尤其以丙酮浸出液作用最强，并有增强心脏运动、利尿和一时性降压作用。历代本草文献记载及实践体验表明，本品具有祛风定痉、解毒疗疮、散肿定痛、兴阳起痿之作用。即可内服，又能外敷。露蜂房在临床上着重治关节肿痛、治阳痿、遗尿、痈疽瘰疬、癌肿、风痰流注、肿块疝坠、脱骨疽、骨结核、骨髓炎、关节炎、清水样带下、牙龈脓肿，预防子宫绒毛膜上皮癌、慢性支气管炎等，一般内服量，汤剂为6～12 g，散剂每服

1～2 g，每日2次，病情严重而阳虚证候较明显者，可酌情加量。本方在于散结解毒、化滞软坚、敛乳消肿，米汤送服意在得胃气相助，故临床显效。

选自《丛春雨中医妇科经验》，丛春雨著，中医古籍出版社2002年出版。

第五节 乳 痈

［概念］

位于乳房部的痈，称之为乳痈。本病以患乳肿痛、焮热、全身寒热、头痛身痛为特征。2～3日后肿势扩大，焮赤剧痛，罹患者不分性别、年龄，但以产后尚未满月的初产妇最为多见。

本病相当于现代医学的急性化脓性乳腺炎。

急性化脓性乳腺炎是由细菌感染引起的乳腺组织的急性化脓性感染。绝大部分患者是产后哺乳的妇女，尤以初产妇多见，但也有未孕而患本病者。发病多在产后第3周或第4周，因而亦称"产后乳腺炎"。本病在初起时如治疗得当，一般炎症多能迅速消散；若处理不及时，则进一步形成脓肿，破溃使病程延长，并有可能形成瘘管。

中医称本病为乳痈，又名妒乳、吹乳。由于致病原因和发病时期的不同，又有"外吹""内吹"之别。外吹是指哺乳期乳痈；内吹是指妊娠期乳痈。临床上前者发病率远高于后者。

［病因病机］

1.毒邪外侵 产后体虚，又感受外邪；或婴儿吸乳，口气所吹。邪毒由乳络进入乳房，与郁乳相凝而发本病，正如《外科证治全书》中说："所乳之子，口气焮热，含乳而睡，热气鼻风吹入乳孔，气逆乳凝，遂致结肿。"

2.肝郁气滞 乳头系厥阴肝经所主，肝主疏泄，乳汁分泌和排出，靠肝气疏通，若因情志不畅，肝气郁结，失于条达，则乳络阻滞，乳汁郁积，化热成痈。

3.胃热壅滞 乳房系阳明胃经所主，乳汁为气血所化生，其源在胃，若因饮食不节，脾胃失和，则胃热壅滞，积热郁于乳络，热盛乳腐而成痈。

4.乳汁瘀积　乳头皲裂、乳头内陷或畸形，均可影响乳汁排出，或因缺乏哺乳经验，哺乳时不让婴儿将乳汁吸尽，或因乳汁多，婴儿吸乳后剩余较多，均可使乳汁瘀积。乳汁瘀阻于乳络，郁久化热可发生乳痈。

以上各种发病因素，并非孤立存在，而是互相影响，其中乳汁瘀积则是发生乳痈的主要因素。据报道，哺乳后用吸乳器吸尽乳汁，其乳痈发病率较哺乳后不能吸尽乳汁的发病率低50%。

［诊断要点］

1.症状　患者最初感患乳肿胀疼痛，患乳排乳不畅，同时可有寒战、发热等全身中毒反应。如治疗不及时，炎症继续发展，则上述症状加重。此时疼痛呈搏动性，并出现寒战、高热，甚至可引起严重的败血症。如治疗及时，症状可逐渐缓解。

2.体征　初起时患处疼痛皮肤发红，皮温增高，出现具有压痛的肿块，边界不清，患处腋窝淋巴结也常肿大，并有压痛。肿块常在数天内软化而成脓肿。表浅者局部有明显波动感和压痛；深部脓肿一般波动感不明显，应于压痛最明显处进行穿刺，若抽出脓液即可诊断。脓肿多数是单房性的，如果处理不及时可发展为多房性，也可能同时有几处炎症先后形成数个脓肿。表浅脓肿常在病程第10天左右自行破溃向外流脓，或穿破乳管而自乳头流出脓液；深部脓肿向外溃破较缓慢，也可向深部扩展穿至乳房与胸肌间的疏松组织中，形成乳房后脓肿。

3.实验室及其他检查　血常规检查白细胞总数及中性粒细胞计数常明显升高，并可有中毒颗粒的中性粒细胞。

4.并发症　乳瘘是本病的常见并发症。脓肿过大可穿破大乳腺导管，或因脓肿切开引流时损伤乳腺导管所致，乳汁不断从瘘管中流出影响伤口愈合，从而延长病程，经换药后可治愈。

［鉴别诊断］

1.乳疽　清《外科大成》曰："乳痈、乳疽生于乳房，红肿热痛者为痈，坚硬木痛者为疽。"疽的临床特征为乳房结块，坚硬漫肿，皮色不变，伴有酸痛，全身症状不显，成脓迟缓，病程长。若形寒身热，高热不退，患部抽疼剧烈，则是化脓征兆。本病易成漏证。

2.乳发　清《外科真诠》曰："乳肿最大者名曰乳发。"实为乳痈之严重者，本病腐溃迅速，热毒之证较一般乳痈严重。

3. 乳中结核 以乳房出现结块为特征，早期偶有与痈证混淆者，但无寒热、肤色正常，疼痛多在月经期，或情志不畅或劳累时出现，或加重，生长速度缓慢，病程长，不发红，多不溃脓。

[辨证论治]

一、辨证要点

本病多为阳证，辨证要点为分清病期及主要致病原因，以便正确的指导治疗。

二、分证论治

1. 本病常见证候及其表现特点

①初起 属肝郁胃热，气血瘀滞，证见乳房肿痛发胀，皮肤颜色微红或不红，乳汁排出不畅，乳房内出现界限不清的肿块，伴有恶寒发热，或伴头痛、胸闷不适，舌苔薄白或微黄，脉象弦数。肝郁胃热，厥阴之气不行，阳明之热内蕴，经络阻塞，气血瘀滞，故乳房肿痛。肝失疏泄，乳汁郁结，乳管痹阻，败乳蓄积。表邪外袭，营卫不和，则发热、恶寒。弦为肝脉，数者为热。若能正确处理，一般多可消散。

②成脓 证见壮热不退，乳房肿势逐渐增大，皮肤发红灼热，疼痛加剧。若肿势局限，中央变软，按之有波动者，为内已成脓。但脓有浅深，浅者波动明显，深者不著。舌红苔黄，脉弦数。成脓是热盛之故，所谓"热盛则肉腐，肉腐则成脓"。

③溃后 破溃脓出，脓成后可自行向外溃破，脓流出后，一般热即可减退，肿胀可消，疼痛大减，伤口逐渐愈合。若溃后脓出而肿痛不减，身热不退，说明毒邪未尽，脓液波及其他乳络，而成"传囊"之变。如乳汁从疮口溢出，则有成瘘之可能。脓为气血所化，脓液黄稠，为气血充沛，如脓水稀薄，新肉不生，则是气血不足之故。

2. 证型

（1）外吹乳痈

①肝郁气滞证

【主要证候】患乳胀痛结块，皮色不红或微红，温度不高。全身感觉不适，胸闷，烦躁易怒，寒热不显，口微苦，纳呆，舌质淡红、苔薄白，脉弦数。

【治法】疏肝解郁，通乳散结。

【方药】自拟舒肝散结汤

柴胡12 g，青皮9 g，炒栀子9 g，黄芩12 g，全瓜蒌15 g，皂角刺9 g，蒲公英30 g，炮山甲4.5 g，王不留行9 g，橘叶15 g，川楝子9 g，益母草10 g，天花粉9 g，生甘草4.5 g。

②胃热壅滞证

【主要证候】乳房结块疼痛，皮色发红，温度高，全身关节酸痛，头疼，憎寒壮热，口苦咽干，小便黄，大便秘结，舌质红、苔黄，脉弦数或洪数。

【治法】清热解毒，祛瘀散结。

【方药】自拟石膏牛蒡饮

蒲公英30 g，紫花地丁15 g，生石膏^{先煎}15～30 g，知母9 g，牛蒡子12 g，皂角刺9 g，全瓜蒌15 g，黄芩9 g，炮山甲4.5 g，路路通9 g，橘叶15 g，青皮9 g，天花粉9 g，生甘草4.5 g。

随症加减：

若乳痈初起，局部皮色不红，身热不甚者，去黄芩之苦寒，缘血寒则凝，以免肿块难以消散；无表证者去牛蒡；口不渴者去花粉；蒲公英清热透乳，为治乳痈之良药，应适当加重。

若乳汁不畅，重者加穿山甲、王不留行；轻者加漏芦、木通以通乳。

气郁甚而胸闷不舒者，加橘叶、川楝子以疏肝理气。

恶露未尽者，加当归、益母草活血化瘀。

肿痛者，加乳没、赤芍以活血消肿。

热重者，加生石膏、知母以清阳明之热。

回乳者，加焦山楂、焦麦芽。

（2）内吹乳痈

多见于妊娠6至9个月，忽然一侧乳房肿痛，色红者多热，可用石膏散（《景岳全书》）：石膏、白芷、川芎。加蒲公英、金银花、连翘等以清解之。色白者多气郁而兼胎旺，可用逍遥散加橘叶、青皮、苏梗等疏肝解郁。治疗及时，多能消散。古人谓：内吹乳痈一旦溃破，须待分娩后才能收口，临床观察并不尽然，若治疗得当，产前亦能获愈。

不论外吹、内吹乳痈，溃后如见脓水清稀，收口迟缓，面色少华，脉见沉细，舌淡等气血双虚证，均可用黄芪八珍汤或人参养荣汤，补益气血。若慢性迁延性乳痈，肿块不消者，宜用和乳汤（《外科真诠》）：蒲公英、青皮、陈皮、穿山甲、川贝母、柴胡、甘草、全瓜蒌、香附、橘叶、当归。另加炮附子^{先煎}，宣通阳气，和畅络脉，则肿块可以渐消；且在清解药中佐以热药一味，不致余烬复燃而再化脓。

［局部处理］

（1）早、中期，局部红肿疼痛明显的，外敷金黄膏（大黄、黄柏、姜黄、白芷各2500g，胆南星、陈皮、苍术、厚朴、甘草各1000g，天花粉5000g，共研细粉，外用）或青敷药（大黄、姜黄、黄柏各240g，白及180g，白芷、赤芍、花粉、青黛、甘草各120g，共研细粉，外用），每日换药1～2次。

（2）脓肿形成，在穿刺抽得脓液后，可切开排脓。明《薛己医案》即有"一有脓即针之"的记载。切口应呈放射状，以免损伤乳管，形成乳瘘；乳晕下脓肿应做沿乳晕边缘的弧状切口；深部脓肿或乳房后脓肿，也应沿乳房下缘做弧形切口，经乳房后间隙引流之。这样既可避免乳管损伤，又有利于脓液引流。

（3）溃后用五五丹（煅石膏、升药等分，共研极细末，外用）纱布条塞入脓腔；脓少后改用九一丹纸捻，外盖黄连膏纱布；脓尽后用生肌散（龙骨80g、赤石脂160g、煅石膏320g、煅人中白40g、轻粉5g，共研极细粉，外用）收口。如脓水渐净，脓腔较大，而不易愈合者，可用20%黄柏水（黄柏，用渗透法反复过滤，再经高压消毒处理，根据需要制成各种浓度）注入创口内，外盖油纱布敷料。再用砂袋加压，每日1次，有的3～5次即能收口。如有袋脓现象，可在脓腔下方用敷料压迫，使脓液不致潴留。此法在《外证医案汇编》中早有记载："用药袋一个，于乳头之下，用帛束缚之，使脓不能下注……七日而脓尽收口。"

（4）乳漏（乳房窦道），可用腐蚀疗法。其法用拔毒药（红升、黄升、血竭各等分，研末，外用）纸捻插入窦道至基底部，以腐蚀管壁；脓液减少后改用九五丹（煅石膏9g、升药1g，共研细末，外用）纸捻，最后用20%黄柏水冲洗（不用纸捻），可望短期内收口。如愈合，几天后又复溃破者，可按上述步骤重复进行，至愈为止。必要时可用挂线疗法。

（5）乳痈塞鼻疗法：早期乳痈用鲜芫花根皮，洗净捣烂，搓成细长条塞鼻（左右交替），约20分钟，鼻内觉有热辣感时取出，每日塞药1～2次，或用公丁香研粗末，以干棉球包好塞鼻亦有效。

［中成药］

（1）犀黄丸　每次6g，每日2次。
（2）醒消丸　每次9g，每日2次。

（3）鹿角粉3～9g，开水冲服，每日2次。用于乳痈初起，病灶肿硬时。

（4）鲜蒲公英150g，水煎，每日2次分服。

（5）青皮10g，全瓜蒌30g，蒲公英15g，水煎，每日2次分服。

（6）半夏研末，葱汁调，以少些放于棉絮内如花生米大，塞鼻孔。

（7）蒲公英50g，王不留行25g，水煎服，每日1剂。

（8）开结散　香白芷^炒、制乳没、贝母、浙当归各等分，研末，每日服15g，热陈酒调服。

［针灸疗法］

1. 体针

治则：解表逐邪，疏肝清胃。

取穴：肩井、膻中、足三里、曲池。

手法：上穴均采用泻法，中强度刺激，留针15分钟，每日1次。

2. 指针

治则：疏肝和胃，化郁散结通滞。

取穴：肩井、肺俞、内关、乳根及背部压痛点。

手法：以手指刺激、按压、拍击有关穴位。

3. 激光穴位照射

取穴：膻中、乳根、梁丘、合谷、足三里、阿是穴，或膻中、肩井、乳根、少泽、阿是穴等。

方法：每次每穴照射5分钟，每日2次，两组穴位交替使用。

［预防与护理］

加强产前产后卫生宣传，指导产妇及哺乳期妇女采用合理的哺乳方法和保护乳头措施。

（1）妊娠后期经常用肥皂水或清水擦洗乳头，或用70%酒精擦乳头、乳晕部。也有人认为用酒精擦乳头会促使乳头组织变脆而易皲裂。

（2）如乳头内陷，在妊娠前或妊娠期就要设法纠正。可用小酒盅扣住乳头，外用布带固定或用吸乳器吸引，每日1～2次。或行乳房按摩，经常用手牵拉乳头。若确无效时，可行乳头矫治成形术，将乳头抬起。

（3）产后可用橘核30g，水煎服，一般服2～3剂即可，用以防止乳汁郁滞而发生乳痈。

（4）定时哺乳，每次哺乳时乳汁要吸尽。如吸不尽，可用吸奶器或用手按摩挤出，使奶尽量排空，防止淤积。

（5）乳头破裂、擦伤，宜及时治疗。同时暂停哺乳，用吸奶器将乳汁吸出喂养婴儿。

（6）注意婴儿的口腔清洁，不要让婴儿含乳而睡。同时要保持乳头清洁卫生。

（7）保持心情舒畅，尤其产后切忌心情郁闷不舒或暴怒，因为情志不畅会使肝气郁结，肝郁则疏泄失常，可能导致乳汁郁积。

［食疗调养］

一、食调要点

（1）乳痈初起，宜食清淡性凉食物，可服清热解毒兼疏肝理气之品。宜多饮水，通利小便。忌食膏粱厚味、辛辣刺激及煎烤炙煿之品。

（2）乳痈在邪盛之时，饮食以稀软流质或半流质饮食为好，并可用生津养阴、清热解毒之品煎汤代茶或榨汁饮服。

（3）乳痈成脓，倘溃破排脓通畅，其饮食宜清补，以助清热排脓；倘肿消痛减，体温恢复正常或偏低，则应益气生津，恢复元气。

（4）若溃后已成"传囊"或为"乳漏"，愈合迟缓，宜补中兼清，扶正托毒，选择调补气血之品，如红参、黄芪、大枣、糯米等，以生肌长肉，促进伤口愈合。

（5）谷类大都甘平或偏凉，一般均可选用。绿豆、赤小豆清热解毒消痈，攻邪而不伤正，补益而不留邪，为治疗乳痈之上品；牛乳甘润，禽蛋补虚润燥而不助热，邪热减退而伤气耗津者尤为相宜；水果、蔬菜生津止渴，疏利调气，均可选用。

二、辨证配膳

1.乳痈初起

①蒲公英粥

原料：蒲公英40 g，粳米60 g。

操作：先将蒲公英煎汁去渣，再与粳米同煮为粥。

功能：清热解毒，消肿散结。本方适用于乳痈初起红肿热痛。

②瓜蒌醴

原料：全瓜蒌捣碎30 g，黄酒100 mL。

操作：将全瓜蒌捣碎，将上两味同时放入瓷杯中，置于有水的蒸锅中，文火蒸 20 分钟取出，每次服 20 mL。

功能：消痈散肿，疏络化滞。适用于乳痈初起红肿热痛。

③金银花粥

原料：金银花 30 g，粳米 100 g。

操作：将金银花煎汤取汁，再加入适量水烧开，将洗净粳米放入水中，文火煎成稀粥，即可食用。

功能：清热解毒，消肿止痛。适用于乳痈初起红肿热痛。

④生石膏粥

原料：生石膏 60 g，粳米 50 g。

操作：先以水煮石膏取汁去滓，用汁煮米做粥。

功能：清热，止渴解毒。适用于乳痈（胃热壅滞证）之高热不退、口渴、多汗、烦躁不安、尿赤短少等症。

⑤夏枯草粥

原料：夏枯草 10 g，粳米 60 g，冰糖少许。

操作：将夏枯草洗净入砂锅内煎煮，去滓取汁，粳米洗净入药汁中，将熟时，放入冰糖调味。

功能：清肝疏郁，散结化滞。适用于乳痈初起（肝郁气滞证）。

2. 乳痈成脓

①丝瓜粥

原料：丝瓜 60 g，粳米 60 g，绿豆 25 g。

操作：将粳米与绿豆浸泡洗净，入适量开水锅内烧开，改为文火煮熬，再将丝瓜洗净去皮，切成小丁，待米粒开花时，将丝瓜入粥内，煮至粥稠即成，食用时可酌加佐料。

功能：清热化痰，凉血解毒。适用于乳痈初起（肝郁气滞证或胃热壅滞证），或乳痈已成脓期。

②茄子粥

原料：白茄子 1 个，粳米 200 g，蜂蜜 50 g。

操作：将粳米浸泡洗净，加入适量水烧开后改用文火煮熬，然后将白茄子洗净，切成小丁，放入粳米粥内，一同煮熬，待米烂粥熟时，加入适量蜂蜜调匀即可。

功能：清热消肿，凉血解毒。适用于乳痈（胃热壅滞证）。

③当归黄芪炖猪脚汤

原料：当归 12 g，黄芪 24 g，王不留行 9 g，炮山甲 3 g，木通 6 g，猪脚2只，葱、姜、盐、绍酒各适量。

操作：把猪脚去毛，洗净，一劈两瓣。葱切段，姜拍松。其他药物用医用纱布装袋，扎紧袋口。把药袋、猪脚、姜、葱、绍酒、盐放入炖锅内，加水。把锅置于武火上，用武火烧沸，再用文火慢炖1.5个小时，即可食猪脚喝汤。

功能：益气养血，补虚排脓。适用于乳痈已脓成，而体质虚弱者，或转为"传囊"或"乳漏"，愈合迟缓者。

④当归猪脚章鱼汤

原料：猪脚1对，章鱼肉30g（八爪鱼），当归15g，枸杞子15g。

操作：将猪脚洗净、去毛，一劈两瓣，章鱼肉洗净同当归、枸杞子加水煎煮2个小时，调味后即可食猪脚饮汤。

功能：益气补血，排脓收口。适用于乳痈成脓，或转成"传囊"或"乳漏"，愈合迟缓者。

[医案选]

贾某，女，29岁。初诊日期：1978年5月4日。

因生一女孩，胸中闷闷不乐。产后20天左侧乳房突然红肿热痛，乳胀难忍。体温38.9℃，全身关节酸痛，伴有头痛，恶心，口苦，咽干。西医注射青霉素3天，病情未见好转，前来求治中医。查左侧乳房3cm×4cm硬结，局部发热，红肿，色紫红，质地较硬，没有波动感。舌质红、苔黄厚，口中有臭味，脉见弦数。西医诊断：急性乳腺炎（保守治疗）。中医辨为产后体虚，外受风热，情志抑郁，乳络不畅，肝郁胃热，发为乳痈。治以发表散邪，疏肝清胃，速下乳汁，导其壅滞，治在初起，防止成脓。方药：加味荆防牛蒡汤。蒲公英30g，金银花15g，荆芥9g，防风9g，牛蒡子12g，天花粉9g，连翘9g，柴胡9g，醋香附9g，王不留行9g，路路通9g，炮山甲4.5g，皂角刺12g，生甘草9g。先服3剂，并嘱患者覆被而睡，得汗为度，意在毒热随汗而解。每6小时服1次。

二诊时，体温下降为37.8℃，排出黄稠样乳汁约半杯，乳胀明显减轻，有食欲，诊其脉见滑缓，知其外邪得疏，肝胃之热亦渐减，原方加天花粉12g，去连翘，加浙贝母12g，又服6剂，体温正常，左侧乳房肿块大部已消，乳汁通畅，精神转佳。

选自《丛春雨中医妇科经验》，丛春雨著，中医古籍出版社2002年出版。

第九章　性传播疾病

第一节　淋　　病

［概念］

　　淋病是我国目前发病率居于首位的性传播疾病，是泌尿生殖器的化脓性炎症。病原体为淋病双球菌。绝大多数是通过性接触直接传染，偶可通过被污染的衣裤、被褥、毛巾、浴盆、马桶圈及把手等间接传染。淋菌主要侵犯泌尿生殖系统的黏膜上皮，多在尿道、宫颈等处繁殖而发病，感染可扩散到整个生殖系统，甚至从黏膜感染部位经血液传播引起播散性淋球菌感染。若急性期治疗不当，或疏忽治疗，可转化为慢性，并引起多种并发症。淋病可发生于任何年龄，主要为性活跃的女青年，临床上 60% 女性感染者可无明显症状。

　　女性淋病依其临床特点，应归属中医"淋证""淋浊""白浊""带下病"的范畴。其多由不洁性交，或摄生不慎、洗浴用具不洁等，外感湿热淫毒所致。初期者，邪毒直犯下焦，或内蕴湿热，流注下焦，复感邪毒，影响膀胱气化，而致淋浊，伤及胞宫，任带不固，发生带下。当淋病失治、误治，邪毒内伏，脏腑虚损，以致正不胜邪而病情缠绵时，转为慢性。临床常见证候有下焦湿毒证、脾肾两虚证、肝肾阴虚证。

［诊断要点］

1. 病史　配偶感染、有婚外性交史，或与患者共用物品史，或新生儿母亲有淋病史。

2. 症状

（1）急性淋病　潜伏期 2～7 天。

①子官颈炎　白带增多、呈脓性、有臭味，常外阴瘙痒。

②尿道炎　尿频、尿急、尿痛，排尿灼热感。

③前庭大腺炎　外阴、阴道下部肿胀疼痛，一侧或两侧有肿物形成，或伴发热。

④当下生殖道感染向上蔓延时，可引起急性盆腔炎症，出现下腹部疼痛，脓性白带增多，伴高热寒战等。有的出现淋菌性结膜炎、咽炎和直肠炎，甚至血行感染引起播散性淋球菌感染，而出现相应的症状。

（2）慢性淋病　多发生于急性期约2周之后，其症状与慢性生殖道非淋菌性感染几乎无区别。表现为下腹部隐痛，腰骶部酸痛，白带增多，或月经过多、不孕等，有的也可有急性盆腔炎反应。

3. 检查

（1）妇科检查

①急性淋病　外阴、阴道口红肿、触痛；官颈口充血、水肿，有脓性分泌物流出；尿道口红肿，有脓尿，挤压尿道旁腺有脓液排出。若前庭大腺炎时，一侧或两侧大阴唇后方有肿物，表现为红肿、触痛，按压腺管开口处有脓汁流出，形成脓肿时局部有波动感。合并急性盆腔炎时，有急性盆腔炎体征，如官体压痛，一侧或双侧附件增厚，或有肿物、压痛等。

②慢性淋病　慢性盆腔炎的体征，或伴慢性官颈炎、前庭大腺囊肿、慢性尿道炎等。

③分泌物涂片检查　尿道口、官颈口、前庭大腺开口或尿道旁腺挤出脓性分泌物进行涂片，用革兰氏染色，在多核白细胞内找到革兰氏阴性双珠菌6对以上。

（2）实验室检查

细菌培养　对可疑患者而涂片检查阴性者，或对慢性淋病者，可做分泌物的淋球菌培养。

［鉴别诊断］

1. 非淋菌性尿道炎　淋菌性尿道炎与非淋菌性尿道炎的症状、体征在临床上很难区别，主要通过分泌物的培养等加以鉴别。

2. 非淋菌性生殖器炎性疾病　淋病性官颈炎、阴道炎、前庭大腺炎及盆腔炎应与一般化脓菌感染者相鉴别。除了根据不洁性交史外，主要是将分泌物进行涂片或培养。前者可查找到革兰氏阴性肾形双球菌，后者可查出其他化脓菌。

［辨证论治］

1. 下焦湿毒证

【主要证候】小便频数，灼热涩痛，尿道口红肿，有黄色脓液排出，外阴瘙痒灼痛，带下量多、色黄如脓、其气秽臭，或小腹疼痛，或伴身热，舌质红、苔黄腻，脉滑数。

【治法】清热利湿，解毒通淋。

【方药】自拟清热化湿十味饮

忍冬藤30 g，败酱草30 g，野菊花15 g，生地黄30 g，牡丹皮15 g，赤芍12 g，黄柏30 g，苍术15 g，土茯苓30 g，酒大黄9 g，血琥珀粉^{冲服}3 g。

随症加减：

若湿热毒邪壅盛，则症见高热，寒战，下腹部疼痛拒按，带下量多如脓秽臭，口干舌燥，小便短赤涩痛，大便秘结，舌暗红、苔黄腻而干，脉滑数或洪数。治宜清热解毒，利湿排脓，凉血活血。方用加减银翘红酱解毒汤：

金银花30 g，大血藤15 g，连翘15 g，败酱草30 g，薏苡仁30 g，牡丹皮12 g，赤芍15 g，炒栀子10 g，桃仁10 g，酒大黄9 g，醋香附9 g，台乌药9 g，土茯苓30 g，琥珀粉^{冲服}5 g。

2. 脾肾两虚证

【主要证候】小便淋漓不畅，或尿频，前阴有白浊流出，遇劳加重，带下量多、色黄白、质稀，神疲乏力，食少便溏，腰脊酸痛，或月经不调，或婚久不孕，舌质淡、苔白，脉沉细弱。

【治法】温肾健脾，降浊解毒。

【方药】自拟三子六味地黄汤

熟地黄15 g，山药30 g，山茱萸12 g，茯苓15 g，泽泻12 g，牡丹皮12 g，黄柏15 g，芡实30 g，覆盆子9 g，金樱子9 g，菟丝子30 g，淫羊藿15 g，巴戟天15 g，土炒白术15 g。

3. 肝肾阴虚证

【主要证候】小便涩痛不甚，前阴时有白浊流出，带下色黄，或赤白相兼，质稠有味，外阴瘙痒，形体消瘦，手足心热，心烦不寐，午后潮热，腰酸膝软，舌红少苔，脉细数。

【治法】滋阴清热，泻火解毒。

【方药】忍马知柏骨皮地黄汤

生地黄 30 g，山药 15 g，山茱萸 12 g，茯苓 15 g，泽泻 10 g，牡丹皮 30 g，知母 15 g，黄柏 15 g，忍冬藤 30 g，马齿苋 15 g，地骨皮 15 g。

随症加减：

若心烦不寐，失眠多梦，加莲子心 10 g、远志 9 g、石菖蒲 9 g，以清心火，养心神。

［中成药］

1. 八正合剂　清热泻火，利水通淋。适用于淋病（下焦湿热证）。液体合剂。口服，每次 15～20 mL，每日 3 次。

2. 五淋白浊丸　清热除湿，利水通淋。适用于淋病（下焦湿热证）。水丸。口服，每次 9 g，每日 2 次。

3. 无比山药丸　补肾填精，固摄止淋。适用于淋病（肾气不足证）。蜜丸。口服，每次 9 g，每日 2 次。

4. 琥珀分清丸　利水通淋，泻火解毒。适用于淋病（下焦湿毒证）。水丸，口服。每次 6 g，每日 2～3 次。

5. 知柏地黄丸　滋阴清热降火。适用于淋病（肝肾阴虚证）。蜜丸。口服，每次 9 g，每日 2 次。

［针灸疗法］

1. 湿热蕴结证

治则：清热利湿。

主穴：膀胱俞、中极、阴陵泉、行间、太溪、太冲。

手法：上穴采用泻法，或平补平泻法。

2. 脾肾两虚证

治则：健脾益肾，化湿通淋。

主穴：脾俞、肾俞、足三里、关元、气海、三阴交。

配穴：阳虚者，配命门。

手法：上穴均采用补法，或酌情用灸法。

［预防与调护］

（1）洁身自爱，防止性乱。

（2）提倡淋浴，不用公共浴具、公共坐式马桶的马桶圈等，防止间接传染淋病。

（3）治疗期间禁止性生活，并应夫妻同治。

（4）患淋病的孕妇，应积极治疗，以免通过产道传染给新生儿。

（5）做到早期诊断、早期治疗，治疗要彻底，防止转为慢性。

（6）治疗期间忌饮酒及辛辣食物，避免过劳，与家庭中其他人员应分居，对浴巾、浴具、寝具及内衣裤等要消毒。

［食疗调养］

一、食调要点

女性淋病，多属中医"淋证""白浊""带下"病之范畴，多为湿热内蕴，流注下焦，气化失司，伤及胞宫，任带失约而成。其膳食宜为清热利湿、解毒通淋之品，如黄柏、苍术、薏苡仁、车前子、土茯苓、忍冬藤、败酱草、野菊花、酒大黄等。但慢性多见脾肾阳虚证，或肝肾阴虚证，其膳食宜、温肾健脾、益肝补肾、乙癸同治之品，如老黄瓜煲赤小豆汤、山药百合燕窝汤、冬瓜山药薏苡仁汤、枸杞子海参瘦肉汤等，以滋补之。

淋病禁食生葱、生蒜、辣椒、生姜、韭菜等辛辣刺激食品，烟、酒亦为禁忌。

二、辨证配膳

1. 马齿苋粥

原料：鲜马齿苋60 g（干品30 g），粳米30 g。

操作：如同常法煮米做粥，将熟，入马齿苋煮几沸即可。

功能：清热解毒，利水通淋。适用于淋病各证型。

2. 竹叶赤小豆糯米粥

原料：竹叶90 g，赤小豆60 g，糯米100 g。

操作：先把竹叶洗净，赤小豆、糯米洗净，浸泡发胀。放入开水锅中用文火烧煮，待米粒、豆粒开花时，加入竹叶煮沸即可。

功能：清热解毒，凉血化湿。适用于淋病（肝肾阴虚证）。

3. 茯苓泽泻粟米汤

原料：茯苓30 g，泽泻30 g，玉米2根。

操作：将茯苓、泽泻分别用清水洗净。玉米去外衣洗净，切段，备用。将全部材料一同放入煲中，注入适量清水，武火煲滚后，文火慢煲2个小时，加入少许盐调味，即可。

功能：健脾补肾，利水通淋。适用于淋病（脾肾阳虚证）。

4. 老黄瓜赤小豆煲薏苡仁汤

原料：老黄瓜1根，赤小豆60g，薏苡仁60g，蜜枣6枚，陈皮3g。

操作：把老黄瓜洗净，连皮切厚块，备用。赤小豆、薏苡仁、蜜枣分别用清水洗净。陈皮用清水浸透，洗净备用。在煲中注入适量清水，放入全部材料，武火煲滚后，文火慢煲2个小时，加入少许盐调味，即可。

功能：清热解毒，利湿通淋。适用于淋病（肝肾阴虚证）。

[医案选]

本章节因涉及患者隐私权，故医案从略。

第二节　尖锐湿疣

[概念]

尖锐湿疣是一种常见的性传播疾病，好发于生殖器各部位，故又称为"生殖器疣"。病原体为人乳头瘤病毒（HPV），其中HPV6、11、16、18、33等亚型与本病有关。其主要通过性交直接传染，也可通过被污染的内裤、浴盆、浴巾、马桶圈等间接传染，新生儿可经HPV感染的产道或新生儿出生后与母亲密切接触而被传染。本病潜伏期平均为3个月，可发生癌变。好发年龄为16～35岁。

本病依其临床表现，可归属"阴痒""阴疮""瘙瘊"的范围。中医认为本病的发生是由房事不洁，或摄生不慎、洗浴等用具不洁，湿毒秽浊之邪侵犯阴器，浸淫蕴结阴部所致。临床上主要是湿毒蕴结证。

[诊断要点]

1. 病史　性伴侣患有生殖器疣。

2. 症状　自觉外阴瘙痒和压迫感，或灼痛，伴白带增多。

3. 检查

（1）妇科检查　主要在大小阴唇、阴蒂、阴唇后联合、阴唇系带、阴道口、宫颈及肛门周围等处。初起为粟粒大小柔软、散在的疣状淡红色丘疹，后逐渐增大、增多，集聚融合，呈蕈样、菜花样或鸡冠状赘生物，根部有蒂、表现暗红或污灰色，且很湿润，有出血，其分泌物有臭味。

（2）辅助检查

① 5% 醋酸试验　先用干棉球擦去湿疣表面的分泌物，再用棉签蘸 5% 醋酸涂擦疣体，3 分钟后若病损区变为白色，则为阳性。假性湿疣为阴性。

②活体组织检查及 PCR 方法　确诊的主要方法。

［鉴别诊断］

1. 假性湿疣　其发病可能与局部分泌物刺激和激素水平改变有关。好发于小阴唇内侧及阴道前庭，用 5% 醋酸涂擦后，不变为白色。做病理检查即可确诊。

2. 扁平湿疣　为二期梅毒性损害，外观为扁平形稍隆起的丘疹，基底宽，无蒂，取表面分泌物涂片检查可找到梅毒螺旋体，梅毒血清学反应呈阳性。

［辨证论治］

湿毒蕴结证

【主要证候】阴部丘疹，色淡红，甚至瘙痒赘生物溢液流脓，带下量多、色黄质稠，或带中夹血，其气秽臭，外阴瘙痒、灼痛，舌质红、苔黄腻，脉滑或滑数。

【治法】清热解毒，化湿凉血。

【方药】自拟凉血化湿解毒十味饮

生地黄 15 g，牡丹皮 15 g，赤芍 15 g，黄柏 15 g，苍术 15 g，薏苡仁 30 g，土茯苓 30 g，苦参 9 g，白花蛇舌草 30 g，败酱草 15 g。

随症加减：

若瘙痒红肿，溢脓量多，可酌加大血藤 15 g、紫草 15 g、桃仁 10 g、全蝎 10 g、蜈蚣 3 条，以增解毒清热、活血化瘀之力。

［中成药］

1. 清热解毒丸　清热解毒，消肿止痛。适用于尖锐湿疣之湿热（毒）壅盛证。水丸。口服，每次 1 g，每日 3 次。

2. 片仔癀　清热解毒，祛湿消肿，活血止痛。适用于尖锐湿疣（湿毒兼瘀证）。丸剂或胶囊剂。口服，每次 0.6 g，每日 2～3 次，外用，冷开水调化，外涂患处，每日数次。

[外治法]

1. 熏洗法 山豆根洗剂：山豆根 30 g，板蓝根 30 g，苦参 30 g，百部 30 g，薏苡仁 15 g，黄柏 20 g，雄黄 10 g。上药包煎 400 mL，熏洗坐浴，每次 20 分钟，每日 1～2 次。

2. 局部涂擦 鸦胆子油：鸦胆子仁 30 g，用生香油 100 g 浸泡 2 周，将鸦胆子仁捣烂与香油调成糊状，涂患处，每日 1～2 次。

[针灸疗法]

温热蕴结证

治则：清热利湿，行气活血。

主穴：太冲、三阴交、阴陵泉、中极、血海、气海。

配穴：兼脾虚者，配脾俞、足三里。

手法：主穴均采用泻法，脾俞、足三里采用补法。

[预防与调护]

（1）保持外阴清洁，积极治疗各种使阴道白带增多的疾病。

（2）洁身自爱，避免性生活混乱。

（3）避免使用公共浴池、浴盆，或公用浴巾等，切断间接传播途径。

（4）治疗期间禁房事，性伴侣有本病时应同时治疗。

[食疗调养]

一、食调要点

本病为湿毒秽浊之邪侵犯阴器，湿毒蕴结而成。其药膳应以清热解毒、凉血化湿为重点，常选用生地黄、牡丹皮、赤芍、黄柏、苍术、薏苡仁、土茯苓、苦参等，并加入白花蛇舌草、败酱草以增清热解毒之力，并可服食陈皮赤小豆鲤鱼汤、赤小豆冬瓜鲤鱼汤、冬瓜山药薏苡仁汤等化湿清热通淋之品。

二、辨证配膳

1. 生地黄粥

原料：生地黄汁 50 mL（或用干地黄 60 g），粳米 60 g，生姜 3 片。

操作：生地黄汁 50 mL，或用干地黄 60 g 煎取药汁待用。先将粳米加水熬粥，沸后加入生地黄汁和生姜片，熬煮成粥即可。

功能：凉血清热，养阴生津。适用于生殖器疣（湿热蕴结证或血热阴虚证）。

2.冬瓜山药薏苡仁汤

原料：冬瓜 250 g，生薏苡仁 30 g，山药 30 g，陈皮 6 g。

操作：冬瓜去籽洗净，连皮切成厚块，备用。生薏苡仁、山药分别用清水洗净，陈皮用清水浸软，洗净备用。在煲中注入适量清水，放入全部原料，武火煲滚，转用文火慢煲 2 个小时，加入少许盐调味，即可。

功能：清热解毒，化湿凉血。适用于尖锐湿疣（湿毒蕴结证）。

第三节　非淋菌性尿道炎

[概念]

非淋球菌性尿道炎是指主要由沙眼衣原体和解脲支原体感染所引起的一种性传播疾病。亦称"非特异性尿道炎""非特异性生殖道感染""黏液脓性宫颈炎"。本病通过性交传播。新生儿可因母亲生殖道感染在分娩时被传染。20 世纪 60 年代以来，非淋球菌性尿道炎的发病率已超过了淋病，成为欧美各国常见的性病之一。由于淋菌对衣原体感染起着激活与促进作用，所以本病常合并有淋病。本病好发于青年旺盛期，男性多于女性，但对女性的损害重于男性，往往是盆腔炎、宫外孕、不孕和流产的常见原因。由于我国对该病的检测手段尚未普及，因此有关流行病学的情况还不清楚。

中医根据女性非淋球菌性尿道炎的临床特征，将此归属于"淋证""尿浊""带下病"等疾病的范畴。本病的发生主要是由不洁房事，湿热毒邪侵犯下焦，伤及泌尿生殖系统，病久损伤脏腑。临床常见证候有下焦湿毒证、湿瘀阻滞证、脾肾两虚证。

[诊断要点]

1.病史　有不洁性交史，潜伏期 1～3 周。

2.症状　主要表现为尿频、尿急或轻微尿痛，或尿道口流出少量脓性分泌物，多数患者症状较轻或无症状。常因宫颈感染引起白带增多，呈脓性黏液，若不治疗，上行感染会引起子宫内膜炎、附件炎、盆腔炎而出现慢性腰腹疼痛等，亦可发生不孕、宫外孕等。

3. 检查

（1）妇科检查　尿道口微红，有少量脓性分泌物，阴道分泌物多，宫颈管内有脓性分泌物流出。分泌物涂片镜检可见到大量白细胞及脱落的黏膜上皮细胞。

（2）实验室检查　通过特殊培养法和酶标免疫法等可发现衣原体或支原体。

〔鉴别诊断〕

淋病　参阅第一节"淋病"。

〔辨证论治〕

1. 下焦湿毒证

【主要证候】小便频数短涩，或尿窍有黄白秽浊之物流出，带下量多、色黄如脓、臭秽，外阴瘙痒，或小便疼痛，舌质红、苔黄腻，脉滑。

【治法】清热利湿，解毒化浊。

【方药】萆薢菖蒲十味饮

萆薢15 g，石菖蒲15 g，车前子^{包煎}10 g，黄柏10 g，苍术15 g，土茯苓30 g，酒大黄9 g，败酱草30 g，忍冬藤30 g，血琥珀粉^{冲服}3 g。

2. 湿瘀阻滞证

【主要证候】小便淋漓不畅，或尿窍有秽浊之物流出，带下量多、色黄、有臭味，少腹胀痛，经行加重，或月经不调，或婚久不孕，舌紫暗、苔腻，脉弦滑。

【治法】祛湿化浊，行气活血。

【方药】活血行气化湿汤

川芎9 g，赤芍7 g，生地黄9 g，当归9 g，醋香附12 g，台乌药12 g，黄柏15 g，苍术15 g，赤小豆30 g，薏苡仁30 g，车前子^{包煎}9 g，通草1.2 g。

随症加减：

若盆腔有包块，加三棱9 g、莪术9 g、泽兰9 g，送服水蛭粉15 g，以化瘀消癥

3. 脾肾两虚证

【主要证候】小便淋漓不已，遇劳即发，或尿窍有白浊之物流出，带下

量多、色白质稀，神疲乏力，纳呆便溏，小腹坠痛，腰膝酸软，月经后期量少，或婚久不孕，舌质淡、苔白腻或舌胖大，脉虚弱。

【治法】温肾健脾，祛湿化浊。

【方药】加减济生肾气丸（《济生方》）合萆薢分清饮（《丹溪心法》）

肉桂 3 g，炒附子^{先煎}3 g，山茱萸 12 g，山药 15 g，牡丹皮 10 g，茯苓 15 g，泽泻 10 g，萆薢 10 g，石菖蒲 15 g，乌药 10 g，黄柏 15 g，苍术 15 g。

随症加减：

若带下量多日久不止，加芡实 10 g、金樱子 10 g、海螵蛸 15 g，以固涩止带。

［中成药］

1. 萆薢分清丸 祛湿化浊。适用于非淋球菌性尿道炎（下焦湿浊证）。水丸。口服，每次 6 g，每日 2 次。

2. 琥珀丸 利水通淋，活血理气。适用于非淋球菌性尿道炎（湿瘀阻滞证）。蜜丸。口服，每次 6 g，每日 2 次。

3. 济生肾气丸 温补肾阳，散寒祛湿。适用于非淋球菌性尿道炎（肾阳不足证）。蜜丸。口服，每次 9 g，每日 2～3 次。

［外治法］

熏洗法 黄柏 20 g，苦参 20 g，土茯苓 20 g，金银花 20 g。水煎去药渣，熏洗坐浴 20 分钟，每日 2 次。适用于非淋球菌性尿道炎（下焦湿毒证）。

［预防与调护］

（1）加强对非淋球菌性尿道炎的症状及危害性的宣传，对高危人群要进行筛查。

（2）积极、系统地治疗本病，以防病情扩延、缠绵和并发症的产生。

（3）治疗期间禁房事，忌食辛辣之品和饮酒等。

（4）对性伴侣要给予检查或治疗。

[食疗调养]

一、食调要点

本病主要是由湿毒秽浊之邪侵犯泌尿生殖系统，初起为湿毒实证，病久伤及脏腑，而出现脾肾双虚之候。其药膳当化湿清热、分清降浊治其初期实证，而活血化瘀、健脾益肾则是治其后期虚证。初起常选用草薢、石菖蒲、车前子、黄柏、苍术、土茯苓、酒大黄、血琥珀等，后期常选用川芎、赤芍、生地黄、当归、醋香附、台乌药、六味地黄、济生肾气丸等。在辨证配膳中常选用鲜荷叶瓜粒汤、冬瓜生地黄鲜泡汤、川芎当归鱼头汤、冬瓜薏苡仁煲鸡汤等。

二、辨证配膳

1.鲜荷叶瓜粒汤

原料：冬瓜500 g，新鲜荷叶1张，猪瘦肉120 g，鲜虾仁60 g，生姜3片。

操作：将冬瓜切粒，洗净，沥干水分。鲜荷叶用清水洗净。把猪瘦肉切成粒状，鲜虾仁去壳、去肠，洗净备用。用糖、盐、姜汁、绍酒、生粉各少许做成调料，分别将猪瘦肉、鲜虾仁腌制15分钟。将水煲滚，先将猪瘦肉粒、冬瓜粒及姜片煲15分钟，再把鲜荷叶撕成数片，连同鲜虾仁放入，煮沸10分钟，调味即可。

功能：清热解毒，化湿凉血。适用于非淋球菌性尿道炎（下焦湿毒证或湿瘀阻滞证）。

2.生熟薏苡仁田鸡汤

原料：生薏苡仁30 g，熟薏苡仁30 g，陈皮6 g，田鸡250 g，瘦猪肉120 g。

操作：将生薏苡仁、熟薏苡仁、陈皮分别用清水浸透洗净。田鸡冲洗干净，去头、去皮、去爪尖，切成中块。瘦猪肉洗净备用。在煲内注入适量清水，武火煲滚，将全部材料放入沸水中，改用文火慢煲2个小时，加入少许盐调味，即可。

功能：化湿清热，健脾益肾。适用于非淋球菌性尿道炎（脾肾双虚证）。

3.益母草炖鸡

原料：益母草9 g，柴胡6 g，白芍、赤芍、泽兰、鸡血藤、牛膝、生蒲黄、覆盆子、菟丝子、枸杞子各9 g，鸡1只，绍酒、盐、葱、姜、胡椒粉各适量。

操作：将鸡劏洗干净，去皮及内脏，将上述中药放入医用纱布袋内，扎紧袋口。生姜刮皮、洗净、拍松。葱切段。将药袋同鸡、姜、葱、绍酒、盐放入锅内，用武火烧沸，再用文火慢炖2个小时，食用时去药袋，加入胡椒粉即可。

功能：活血行气，健脾益肾。适用于非淋球菌性尿道炎（湿瘀阻滞证、脾肾两虚证）。

第四节　生殖器疱疹

［概念］

生殖器疱疹主要是由单纯疱疹病毒（HSV）引起的一种常见的性传播疾病。HSV可分1型和2型，好侵犯皮肤和黏膜，HSV1型主要侵犯人体腰以上部位，如口腔黏膜、角膜等；HSV2型主要侵犯人体腰以下部位，如引起生殖器的感染。约有15%的生殖器疱疹是由HSV1型引起的。本病传染方式主要为直接接触，亦可通过被污染物品而引起间接污染，新生儿可在分娩时，通过患病母亲产道而感染。HSV感染孕期妇女时，常引起流产、死胎，或先天畸形等。本病易复发，其他感染、感冒、精神紧张、疲劳、月经来潮等情况均可为复发的诱因。女性发病率高于男性，多见于青年。本病亦常伴发其他性传播疾病。生殖器HSV感染与子宫颈癌的发生有关。

本病可归属中医"热疮""阴疮"等疾病的范畴。病因病机主要是由不洁房事，外感湿热毒邪，毒邪直犯阴器，熏蒸而生；或肝经湿热内蕴，流注下焦，郁遏成毒，凝聚阴器而发病。临床常见证候有热毒证和湿热证。

［诊断要点］

1.病史　有不洁性交史。复发诱因常为月经来潮、感冒等机体抵抗力下降。

2.症状

（1）原发性感染　潜伏期3～7天。自觉外阴瘙痒、灼热、疼痛，外阴皮肤、黏膜发红、起水疱，或白带增多，伴发热、头痛、周身不适等。若病变累及尿道、膀胱和直肠时，可出现尿频、尿痛、排尿困难和直肠痛等。

（2）复发性感染　约60%的患者在第1次感染后1年内复发，且可复发多次。局部症状较原发性感染者轻，无明显全身症状。

3. 检查

（1）体格检查　发热者体温增高，常为低热；或有腹股沟淋巴结肿大。

（2）妇科检查　病变主要在大小阴唇、阴蒂、阴道及子宫颈等皮肤或黏膜处。初起局部发红，继而出现大小不等、成群的水疱，进而变为脓疱，脓疱溃破后形成浅表溃疡，并有触痛、易出血。疮面干燥，最后结痂愈合，整个病程约3周。原发性病灶比复发性病灶的范围大，程度重，病程亦长。

（3）实验室检查　白细胞总数一般不增高。在病损的水疱底部做细胞涂片，用直接免疫荧光技术或常规染色，可找到病毒抗原或嗜酸性包涵体。急性期和康复期行血清学检查，可见HSV的血清抗体滴度增高。

［鉴别诊断］

贝赫切特综合征　见本书第六章"贝赫切特综合征"。

［辨证论治］

1. 热毒证

【主要证候】外阴出现红斑、水疱，甚至破溃，有溃疡，伴灼热、疼痛、瘙痒、小便频数涩痛，大便秘结，或发热，舌质红、苔黄，脉滑数。

【治法】清热，解毒，凉血，化湿。

【方药】凉血化斑十味饮

金银花30 g，野菊花15 g，蒲公英30 g，紫花地丁15 g，牡丹皮15 g，生地黄15 g，紫草15 g，赤芍15 g，马齿苋15 g，生甘草10 g。

随症加减：

若兼有湿邪，加龙胆草15 g、黄柏10 g，以清热利湿。

2. 湿热证

【主要证候】外阴瘙痒、肿痛，有水疱、溃疡，局部滋水淋漓，带下量多、色黄、秽臭，溲黄灼痛，大便不爽，口苦咽干，胸脘痞满，舌质红、苔黄腻，脉滑。

【治法】清热，利湿，止痒。

【方药】自拟土茯苓苦参汤

黄柏30 g，苍术15 g，薏苡仁30 g，土茯苓15 g，苦参10 g，生地黄15 g，牡丹皮15 g，赤芍15 g，郁金9 g，柴胡12 g。

随症加减：

若热重于湿，加炒栀子10 g、酒大黄9 g，以清热凉血。

[中成药]

1. 连翘败毒丸　清热解毒。适用于生殖器疱疹（热毒证）。水丸。口服，每次6 g，每日2次。

2. 龙胆泻肝丸　清肝火，除湿热。适用于生殖器疱疹（湿热证）。水丸。口服，每次6～9 g，每日2～3次。

3. 银黄片　清热解毒。适用于生殖器疱疹（热毒证）。片剂。口服，每次2片，每日3～4次。

[外治法]

1. 外洗法　马齿苋50 g，板蓝根50 g，紫草30 g，大血藤30 g，忍冬藤30 g，苦参30 g，黄柏20 g，雄黄10 g。水煎去渣，待凉后外洗、坐浴，或湿敷。每日2次，每次20分钟。每日1剂。适用于各证。

2. 外敷法

（1）雄黄10 g，明矾10 g，冰片2 g，制成细末，用鸡蛋清调成糊状，适量外敷于患处。每日3～4次。适用于各证。

（2）三黄栀子膏　黄柏、黄芩、黄连、栀子，共制成软膏剂。将患处用生理盐水洗净后外敷本药膏，每日1次。

[针灸疗法]

治则：清泄肝火，利湿通络。

取穴：曲池、外关、太冲、血海、侠溪、阴陵泉、三阴交。

手法：各穴均施泻法。

[预防与调护]

（1）避免不洁性交。

（2）治疗期间禁止性生活，同时对性伴侣也应给予诊治。

（3）保持外阴清洁，防止继发感染。

（4）禁食辛辣、肥甘厚味之品，以防助邪。

[食疗调养]

一、食调要点

本病属湿热毒邪，直犯阴器，熏蒸而成。其药膳当清热、解毒、凉血、化湿之品，选用金银花、野菊花、蒲公英、紫花地丁、马齿苋以清热解毒，用生地黄、牡丹皮、赤芍、紫草凉血化斑，用黄柏、炒栀子、酒大黄、苍术、薏苡仁、苦参以清热化湿。本证宜用清淡、疏利之品，忌食辛辣甘厚肥腻之物。

二、辨证配膳

1. 赤小豆无花果汤

原料：赤小豆、无花果、芝麻油、土茯苓、甘草各 30 g，苦参 60 g。

操作：将苦参、甘草煮沸后，用温热水洗外阴部，勿内服。赤小豆、土茯苓、无花果煎水内服。用芝麻油调甘草末，可涂擦阴部溃疡。

功能：化湿清热，止痒消疮。适用于生殖器疱疹（湿热证或热毒证）。

2. 赤小豆薏苡仁粥

原料：赤小豆 60 g，生薏苡仁 60 g。

操作：先用砂锅煮赤小豆待熟烂，再入薏苡仁，煮粥，待食。

功能：运脾化湿，清热解毒。适用于生殖器疱疹（湿热证或热毒证）。

第五节　梅　　毒

[概念]

梅毒是由梅毒（苍白）螺旋体感染而引起的生殖器官、所附属淋巴结和全身病变的慢性性传染病，分先天梅毒和后天梅毒。传染源是梅毒患者及其血液。传染途径主要是性行为传染，也可经直接接触、间接接触、血液、胎盘及产道传染。梅毒螺旋体经皮肤或黏膜进入人体后经淋巴结播散至全身，造成炎症细胞浸润，除皮肤黏膜损害外，内脏、骨骼、神经系统均可受累。本病早期传染性大，但破坏性小；晚期传染性小，但破坏性大，可侵害重要器官，甚至引起死亡。梅毒在性传播疾病中患病率居第3位，其危害性仅次于艾滋病。

中医称本病为"杨梅疮"，又称"霉疮""棉花疮""翻花疮"等，由不洁性交，或接触被污染之衣物，或禀受了父母霉疮毒气，致湿毒、热毒熏蒸肌肤，伤损筋骨、脏腑而成。临床常见证候有肺脾气虚证、肝肾湿毒证、热毒壅盛证、肝肾亏损证等。

［诊断要点］

1. 病史　多有不洁性交史。

2. 症状　一期梅毒是在大小阴唇、阴蒂、尿道口附近或宫颈处出现单发的不痛、不痒、稍红肿的硬结，称"硬下疳"，伴轻度不适感，可破溃流液，逐渐自愈。二期梅毒是在硬下疳出现6～8周后发生皮肤黏膜损害，先有头痛、发热、咽痛等全身症状，继则皮肤黏膜出现圆形或椭圆形的红色皮疹，轻微瘙痒，若发生于肛门及外阴部，有明显的瘙痒、灼热感。有的病例可出现视物模糊、失明、头痛、项强、恶心呕吐、偏瘫、失语、夜间骨痛等症状。三期梅毒病程缓慢，常持续10～30年，于头面部、四肢或躯干等处出现结节、破溃、流脓或黄褐色瘢痕，可伴骨痛、心慌、胸闷、心前区疼痛、紫绀，或头痛、呕吐、项强、偏瘫、痴呆、精神障碍、易激惹、兴奋等症状。

3. 检查

（1）体格检查　一期梅素的典型病损为硬下疳，数目常为1个，质硬如"扣子"，光滑，边缘整齐，破溃后基底平坦，无脓液，纤维样薄膜，不易除去，如稍挤捏，有灰白色浆液，经3～4周可自愈，遗留表浅瘢痕，硬下疳附近的淋巴结发生肿大。二期梅毒为全身皮肤黏膜出现斑疹、丘疹和脓疱疹，一群皮疹出现后有一间隔期，然后出现另一群皮疹，新旧皮疹常同时出现，遍及全身，皮疹多呈圆形或椭圆形，境界明显，初为鲜红色，不久呈铜红色，一般持续数周或2～3个月，可自愈，可出现全身淋巴结肿大。典型的三期梅毒损害为树胶肿，为皮下或深部组织的圆形坚硬结节，初发如豌豆大，逐渐增大，软化，皮肤渐变暗红、紫红，最后破溃，流出少量胶样分泌物，故名"树胶肿"，溃疡边缘整齐，呈堤状隆起，往往边愈合、边发展，淋巴结肿大不明显。

（2）妇科检查　硬下疳多发生于外生殖器。二期梅毒的皮损若发生于肛门及外阴部，称扁平湿疣，为表面湿润的扁平隆起，呈灰白色，周围有暗红色浸润，表面常有坏死及结痂。三期梅毒的树胶肿较少发生于生殖器。

（3）实验室检查

①梅毒（苍白）螺旋体检查 一期梅毒螺旋体仅存在于硬下疳的硬结、溃疡的分泌物和渗出液及肿大的淋巴结中。二期梅毒可在全身血液和组织中检出，但以皮肤损害处检出率最高。梅毒螺旋体在晚期梅毒的结节性梅毒疹和树胶肿中极少检出，血液检查也常为阴性。

②梅毒血清学检测 是检测血清中特异的梅毒螺旋体抗体，在硬下疳出现后 2～3 周开始呈阳性，二期梅毒是血清反应的高峰阶段。

③梅毒螺旋体 IgM 抗体检查 在梅毒感染早期首先产生 IgM，随后 IgG 才缓慢上升，经有效治疗，IgM 抗体消失，IgG 则持续存在。检测 IgM 抗体可作为梅毒早期感染及治愈的判定方法。

④分子生物学检测 主要应用 PCR 技术检测梅毒螺旋体。

（4）辅助检查 对于梅毒性心脏病及并发脑膜、脑脊髓病变者，可辅以心电图、X 线、CT 断层摄像、脑电图等检查。

[鉴别诊断]

1. 软下疳 由 Ducrey 嗜血链状杆菌感染而引起，初发多为炎性丘疹，也可形成浅在性溃疡，易与硬下疳混淆。但本病有明显疼痛，且多发，质地较硬下疳软，涂片做革兰氏染色，检出 Ducrey 嗜血链状杆菌可以确诊。

2. 生殖器疱疹 是由单纯疱疹病毒 2 型引起，当其破溃继发感染可形成浅表溃疡，与硬下疳相似。但本病皮疹多成簇出现，伴有灼热、剧痛，不形成硬结性肿块，从糜烂或溃疡中不能检出梅毒螺旋体。

3. 生殖器癌 二者均出现圆形或椭圆形硬性肿块，但本病发展较慢，肿块坏死腐烂后有恶臭，不愈合，淋巴结肿大较一期梅毒迟，活检可找到癌细胞。

4. 贝赫切特综合征 二期梅毒出现皮肤黏膜病变时也可同时表现口腔、生殖器、眼角膜或结膜的溃疡，应与贝赫切特综合征鉴别。前者有性乱史及硬下疳等一期梅毒病史，皮肤划痕试验阳性，从黏膜病变的分泌物中若分离出苍白螺旋体可以确诊。

[辨证论治]

1.肺脾气虚证

【主要证候】霉疮细小而干，发于口舌、乳房、手指，皮肤瘙痒，舌质淡红，苔薄白，脉沉缓。

【治法】益气和血，托疮生肌。

【方药】内托生肌散（《医学衷中参西录》）

黄芪120 g，甘草60 g，生乳香45 g，生没药45 g，生杭芍60 g，天花粉60 g，丹参60 g。

以上共为细粉，每次开水送服9 g，每日3次。

2. 肝肾湿热证

【主要证候】阴部红斑泛起，或凸起红赤，或形如杨梅，糜烂流黄脓，口干口苦，大便干，小便黄，舌质红，苔薄黄，脉弦滑。

【治法】利湿解毒，清热消疮。

【方药】消毒二仙丹（《医学衷中参西录》）

丈菊子^{捣碎}30 g，鸭蛋子40粒去皮，仁破者勿服，服时宜整个吞掉。上药2味，将丈菊子煎汤1盅，送服鸭蛋子仁。

丈菊子俗名向日葵，其花善催生，子善治淋。梅毒，无论初起、日久，凡有热者，服之皆效。

3. 热毒壅盛证

【主要证候】周身红斑，或发杨梅疮疹，或溃腐成脓，或色如黄蜡，或溃烂内翻，口舌生疮，咽干口渴，大便燥结，舌红绛，或黄少津，脉滑数。

【治法】清热凉血，解毒消疮。

【方药】洗髓丹（《医学衷中参西录》）

净轻粉6 g，炒至光色减去2/3，研细，盖此药炒之则烈性少，若炒之过度，又恐无力，火候适中，用其大片即净轻粉。

净红粉3 g，研细，须多带紫黑片者用之，方有效验。

露蜂房，如拳大者1个，大者可用一半，小者可用2个，炮至半黑半黄色，研细，炮时须用物按之着锅。

核桃10个，去皮捣碎，炮至半黑半黄色，研细，纸包数层，压去其油，盖油多即不好为丸用。

上诸药用熟枣肉为丸，黄豆粒大，晒干，分3次服用。服时需早晨空腹开水送下，至午后方可进食，忌腥半月。服后口含柳棍，有痰涎即吐出，愈多吐愈好。其药日服1次，若恶心太甚者，可间日1服。制作此药时，须亲自动手，将轻粉、红粉分量要称极准，轻粉须称准后再炒。

4. 肝肾虚损证

【主要证候】霉疮历久不愈，疮不结痂，肌肤麻木，筋骨疼痛，甚或两足痿软瘫痪，头目晕眩，腰膝酸软，二便失调，面色不华，舌淡，苔少，脉沉细无力。

【治法】补益肝肾，扶正祛邪。

【方药】加味十全育真汤（《医学衷中参西录》）

野台参12 g（党参15 g或红参6～9 g），黄芪15 g，生山药15 g，知母12 g，玄参12 g，生龙骨^{扎细}12 g，牡蛎^{扎细}12 g，丹参9 g，三棱4.5 g，莪术4.5 g。

随症加减：

若形体消瘦，午后潮热，加地骨皮10 g、牡丹皮10 g、麦冬15 g，以养阴退热。

若心悸气短，疮色白而不结痂，加黄芪12 g、党参12 g，以益气收疮。

[中成药]

西黄丸 清热解毒，化痰散结，活血消肿。适用于梅毒各期。糊丸，每瓶装3 g，约10粒。口服，每次3 g，每日2次。温开水或黄酒送服。

[外治法]

1.外敷法 翠云散：铜绿15 g，胆矾15 g，熟石膏30 g，轻粉30 g，共研极细末。湿疮者将药末干撒于疮面上，干疮者以公猪胆汁调点，一日3次。

2.外洗法 洗梅疮方：黄连15 g，黄芩15 g，黄柏15 g，黄蜡15 g，白及15 g，川椒10 g，食盐少许。煎汤外洗疮面。

[针灸疗法]

1.一期梅毒
主穴：灵台、身柱、曲泉、会阴、委中、血海。

配穴：生于头者，配合谷、曲池；生于前后二阴者，配中极、次髎；湿热者，配行间、阴陵泉。

手法：上穴均用泻法。

2.二期梅毒
主穴：灵台、身柱、曲池、膈俞、委中、血海。

配穴：发热者，配大椎、合谷；发于颈部及颜面者，配列缺、合谷；湿热者，配行间、阴陵泉。

手法：上穴均用泻法。

3. 三期梅毒

主穴：灵台、身柱、合谷、委中、血海。

配穴：生于头部者，配足三里、神门、商阳、曲池、阳陵泉、足窍阴；生于上肢者，配曲池、支沟；生于下肢者，配三阴交、解溪；生于背部者，配肩井、足临泣、行间、少海、太冲；生于前后者，二阴配中极、曲骨、会阴。

手法：上穴均采用泻法。

［预防与调护］

（1）禁止不正当的性行为，已感染者应禁房事及避孕。

（2）治愈后在3年内应定期复查，以防复发。

［食疗调养］

一、食调要点

梅毒是一种既古老又十分难治之病，多由湿毒、热毒熏蒸肌肤，伤损筋骨，延及脏腑，乃至全身而致。其药膳应兼顾扶正与祛邪两方面，在急性期，或病情较重时，应以祛邪为主，即清热、祛湿、托疮、解毒；在恢复期，或病情较稳定时，应以扶正为主，如益气、和血、补肝、益肾等。还应常服清淡而又高营养的煲汤，如燕窝银耳炖鸡汤、首乌乌豆炖田鸡、田七红枣炖乌鸡、北芪党参炖水鱼、当归枸杞子肉骨汤等。

二、辨证配膳

1. 赤小豆薏苡仁粥

原料：赤小豆60 g，薏苡仁60 g。

操作：先用砂锅煮赤小豆至烂，再入薏苡仁，煮粥，待食。

功能：健脾利湿，清热解毒。适用于梅毒（肺脾气虚证、肝肾湿热证、热毒壅盛证、肝肾亏损证）。

2. 当归丽参炖乳鸽

原料：当归15 g，高丽参9 g，乳鸽1只，红枣10枚，生姜9 g。

操作：将当归、高丽参分别用温水浸泡备用。红枣洗净后去核备用。乳鸽劏洗干净，放入沸水中煮 5 分钟，然后捞起抹干水分。生姜刮皮、洗净、切片。将所有材料放入炖盅内，加入浸泡后的高丽参、当归之温水，再注入适量的凉开水，盖上盅盖，隔水炖 4 个小时，加入少许盐调味，即可饮用。

功能：益气活血，扶正解毒。适用于梅毒（肺脾气虚证、肝肾湿热证、热毒壅盛证、肝肾亏损证）。

3. 赤小豆冬瓜鲤鱼汤

原料：赤小豆 30 g，冬瓜 500 g，陈皮 9 g，鲤鱼 1 条。

操作：冬瓜去籽，洗净后，连皮切厚块，备用。赤小豆洗净，陈皮用清水浸软。鲤鱼劏洗干净，去腮及内脏，留鳞，抹干水分后，下油锅煎至鱼身两面微黄，铲出备用。在煲中注入适量清水，武火煲滚，把全部材料放入煲中，用文火慢煲 3 个小时，调味即可。

功能：健脾益肾，扶正补虚。适用于梅毒（肺脾气虚证、肝肾湿热证、肝肾亏损证、热毒壅盛证）。

第六节　艾　滋　病

［概念］

艾滋病（AIDS）即获得性免疫缺陷综合征，是感染人类免疫缺陷病毒（HIV）而引起的机体免疫功能障碍，继发多种病原体感染和恶性肿瘤的临床综合征。HIV 侵入人体后，选择性地攻击 T_4 淋巴细胞和脑细胞、脊髓细胞、周围神经细胞，致细胞免疫缺陷，防御功能丧失，则病原微生物入侵及各种条件致病菌大量繁殖，继发各种感染；同时又失去免疫监视功能，而发生恶性肿瘤。HIV 存在于人的血液、精液、汗液、泪液、乳汁及组织液中，主要通过性交、母婴垂直感染及输血和血制品传播，是一种高致死性疾病，1 年病死率为 50%。

AIDS 是近 40 年出现的新流行病，祖国医学对本病尚无专题论述。根据其临床表现，可参考"瘟疫""伏气温病""虚劳""瘰疬""癥瘕""积聚""恶核""失荣"等病。近几年来在用中医中药防治本病方面积累了不少的经验。认为其发病：一是感染疫邪，邪毒直中，一为内伤，脏腑气血亏损，正气不足，致疫毒乘虚而入，影响气、血、水的代谢运行，正愈虚，邪愈盛，最终阴阳离绝。临床分三期：

（1）艾滋病潜伏期，常见气血亏虚证、正盛邪伏证。

（2）艾滋病相关综合征期，常见外感发热证、肺脾气虚证、阴虚证、阳虚证。

（3）完全艾滋病期，常见痰瘀阻络证、痰火内盛证、阴阳两衰证。

［诊断要点］

1. 病史　多有性乱史、同性恋史、静脉注射毒品史、输血及血液制品史及生母妊娠期 HIV 感染史。

2. 症状　艾滋病潜伏期一般 6 个月至 2～5 年不等。感染初期多有一过性或短暂的乏力、发热、关节痛、淋巴结肿大、腹泻等症状，不易被注意。经过一定时间的潜伏期后，进入艾滋病前期，即 AIDS 相关综合征期，可见不规则发热、盗汗、消瘦、乏力、食欲不振、头痛和全身麻木，易发生感冒、扁桃体炎，有腹痛、腹泻等消化道症状，体重此期尚无明显改变，也无神经精神症状。AIDS 活动期则出现明显的全身症状，消瘦，持续性发热，甚则高热、无力，有时关节酸痛，并发生各种非条件致病菌感染和条件致病菌感染及各种原发性和继发性恶性肿瘤，如囊虫脑炎、亚急性脑炎、细菌性心内膜炎、Kaposi 出血性肉瘤、脑瘤等。

3. 检查

（1）体格检查　AIDS 前期，可出现不规则发热，如间歇热型，体温 38℃～39℃；AIDS 期，呈稽留热，体温 39℃～40℃，伴体重减轻，恶质。

（2）实验室检查

①血常规　白细胞常低于 4.0×10^9/L，淋巴细胞低于 1.0×10^9/L，血小板少于 10×10^9/L，嗜酸性粒细胞增多。

②免疫学检查　T_H/T_S 比值下降，常小于 1；淋巴细胞对有丝分裂原的反应减弱或消失；NK 细胞数量正常，但活性降低；皮肤迟发性变态反应减退或消失；抗淋巴细胞抗体和抗精子抗体、抗核抗体呈阳性。

③病原体检查　通过分泌物涂片、组织活检及血培养等方法，可发现 HIV 及卡氏肺囊虫、白色念珠菌、新型隐球菌、弓浆虫等条件致病菌。

④HIV 抗体检查　酶联免疫测定法或免疫印迹法测定 HIV 抗体阳性的患者，应认为已感染并具有传染性，但 HIV 感染早期的患者尚未出现免疫应答，无抗体产生，则以上两种试验方法均可呈阴性，从而易于

漏诊。

⑤HIV病毒分离　从血清、细胞或淋巴结分离出HIV则可确诊。然而，目前此技术的灵敏度不高，也不易得到。

[辨证论治]

1. 艾滋病潜伏期

（1）气血亏虚证

【主要证候】神疲乏力，纳差腹胀，头晕心悸，健忘失眠，舌质淡、苔薄白，脉细弱。

【治法】扶正固本，补益气血。

【方药】**醒脾舒郁升陷汤**

黄芪18 g，炒白术12 g，知母9 g，当归9 g，山茱萸12 g，桂枝尖4.5 g，柴胡4.5 g，乳香9 g，没药9 g，甘草6 g。

（2）正盛邪伏证

【主要证候】患者平素体质较为强壮，感邪后多无任何自觉症状，或出现一过性发热、乏力、腹泻，短时间即消，舌、脉无异。

【治法】祛邪解毒，辅以扶正固本。

【方药】**扶正解毒十味饮**

苦参15 g，土茯苓15 g，大青叶15 g，白花蛇舌草30 g，连翘15 g，黄连9 g，红参9 g，黄芪15 g，甘草6 g，酒炒大黄9 g。

2. 艾滋病相关综合征期

（1）外感发热证

【主要证候】低热，恶风，头痛，汗出，咽痛咳嗽，咳痰量少，胸痛，舌红少苔，脉浮细数或浮细无力。

【治法】清热解毒，祛疫解毒。

【方药】**凉解汤、寒解汤**（《医学衷中参西录》）

凉解汤：薄荷叶9 g，蝉蜕6 g，生石膏[先煎]30 g，甘草4.5 g。

寒解汤：生石膏[先煎]30 g，知母24 g，连翘4.5 g，蝉蜕4.5 g。

（2）肺脾气虚证

【主要证候】面色㿠白，神疲乏力，畏风自汗，易于感冒，燥渴饮凉，食可纳呆，大便溏薄，舌质淡、苔薄白，脉虚细或细数。

【治法】补肺健脾，引邪外出。

【方药】**白虎加人参以山药代粳米汤**（《医学衷中参西录》）

生石膏^{轧细、先煎}60 g，知母 30 g，红参 12 g，生山药 18 g，甘草 9 g。

（3）阴虚证

【主要证候】潮热盗汗，头目眩晕，视物不清，失眠健忘，咽干口渴，五心烦热，形体消瘦，舌质红嫩、苔少，脉细数。

【治法】滋阴清热。

【方药】醴泉饮（《医学衷中参西录》）

生山药 30 g，大生地黄 15 g，红参 12 g，玄参 12 g，生赭石 12 g，牛蒡子 12 g，天门冬 12 g，甘草 6 g。

（4）阳虚证

【主要证候】畏寒肢冷，面色㿠白，小便清长，下利溏薄，腰膝酸软，舌质淡、苔白薄，脉细弱。

【治法】温补脾肾。

【方药】敦复汤（《医学衷中参西录》）

野台参 12 g（党参 15 g 或红参 9 g），炮附子^{先煎}9 g，生山药 15 g，补骨脂 12 g，核桃仁 9 g，山茱萸 12 g，茯苓 4.5 g，生鸡内金 4.5 g。

3. 完全艾滋病期

（1）痰瘀阻络证

【主要证候】膈下或腹部积块，甚则疼痛，痛处不移，颈项、腋下、胯间等瘰疬横生，或皮下结块，形体消瘦，唇甲紫暗，舌质紫暗、舌边有瘀点、苔厚腻，脉弦。

【治法】理气活血，涤痰散结。

【方药】活络效灵丹（《医学衷中参西录》）

当归 15 g，丹参 15 g，乳香 15 g，没药 15 g。

上药 4 味作汤服。若为散，1 剂分 4 次服。温酒送下。

随症加减：

腿痛加牛膝；臂痛加连翘；瘀血腹痛加生桃仁、生五灵脂。

疮红肿属阳者，加金银花、连翘、知母。

白硬属阴者，加肉桂、鹿角胶。

疮破后生肌不速者，加黄芪、知母、甘草。

脏腑内痈者，加三七、牛蒡子。

（2）痰火内盛证

【主要证候】神志痴呆，反应不敏，甚则神志昏迷，不省人事，或四肢抽搐，胸闷心痛，苔黄腻，脉滑。

【治法】镇肝息风，化痰开窍。

【方药】龙蚝理痰汤（《医学衷中参西录》）

法半夏12 g，生龙骨18 g，牡蛎18 g，生赭石9 g，朴硝6 g，黑芝麻9 g，柏子仁9 g，生杭芍9 g，陈皮6 g，茯苓6 g。

（3）阴阳两衰证

【主要证候】形体羸弱，大肉尽脱，心悸目眩，口舌生疮，舌红无苔少津，脉微细而数或虚大无力。

【治法】滋阴补阳。

【方药】加减补天大造丸（《医学心悟》）

红参15 g，黄芪15 g，山药15 g，枸杞子18 g，龟甲^{先煎}18 g，鹿角胶^{烊化}10 g，熟地黄18 g，麦冬15 g，黄精30 g。

送服高丽参30 g、制紫河车90 g，共为细粉，每次3 g，每日2次。

随症加减：

若大汗淋漓，四肢厥冷，脉微欲绝，用参附汤（人参15 g、熟附子10 g）以回阳救逆。

［中成药］

1. 西黄丸　清热解毒，化痰散结，活血消肿。适用于艾滋病（痰瘀阻络证）。糊丸，每瓶装3 g。口服，每次3 g，每日2次。温开水或黄酒送服。

2. 清开灵注射液　清热解毒，镇静安神。适用于艾滋病（痰火内盛证）。注射液，每支10 mL。静脉注入，40～60 mL加入5%葡萄糖液500 mL中，每日1～2次。

3. 北芪精　健脾益肺，补气生津。适用于艾滋病（肺脾气虚证）。口服液，每支10 mL。口服，每次1支，每日2次。

4. 雪蛤参精　益气补肾，养阴润肺。适用于艾滋病（肺肾气阴两虚证）。口服液。口服，每次1支，每日2次。

［针灸疗法］

1. 体针

治则：早期以清热解毒、除痰祛湿、逐邪外出为先，后期则以润肺健脾补肾为主。

取穴：早期取尺泽、鱼际、曲泽、劳宫、合谷、曲池、足三里、阴陵泉、丰隆、行间、内庭、侠溪为主；后期多取背俞穴、任督脉及其他特定穴，如大椎、命门、膻中、中脘、气海、关元、百劳、大杼、心俞、肺俞、膈俞、脾俞、肾俞、膏肓俞、足三里、悬钟、太溪、涌泉、养老及相应的对症穴位。

手法：早期多用泻法，后期以补法为主。

2. 耳穴

主穴：交感、神门、肺、肝、肾。

配穴：气血不足者，加刺心、脾、肾；阳虚者，加刺皮质下、肾；阴虚者，加刺内分泌、子宫；泄泻者，加刺大肠、小肠；咽痛者，加刺咽喉、扁桃体；咳嗽者，加刺支气管、肺；抽搐痴呆者，加刺皮质下、心。

方法：每次选2～4个穴位，留针20～30分钟，间隔捻针，每日或隔日1次，15次为1疗程。

3. 灸法

主穴：关元、足三里、肺俞、脾俞、肾俞。

配穴：腹泻者，加灸三阴交、天枢；体弱乏力者，加灸大椎、气海；阳气不足者，加灸命门；瘰疬者，加灸百劳、天井。

方法：每次选3～5个穴位，每穴灸3～5壮，隔日灸1次，5次为1疗程。瘰疬者当以隔蒜灸为佳。

［预防与调护］

（1）进行性教育，禁止同性恋，避免与高危人群的成员发生性关系。

（2）禁止吸毒。

（3）HIV阳性妇女应推迟妊娠。

（4）做好AIDS患者的隔离与消毒工作。

（5）HIV携带者及AIDS潜伏期患者，仍可坚持工作，不需要休息。若已转入AIDS活动期，则应充分休息，进高糖、高蛋白、易消化的饮食，充分补充热量。

［食疗调养］

一、食调要点

艾滋病为当今世界难题，运用中医中药治疗取得了较好疗效，很有发展前景及开拓空间，中医药无专题论述，其证候表现多属"温病伏气""伤寒温病同治""虚损劳伤"等门类中。艾滋病分为三期：艾滋病潜伏期；艾滋病相关性综合征期；完全艾滋病期。总的治疗原则为虚者补之、实者泻之，即扶正与祛邪两大法门，但虚中有实，实中夹虚，虚虚实实，损有余，补不足，这正是药膳治疗的准则和规律。扶正补虚宜进食高糖、高蛋白、易消化的饮食。艾滋病忌食辛辣刺激性食品，烟、酒禁忌。

二、辨证配膳

1.蚌或珍珠母粥

原料：蚌或珍珠母120 g，粳米60 g。

操作：先用2000 mL水煮蚌、珍珠母取汁去渣，再用其汁煮米做粥。

功能：清热解毒，止渴除烦。适用于艾滋病潜伏期（正盛邪伏证），或艾滋病相关综合征期（外感发热证、阴虚证），或完全艾滋病期（阴阳两虚证）。

2.栀子仁粥

原料：栀子仁6 g，粳米60 g。

操作：将栀子碾成细末，先煮粳米为粥，待粥将成时，调入栀子仁末稍煮即可。

功能：清热解毒，泻火除烦。适用于艾滋病相关综合征期（外感发热证）或完全艾滋病期（痰火内盛证）。

3.黄瓜土茯苓乌蛇粥

原料：乌梢蛇250 g，黄瓜500 g，土茯苓100 g，赤小豆60 g，生姜30 g，红枣8枚。

操作：将乌梢蛇剥皮，去内脏，放入碗内，上笼蒸至烂熟，取肉去骨备用。赤小豆用清水洗净，红枣洗净去核，切成碎块备用。将鲜黄瓜切成小片。再将土茯苓与生姜入锅，煮1小时，去渣留汁。再把赤小豆、红枣入汤内煮粥，待粥熟后，入乌梢蛇肉与黄瓜片，再稍煮片刻即可。

功能：清热，除湿，解毒。适用于艾滋病潜伏期（正盛邪伏证），或完全艾滋病期（痰瘀阻络证、痰火内盛证）。

4.糯米红枣羊骨粥

原料：糯米100 g，羊骨100 g（以胫骨为佳），红枣20枚。

操作：先将羊骨敲成碎块，开水洗净后煎煮1小时，然后取羊骨，加入浸泡后的米熬粥，待粥至八成熟时加红枣（去皮核）同煮，至米烂熟时即可食用。

功能：温肾扶阳，滋补肝肾。适用于艾滋病潜伏期（气血亏虚证），或艾滋病相关综合征期（阳虚证），或完全艾滋病期（阴阳两虚证）。

5. 胡桃人参粥

原料：胡桃肉 24 g，人参 6 g，生姜 3 片，粳米 100 g。

操作：将胡桃肉、人参、生姜入砂锅内，加水 500 mL，煎至 100 mL，过滤取汁备用。将粳米入锅加水 500 mL，煮为稀粥，兑入药汁，煮开 1 ～ 2 沸即可。

功能：补肾益肺，扶正补虚。适用于艾滋病潜伏期（气血亏虚证），或艾滋病相关综合征期（肺脾气虚证、阳虚证），或完全艾滋病期（阴阳两衰证）。

6. 冬虫夏草粥

原料：粳米 60 g，冬虫夏草 6 g，冰糖适量。

操作：先将洗净的粳米、冰糖放入开水锅中熬煮成粥，再将冬虫夏草粉撒入粥中稍煮片刻，焖 5 分钟即可。

功能：补肺益肾，扶正补虚。适用于艾滋病相关综合征期（肺脾气虚证、阴虚证），或完全艾滋病期（阴阳两衰证）。

7. 桃仁生地黄粥

原料：桃仁（去皮尖）10 g，生地黄 10 g，粳米 100 g，红糖 50 g。

操作：先将桃仁、生地黄入砂锅内同煎 30 分钟，取汁去渣，再入粳米煮粥，待粥煮熟入红糖，再煮 1 ～ 2 沸即可。

功能：活血化瘀，通经止痛。适用于完全艾滋病期（痰瘀阻络证）。

第十章　现代妇科疾病讲座

第一节　女性亚健康状态的中医中药治疗

［概念］

亚健康状态是指介乎于人体健康与疾病之间的临界状态，严格说来应属于边缘性疾病，国外称之为"机体第三状态"，又称"灰色状态"。女性亚健康状态临床上多表现为一系列身体与精神上的不适，常见有神疲乏力、四肢倦怠、腰膝酸软、头晕不寐、气短懒言、汗多纳差、心绪不宁、烦躁易怒、月经不调、性欲减退等，而临床上屡经化验、X光、B超、CT、核磁共振等多种仪器检查，均无任何阳性结果。在祖国医学中此类证候多属于"虚劳""惊悸""怔忡""不寐"的范畴之中。虚为亏损不足，劳有过用损伤之义，虚劳又称虚损，是人体脏腑元气亏损、精血不足引起的多种慢性虚衰性病证的总称。劳必因虚，虚极成劳。导致女性亚健康状态的原因至为复杂，就其临床所见大都以社会环境、传统观念、家庭及生活行为方式的变化，对女性的精神心理及机体适应能力严重冲击为主，从而造成女性生理机能的低下，即产生女性健康与疾病的临界状态。此外，禀赋薄弱，先天不足，或大病久病，失于调理，或久视、久卧、久坐、久立、久行，劳逸失当，皆能损伤形体，或早婚多育，多次人流，房室不节，耗精伤肾，或烟酒无度，损伤真元，皆可引起女性的亚健康状态。

女性亚健康状态的证候虽多，但临床辨证应以气、血、阴、阳为纲，五脏虚候为目。由于气血同源，阴阳互根，五脏相关，所以各种原因所致的亚健康状态证候往往互相影响，互相转化，病情由一虚而渐至多虚，由一脏而累及多脏，往往使病情趋于复杂，病程迁延日久。

我在多年中医妇科临床实践中把女性亚健康状态分为五个证型，自拟经验方辨证施治，收到疗效稳定持久的效果，为研究探讨这一社会医学新课题拓宽了思路。

一、气阴双虚证

系指由于过度劳神，或由于老年脏气日衰，或由于其他疾病的传变，或由于汗、下太过以及各种损伤气血的原因而造成的同时出现或先后出现以气虚和阴虚为主要内容的症候群。该病具有起病缓慢、病程较长的特点。

【主要证候】乏力汗出，心悸气短，活动或劳累后加重。心烦不寐，口干咽燥，五心烦热，月经先期，初起经量较多，继之经量减少，甚或闭经。舌质红、舌边有齿痕，脉见沉细数。

【证候分析】宗气是由自然界之气和经由脾胃消化而得的水谷精微之气结合而成。它形成于肺而聚于胸中，具有助肺以行呼吸和贯心肺而行营血的作用。宗气虚惫，鼓动无力，气血不能正常运行，故乏力汗出、心悸气短、动则加重。劳倦伤神，营血（阴）暗耗，神不内敛，故心烦不寐、五心烦热。阴虚内热，气虚失摄，则月经先期，初起量多。营血亏虚，瘀滞不畅，继之经量过少，甚或闭经。舌质红属热，舌边有齿痕则属虚；脉沉为虚，细数脉则属热。纵观病史，气虚为始，起病缓慢；阴虚在后，病程迁延。

【治法】补益宗气，养阴清热。

【代表方剂】资生汤、十全育真汤、升陷汤（《医学衷中参西录》），麦味地黄丸（《寿世保元》）。

【自拟经验方】益气升陷养阴汤

黄芪 15 g，党参 15 g，知母 12 g，生山药 15 g，山茱萸 9 g，地骨皮 9 g，生鸡内金 10 g，浮小麦 30 g，炙甘草 6 g，大枣 3 枚。

［食疗调养］

1. 洋参甲鱼补身汤

原料：甲鱼 1 只（约 1000 g），枸杞子 30 g，西洋参 30 g，女贞子 15 g，味精、盐适量。

操作：将甲鱼先放温水中，使其放尽尿，宰杀去头，内脏洗净。将枸杞子、西洋参、女贞子洗干净，用纱布袋装好扎紧。武火烧开后，以文火慢

615

炖，至甲鱼熟烂时，去药袋，加入味精、盐调味即成。

2. 参杞粥

原料：西洋参 10～15g，枸杞子 15g，大枣 5 枚，粳米 100g，冰糖适量。

操作：将西洋参切碎，枸杞子、大枣洗净，与粳米同入砂锅，加水适量，以文火煮粥，待粥熟时，加入冰糖（敲碎），搅匀稍煮片刻即可。每日早晚温热服食。

二、心肾阳虚证

系指由于素体阳虚，久病不愈，或由于劳损过度，下元亏损，或早婚多产，不节房事，或因年老体弱，或因过食生冷，造成心阳虚与肾阳虚为主要内容的症候群。临床上其病证多为虚证。

【主要证候】心悸或怔忡，易惊，腰酸膝软，头晕耳鸣，神疲乏力，喜卧嗜睡，形寒肢冷，尿清便溏，或阴部寒冷，性欲下降，或宫寒不孕，或胎萎不长，甚或崩漏、带下等症。舌质淡胖，白润苔，脉沉细尺弱，尺脉无力。

【证候分析】肾阳助心阳以温通血脉，心气、心阳得以运营反制阴寒。心阳失去肾阳的温煦，则会出现心悸、怔忡、汗出、气短、乏力之症候。腰为肾之府，肾生髓主骨，脑为髓之海，肾开窍于耳，肾阳虚愈，故腰酸膝软，头晕耳鸣。阳虚生内寒，故喜卧嗜睡，形寒肢冷，尿清便溏。"胞络者，系于肾""胞脉者属心而络于胞中"，心肾阳虚，命门火衰，胞宫失于温煦，故临床上常见阴部寒冷，性欲下降，或宫寒不孕，或胎萎不长。胞宫失煦，冲任不固，带脉失司，甚或出现崩漏、带下之症。心肾阳虚则见舌质淡胖，白润苔，脉沉细尺弱，尺脉无力。

【治法】温肾扶阳，益心补虚。

【代表方剂】敦复汤、温冲汤（《医学衷中参西录》），右归丸（《景岳全书》），金匮肾气丸（《金匮要略》）。

【自拟经验方】丙壬振阳汤

桂枝 9g，炒山药 15g，熟地黄 10g，山茱萸 10g，泽泻 9g，茯苓 9g，牡丹皮 9g，淫羊藿 15～30g，巴戟天 15～30g，红参 4.5～9g，浮小麦 30g，炙甘草 9g，大枣 3 枚。

随症加减：

心肾阳虚严重者，可酌加炮附子^{先煎}4.5～9g。

[食疗调养]

1. 枸杞子羊肉汤

原料：枸杞子 30 g，羊肉 250 g，羊肾 2 对。

操作：将枸杞子洗净，羊肉、羊肾洗净切成小块，放锅内，加适量水共煮至羊肉烂熟，加食盐调味，饮汤食羊肉和羊肾。

2. 龙眼肉莲子粥

原料：龙眼肉 30 g，莲子肉 15 g，红枣 8 枚，糯米 60 g，红糖适量。

操作：将红枣去核，糯米洗净，将红枣、龙眼肉、莲子肉、糯米一同放入锅内，加水适量，武火烧沸后，用文火熬煮至熟烂，加入红糖即成。

三、中气虚惫证

系指由于饮食失调，或劳倦损伤，或吐泻伤脾，或失血致气弱，或肝病犯脾，或过食生冷，或误用寒凉药物，导致脾胃气虚，脾气下陷，脾阳虚惫为主要内容的症候群。临床上以虚证最为多见。

【主要证候】气短懒言，语声低微，四肢乏力，精神倦怠，食少便溏，胸腹坠胀，喜温喜按，或脱肛，或子宫脱垂，或月经先期，经量过多，或带下清稀而多。舌质淡苔白，边有齿痕，脉见虚缓无力，或沉细弱。

【证候分析】脾胃缘后天之本，主四肢，食少则生化之源匮乏，故见少气懒言，倦怠乏力。脾主运化，胃主受纳。中气虚衰，纳运失常，故纳呆食少，胸腹坠胀。运化失常则便溏。脾阳不振则喜温喜按。脾气下陷则有脱肛或子宫下垂之症。"妇人经水与乳，俱由脾胃所生"。中气虚惫，血无所主，则月经先期，或经量过多，或带下清稀而多。舌脉乃脾胃虚弱，中阳不振之征。

【治法】升陷益气，温中健脾。

【代表方剂】回阳升陷汤、扶中汤、安冲汤、固冲汤（《医学衷中参西录》），补中益气汤（《脾胃论》）。

【自拟经验方】益气升陷汤

黄芪 30 g，党参 15 g，炒白术 15 g，当归 10 g，柴胡 4.5 g，升麻 9 g，桔梗 9 g，炒枳壳 9 g，干姜 9 g，补骨脂 9 g，吴茱萸 4.5 g，炙甘草 9 g，大枣 3 枚，水煎，温服。

［食疗调养］

1. 黄芪首乌乌鸡汤

原料：乌鸡肉 250 g，制首乌 20 g，黄芪 20 g，红枣 10 枚。

操作：将黄芪、制首乌洗净，用棉布袋封口。红枣（去核）洗净。乌鸡肉洗净去脂肪，切成小块。把全部用料一齐放入砂锅内，加清水适量，武火煮沸后，文火煮 2 小时，去药袋后调味即可，随量饮用。

2. 红参虾米粥

原料：红参粉 3 g，大虾米 10 个，小米 100 g，盐、味精、麻油、葱适量。

操作：将大虾米洗净切成小丁，小米淘洗，大虾米与小米共煮粥，粥成加红参粉与调料，再煮片刻即成，每日早上 1 次。

四、痰湿郁阻证

缘因冒雨涉水，寒湿内侵，或过食肥甘，或烟酒无度，或偏嗜饮料之物，或脾阳不振，痰湿素盛，加之七情为患而导致脾失健运，肝气犯脾，肝脾不和，水湿运化失权，蓄积停滞为主要内容的症候群。临床上以实证较为多见。

【主要证候】头重口淡而腻，或口甜而黏，痰多清稀而白，头晕目眩，惊悸不宁，恶心胸闷，纳呆腹胀，肢困身重，举步无力，大便黏滞不爽，或小便滞涩不畅，或经前乳胀，月经不调，或白带量多。舌质淡胖，苔白腻，脉象濡缓，关中弦细。

【证候分析】湿困中阳，脾运受阻，湿性重浊，阻碍气机。湿困于上则头重，痰多清稀而白。肝气不舒则头晕目眩，惊悸不宁。脾湿不运则口淡而腻，或口甜而黏。湿在中则恶心胸闷，纳呆腹胀。脾主肌肉，湿在肌肤则肢困身重，举步无力。湿在下则大便黏滞不爽，或小便滞涩不畅。盖乳头属肝，乳房属胃，肝气失舒，乳络不畅，遂致经前乳房胀痛。肝郁气滞，疏泄无度，可致血海蓄溢失常而致月经不调。肝气乘脾，运化失常，湿注下焦，带脉失约而带下。舌质淡胖，苔白腻，脉象濡缓，皆为脾湿之征。关中弦细之脉乃肝气不舒之象。

【治法】舒肝运脾，化湿涤痰，调经止带。

【代表方剂】健脾化痰汤、培脾舒肝汤、清带汤（《医学衷中参西录》）

【自拟经验方】化湿舒郁汤

法半夏 9 g，陈皮 12 g，杏仁 9 g，苍术 9 g，薏苡仁 30 g，砂仁 4.5 g，柴胡 4.5 g，党参 10 g，香附 9 g，豆蔻 9 g，生姜 3 片，通草 1.2 g。

［食疗调养］

1. 千金鲤鱼汤

原料：鲤鱼1条（500 g），苍术9 g，茯苓9 g，陈皮9 g，白芍3 g，当归3 g，香附9 g，生姜3片。

操作：将鲤鱼去鳞、鳃及内脏后洗净，置锅内。上药用纱布袋装好扎紧，再加入清水1000 mL，文火烘汤，待熟后去药袋加入少许调料。食鱼饮汤，日1料，分2～3次服，7天为1疗程。

2. 八宝粥

原料：砂仁3 g，芡实、山药、茯苓、莲肉、薏苡仁、白扁豆各6 g，粳米150 g。

操作：将砂仁用纱布包住，与其他药一起入锅内，加水适量，煎煮后去药包，再加入淘净的粳米，煮粥，分餐食用。

五、气虚瘀阻证

系指过度疲劳，或七情内伤，或久坐久卧，或恣食膏粱厚味，或烟酒失度而导致气虚和血瘀为主要内容的症候群。临床上证候多为虚中夹实，以虚实并重之证为主。

【主要证候】神疲乏力，少气懒言，心悸或怔忡，易惊、难寐。心中堵塞或憋闷不适，时作时止，手足不温。月经色暗有块，块下痛减，多有痛经，甚或闭经。舌质微青紫，薄白苔，脉象虚细或涩。

【证候分析】劳则气耗。劳倦过度必致气虚，从而出现神疲乏力，少气懒言。七情过极，心无所倚，心神失养则见心悸、怔忡、易惊、难寐之症。久病耗气，气少则营卫循行涩滞，气虚血滞必致血瘀；血瘀病理变化系由脏腑受损，气虚阳虚（手足不温），血行瘀滞而致瘀；也有七情内伤，包络受病，心胸作痛而致瘀；也有饮食不当，或气郁生痰，痰火煎熬，脉络不畅而致瘀。总之，临床上常见有心中堵塞或憋闷不适，时作时止，或欲作叹息之症多由心胸气机不畅，宗气受损，难贯心脉，包络瘀阻而成，气虚血滞，血气不和，百病乃变化而生。血海气机不利，经血运行不畅，则月经色暗有块，血块排出，瘀滞减轻，气血暂通，故块下痛减。临床上常见痛经或闭经。舌脉乃气虚血瘀滞涩不畅之征。

【治法】益气化瘀，通阳化痰，祛瘀通经。

【代表方剂】十全育真汤、理冲汤、理冲丸（《医学衷中参西录》）

【自拟经验方】通阳益气化瘀汤

黄芪 15 g，川芎 9 g，当归 9 g，桂枝 9 g，白芍 9 g，丹参 10 g，桃仁 9 g，红花 9 g，枳实 9 g，郁金 9 g，琥珀末^{分吞}3 g，生姜 3 片，炙甘草 9 g，大枣 3 枚。

[食疗调养]

1. 参归生姜羊肉汤

原料：党参 30 g，当归 90 g，生姜 150 g，羊肉 500 g。

操作：将党参、当归、生姜洗净切片，羊肉剔去膜，放入沸水锅内洗去血水后，捞出晾凉，切成小长条状。砂锅内加入适量水，将羊肉条、生姜、当归、党参放入锅内，置武火上烧沸后，打去浮沫，后用文火炖 1 小时，至羊肉熟烂即成，去药渣后饮汤食肉。

2. 黑豆桃红饮

原料：黑豆 30 g，红花 9 g，桃仁 9 g，红糖 30 g。

操作：将黑豆拣去杂质，洗净，然后把黑豆、桃仁、红花放入锅内，加清水适量，用武火烧沸后，转用文火煮至黑豆熟烂，除去黑豆、桃仁、红花，再加红糖搅匀等融化后即可，每日 2 次，早晚分服。

[医案选]

张某某，女，34 岁，教师。初诊日期：1992 年 4 月 12 日。

主诉：疲乏无力，心悸气短，动则喘息、汗多。因症状逐渐加重，故由骑自行车改为步行上班，发病至今已近 2 年时间，经多次化验、X 光、心电图检查均未发现病理性改变。现病史：患者月经史 17（4～5/18～20±天），24 岁结婚，生育史：1-0-1-1。1 年前月经每月提前 7～8 天，经量多，经期 7 天，经色鲜红，近半年来月经 50 至 60 天一次，经量少，经期 2～3 天，经色暗红，有小血块。兼见手足心热，心烦不寐，口渴纳差，月经期咽干口燥愈甚。妇科检查：外阴经产型，阴道（−），子宫大小正常，两侧附件（−）。舌象：舌质淡红、舌两边有紫斑、舌中光剥无苔。脉象：沉细数，右脉寸口虚细而弱。西医诊断：拟属女性亚健康状态。中医辨证：宗气虚惫，胸中大气下陷，气阴双虚。治疗原则：补益宗气，凉血清热。方药：黄芪 15 g，党参 15 g，知母 12 g，玄参 12 g，生山药 15 g，山茱萸 9 g，地骨皮 9 g，生鸡内金 10 g，浮小麦 30 g，炙甘草 6 g，大枣^擘3 枚，水煎服。

治疗经过：至 4 月 28 日服上方 10 剂后，乏力、汗出、气短之症明显减轻，余症亦有好转，自觉精神尚佳，唯停药后仍感困乏无力，诊其脉沉缓无力，左关弦细，舌质红，舌边齿痕减轻，舌中有微薄苔，知其胃阴得复，脾气渐升。并告患者每月月经来潮前 10 天服用 10 剂，连续治疗 3 个月。1992 年 9 月 12 日患者来诊告之，乏力、汗出、动则喘息之症基本消失，饮食、睡眠亦属正常，唯月经期自感不适，月经每月 1 次，经期 3 天，经量正常。嘱告患者口服吉林参粉，每次 3 g，每日 1 次，连服 3 个月。

1993 年 6 月 10 日随访其人，月经正常，乏力、汗出、气短之症均愈，半年多未复发。

按：患者属女性亚健康状态气阴双虚证，拙拟"益气升陷养阴汤"，方中参芪并用，升发胸阳，玄参、知母相伍，寒润滋阴，凉润济之，温燥可除，阳升阴和，虚损可医。（我在临证中还体会到，若虚损劳伤较重者，可在此方中酌加少许柴胡 2.4～4.5 g、桔梗 6 g～9 g、升麻 6 g～9 g 为使，缘柴胡为少阳之药，能引胸中大气下陷者自左上升，而升麻为阳明之药，能引胸中大气下陷者自右上升，而桔梗又为诸药之舟楫，可载方中诸药上达胸中，左右逢源，引经报使）。中医治病，理在其中。盐山张锡纯又说："山药色白入肺，味甘归脾，液浓益肾。山茱萸得木气最厚，酸收之中，大具开通之力，以木喜条达故也。"《神农本草经》谓山茱萸"主寒湿痹，诸家本草，多谓其能通利九窍，其性不但补肝，而兼能通利气血"。所以在方中二药相伍，最善能治疗虚劳而致乏力汗出、四肢筋骨酸痛之症。这也正是亚健康状态和慢性疲劳综合征最令医生头痛的一个久治不愈的症候。方中地骨皮强阴凉血，专治有汗骨蒸之症。而拙用生鸡内金寓补益宗气药物之中，在于化其经络之瘀滞，又有通调月经以疗闭经之效。我在多年临床实践中还体会到治疗虚劳之证，万不可全用大队补药，适度加入理气化瘀之品，补中有通，则事半功倍。拙拟方中最后配用甘麦大枣汤，缘甘草、大枣之甘可有缓肝之急，以及畅郁之效，小麦养心肝、去烦躁，三药平和，意在养心宁神。然在该病善后治疗中，令患者口服吉林参粉，系吉林参较高丽参、红参药性和缓，最适用于气阴双虚证，善补脾肺之气，所以古有"人参乃治虚劳内伤第一要药"之称，故用其粉剂缓缓收功。

本文刊于"世界中西医结合大会"论文摘要集 521—522 页（1997 年 10 月 26 日—29 日）。

第二节 女性慢性疲劳综合征的中医中药治疗

[概念]

女性慢性疲劳综合征是指好发于 20～50 岁的女性，以 30～40 岁中年女性为主要发病对象。临床多反映在神经系统的超负荷所致的反应迟钝、头晕、失眠、健忘、烦躁、注意力不集中等症状；由于神经系统的疲劳而伴随产生的躯体疲劳，临床又多表现为低热、咽喉痛、淋巴结肿痛、困倦、乏力、肌肉酸痛、动作反应迟缓等症状。由于神经、躯体疲劳而又导致了女性月经不调，月经先期或月经后期，或先后不定期，或月经点滴而至，甚或闭经或过早绝经，进而出现女性性机能衰退症状，从而加剧了以疲劳为主的神经衰弱的症候群。

体检一般无重大异常发现，常规实验室检查一般正常。但患者可见白细胞减少，淋巴细胞增多，血沉升高，血中乳酸肌氢酶轻度升高。免疫实验室检查抗 EB 病毒（EBV）抗体效价上升。目前其病因尚不清楚，多数学者认为其发病与病毒感染因素有关，最新研究趋势多侧重在病毒学和免疫学两方面。

慢性疲劳综合征是当今在欧美大陆广泛流行的一种奇怪之病，美国医学界甚至把它与艾滋病相提并论，本病也成为人们非常关注的社会焦点和生活健康的重要话题。美国疾病控制中心甚至预测，慢性疲劳将成为 21 世纪人类健康的主要问题之一，是威胁人类的新杀手。因此，慢性疲劳综合征不但在西方发达国家有相当高的发病率，在发展中国家（包括我国）的发病率也呈上升趋势，其中女性多于男性，成为近几年国内外医学界重要的研究课题。由于慢性疲劳综合征的病因和发病机制尚不清楚，所以现代医学至今对其治疗尚无特异性方法和药物，大都采用抗病毒药物，补充镁剂，或口服大量维生素，或对症治疗，或心理治疗等。目前，国内外学者正在关注用中医中药治疗慢性疲劳综合征，而且已取得了令人满意的进展。

我在几十年中医妇科临床、教学、科研实践中把女性慢性疲劳综合征分为两型六证，自拟经验方辨证施治，收到疗效稳定持久、医患满意的效果，为研究探讨运用中医妇科学理论攻克疑难重症开拓了新思路。

一、邪实型

所谓邪是指各种致病因素，或者由于这些因素而引起的病理变化及其病理性产物的总称。

1. 表热证

是指风温或风热之邪上犯肺卫为主的症候群。多见于素体阴虚或血虚，易感受风热，或燥热者。

【主要证候】轻度发热（口表温度 37.5 ℃～38.6 ℃），微恶风寒，咽喉部疼痛（非渗出性咽炎或扁桃体炎），头胀痛或痛及颈后，全身肌肉不适或全身关节疼痛，伴明显气短，乏力，汗出，口干渴，躁扰不安、入夜尤甚，不寐，舌质红，苔薄干，脉见浮数，寸口虚弱，重按乃得。

【证候分析】本证多因风温或风热之邪伤及肺卫，其邪蒸发于表而阻疏泄，故出现轻度发热，微恶寒之症。卫气失宣，风温上灼于清道，故咽喉疼痛。肺热伤津，则口干渴。风热上袭头部，伤及太阳，故头痛且胀，痛及颈后。肺主气，司呼吸，外合皮毛，职司卫外，肺气失于宣肃，表卫调节失司，必致肌肉不适或全身关节疼痛，气短，乏力。风热伤津耗阴，则躁扰不安，夜间尤甚，阳不入阴，则不寐。舌脉乃风热之邪伤卫之候，唯寸口虚弱，重按乃得，实肺虚津伤之征。

【治法】辛凉解肌，肃肺清热。

【自拟经验方】葱豉十味饮

鲜葱白^{寸段}3～5 枚，连翘 9 g，金银花 15 g，芦根 15 g，桔梗 3 g～6 g，焦山栀 6 g～9 g，淡豆豉 9 g～15 g，薄荷 4.5 g，生甘草 4.5 g，竹叶 4.5 g。

【方义与加减】

此缘《肘后备急方》葱豉汤加味而成，方中以葱白配豆豉解表除烦，《本草从新》曰："葱白发汗解肌，通上下阳气，仲景白通汤、通脉四逆汤并加之，以通脉回阳。"《本草拾遗》曰："淡豆豉解烦热热毒，寒热虚劳，调中发汗，通关节。"二药与金银花、连翘、桔梗、薄荷、竹叶之辛凉专引风温或风热之邪从肌腠而解，佐以栀草之苦甘，芦根之甘寒，共合成轻扬清散之剂，宣肺以散上受之风，透卫以清在表之热。一般 2～3 剂即得微汗，再剂则身热、咽痛可除。临床中切勿以慢性疲劳综合征，即投以发散重剂或苦寒重药，则必药过病所，失去清轻透达之机，反伤卫阳，易使轻者变重，重者成危。吴鞠通所谓"治上焦如羽，非轻不举"，对于当今治疗病毒感染仍有很强的指导意义。

若咽痛不减可加僵蚕 4.5～6 g、射干 6 g，或加紫金锭 2 粒磨冲；发热不退可加大青叶 9 g、板蓝根 9 g；若咳嗽痰多可加陈皮 9 g、杏仁 9 g；若舌见微黄苔可加黄芩 3～4.5 g、绿豆 15 g 同煎。

待热退、咽痛缓解后，可在原方基础上去葱、豉、银、翘之品，加党参4.5～9 g、茯苓 6～9 g、陈仓米 9～12 g，此方妙在用参、苓、仓米益气和胃，鼓舞胃气，上输于肺，则乏力、气短之症可除，亦可鼓邪外出。

2. 表寒证

是指寒邪袭表、寒性凝重收引而伤及卫阳为主的症候群。多见于素体气虚，或素体阳虚，易感受风寒之邪者。

【主要证候】恶寒重，发热轻（口表温度 37.6 ℃～38.6 ℃），无汗、头痛、四肢酸痛、全身肌肉疲乏无力，全身关节呈游走性疼痛而无红肿，鼻塞，清涕，喉痒痛，咳嗽，痰吐清稀，易激动，或精神抑郁，舌苔薄白、舌边有齿痕，脉见浮紧，或浮缓。

【证候分析】肺与皮毛相合，风寒客于皮毛，寒为阴邪，其性凝闭，卫外之阳被郁遏，故见恶寒重、发热轻、无汗、头痛、四肢酸痛、全身肌肉疲乏无力之症。风寒之邪以风为重，风性善行数变，故全身关节呈游走性疼痛。肺开窍于鼻，外邪侵犯，肺气不宣，故见鼻塞、流涕、咽痒痛、咳嗽、痰吐清稀之症。肝喜怒而易郁，肝气不舒，则易激动，或有精神抑郁之候。舌脉乃风寒袭表之征，然舌边见有齿痕，或脉见浮缓之象当属正虚之候。

【治法】解表散寒，辛温宣肺。

【自拟经验方】**九味羌苏达表汤**

苏叶 9 g，防风 4.5 g，白芷 4.5 g，陈皮 9 g，杏仁 9 g，羌活 6 g，生姜3 片，茯苓 6 g，法半夏 6 g。

【方义与加减】

人体有皮肉筋骨之分，皆谓之表，而内有五脏六腑之实，则谓之里。然出表入里全在其经络，故又称之为传经。本方以苏叶为君，专事辛散一身经络之风寒；臣以羌活，辛散一身筋骨之风寒；防风配白芷，专辛散一身肌肉之风寒，佐以陈皮、杏仁，轻苦微辛，引领筋骨肌肉之风寒，从其皮毛腠理而出；使以法半夏、茯苓、生姜辛淡发散，化痰祛湿，助阳补虚，全方九味，立意昭昭。

上药辛平微温，盖辛入肺，温散寒。手太阴肺经主开，风寒袭表，肺气郁闭，则气滞血涩，变证丛生。只有采用辛散之方才能使病邪找到出路，外邪由皮毛或口鼻入，也只有从腠理引出才能谓之最佳捷径。这种辨证施治的思路，对于当今抗病毒感染的治疗有其特殊的参考价值。

盖女性善怀，中年妇女，每多抑郁，今表郁无汗，方中易苏叶加紫苏4.5 g、香附4.5 g，缘香附为气中血药，善疏气郁，紫苏为血中气药，善解血瘀，再配伍其他药物，气血调和，絷絷汗出，表郁得解。

3. 表湿证

是指湿热合邪袭表，湿性黏腻重浊而致卫气不扬为主的症候群。多发于体态肥胖之人。

【主要证候】恶寒，身热不扬（口表温度 37.6 ℃～38.6 ℃），头胀如裹、骨节疼重，无汗或少汗，四肢困重或疼痛，心烦口渴，索水不欲饮，胸闷脘痞，泛恶，纳呆，小便黄或大便泄泻，神多沉困而嗜睡，舌苔黄白而腻，脉见濡数而滑数，重按无力。

【证候分析】湿温为湿与热相搏结而成，多发于夏秋之际。外受之湿或从雨露而得，或从地气潮湿中而得。若内生之湿，乃从饮食得之，凡过食膏粱厚味，甜腻食品，皆能内生湿热，或兼感外邪。

湿温之证，经络郁阻而发热，如寒湿着里，中阳不振，始恶寒无汗，后但热而不寒，午后身热，状若阴虚。湿邪在表在肌，则身重，头痛如裹，关节疼痛，四肢倦重。症脉舌均系湿热互结之象。

【治法】解肌化湿，清热宣膈。

【自拟经验方】**加味藿朴夏苓汤**（《医源》）

藿香9 g，半夏4.5 g，茯苓9 g，杏仁9 g，薏苡仁15 g，豆蔻6 g，猪苓6 g，淡豆豉9 g，泽泻6 g，厚朴6 g，通草1.2 g。

【方义与加减】

临床治疗当以轻开肺气为主，肺主一身之气，肺气化则内湿自化。兼有外邪，当以疏中解肌，拙用藿、豉、朴、夏，使其邪从皮腠而出。芳淡渗利，选用二苓、三仁、泽泻、通草使其湿邪从膀胱小溲而排出。汗利兼行，自然湿开热透，表里双解。

若咽痛加白僵蚕、射干；若沉困嗜睡加远志、石菖蒲、郁金；若伤食加山楂、莱菔子；若心烦可加山栀子、竹叶。

病毒感染，中医认为多属"温病"范畴，其病之来路多为呼吸与皮毛，去邪之路多为汗、吐、利三法。温病首忌表气郁闭，热不得越，二忌里气郁结，秽浊阻塞，三忌热闭小肠，水道不通，从而导致热遏胸中，肺气不行，以致升降失司，诸窍闭滞。临床治疗必当以透表宣膈，疏通里气，清利小肠，不使热邪内陷或郁闭为其要点。同时，还要掌握人体正气之强弱、感受之轻重、伏邪之深浅、治法之缓急、选方用药之各异，总之辨证施治须灵活运用，勿犯虚虚实实之弊。

二、正虚型

所谓正是指人体内的正气，它是维持身体健康的一种力量，是人体内正常功能的表现，即指人体对疾病的抵抗力和自然修复力，以及人体对内外环境的适应能力。

1. 气阴双虚证

系指因过度劳神，或者由于某些药物的毒副作用及各种损伤气血等原因而造成的同时出现或先后出现以气虚和阴虚为主要内容的症候群。该病具有起病缓慢、病程较长的特点。

【主要证候】乏力、身痛、心悸气短，活动或劳累后加重（至少持续24小时），伴有低热（口表温度 37.6 ℃～38.6 ℃），心烦不寐，口干咽燥，咽喉痛痒（无红肿），五心烦热，易激动，月经先期、初起经量较多、继之经量减少，甚或闭经，或过早绝经。舌质红，舌边有齿痕，脉见沉细数。

【证候分析】宗气系由自然界之气和经由脾胃消化而得的水谷精微之气结合而成。它形成于肺而贮存于胸中，具有助肺司呼吸和贯心肺而行营血之作用。宗气虚惫，鼓动无力，气血不能正常运行，全身关节、肌肉、韧带失去宗气和阴津的濡养与温煦，故乏力身痛、心悸气短，活动或劳累后加重，患者感觉睡一宿觉后仍没有减轻，犹如没有休息一样。由于素体阴虚，或过度劳累，或饮食失调，导致脾胃气虚而阴火上冲，或为气虚卫外不固，营卫失和而生低热。劳倦伤神，神不内敛，故心烦不寐，口干咽燥，咽喉痛痒，五心烦热。阴虚内热，气虚失摄，则月经先期，初起量多。营血亏虚，瘀滞不畅，继之经量过少，甚或闭经。肾精失亏，奇经失荣，则过早绝经。舌质红，属热，舌边有齿痕则属虚；脉沉为虚，细数脉则属热。纵观病史，气虚为始，起病缓慢，阴虚在后，病程迁延（乏力身痛持续或反复发作至少6个月）。

【治法】补益宗气，养阴清热。

【自拟经验方】益气养阴汤

黄芪 15 g，党参 10 g，知母 10 g，玄参 10 g，生山药 15 g，山茱萸 9 g，地骨皮 9 g，生鸡内金 9 g，浮小麦 30 g，炙甘草 9 g，大枣 3 枚，柴胡 4.5 g。

【方义与加减】

方中参、芪并用，升发胸中大气，玄参、知母相伍，柔润滋阴，温燥可除，阳升阴和，虚损可医。少许柴胡，引下陷之气上升，山药色白入肺，味甘归脾，液浓滋肾，山茱萸得木气最厚，酸收之中，大具开通之力，以木喜条达之故，二药相伍，最善治虚劳而致乏力汗出，全身肌肉关节酸痛之证。方中地骨皮伍生鸡内金，强阴凉血，专化其经脉之瘀滞，通调月经以疗闭经之效。方后配用甘麦大枣，缘甘草、大枣可缓肝之急，以收畅郁之效，浮小麦养心肝、去烦躁，三药平和，意在养心安神，专治神经系统超负荷所致失眠、烦躁、健忘、注意力不集中等神经精神症状。

在治疗过程中先服用汤剂，但病程迁延日久，待症状缓解后，可改用全方3剂，共研粗末，分成30包，每日煎服1包，可连服1～2月。

病因为本，症状为标。正气为本，邪气为标。慢性疲劳综合征，大都属内伤低热，缘于劳逸失当，过度疲劳，中气损伤，阴虚生热。肝喜条达，精神过度紧张，肝脾失和，诸症生焉。这种疲劳低热，一般患者不觉发冷发热，更不像单纯阴虚发热，表现为夜晚尤甚，而是下午较为明显，尤其劳累后最为典型，治疗当以甘温除热法。轻者可用补中益气汤，重者可用当归补血汤合甘麦大枣汤加党参等。临床注意苦寒之品不宜多用、早用，不仅可败伤脾胃，苦寒太过亦可化燥伤阴。另外慢性病要重视胃气为本，内伤低热，脾胃已弱，临床用药其量宜轻，宁可再剂，不可重剂，反之则欲速不达，尤伤中气。

2. 脾肾阳虚证

系指由于素体阳虚，久病不愈，或由于劳损过度，下元亏损，或早婚多产，不节房事，或因过食生冷或误用寒凉药物而导致脾肾阳虚为主要内容的症候群。

【主要证候】头痛而重，口淡而腻，或口甜而黏，痰多清稀而白，头晕目眩，惊悸不宁，嗜睡多眠，恶心胸闷，纳呆腹胀，肢困身重，举足无力，身热（口表温度37.6 ℃～38.6 ℃），咽痛，大便黏滞不爽，或小便滞涩不畅，或阴部寒冷，性欲减退，或宫寒不孕，甚或崩漏、带下等症。舌质淡胖、苔白润，脉沉细尺弱，或濡缓。

【证候分析】脾主运化水湿，脾阳虚愈，湿困中州，阻碍气机。湿困于上，则头痛而重；湿困于中，则恶心胸闷，纳呆腹胀。水湿停滞，则口淡而腻，或口甜而黏。湿困脾阳，痰湿敛神，故嗜睡多眠。湿蕴肌肤，气机受阻，则身热不退，咽痛，肢困身重，举步无力。湿困于下，则大便黏滞不爽，或小便滞涩不畅。"胞络者，系于肾"，脾肾阳虚，命门火衰，胞宫失于温煦，奇经失荣，则临床上常见阴部寒冷，性欲减退，或宫寒不孕。胞宫失煦，冲任不固，带脉失司，甚或出现崩漏、带下之症。脾肾阳虚则见舌质淡胖、苔白润，脉沉细尺弱，或濡缓之候。

【治法】温肾扶阳，化湿运脾。

【自拟经验方】

（1）通阳利湿醒神汤

连皮茯苓9g，法半夏6g，陈皮9g，杏仁6g，苍术6g，薏苡仁12g，厚朴4.5g，豆蔻6g，茵陈6g，远志6g，石菖蒲6g，通草1g。

（2）运脾温肾饮

炒山药10g，黄柏6g，白术9g，淫羊藿15g，巴戟天15g，菟丝子15g，党参、茯苓各9g，浮小麦30g，炙甘草9g，大枣3枚。

【方义与加减】

《温病条辨·中焦篇》云："湿之入中焦，有寒湿，有热湿，有自表传来，有水谷内蕴，有内外相合。其中伤也，有伤脾阳，有伤脾阴，有伤胃阳，有伤胃阴，有两伤脾胃。伤脾胃之阳者十常八九，伤脾胃之阴者十居一二，彼此混淆，治不中窍，遗患无穷，临床细推，不可泛论。"

本证脾肾阳虚兼有身热、咽痛、身困肢重、头痛而重等症，治疗首当通阳利湿、芳香解秽之法，湿为阴邪，寒湿同体，非温不通，非辛不散，非淡不渗，故用通阳利湿醒神汤治其标，待服药后得漐漐汗出，身轻、热退、咽适之后，方可选用自拟经验方之二运脾温肾饮，方中以参、苓、术、药升脾阳，化水湿。以藿、戟、菟温肾阳，暖奇经。恐有燥热之弊以黄柏济之；甘麦大枣疏肝利志安神。

3. 气虚夹郁证

系指过度疲劳，或七情内伤，或思虑过度，或恣食膏粱厚味，或烟酒失度，或某些药物过敏而导致以气虚和肝郁为主要内容的症候群。临床上证候多为虚中夹实，以虚实并重之证为主。

【主要证候】神疲乏力，少气懒言，心悸或怔忡，易惊、难寐。身热（口表温度37.6℃～38.6℃），全身肌肉不适，有酸楚感，大关节（肩、肘、膝、踝）强痛。神情郁郁寡欢，喜太息，胸胁胀痛，或经前乳房胀痛，或经前少腹两侧胀痛，或月经先后不定期，或见癥瘕（子宫肌瘤、卵巢囊肿），舌质红、薄黄苔，舌边有齿痕，脉见沉弦细，寸口虚弱。

【证候分析】引起气虚的病因颇多，或因先天禀赋不足，体质虚弱，或因生活工作节奏快、压力大、劳倦过度，耗伤正气，或因饮食失调，生化之源不足，或因久病重病正气亏损，均可导致气的生成不足或耗损过多而产生气虚，从而出现神疲乏力，少气懒言。心情过激，神无所倚，心神失养则心悸、怔忡、易惊、难寐。肝主疏泄，喜条达，疏通开泄则情志舒展，气血和调。气郁化火，肝经郁热，则表现时觉心热、心烦，热势随患者的情绪好坏而起伏。若郁怒伤肝，或久病焦虑，则疏泄失常，必见神情郁郁寡欢；气机阻滞，则喜太息；肝郁络阻，则胸胁胀痛；气郁肝经，乳头属肝，故经前乳房胀痛；肝经循少腹两侧，络阴器，则见经前少腹两侧胀痛，或见月经先后不定期，或见癥瘕积聚。舌脉乃气虚肝郁之证候。

【治法】益气解郁，疏肝清热。

【自拟经验方】益气疏郁汤

黄芪 12 g，天花粉 9 g，杭白芍 9 g，当归 9 g，牡丹皮 9 g，柴胡 12 g，薄荷 9 g，醋香附 9 g，台乌药 9 g，合欢皮 9 g，浮小麦 30 g，炙甘草 9 g，大枣 3 枚。

【方义与加减】

夫肝属木，乃生气之所寓，其性刚介，而喜条达，若七情内伤，则木郁而发病。方中以黄芪益气补虚，恐其燥热伤阴，用天花粉凉润去燥，独得其功。柴胡舒肝气，解肝郁，以顺肝性，"木郁达之"；当归、白芍养肝血，柔肝体，以和肝用。牡丹皮、薄荷凉血清热，辛香透达，清热达郁。醋香附、台乌药，缘《韩氏医通》青囊丸，疏郁化结，调经理气，专治乳房及少腹节结包块。合欢皮利人心志，畅奋精神，以疗郁郁寡欢之症。伍甘麦大枣，以甘缓悦脾宁神。

若肝阴不足，方中可加生地黄；肝热化火，可加炒栀子、黄芩；若经前乳房胀痛可加青皮、郁金；若经前小腹胀痛（伴有子宫肌瘤、卵巢囊肿），可加橘核、荔枝核、炮山甲。

［讨论与体会］

女性慢性疲劳综合征发生与发展的过程，可以说是正气和邪气矛盾双方互相斗争的过程。正气盛则邪不能侵，人体保持健康，所谓"正气存内，邪不可干"；反之，正气虚则邪气乘虚侵犯人体而发病，所谓"邪之所凑，其气必虚"。在发病以后，正邪继续斗争，正气胜则疾病逐渐消退而痊愈；若邪气胜其病变继续发展或加重。因此，治疗女性慢性疲劳综合征的根本目标在于改变正邪双方力量的对比，务使其疾病过程向痊愈方面转化。文中所论两大类型六个证候的各种治疗措施，归结起来，都是在扶正与祛邪这两个根本原则指导下制定出来的。

现代医学对慢性疲劳综合征的治疗措施可总结为两点，一是抗病毒、消病毒；二是增强免疫功能，增强体力，以达到抗御和消除疲劳之目的。

文中所列邪实型，是指致病因子及其病理变化侵犯人体为主而正虚为辅或不甚明显者。其一表热证，治以辛凉解肌、肃肺清热；其二表寒证，治以解表散寒、辛温宣肺；其三表湿证，治以解肌化湿、清热宣膈。三法专以祛邪为主，即抗病毒、消病毒；同时又运用肃肺、宣肺、宣膈之法，即针对其病理变化而恢复其脏腑的生理功能，从中达到补虚扶正增强机体的免疫能力的作用，即达到祛邪兼扶正之目的。

文中所列正虚型，是指正气虚弱（机体抵抗能力和免疫力下降）为主而致病因子及其病理变化为辅或不甚明显者。其一气阴双虚证，治以补益宗气、养阴清热；其二脾肾阳虚证，治以温肾扶阳、化湿运脾；其三气虚夹郁证，治以益气解郁、疏肝清热。三法专以补虚为主，这与现代医学治疗慢性疲劳综合征使用免疫调节剂，借以提高机体免疫功能，具有异曲同工之妙。在补虚扶正的前提下，又运用清热、化湿、解郁之法，借以消除致病因子侵入机体而引发的病理变化及其病理性产物，从而达到扶正兼祛邪之目的。

总之，扶正与祛邪二者是紧密联系、息息相关的，扶正是为了祛邪，即是为了消除致病因子及其病理变化而战胜疾病；祛邪也是为了扶正，亦即消除致病因子及其病理变化而使人体恢复元气和健康。但是，在临床工作中，还须细致观察正邪盛衰的变化，根据正邪在疾病变化中所占的地位，分清主次、先后、多寡而加以灵活的运用。

本篇论文获首届世界创新医学大会（1999年·北京）颁发的创新医学金杯奖，并被编入《面向21世纪医学的创新与发展》一书，编号为99。

本篇论文被中国保健科学技术学会编入《国际互联网跨世纪医学论坛优秀论文选编》第一部（29页）。

第三节　下丘脑垂体性闭经的中医中药治疗

［概念］

下丘脑垂体性闭经（Hypothalamic Pituitary dysfunctiona–menorrhea）是

由于下丘脑和垂体功能障碍和它们所分泌的促性腺激素释放激素及促性腺素不足，导致卵巢功能障碍而引起的闭经。

过度的精神紧张、恐惧、忧虑，都可以扰乱中枢神经与丘脑下部的功能，从而影响丘脑下部－脑垂体－卵巢的内分泌轴的功能，往往先表现为排卵功能的障碍，然后发生卵泡成熟障碍而致闭经。据世界卫生组织（WHO）的报道称，全球妇女患抑郁、焦虑等精神异常和神经症的概率明显高于男性。该研究报告指出目前全世界大约有4亿人患有不同程度的焦虑症，有3.4亿人出现情绪紊乱，其中妇女占大多数。精神神经因素是造成下丘脑垂体性闭经最重要的发病原因。

在现代生活中还有一种精神厌食症（anorexia nervosa），大都由于精神因素如忧愁、思虑、暴怒、悲伤、惊恐等长时间刺激而引起下丘脑垂体的功能紊乱，患者出现厌食、无食欲感、恶心呕吐、体重下降，最后导致闭经。此外卵泡刺激素、黄体生成素水平低落，甲状腺、肾上腺、性腺、胰腺的功能均都偏低。

营养不良或消耗性疾病如胃肠道功能紊乱、重度肺结核、血吸虫病、疟疾、严重贫血等都可以造成重度营养不良，以致影响丘脑下部的垂体促性腺激素与生长激素的合成与分泌，从而引起闭经。在现代生活中女性因急剧节食减肥可以导致人体相对营养不良，因未能把握好体重减轻的尺度，常常扰乱人体内分泌系统，造成下丘脑垂体功能失调，而出现闭经。日本肥胖学会中村幸雄等学者通过大量调查研究指出，体重减轻性闭经人群中70%以上为20岁左右年轻女性，大都有明显的急剧节食减肥的经历，待体重恢复之后，闭经亦难以好转。

环境一词在中文里是指围绕自身四周的一些事物和条件，包括人类赖以生存的地球生物圈、岩石圈、大气圈、宇宙空间等。这些年来由于厄尔尼诺现象肆虐，世界旱涝灾害频繁，致使地球越来越热，海洋水温升高，冰川融化，大气正逆方向流混乱，势必会造成一些地区洪水泛滥成灾（包括我国1998年长江、嫩江、松花江出现特大洪灾），淹没大片农田；而另外一些地区长期干旱，禾苗枯死，人畜饮水困难，农田沙漠化严重。厄尔尼诺现象还会引发其他灾害，如猖獗的虫灾和鼠害，以及引发许多疾病的细菌繁殖等。

环境改变，一方面是指自然环境和气候的异常变化，另一方面是指个人生活环境的改变（包括居住环境、生活习惯、生活行为等），都可以扰乱中枢神经系统与丘脑下部的功能，从而造成闭经。

药物抑制综合征，是指少数妇女在停用口服避孕药或长效避孕针后出现闭经，这是由于避孕药对丘脑下部－垂体轴发生持续性的抑制作用，引发过度抑制综合征。

该病临床检查包括①内分泌测定：促性腺激素、血 FSH、LH 低下，血 E2 低下。②垂体兴奋试验：如无反应，提示病变在垂体，由于垂体功能低下引起闭经。如属阳性，即 LH 较基值上升 2～4 倍，提示由下丘脑功能低下引起闭经。③B 超：卵巢、子宫无特殊变化或子宫偏小。双侧卵巢可见小卵泡。

焦虑、烦恼、紧张、环境气候变化、交通事故创伤等是造成下丘脑垂体性闭经极为重要的发病因素，下丘脑垂体性闭经已成为现代生活中的常见病、多发病。我在几十年中医妇科临床、教学、科研实践中把下丘脑垂体性闭经分为五个证型，自拟经验方辨证施治，收到了疗效稳定持久的治疗效果，为研究探讨这一社会医学和自然医学课题拓展了新鲜思路。

一、心脾气虚证

系指由于长期的精神刺激，忧虑或劳倦过度，或急剧节食减肥，超过了人体正常生理活动所能调节的范围，势必引起体内阴阳、气血的失调，出现以心脾气虚为主的症候群，从而导致闭经的发生和发展。

【主要证候】月经逐渐延后，经量少，经色淡而质薄，继而停闭不行。或头昏眼花，或心悸气短，神疲肢软，急剧节食减肥后，或食欲不振，或无食欲，形体羸瘦、面色萎黄，体重下降，或便秘如弹丸，或溏便如糊，舌淡苔少或薄腻苔，脉见沉缓或滑缓。

【证候分析】缘饮食失节，劳倦过度损伤脾气，忧愁思虑过度，营阴暗耗，化源不足，血无以生，源竭而流绝，冲任不盈，血海匮乏以致月经由后期量少而渐至停闭。《素问·阴阳别论篇》曰："二阳之病发心脾，有不得隐曲，女子不月。"二阳，阳明也。足阳明胃、手阳明大肠发于心脾，不得隐曲，阳道衰也，不月，阴血竭也。《本草衍义》说："童男室女，积热在心，思虑过度，多致劳损，男则神色先散，女则月水先闭。"《景岳全书·妇人规》说："仓廪薄则化源亏而冲任穷也。"《兰宝秘藏》又说："妇人脾胃久虚，或形羸，气血俱衰，而致经水断绝不行。"余证均为心脾气虚，血虚不荣，气虚不布，化源匮乏所致。

【治法】健脾养血，益气宁心。

【自拟经验方】黄芪四四二合剂

黄芪 15 g，川芎 4.5 g，杭白芍 9 g，当归 9 g，熟地黄 9 g，淫羊藿 10 g，仙茅 9 g，党参 10 g，土炒白术 10 g，茯苓 9 g，炙甘草 6 g，怀牛膝 12 g。

【方义与加减】

心脾气虚证，治疗关键在于抓住益心气，健脾气，解决中焦化源不足为其要点。《景岳全书》曰："经血为水谷之精气，和调于五脏，洒陈于六腑，乃能入于脉也，凡其源源而来，生化于脾，总统于心，藏受于肝，宣布于肺，施泄于肾，以灌溉一身。"方中以黄芪为其君药，专补心脾气虚，用芎、芍、归、地四物补血和血，养肝益肾，用参、术、苓、草四君健脾和胃，敦促化源。在四君四物调补先后天的基础上，为防止气虚及阳之弊，妙用二仙温肾扶阳，助阳补虚，其效尤佳。方后用怀牛膝引经开闭谓之使。

在服用黄芪四四二合剂时，同时要口服自拟参车粉（红参15 g、制紫河车30 g），每日睡前服1.5～3 g，淡盐水送服。旨在甘咸温养、填补奇经、安神宁心、培补下元虚惫，皆为妙用血肉有情之品。

二、肝肾阴虚证

由于长时间处于精神紧张状态，或受到意外精神刺激，或多产、堕胎、房劳无节，或烟酒过度，或急剧节食减肥，而造成肾阴亏损，肝血耗伤，精血阴津匮乏，源竭流断，冲任俱虚，胞宫无经血可下而成闭经。

【主要证候】月经由后期量少则逐渐停闭，自急剧节食减肥后，日渐身形瘦削，掌心灼热或骨蒸盗汗，口干咽燥，或夜半咽干，或腰部酸痛，腿软并足跟作痛，头晕耳鸣，健忘失眠，阴部干涩，性欲减弱，舌红少苔，脉见沉细数，尺脉弱不应指。

【证候分析】肝藏血，肾藏精，精血互生，肝肾相互滋养，乙癸同源。缘于精神刺激，惊恐伤悲，或醉以入房，房室无节，精血阴津大伤，冲任失荣，血海不盈，肝肾阴虚致月经后期量少而不行。急剧节食减肥耗伤阴津，阴虚火炽则见身形瘦削，掌心灼热或骨蒸盗汗，口干咽燥，或夜半咽干。肾精亏损，外府失荣，则腰部酸痛；骨失所养则腿软并足跟作痛；髓海不足，水不涵木，则头晕耳鸣，健忘失眠；阴虚津枯，空窍失濡，则阴部干涩，性欲低下。舌脉乃肝肾阴虚之征。《医学正传》云："月经全赖肾水施化，肾水既乏，则经血日以干涸……渐而至于闭塞不通。"薛立斋又云："经闭，有因肾水亏而不能生肝血而闭者。"《妇人大全良方》指出："醉以入房，则内气竭绝伤于肝，使月水衰少不来。所以尔者，肝藏于血，劳伤过度，血气枯竭于内也。"这些论述对于今天治疗下丘脑垂体性闭经具有重要的指导意义。

【治法】滋补肝肾，养血益阴。

【自拟经验方】双柏四六合剂

川芎 4.5 g，杭白芍 15 g，当归 9 g，生地黄 15 g，生山药 10 g，山茱萸 9 g，茯苓 9 g，泽泻 4.5 g，牡丹皮 12 g，黄柏 12 g，柏子仁 15 g，怀牛膝 10 g。

【方义与加减】

《鸡峰普济方》卷十七指出："若始因经候微少，渐渐不通，手足骨肉烦痛，日就羸瘦，渐生潮热，其脉微数，此由阴虚血弱，阳胜乘之，少水不能灭盛火，火逼水涸，津液焦枯。当养血益阴，慎无以毒药通之，宜服柏子仁元、泽兰汤。"从这段论述中悟出自拟经验方双柏四六合剂的创意，运用六味地黄汤滋补肾阴，水生木，母助子气，四物汤中重用杭白芍、生地黄滋补肝阴，反辅肾水，子助母气。肝肾同治，乙癸相生。盐水浸炒黄柏治阴虚火旺，并非用其养阴之功，而用其以泻为补之义，泻其骨中之热，盖骨中之热，缘于肾中之热，清泻骨髓之热，则火去而不复伤阴。柏子仁性平而不寒不燥，味甘而补，辛而能润，养心气，润肾燥，益智宁神，专治疗阴血不足的虚烦不寐、惊悸怔忡之症，怀牛膝引经下行。

另用加减泽兰粉：泽兰叶 90 g，杭白芍、当归各 30 g，怀牛膝 30 g，共为细粉，装入纱布袋，每袋 15 g，开水煮 15 分钟，每日 2 次，早晚分服。

三、肺热血燥证

由于长时间思想焦虑，情志忧郁，闷闷不乐，或急剧节食减肥，或烟酒无度，或辛辣油炸食品过度，或气候异常干旱少雨，致使阴虚生热，燥伤营阴，血海干涸，出现以肺热血燥为主的症候群，发为经闭。

【主要证候】月经由少而渐至停闭，伴见形体羸瘦、五心烦热，两颧潮红，或骨蒸劳热，或咳嗽唾血，心胸烦热，口舌干燥，渴而欲饮，或索水不欲饮，纳少便秘，舌红少津，或舌尖光剥无苔，脉象细数。

【证候分析】忧伤肺，燥伤阴，肺热伤津，血燥阴亏，冲任受煎，血海渐涸，故月经由少而致停闭。阴虚日久，阴血津枯，虚火内炽，以致出现阴虚劳热之征，可见形体羸瘦，五心烦热，两颧潮红，骨蒸劳热，咳嗽唾血，心胸烦热等症。肺热阴亏，津液不能上承，故见口舌干燥，渴而欲饮，或索水不欲饮均为血燥阴伤之象；纳少便秘多为肺热下移大肠。舌脉均系肺热阴虚，血燥伤津之候。《沈氏女科辑要笺正》指出："近世之人，阴虚火旺者最多，先则血本少也而生内热，继则血更少而火更炽，乃火益壮而血益枯……灼烁煎熬，尽为瘀垢。"这段论述对于肺热血燥证的病理机制有了更深入的研究和剖析。

【治法】清肺养阴，凉血润燥。

【自拟经验方】二地二参饮

生地黄^{酒洗}30 g，地骨皮 15 g，石斛 15 g，玄参 30 g，麦冬 15 g，沙参 15 g，知母 12 g，益母草 30 g，怀牛膝 9 g，山楂 15 g，泽兰 12 g。

【方义与加减】

拙拟二地二参饮，生地黄与地骨皮清血热、泻肾火、降肺火，为其君药；石斛甘微寒，入肺、胃、肾经与玄参、麦冬相配伍，生津增液，凉血清热，治疗阴虚肺燥血枯经闭之症，为其臣药；沙参、知母甘寒，濡养肺阴，清肺益气为之佐；益母草入血调经，补而不腻，行而不骤，血虚能养，血瘀可化，此方妙用益母草配伍山楂、泽兰、怀牛膝养阴化瘀，通经化滞为之使。整方思路清晰，君臣佐使运用其中。

自拟十一制大黄丸：

选上好锦文大黄，用布拭去毛，以米泔水浸半日，切片晒干，每斤大黄用黄酒半斤浸 3 日，取出晒大半干。

第一次用槐叶熬浓汁；第二次用桑叶熬浓汁；第三次用桃叶熬浓汁；第四次用鲜车前叶熬浓汁，每斤大黄用各叶 3 两熬汁拌透，再蒸 20 分钟，取出晒干。第五次用厚朴熬浓汁；第六次用陈皮熬浓汁；第七次用半夏熬浓汁；第八次用白术熬浓汁；第九次用香附熬浓汁；第十次用黄芩熬浓汁；每斤大黄各用以上诸药 2 两煎汁拌透，如前蒸晒。第十一次每斤大黄用陈酿粮食酒半斤，拌透晒干，再蒸 30～45 分钟，取出晒干，磨为细粉，每 1 斤大黄药末用黄牛乳 2 两、童便 2 两、姜汁 2 两拌匀，用木杵捣干至均匀，和蜜为丸 3 g 重。

如若出现肺热血燥证，以骨蒸发热为主，用地骨皮 30 g 煎汤送服大黄丸，每日早晚饭后各 1 丸。

如若出现潮热盗汗为主的症候群，用浮小麦 30 g 煎汤送服大黄丸，每日早晚饭后各 1 丸。

如若以闭经为主的症候群，则用益母草 60 g 煎汤送服大黄丸，每日早晚饭后各 2 丸。

如若出现惊悸怔忡为主的症候群，则用石菖蒲 30 g 煎汤送服大黄丸，每日早晚饭后各 1 丸。

如若出现夜不能寐的症候群，则用炒枣仁 30 g 煎汤送服大黄丸，每日早晚各服 1～2 丸。

四、气滞血瘀证

由于情志失调，或生活环境突然改变，精神过度紧张，或受意外刺激，或因环境气候异常的变化，发生肝气郁结，气机不通，血滞不行，而出现以气滞血瘀为主的症候群，从而导致闭经。

【主要证候】月经周期先后不定期至闭经，或骤然停闭，少腹胀痛拒按，情志抑郁，心烦易怒，胸胁或乳房胀痛满闷，或因急剧节食减肥后出现食少便溏、腹胀肠鸣之症。舌边紫暗，或有瘀点，脉见沉弦或沉涩。

【证候分析】盖情志不遂，抑郁恚怒而伤肝，肝郁气滞，疏泄功能失常，血海蓄溢无度则初见月经周期先后不定，渐而由气郁而致血滞，则出现月经停闭。《万世女科》曰："忧愁思虑，恼怒怨恨，气郁血滞而经不行。"若暴怒伤肝，或强烈精神刺激，或气候突然异常变化，骤冷、骤热、暴雨、洪水，则导致肝气暴伤，疏泄不及，月经骤停。"天地温和经水安，寒凝热沸风荡然"。天地温和则经水安静，天寒地冻则经水凝泣，天暑地热则经水沸溢，卒风暴起则经水波涌而陇起。月经变化亦与自然界变化是相互一致的。气滞足厥阴肝经故少腹、胸胁、乳房胀痛拒按。急剧节食减肥，心志不遂，肝旺侮脾，故食少便溏。腹胀肠鸣，久之化源不足，后天失养，致经闭加重。舌脉乃气滞血瘀之征。正如《济阴纲目》所云："人有隐情曲意难以舒其表，则气郁而不畅，不畅则心气不开，脾气不化，水谷日少，不能变化气血以入二阳之血海，血海无余，所以不月也。"

【治法】疏肝理气，活血通经。

【自拟经验方】四物青囊通经汤

川芎9g，赤芍9g，当归9g，生地黄9g，桃仁9g，红花9g，醋香附9g，台乌药9g，怀牛膝10g，益母草15g，泽兰10g，鸡内金9g。

【方义与加减】

方中用"生四物"即赤芍、生地黄、川芎、当归调经化瘀，醋香附、台乌药即《韩氏医通》中青囊丸理气疏郁，加用桃仁、红花、益母草、泽兰通经化滞，怀牛膝引经下行，唯鸡内金化滞通经，开胃消食为之使。

若气滞重于血瘀，可在方中加柴胡、郁金、青皮等；若血瘀重于气滞，可在方中加三棱、莪术、丹参等。

自制四味精：

延胡索30g（粮食酒浸24小时），三棱30g（上等好醋浸24小时），莪术30g（上等好醋浸24小时），当归30g（粮食酒浸24小时），浸后晒干，共为细粉。

如若以气滞为主，用醋香附15g煎汤送服，每日早晚饭后服3g。

如若以血瘀为主，用益母草15g煎汤送服，每日早晚饭后服3g。

五、冲任虚寒证

大都由于适逢经行或产后血室正开，或调摄失宜，或气候突变，感受寒邪，或临经涉水受寒，或急剧节食减肥，或过食生冷饮料，从而引发风寒客于胞宫，或者肾阳渐虚，寒从内生，致血为寒凝，阻滞冲任而月水不通。

【主要证候】平素月经正常，骤然停经，数月不行，下腹疼痛，喜温喜按，或手足不温，或腰骶酸痛，性欲淡漠，或带下清冷，追溯病史部分患者曾有流产史，舌质淡胖，少苔（或薄腻苔）或无苔，脉象沉细或沉涩，尺脉弱不应指。

【证候分析】鉴于上述病因，寒凝血结，日久成瘀，冲任虚惫，阻滞不通，故月经突然停闭。正如《妇人大全良方》所云："寒气客于血室，以致血气凝滞。"由于寒凝经络和胞宫，气机阻滞故少腹疼痛，而喜温喜按当属虚寒之性。寒气阻遏，阳气不宣故见手足不温。肾阳虚衰，奇经失煦，宫寒凝滞，故腰骶酸痛，性欲淡漠，带下清冷，或系胎无力，屡孕屡堕。舌脉乃冲任虚寒之征。

【治法】温经散寒，填补奇经。

【自拟经验方】仙巴暖宫汤

川芎9g，当归10g，赤芍9g，熟地黄9g，醋香附9g，台乌药9g，盐小茴香9g，吴茱萸4.5～9g，干姜9g，桂枝4.5～9g，淫羊藿30g，巴戟天30g。

【方义与加减】

《陈素庵妇科补解·调经门》指出："血得热则行，得寒则凝。妇人或行经，或产后，或病久体虚，风冷乘虚外入，客于胞门，则久必伤冲任，为沉寒痼冷之疾，必用辛温之剂以逐寒邪，则经水自行矣。"拙拟仙巴暖宫汤，以四物和血调经为其基础方，再用香附、乌药理气消胀，通经止痛，为其佐；而用盐炒小茴香、吴茱萸、干姜、桂枝温宫散寒，回阳救逆，为其臣，重用淫羊藿、巴戟天填补奇经，温助冲任，补虚祛寒，为其君。

在月经来潮后前2周服用自拟参车粉（红参、紫河车）以甘咸温养、固摄冲任。

在月经来潮前10天服用八制香附丸。八制香附丸，即一制将香附用米泔汁浸 24 小时；二制用陈年黄酒浸 24 小时；三用老醋浸 24 小时；四用童便浸 24 小时；五用杜仲炒 15 ～ 20 分钟（文火）；经过五制之后，分作 3 份，1 份用红花汁拌以行血；1 份用川黄连汁炒以清热；1 份用半夏汁炒以豁痰。约每斤香附用红花、黄连、半夏 1 两至 2 两煎汁拌炒，文火炒 15 分钟～ 20 分钟。所谓制，就是用制料拌湿润，放 24 小时，然后用微火（文火）炒干，不宜时间长。

经过八制后，制成细粉，炼蜜为丸，每丸重 6 g，每日早晚各 1 ～ 2 丸，淡盐水送服。

[讨论与体会]

下丘脑垂体性闭经一病是整体内在机能失于平衡而在妇科的局部反映，涉及脏腑功能活动和气血冲任的盛衰畅滞，病因复杂，证型多样，因此不能简单地对症治疗，而应着眼于全身整体施治。正如《张氏医通·卷十》所言："经闭不行，经水阴血也，属冲任二脉，上为乳汁，下为血水。其为患，有因脾盛不能生血，或郁结伤脾而血损者；有因胃火而血烁者；有因劳伤心脾而血耗者；有因郁怒伤肝而血闭者；有因肾水不能生肝而血少者；有因肺气虚伤，不能统血而经不行者。治疗之法，损其肺者，益其气；损其心者，调其营卫；损其脾胃者，调其饮食，适其寒温；损其肝者，缓其中；损其肾者，益其精。审而治之，庶无误之。室女、妇人诸病，以调经为先，调经以理气为要。盖气不和则血不流，故经闭。"我从几十年妇科临床实践出发，将本病分为五个证型，其中属于虚证者有心脾气虚证、肝肾阴虚证、冲任虚寒证，属于实证者有肺热血燥证、气滞血瘀证。临床上虚证多于实证，其中虚中夹实者较多。虚者补之，实者通之。虚者以补其心脾肝肾为主，填补奇经为辅，冲任流畅，血满有余，方可应时而溢。实者以通滞化瘀、清热润燥为主，行气和血为辅。临床上必须注意，切不可一见经闭即谓血滞，滥用攻破之剂，重伤气血。亦不可一见经闭即谓虚劳血枯，乱用滋腻重品，以防脾胃呆滞，化源不足，反灼精血。拙治疗心脾气虚证，创拟黄芪四四二合剂，兼用参车粉以善其后；治疗肝肾阴虚证，创拟双柏四六合剂，冲服加减泽兰粉；治疗肺热血燥证，创拟二地二参饮，兼服自制大黄丸；治疗气滞血瘀证，创拟四物青囊通经汤，兼服自制四味精；治疗冲任虚寒证，创拟仙巴暖宫汤，兼服参车粉、八制香附丸。运用传统的中医中药理论辨证施治女科现代疾病，创造性地提出理法方药，从中累积经验，借以提高中医临床疗效，这是时代赋予中医工作者的光荣使命。

本论文刊于中国中医药学会建会 20 周年学术年会专辑（上）·2000 年·北京（787–792 页）。

第四节　女性精神性厌食症的中医中药治疗

［概念］

在现代生活中日渐增多的女性精神性厌食症（anorexia nervosa），是中枢神经系统受到人体内外环境各种刺激的影响，如忧愁、暴怒、思虑、悲伤、惊恐等长时间的刺激，造成消化道的调节功能失调，使胃肠道的平滑肌张力低下，消化液的分泌减少，酶的活力减低，或造成下丘脑垂体的功能失调，从而出现厌食、无食欲感、恶心呕吐、体重下降、月经延后、月经量少，甚或闭经等症状。厌食是指较长时间的食欲减退或消失。此外，卵泡刺激素（FSH）、黄体生成素（LH）水平低落，甲状腺、肾上腺、性腺、胰腺的功能均都低下。

年轻女性不良的饮食习惯也是造成精神性厌食症的主要原因，高蛋白、高糖的浓缩饮食常使食欲低下、在饭前吃糖果等零食以及吃饭不定时，或生活不规律都可影响食欲。此外，自然环境和气候的变化，如天气过热，或湿度过高都可影响神经调节及消化酶的活力，均可造成厌食症。

在现代生活中女性因急剧节食减肥而导致人体相对营养不良，因未能把握好体重减轻的尺度，常常扰乱人体内分泌系统，导致消化道或下丘脑垂体的调节功能失调，从而出现厌食、闭经等证候。

我在几十年中医妇科临床、教学、科研实践中把女性精神性厌食症分为五个证型，自拟经验方辨证施治，收到疗效稳定持久的治疗效果，为研究探讨这一社会医学课题提供了新思路。

一、脾虚胃弱证

由于长时间的精神刺激，如忧愁、思虑，或劳倦过度，饮食不节，或生活规律失常，或急剧节食减肥等因素，造成以脾虚胃弱为主的症候群，从而出现厌食。

【主要证候】面色㿠白或萎黄，形体消瘦，神倦乏力，纳呆食少，或不思饮食，或食后脘腹闷胀，大便溏薄，或心烦，难寐，月经稀发或闭经。舌淡苔白，脉象细弱。

【证候分析】女性精神厌食症，城市多于农村，以长期食欲不振，甚则拒食为其主症。《黄帝内经》称"不欲食"，《伤寒论》称"不欲饮食"。后世医家则有多种称谓，如食欲差、不知饥饿、纳滞、纳呆、不思食、不能食等等。脾胃为后天之本，主四肢，食少则生化之源匮乏，脾胃气虚，故面色㿠白或萎黄，形体消瘦，神倦乏力。脾主运化，胃主受纳，脾胃气虚，纳运失常，故纳呆食少，或不思饮食。脾气虚弱，运化失权，故食后脘腹闷胀，或大便溏薄。胃不和，则卧不宁，精神刺激，思虑伤脾，心烦不已。经血乃水谷精微所化生，后天匮乏，故月经稀发，甚或闭经。舌脉乃脾胃气虚所致。

【治法】健脾益气，养胃和中。

【自拟经验方】谷麦参苓饮

谷芽、生麦芽各 9～12 g，党参 9 g，米泔浸苍术 9 g，茯苓 9 g，陈皮 9 g，半夏曲 9 g，厚朴 4.5～9 g，砂仁 3 g，煨姜 3 g，荷叶 3 g，香橼 9 g。

【方义与加减】

脾虚胃弱证，其症状特点为食欲逐渐减退，甚至不知饥饿，兼食后脘腹闷胀，食多则出现泛泛欲吐，神倦乏力之候。本方用参、术、苓、陈运脾益气，谷芽、生麦芽得春木升发之气生发中阳，半夏曲伍厚朴和胃降逆，健脾消胀，砂仁与煨姜温运脾阳，升火暖土，腐熟水谷，再加荷叶与香橼悦脾开胃，纳谷进食。

或口服参苓白术散，用生姜汤送服。

[食疗调养]

粥，古时又称糜，一般是以五谷杂粮为原料，合水熬制而成。谷类含有蛋白质、脂肪、糖类、多种维生素和矿物盐等营养物质，经慢火久熬之后，质地糜烂稀软、甘淡适口，很容易消化吸收，是治疗女性精神厌食症的一种理想而又方便的善后营养食品。

1. 山药芡实薏苡仁粥

原料：山药 30 g，芡实 15 g，薏苡仁 30 g，小米或粳米 250 g～300 g。

操作：将其上几味共煮粥，待芡实和米熟烂后，温服，可在 1 日内服完，连服 7 日为 1 疗程，一般 2 ～ 3 个疗程即可。

功能：健脾和胃，开胃进食。

2. 黄芪粳米粥

原料：黄芪 30 g，粳米 60 g，陈皮末 1 g。

操作：先将水煮黄芪取汁，去滓，再用汁煮米做粥，粥熟后可加陈皮末 1 g，稍沸即可。

功能：益气健脾，开胃消食。

二、脾胃湿热证

由于精神刺激，如郁郁寡欢，或性格内向，或意愿不遂，或心理失衡，或过食瓜果，或过食肥甘酒酪，或嗜食饮料之物，出现以脾湿胃热为主的症候群，从而造成厌食症。

【主要证候】食前脘腹痞闷，不思饮食，呕恶，且厌油腻，恶闻食臭，周身倦怠，四肢沉重，口中有黏腻感，或干而不渴。大便溏而不爽，或溲黄而短，舌苔黄白腻，脉象濡数或滑。

【证候分析】多由湿热之邪蕴结中焦而脾胃纳化升降功能失职，故食前脘腹痞闷，不思饮食，且厌油腻感，恶闻食臭。湿热困于肌肉，则周身倦怠，四肢沉重。湿热困于上，则口中有黏腻感，或干而不渴。湿热蕴阻，运化失权，故大便溏而不爽，溲黄而短。舌脉为湿热内阻之象。

【治法】清化湿热，宣开三焦。

【自拟经验方】

（1）若湿重于热，重点在脾。宜服藿朴三仁汤。

藿香梗 6 g，豆蔻 9 g，杏仁 9 g，薏苡仁 15 g，炒枳壳 9 g，桔梗 4.5 g，郁金 6 g，厚朴 6 g，苍术 9 g，清半夏 6 g，茯苓 9 g，通草 1.2 g。

（2）若热重于湿，重点在胃。宜服五叶六一饮。

藿香叶 6 g，薄荷叶 4.5 g，荷叶 6 g，枇杷叶 4.5 g，佩兰叶 10 g，芦根 10 g，冬瓜仁 10 g，滑石^布包 6 g，生甘草 2.4 g。

【方义与加减】

湿热蕴阻中焦，湿重于热，重点在脾，宜运脾化湿，清热开胃。拙拟藿朴三仁汤，用杏仁、桔梗轻宣上焦之肺气，以气化促湿亦化；以郁金、藿梗、佩兰、豆蔻芳香化浊；用苍术、厚朴、半夏、薏苡仁燥中焦之湿；用茯苓、通草清利下焦之湿热，三焦宣开，化湿清热，醒脾开胃，知饥得食。

若热重于湿，重点在胃，宜清胃祛湿，芳香化浊。拙拟五叶六一饮，方中用藿香叶、薄荷叶、荷叶、枇杷叶、佩兰叶轻清芳化，醒脾开胃，透达气机，芦根清热养胃，冬瓜仁祛湿和中，少许六一滑石甘草，引湿热之邪从水道而出。

脾胃湿热证，多由于精神及饮食所生，如过食膏粱厚味，甜腻水果，酒酪饮料，皆可内生湿热，而致胸闷纳呆、不饥不食之症。治疗当从温病湿热范畴中运筹机理，化湿清热，分利三焦。待湿开热透，则知饥纳谷。若单纯使用消食导滞之法，则必误伤脾阳胃阴，其后变证丛生。

[食疗调养]

1. 粳米谷皮糠粥

原料：粳米 100 g，谷皮糠 40 g。

操作：先用粳米煮成稀粥，待粥将成时，取研成细末的谷皮糠 40 g，放入粥中，继续用微火熬至粳米熟烂即可。

谷皮糠具有运脾胃、清湿热之作用，配粳米做粥，长期服用，可强身健体。

功能：补脾胃，清湿热。

2. 黄豆籼米粥

原料：黄豆 50 g，籼米 200 g（籼米为籼稻经碾制而成一种较粗质的米）。

操作：将黄豆提前 1 天浸泡入水，洗净，再把籼米洗干净，一同入锅烧开后，改用小火煮熬至豆熟米烂成粥即可，食用时可加入调味品，如精盐或少许白糖。

功能：运脾化湿，和胃清热。

三、肝气犯胃证

由于情志失调，忿怒抑郁，或过食辛辣，或烟酒失度，导致肝气郁滞，胃失和降，从而出现肝木乘土的症候群，造成厌食症。

【主要证候】胸胁胀痛，胸闷不舒，善太息，神情沉默，不欲饮食，呃逆嗳气。或口苦善呕，头目眩晕，伴有月经不调，痛经或经前乳房作胀，舌苔薄黄，脉见弦细。

【证候分析】肝脉布胁肋，肝经气血郁滞，故胁肋胀痛，胸闷不舒，善太息，神情沉默抑郁。木郁伐土，胃失和降，故呃逆嗳气，不欲饮食。肝气郁结，气逆化火，故口苦善呕，头目眩晕。肝气郁结，气血不畅，冲任失调，故见月经不调，痛经或经前乳房作胀等症。舌脉乃肝郁犯胃之征。

【治法】疏肝和胃，培土抑木。

【自拟经验方】

（1）麦香逍遥散

柴胡 12 g，杭白芍 10 g，当归 10 g，白术 10 g，茯苓 10 g，煨姜 4.5 g，薄荷 4.5 g，生麦芽 9 g，香橼 9 g，炙甘草 6 g。

（2）温胆左金汤

清半夏 9 g，陈皮 10 g，竹茹 9 g，黄连 10 g，炒枳实 9 g，茯苓 9 g，吴茱萸 1.8 g，生姜 3 片，浮小麦 15 g，炙甘草 6 g，大枣 3 枚。

【方义与加减】

盖木有甲乙之分，胆为甲木，肝为乙木；土有阴阳之别，脾为阴土，胃为阳土。疏肝和胃法乃治乙木（肝）乘阴土（脾）之症，为肝旺戕贼脾阴，木横土虚之征，症见两胁满痛，少腹坠胀，立则剧，卧则舒，不食不运，时变酸苦，脉微小弱。此为肝气上逆、脾气下陷之机。治疗拙拟麦香逍遥散，用柴胡疏肝气、解郁结，以顺肝性；芍、归养肝血、柔肝体，以和肝用。术、苓益气健脾，敦促土旺不受肝乘；薄荷辛散舒解；煨姜温胃和中；生麦芽与香橼升发脾气、芳香开胃；甘草益气缓急和中。正如《成方便读》所言："夫肝属木，乃生气所寓，为藏血之地，其性刚介，而喜条达，必须水以涵之，土以培之，然后得遂其生长之义。"

培土抑木法乃治甲木（胆）乘阳土（胃）之证，为胆火上炎，致胃气不降、木升土逆之病机，不同于乙木乘脾土之病机，此为胆胃失降。症见脘痛呕吐，心中烦热，气上冲心，不思饮食。治疗当以辛开苦泄而清胆火，同时和降胃气，拙拟温胆左金汤，方中以夏、陈降逆和胃，黄连清泄肝胃之火，少许吴茱萸专疗浊阴上逆之证，二药一重一轻，理在其中，各尽其用；竹茹清热止呕；枳实行气导滞；苓、姜益脾和胃；麦、草、枣悦脾安神。胆属木，为清净之府，喜温而主升，以温为候，以不寒不热为宜，故清其胆热，复其清净温和之常，即达到"温胆"之目的。正如罗东逸所谓："和即温也，温之者，实凉之也。"

［食疗调养］

1. 粳米合欢花粥

原料：干合欢花 15 g，粳米 150 g，冰糖 20 g。

操作：先将粳米浸泡洗净与冰糖同入锅内，加适量水烧开，然后慢火煮熬，待粳米烂熟时，再加入合欢花，稍煮片刻即可。

功能：疏肝理气，和胃宁神。

2. 粳米玫瑰花粥

原料：白玫瑰花5朵，粳米120 g，樱桃10枚，白糖适量。

操作：先将未开花的玫瑰花采下，轻轻撕下花瓣洗净。把糯米淘净放入锅内，用大火烧开后转小火熬，待粥快好时，再加入玫瑰花、樱桃、白糖，稍煮便成。

功能：理气解郁，调和脾胃。

3. 佛手柑粥

原料：佛手柑30 g，粳米100 g。

操作：取佛手柑先煎汤去滓，再入粳米、冰糖煮粥即可。

功能：健脾养胃，理气疏肝。

四、脾肾阳虚证

大凡由于精神因素刺激，如过度恐惧，或思虑过度，或饮食偏嗜、偏寒，或过食肥甘，或急剧节食减肥，出现了以脾肾阳虚为主的症候群，导致厌食症的发生或发展。

【主要证候】面色㿠白，气短懒言，疲乏倦怠，畏寒肢冷，腹胀或腹痛，腰酸腿软，或肢体浮肿，食欲不振，口淡无味，或完谷不化，或五更泄泻，舌淡体胖，脉沉细弱，尺脉弱不应指。

【证候分析】恐伤肾，思伤脾，或过食生冷、纳凉狂饮，或过用寒凉药物等伤害脾阳，脾虚日久，累及肾阳而致脾肾阳虚。其症状特点为病程长，腹中冷痛，腹满时减，得温则舒，遇寒则重，口泛清水，气怯形寒或畏寒肢冷，腰酸腿软，或腹痛掣腰痛不适；脾肾阳虚，火不暖土，运化失司，故见五更泄泻或完谷不化，甚则腹满而胀。该证食欲不振，伴有口淡无味之特点。舌脉乃脾肾阳虚之征。

【治法】升火暖土，温补脾肾。

【自拟经验方】胡巴四二饮

红参4.5～9 g，土炒白术9 g，茯苓9 g，补骨脂9 g，肉豆蔻9 g，巴戟天10 g，胡芦巴9 g，生姜3片，大枣3枚，炙甘草6 g，炒山楂10 g。

【方义与加减】

拙拟胡巴四二饮，以四君参、术、苓、草健脾扶阳，尤以红参益气升阳功效卓著，再用《普济本事方》中二神丸，补骨脂、肉豆蔻、生姜、大枣，专补脾肾之阳。然肾阳虚愈，火不暖土，为本病之根本，恐二神丸药力不足故又妙用巴戟天（盐浸）、胡芦巴功专温补肾阳，升火运脾，再加炒山楂消谷化食以善其后。

［食疗调养］

1. 山药羊肉粥

原料：精羊肉 25 g，鲜山药 100 g，糯米 100 g。

操作：将精羊肉、山药切块，入锅加水 800 mL，文火煮烂，入粳米成粥，待食。每日早晚温热食用。

功能：健脾温肾，升火暖土。

2. 胡桃粥

原料：胡桃核仁 50 g，黄豆 100 g，白及 10 g，白术 10 g，粳米 200 g，白糖适量。

操作：将黄豆、白及、白术焙干研极细粉备用，将胡桃核仁捣碎，粳米洗净，与胡桃核仁同放砂锅中，加适量水，文火煮至米熟粥成，再加黄豆、白及、白术粉并调以白糖，上文火煮沸即可。每日做粥可早晚服用。

功能：补肾益气，健脾开胃。

五、胃阴不足证

由于情志之火，或过食辛辣之物，或过食油炸厚味，或烟酒失度，或急剧节食减肥，或生活规律失常，或环境气候异常变化，如高温、少雨或无雨、沙尘暴，或者急性热病（如肺炎、扁桃腺炎）后期，出现以胃热阴伤津亏为主的症候群，从而导致厌食症的发生或发展。

【主要证候】饥不欲食，或不思饮食，兼见口渴喜饮，唇舌干燥，干呕呃逆，大便干结，或心烦低热，舌红少苔或无苔，或见舌中光剥无苔或见镜面舌，脉见沉细数。

【证候分析】缘于情志之火，与饮食蕴积胃热之火相并，熏灼胃阴，致津亏液耗，受纳失司，故饥不欲食，或不思饮食；阴亏液枯，胃失和降，故干呕呃逆；胃热熏蒸，故口渴喜饮，唇舌干燥，大便干结，或心烦低热。舌中乃胃经所布，舌脉乃胃热灼伤阴津，津少失荣之征象。

【治法】甘润养胃，滋阴清热。

【自拟经验方】加减叶天士养胃汤

桑叶 4.5 g，沙参 9 g，麦冬 10 g，玉竹 10 g，白扁豆 6 g，火麻仁 6 g，川石斛 10 g，乌梅 9 g，芦根 15 g，粳米 15 g，生麦芽 9 g，生甘草 4.5 g，冰

糖^{溶化}一小块。

【方义与加减】

脾为阴土喜刚燥，胃为阳土喜柔润，脾气宜升，胃气宜降，脾气以息息上行为顺，胃气以息息下行为顺。拙从甘润养胃原则出发，仿叶天士养胃汤而有所加减，方中以霜桑叶清其肺胃余热，而用沙参、麦冬、玉竹、石斛、芦根甘润养阴，生津增液，濡养肺胃；乌梅、生甘草酸甘化阴，甲己合土。白扁豆、粳米健脾气、养胃气，生麦芽生发中气兼条达肝气，火麻仁润肠化燥通幽。

若不思饮食，可加生谷芽、香橼；若恶心呕逆，可加竹茹、豆蔻；若大便干结甚者，可加黑芝麻、郁李仁；若口渴乏津者，加天花粉、蔗浆、梨汁；若牙龈腐肿、口臭者加黄芩、生石膏、知母。

［食疗调养］

1. 银耳粥

原料：银耳 15 g，大枣 5 枚，粳米 30 g。

操作：先将银耳浸泡半天，以粳米、大枣煮粥，待粥熟后，加入银耳、冰糖即可。

功能：养胃气，生阴津。

2. 石斛粥

原料：鲜石斛 30 g，粳米 60 g，冰糖适量。

操作：将鲜石斛加水煮，去滓取汁，用药汁熬粳米、冰糖为粥。

功能：养阴益胃，生津补虚。

3. 玉竹柿蒂粥

原料：玉竹 20 g，柿蒂 10 g，粳米 60 g。

操作：先将玉竹、柿蒂入砂锅加清水 300 mL，煎至 150 mL，去滓取汁备用。粳米加水 400 mL，煮至米开花，兑入药汁再煮片刻，待食。

功能：养胃阴，降胃气。

［讨论与体会］

女性精神性厌食症是由以精神因素为主的多种因素的刺激引起的消化道调节功能失调或下丘脑垂体的功能失调，引发以厌食为主要症候群的全身性疾患。我在临床中从整体观念出发，辨证施治，将本病分为五个证型，即脾虚胃弱证、脾胃湿热证、肝气犯胃证、脾肾阳虚证、胃阴不足证，临床中虚证多于实证，虚中夹实者较多。脾虚胃弱证以神倦乏力、食后脘腹闷胀、不思饮食为主症；脾胃湿热证以食前脘腹痞闷、呕恶厌油腻、不思饮食为主症；肝气犯胃证以胸胁胀痛、呃逆嗳气、不思饮食为主症；脾肾阳虚证以腹胀便溏、腰酸肢肿、不思饮食为主症；胃阴不足证以口渴喜饮、干呕便结、不思饮食为主症。同为"厌食症"，但同病异证，辨证施治，用药各异。脾虚胃弱证治以健脾益气、养胃和中之法，自拟经验方谷麦参苓饮；脾胃湿热证治以清化湿热、宣开三焦之法，若湿重于热，重点在脾，拙拟藿朴三仁汤。若热重于湿，重点在胃，拙拟五叶六一散。肝气犯胃证治以疏肝和胃、培土抑木之法，若木横土虚者，拙拟麦香逍遥散治之；若木升土逆者，拙拟温胆左金汤治之。脾肾阳虚证治以升火暖土、温补脾肾之法，拙拟胡巴四二饮。胃阴不足证治以甘润养胃、滋阴清热之法，拙以叶天士养胃汤加减治之。

我临床治疗女性精神性厌食症时多以健脾胃、疏肝气、益气阴为主，其中疏肝气尤为重要，盖肝喜条达，而女性易受精神刺激，影响气机的运行。朱丹溪说："血气冲和，万病不生，一有怫郁，诸病生焉。"所以在治疗女性精神性厌食症中常常使用香附、合欢皮、八月扎、香橼、月季花、玫瑰花等芳香行气、理气解郁之品。其中醋香附辛香浓郁，独以解郁行气见长，朱丹溪将其引为越鞠丸的主药，李时珍称此药"利三焦，解六郁"，对女性百病之气郁均有良效，故又被称"气病之总司，女科之主帅"。所以常常选用八制香附丸，善后用之以巩固疗效缓缓收功，并嘱告患者应尽力避免精神刺激和过度疲劳，保持精神愉快，心理平衡，这是治疗本病极为重要的内在因素和必要条件。

女性精神性厌食症大都属于虚中夹实之证，临床中不可一见不食、纳呆、停滞之症，即授以消食化滞之中成药，久之必然导致脾胃虚弱，甚至越消导越虚愈，以致痼疾难复。临床必须坚持辨证分型论治，从患者实际情况出发选方用药，务必做到因时、因地、因人制宜。

女性精神性厌食症在恢复期重在调养，注意饥饱适宜，寒暖适时，宁少勿多，宁饥勿饱，宁热勿冷，宁软勿硬，以清、淡、软、易于消化而又富有营养为宜，少食膏粱厚味、肥甘之品，或辛辣油炸之物，以免脾胃呆滞，湿热由生，酿成他病，病趋复杂。故拙在该病恢复期食疗调养中主张用粥，即"粥也者，养也""为世间第一补人之物"，《医药六书药性总义》中更说"粳米粥为资生化育坤丹，糯米粥为温养胃气妙品"，《粥记》中又说："每日起，食粥一大碗，空腹胃虚，谷气更作，所补不细，又极柔腻，与肠胃相得，最为饮食之妙诀也。"所以在五个证型之后又各列 2 ~ 3 首药粥即 12 首药粥，供患者选用，亦食亦养，亦养亦治，可谓一举数得。

本文刊于中国中医药学会、中国中医研究院主办的《中医杂志》1999 年增刊（1 页）。

本文经中国老年保健协会科技部推荐，被"2000 香港第三届全球华人医学大会"录用，并在本届大会上宣读、展示交流，并经大会组委会专家评审，荣获"创新发明金奖"。

第五节　女性绝经后骨质疏松症的中医中药治疗

[概念]

女性绝经后骨质疏松症（postmenopausal osteoporosis）是指绝经后妇女由于卵巢功能衰退、雌激素水平下降，继发甲状旁腺功能亢进，降钙素分泌不足，从而导致骨吸收大于骨形成，出现以低骨量和骨组织的显微结构退行性变为特征，临床表现为骨脆性和骨折易感性增加的一种代谢性疾病。

绝经后骨质疏松症多发生于绝经后 2 年，也有报道在绝经后 5 ~ 10 年发生。绝经越早，骨质疏松症也就发生得越早。特别是早年切除卵巢或者性腺发育不全的妇女更易发生。

绝经后的老年妇女中，约有 25% 患骨质疏松症。据统计，51 岁以上男性患者占 10%，而女性患者为男性患者的 6 倍，约占 60%。多数资料还证实，女性与男性发生此病比率为 8 : 1。

骨质疏松症的临床表现大都为非特异性，若能仔细询问病史，患者多主诉为腰背和四肢慢性疼痛，骨质丧失本身无明显症状，但骨质丧失会使骨矿质减少，骨孔增多和脆性增加，从而导致骨骼强度下降，骨骼不能支持正常或轻微增加的压力，则极易发生骨折。椎体为最易发生骨折的部位，肱骨、股骨上端、桡骨下端与肋骨也都易发生骨折。其中脊柱压缩骨折为绝经后妇女最为常见的骨折，60 岁以上的白种人、黄种人发生率约占 25%。围绝经期妇女发生桡骨下端骨折约增加 10 倍，而男性则无此种增加趋向。绝经后妇女股骨颈骨折的发生率随其年龄的增长而升高，有 15% ~ 20% 的患者在

3 个月内死于骨折或其他并发症，另有 1/3 的患者在 6 个月内死亡，所以股骨颈骨折对患者生命构成极大威胁，即使存治也多有严重残疾。

随着社会人口结构的逐渐老龄化，骨质疏松症以及由骨质疏松引起的骨折发病率迅速增高，给国家、社会、家庭和个人带来沉重的经济负担。据世界医学卫生组织不完全统计，全世界约有 2 亿名骨质疏松患者，仅美国国家健康委员会公布，在美国，骨质疏松症已累计 1500 万～2000 万人，每年有 130 万 45 岁以上患者因骨质疏松症并发骨折。据我国部分省市统计，60 岁以上老年人骨质疏松发病率约为 59.87%，每年因骨质疏松而并发骨折的发病率达 9.6%，并有逐年增高的趋势。我国到 2000 年骨质疏松患者将超过 8000 万，每年因骨质疏松而并发骨折的人数也将高达 800 万人。最近中华医学会老年医学分会在珠海召开的第四届代谢性骨病及骨测量学术会议指出，约有 90% 的老年女性和 50% 的老年男性患有此病。骨质疏松症继心脑血管病、肿瘤、糖尿病和交通意外事故之后，将成为 21 世纪威胁人类健康的主要疾病（杀手）之一。未来骨质疏松症不单纯是一个的医疗卫生科研大课题，还是一个关系国家、社会、家庭安定的重大热点问题。

我在几十年中医妇科临床、教学、科研的实践中，治疗绝经后骨质疏松症，多从奇经八脉入手，进行辨证施治，大都收到了显著的临床效果，为研究探讨这一社会医学拓展了新思路。

奇经八脉中，冲、任、督三脉起于胞中。冲脉从中直上，乃血海，主经水，涵养精血，温濡表里；任脉行于一身之前，主胞胎生育；督脉行于一身之后，乃阳脉之都纲，维系人身之元气，与命门关系密切，亦主孕育。而跷、维均起于足，汇集于腹，阴阳两跷和洽，则阴阳跷健而相交。阴阳两维正常，则阴阳之气相维。以上七脉又皆会于带脉，带脉绕腰一周，总束诸脉，以维护各脉正常之功能，使不妄行。

1941 年 Albright 等首先提出骨质疏松症的概念，并认为绝经后卵巢功能衰退，雌激素水平下降是其主要病因之一，因为雌激素缺乏可导致骨代谢加速，骨吸收大于骨形成，目前认为雌激素替代疗法是防治绝经后妇女骨质丢失的最有效方法。

绝经后女性阴阳失和，多与奇经有关，冲为血海，任主胞胎，七七四九，天癸竭，地道不通，奇经虚惫，肝肾耗损，腰背酸痛，骨软痿枯，变证丛生，拖延日久，缠绵不愈。《妇人大全良方·博济方论》说："妇人病有三十六种，皆由冲任劳损而致。"清代徐灵胎在《医学源流论》中说："冲任脉皆起于胞中，上循背里，为经脉之海，此皆血之所从生，而胎之所由系。明于冲任之故，则本原洞悉，而后其所生之病，千条万绪，可以知其所从起。"正是基于中医奇经理论和整体观念，临床证型分为：

一、肾精亏耗，督脉失荣证

系指由于产乳过多，或房劳过度，或劳损过重（如久坐、久立、弯腰），或过早的闭经，或因病摘除子宫或卵巢，从而造成绝经后（2～10年）出现以肾精亏耗、督脉失荣为主的症候群，导致骨质疏松症的发生与发展。

【主要证候】绝经年后腰背日渐酸痛，四肢关节疼痛绵绵，腰背痛的特点：初期由安静状态转而开始活动时出现腰痛，经休息后稍有缓解，反反复复可持续较长时间。此后逐渐发展为持续性疼痛，或伴有腰背强直感觉。随其年龄的增长和病史的发展，逐渐出现驼背、身长缩短。同时伴有头晕耳鸣，神倦乏力，听力、视听减退，牙齿松动或过早脱落，发白、发脱，记忆力减退，膝软并足跟酸痛。舌质淡，薄白苔，脉象沉细弱，尺脉弱不应指。

【证候分析】中医学认为，骨属于奇恒之腑，《灵枢·经脉》说："骨为干"。《素问·痿论篇》说："肾主身之骨髓。"《素问·脉要精微论篇》又说："骨者髓之府，不能久立，行则振掉，骨将惫矣。"肾藏精，精生髓，髓养骨，肾精充盈，骨坚髓实，肾精亏损，骨薄髓虚。

督脉起于小腹内，下出会阴，向后行于脊柱内，上达大椎至颈后风府，上至巅顶，沿前额下行鼻柱。因督脉行人身脊背之后，至头面与诸阳经交会，故有"阳脉之海"。然任脉行人身之前，主一身之阴，督脉行人身之后，主一身之阳，任督二脉又交会于"龈交"穴，循环往复，沟通阴阳，调摄气血，共同维持经、孕、产、乳的正常运作。在女性绝经后，任督二脉由盛转衰，阴阳失衡，脊柱失荣，劳损加重，故腰背部疼痛为本病最常见症状。

【治法】益精填髓，温固奇经。

【自拟经验方】八珍二仙二胶汤

川芎4.5g，杭白芍10g，当归10g，熟地黄15g，党参10g，炒白术10g，茯苓10g，陈皮9g，淫羊藿30g，巴戟天30g，仙茅10g，金毛狗脊9g，鹿角霜15g，阿胶^{烊化}10g，龟甲胶^{烊化}10g，川续断10g。

【方义与加减】

妇科疾病多与奇经有关，妇科临症不究奇经，则犹如隔靴搔痒，治难中鹄。拙拟八珍二仙二胶汤，以四物和血养精，四君养血运脾，以二仙加巴戟天、狗脊、川续断温肾通络，壮骨舒筋。叶天士说："鹿性阳，入督脉。"本方以鹿角霜通达督脉之阳气。叶天士又说："龟体阴，走任脉。"本方又用龟甲胶、阿胶填补任脉之阴血，故三药相伍大补任督二脉阳气与阴血，阴阳相济，气血调和，骨质疏松症可图显效。

目前认为骨质疏松症的发病机理是多方面的，是一种与年龄相关的非特异性代谢性疾病，是绝经后妇女的常见病、多发病。其特征是以钙质为主的正常骨质渐进性减少，表现为多发或全身性疼痛、颈椎痛、腰腿痛、容易骨折等。临床上还可选用叶天士的"三胶二髓方"，其成分为鹿筋胶、羊肉胶、牛骨髓、猪脊髓、线鱼胶、肉苁蓉、巴戟天、枸杞子、茯苓、沙苑、牛膝、青盐。本方具有补肾强骨，温养奇经之功，可用于治疗骨痿之证。

在服用八珍二仙二胶汤时，同时要口服自拟参车粉（红参 15 g、制紫河车 30 g），每日两次，早晚分服，每次 1.5～3 g，淡盐水送服。旨在甘咸温养、填补奇经、培补下元，皆为妙用血肉有情之品。

二、肝肾阴虚，冲任失和证

由于在生育年龄段多产、早产、堕胎、房劳不节，或平素烟酒过度，或过量饮用刺激性饮料如咖啡、茶等，或长时间处于精神紧张状态，或受到意外精神刺激，或长期患抑郁症，从而造成绝经后肾阴亏损，肝血耗伤，精血阴津匮乏，冲任失和，致使筋痿骨枯，出现骨质疏松症。

【主要证候】绝经 2～3 年后出现腰背痛，或呈向四肢放射痛，或呈向肋间放射痛，其特点为在久坐、久立等长时间保持固定姿势时致使疼痛加剧，严重者可出现身长缩短、驼背等症。还伴有头晕耳鸣、视物昏花、两目干涩、齿摇发脱、形体消瘦、手脚心烦热、口干咽燥，或夜半咽干、溲赤便结，舌质红或呈镜面舌，少苔或无苔，脉象沉细数，或关弦尺弱。

【证候分析】《素问·上古天真论篇》指出："七八，肝气衰，筋不能动，八八，天癸竭，精少，肾藏衰，形体皆极。"五旬以上的妇女，肝肾亏虚，骨髓不足，气血运行失调，冲任俱虚，筋骨懈惰，脊柱可出现退行性改变，出现腰背痛，或向四肢放射，或向肋间放射，放射性疼痛大都属于肝肾阴虚，冲任失养，筋脉挛急，络脉不畅所致。余症皆为精血亏虚，肝肾相悖，乙癸失源所致。

【治法】滋补肝肾，调摄冲任。

【自拟经验方】六味三胶饮

生地黄 15 g，牡丹皮 10 g，山茱萸 10 g，茯苓 9 g，泽泻 9 g，生山药 10 g，阿胶^{烊化} 10 g，龟甲胶^{烊化} 10 g，紫石英 9 g，黄柏 9 g，杭白芍 10 g，鳖

651

甲胶^{烊化}10 g，鸡子黄 1 枚。

【方义与加减】

肾藏精主蛰，封藏之本；肝藏血，罢极之本，肝肾乃为冲任之本。拙拟六味三胶饮，以六味三补三泻之品滋补肝肾之阴，滋水涵木，乙癸同源。《黄帝内经》曰："形不足者，温之以气；精不足者，补之以味。"冲任虚惫，阴血枯槁，骨疏髓虚，形瘦肌削，仅靠草木之品，终难挽回，必用血肉有情厚味胶质之品重补奇经，可冀生机，故拙用阿胶、龟甲胶、鳖甲胶强补阴脉之海，缘龟鳖体阴，善走任脉。紫石英收镇冲脉，为手少阴、足厥阴血分之药，上能镇冲，下补肝肾。盐黄柏、杭白芍伍鸡子黄潜纳阴虚之火，柔肝息风，缓急止挛。

身长缩短、驼背是骨质疏松症患者继腰背部疼痛之后又出现的一个重要临床症状。脊柱是由 7 节颈椎、12 节胸椎、5 节腰椎和骶尾椎组成，每一椎体高度约 2 cm，在骨质疏松时，椎体内部骨小梁萎缩，数量减少，疏松而脆弱的椎体受压，导致椎体鱼椎样变形。变形程度轻微者，X 线平片可无异常发现。如每一椎体缩短 2.0 mm，24 节椎体则缩短 4.8 cm，从而导致身长缩短。另外，驼背也是身高缩短的重要原因，24 节椎体，每节前方压缩 1 mm，即可导致脊柱前，特别是那些活动大、负重量较大的椎体，如第 11、12 胸椎和第 3 腰椎，变形显著，或出现压缩性骨折，均可使脊柱前倾，背曲加剧，形成驼背。驼背程度越明显，腰背疼痛就越加明显。

根据奇经理论，我在临床上喜用鹿麝散治疗骨质疏松症的身长缩短、驼背之症，即腰脊伛偻证候。方中鹿茸 10 g，麝香 0.3 g，共研细粉，每日 1 ～ 1.5 g，白水送服。盖鹿茸为脊椎动物鹿科雄鹿头上尚未骨化的幼角，采得后经加工而成。每年 2 ～ 4 月鹿角根部花盘脱落，长出圆形新角，尚未硬化，内部富有血液，外部密生茸毛，触之柔软，是为茸角。本品乃鹿之督脉所发，气旺血充，故能补督脉。督脉乃通身骨节之主，肾之外垣，故有壮元阳，补精髓之功，临床用于治疗元气不足，畏寒乏力，四肢痿软之症。《本草经读》指出："鹿卧则口鼻对尾闾以通督脉，督脉为通身骨节之主，肾主骨，故又能补肾，肾得其补，则志强而齿固，以志藏于肾，齿为骨之余也。督得其补，则大气升举，恶血不漏，以督脉为阳气之总督也。然角中皆血所贯，冲为血海，其大补冲脉可知也。"故鹿麝散中以鹿茸为其主药，通督补冲，填补奇经。

麝香为脊柱动物鹿科林栖兽类麝雄兽香囊中分泌物的干燥品。本品辛散走窜，能入心经可行血分之滞，具有通诸窍、开经络、透肌骨之作用。《本草纲目》指出："盖麝香走窜，能通诸窍之不利，开经络之壅遏，若诸风、诸气、诸血、诸痛、诸痫、癥瘕诸病，经络壅闭，孔窍不利者，安得不用为引导以开之、通之耶！非不可用也，但不可过耳。"故在鹿麝散中加入少许麝香以通经络，化瘀滞之用。鹿茸与麝香相伍，补中寓通，通补相合，活血化瘀，助阳补虚。

三、脾肾阳虚，带脉弛缓证

系由于妇女绝经前摘除卵巢或者过早闭经，或者患有急慢性肠炎、急慢性肝炎、急慢性胆囊炎，未经彻底治疗而反复发作，致使胃肠道功能障碍，从而影响正常的消化吸收功能，或者长期卧床或不活动的人，在绝经后出现脾肾阳虚，中气虚惫，带脉松弛，提系乏力，周身骨痛，致使骨质疏松症的发生或发展。

【主要证候】绝经后 2～3 年渐觉周身骨痛，尤以腰背及小腿痛最为明显，疼痛性质多为钝痛，疼痛规律一般以夜间或晨起加重，白天活动后减轻；或者在日常活动中用手向上持物、绊倒、用力开窗等动作会诱发或加剧腰背痛。或腰脊酸痛不温，或腰部弛散无力，或两膝酸冷无力，喜暖喜揉，甚至俯仰不利，形寒肢冷，神疲乏力，气短懒言，纳呆便溏，腹胀肠鸣，或五更泄泻，面色㿠白，小便清长或频数，带下清冷，舌质淡嫩，或舌体淡胖，苔白润，脉象沉细弱，或沉迟无力。

【证候分析】《素问·灵兰秘典论》说："脾胃者，仓廪之官，五味出焉。"《素问·痿论》又说："脾主身之肌肉。"《素问·六节脏象论》说："肾者……其充在骨。"《诸病源候论·腰痛不得俛仰论》指出："劳损于肾，动伤经络，又为风冷所侵，血气搏击，故腰痛也。"前述致病因素造成脾阳虚惫，不能运化水谷精微以充养其肾，遂致肾阳衰微，或先伤肾阳，火不暖土，不能温养脾阳，导致脾阳衰虚，从而出现脾肾阳虚，周身骨疼，腰酸背痛，劳累则气伤，是以痛甚；卧则气静，是以痛减。《难经·第二十八难》说："带脉者起于季胁，回身一周。"带脉围身一周，总束诸脉，若脾肾阳虚，中气虚惫，带脉提系乏力，束腰失司，则绝经后腰痛髓虚，骨疏质薄，发为骨枯骨痿之症。

【治法】温补脾肾，升提束带。

【自拟经验方】四二升提饮

人参 9 g，土炒白术 10 g，茯苓 10 g，补骨脂 9 g，肉豆蔻 9 g，盐小茴香 9 g，五味子 9 g，菟丝子 30 g，紫石英 10 g，禹余粮 10 g，鹿角霜 15 g，干姜 9 g，炙甘草 9 g，大枣 3 枚。

【方义与加减】

拙用四君参、术、苓、草健脾扶阳，其中以人参 9 g 升提中气，益气暖土，功效昭著，再用《普济本事方》中二神丸，补骨脂、肉豆蔻、干姜、大枣，专补脾肾之阳，升火暖土。然肾阳虚愈，腰痛髓虚为本病之根本，故加用鹿角霜、菟丝子以温阳补虚。《张氏医通·诸痛门》中说："腰痛如以束带，引痛，此属带脉为病。用辛味横行而散带脉之结，甘味舒缓带脉之急。"故在本方中拙用紫石英、禹余粮固托升提，干姜辛温横散，草、枣伍五味子甘缓舒急。《傅青主女科》宽带汤中用五味子，谓："或疑方中用五味、白芍之酸收，不增带脉之气而反得带脉之宽，殊不可解"，又说"用五味子酸以生肾水，则肾能益带，似相碍而实相济也"。

脾肾阳虚，带脉弛缓，统称虚损，虚者补之，损者益之，在使用汤剂之后，拙用蒲辅周老中医"四斤丸"，坚持长时间服用，缓缓收功。其成分：肉苁蓉 120 g，怀牛膝 120 g，宣木瓜 120 g，明天麻 120 g，四味切片用甜酒 120 g 拌浸一宿晒干，红参 60 g，绵黄芪 60 g，川附子 15 g，冬白术 60 g，枸杞子 60 g，大黑豆^{炒香}150 g，嫩柔枝^{炒香}500 g。慢火浓熬 3 次，去渣，再用文火慢煎浓缩之后，加入鹿角胶 60 g，龟甲胶 30 g、蜂蜜 500 g，熬炼成膏，每日早晚 10 g，开水冲化，食前 1 小时服用。

四、气滞血瘀，跷维失护证

由于患有胶原病，或过敏性疾患，或肾功能不全等疾病，在治疗过程中长期服用皮质类固醇激素如氢化可的松、强的松等，或者在绝经前摘除卵巢或者过早闭经，或绝经前月经稀发，经期过短，经量过少等，或经常过量的吸烟或饮酒，在绝经后出现气滞血瘀，跷维失护，经络瘀阻，不通则痛，从而出现骨质疏松症。

【主要证候】绝经后出现骨、关节、韧带、肌肉不适，酸痛，活动不便和功能障碍，易损伤，尤其是脊柱或四肢大关节。并发脊柱压缩性骨折时身材矮缩（0.5 cm/年），脊柱变形、后突、侧弯。并发骨折包括脊柱压缩性骨折（胸、腰椎）、股骨颈骨折或四肢骨远端骨折（尺桡骨或胫腓骨）。本证腰背痛的特点大都为局限性腰背痛为主，腰背疼痛如刺，痛有定处，偶见有麻木感的病例。轻则俯仰不便，重则因痛剧而不能转侧，痛处拒按，当体位变动或深呼吸、咳嗽、喷嚏时而感到剧烈刺痛，如因不慎发生跌仆、扭挫而致损伤部位常有不同程度的瘀血肿胀，或肤色青紫，大便秘结或色黑，舌唇紫暗，或有瘀斑，脉象弦涩。

【证候分析】阳跷和阴跷是奇经中的重要两脉，跷者，一是强盛之义，阳跷指阳气旺盛，阴跷指阴气强盛。二是有跷捷之义，阳跷主外侧，阴跷主内侧，二者相互为用主持机体的活动。如果跷脉有病则必出现运动失调之证，以至"动苦腰背痛，身直""少腹痛，腰髋，阴中痛"等症。跷脉失护，"阴跷为病，阳缓而阴急；阳跷为病，阴缓而阳急"（《难经·二十九难》）。

阳维、阴维是奇经八脉中的另外两支经脉。维含有纲维之义，阳维维于阳，阴维维于阴，分别连系着阴阳两组的经脉而相互维络，以维持机体的气血平衡和协调。章太炎说："阳维阴维皆是膝中筋腱。"刘柏楷又说："阳维阴维即人体内甲状腺。"陈宴春还认为："阳维即交感神经，阴维即副交感神经。"这些论述有待进一步商榷。但自古认为：阳维主表，上行于卫分，阴维主里，下行于营血。

鉴于前述病因，造成气滞血瘀，跷维失护，经络受阻，不通则痛，故腰背疼痛如刺，而痛有定处，按之痛甚，症脉舌皆为瘀血内停之征象。

【治法】活血化瘀，疏郁行滞。益维护跷，通调气血。

【自拟经验方】芪桂活络效灵丹

黄芪15 g，桂枝9 g，杭白芍10 g，丹参15 g，当归10 g，乳香4.5 g，没药4.5 g，羌活9 g，鹿角霜15 g，香附9 g，土鳖虫9 g，骨碎补9 g，炙甘草9 g，大枣3枚。

【方义与加减】

《圣济总录·伤折门》说："若因伤折，内动经络，血行之道不得宣通，瘀积不散，则为肿为痛，治宜除去恶瘀，使气血流通，则可以复完也。"气为血帅，气行则血行，气滞则血滞，气结则血瘀。拙拟芪桂活络效灵丹，方中以黄芪、桂枝、白芍、甘草、大枣益气扶阳，益维护跷，以丹参、当归、乳香、没药化瘀通经，佐香附行气化滞，加土鳖虫、骨碎补续筋接骨，而黄芪、桂枝伍羌活、鹿角霜通调气血，荣维养跷，填补奇经，增骨益髓。

在服用芪桂活络效灵丹后，拙用加减叶天士枸杞子松节酒治疗，只要长期坚持服用就可缓图取效。

成分：当归45 g，枸杞子60 g，生虎骨60 g，油松节60 g，川芎45 g，金毛狗脊60 g，怀牛膝60 g，淫羊藿60 g，檀香30 g，白茄根30 g，川续断60 g，沙苑30 g，火酒、醇酒各二斤，浸七日。方中以淫羊藿、生虎骨

（如无虎骨可用黄牛胫骨替代）温肾壮骨，沙苑、枸杞子、狗脊、牛膝、川续断、松节益骨强筋，当归、川芎、白茄根活血化瘀，通畅奇经，檀香性味走窜，行气止痛，佐以火酒、醇酒以加重行血通经之力，每日饭后一小杯（30～60 g）。

［讨论与体会］

绝经后骨质疏松症是指单位体积骨组织量低于正常，出现以骨的显微结构退行性变和骨折的危险性增加为其特征的病症。主要是由钙的摄入不足，内分泌紊乱和长期废用而造成。临床表现为骨疼痛、驼背和骨折。早期 X 线片表现多正常，只有骨量丢失 30% 以上才能在 X 线片上显示出来。单光子和双光子吸收法测量骨矿含量是一种无创技术，但也存在着准确率问题，现在多采用双能 X 线骨密度测量仪进行检测，准确率高。骨质疏松症的治疗主要采用药物治疗与预防相结合，常用药物有雌激素、降钙素、维生素 D 和钙制剂等，中医中药治疗有广阔的发展前景，临床也取得了显著的疗效。

我从中医妇科"奇经八脉"理论出发，临床辨证施治，分为四个证型，即肾精亏耗、督脉失荣证；肝肾阴虚、冲任失和证；脾肾阳虚、带脉弛缓证；气滞血瘀、跷维失护证。一、肾精亏耗、督脉失荣证腰背痛的特点是由安静状态转而开始活动时出现腰痛，逐渐发展为持续性疼痛，并伴有腰背强直感。治疗宜益精填髓、温固奇经之法，拙拟八珍二仙二胶汤，同时口服参车粉。二、肝肾阴虚、冲任失和证的腰背痛特点是在久坐、久立等长时间保持固定姿势时则腰背痛加剧，严重者可出现身长缩短、驼背等症，有的呈向四肢或肋间放射痛。治疗宜滋补肝肾、调摄冲任之法。拙拟六味三胶饮，兼服鹿麝散。三、脾肾阳虚、带脉弛缓证以腰痛及小腿痛最为明显，疼痛性质多为钝痛，疼痛规律一般以夜间或晨起加重，白天活动后减轻。治疗采取温补脾肾、升提束带之法，拙拟四二升提饮，待症状缓解后，服用参芪龟鹿膏。四、气滞血瘀、跷维失护证以脊柱或四肢大关节局限性疼痛为主，腰背疼痛如刺，痛有定处，偶见有麻木感的病例。治疗宜活血化瘀、疏郁行滞、益维护跷、通调气血之法。拙拟芪桂活络效灵丹，在症状缓解后可兼服枸杞子松节酒。总之，在治疗绝经后骨质疏松症中，因奇经虚惫，大都采用血肉有情之厚味填补奇经八脉，因滋腻胶黏，恐有腻膈碍胃之弊，故应审时度势，适度加以芳香悦脾、开胃消食之品，冀利除弊。

绝经后骨质疏松症，脊柱椎体轻度压缩或中心凹陷性压缩骨折的患者无须卧床。椎体压缩小于1/3者卧床2周。椎体压缩超过1/2或有多个椎体压缩变形且稳定性较差者卧床3～5周。以上患者，均须伤椎中心加垫小枕以减轻日后脊椎后突畸形。髋部骨折者配合骨牵引或螺丝钉固定，卧床期间须注意预防褥疮及肺部、泌尿系感染。本病中后期宜鼓励患者坚持一定的户外活动，以增强骨的应力刺激，增加骨骼的坚韧性，从而使筋骨强健，奇经通畅，关节灵活，但要避免过剧的运动或搬负重物。

绝经后骨质疏松症关键在于预防：一要调养精神，做到"恬淡虚无，真气从之，精神内守，病安从来"。二要饮食合理，除做到饮食有节外，应食用易消化、清淡而富有营养食品外，特别注意荤素搭配，科学烹制食品，营养须靠源源不断的摄入，宜多补含钙类食物，如黄豆、牛奶、鱼虾等。三要增加光照，多晒太阳以增强自身的维生素D，有利于钙的吸收，共助骨质的生成。四要保持良好的生活习惯，注意劳逸结合，生活要规律化，避免过度劳累，避免寒湿劳损，保持适度的性生活，切勿房事过度，以免耗伤肾精。一定要戒除烟酒，咖啡与茶亦不可过量。五要慎用、少用或不用导致骨质疏松症的药物，必须应用时，一定要在医师指导下，进行正确合理用药。六要适度参加体育锻炼，如散步、慢跑、体操、太极拳，但要避免剧烈运动，防止发生跌倒，或发生骨折。

本文载于《中国骨质疏松杂志》第五卷，第四期（74–78页）1999。
本文刊于2000年4月25日香港《大公报》中华医药版"专题"。
本文荣获自然医学研讨大会（北京·2000年9月）"最高学术奖自然医学金牛奖"。

第六节　子宫切除或卵巢切除术后综合征的中医中药治疗

［概念］

妇产科手术中的子宫切除术和卵巢切除术都是大手术。国际医学界最近开始认识到这两种手术对女性的健康、性欲和预期寿命将产生极为重要的长期的影响。

由于施行子宫切除或卵巢切除术后，多数妇女通过神经系统和内分泌等系统的调节和适应，在短时间内可顺利度过恢复期。但亦有不少妇女，可在此后相当长的时期内出现或轻或重的以自主神经系统功能紊乱为主的症候群，在神经系统可表现为精神紧张、易怒、容易失眠、反应性差、迟钝，严重者可出现老年性痴呆症、记忆力减退等症。在心血管系统可表现为潮热、潮红、头晕心悸、血压波动、心力不足等症。在泌尿、生殖系统则表现为尿频、尿急，容易泌尿道感染、难忍尿、萎缩性阴道炎、阴道干涩、性生活困难等症。在皮肤表现为皮肤老化、弹性减差、老人痣增加。在骨骼系统可出现骨质疏松、腰腿痛、腰膝无力、脚软、足跟酸痛，严重时可出现骨折等。上述诸症统称之为子宫切除或卵巢切除术后综合征。

在美国每年约有 65 万妇女做子宫全切术，有时子宫与卵巢同时切除。实际上，这种切除常常无必要。如今，大多数子宫切除和卵巢切除是可以选择的，即自愿选择是否手术，而不作为一种急诊或抢救生命的措施。美国几项周密的研究表明，这些手术中有 30%～50% 是完全无必要的，另外有 10% 或更多一点可以使用其他方法而不需要手术。在 1971 年至 1975 年期间，该手术率上升 25%，到 1980 年才降至 1971 年的水平。其中年轻妇女的手术率上升最快，从 1970 年至 1978 年，1350 万 45 岁以下的妇女做了子宫全切术。70 年代中期子宫切除率已开始下降，到 1990 年下降了约 20%，但约有 1/3 的妇女在 60 岁以前仍有做子宫切除的可能。美国妇女子宫切除率是英国、瑞典的 2 倍，另外有色人种妇女做子宫切除术是白人妇女的 2 倍。

为什么会有如此众多的妇女接受子宫切除或卵巢切除呢？在 10 年前并不需要的手术疾患，现在却越来越多地依靠手术来解决。其原因是医生们常常把这些手术作为处置常规妇科疾病的易行措施，而且作为一种防癌和永久性节育方法加以广泛的推广，应该说这正是造成和产生子宫切除或卵巢切除术后综合征的社会基础和医源性疾病的先决条件。

应首先追溯在什么情况下必须做子宫切除——凡一些危及女性生命的疾病需做子宫切除：1. 子宫、宫颈、阴道、输卵管和（或）卵巢的浸润性癌（8%～12% 的子宫切除是为了治疗癌症）；2. 严重且无法控制的感染（盆腔感染性疾病）；3. 严重而难以控制的出血；4. 子宫疾患或子宫的肿瘤，危及生命的膀胱或肠管梗阻；5. 分娩时伴发的罕见、严重的并发症，包括子宫破裂。如果发生上述情况中的任何一种，子宫切除不仅可挽救生命，而且可解除明显疼痛与不适。有些疾患虽未危及生命，但仍有必要进行子宫切除：1.子宫内膜发生癌前病变（增生）；2.严重而反复的盆腔感染；3.广泛的子宫内膜异位症，引起衰竭性疼痛和（或）牵涉到其他器官；4.多发性且较大的子宫肌瘤，累及其他器官或引起衰竭性出血；5.盆腔松弛（子宫脱垂）。根据这些疾病的轻重程度，其中许多可以不采取大手术。新的诊断技术，如超声扫描、阴道细胞学涂片和腹腔镜检，有可能避免或推迟许多在过去必须进行的子宫切除。不幸的是，有相当数量的医生不常使用新技术，或者没有使用新技术的设备与条件，或者认为保留子宫无益处，尤其是已过育龄期的妇女。因此，自觉或不自觉的一律采取子宫切除的做法。相反，如果仅仅是下述原因，一般没有必要做子宫切除：1.肌瘤较小，未引起各种症状；2.流产（在前3个月或前6个月）；3.绝育；4.宫颈炎；5.轻度功能性子宫出血；6.盆腔充血（月经不调和腰痛）。上述情况均可采取中西医结合治疗而勿需手术。

还要追溯在什么情况下施行卵巢切除——卵巢切除是指单侧或双侧切除，输卵管也可一并切除。当切除双侧卵巢时，常同时切除子宫。切除卵巢最常见的原因：宫外孕，子宫内膜异位症，生长于卵巢的良、恶性肿瘤或囊肿，及盆腔感染性疾病。绝经后卵巢的增大有可能是癌变，需尽快检查。如果切除单侧卵巢，并保留子宫，患者还会有生育力和月经。双侧卵巢切除会出现手术性（人工性）绝经。即使保留一侧或两侧卵巢，患者可能由于卵巢血供下降而发生激素减少的症状。

同时必须重视子宫和卵巢切除的危险与并发症，在美国子宫切除的死亡率相当高（1%～2%）。作为一种绝育方法，子宫切除的并发症是输卵管结扎的10～20倍，而输卵管结扎的避孕失败率是1%～2.2%。所有实行子宫切除的妇女中，40%～50%的人有手术并发症：①感染。大多数经抗生素治疗可痊愈，但有时感染严重，甚至难以控制并可导致死亡。②泌尿系并发症。几乎半数进行子宫切除的妇女，在手术后都发生程度不同的肾或膀胱感染。③出血。约10%以上的妇女需要输血，有些是由于宿患贫血而未发现。较为罕见的手术并发症：①肠道疾患，手术中损伤了肠管，约2%的人需进一步手术，以切除肠管的疤痕组织。②血栓。血栓很罕见但非常危险，因为凝血块可能进入脑或肺，造成栓塞或梗死。③麻醉致死或偏瘫。④术后并发症，包括异常出血、术后感染、创面愈合不良引起的阴道狭窄和阴道排出物过多。子宫全切的潜在危险：美国医学界研究表明，对绝经前的妇女，切除子宫（同时切除或不切除卵巢），使心脏病发作的危险增加约1倍。

总之，年龄越小，子宫切除或卵巢切除术后综合征的临床表现就越典型，其病程较长，治疗颇为棘手。

我在几十年中医妇科的临床、教学、科研实践中对子宫切除或卵巢切除术后综合征进行了长时间的临床观察和治疗，中医学认为子宫切除或卵巢切除，使机体阴阳均衡失调，肾气渐虚，天癸将竭，冲任二脉亏虚，精血日衰，或肾阳虚惫，命门火衰，奇经失煦，或肾阴亏耗，津枯火炽，相火妄动，八脉失荣，或肾精匮乏，或肾气不充，阴损及阳，阳损及阴，以致阴阳两虚，故诸症错杂并见。漫言变化千般状，抓住了肾阴肾阳就抓住了疾病的本质。临床中从女性整体观念出发，辨证分型，运用自拟经验方收到了显著的治疗效果，为探讨和研究当今现代妇科学中的一个突出的社会医学问题提供了有益的补充，应该承认除去使用雌激素替代疗法之外，还有中医中药治疗的新途径。

一、脾肾阳虚，湿浊不化证

由于子宫切除或卵巢切除后（特别是双侧卵巢切除），造成脾肾阳虚，天癸亏竭，冲任虚惫，不能温阳化气，水湿停聚，从而出现性欲减退、阴道润滑功能减弱等性功能衰弱症状，以及由于雌激素严重缺乏，引起萎缩性膀胱炎、尿道炎、张力性尿失禁或因水钠潴留而致浮肿等症。

【主要证候】精神委顿，形寒肢冷，面浮肢肿，大便溏薄，性欲冷漠，阴中干涩，夜尿频频，或尿急、尿痛、尿失禁而无脓尿，体态臃肿肥胖（腹部或臀部突出），口腻而黏，舌质淡红或胖大，边有齿痕，苔薄腻，脉见沉细，或沉缓，或沉滑。

【证候分析】脾主运化，输布水谷精微，升清降浊，为生化之源，系后天之本。肾主藏精，藏真阴而寓元阳，为生殖发育之源，系先天之本。脾阳与肾阳关系密切，命门之火助脾胃"腐熟水谷"，若肾阳虚衰，则命门之火不足，命门火衰，则脾阳不能腐熟水谷，运化功能失调，从而引发水液代谢疾患，如痰饮、水肿、淋浊、失禁、泄泻等诸症。子宫切除或卵巢切除，导致"任脉虚，太冲脉衰，天癸竭，地道不通"，肾系冲任，冲任虚衰，肾必衰微，命火不足，阳损及阴，故性欲冷漠，阴中干涩。由于湿聚脂凝，因而出现体态肥胖之症。

【治法】温肾运脾，升火扶阳。

【自拟经验方】四四二合剂

党参 15 g，土炒白术 10 g，茯苓 10 g，补骨脂 10 g，淡吴茱萸 9 g，肉豆蔻 9 g，五味子 9 g，淫羊藿 30 g，巴戟天 30 g，仙茅 9 g，黄柏 9 g，干姜 9 g，炙甘草 4.5 g，大枣 3 枚。

【方义与加减】

"天癸既绝，治在太阴（脾）"。方中使用四君子参、术、苓、草运脾化湿，再用四神丸中补骨脂、淡吴茱萸、肉豆蔻、五味子、干姜升火暖土，以助脾阳，然冲任虚衰，肾阳尤虚，必用二仙汤中淫羊藿、巴戟天、仙茅填助奇经，才可挽回肾阳虚惫之颓势。我在临床中使用淫羊藿、巴戟天用量常为 30～60 g，巴戟天盐炙后，功专补肾助阳，温而不燥。淫羊藿喜用羊脂炮炙，因其羊脂柔润，可制其温燥之弊。《本草正义》曰："巴戟隆冬不凋，味辛气温，专入肾家，为鼓舞阳气之用。温养元阳，则邪气自除，起阴痿，强筋骨，益精，治小腹阴中相引痛，皆温肾胜寒之效；安五脏，补五劳，补中，增志，皆元阳布护之功也。"我在临床中还体会到脾肾阳虚，久则会阳损及阴，治疗恐其一味温阳而辛热过燥，故适当加入盐黄柏佐之，一般不用附子、肉桂大热之品，以防药过病所。

临床中常配用红参河车粉，即红参 30 g、制紫河车 90 g，共为细粉，每日 2 次，每次 1.5 g，淡盐水送服，旨在甘咸温养、填补奇经、温补下元，皆为妙用血肉有情之品。

［食疗调养］

1. 仙茅淫羊藿羊肉汤

原料：羊肉 250 g，淫羊藿 15 g，仙茅 10 g，龙眼肉 10 g。

操作：将仙茅、淫羊藿洗净，用纱布包裹。再把羊肉洗净，切小块。把全部用料一起放入砂锅内，加清水适量，武火煮沸后，文火煮 3 个小时，去药包，调味即可，随量食用。

功能：温肾扶阳，暖助奇经。

2. 人参鹿肉汤

原料：人参、黄芪、熟地黄、肉苁蓉各 6 g，鹿肉 250 g，生姜 3 g。

操作：先将上述中药煎汤，去渣取汁，再加入经洗净、切块加工的鹿肉，及适量的葱、酒、盐等调料和水，以文火煨炖 2～3 小时，待鹿肉熟烂后即可。

功能：补肾助阳，益气填精。

3. 羊肾粥

原料：羊腰子 1 对（去油膜切块），草果 6 g，陈皮 6 g，砂仁 6 g，粳米

50 g，盐、姜、葱各适量。

操作：先用水煮羊腰，草果、陈皮、砂仁3味用纱布包扎，汤成去3味药物，放入粳米及葱、姜、盐煮成粥，以每日早餐服用。

功能：温肾健脾，滋补奇经。

二、肝肾阴虚，津亏火炽证

由于子宫切除或卵巢切除后，女性肝肾阴虚，天癸将竭，阴津亏耗，虚火炽盛，灼伤血脉，空窍失濡，因而出现潮红或潮热现象，患者感到胸部、颈部及脸部突然有一阵热浪向上扩展的感觉，并且皮肤呈现弥散性或片状发红，伴有出汗，出汗后热由皮肤蒸发，血管收缩时又有畏寒感。国外有一种理论认为，潮热可能是女性机体对雌激素分泌功能衰减的一种代偿反应。由于雌激素的逐渐减少，阴道上皮发生萎缩性变化，黏膜变干皱、脆薄、易破损出血及感染而引起萎缩性阴道炎，甚至可发生纤维组织变性，使阴道变窄变短，出现阴道干涩、痒和灼热感，性交困难，分泌物增多，甚至阴道出血等症状。

【主要证候】头晕耳鸣，失眠多梦，心烦易怒，烘热汗出，潮热面红，五心烦热，阴中干涩，或有灼热感，或外阴痒痛，或带下黄赤，或有脓带，夜半咽干，口苦，口干，舌质红或绛，舌光剥无苔，脉象沉细数或沉弦细。

【证候分析】肝为刚脏，赖肾水以滋养，肾阴不足，阴虚不能制阳，水不济火，相火妄动，虚阳上亢，上扰清窍，故见头晕耳鸣、心烦易怒、潮热面红、五心烦热之症。《灵枢·五癃津液别篇》说："温肌肉，充皮肤，为其津。"《灵枢·痈疽篇》又说："津液和调，变化而赤为血。"津液主柔主濡，津充则润，津枯则燥，由于子宫切除或卵巢切除后，肝肾阴虚，津枯火炽，上不能濡养七窍，下不能涵荣阴窍，从而出现萎缩性阴道炎的病理变化。

【治法】滋补肝肾，养阴清热。

【自拟经验方】龟鳖六二合剂

生地黄15 g，生山药10 g，山茱萸9 g，牡丹皮15 g，茯苓9 g，泽泻9 g，女贞子12 g，墨旱莲12 g，黄柏15 g，知母9 g，地骨皮10 g，生龟甲^{先煎}10 g，生鳖甲^{先煎}10 g，竹叶1 g。

【方义与加减】

本方以六味地黄丸合二至丸加味而成，突出龟甲、鳖甲介壳之品，龟甲味咸补益肾阴，质重潜镇浮阳，《本草纲目》曰："龟首常藏向腹，能通任脉，故取其甲以补心、补肾、补血，缘以养阴也。"鳖甲咸寒入肾，滋阴清热，潜阳熄风。二药相伍，龟甲滋阴为先，鳖甲清热为长，故以龟鳖为君，与六味滋补肝肾之阴，与二至、黄柏、知母、地骨皮、竹叶清降虚热，潜纳相火，濡润阴窍，生津增液。叶天士曰："津液暗消，有虚怯根萌，药宜至静纯阴，保养尤为要旨。"正是本方立意之根。

我在临床中还喜用洋参河车粉以善其后，即西洋参 60 g、制紫河车 60 g，共为细粉，每日 2 次，每次 1.5 g，以凉开水送服。旨在西洋参滋阴生津，与紫河车培补元阴，甘淡咸寒，滋阴清热，凉补奇经。

［食疗调养］

1. 甲鱼补肾汤

原料：甲鱼 1 只（约 1000 g），枸杞子 30 g，怀山药 30 g，女贞子 15 g，熟地黄 15 g，味精、精盐适量。

操作：将甲鱼先放温水中，使其放尽尿，宰杀后去头、内脏洗干净。将枸杞子、山药、熟地黄、女贞子洗干净，用纱布袋装好，扎紧袋，将药袋纳入甲鱼腹中，放入砂锅，加水适量。武火烧开后，以文火慢炖，至甲鱼熟烂时，去药袋，加入味精、盐调味即成。

功能：滋补肝肾，养阴生津。

2. 团鱼炖白鸽

原料：团鱼 1 只（0.5～1 斤，去内脏、洗净），白鸽 1 只（去毛、内脏、洗净）。

操作：加适量酒、姜、盐等调料一起隔水炖煮 2 个小时后食用。

功能：补肝益肾，滋助奇经。

3. 蟹肉莲藕粥

原料：白米 100 g，蟹 2 只，莲藕 100 g，鸡蛋 2 个，葱、姜片各少许。

操作：先将米洗后用水泡 2 小时，莲藕去皮，切成 3 cm 长的丝，泡在水中。鸡蛋分成蛋白、蛋黄，放置备用。再把蟹洗净，去壳、鳃、脚，取出蟹黄，与蛋黄拌匀，蟹身切成放射状的八等分。壳与足用力敲断，然后在锅中放入 3 大匙植物油，加热，放入蟹壳、蟹脚，葱姜翻炒，炒出香味后加水 15 杯，加盖，用文火煮 40 分钟左右，然后把煮汤倒入另一锅内，并放入沥干的米、莲藕及浸汁，加盖煮沸，再改用小火煮 90 分钟，即将熟时，放入蟹块，用少量盐调味。将粥的 2/3 部分与蛋白混合，盛入碗中，剩余的粥与蛋黄混合，盛入加蛋白的碗里，最后将蟹块置于粥面上，按个人爱好加入葱、盐、生菜等即可食用。

功能：柔肝补肾，健脾和胃。

三、心肾阳虚，瘀血内阻证

由于子宫切除或卵巢切除后，造成女性心肾阳虚，阳气不宣，气滞脉中，血瘀痹阻，络脉失和，因而出现心悸不适，心前区心窝痉挛感，阵发性心动过速或过缓等症状。这些患者临床征象包括：①经常存在的心前区闷压感；②整个胸部不适感；③类似心绞痛发作，常与体力活动无关，亦不能用硝酸甘油酯来解除；④气急现象，与用力及时间无关；⑤深长的叹息样呼吸；⑥各种感觉异常，并有转移性；⑦心律正常而有心悸感；⑧心电图的三个肢体导程中均可有 S-T 段压低现象；⑨其他伴有体力衰弱，肌痛，关节痛，消化障碍及潮热潮红现象。⑩以上诸症在使用性激素（雌激素和雄激素）的替代治疗后，可在 24～48 小时见效。

【主要证候】心悸怔忡，心烦不宁，形寒肢冷，心胸憋闷，心前区痛，时作时止，痛引肩臂，身倦无力，关节疼痛，或烘热汗出，或烦躁易怒，舌质淡红或舌质紫红，边有瘀斑，无苔或薄腻苔，脉象沉细或沉涩，或细弱结代。

【证候分析】素体阳虚，手术创伤，心肾犹虚，胸阳不振，复受寒邪，阴寒极盛而乘其阳位，痹阻气机，血瘀络阻，故见胸痛彻背，形寒肢冷等症。《金匮要略》曰："阳微阴弦，即胸痹而痛，所以然者，责其极虚也。"《医门法律》说："胸痹总因阳虚，故阴得乘之。"此外，饮食不节，或过食肥甘，或经常饮酒、咖啡，导致痰湿内蕴，亦可上犯胸间，引起气机失畅，胸阳不宣，闭阻不通而发病。

【治法】辛温通阳，活血化瘀。

【自拟经验方】宣痹温阳汤

姜半夏9g，化陈皮10g，桂枝9g，茯苓9g，炒枳实9g，远志9g，石菖蒲9g，郁金9g，薤白9g，血琥珀^{冲服}1.5g，红参3g，浮小麦15g，炙甘草9g，大枣3枚。

【方义与加减】

施行子宫切除或卵巢切除术后，肾气渐衰，肾阳虚惫，则不能鼓舞五脏之阳，则可致心气不足或心阳不振，寒痰血瘀上乘，故导致"阴乘阳位"，痹阻气机，发为胸痹之证，在长期临床实践中拙拟宣痹温阳汤，方中以桂枝、红参鼓舞心阳，补益心气，阳光所到之处则无阴霾踽踽之所；而用姜半夏、化陈皮、茯苓豁痰化湿；薤白、炒枳实宣痹降逆；远志、石菖蒲、郁金通达心窍（缓解痉挛的小血管）；方中妙用血琥珀非用其通淋之功，而实为安五脏，定魂魄，消瘀血，活血化瘀，引瘀下行之用。方后使用甘麦大枣甘缓悦脾宁心，畅奋精神。

我在心绞痛控制之后，常令患者口服"人参三七琥珀粉"，即红参 30 g、云三七 30 g、琥珀粉 15 g，共为细粉，每日 2 次，早晚饭后服，每次 1.5 g，白水送服。此方可久服而无副作用，盛夏之时红参可改为西洋参。

王淑贞氏在《妇产科理论与实践》一书中引述——报告指出："45 岁前做了双侧卵巢及子宫切除者，和 112 例仅做子宫切除者对照，平均观察时间是在术后 12 年；前一组发生冠状血管病变有 26 例，后组仅有 5 例；心绞痛在前者为 16 例，后者为 4 例；心肌梗死前者 5 例，后者 1 例；周围血管病变在前者为 4 例，后者无。前组中血清总胆醇，胆固醇 / 磷脂比值及 β - 脂蛋白均有明显增加，而后者则无。"这一观察结果告诉人们：若子宫与卵巢同时切除，则心绞痛、冠心病、心肌梗死发病率较高，应引起充分的注意和警觉。

［食疗调养］

1. 人参田七炖鸡

原料：人参 10 g，田七 5 g，鸡肉 100 g。

操作：将以上原料共放炖盅内隔水炖 1.5 个小时，食鸡饮汤，可常用。

功能：养心益气，化瘀补虚。

2. 黄芪当归羊肉汤

原料：黄芪 50 g，当归 50 g，羊肉 500 g（洗净）。

操作：将以上原料加胡椒、酒、葱、姜等调料一起烧煮后食用。

功能：温经益气，化瘀活血。

3. 人参桃仁粥

原料：人参 5 g，桃仁 15 g，生姜 3 片，粳米 100 g。

操作：将桃仁、人参、生姜入砂锅内，加水 500 mL，煎至 100 mL，过滤取汁备用。将粳米入锅加水 500 mL，煮为稀粥，兑入药汁，煮开 1 ～ 2 沸备用。宜每日临睡前，温热服食。

功能：益气养心，化瘀温经。

四、肝郁脾虚，胆热上扰证

由于子宫切除或卵巢切除后，造成肝气郁结，疏泄失常，脾不运化，胃失和降，肝郁脾弱，气郁化火，胆热上乘，从而出现神经系统的症状，包括神经质、易怒、失眠、健忘、头痛及夜汗、抑郁、易激动等，有时甚至喜怒无常，类似精神病发作。另外，由于消化系统功能改变易致胃肠胀气、恶心、呕吐，或便秘等症状。

【主要证候】精神抑郁，情绪不宁，善太息，胸胁胀痛，烦躁易怒，或悲忧善哭，或多思忧虑，心悸胆怯，少寐健忘，胃脘胀满，嗳气吞酸，嘈杂或呕恶，舌质红，苔薄黄，脉象弦细数或弦滑。

【证候分析】肝为将军之官，性喜条达而恶抑郁，任何引起精神情志过分变动的七情刺激，均可导致肝的疏泄功能失调，从而出现精神抑郁，情绪不宁，善太息，多思忧虑，心悸胆怯等症状。"气血冲和，百病不生，一有怫郁，诸病生焉。"肝气郁结，脾受克乘，中州失运，故出现胃脘胀满等消化系统症状。肝气郁结，肝郁化火，肝木犯胃，胆热上扰，故出现胸胁胀痛，嗳气吞酸，嘈杂或呕恶等症状。

【治法】舒郁理气，清胆除烦。

【自拟经验方】舒肝清胆和胃饮

半夏9g，陈皮12g，茯苓10g，竹茹9g，炒枳实9g，黄连9g，杭白芍9g，当归9g，柴胡9g，浮小麦30g，炙甘草9g，大枣3枚，生姜3片。

【方义与加减】

胆寄附于肝，禀春木升发之气，内藏清汁，胆居六腑之首，又称奇恒之腑。虽郁证多属于肝，但肝气的疏泄与胆气的静宁有着密切的关系，本方以半夏、陈皮、茯苓、生姜、炙甘草理气降逆，化痰和胃；以竹茹、炒枳实、黄连清心舒郁，止呕除烦；以杭白芍、当归、柴胡柔肝养血；甘麦大枣悦脾怡情，气畅神宁，阴阳和谐，诸症自解。

临床上我还常伴用太和丸、竹沥枳术丸治疗，现附后仅供参考：

太和丸（医学汇海加减方）：

陈皮60g，砂仁15g，山楂60g，木香30g，白芍90g，茯苓90g，炒神曲60g，半夏曲60g，炒白术60g，炒麦芽90g，当归90g，炙香附90g，豆蔻30g，苍术90g，甘草15g。

上述十五味，共研细粉，过筛子，用冷开水泛为小丸。每日2次，每次6～9g，温开水送下。

竹沥枳术丸（经验方）：

炒枳实60g，当归60g，炒白术60g，法半夏60g，制天南星30g，陈皮 60 g，苍术 90 g，炒六神曲 60 g，黄芩 60 g，焦山楂 60 g，炒白芥子 30 g，炙黄连 30 g。

上述十二味，共研细粉，过筛子，竹沥水 150 g、生姜汁 60 g，加冷开水泛为小丸。每日 2 次，每次 6～9 g，温开水送下。

[食疗调养]

1. 枳壳青皮猪肚汤

原料：猪肚 1 个（约 500 g），枳壳 12 g，青皮 6 g，生姜 4 片。

操作：将猪肚去肥油，用盐搓洗，再用玉米粉干洗，最后用清水反复漂洗干净，再放入开水中洗去腥味。枳壳、青皮、生姜洗净，把全部用料一齐放入锅内，加适量清水，武火煮沸后，文火煮 2 小时，调味即可。

功能：疏肝理气，除逆和胆。

2. 素馨花黄花菜瘦肉汤

原料：猪瘦肉 120 g，黄花菜 30 g，素馨花 6 g。

操作：将黄花菜用清水浸软，挤出水分，切段；素馨花洗净；猪瘦肉洗净，切块。把猪瘦肉、黄花菜放入锅内，加清水适量，武火煮沸后，文火煮 2 个小时，然后下素馨花略煮 10 分钟，调味即可。

功能：舒郁理气，和胃清胆。

3. 合欢花粥

原料：干合欢花 15 g，粳米 150 g，红糖 20 g。

操作：先将粳米浸泡洗净与红糖同入锅内，加适量水烧开，然后慢火煮熬，待粳米烂熟时，再加入合欢花，稍煮片刻即可。

功能：条达疏肝，清胆和胃。

五、阴阳俱虚，精亏血枯证

由于子宫切除或卵巢切除后，造成肾阴、肾阳俱虚，精亏血枯之证，大都由久病，或禀赋薄弱而成，或由六气太过，或五志化火，先造成阳虚，阳损及阴，致阴阳俱虚，或者先素体阳虚，或过服寒凉生冷，或者肾阴虚日久，阴损及阳，阴阳俱虚，肾水不足，不能养骨生髓，精血同源，遂致精亏血枯，从而出现潮热潮红，阴中干涩现象，并突出骨及关节症状，由于过劳或外伤等诱因易患肩、颈、骶髂关节周围肌肉及软组织疼痛。由于雌激素水平下降，骨质吸收加速，逐渐导致骨质疏松，而引起骨质疏松的最早期临床表现，即身材变矮及驼背增加，不久可出现腰椎及胸椎下段疼痛，往往非放射性。骨质减少逐渐严重可发展成病理性脊椎骨折及椎间盘脱出。极轻微的外伤可引起骨骼的损伤，特别是股骨颈的骨折。

另外，由于内分泌的改变，部分妇女脸上有时会出现色素沉着。由于表皮营养障碍，皮下脂肪减少，组织脱水使皮下组织（结缔组织）变形，致使全身表皮干燥，失去光泽，皮肤松弛，弹性减低并出现皱纹，颜面或外眼角处尤为明显。

【主要证候】乍寒乍热，颜面烘热，汗出恶风，腰背冷痛，关节酸痛，耳鸣耳聋，齿摇发脱，阴道干涩，性交困难，肌肤干燥，皮肤燥痒，面有褐斑，舌质淡，苔薄，脉象沉缓，或沉弱无力。

【证候分析】《素问·六节脏象论》曰："肾者主蛰，封藏之本，精之处也。"由于子宫切除或卵巢切除，致使肾的阴阳失衡，生精化气生血功能不足，致使天癸的产生与泌至不足，奇经失固失养。肾主二阴，肝的经脉又绕前阴，抵少腹。肝肾不足，精血亏虚，故生殖器官萎缩，未老先衰。因而出现潮热潮红，阴中干涩，毛发稀疏，易脱落，骨质疏松，肌肉松弛，皮肤干燥无泽等症状。

【治法】阴阳双补，填精养血。

【自拟经验方】龟鹿二二饮

鹿角胶^{烊化}12 g，龟甲胶^{烊化}12 g，熟地黄15 g，炒山药10 g，山茱萸10 g，枸杞子10 g，菟丝子30 g，淫羊藿30 g，巴戟天30 g，仙茅9 g，黄柏12 g，女贞子10 g，墨旱莲10 g，山楂15 g。

【方义与加减】

《黄帝内经》曰："形不足者，温之以气；精不足者，补之以味。"阴阳俱虚、精亏血枯之证，单靠草木植物之药，终难以挽回，我在多年临床实践中体会到必用血肉有情厚味胶质之品以填补精血，峻补奇经。鹿为阳气最全，善通督脉，精髓充足，故能多淫而寿；龟得阴气最足，善通任脉，其气最坚，故能伏息而寿。本方以鹿角胶、龟甲胶为其君药，乃双补精血之妙品，培补阴阳之上药。以熟地黄、山药、山茱萸、枸杞子纯甘滋阴以壮水，以二仙汤中淫羊藿、巴戟天、仙茅、菟丝子、黄柏甘温扶阳以益火，以二至丸中的墨旱莲、女贞子沟通阴阳，双补精血，佐山楂消滞化瘀，以防滋腻厚味有生中满之弊。

我在临证中还喜欢使用参龙补膏、参鹿补膏，缓图取效。

参龙补膏（《经验方》）

生晒人参60 g，黄芪、党参、制首乌、丹参、淫羊藿、山楂各180 g，白术、熟地黄、枸杞子、菟丝子、锁阳各120 g，制黄精、白芍、麦冬、石斛、刘寄奴、茯苓各60 g，仙鹤草、龙眼肉各30 g，桑枝300 g，陈皮油1.5 mL。

制法：先将人参水煎3次，各2、3、4小时，煎汁滤过，浓缩成参汁，除陈皮油外，将龙眼肉等20味水煎2次，每次3小时，药汁滤清，浓缩成清膏，每100 g清膏加入150 g砂糖制成转化糖与上述参汁，和匀，浓缩，加入陈皮油、搅匀，收膏。

服法：每服15 g，每日2次，白开水冲服，宜早晚空腹时服用。注意感冒、腹泻时须暂时停用。

参鹿补膏（上海市药品标准）

红参80 g，鹿肉、玉竹各100 g，淫羊藿、制狗脊、炒白术各300 g，鸡血藤800 g，黄精、锁阳、川续断各200 g，墨旱莲、仙鹤草、熟地黄各400 g，制女贞子600 g。

制法：先将红参水煎2次，每次3小时，鹿肉水煎4小时，再将参渣与余药同煎2次，每次3小时。参汁、鹿肉汁、药汁分别滤清，和匀浓缩，得清膏，取砂糖120 g、饴糖30 g，加水加热溶解，滤过，加清膏100 g，和匀浓缩收膏。

服法：每服10 g，每日2次，白开水冲服。

［食疗调养］

1. 黄芪汽锅鸡

原料：黄芪20 g，草母鸡（或童子鸡、乌骨鸡）500 g，生姜3 g。

操作：先将母鸡洗净，切块加工处理后，加入黄芪、生姜，再加适量的盐、酒、葱等调料一起放入汽锅内，蒸后食用。

功能：益气扶阳，滋阴补虚。

2. 牛膝蹄筋

原料：牛膝50 g，猪蹄筋（或鹿筋）50 g。

操作：先将牛膝煎煮取汁，以此汁煨煮蹄筋至熟烂，即可食用。

功能：益精荣筋，养肝补肾。

3. 猪蹄当归粳米粥

原料：猪蹄1只，当归10 g，粳米100 g。

操作：先将猪蹄去毛，洗净，切块，加入清水和当归，上火煨烂后捞出。把米洗净，放入猪蹄汤中用大火烧沸后，改用微火熬至蹄烂粥稠。吃时用酱油、盐、味精、葱花等佐料调味，佐以猪蹄同食。

功能：填精补肾，荣筋健骨。

［讨论与体会］

女性子宫切除或卵巢切除，可由此出现或轻或重的以自主神经系统功能紊乱为主的症候群，其间标志着生育能力的完结和性活动力的下降，性器官进行性萎缩乃至逐渐衰老，这样一个生理全过程主要依靠自身的神经系统和内分泌系统的调节而适应，此外，还要依靠雌激素替代疗法来逐渐适应，目前在雌激素副作用日渐突出之际，本文将探讨依靠中医中药，辨证施治，选方用药的新途径来使女性机体尽快适应其变化。

我在临床中将本病分为五个证型。一、脾肾阳虚、湿浊不化证；二、肝肾阴虚、津亏火炽证；三、心肾阳虚、瘀血内阻证；四、肝郁脾虚、胆热上扰证；五、阴阳俱虚、精亏血枯证。临床中虚证多于实证，而虚中夹实者（如湿浊、火炽、瘀血、瘀滞、胆热）较多。其中脾肾阳虚、湿浊不化证以性欲减退，阴道湿润度及弹性减低及萎缩性膀胱炎为主；肝肾阴虚、津亏火炽证以潮热或潮红、心悸、血压不稳、耳鸣及周围血管功能失调的症状为主；心肾阳虚、瘀血内阻证则以心悸不适，心前区心窝痉挛感，阵发性心动过速或过缓，或"假性心绞痛"等心血管疾患为主；肝郁脾虚、胆热上扰证以神经质、易怒、抑郁、失眠、健忘、头痛及夜汗等神经系统症状及消化系统症状为主；阴阳俱虚、精亏血枯证以骨及关节症状如骨质疏松症及皮肤干燥、老化等改变为主。

同为子宫切除或卵巢切除术后综合征，但同病异证，治中有别，用药各异。脾肾阳虚、湿浊不化证，治以温肾运脾、升火扶阳之法，自拟经验方四四二合剂，佐以红参河车粉治之；肝肾阴虚、津亏火炽证，治以滋补肝肾、养阴清热之法，自拟经验方龟鳖六二合剂，佐以洋参河车粉治之；心肾阳虚、瘀血内阻证，治以辛温通阳、活血化瘀之法，自拟经验方宣痹温阳汤，佐以人参三七琥珀粉治之；肝郁脾虚、胆热上扰证，治以舒郁理气、清胆除烦之法，自拟经验方舒肝清胆和胃饮，佐以太和丸或竹沥枳术丸治之；阴阳俱虚、精亏血枯证，治以阴阳双补、填精养血之法，自拟经验方龟鹿二二饮，佐以参龙补膏或参鹿补膏缓图取效。

子宫切除或卵巢切除术后综合征，除积极的治疗外，还应提高自我保健意识，争取社会和家庭各方面的理解与支持，使机体尽快得到调整与适应，借以提高生命质量，促进健康与长寿。要做到以下几点。①注意充分休息，劳逸适度，经常保持轻松，愉快的心情。②注意营养，应补充蛋白质、维生素、钙质和矿物质。③适当参加体育运动，如散步、游泳、太极拳、广播体操、健美操等。④均衡的膳食，做到饮食有节，适当选用食疗，药食同用，避免饥饱，多食新鲜水果、蔬菜，防止体重上升。⑤多参加一些有益的社会活动、公益活动，做到性格开朗，乐观豁达，较好的认识自我价值。⑥维持适度的性生活，以利于心理与生理健康，防止早衰。⑦避免或减少食用加重子宫切除或卵巢切除术后综合征的食品、饮料及药物，如烟、酒、茶、咖啡因、糖、巧克力及镇静剂、安眠药、治疗抑郁症的药品。

本文刊于中国科协首届学术年会 1999《面向 21 世纪的科技进步与社会经济发展》847 页，中国科学技术出版社，北京。

本文载于 2000 年 5 月 25 日香港《大公报》中华医药版（专题）"中医中药辨证论治子宫或卵巢切除术后综合征"。

第七节 女性抑郁症的中医中药治疗

［概念］

女性抑郁症是一种严重危害女性健康的高患病率的常见心理疾病，主要表现为情感压抑，思维迟缓和言语动作减少，常伴有心悸、失眠、烦躁、情绪激动或低沉、胸闷、乳胀、胁痛，或伴有月经不调、性欲减退等症状，但经多方检查，身体并无器质性改变，常被误诊为神经衰弱。女性抑郁症对患者的社会生活能力和劳动生产率的损害是巨大的，据 1996 年 WHO 发表的一项关于"疾病负担"的调查研究分析，抑郁症导致的"伤残"仅次于慢性阻塞性肺部疾病而居第二位，占全部疾病总负担的 6.2%。世界银行按疾病负担百分比排位中推测，到 2020 年时，抑郁症女性为第 2 位，男性为第 8 位。另据较保守的估计，抑郁症在人群的时点患病率为 3%，以此推算，我国抑郁症的现患人数约为 3600 万，其中女性患者占大多数。美国 Time Life 出版社出版的《家庭医疗百科》指出：在全世界受某种形式抑郁影响的人数占妇女的 25%，占男性的 10%，以及占青少年的 5%。在美国，这是最常见的心理问题，每年大约有一亿七百六十万人因此而苦恼。

抑郁反应（轻度并常常为短期抑郁）包括由特定生活环境引起的普通抑郁感受。症状可能很严重，但通常不需要治疗，随着时间而逐渐淡化，持续时间通常为 2 周至 6 个月。

精神抑郁症（轻度、慢性抑郁），在表现和症状严重程度上类似抑郁反应，但持续时间长，至少 2 年。

重度抑郁，或抑郁性疾病，是指症状严重，可能导致不能正常工作、生活，甚至引起自杀。患者不仅情绪低落，并且有其他一些危险表现，包括对通常从事的活动失去兴趣，极度疲乏，睡眠受影响，或有负罪感及无助感。他们很有可能失去与现实联系的能力，有时会产生错觉或幻觉。抑郁性疾病需要给予治疗，但临床上常常由于与抑郁反应混淆不清而未能给予积极治疗，导致失掉了宝贵的治疗机会和时间，它是一种周期性发作的疾病，所以尽管大多数患者在第一次抑郁发作后得到缓解，但其复发率是相当高的（2 年内复发率为 60% 和 10 年内复发率为 75%）。重度抑郁症常常自行出现，似乎完全没有诱因，并且常常于 6 至 12 个月后可以自行缓解。由于它严重影响患者的生活能力或有可能导致自杀，所以重度抑郁是需要积极治疗的。

抑郁，在任何年龄阶段均可出现，包括儿童。美国资料显示：1.8% 的青春期前儿童和 4.7% 的 14 ～ 17 岁少年出现有某种形式的抑郁。但最常出现的人群仍以中年及老年，尤以女性居多。

抑郁反应，或"普遍抑郁"，常由某个特殊事件引起。抑郁情绪亦可能是由于药物副作用、激素水平变化（例如月经前期或分娩后）、躯体疾病，例如流感或病毒感染等作用的结果。

尽管引起重度抑郁或精神抑郁症的确切病因还不清楚，但目前研究者们认为两者均是大脑中的神经递质，即调节情绪的化学物质（尤其是 5- 羟色胺）的功能障碍所致。该功能障碍似乎又有很高的遗传倾向：在一项研究中，27% 的抑郁儿童的近亲患有情绪障碍。

抑郁、抑郁反应、重度抑郁症皆属中医郁证病门之中，也包含在癫、狂、脏躁、百合病的范畴内，郁证是由于精神怫郁、气机郁滞所引起的疾病之总称。凡因情志不舒、气机不畅、痰结、食积、火郁，乃至脏腑不和而引起的种种疾病均属之，所以它的范围非常广泛。"郁非一病之专名，乃百病之所由起也""凡病之起，多由于郁。郁者，滞而不通之义"实为真知灼见。

我国金元时期四大医家之一朱丹溪指出："血气冲和，万病不生，一有怫郁，诸病生焉。"说明情志波动，失其常度，则气机郁滞，可引发诸病。若日久不愈，由气及血，变化多端。从而在此基础上创立了"六郁"之说，先由气郁，而后发展成或湿郁、痰郁、热郁、血郁、食郁。其中情志致郁，尤以气郁为主。

　　我在几十年中医妇科临床、教学、科研实践中，把女性抑郁症分为四个证型，自拟经验方辨证施治，收到较好的临床效果，为研究探讨这一社会医学新课题拓宽了思路。

一、肝郁气滞证

　　在特定的生活环境下，或受到某种意外的精神刺激，从而造成以青年女性为主的普通抑郁感受为主的症候群，其自觉症状严重，患者精神负担较重，但临床检查结果基本正常，两者反差较大，病程较长，时好时坏。

　　【主要证候】多愁善感，精神抑郁，月经不调，或经行先期，或经行后期，或先后不定期，经前乳胀，乳房结块，或婚后不孕，或产后乳汁不下，尤以月经前期心情急躁，焦虑不安，喜静恶闻声响，重者自觉事事不顺心意，喜与家人争吵，吵后自感心绪宽舒。舌质正常，少苔或薄苔，脉见弦细或弦滑。

　　【证候分析】肝在五行六气中属木，主风，十二经络为足厥阴之脉。女子有"以血为本，以肝为先天"和"足厥阴之脉循乳头、入毛际，络阴器"之生理特征。肝主疏泄，性喜条达，情志所伤，肝失条达，故多愁善感，精神抑郁，月经不调，经前乳胀，或产后乳汁不畅，或婚后不孕等症。舌脉均系肝郁气滞所生。

　　【治法】舒肝理气，畅奋精神。

　　【自拟经验方】甘麦合欢越鞠饮

　　醋香附9 g，苍术9 g，川芎4.5～9 g，建神曲9 g，炒山栀子4.5～9 g，台乌药9 g，合欢花9 g，浮小麦30 g，炙甘草9 g，大枣3 枚。

　　【方义与加减】

　　盖妇人以血为主，肝为血脏，与冲任血海相关，肝经气血不能舒畅，必影响冲任而引起经、带、胎、产、乳等诸疾。方中以醋香附行气调经以平郁，苍术燥湿运脾而除湿郁，川芎活血除闭而行血瘀，建神曲消积导滞以化食郁，炒山栀清热凉膈以解火郁，气行湿去而痰自消，所谓统治六郁。然青春期女性，肝气怫郁，多有经行腹痛，盆腔癥瘕，经行乳胀，故取《韩氏医通》"青囊丸"，醋香附配台乌药，止痛消胀。选合欢花安五脏，和心志，令人快乐无忧，神气自畅。方中还配伍甘麦大枣，意在"肝苦急，急食甘以缓之"，以养心宁神，甘润缓急。

　　甘麦合欢越鞠饮重在舒肝理气。舒肝与舒肝意义相近，但同中有异。所谓舒肝偏于机体上下舒理条达，重在气机之通畅；而舒肝偏于左右的疏通横散，重在气机之开阖。舒肝之药多芳香解郁，轻清透达。而舒肝之品宜辛香走窜，理气开郁。

[食疗调养]

1. 玫瑰花茶

原料：玫瑰花瓣 6～10 g。

操作：将玫瑰花瓣放茶杯内，冲入沸水，焖片刻代茶饮。

功能：舒肝解郁，理气止痛。玫瑰花甘微苦温，功专理气解郁，舒肝止痛。此法简便，可随地应用。凡肝气郁结，精神抑郁者均可用之。

2. 佛香梨

原料：佛手 10 g，制香附 9 g，梨 2 个。

操作：将佛手、香附研末备用，梨去皮，切开剜空，各放入一半药末，合住，上锅蒸 10 分钟，即可。

功能：舒肝理气，和胃养阴。以肝郁气滞、久郁化热之证最为适合。佛手配香附舒肝理气，和胃悦脾。梨以河北鸭梨为佳，甘肃亦可选用冬果梨，梨有养胃益阴、清热生津之用，此方可连续使用。

二、肝胆郁火证

常常因为身在紧张、烦恼而激烈竞争的现代社会生活中，致使年青或中年女性的感觉、思想、行为产生直接影响，其表现为情绪低落，注意力不集中，做什么事情都提不起精神，工作能力下降或有心悸心慌、失眠多梦，胸痛腹胀等种种不适之症，严重者还自觉有一种罪恶感，觉得自己无助，无用，而且绝望，对通常活动包括性生活都失去兴趣。这种轻度或慢性抑郁症，其症状程度较重，持续时间较长（至少 2 年），但经过多方检查，身体内并无器质性病变，常常被误诊为神经衰弱。

【主要证候】头痛头胀，口干而苦，情绪急躁，胸闷胁胀，目赤耳鸣，心悸少寐，心烦易怒，月经不调，经前乳胀，舌质红，少苔或薄黄苔，脉象弦细而数。

【证候分析】肝体阴而用阳，肝郁日久，郁而化热，脏阴受损，营阴暗耗，或反复使用香燥耗窜之品，更灼伤阴津。正如王孟英所言："气为血帅……然理气不可徒以香燥也，盖郁怒为情志之火，频服香燥，则营阴愈耗矣。"此乃治疗失误而致，肝郁气滞，郁久化火，胆热不泄，肝胆郁热上乘。

【治法】清肝泄胆，疏郁理气。

【自拟经验方】合欢梅花丹栀逍遥散

柴胡10 g，醋炒杭白芍10 g，当归10 g，炒白术9 g，茯苓9 g，煨姜3片，薄荷4.5 g，炒黄芩9 g，炒栀子9 g，牡丹皮9 g，合欢皮9 g，八月扎9 g，绿梅花9 g。

【方义与加减】

拙喜用合欢梅花丹栀逍遥散，柴胡配白芍，一散一收，疏柔相济，动静兼顾，柴胡得白芍之收，舒肝气不致太过而耗伤肝阴，白芍得柴胡之散，补肝阴而不致郁阻气机。当归养血活血，为血中气药，白芍养血柔肝，为血中之阴药。白芍配当归，动静结合，补血和营，敛阴柔肝，且有预防香燥耗窜之品劫伤肝阴之作用。白术配茯苓，健运脾土，知肝传脾，当先实脾；煨姜配薄荷，一温一凉，煨姜和中理气，薄荷轻清达郁；炒黄芩、栀子配牡丹皮，三药相伍，清泄肝胆郁火，炒黄芩、栀子苦寒，主清气热，牡丹皮苦寒，主清血热，三者并用，气血郁热得除，肝胆郁火得清。方中再用合欢皮、八月扎、绿梅花芳香解郁，清轻透达，悦脾宁神。

［食疗调养］

1. 梅花粥

原料：红梅花10 g，粳米100 g

操作：粳米煮成粥，离火前，加梅花同煮片刻即成。日服1～2次，连服7～10日。

功能：红梅花性平而酸涩。《饮片新参》记载：本药膳清肝利胆，疏郁理气。

2. 苦菜炖猪肉

原料：苦菜、酢浆草各30 g，猪瘦肉250 g，葱、生姜、精盐、味精各适量。

操作：将上二味洗净，切碎，用白纱布包好，扎紧。猪肉洗净，切块，与纱布药包同置砂锅内，摆上葱节、姜片，加水适量，炖1小时，拣去葱、姜和药包不用，加入精盐、味精即可。

功能：苦菜、酢浆草疏肝利胆，清热泄火，与瘦肉血肉有情之品相合，柔肝敛阴，疏郁理气。

三、肝郁脾湿证

在特定的生活环境中，有明显的原因如失去亲人、朋友或经济问题，不能面对生活的境遇、疾病、药物的副作用（降压药等）、吸毒或酗酒、季节性情感紊乱，或无明显原因及诱发因素，造成轻度或慢性抑郁，持续时间至少2年。

【主要证候】体态肥胖，体重增加，身重乏力，嗜睡多寐，痰涎壅盛，喉中不利，咯之不出，咽之不下，心绪不宁，注意力涣散，难以集中，语言缓慢，行动迟缓，舌体胖大，伴有薄黄、腻苔，脉象弦滑。

【证候分析】由于情志所伤，肝气怫郁，肝木伐土，脾气壅滞，气郁痰结，阻蔽神明，痰湿不化，身重乏力，嗜睡不醒，痰浊中阻，气机不畅而引发诸症。

【治法】化湿涤痰，清心开窍。

【自拟经验方】清心涤痰饮

制半夏9g，陈皮12g，杏仁9g，苍术9g，茯苓9g，黄连4.5～9g，竹茹9g，远志9g，石菖蒲9g，郁金9g，炒枳实9g，炙甘草9g，大枣3枚，生姜3片，琥珀粉^{冲服}1.5g。

【方义与加减】

痰是一种病理性产物，是病之标，非病之本。故治疗痰证时，不宜单治其痰，"善治者，治其生痰之源""唯能使之不生，方是补天之手"。本方在于以制半夏、陈皮、杏仁燥湿化痰，佐苍术、茯苓运脾化湿和中以绝生痰之源，佐黄连、竹茹、远志、石菖蒲、郁金清心开窍除烦，炒枳实理气开郁，不治痰而治气，气顺则一身津液输布，可散生痰之湿。冲服琥珀粉在于开心、化瘀、利窍；生姜、大枣、炙甘草相使协合诸药，共奏疏郁理气、清心和胃、化湿祛痰之功。

［食疗调养］

1. 薏苡仁远志菖蒲粥

原料：薏苡仁30g，远志15g，石菖蒲15g，淀粉少许，砂糖、桂花各适量。

操作：先将远志、石菖蒲两次煎取浓汁去渣，然后入薏苡仁和适量清水如常法煮粥，米烂熟放入淀粉糊少许，再入糖、桂花适量调味。做早餐或夜宵食用。连用15天或间断服食。

功能：运脾化湿，清心涤痰。薏苡仁甘淡微寒，可运脾和胃；远志伍石菖蒲辛温气香，味苦微辛，豁痰开窍，清心辟浊，芳香清冽，醒脑通神。

2. 菖蒲郁金饮

原料：石菖蒲 10 g，郁金 8 g，冰糖 25 g。

操作：将石菖蒲、郁金置于锅内，加入清水 400 mL，浸泡半小时后，用火煮沸，改为文火煎熬 20 分钟，澄出药汁，再加入清水或开水 300 g，与药同煎，沸后 20 分钟，取清液，将两次药液混匀，加入冰糖，火上煮沸即可，或温或冷频服之。

功能：祛痰开窍，解郁除烦。其中石菖蒲味辛性温，善能祛痰湿，开心窍而宁神，兼可和胃；郁金味辛苦性微寒，功可疏肝行气解郁，凉血清心；冰糖既可调味，又能养阴益胃。三味配合，共奏宁心开窍，解郁除烦之功，兼可开胃进食，适用于痰气郁结之郁证。

四、肝郁肾虚证

抑郁症并不是情感脆弱的表现，它是一种由生理及心理精神因素而致的疾患。抑郁症表现形式多种多样，前三种证型较为多见，但亦有少数抑郁症患者尽管内心深处感到极度的痛苦和压抑、忧愁和悲哀，外在表现却若无其事，面带微笑，临床上称"微笑型抑郁"，这种微笑不是发自内心的真实感受，而是出于"工作""面子""礼节"等需要，过后更是深刻的孤独和寂寞，常见于那些学历较高，有一定身份的中年女性。此外，还伴有闭经、月经紊乱即功能失调性子宫出血、痛经及经前期紧张症、围绝经期综合征等。

【主要证候】情志抑郁，恐忧喜哭，或面带微笑，而内心痛苦，伴心神恍惚，坐立不安，周身疲惫，时时欠伸，头晕目眩，腰膝酸软，月经不调，或过早闭经，或崩漏，或痛经，或经前乳胀，或伴围绝经期症候群。舌质红，光剥无苔，脉象沉细数，或沉缓无力，尺脉弱不应指。

【证候分析】肝木肾水，母子相生，乙癸同源，肝的疏泄条达和调节血液的功能必须依赖于肾水的涵养。肝郁日久，穷则伤肾，肝肾不足，水不涵木，肝的正常功能无以得到发挥。妇女以肝肾为冲任之本。吴鞠通谓："盖八脉隶于肝肾，如树木之有本也，阴阳交，胎前产后，生生化化，全赖乎此"。肝肾病变必然影响冲任，故可见月经不调、过早闭经、崩漏等症发生或发展。

【治法】滋补肾阴，疏肝解郁。

【自拟经验方】四六舒肝饮

炒山药 15 g，山茱萸 9 g，熟地黄 10 g，茯苓 9 g，泽泻 9 g，牡丹皮 9 g，川芎 4.5～9 g，杭白芍 9 g，当归 9 g，合欢花 9 g，生麦芽 9 g，月季花（或玫瑰花）9 g。

【方义与加减】

本方以六味地黄丸三补三泻滋水补肾，以四物汤调经养血，在滋水养血基础上，加合欢花、生麦芽、月季花芳香舒郁，畅奋精神。然月季花舒郁通经，多治疗经闭之症，而玫瑰花舒郁止血多治疗月经过多之症。二者同中有异，临证审用，花类轻清流动，不宜久煎。

［食疗调养］

1. 生地黄百合粥

原料：生地黄 10 g，百合 10 g，白米 100 g。

操作：将生地黄、百合洗净加水适量煎煮 1 小时去渣，药汁加入淘净的白米煮烂成粥，分服。

功能：滋阴降火，清心安神。方中生地黄甘微苦寒，清热凉血，滋阴生津；百合甘微寒，清心宁神；白米甘平，功善运脾扶正。三者同用，食借药力，药助食威，合奏滋阴补肾、舒郁安神之功。

2. 地黄枸杞子猪肾羹

原料：生地黄 20 g，枸杞子 15 g，陈皮 15 g，猪肾 250 g，豆豉 10 g，葱、盐、姜、醋各适量。

操作：猪肾去皮及腰臊，洗净切块备用。将生地黄、枸杞子、陈皮、煎沸 15 分钟后，入豆豉煎 5 分钟，去渣留汁，放入猪肾及适量葱、姜，炖熬 2～3 小时，再放入适量盐、醋，熬稠即可。

功能：滋阴补肾，舒郁宁神。方中猪肾，以脏补脏，同气相求，加生地黄、枸杞子滋阴补肾，陈皮疏肝理气，豆豉清热除烦，共奏益肾解郁之效。

［讨论与体会］

精神疾患是一种威胁人民健康的疾病。据统计，世界上前 10 种使人致残或使人丧失劳动力的主要疾病中有 5 种是精神疾病，分别是精神抑郁症、精神分裂症、两极精神紊乱、酗酒和强迫性精神病。在全世界范围内，有 3.4 亿精神抑郁症患者，4500 万精神分裂症患者。随着社会经济的快速发展，竞争压力增大以及其他社会因素的影响，儿童的行为问题，大中学生的心理卫生问题，老年期精神障碍，酒依赖，麻醉药品滥用及吸毒问题不断增加，我国自 20 世纪 80 年代以来，精神障碍的患病率呈上升趋势，占所有疾病的 14.3%。

女性生活在一个压力重重的社会里，每天都会遇到这样或那样的烦恼，如压抑的工作环境，或家庭的矛盾，或婚姻的破裂，所爱之人的死亡，或某种人际关系的紧张，或工作（就业）的变动，或在工作环境、上下班的路上受到性骚扰，或环境污染等等都可引起女性抑郁症。

根据引起抑郁的病因和其症状严重程度，其治疗方法也有所不同，现代医学传统的治疗方法包括心理疗法、抗抑郁药物和电惊厥方法（ECT）。

重度抑郁和精神抑郁症通常采用心理治疗和抗抑郁药相结合的方法进行治疗。心理治疗的目的在于教会患者如何克服负性态度和情绪，并鼓励他们恢复正常活动。药物治疗的目的在于调整或纠正影响情绪的神经化学物质平衡紊乱。

女性抑郁症多属中医学中"郁证"范畴，郁证以七情过伤为主，如怒伤肝，喜伤心，思伤脾等。郁则气滞，升降失度，肝郁气滞，心脾气结，故以肝胆、心脾之症为多。久郁化热，津液精血暗耗，每致五脏俱虚，易于成痨，故郁病始之在气，继而及血，久则成痨。治疗以医"心病"为主，其次宜舒畅气机，宁心安神。郁证治疗宜苦辛凉润宣通之品，不宜投燥热敛涩呆补之药。

拙文一辨肝郁气滞证，自拟甘麦合欢越鞠饮治之；二辨肝郁化火证，自拟合欢梅花丹栀逍遥散治之；三辨肝郁脾湿证，自拟清心涤痰饮治之；四辨肝郁肾虚证，自拟四六舒肝饮治之。每个证型之后又附食疗调养处方以供选择。

中医中药治疗女性抑郁症是完全可以改善心理精神症状的，同时也可改善某些躯体症状，如果再配合针灸、按摩，以及有规律的有氧锻炼、合理的饮食则效果更佳。

锻炼应作为治疗女性抑郁症的重要组成部分：它可以增加脑供血，提高情绪并缓解精神压力。有研究表明，治疗女性抑郁症，每周 3 次慢走 30 分钟，可以起到与心理疗法同样的治疗效果。尽可能选择一项你喜欢的锻炼项目，如慢跑、太极拳、广播体操、游泳、太极剑、骑自行车等，但必须做到天天坚持。任何锻炼形式都可以，越是高能的、有氧的锻炼，其效果越佳。

身心医学表明，许多精神/躯体锻炼有助于改善抑郁症状，听音乐和跳舞可提高情绪，增加机体活力，亦可练书法、弹琴、唱卡拉 OK、找朋友谈心聊天，亦可逛商店、外出旅游、看电影、电视，尽量与人多接触，尽力把忧郁降到最低。

由于营养不良可加重女性抑郁症，因此改善营养，注意膳食平衡是非常重要的。增加摄入营养食品，例如：各种谷类、瘦肉、水果和蔬菜、鱼及低脂奶制品。避免饮酒也是非常重要的，同时还要避免吃零食、糖、糖精和咖啡因、可口可乐，因为这会导致突然摄入大量热卡或产生快感而后又回到低落状态。还要注意食用含有较丰富的色氨酸的食物，如鸡肉、鱼肉、煮熟的干扁豆、豌豆、药用酵母、花生油、大豆等，充分食用上述食物以及碳水化合物（土豆、面食、粳米），以便使大脑摄取更多的色氨酸。总之，良好而健康的生活习惯常常可以减轻或预防女性抑郁症，合理饮食、锻炼、适当休息，避免超负荷工作，并抽出部分时间做自己喜欢做的事情都将有利防患于未然。

本文刊于香港《世界华商报》2000年10月23日，第六版。

第八节　环境激素的危害与中医阴阳学说的平衡观

21世纪人类面临着人口、粮食和环境的三大挑战，人类的生活环境和大自然的生态环境正在发生着质的改变。

健康是强大经济发展的首要资源，健康水平的提高可带来人均国内生产总值的提高，并带来更高的增长率。

环境与健康的研究是影响经济可持续发展的一个重要环节。控制环境对人类健康的不利影响和发展环境对人类健康的有利影响，已成为环境科学工作者和环境医学工作者的神圣职责。

我们深信环境科学技术的发展，对创造持续发展的未来起着举足轻重的作用。可持续发展才能使经济持续增长，提供令今人和后代子孙较为满意的、安全的、健康的高质量生活。

一

生活环境是指与人类社会生活（包括日常生活、生产、流通和各种社会活动等）相距较近，关系最为密切的各种自然条件和人工条件，如大气、水、城市、农村、居室、交通等。生活环境的好与坏，直接影响着人类的生活与健康，同时也必然要影响到经济与社会的发展进程。

生态环境是指与人类社会生活相距较远，多由生物群落及其非生物环境组成的不同类型、不同层次的生态系统所构成的大自然环境，包括土壤条件、气候条件、生物条件等各种生态因素。应该说生态环境和生态平衡状态的好与坏，间接地、长时期地、大范围地对人类生存以及其经济和社会发展过程产生深远的不可估量的影响。

生活环境和生态环境是密切相连的，生活环境多由人工改造或者由人类所创造出来；主要受人类排放废弃物的影响，因而造成的污染往往是最直接、最明显地影响人类的生活质量和生命质量，甚至造成巨大的经济损失。可以说生活环境的污染，治理较易，见效较快，效果较明显。然而生态环境则完全或主要是由自然形成的，并受其人类开发自然资源的影响，环境污染对生态环境的破坏往往是间接地、潜在地、长远地去影响人类的生存、发展和繁衍，从而造成持续的、巨大的经济损失。而生态环境的破坏，其恢复和治理则较难，见效较慢，效果不明显。

环境医学是预防医学的重要组成部分，是研究自然环境和生活环境与人体健康的关系，揭示环境因素对人体健康影响的发生、发展规律，为充分利用环境中对人体健康的有利因素、消除和改善环境中的不利因素并提出卫生要求和预防对策，应积极配合政府做好环境保护的立法，协助有关部门做好环境卫生管理和监督工作，从而保护生态环境平衡，增进人体健康，提高整体人群健康水平的科学。环境医学是以人类及其周围的环境为研究对象，阐明人类赖以生存的环境因素对人体健康的影响及人体对这些因素的反应。环境包括自然环境和生活环境，自然环境如大气圈、水圈、土壤岩石圈和生物圈；生活环境如人类为从事生活活动而建立起来的居住环境、公共场所等。

环境医学是在环境科学、医学、生物学发展的基础上形成的医学新学科，内容上更加突出作为一门重要的预防医学的特点，充分强调了研究环境与健康的重要性。

环境病理学是一门以病理学、毒理学的方法阐明环境和疾病发生发展过程中，组织形态和功能变化的基础医学的新型学科。环境病理学是联系环境医学和基础医学的纽带。环境是围绕人类周围的一切物理因素、化学因素、生物因素、环境因素，以及维持生态平衡的各种综合因素的总体，随着人类活动范围的日趋扩大，人口的不断增加，人群间的相互接触和迁移日渐增多，地球的空间显得越来越少，人们不断向森林、大海、太空扩展，造成诸如土地沙漠化、水土严重流失，河湖干涸、地下水位下降，掠夺式开采使森林匮乏、草原退化等影响。由于厄尔尼诺效应和拉尼娜现象，令世界不少地区（其中包括我国）出现严寒、酷暑、风雪、干旱、沙尘暴、暴雨、洪水泛滥成灾，从而造成大自然的生态平衡的破坏日益严重，使我们人类赖以生存的环境发生了严重的倾斜。随着而来的环境污染的日益加重，特别是化学环境的污染，已经成为癌症、心脑血管疾病、慢性呼吸道疾病、职业病、地方病等重要的发病因素。据有关资料报道，人类的恶性肿瘤80%～90%与环境污染因素有关，而成为当今社会人类最主要的死因，且发病率和死亡率均呈上升态势。目前，随着人类的各种环境疾病的不断增多，环境疾病在整个疾病谱和病证构型中所占的比例越来越大，范围涉及整个社会，发病年龄遍布各个年龄段，包括尚未出生的胎儿。

本文所指环境激素其正式名称为"外因性内分泌紊乱化学物质"。日本环境厅1998年5月，将今后的对策做了综述，并发表了题为"环境激素战略规划SPEED98公告"。SPEED是"环境激素战略规划"的英文中每一单词词头的缩字组合。所谓环境激素就是指由于人类活动而释放到环境中的化学物质，在作用于生物体内的情况下，对生物体内原本营造的正常激素功能施加影响的一种外因物质。SPEED战略规划明显的指出即使环境激素不直接与受纳体结合，也可成为对正常激素作用产生影响的一种客观上存在的化学物质。这些化学物质包括垃圾焚烧场排出的剧毒物质、农药DDT和一直用于电器产品之中的多氯联苯等近70种有害物质。人造化学物质大约有10万种，每年还会产生1000种有害物质。可以说凡在地球上有生命的生物（包括人类）都生活在"环境激素的汪洋大海"之中，时刻受到各种化学物质的干扰和破坏。由于化学物质对生态环境产生的重大影响，早在1977年日本便创造出"环境激素"一词，十余年来日本一直着意进行"环境激素"的深入探讨，不惜投入重金花费170多亿日元开展基础与临床研究。1998年美国环境保护局根据美国国会授权，计划今后两年对大约8.7万种化学品进行检测，目的在于通过这种庞大的环境测试证实化学品的广泛使用可能会对人类和动物的生殖系统产生灾难性影响的科学假设。日本东京大学都市工学科访问教授王俊秀表示，人体细胞一生中在不断地分裂，为保持内部平衡，有外分泌（汗腺）和内分泌（甲状腺、性腺）器官，其中内分泌所产生的微量物质即是激素，如性激素的分泌，可以刺激生长发育和生殖系统的成熟。如果有外来的化学物质经过食物和空气管道进入生物体，将产生"假性激素"，即产生类似激素的作用，影响本身的激素分泌量，并将干扰到原本身体平衡分泌的机制，特别是生殖方面的功能。最为可怕的是只要微量摄入即可干扰生物体。据悉，环境激素对人体的影响有男性精子量减少与质量变差，免疫系统功能降低和恶性肿瘤好发性上升等。

1998年5月由知识出版社出版发行的《美国妇女自我保健经典——我们的身体，我们自己》一书中指出对生育健康有害的因素是如何影响男性的："近来政府部门的研究发现，每个被检验者的精液样本中都含有聚氯联苯。检验证明，环境中有毒物质可影响男性激素的正常分泌，从而导致性机能的衰竭和阳痿。有毒物质也可以造成精子生成障碍，妨碍精细胞在迅速增长的任何阶段的正常发育，造成因精子缺少而诱发的生育问题，比如生殖机能低下或精子残缺。有毒物质还可以促成全美男性精子计数下降。此外，有些对生育健康有害的因素是致突变物。一旦精细胞发生突变，男性可以将受损基因传给下一代，可能造成自发性流产或将来孩子的低能。"

书中也阐述了对生育健康有害的因素是如何影响妇女的：性激素受到有毒因素的破坏就会导致月经失调、不孕或性机能减退。有毒因素也可能给卵巢带来直接损害，最终引起过早的绝经或卵巢疾病。正像对精细胞的影响一样，环境中的致突变物可能破坏妇女卵子的遗传物质，从而造成同样的后果—自发性流产或新生儿低能。最近对动物进行试验表明，多环碳氢化合物（石化工业中使用）、烷类物质（用于癌症的治疗）及电离放射线能使卵巢受损，接触铅、聚氯联苯和乙烯基氯化物可引起月经变化。

本书还特别指出，环境致突变物也给整个人类带来危险。受损害的遗传物质不管是否造成有形的损害，都将给人类基因库带来永久性的变化。化学和放射性毒素所引起的突变率的升高，不仅可能造成人类遗传健康水平的普遍下降，也将威胁人类的生存。

二

阴阳学说，是我国古代哲学基本理论（朴素的唯物论和自发的辩证法）的思想基础，是古代劳动人民通过长期的生活和生产实践，对自然界观察和认识的总结和概括。阴阳学说认为自然界是物质的，是在阴阳二气相互作用的情况下，发生、发展和变化的，没有阴阳就没有自然界。《荀子》曰："天地之变，阴阳之化。"《易传》曰："一阴一阳之谓道。"《素问·阴阳应象大论》曰："阴阳者，天地之道也，万物之纲纪，变化之父母，生杀之本始，神明之府也。"古代思想家把宇宙间一切事物的发生、发展和变化，都归之为阴和阳相互间对立统一的矛盾运动的结果，强调阴阳是自然界万物运动变化的根本原因所在，是宇宙间基本规律。

阴阳学说，贯穿在中医药学术理论体系和各个方面，用来说明人体的组织结构、生理功能、疾病的发生和发展规律，并密切的指导着中医的临床诊断和治疗。

中医学认为人体和自然界是一个统一的整体，自然界的阴阳变化，必将影响到人体阴阳的运动变化，从而对人体的健康产生深刻的影响。因此，中医学在养生保健方面十分重视人与自然界阴阳变化相适应的客观规律。并提出"人与天地相参也，与日月相应也"，即"天人合一"学说。《素问·四气调神大论》说："阴阳四时者，万物之始终也，死生之本也。逆之则灾害生，从之则苛疾不起。"并进一步指出人类应当"春夏养阳，秋冬养阴，以从其根"。就是说人在春夏之季要注意养护阳气，秋冬之季要注意养护阴气，以符合于阴阳自身所固有的运动变化规律。《黄帝内经》还指出，凡是健康长寿的人，都善于"和于阴阳""法于阴阳""把握阴阳"，即按阴阳变化规律，调整自己的生活起居。此外，还指出情志过极，如"暴怒伤阴，暴喜伤阳"都会直接影响人体阴阳之平衡。中医学把人体适应自然界阴阳运动变化规律并自觉地调整人体阴阳平衡，作为指导养生保健的最高准则。

中医学认为，疾病是阴阳双方动态平衡关系的失调，从而出现偏盛或偏衰的结果。《素问·生气通天论》说："阴平阳秘，精神乃治；阴阳离决，精气乃绝"。人体疾病尽管千变万化，并有内、外、妇、儿之分，寒、热、虚、实之别，脏腑气血之异，归根结底，都可以用阴阳失调来加以分析、归纳。即或阴盛，或阳盛，或阴虚，或阳虚，或阴阳两虚，或阴阳俱盛。就是说，不管致病因子（中医称之为病邪）是外感六淫（包括环境激素），还是内伤七情，都是邪气侵入机体后，导致阴阳平衡失调，从而引起疾病的发生或发展。

由于环境激素的干扰破坏而引发的男性或女性生育机能的异常变化及免疫功能的低下，都是人体阴阳动态平衡失调的反应。临床上如果男性精子密度少于 4×10^7 mL 为正常值低限，精子活力处在 0 级不活动，或 1 级在原处旋转移动。正常形态精子数量低于 30%，各种畸形精子总数上升。精液量减少，液化时间发生改变，出现无精症（aspermia），或少精症（oligospermia）。近年来，欧美的许多医学生殖学工作者都对此进行了研究和细致的观察，许多报告都显示，在过去的 50 年里一些地区的育龄男性精子数在明显地下降，但为何这些地区男性的精子数会有如此年复一年的变化？现在还不能揭开这个谜底，但组织这些研究的医生们都普遍的分析了精子数与人类居住的环境的关系。人类精子数在冬天时单位浓度最高，而在夏天则最低，当然这里有地理区域性差异。科学家们预测人类精子数的变化与地球的温度、气候及其生态环境的污染与破坏有着极为密切的关系，从目前来看地球上这些地区还没有威胁到人类的出生率，但在欧美等西方发达国家和一些工业较发达的国家、地区，都有男性精子下降趋势的报告，为此，应唤起医学科学工作者们的高度重视并积极采取相应的对策与措施。

我在几十年中医临床实践中对于男女生育机能的异常变化分别从肝、脾、肾（命门）的生理功能、病理变化以及女性奇经八脉理论进行辨证施治，"善诊者，察色按脉，先别阴阳"。男女生育机能的异常变化多系阴阳平衡的失调，不外乎阴阳的偏盛或偏衰，偏盛者即为有余，偏衰者即为不足，有余者去之，不足者补之。以男性而言，精子密度少，活动力差，畸形精子数量多、精液量少，液化时间改变等症多系外邪侵入（其中包括环境激素的干扰破坏）而致肾阴亏虚，相火妄动，心肾不交，阴精暗耗而成。治疗大都采用滋阴降火，养精益髓之法。临床多选用六味地黄丸或五子衍宗丸加减治之；以女性而论多有月经不调（月经先期、后期、先后不定期或经量过多、过少或点滴而至，甚或闭经），不孕、性机能减退，或过早绝经，此系外邪入内（其中包括环境激素的干扰破坏），肾失封藏，肝失疏泄，脾失运化，奇经空虚，八脉不固而成。治疗应补肾气、疏肝气、健脾胃，固冲任之法，治疗多选用逍遥散、定经汤、二仙汤等加减而成。尽管临床具体治疗原则不一，方药又变化多端，其根本目的在于调整、恢复阴阳的平衡，凡亢盛者，有余者，宜损之，攻之；凡虚弱者，不足者，宜益之，补之，即所谓"谨察阴阳而调之，以平为期"。

中医学还从朴素的唯物辩证法出发，在病因病机学上，强调内因的作用，提出了正气学说，正气是针对邪气而言，正邪二者是一对矛盾的两个方面，正邪之间的斗争贯穿在疾病的发生、发展的始终，决定着疾病的动向与转归。正气是正邪矛盾斗争的主导方面，正气盛衰是决定矛盾转化的关键。正气充实能抵御邪气免于发病，即使发病，也可祛除邪气，从而使机体康复，故《黄帝内经》曰："正气存内，邪不可干。"倘若正气虚衰，或邪气过盛，正不胜邪，疾病就会发展，故《黄帝内经》曰："邪之所凑，其气必虚。"环境激素的干扰破坏致使免疫自稳功能遇到破坏，免疫失去平衡，干扰免疫自稳因素，就会导致有关疾病（包括肿瘤）的发生、发展，中医治疗疾病，大都采取扶正、祛邪两大法则，扶正就是调整机体的抵抗力，提高机体的免疫功能，增强其稳定性。祛邪就是排除破坏免疫平衡的一切因素（包括环境激素）。扶正可提高免疫，即"扶正以祛邪"。而祛邪也可达到免疫平衡，即"邪去正自安"。中医临床独特之处，就是整体观念和辨证施治，正虚者以扶正为主，邪实者以祛邪为先，正虚邪实并存者，扶正祛邪并用。总之要根据正邪双方力量的对比情况而加减灵活运用。

免疫系统排斥异己物质是通过免疫反应进行的。因此免疫反应是一种生理性反应，能维护机体内在环境的相对稳定性，提高抗病能力，抵御病原体的侵袭（包括环境激素的干扰破坏），发挥机体的免疫监视作用，防止机体细胞突变和已突变的细胞增生或转移，这是对机体有利的正常的免疫反应。但要在正气充实旺盛而且阴阳相互协调的情况下才有可能完成这种反应。如果正气虚衰或机体阴阳失衡，就有可能出现异常的免疫反应，即机体免疫稳定功能失调，生理机能紊乱，出现过高或过低反应。过高反应（超敏感性），表现为自身免疫性疾病；过低反应，表现对病原感染没有防御力和抵抗力，容易反复感染，慢性迁延，且对自身抗原失去免疫监视作用，从而易发生恶性肿瘤。可见，异常免疫反应亦能引起疾病。过低的免疫反应，往往是由于免疫功能低下或免疫缺陷所致，中医学中的扶正法则对此有特殊意义；过高的免疫反应，多由于机体在抗原刺激下，免疫功能失调引起，中医学中的祛邪法则，对抑制这种反应有其显著作用。但免疫功能失调，有时表现虚实夹杂的证型，在治疗时又往往扶正祛邪并用，或主要以扶正为主，则可达到抑制这种过高反应的目的。

总之，中医扶正（补益中气、元气、卫气、养血、益精、填髓、滋阴、扶阳等法）、祛邪（包括活血化瘀、化湿涤痰、清热解毒、消积除痞、软坚化滞等法）都能作用于免疫反应，是治疗免疫性疾病的两大重要法制。在多数情况下扶正是促进免疫，而祛邪则可抑制免疫反应。综上所述，中医学中的扶正祛邪理论，对于机体免疫功能有着重要的调节作用，对免疫自稳功能有着显著的增强作用，对于丰富和发展现代免疫学理论有着重要的促进作用。

随着环境科学技术和医学的发展，揭示了人体的整体性以及人体与自然环境和社会环境的统一性，人的机体必须与社会环境和自然环境相互协调，而人自身的行为和生活方式（饮食习惯）对健康和社会更有着举足轻重的作用。现代社会的发展必须使人们的健康观从被动的治疗疾病转变为积极的预防疾病，预测疾病必须从单纯的生理标准扩展到心理、社会、环境及生态平衡标准，从个体诊断延伸到群体乃至整个社会及人类健康的评价。诚然，这种人类与健康、健康与疾病、环境与健康、环境与疾病等多因果关系的再认识无疑是健康观念的更新。古希腊的苏格拉底曾说过："健康是人生最可贵的。"让我们努力提倡个体、群体乃至整个社会都应积极参与治理环境，保护生态平衡，爱护环境，促进健康，发展健康的伟大社会工程中去，以切实提高全人类的身体素质、生活质量及生命质量。

见附表：环境有害因素和我们的身体系统。

环境有害因素和我们的身体系统

人体系统及其功能	急性和慢性影响	某些共同原因
皮肤—保护身体不受环境侵害的第一道防线，可以受到直接影响，毒物可以穿透皮肤进入血液。	发红、干燥、瘙痒 发红、烫伤、水疱 严重的痤疮（氯痤疮）、皮癌	溶剂、塑料、环氧化物、金属 紫外线和红外线辐射、酸 聚氯联苯、二氧（杂）芑 矿物油、紫外线辐射、X 光、砷
呼吸系统（鼻、喉、肺）—将氧气输入血液，肺、鼻、喉可以被直接灼伤和造成疤痕，毒物也可通过肺进入血液循环	喷嚏、咳嗽、咽喉疼、喘息、充血 灼伤、水肿（肺水肿） 慢性肺病（支气管炎、肺气肿） 肺癌	气体、氨、溶剂、甲醛、棉花和矿物粉尘、铍、金属氧化物 氨、氧化氮、硫酸二氧化碳、氯、煤油 石棉粉尘、煤灰尘 矿物油、铬、石棉、香烟
心血管系统（心脏和血管）—泵出并向全身输送血液，缺氧时造成损伤	心律失常 动脉硬化 冠心病	一氧化碳、钡、有机磷、胶和溶剂、冷热刺激、二硫化碳、香烟
胃肠道系统（胃、肠）—消化系统，吸收毒物后引起胃肠功能失调或把毒物吸入血液循环	恶心、呕吐、腹泻、便秘	农药、氯仿、氰化物、氟化物、溶剂、铅
肝和肾—有毒物通过消化系统传入血液，然后传入肝和肾，造成肝、肾功能衰竭；也可能通过身体传染别人；可以引起感染、疤痕，甚至使人在这一过程中中毒	黄疸 肝炎（肝的感染） 急性肾病 慢性肾病	四氯化碳、氯乙烯、四氯乙烷、氯气处理的碳氢化合物、麻醉剂、铅 铅、水银、一氧化碳、砷、高压电 铅、二硫化碳、酒精
中枢神经系统（大脑、神经）—毒物可使大脑缺氧，造成神经系统与其他系统协调障碍，引起失调	行为障碍、精神混乱、嗜眠症、抑郁、焦虑、头痛、易怒 学习能力丧失或低下、中枢神经系统功能降低、缺氧、大脑受损、神经功能失调	噪音、脑中毒（铅、水银）、压力（紧张）、聚氯酮、二硫化碳、农药 醋酸盐、溴化物和氯化物 窒息性气体、一氧化碳 有机磷酸盐农药、水银、铅、砷、锰

续表

人体系统及其功能	急性和慢性影响	某些共同原因
免疫系统—对有毒物质最少接触即会消耗和抑制身体抵抗疾病或毒物的能力，有人认为免疫系统机能障碍会导致癌症	灼伤、恶心、头痛、精神病、过敏反应	环氧树脂和塑料、六氯酚、镍化物、水银化合物、甲醛
循环系统（血液）—通过消化系统、肺或皮肤吸收有毒物质并输送到其他器官	贫血 白血病	铅 苯、电离子辐射
生殖系统—有毒物质可以损害生殖器官本身，使卵子、精子或正在发育的胎儿直接受损，或引起卵子和精子变异，从而影响下一代的健康	不育或生育力下降 性欲减退 月经变化 新生儿先天缺陷	铅、二硫化碳、电离子辐射 二硫化碳、雌激素（男人体内） 二硫化碳、雌激素、铅、聚氯联苯 麻醉气体、水银、铅、滴滴涕

※ 根据珍妮·斯特尔曼和苏珊·多姆的《对你健康危险的工作》（纽约，温特奇出版社，1973）和马克辛·肯尼、朱丽叶·梅里菲尔德等人的《我们已厌烦当豚鼠》（田纳西州纽马克特，高原人调查与教育中心，1980）汇编。

本文刊于《第二届气象、医学与环境变化学术研讨会》学术会文集，88页，1999 年 10 月，北京。

第九节　对不孕症理论与实践的再探讨

一、对不孕症的认识

妇女凡婚后夫妇同居 2 年以上，配偶生殖功能正常，未避孕而不受孕者称为"原发性不孕"。《脉经》称"无子"，《千金要方》称"全不产"。如曾生育或流产 3 年以上，未避孕而不再受孕者，称"继发性不孕"，《千金要方》称"断绪"。不孕有男女双方的原因，本文主要探讨女性不孕症。

不孕可分为原发不孕与继发不孕、相对不孕与绝对不孕。夫妇任何一方有问题，都可造成不孕，其中女方原因包括：营养不良、精神紧张、甲状腺或肾上腺疾患影响下丘脑 – 垂体 – 卵巢轴，或其本身功能原发不健全，卵巢发育不全或功能衰竭致排卵障碍；生殖道不通畅或严重的炎症干扰卵子和精子的结合；幼稚子宫，子宫内膜分泌功能不良，或粘连或炎症等影响受精卵的着床；此外，女性生殖道产生抗精子抗体等免疫因素及性生活失调等，也可导致不孕症。尚有 5% ～ 10% 不孕夫妇查不出任何明显的原因。本病是妇科常见病之一，其发病率约占育龄期夫妇的 10%。

引起不孕的原因颇多，中医妇科学认为多因先天肾气不足，或情怀不畅，或饮食调摄失宜，或感受外邪，致冲任病变，胞宫不能摄精成孕。临床常见证候有肾阴虚证、肾阳虚证、肝郁证、宫寒证、痰湿证、血瘀证等。

【病因病机】

产生不孕的原因，可概括为两类，一是属于先天性的生理缺陷，如螺、纹、鼓、角、脉五种，古人认为这类女子没有生育能力，故又称为"五不女"，此非药物所能奏效。二是属于病理性不孕，多因肾虚、肝郁、血瘀和痰湿引起。它常常是因为多种妇科疾病未得到及时治疗而导致的结果。本文重点探讨"病理性不孕"。

1. 肾虚 肾气不足，宫寒不孕，或精血不足，冲任脉虚，胞脉失养，不能摄精成孕。

2. 肝郁 情志不畅，肝气郁结，气血不和，冲任不能相资以致不孕。

3. 痰湿 形体肥胖，或恣食膏粱厚味，痰湿内生，气机不畅，胞脉受阻，导致不孕。

4. 血瘀 经期、产后余血未净，或感受外邪，邪瘀交阻，胞脉不通而致不孕。

【诊断要点】

1. 凡婚后夫妇同居 2 年以上未避孕而未妊娠者；或曾生育或流产后 3 年以上，未避孕而未受孕者，其配偶生殖器官正常，可以诊断为不孕症。

2. 病史可有月经不调史、盆腔感染史、性生活不协调、既往妊娠史、宫腔操作史、与有害物质或放射性物质接触史、有烟酒嗜好或家庭遗传病史。

3. 检查

（1）体格检查 全身发育和营养情况，第二性征发育状况，形体肥胖者观察其皮下脂肪分布堆积情况。注意排除甲状腺功能失调、肾上腺皮质功能异常、垂体病变、肺结核等疾病。

（2）妇科检查

1）生殖器检查　包括内、外生殖器官的发育、形态及大小，有无畸形、炎症、肿瘤，以及盆腔邻近器官组织的肿瘤、炎症对内生殖器的影响。

2）卵巢功能测定：

①基础体温测定呈单相者为无排卵，双相者提示有排卵。若体温呈双相，根据其高温期升高及下降的速度、平均升高的高度和高温期持续时间的长短，可反映黄体功能状态。

②宫颈黏液涂片　根据宫颈黏液的量、拉丝度、结晶、宫颈外口形态判断有无排卵。若有宫颈管炎症，则涂片上有大量白细胞，并可影响宫颈黏液结晶。

③阴道细胞学检查通过动态观察阴道壁脱落细胞，可了解雌、孕激素水平及其变化。

④子宫内膜活体组织检查　了解有无排卵，若有排卵，可反映黄体功能情况。有些子宫内膜结核通过内膜活检可得到证实。

3）性交后试验排卵期性交后2～4小时，取宫颈黏液及阴道后穹窿液体镜检，了解性交是否成功及阴道环境或宫颈黏液是否有利于精子穿过。

4）相合试验选择排卵期女方宫颈黏液和男方新鲜精液各1滴，置同一玻片上，相距2～3 mm，轻轻摇动玻片，使两液相互接近。显微镜下观察精子对宫颈黏液的穿透能力，若精子不能进入宫颈黏液，或精子在宫颈黏液中活动力明显减弱者，表示宫颈黏液中存在抗精子抗体，应做交叉相合试验。

5）交叉相合试验　选择排卵期，取受检女方宫颈黏液1滴及健康男子新鲜精液1滴置同一玻片上做相合试验；另取受检者男子新鲜精液1滴及健康女子排卵期宫颈黏液做相合试验。以判断受检者相合试验不成功的原因在女方还是在男方。

（3）辅助检查

1）输卵管通畅试验　包括输卵管通气试验、输卵管通液试验、B超下输卵管通液试验、子宫输卵管碘油造影，以了解输卵管是否通畅。

2）腹腔镜检查　对于不孕原因不明者，通过腹腔镜检查可发现一些未被查出的病变，如子宫内膜异位症、输卵管－卵巢粘连、盆腔结核、肿瘤等。

3）性染色体检查用于诊断染色体异常引起的性腺或生殖道发育异常。

【鉴别诊断】

暗产　受孕之早期（第5～6周），孕珠始成而孕妇尚无明显的妊娠反应，因故而自然流产，可误以为月经来潮。通过基础体温、早孕试验、病理学检查可以明确其诊断。

二、治疗特色

（一）辨证要点及治疗原则

初潮推迟：月经一贯后期量少，常有腰酸腿软者，多属肾虚证；胸闷烦躁，郁郁不乐者，多属肝郁证；形体肥胖，多属痰湿证；少腹作痛，经量偏少者，多属血瘀证。

本病治法，当分虚实。虚者宜温肾填精，补益冲任。实者宜疏肝解郁，使气血调和，月事有常则能摄精成孕。此外，还宜调情志，节房事，慎起居。

（二）分证论治

1. 肾虚证

（1）偏肾阳虚证

【主要证候】婚久不孕，月经后期，量少色淡，面色晦暗，腰酸腿软，小便清长，大便不实。舌淡苔白，脉沉细或沉迟。

【证候分析】肾阳不足，胞宫胞脉失于温煦，以致宫寒不孕，月经后期，量少色淡。腰为肾之府，肾阳不足，命门火衰，上不能温暖脾阳，下不能温煦膀胱，故见面色晦暗，腰酸腿软，小便清长，大便不实。舌脉均为肾阳虚衰之象。

【治法】补肾暖宫，调补冲任。

【方药】加减毓麟珠（《景岳全书》）

红参9 g，白术15 g，茯苓10 g，白芍10 g，川芎9 g，炙甘草9 g，当归10 g，熟地黄10 g，菟丝子30 g，鹿角霜15 g，淫羊藿15 g，巴戟天15 g。

随症加减：

临床上常在此方的基础上加丹参、香附、紫河车温养肝肾，理气和血调经。

如腰痛似折，小腹冷痛，脉沉迟者，酌加盐小茴香、补骨脂、仙茅、吴茱萸以温肾壮阳。

【典型病例】

王某，女，33岁，工人。初诊日期：1968年5月13日。

主诉：婚后 2 年曾流产 1 胎，至此 7 年不孕。现病史：患者 17 岁月经初潮，周期为 30 天，行经为 5～6 天，自流产后性欲淡薄，小腹虚冷，腰膝无力，全身怕冷，手足冰冷，月经来时恶寒更甚，纳差，时有恶心，便溏。妇科检查：子宫前倾、前屈，大小、活动均正常。舌质淡，苔薄白。脉象：沉缓，右脉细软，尺脉无力。西医诊断：继发性不孕。中医辨证：寒客胞宫，肾阳虚惫，冲任失荣，下元亏损。治法：补虚温经，暖宫散寒。方药：土炒白术 30 g，肉桂 6 g，盐浸巴戟天 30 g，党参 9 g，炒黑杜仲 9 g，酒浸炒菟丝子 30 g，炒山药 9 g，炒芡实 9 g，炮附子^{先煎}1.5 g，盐水炒补骨脂 6 g，醋炒香附 9 g。

治疗经过：遵此方服 30 余剂，病情有所好转。

二诊：服药后经期恶寒感轻，便溏、泛恶已除，食纳增加，但仍感觉下腹发凉坠痛，腰酸痛，查舌质红，舌根微白苔，脉见滑缓。遂增加温暖下元之药：盐炒小茴香 9 g，盐炒茱萸 9 g，淫羊藿 15 g，盐炒巴戟天 15 g，仙茅 9 g，川续断 15 g，再服汤药三十余剂。

三诊：病情大有好转，查舌质红，脉见滑缓有力，知其正气康复，遂令患者用紫河车 30 g，红参 15 g，两药共为细粉，每晚口服 1.5 g，淡盐水送服。并嘱患者每次月经前服第一方 5 剂，每次经净后服第二方 5 剂，中间服其粉药，再连服 3 个月。于 1970 年 5 月随诊，其人已妊娠 4 个月，后足月顺产一男孩。笔者总结此文时，该孩子已是中学生了。

按：此例为继发性不孕，脉证合参，系脾肾阳虚，冲任亏损。由于肾气虚寒，脾运乏权，真阳不足，胞宫失于温煦，致宫寒不孕。治法选傅青主氏"温胞饮"以温肾暖土，升火助阳。在此基础上又酌加二仙即仙茅、淫羊藿以助温宫之力，还用紫河车、人参之粉药，淡盐水送服，旨在甘咸温养，填补奇经，安神宁心，培补下元虚惫，皆为妙用血肉有情之品而独得其功。

（2）偏肾阴虚证

【主要证候】婚后不孕，月经量少，色红无块，头晕失眠，心悸，腰膝酸软，手足心热，舌红苔少，脉沉细或细数。

【证候分析】素体阴虚，肾阴不足，精血亏乏，冲任失养，阴虚内热而致宫热不孕，月经量少，手足心热。精血不足，清窍失养则头晕心悸失眠。肾虚则腰膝酸软。舌脉均为肾阴不足之象。

【治法】滋肾养血，调理冲任。

【方药】**益母菟丝养精种玉汤**

大熟地黄 10 g，当归 9 g，白芍 10 g，山茱萸 10 g，生地黄 12 g，地骨皮 12 g，川芎 9 g，醋香附 9 g，益母草 15 g，黄柏 9 g，知母 9 g，菟丝子 30 g。

随症加减：

若症见形体消瘦，五心烦热，午后潮热者，皆属阴虚火旺，可加牡丹皮、龟甲以清热降火，滋润填精。

如兼有肝气郁结者，可酌加醋香附、郁金、佛手、台乌药、合欢皮等。

【典型病例】

刘某，女，27 岁，工人家属。初诊日期：1970 年 3 月 8 日。

主诉：婚后 5 年不孕。现病史：近 3 年来月经提前 7 天左右，行经 7～10 天，血量时多时少，色红有块，经前头痛、头晕、伴有恶心，胸胁胀满，口干，便结，腰酸腿软，形体消瘦。妇科检查：宫颈轻度柱状上皮异位，宫体后倾，略大稍硬。舌象：舌质淡红，光剥无苔。脉象：弦细。西医诊断：原发性不孕。中医辨证：肝肾阴虚，相火妄动，热蕴血分，煎熬不孕。治法：清热滋阴，凉血平肝。方药：酒浸地骨皮 30 g，牡丹皮 15 g，生地黄 15 g，玄参 15 g，北沙参 15 g，五味子 1.5 g，知母 9 g，合欢皮 4.5 g，醋制香附 2.4 g，盐浸炒黄柏 9 g。此方连服 30 剂。

二诊：再诊其脉象见缓，但左关仍弦，尺弦细而有力，舌有薄苔，午后及前半夜自觉五心烦热症状大减，知其阴虚得解，但相火之贼邪仍未潜纳，遵前方加青橘核 9 g、牡蛎^{先煎}15 g 令患者每月经前服 7 剂。

三诊：查舌质红，舌面有薄苔，知其阴虚内热得解，阴津得以复元，相火得除，嘱患者经净后改服下方：酒蒸大熟地黄 30 g，生地黄 15 g，酒洗当归 15 g，酒炒白芍 15 g，蒸熟山茱萸 15 g，五味子 1.5 g，神曲 6 g。嘱其病家凉水泡药 1 小时，再文火煎药至沸 40 分钟，连服 7 剂，此二方连服 5 个月，至 1973 年 10 月随访，已足月顺产一女孩，1 岁有余，母女平安。

按：此例禀赋不足，形体瘦削，经水先期，阴虚血热，遵《傅青主女科》第三十六骨蒸夜热不孕之例，先选用"清骨滋肾汤"加黄柏、知母、牡蛎潜纳相火之贼邪，佐合欢皮、醋炒香附、青橘核疏肝解郁，芳香畅神。而月经之后又按傅氏第二十九条身瘦不孕之例选用"养精种玉汤"加生地黄、五味子大补肾水而平肝木之旺，不在补血而在填精，精血充足，则子宫易于容物，皆有子之道也。

2. 肝郁证

【主要证候】多年不孕，经期先后不定，经来腹痛，行而不畅，量少色暗有血块，经前乳房胀痛，烦躁易怒。舌红苔薄，脉弦。

【证候分析】情志不舒，肝失条达，气血失调，冲任不能相资故多年不孕。肝郁气滞，血行不畅，故经前乳胀，经行量少，色暗有块。肝郁则情志抑郁，烦躁易怒。疏泄失常则经行先后不定。舌脉均为肝郁之象。

【治法】疏肝解郁，调理冲任。

【方药】**甘麦开郁种玉汤**

当归 10 g，白术 10 g，茯苓 10 g，牡丹皮 12 g，醋香附 12 g，白芍 15 g，天花粉 9 g，台乌药 12 g，柴胡 12 g，合欢皮 9 g，益母草 15 g，浮小麦 30 g，炙甘草 9 g，大枣 3 枚。

随症加减：

胸胁胀满者，可去白术加青皮、玫瑰花。

乳胀有块者，加王不留行、橘叶、橘核、路路通。

乳房胀痛有灼热感或触痛者，加川楝子、蒲公英。

梦多而睡眠不安者，加炒枣仁、首乌藤以益肝宁神。

气滞而夹瘀血者，可见小腹胀痛，经期或劳累后加重，痛时拒按，则宜温阳化气，活血行瘀。方用少腹逐瘀汤去干姜、肉桂，加丹参、香附、桂枝。

【典型病例】

关某，女，36 岁，工人，已婚。初诊日期：1996 年 7 月 6 日。

主诉：月经先后不定期 2 年多，乳汁自出半年多。现病史：患者因人工流产而 3 年未再受孕，近半年乳汁自出，量少，乳白色，在兰州医学院附属一院做过蝶鞍部摄片，未见异常情况。乳房红外线热相图亦属正常。患者素日脘闷不舒，纳少便溏，白带多，腰困，怕冷，疲乏，月经量少，伴有经前乳胀，烦躁易怒，情绪激动等症，月经史：（6±/20 天～45 天）。妇科检查：一般发育状况良好，乳房等大，柔软，挤压时有白色乳汁溢出、质稀。子宫大小正常，子宫颈有轻度柱状上皮异位。两侧附件（-）。中医诊查：舌质红，苔薄腻。脉象：弦滑，尺脉不足。西医诊断：①溢乳症。②继发性不孕。中医辨证：肝郁气滞，脾运失司，冲任不调，继发不孕。治疗原则：疏肝理气，运脾化湿，敛乳调冲，温宫促孕。方药：炒山药 30 g，土炒白术 30 g，麸炒党参 15 g，盐炒黄柏 15 g，生薏苡仁 30 g，杭白芍 15 g，当归 15 g，醋香附 12 g，麸炒合乌 12 g，醋柴胡 12 g，炒麦芽 15 g，炒五味子 9 g，盐菟丝子 30 g，鹿角霜 15 g，炙甘草 9 g。令患者连服 15 剂后再诊。

二诊：半月后再诊，白带少，腰酸轻，畏寒减，查腻苔消失，月经来潮，经量较前增多，乳胀轻，乳房不再溢乳，用力挤压后一两滴，诊其脉见滑缓，弦而有力之象亦消失，知其运脾化湿，疏肝解郁奏效，烦燥之象好转，遂拟新方：酒炒川芎9g，赤芍15g，当归15g，杭白芍15g，熟地黄15g，益母草30g，泽兰15g，醋香附12g，麸炒台乌12g，醋柴胡12g，盐炒菟丝子30g，枸杞子30g，淫羊藿30g，盐炒巴戟天30g，炒麦芽30g，盐黄柏15g，生薏苡仁30g，通草0.5g。

三诊：又服15剂后，再挤压双乳时，乳汁基本没有。查舌质红，少苔，脉见滑缓，患者精神明显好转，嘱其患者在两次月经中间服12剂，连服3个月，并告患者每晚睡前口服"参车粉"，淡盐水送服。早晚饭后半小时口服"四制香附丸"9g，淡米醋送服。前者温补宫阳治其本，修复损伤的子宫内膜；后者疏肝解郁治其标，乙癸同治，标本兼顾，以善其后。1年后患者告知已妊娠5个月，妊娠检查正常。

按：本例为溢乳症，继发性不孕症。如果溢乳并伴有闭经，则称之为闭经溢乳综合征，临床较为少见，而单纯性溢乳者较为多见。本例溢乳而无闭经，仅见月经先后不定期，并见继发性不孕，通过临床检查排除垂体、下丘脑或乳脉肿瘤的可能。在中医妇科学中属于"乳汁自出"范畴。《胎产心法》云："肝经怒火上冲，故乳胀而自溢。"大都由肝经血热或肝脾郁怒或胃气不固所造成。本案为肝郁脾湿，冲任失调，故出现月经先后不定期，而胃气不固，则乳汁失约，发为溢乳。方中山药、白术、生薏苡仁温平淡渗，重用两许，以健脾土而扶冲和之气。香附、台乌、柴胡之清芳，以疏肝郁，开提乙木之气。炒麦芽、五味子固摄敛乳。三诊之后在四物调经基础上又喜用盐菟丝子、淫羊藿、巴戟天、"参车粉"（红参、紫河车）等血肉有情之品填补奇经，温宫暖肾，恢复和促进卵巢排卵功能，修复子宫内膜，促进精卵结合，改善子宫内环境，以便使精卵结合体易于着床。所以1年后得以妊娠5个月之佳效。

3. 痰湿证

【主要证候】婚后久不受孕，形体肥胖，经行后期，甚则闭经，带下量多，质黏稠。面色㿠白，胸脘痞闷，恶心泛呕，舌苔白腻，脉滑。

【证候分析】胖人多痰多湿，痰湿壅阻气机，胞脉闭塞，不能摄精成孕，故婚后不孕，月经后期甚或闭经。痰湿内阻，升降失宜则清阳不升，故面色㿠白，头晕心悸，胸闷泛呕。脾虚湿困，湿浊下注故带下量多、质黏稠。舌脉均为痰湿之象。

【治法】燥湿化痰，理气调经。

【方药】加味启宫丸（《经验方》）

法制半夏 9 g，苍术 15 g，香附 15 g，神曲 9 g，茯苓 10 g，陈皮 9 g，川芎 9 g，赤芍 9 g，当归 10 g，炒枳实 9 g，远志 9 g，石菖蒲 9 g，郁金 9 g，通草 1.2 g。

随症加减：

临床上多在此方基础上加海藻、昆布、川贝母以燥湿化痰，芳香化浊。

如经量过多，可去川芎，酌加黄芪、川续断益气固肾。

若心悸者，加远志以宁其心。

如月经后期或闭经者，可加温肾之品，如鹿角片、淫羊藿、杭巴戟天等。

【典型病例】

张某，女，27 岁，工人家属。初诊日期：1967 年 10 月 21 日。

主诉：结婚 12 年不孕。现病史：患者 15 岁月经初潮，月经周期 35 ～ 45 天，行经 5 ～ 7 天，量少色紫黑，间有血块，经前少腹疼痛，腰酸腿沉，素日白带多，黏稠腥味，形体矮胖，胸闷痰多，口黏而腻，不渴，头昏气短，婚后 12 年未孕，丈夫健康。妇科检查：外阴、阴道正常，宫颈中度柱状上皮异位，宫体前位，子宫发育小，输卵管通液试验：左侧输卵管通畅，右侧输卵管伞端通而不畅。舌象：舌质淡红，白苔而腻。脉象：沉缓，右寸滑。西医诊断：原发性不孕症。中医辨证：痰湿壅阻，气郁不畅，寒凝胞宫，精卵不和。治法：化湿涤痰，升清启宫。方药：潞党参 15 g，土炒白术 45 g，云茯苓 12 g，黄芪 24 g，法半夏 9 g，薏苡仁 30 g，苍术 9 g，醋炒香附 4.5 g，柴胡 4.5 g，升麻 2.4 g，通草 1.5 g。

二诊：令患者连服 30 余剂，再诊其脉象沉缓，滑象不见，问之口渴，而口中黏腻感大减，知其体内痰湿得化，气郁得舒，气机宣畅，病见好转。然右例输卵管伞端通而不畅，故又重新拟方：酒炒川芎 9 g，赤芍 10 g，当归 15 g，熟地黄 15 g，益母草 30 g，泽兰 15 g，醋香附 12 g，麸炒台乌 12 g，醋川楝子 12 g，皂角刺 15 g，路路通 15 g，盐炒小茴香 9 g，炒吴茱萸 9 g，盐菟丝子 30 g，鹿角霜 15 g，炙甘草 9 g。此方每月在月经前后服用 15 剂，连续治疗半年，后经兰州医学院附属第一医院妇科输卵管通液检查，右侧输卵管伞端通畅。

三诊：查其脉见滑缓，舌无腻苔，体态转为正常，不再肥胖，阳气充足自可摄精，湿邪散除方能精卵结合，在升清降浊基础上，使用沈阳彭静山老中医推崇的"启宫丸"缓缓收效。方药为：半夏 90 g，米泔浸苍术 90 g，童便浸炒香附 90 g，炒六神曲 60 g，茯苓 60 g，盐水炒陈皮 60 g，酒炒川芎 30 g。上药共为细粉，蜜为大丸，每丸重 6 g，黄酒送服，每日 3 丸，早、中、晚饭后各 1 丸，另口服紫河车粉（装入空心胶囊），每晚临睡前服 3 g，淡盐水送服，连服 3 个月，追踪观察：1969 年底足月分娩一男孩。

按：输卵管阻塞不通，或通而不畅，或迂曲、上扬等多种表现，都可造成女性不孕，现门诊中较为多见，这也是中医妇科面临的新课题，从其病因而言多为炎症引起，或多次人工流产（包括药流）术后没有得到很好的治疗和休息，致使由急性炎症而转变为慢性炎症所造成，输卵管黏膜充血、水肿，致瘢痕收缩，从而使管腔狭窄、不通。患者大都没有症状，常常在检查中发现。我在多年的临床中摸索总结出输卵管炎症期间，采用运脾化湿，疏肝通经之法，多选用傅青主完带汤加味，重用大血藤、败酱草、土茯苓等品，并服用"七制香附粉"。在其输卵管不通或通而不畅之时，多选用四物汤等活血化瘀、通经理气之品，如《韩氏医通》青囊丸（醋香附、台乌），皂角刺、路路通、炮山甲等走窜通络之品，临床每每收到良好效果。

4. 血瘀证

【主要证候】婚后不孕，月经后期量偏少，色紫黑，有血块，经血排泄不畅，少腹疼痛。舌质暗，有瘀点。脉沉细或细弦。

【证候分析】由于经期、产后余血未净，停滞于胞宫，使冲任受阻，胞脉不通则致不孕。经行后期，量偏少而有块及小腹疼痛，均为瘀血内停之候。

【治法】活血化瘀，温经通络。

【方药】**益母少腹逐瘀汤**

盐小茴香 9 g，干姜 9 g，延胡索 9 g，没药 6 g，川芎 9 g，赤芍 9 g，肉桂 4.5 g，生蒲黄 9 g，五灵脂 9 g，益母草 15～30 g，醋香附 9 g，台乌药 9 g。

随症加减：

肝郁气滞者，可加柴胡、广郁金、青皮以疏肝解郁。

月经量多者，去川芎、赤芍，加炒荆芥穗。

腰痛者，加杜仲、川续断。

【典型病例】

张某，女，28 岁，已婚，自由职业。初诊日期：1990 年 9 月 15 日。

主诉：痛经渐进性加重 4 个月。现病史：患者 14 岁月经初潮，无痛经史。1986 年结婚不久出现痛经，呈逐渐加重态势，但疼痛仍可忍受，婚后

4年夫妻同居而未孕。于3个月前因出差劳累后，突然出现剧烈小腹痛，并伴有腰酸和肛门坠胀，恶心呕吐。妇科检查：右侧附件有囊性包块。B超检查：右侧附件可见35 mm×32 mm×38 mm囊性包块，质软，边缘清晰。西医诊断：①子宫内膜异位症（右侧卵巢巧克力囊肿）。②原发性不孕症。中医检查：小腹胀痛，经前最著，伴有乳胀，肛门下坠感，经来量多，以小血块较多，经来小腹冷胀疼痛，腰酸背痛。查舌质暗淡，边有瘀斑，舌面淡青，脉象弦紧，尺脉沉取。中医辨证：气滞血瘀，寒凝胞宫，冲任瘀阻，不通则痛，久而不孕。治疗原则：急则理气化瘀，温经止痛。自拟异位止痛汤。方药：丹参12 g，当归15 g，乳香9 g，没药9 g，盐炒小茴香9 g，盐炒吴茱萸9 g，醋香附12 g，台乌药12 g，炮姜15 g，酒延胡索9 g，炒五灵脂15 g，生蒲黄15 g，橘核30 g，荔枝核30 g，盐川楝子12 g，炙甘草9 g。并嘱患者用大粒食盐90 g，盐炒小茴香90 g，盐炒吴茱萸90 g炒热，装布袋热敷小腹或肛门处，每日1～2次，每次30分钟，告诉患者小心勿烫伤皮肤。

二诊：上方令患者月经前、月经期连服15剂，连续治疗3个月，患者小腹疼痛明显好转，肛门坠胀感消失，查舌质红，舌边瘀斑都已消退，脉见滑缓，弦紧之脉已无。针对气滞血瘀，宫寒不孕，遂改处方：丹参15 g，当归15 g，乳香9 g，没药9 g，盐小茴香9 g，盐炒吴茱萸9 g，炮姜15 g，醋香附12 g，台乌药12 g，盐炒菟丝子30 g，淫羊藿30 g，盐浸巴戟天30 g，盐黄柏12 g，炙甘草9 g。水煎服。

三诊：此方令患者在经后12～19天之间服用8剂，连续治疗3个月。月经前服"异味止痛粉"醋浸香附90 g盐，酒浸延胡索90 g，共为细粉，每日3次，每次4.5 g，淡米醋送服。1991年8月30日复诊，经过半年多的治疗，近3个月无痛经，经量适中，无小血块。妇科检查：子宫正常大小，左侧附件（－），右侧附件略增粗，有轻微压痛，B超显示：囊肿包块大小为8.2 mm×9.5 mm×10.2 mm。嘱其患者月经前、月经期连续服用"异位止痛粉"，以淡米醋送服。在月经后送服"参车粉"，即红参30 g，紫河车90 g，共为细粉，每日2次，每次4.5 g，淡盐水送服。1年后随访已足月生一男孩。

按：此例为子宫内膜异位于卵巢，形成"巧克力囊肿"。临床较为多见。而中医辨证为气滞血瘀，寒凝胞脉，恶血久积，不通则痛为其标；胞宫虚寒，寒湿不化，冲任虚衰，久不受孕（原发性不孕）是其本。急则治其标以止其痛，自拟"异味止痛汤""异位止痛粉"理气化瘀，通经止痛，口服汤、粉药外，还令热敷，内外配合。然从本治疗必在于肾，肾系胞宫，温宫暖肾为其根，汤粉并用，缓缓收功，1年后足月生1男孩。在治疗中又分月经前、月经期、月经后三个阶段而采取不同的治疗方药。同病异治，因人制宜，因时制宜，中医学辨证施治的光辉原则尽显其中。

【中成药】

1. 乌鸡白凤丸　补气养血，固摄冲任。适用于不孕（气血两虚证）。蜜丸。口服，每次1丸，每日2次。温开水或温黄酒送服。

2. 安坤赞育丸　补气血，益肝肾，调冲任。适用于不孕（肾阴虚证）。蜜丸。口服，每次1丸，每日2次。空腹温开水送服。

3. 艾附暖宫丸　暖宫散寒，益气养血。适用于不孕（宫寒证）。蜜丸。口服，每次1丸，每日2次。

4. 七制香附丸　理气解郁，养血调经。适用于不孕（肝郁证）。水丸。口服，每次6 g，每日2次。

5. 定坤丹　峻补精血，补气调经。适用于不孕（肾阴虚证）。蜜丸。口服，每次1丸，每日2次。

6. 女金丹　养血调经，温暖子宫，开郁止痛。适用于不孕（血虚兼郁兼寒证）。蜜丸。口服，每次1丸，每日2次。

7. 人参养荣丸　补益气血。适用于不孕（血虚偏寒证）。蜜丸。口服，每次1丸，每日2次。

【外治法】

中药外敷　透骨草200 g，三棱15 g，莪术15 g，赤芍15 g，牡丹皮15 g，昆布15 g，水蛭10 g，桂枝10 g，细辛5 g，连翘15 g，槟榔12 g。上药用盐拌潮，再撒半两黄酒，用布包蒸40分钟后外敷小腹部，外敷40分钟，每日1次，每剂药可用5次，用于输卵管阻塞性不孕。

【针灸疗法】

1. 体针

治则：调理冲任。

主穴：关元、三阴交。

配穴：肝肾不足者，加肾俞、肝俞、照海、命门、足三里；宫寒者，加命门、归来；肝郁者，加肝俞、太冲、期门、内关；痰湿血瘀者，加中极、脾俞、胃俞、丰隆、血海。

手法：均用平补平泻法。

2. 灸法

取穴：关元或中极、神阙、气海。

方法：艾条灸，每穴 5～10 分钟，每日 1 次；或隔姜灸，中等艾炷 3～5 壮，隔日 1 次。神阙穴隔盐灸，中、大艾炷 3～5 壮，隔日 1 次。

3. 耳针

取穴：内分泌、肾、子宫、皮质下、卵巢。

方法：毫针刺法，中等刺激，每日 1 次，每次 2～3 穴。埋针，上穴选 2～3 穴，每周 1 次，双耳交替使用。耳穴贴近，每周 2 次，双耳交替使用。

【预防与调护】

（1）调畅情志，忌恣食生冷、辛辣。

（2）婚后短期内不欲生育者，应采取有效的避孕措施，避免因反复人工流产导致继发性不孕。

（3）注意经期卫生，经期应禁房事、避免游泳、盆浴及坐药，以防发生盆腔炎影响妊娠。

【食疗调养】

一、食调要点

肾虚不孕宜用温肾补气养血，调补冲任二脉之药膳。肝郁不孕宜用疏肝解郁，养血理脾之药膳。痰湿不孕宜用燥湿化痰，理气调经之药膳。血瘀不孕宜用活血化瘀、调经理气之药膳。

生殖细胞的营养成分主要是优质蛋白质、精氨酸、维生素和微量元素，所以不孕症患者宜：

1. 进食优质蛋白与精氨酸：瘦猪肉、猪脊髓、鱼、虾、牛羊肉等均含有优质蛋白；鳝、海参、墨鱼、蹄筋等均含有精氨酸。

2. 补充各种维生素：各类蔬菜中含有大量维生素，如奶、番茄、玉米、萝卜、蛋等富含维生素 C、B6、B12 等多种维生素。

3. 增加矿物质食物摄入微量元素：大多贝壳类食物如蛤、牡蛎、鲍鱼等含有微量元素锌、锰等。

4. 适当增加含有性激素的食品：如羊肾、狗睾、鸡肝、动物鞭等，有提高性激素水平的功能。中医称之为"以脏补脏"血肉有情之品。

二、辨证配膳

1. 泥鳅汤

原料：泥鳅 250 g，韭菜子 60 g，补骨脂 15 g。

操作：将泥鳅放在清水中养 2 天后，杀死，去内脏，洗净，备用。韭菜子、补骨脂用医用纱布袋包装；然后把泥鳅、纱布药袋一同放锅内，加盐、酒及适量水，文火炖至泥鳅熟透。去药袋，加味精、胡椒粉后，吃泥鳅并喝汤。

功能：补肾壮阳。适用于不孕（肾阳虚证）。

2. 枸杞子黄精炖乳鸽

原料：枸杞子30 g，黄精30 g，山药30 g，乳鸽1只。

操作：将乳鸽去毛，剥洗干净，去内脏，备用。枸杞子、黄精、山药，拣去杂质，用温水泡10分钟。然后把上述原料全部放入炖盅内，注入适量清水，葱段、姜块，隔水炖2个小时，弃姜、葱，加盐、味精，即可吃乳鸽肉并饮汤。

功能：补肾养精。适用于不孕（肝肾阴虚证或精血不足证）。

3. 山药龙眼肉炖甲鱼

原料：山药30 g，龙眼肉30 g，甲鱼1只（约500 g）。

操作：先用滚水烫甲鱼，使其排尽尿液，再剥洗干净，去内脏。将甲鱼、山药、龙眼肉一并放入蒸碗内，加冰糖、水适量，隔水炖2个小时，服食甲鱼、山药、龙眼肉及饮汤。

功能：滋阴补肾。适用于不孕（偏肾阴虚证）。

4. 丹参当归炖乌鸡

原料：乌骨鸡1只，丹参30 g，郁金9 g，川芎9 g，延胡索9 g，香附9 g，当归头9 g。

操作：将乌骨鸡剥洗干净，去肠杂取肉，切成小块。同当归头、香附、郁金、川芎、延胡索入砂锅，加入姜汁、料酒调味，加水3碗，用文火炖4个小时，即可饮汤食肉。

功能：活血化瘀，调经理气。适用于不孕（血瘀证或肝郁证）。

5. 荔枝橘核茴香粥

原料：荔枝核15 g，小茴香9 g，橘核15 g，粳米60 g。

操作：先将荔枝核、橘核、小茴香一起水煎，滤取药液备用，用药液同粳米煮粥。

功能：疏肝解郁，理气调经。适用于不孕（肝郁证）。

本文引自《妇科名家诊治不孕症临证经验》人民卫生出版社，北京，2019，第73-81页。

第十节　多囊卵巢综合征的中医中药治疗

多囊卵巢综合征是具有月经稀发、闭经、不孕、无排卵、多毛、肥胖、双侧卵巢增大呈多囊性改变等特点的一组症候群。

多囊卵巢并非是一种简单独特的疾病，而是一种多起因，临床表现为多态性的综合征。其病理生理变化涉及范围广，神经、内分泌及代谢系统和卵巢局部的调控，造成某个调节机制的不平衡，而出现的各种反馈失常和连锁反应，致使诊断和治疗复杂化。数十年来，对其发病机制的观点和报道经常相互矛盾和有不同意见。随着科学技术的进步和诊断手段的发展，如放射免疫、超声波、CT 和腹腔镜等的广泛使用，人们对多囊卵巢综合征的认识逐步深入，其治疗手段也更加多样化、更有针对性、更具个性化。运用中医中药治疗多囊卵巢综合征，满足广大患者迫切要求，势必成为一种客观现实和历史发展的选择。

我在几十年的中医妇科临床、教学、科研实践中，把多囊卵巢综合征中的月经稀发至闭经、不孕、肥胖、多毛、痤疮等症候群进行辨证施治，提出一套中医理法方药，并收到较为满意的疗效，为探索中医中药治疗疑难重病拓展了新鲜思路。

一、月经稀发、闭经

长期无排卵，表现为月经稀发或月经量过少，经期 1～2 天，或点滴而止，绝大多数表现为继发性闭经，有人统计为 35%～95%，多发于 20～40 岁生育期妇女，而低龄化趋势较为明显。偶见功能性出血（崩漏），多发生在青春期，为初潮后不规则月经的继续。

多囊卵巢综合征中闭经一症，是女性整体内在机能失去平衡而在妇科局部的反应，涉及脏腑功能活动和气血冲任的盛衰畅滞，病因复杂，证型多样，不能简单地对症治疗，而应着眼于全身整体施治。正如《张氏医通·卷十》所言："经闭不行，经水阴血也，属冲任二脉，上为乳汁，下为血水。其为患，有因脾盛不能生血，或郁结伤脾而血损也；有因胃火而血烁者；有因劳伤心脾而血耗者；有因郁怒伤肝而血闭者；有因肾水不能生肝而血少者；有因肺气虚伤，不能统血而经不行者。治疗之法，损其肺者，益其气；损其心者，调其营卫；损其脾胃者，调其饮食，适其寒温；损其肝者，缓其中；损其肾者，益其精。审而治之，庶无误矣。室女、妇人诸病，以调经为先，调经以理气为要。盖气不和则血不流，故经闭。"中医药学是一个伟大的宝库，古人先贤这些精辟论述至今都有着重要的现实意义。

我在临床实践中体会到多囊卵巢综合征辨证关键在于：肝郁、气滞、血瘀（血液黏稠）、胞宫虚寒、冲任亏损、气虚失荣、湿邪阻塞、相火亢奋等多种机制失常。辨证中要区分轻重缓急，而选方用药要做到重点突出、统筹全局。

大凡临床中分为三型。1.肝郁宫寒证：形壮体胖，性格急躁，头痛目眩，月经量少，点滴而止，或至闭经，经来小腹痛，畏寒肢冷，腰膝酸困，性欲冷淡，带下清稀，查舌质红，苔白腻或薄白，脉见弦细，或滑缓，拟疏肝解郁，温宫暖肾之法。2.气虚夹痰证：形体肥胖，月经量少，倦怠懒言，胸闷气短，毛发粗壮，性毛延及小腹，闭经不孕，白带量多，或小腹中有包块，按之则痛，查舌质红，舌体胖大，边有齿痕，或舌质紫暗，舌苔厚腻，脉见滑缓或濡滑。治疗拟燥湿化痰，益气活血之法。3.冲任虚衰证：面色萎黄，形体瘦弱，头晕目眩，神疲乏力，腰膝酸软或足跟酸痛，性欲淡漠，月经后期，量少，或逐渐发展至闭经，婚久不孕。查舌质淡红，苔薄，脉见沉细，尺脉无力。治疗拟滋补肝肾，调养冲任之法。

现代医学认为多囊卵巢综合征主要是LH与FSH比例失调导致排卵障碍，因此在治疗上应用诱发排卵性药物。诱发排卵机理：使用促性腺激素启动激发卵巢内卵泡生长、发育、成熟至排卵，可直接采用外源性促性腺激素（HMG或FSH），或使用药物如克罗米芬等。

中医妇科通过整体观念和辨证施治，对于促进卵巢排卵功能的恢复，特别是卵泡的生长、发育、成熟都有着不可替代的优势，而且没有副作用，深受广大病患的欢迎。

医案一：

王某，女，21岁，某商学院大三学生。初诊日期：2009年3月15日。

主诉：月经半年没有来潮。现病史：月经2～3个月一行1年余，经量少。经期2天，小腹冷痛，素有怕冷，手足不温，腰酸困，性格急躁，好生气。妇科B超检查：子宫前位，体积大小约38 mm×36 mm×28 mm，轮廓清晰，表面光滑，形态如常，肌层回声均匀，内膜厚5.0 mm，长26 mm，与子宫分界清晰，CDFI显示：血流信号正常。附件：左侧卵巢大小约为

41 mm×17 mm×20 mm，内可见直径 7 mm 以下的 9～10 个卵泡回声，右侧卵巢大小 31 mm×22 mm×24 mm，内可见直径 8 mm 以下的 9～10 个卵泡回声。双侧卵巢内均可见大小不等的卵泡回声，无优势卵泡，B 超提示：系多囊卵巢改变。内分泌检查：LH 化学发光法 23.45 mU/mL（参考值：卵泡期：1.9～12.5 mU/mL；黄体期：0.5～16.9 mU/mL）；FSH 化学发光法 8.63 mU/mL（参考值：排卵期 3.4～33.4 mU/mL）。PRL（催乳素）:11.76ng/mL（参考值：未妊娠 2.80～29.2 ng/mL）。PRGE（孕酮）0.46 ng/mL（参考值：卵泡期为 0.15～1.4 ng/mL，黄体期为 3.34～25.56 ng/mL）。TSTO（睾酮）45.08 ng/dL（参考值：14～76 ng/dL 女）。E2（雌二醇）：61.15 pg/mL（参考值：卵泡期为 18.9～246.7 pg/mL，黄体期为 22.4～256 pg/mL）。

接诊时视其面色萎黄，形体偏瘦，乳房发育欠佳，查其舌质淡嫩，边有齿痕，薄白苔，脉见沉缓，两尺无力。中医辨证：肝郁血滞、胞宫虚寒、冲任虚衰、气虚失荣而致闭经。治疗拟疏肝、化瘀、温宫、益气、暖冲之法。

方药：酒炒川芎 9 g，赤芍 15 g，当归 15 g，熟地黄 15 g，丹参 15 g，桃仁 15 g，红花 15 g，益母草 30 g，泽兰 15 g，醋香附 12 g，麸炒台乌 12 g，盐炒小茴香 9 g，盐炒吴茱萸 9 g，盐炒菟丝子 30 g，枸杞子 30 g，淫羊藿 30 g，盐巴戟天 30 g，盐黄柏 12 g，黄芪 30 g，土炒白术 15 g，川牛膝 15 g，炙甘草 9 g。水煎服，嘱患者每日早晚饭后半小时各服一次，约 250 mL，还令患者服"七制香附胶囊"，每日早、中、晚饭后 3 次，每次 1.5 g（3 颗）。"参车胶囊"，每晚睡前半小时，服 1.5 g（3 颗），淡盐水送服。

治疗经过：每周 1 次门诊，根据病情和舌脉情况，方药有所加减，但其基本方没有改变，服药 1 个月后，患者高兴告之月经来潮，经量较前增多，小腹冷痛、腰酸困、疲乏等症均有好转。遂即停用汤药，改服胶囊，连服 3 个月，月经恢复正常，再诊患者面色红润，自述乳房发育较为明显，身体恢复到正常状态。

【按语】

本例多囊卵巢综合征辨证关键在于：肝郁、血滞、宫寒、气虚所致，所拟方药以桃红四物汤作为基础方，养血生血，再用益母草、泽兰妇科专药补而不滞，活而不峻，以活血化瘀，通畅胞脉、胞络。醋香附、麸炒台乌乃《韩氏医通》青囊丸，佐以盐炒小茴香、盐炒吴茱萸针对卵巢形态学改变以达病所，通达肝经，软坚化滞。方中重用盐炒菟丝子、枸杞子、淫羊藿、巴戡天，并伴服"参车粉"（红参、紫河车）血肉有情之品，促进卵泡的生长、发育、成熟，并重用黄芪、土炒白术益气生肌，促进子宫内膜的增生和卵巢排卵功能的恢复，加上川牛膝引血下行，标本兼治，所以患者用药月余后而经血来潮。后用"七制香附胶囊""参车胶囊"以善其后。盖香附为女科要药，能行气开郁，又能行滞气中之滞血，气行则血畅，用其七制使其暴烈之弊已去，反而纯良可嘉、药性非常。一制：用川芎、延胡索，冷水浸，血中气药与气中血药，相得益彰。二制：用柴胡、三棱，高醋浸。曲直作酸，入其足厥阴肝经。三制：用莪术，童便浸，性味咸寒，直达下焦。四制：用红花、乌梅，盐水浸，咸以入肾、子宫，卵巢，专化瘀滞。五制：用当归，黄酒浸，酒通血脉，周行一身，通利三焦。六制：用枳壳、苏木、蕲艾，小米粥汤浸，藉谷气以入胃，升清降浊。七制：用牡丹皮、姜半夏、薏米粥汤浸，化湿、化痰、降脂、消浊。

　　以上浸泡时间为春三天、夏二天、秋五天、冬七天，取出晒干，制成细粉，装入胶囊。我几十年来用七制香附治疗妇科多种疾病均取得良好效果，在治疗多囊卵巢综合征中，更有不可多得的效果。中药炮制是中医治病所独具的魅力和优势，是老祖宗留给我们特殊的法宝，中药生熟新久，炮煅炙烘，汤丸膏散，合宜而用，乃为良工。令人遗憾的是这样的优势目前在临床上发挥得能有几何？

二、卵巢排卵障碍——不孕

　　卵巢排卵障碍是多囊卵巢综合征的临床主要特征之一，由于排卵功能失调常致慢性无排卵或排卵稀发而不孕、闭经或月经稀发，有人统计在该病患者中不孕约占35%～95%，大多数为原发性不孕。

　　现代医学治疗多囊卵巢综合征的不孕症，多采用诱发排卵药物或手术疗法，应该说具有很好的疗效。但是诱发排卵药物使用不当，可发生并发症，如过度卵巢刺激综合征和多胎妊娠等。手术治疗不孕症（下腹部或盆腔手术）均有造成粘连的危险，而粘连又易造成新的不孕。

　　中医妇科学治疗不孕症的历史文献与临床经验极为丰富，仅《傅青主女科》在"种子"中列出十种不孕证侯与方药，其中有身瘦不孕（养精种玉汤）；胸满不思食不孕（并提汤）；下肢冰冷不受孕（温胞饮）；胸闷少食不受孕（温土毓麟汤）；少腹急迫不孕（宽带汤）；嫉妒不孕（开郁种玉汤）；肥胖不孕（加味补中益气汤）；骨蒸夜热不孕（清骨滋肾汤）；腰酸腹胀不孕（升带汤）；便涩腹胀足浮肿不孕（化水种玉汤）。这其中有不少提法与今天多囊卵巢综合征中不孕症候有相似之处，值得思考与借鉴。

我在中医妇科实践中体会到，多囊卵巢综合征因排卵障碍而致不孕症，大都有以下证型。①肾虚宫寒证：即肾阳不足，宫寒不孕，或精血不足，冲任脉虚，胞脉失养，卵泡发育不全，精卵失和而不孕。②肝郁血滞证：精神紧张，压力增大，情志不畅，肝气郁结，气滞血瘀，气血不和，冲任失助，卵巢功能弱化而致不孕。③痰湿壅滞证：形体肥胖，多痰多湿，或喜食肥甘厚味，酿生痰湿，气机不畅，胞脉受阻，痰湿肥胖不孕。本病治疗，当分虚实。虚者宜温肾、暖宫、填精，补益冲任，促其卵泡生长、发育、成熟，再行补气健脾恢复卵巢的排卵功能。实者宜疏肝解郁，活血化瘀，使气血调和，月事有常则可摄精成孕。此外，还宜调情志、节房事、慎起居、多运动、节食减肥。

医案二：

雷某，女，28 岁，某公司职员。初诊日期：2010 年 7 月 10 日。

主诉：婚后 3 年未孕。患者 16 岁月经初潮，周期为 30～35 天，经期 3～5 天，近年来性格急躁，精神压力大，心情不畅，性欲淡漠，小腹虚冷，腰酸无力，全身怕冷，手足不温，月经期更甚。纳差，时有便溏。妇科检查：子宫前倾，前屈，大小，活动均正常。B 超检查：双侧卵巢内有多个小囊，数量＞10，内分泌检查、激素测定：LH 化学发光法：21 mTU/mL，FSH 化学发光法 6.12 mTU/mL。西医诊断：1. 多囊卵巢综合征。2. 原发性不孕。查其舌质红，苔薄白，脉象沉缓，右脉细软，尺脉无力。中医辨证：肝郁气滞，肾阳虚惫，寒客胞宫，冲任失荣，下元亏损，卵巢早衰。治法：补虚温经，暖宫散寒，助兴卵巢，促孕成胎。方药：酒炒川芎 9 g，杭白芍 15 g，当归 15 g，大熟地黄 15 g，益母草 30 g，泽兰 15 g，醋香附 12 g，麸炒台乌 12 g，盐炒小茴香 9 g，盐炒吴茱萸 9 g，盐炒菟丝子 30 g，枸杞子 30 g，淫羊藿 30 g，盐炒巴戟 30 g，干姜 12 g，黄芪 30 g，砂仁 4.5 g，川续断 15 g，炙甘草 9 g。水煎服，每日 1 剂，早晚饭后分服，每次煎 250 mL，忌食辛辣寒凉之品。又嘱患者口服"四制香附胶囊"，每日三餐后各 1.5 g（3 颗），每日晚睡前半小时口服"参车胶囊"1.5 g（3 颗），淡盐水送服。

治疗经过：遵此方服三十余剂，经期恶寒感基本消失，小腹发凉坠痛，腰骶酸困明显好转，性生活恢复正常。查其舌质红，脉见滑缓，尺脉有力，知其肾阳渐旺，宫寒得除，下元得复。又嘱患者口服"四制香附胶囊""参车胶囊"连续治疗 3 个月，于 2012 年 2 月 5 日随访，病愈后妊娠，生一男孩，母子健康。

【按语】

此例卵巢排卵障碍，致原发性不孕，脉证合参，系肾阳虚衰，宫寒不孕，冲任亏损，卵巢失荣。治疗重点突出温宫、暖肾、益气、补虚。方中以四物汤为基础方，活血养血，在此基础上一方面用益母草、泽兰化瘀通经，而另一方面用醋香附、麸炒台乌疏肝活络，两者相伍，气血同治；本方另一重点是用盐炒小茴香、盐炒吴茱萸、干姜直逼胞宫，温胞暖肾，更喜用盐炒菟丝子、枸杞子、淫羊藿、盐巴戟填补冲任，阴起阳兴。另用黄芪、砂仁、川续断、炙甘草补益元气，从而激活卵巢排卵功能，使其病情大有起色。另嘱服"四制香附胶囊"所谓"四制"是指首先用米泔浸入，借谷气入胃，化源不竭；二是黄酒炒之，酒通血脉，周行全身；三用醋炒，酸以入肝，疏肝解郁；四用童便浸之，性味咸寒，引入阴分，潜诱相火。再配合"参车胶囊"，旨在甘咸温养，填补奇经，培补下元，皆为妙用血肉有情之品而独得其功。

三、雄激素过多—肥胖、多毛、痤疮

雄激素过多是多囊卵巢综合征的基本特征，也是诊断多囊卵巢综合征的标准之一。有学者指出：女性青春期，因肾上腺逾常初发，雄激素分泌过多，以至影响下丘脑-垂体-卵巢轴功能的正常调节，多在青春期前后出现肥胖体征。有学者还指出，不同的内分泌环境能造成不同的体态：雄激素升高和游离睾酮升高均表现为上身肥胖；由雄烯二酮芳香化而使雌酮增多者为下身肥胖。多囊卵巢综合征肥胖多集中于上身，腰臀比＞0.85。

多囊卵巢综合征还由于雄激素分泌过多而刺激毛囊及/或皮脂腺活性，使产生多毛及/或脸部油脂分泌过盛（油脸）和痤疮，影响患者的身心健康，极少数有男性化征象。多毛以性毛为主，如阴毛的分布常延及肛周，腹股沟或上伸至腹中线。尚有上唇细须或乳晕周围有长毛出现等。

在治疗多囊卵巢综合征由于雄激素过多而造成肥胖、多毛、痤疮中，有以下突出证型。①痰湿脂聚证：形体肥胖，倦怠懒动，胸闷气短，脘痞纳呆，毛发偏多，上唇生须，大便秘结，闭经不孕，白带量多或清稀如水，或小腹两侧见有包块，经来胀痛，查舌质红或舌暗，或舌体胖大，边有齿痕，或有薄白腻苔，脉见滑缓或濡缓。治疗：运脾化湿，温阳涤痰，消脂减肥。②痰瘀交结证：形体肥胖，面暗唇紫，毛发粗重，口唇生须，胸脘满闷，乏力倦怠，头重目眩，闭经不孕或经来量少，小腹胀痛，查其舌质紫暗，边有瘢斑，或舌体胖大，黄白腻苔，脉象弦滑有力。治疗：化湿祛痰，活血化瘀。3.阴虚阳亢证：形体肥胖，上肢粗壮，腹大膨出，面生痤疮，痛痒难忍，夜间突出。抓破后有血水溢出，或挤出白脓头样分泌物，或紫色包块，斑痕较长时间不褪，严重者面部凹凸不平，斑块累累，月经期明显，手足心热，咽干口燥，烦躁易怒，闭经或经来量少，大便干结，有的性欲亢奋，或阴中干涩，查其舌质鲜红，或光剥无苔，脉见细数，尺脉无力。治则：滋补肾阴，潜纳相火。

医案三：

孙某，女，29岁，商场店员。初诊日期：2008年5月2日。

主诉：月经量少，近3个月来闭经，体重增加10公斤，腹部、臀部肥胖明显，体重82公斤。主诉：面部发热，连发丘疹样痤疮，疹块如豆大，红肿痛痒，挤破后有红血水流出。夜间咽干口渴，喜饮凉茶水，性格急躁，失眠多梦，阴中干涩，大便干燥，3～4天一行。查舌质红，舌边有瘀斑，舌中光剥无苔，脉见弦细数，尺脉无力。检查：LH化学发光法25 mTU/mL，FSH化学发光法5.8 mTU/mL；胰岛素测定示胰岛素抵抗。睾酮化学发光法123.5 ng/dL（正常4～100 ng/dL）。游离睾酮：110 ng/dL，雄烯二酮119.5 ng/dL。B超检查：双侧卵巢增大，每个平面有12～15个2～6 mm直径大小的卵泡。西医诊断：多囊卵巢综合征，闭经、肥胖、痤疮。中医辨证：阴虚血热，痰湿不化，相火亢奋。治则：凉血清热，化湿涤痰，潜纳相火。方药：生地黄15 g，牡丹皮15 g，赤芍15 g，紫草15 g，盐黄柏15 g，苍术12 g，生薏苡仁30 g，赤小豆15 g，苍耳子12 g，蒺藜30 g，蛇床子15 g，苦参15 g，土茯苓30 g，醋柴胡12 g，连翘12 g，生甘草9 g。水煎服，每剂煎2次，早晚饭后半小时各服1次，约250 mL，温服，忌食辛辣、羊肉、烟、酒之物。又嘱患者口服"七制香附胶囊"，三餐后各服1.5 g（3颗），"洋参河车胶囊"每晚睡前服1.5 g（3颗）。

治疗经过：此方连服三十余剂，方中曾加丹参15 g、桃仁15 g、红花15 g、益母草30 g、泽兰15 g、川牛膝15 g，待月经来潮后，又有所调整，痤疮发红，肿块较大时加生槐花15～30 g，白茅根15～30 g，紫草15～30 g。患者失眠多梦，阴中干涩加枸杞子15～30 g、五味子15 g、珍珠母15～30 g、盐黄柏15～30 g，知母15 g，玄参15～30 g。患者连续治疗3个月后，月经恢复正常。又嘱患者口服"白芷消斑胶囊"3个月，面部痤疮逐渐消退，斑痕渐平，面部光滑，体重降到72公斤。2010年12月5

日随访，妊娠5个月。

【按语】

痰、湿、脂同出一源，俱为津液不归正化，停积而为病。痰多厚浊，湿性黏滞，脂多停聚，无处不到，变化多端。"善治者，治其生痰之源""唯能使之不生，方为补天之手"。痰湿脂聚证，当以温药和之，运脾化湿，温阳消脂。方药：姜半夏9g，化陈皮15g，杏仁9g，苍术12g，茯苓15g，炒枳实9g，黄连4.5g，竹茹9g，远志9g，石菖蒲9g，郁金9g，生薏苡仁30g，炒冬瓜仁9g，醋香附15g，丹参15g，桃仁15g，红花15g，水煎服。并每晚冲服"琥珀粉"1.5g，以化瘀、化痰、开窍。

痰乃津液之变，瘀乃血液凝滞，由于津血同源，所以痰瘀不仅互相渗透，而且可以相互转化，或因痰而致瘀，或因瘀而成痰，或因痰瘀互相兼夹，瘀血和痰湿既是病理性产物，又是致病因子，是阴精为病两个不同方面的表现形式。痰瘀交结证治疗宜燥湿化痰，活血化瘀，二者相兼，视病证而有轻重缓急。方药：酒炒川芎9g，赤芍15g，当归15g，大熟地黄15g，丹参15g，桃仁15g，红花15g，益母草30g，泽兰15g，醋香附15g，苍术15g，法半夏9g，生薏苡仁30g，炒冬瓜仁9g，陈皮15g，茯苓15g，炒莱菔子9g，川牛膝15g，通草0.5g。水煎服，并每晚冲服"水蛭粉"1.5g，以化瘀、涤痰、消脂。

肝肾位居下焦，为先天之本，肝藏血，肾藏精，精血同源，血从精化，乙癸同源。肾阴不足或肾精亏耗，即水不涵木，形成肝肾阴虚之病理，而两脏之间又同司相火，而相火又需肝肾阴精之潜育，才能形成动态平衡，维持机体正常代谢。若肝肾阴液不足，水不涵木，则肝血亏虚，肝阴不足则肝阳偏亢，阳失育潜则相火亢奋。多囊卵巢综合征，雄激素过多，引发肥胖、多毛、痤疮，正是女性肝肾阴虚，相火亢奋的一种特殊的临床表现，雄激素过多，实缘于真阴肾水之不足，在治疗上毫不可泻火，只能补水以配火，即"壮水之主，以制阳光"之义。临床上多选六味、左归之类。方药：大熟地黄15g，炒山药15g，山茱萸15g，醋制龟甲15g，川牛膝15g，鹿角胶15g，盐炒菟丝子30g，枸杞子15g，盐黄柏15g，酒炒川芎9g，杭白芍15g，当归15g，六神曲12g。水煎服。此乃重用血肉有情厚味胶质之品重补肝肾之阴，填补奇经，可冀生机，以善其后。

降低体重是治疗多囊卵巢综合征的基本原则，体重下降5%则可减轻高雄激素的症状如多毛、痤疮等。痰湿脂聚证、痰瘀交结证、阴虚阳亢证三组方药，辨证施用，对于减肥降低体重有较好疗效。同时还必须指出，控制饮食，坚持运动如跑步、游泳、自行车、羽毛球、登山，动均有助于提高该病的疗效。肥胖者要坚持控制饮食，首先应坚持饮食的营养和质量，不提倡素食等，这样有利于减轻体重，可以纠正由肥胖而加剧的内分泌环境。

本文引自《妇科名家诊治多囊卵巢综合征临证经验》人民卫生出版社，北京，2014，第74–80页。

参 考 文 献

1. 成都中医学院妇科教研室 . 中医妇科学 [M]. 北京：人民卫生出版社，1986.

2. 罗元恺 . 实用中医妇科学 [M]. 上海：上海科学技术出版社，1994.

3. 丛春雨 . 高等中医药院校试用教材 [M]. 中医妇科学 . 北京：中医古籍出版社，1989.

4. 马宝璋，丛春雨 . 中医妇科学（高等医药院校，专科）[M]. 北京：中国中医药出版社，1995.

5. 丛春雨 . 中医妇科临床经验选 [M]. 北京：中国中医药出版社，1994.

6. 丛春雨 . 妇科证治歌括 [M]. 北京：中医古籍出版社，1991.

7. 郭志强 . 中医妇科临床手册 [M]. 北京：人民卫生出版社，1996.

8. 罗元恺 . 高等医学院校教材 [M]. 中医妇科学，上海：上海科学技术出版社，1986.

9. 顾乃强 . 实用中医乳房病学 [M]. 上海：上海科学技术出版社，1993.

10. 张锡纯 . 医学衷中参西录 [M]. 石家庄：河北人民出版社，1974.

11. 北京市公共卫生局 . 北京市中医成方选集 [M]. 北京：人民卫生出版社，1961.

12. 陈贵廷，杨思澍 . 实用中西医结合诊断治疗学 [M]. 北京：中国医药科技出版社，1991.

13. 王淑贞，等 . 妇产科理论与实践 [M]. 上海：上海科技出版社，1981.

14. 施杞 . 实用中国养生全出 [M]. 上海：上海学林出版社，1990.

15. 裘沛然 . 中国中医独特方法大全 [M]. 上海：文汇出版社，1991.

16. 杨永良，张正浩 . 中医食疗学 [M]. 北京：中国医药科技出版社，1999.

17. 冷方南，等 . 中华临床药膳食疗学 [M]. 北京：人民卫生出版社，1993.

18. 韩延华，胡国华 . 妇科名家诊治多囊卵巢综合征临证经验 [M]. 北京：人民卫生出版社，2014.

19. 韩延华，胡国华 . 妇科名家诊治不孕症临证经验 [M]. 北京：人民卫生出版社，2019.

春雨润物细无声

一访甘肃中医学院院长丛春雨

兰州晚报　韩燕琪

我手中这本由中医古籍出版社出版的《中医妇科学》被正式定为高等中医药院校试用教材，在中医学院学生中已被连续使用 5 年了，它是由甘肃中医学院院长兼党委书记丛春雨教授独立编写的，也是我省第一本打入全国中医高校的教材，并获得去年中国中医药博览会神农杯奖的殊荣。

深秋的一天，在甘肃中医学院会客厅里，我采访了刚刚在北京参加完国际传统医药大会（北京 1991）的丛春雨院长。

他今年 50 岁，体魄健壮，目光炯炯，一派学者风度，说起中医药学，他如数家珍，侃侃而谈。

他说："我们省的中医药材资源非常丰富，但多年来，我省的高等中医药研究人才和大专层次的实用型人才却十分缺乏。"为发扬光大中医药，这一中华民族的瑰宝，丛院长带领全院教师连续 5 年调整办学方向，为培养中医药学的后备人才，推动我国中医学的向前发展作了突出贡献。

接着丛院长踌躇满志地讲起中医学来："1985 年以前，学院只有一个中医系，每年只招 100 名学生。1985 年开始，我们先后组建了大专层次的中药系和针灸系，根据基层和边远山区缺医少药的情况，又着手抓了三年制的成人教育，成立夜大、函大、专业证书班；1987 年，又办起中医护理专业三年制中专班和中医自考辅导班。经国家学位委员会正式批准，从 1992 年开始培养针灸硕士研究生。"

丛院长和他带领的教师们在长期的教学实践和研究中发现，藏医药学是中国医药学不可分割的一部分，我省临近青海、西藏少数民族集中地区，可在藏医学方面仍是个空白点。丛院长下决心要培养出第一代高级藏医药人才，经过一番艰苦的努力，1989 年，院里成立了藏医系，这在全国 32 所中医学院里走在了前列。科学技术是第一生产力，高校如何真正培养出发展科技所急需的人才？丛院长对此有他的远见卓识，他略带忧虑地告诉我："高校的教材过于陈旧，九十年代的大学生，学的是五六十年代的教材，不能把最新的东西纳入教材就跟不上飞速发展的世界形势。为此，我们组织力量投入教材建设，在使用国家颁布的 5 版教材的基础上，结合我省疾病发生发展规律自编教材，在省教委指导和帮助下，学院近几年出版了三本正式自编教材。"对党政集于一身的丛院长来说，在全国中医学院中已是名气不小的人物，但他每周有 5 个学时亲临讲台、指导青年教师、写论文、编书，处处以身作则，事事走在前头。1989 年，他应澳洲中医学院邀请，前往澳大利亚讲学，被聘为客座教授。紧张的讲学期间，丛院长硬是挤出时间编写出版了《女科证治歌括》，它已成为颇受临床医生和高等学院学生欢迎的实用性较强参考书籍。丛院长对我说："中医学是中华民族的宝贵财富，中医学院有我追求的一份事业，多培养一些中医学人才就是我最大的欣慰。"丛春雨，正像一场及时春雨灌溉着我国中医学这块园地。

刊于 1991 年 11 月 24 日《兰州晚报》第一版。

春潮带雨旱来疾

—记省中医学院党委书记、院长丛春雨
甘肃日报　董智勇

　　望着眼前这座拔地而起的 13 层附属医院综合大楼，丛春雨长舒了一口气："终于把这件事办成了。"

　　1984 年他调到省中医学院时，学校只有一个中医专业，再别说附属医院了。一个医学院缺乏基本的办学条件，这怎么能行呢？第二年他当上院长后马上就开始抓这件事。6 年风风雨雨，他带领一班人跑东跑西，历尽千辛万苦，终于在 1991 年底建成了这座被国家计委副主任郝建秀称为"美丽的、一流的"医院大楼，在金城矗起又一所中医特色大型综合医院。

　　具备了办学条件，并不意味着就可以把一所学校办好。毕业于长春中医学院的丛春雨，在抓办学条件的同时，突出中医学院的中医特色，强调办学规模和办学效益。于是，在全院讨论的基础上，他和党委一班人决定在学院成立针灸系、中药系。1989 年，为发展甘南民族文化和民族经济，学院又成立了全国第一家为藏族培养医学大专生的藏医系。今年，学院培养的第一届藏族学生已回到了藏区，走上了各个工作岗位。

　　作为全省数十所高校中唯一一位党政一肩挑的知识分子，他深感肩头担子的沉重。省中医学院在全国 32 所中医学院中属于第三世界，怎样发挥自身办学优势，将学院办出特色、办出风格，在激烈的市场竞争中求得发展，丛春雨苦苦思索着。

　　茫茫医海中，他把目光盯在了敦煌中医药学这颗中华民族文化的璀璨明珠上，敦煌莫高窟大量的壁画、彩塑及经书中有相当数量的关于中医药的记载，从基础到临床，从理论到实践自成体系。于是他和同事们开始把对敦煌

中医药学的研究、开发，作为自己努力的方向。1990的第一届敦煌中医药国际学术研讨会上，丛春雨教授提出的"敦煌中医药""形象医学"等新概念得到与会专家学者的承认，受到一致好评。去年，他主编完成的《敦煌中医药全书》受到国内国际瞩目。现在，这所学院已经从文献研究和实验室研究进入到开展临床研究阶段。他们坚信，经过几代人的努力，敦煌中医药学的研究成果必将有力推动省中医学院的发展。

繁重的行政、党务工作，并没有使丛春雨教授脱离教学第一线。5年来他一直坚持给学生上课，共完成九百七十多个学时；他每周二都出一次专家门诊，平时还兼带青年教师和学生实习。他利用业余时间编著的《中医妇科学》，被定为高等中医药院校试用教材，获得了1990年北京"中国中医药博览会"神农杯奖。5年来，他在省级以上杂志共发表了论文四十多篇，出版了专业著作6部。

作为知识分子的一员，丛春雨深知其酸甜苦辣，为了调动教师积极性，稳定教师情绪，稳定高职人员不流失，1987年在全院上下共识的基础上，他大胆推出讲课酬金制度，按完成学时多少来分配奖金。同时，学院还推行职称评、聘双轨制，为一批受到职称指标限制的优秀教师获得任职资格并提高这部分知识分子待遇。

刊于1992年12月2日《甘肃日报》第四版。

丛春雨和他的中医妇科学

甘肃日报　宜秀萍

　　"宁治十男子，不治一小儿；宁治十小儿，不治一妇人"，在中医领域广为流传的这一箴言，生动形象地阐述了妇科疾病的复杂性和中医诊治妇科病的艰难性。有着多年丰富医疗经验的丛春雨却认为，女性独有的生理特征决定了妇科病是最难治的，同时也是最能体现中医特色和优势的。于是，他在献身中医事业的同时，选择了中医妇科这一难度最大、风险最高的主攻方向，将自己毕生精力都倾注在了中医妇科的研究上。

　　1965 年丛春雨以优异的成绩从长春中医学院毕业后，响应国家支援大西北的号召，来到白银公司职工医院，开始了漫长的从医生涯。在长期中医妇科的临床实践中，他始终坚持辨证与辨病相结合的思维原则，即在临床上充分利用现代医学的各种先进技术和方法，发挥西医对疾病定性定位等诊断上的长处，同时又不拘于西医，严格按照中医妇科的理论方法对疾病进行全面的分析，据此组方用药。这种思维方法不仅克服了中医妇科对病症微观认识不足等局限性，而且也弥补了西医妇科对病症过程中的机体整体反应及动态变化等，重视不够的弊端。

　　对奇经八脉与妇科的关联，丛春雨有着独特的理解和体会。他认为脏腑、经络、气血之病变均可影响女性特有的冲任二脉，从而造成经、带、胎、产、乳等疾病的发生和发展；反之，冲任失调又可影响脏腑、经络、气血的正常运行而致病。据此，他从奇经八脉入手，对妇科疾病进行辨证施治，收到了良好的临床效果。他还对治疗女子不孕、男子不育、习惯性流产、女性绝经后骨质疏松症等疑难杂症有独到之处，二十多年来治愈了无数患者，成为当地远近闻名的"神医"。1984 年，丛春雨来到甘肃中医学院任院长并兼中医妇科教研室主任，这一干就是十年，其间丛春雨一直未脱离临床实践，上门诊、教学、科研是他雷打不动的工作内容。

1995 年，因工作需要，丛春雨又来到省科协任副主席，工作之余，仍放不下倾注了毕生心血的中医妇科学。随着经济的发展、社会的进步，女性面临的压力越来越大，不少女性内分泌紊乱，产生新的疾病。丛春雨教授把目光转向这片新的领域，他对女性亚健康状态、慢性疲劳综合征等 8 个课题进行了深入研究和探讨，运用传统的中医妇科理论去解读、破译新的疾病，并提出了相应的施治方药。他先后出版了 12 部专著，在国内外报刊发表论文一百五十多篇。他撰写的《女性慢性疲劳综合征的中医中药治疗》一文在去年北京自然医学研讨会上荣获最高学术奖—自然医学金牛奖。

"中医是一门科学，不是文物，要随着时代的发展而发展。"丛春雨教授是这么想的，也是这么做的。

刊于 2001 年 4 月 20 日《甘肃日报》第二版。

自拟经验方索引

1. 自拟益气摄血汤 （8 页）

党参、黄芪、土炒白术、杭白芍、当归、陈皮、升麻、柴胡、炒荆芥穗、炮姜、炙甘草、大枣。

2. 自拟二皮清热凉血汤 （9 页）

生地黄、地骨皮、牡丹皮、黄芩、杭白芍、黄柏、陈皮、茯苓、柴胡、炒荆芥穗、炒栀子、生甘草。

3. 二至两地汤 （10 页）

生地黄、地骨皮、玄参、麦冬、阿胶、白芍、牡丹皮、赤芍、黄芩、女贞子、墨旱莲、生甘草。

4. 菟丝羊藿巴戟肾气丸 （18 页）

熟附片、桂枝、牡丹皮、茯苓、泽泻、山茱萸、炒山药、熟地黄、菟丝子、淫羊藿、巴戟天、盐黄柏。

5. 香附台乌合欢逍遥散 （24 页）

柴胡、白术、茯苓、当归、白芍、甘草、陈皮、薄荷、醋香附、台乌药、合欢皮、生麦芽。

6. 羊藿巴戟定经汤 （25 页）

柴胡、炒荆芥穗、杭白芍、当归、炒山药、茯苓、菟丝子、熟地黄、淫羊藿、巴戟天、黄柏、山茱萸。

7. 小茴芥穗举元煎 （31 页）

红参、黄芪、土炒白术、升麻、炙甘草、炒山药、海螵蛸、茜草、炮姜、盐小茴香、柴胡、炒荆芥穗。

8. 归芍固冲举元煎 （37 页）

红参、黄芪、白术、升麻、炙甘草、杭白芍、当归炭、炒山药、海螵蛸、茜草、炒荆芥穗。

9. 二至保阴煎（37 页）

生地黄、黄芩、黄柏、白芍、山药、生甘草、牡丹皮、地骨皮、女贞子、墨旱莲、芦根、炒地榆。

10. 蒲黄五灵桃红四物汤 （38 页）

川芎、赤芍、当归、生地黄、醋香附、台乌药、酒延胡索、炒蒲黄、五灵脂、桃仁、红花、益母草。

11. 薏苡仁通草苍附导痰汤 （45 页）

茯苓、法半夏、香附、苍术、制天南星、枳壳、生姜、神曲、陈皮、薏苡仁、竹茹、通草。

12. 二至固冲地黄汤 （50 页）

山药、山茱萸、牡丹皮、泽泻、茯苓、生地黄、女贞子、墨旱莲、炒荆芥穗、海螵蛸、茜草、生甘草。

13. 清热凉血化湿汤 （50 页）

黄柏、苍术、茯苓、薏苡仁、生地黄、牡丹皮、赤芍、白茅根、茜草、陈皮、炒荆芥穗、通草。

14. 羊藿巴戟温经汤 （57 页）

吴茱萸、当归、白芍、川芎、盐小茴香、干姜、醋香附、台乌药、淫羊藿、巴戟天、甘草、桂枝。

15. 青囊二妙散 （58 页）

茯苓、黄柏、薏苡仁、茯苓、生地黄、牡丹皮、赤芍、醋香附、台乌药、青皮、川楝子、通草。

16. 羊藿巴戟菟丝圣愈汤 （58 页）

红参、黄芪、当归、川芎、熟地黄、盐炒小茴香、吴茱萸、干姜、淫羊藿、巴戟天、菟丝子、炙甘草、大枣。

17. 自拟行滞化瘀十味饮 （67 页）

莪术、三棱、乳香、没药、当归、丹参、醋香附、台乌药、苏木、牛膝。

18. 自拟温经化瘀十五味饮 （68 页）

盐炒小茴香、干姜、肉桂、丹参、当归、川芎、赤芍、制乳香、制没药、生蒲黄、五灵脂、三棱、莪术、醋香附、台乌药。

19. 自拟固冲化湿消癥汤 （68 页）

炒山药、海螵蛸、茜草、生地黄、地骨皮、炒荆芥穗、黄柏、苍术、薏苡仁、三棱、莪术、通草。

20. 自拟益气消癥十味饮 （68页）

黄芪、红参、柴胡、白术、丹参、当归、三棱、莪术、醋香附、台乌药。

21. 自拟凉血化瘀十味饮 （69页）

生地黄、牡丹皮、赤芍、地骨皮、醋香附、台乌药、三棱、莪术、苏木、牛膝。

22. 自拟异位止痛汤 （73页）

丹参、当归、乳香、没药、盐炒小茴香、盐炒吴茱萸、醋香附、台乌药、炮姜、橘核、荔枝核、益母草。

23. 自拟参车粉 （73页）

红参、紫河车。

24. 化瘀下膜止痛汤 （75页）

丹参、当归、桃仁、红花、乳香、没药、盐炒小茴香、川楝子、泽兰、怀牛膝、吴茱萸、炙甘草。

25. 去膜止痛粉 （75页）

醋浸三棱、醋浸莪术、生鸡内金。

26. 桃红菟丝四青饮 （91页）

熟地黄、川芎、当归炭、白芍、醋香附、台乌药、盐小茴香、桃仁、红花、炮姜、炒荆芥穗、菟丝子。

27. 自拟黄柏骨皮六二饮 （101页）

炒山药、生地黄、山茱萸、茯苓、泽泻、牡丹皮、地骨皮、女贞子、墨旱莲、杭白芍、黄柏、炒荆芥穗。

28. 自拟右归二仙汤 （101页）

炒山药、熟地黄、枸杞子、菟丝子、淫羊藿、巴戟天、黄柏、肉桂、炮附子、炮姜、炒荆芥穗、鹿角胶、仙茅。

29. 自拟清热固冲汤 （101页）

炒山药、海螵蛸、茜草、黄芩、炒栀子、生地黄、地骨皮、牡丹皮、炒地榆、炒大黄、苍术。

30. 自拟化瘀理冲汤 （102页）

炒山药、海螵蛸、茜草、川芎、赤芍、桃仁、红花、醋香附、台乌药、炒荆芥穗、益母草、炒地榆。

42. 远志菖蒲逍遥散 （153 页）

当归、白芍、柴胡、白术、炙甘草、薄荷、百合、浮小麦、远志、石菖蒲、大枣。

43. 二仙巴戟温肾饮 （160 页）

熟地黄、山药、山茱萸、枸杞子、菟丝子、五味子、仙茅、淫羊藿、黄柏、巴戟天、补骨脂、吴茱萸、肉豆蔻。

44. 自拟养阴止血汤 （168 页）

生地黄、地骨皮、炒山药、牡丹皮、山茱萸、茯苓、泽泻、黄柏、女贞子、墨旱莲、白蒺藜、炒地榆。

45. 海螵蛸茜草左归丸 （176 页）

山药、枸杞子、山茱萸、菟丝子、生地黄、地骨皮、黄柏、海螵蛸、茜草、炒荆芥穗、土炒白术、生甘草。

46. 自拟黄芪寿胎丸 （194 页）

当归、白芍、茯苓、炙甘草、黄芪、寄生、川续断、菟丝子、阿胶、苎麻根、炒荆芥穗。

47. 自拟甘麦逍遥散 （195 页）

柴胡、当归、白芍、炙甘草、白术、茯苓、煨姜、薄荷、蒺藜、芦根、浮小麦、大枣。

48. 自拟安胎温宫饮 （197 页）

党参、土炒白术、杭白芍、当归炭、川续断、炒杜仲、菟丝子、桑寄生、炒荆芥穗、炮姜炭、盐炒小茴香、吴茱萸。

49. 自拟化瘀杀胚汤 （203 页）

丹参、桃仁、红花、赤芍、当归、怀牛膝、三棱、莪术、酒大黄。

50. 自拟益气化瘀汤 （204 页）

黄芪、丹参、当归、乳香、没药、赤芍、怀牛膝、桃仁、红花、三棱、莪术、益母草。

51. 人参三七粉 （204 页）

高丽参、三七，共为细粉。

52. 自拟化瘀消癥饮 （205 页）

丹参、当归、桃仁、红花、泽兰、三棱、莪术、甲珠、橘核、荔枝核、川楝子、醋香附、台乌药。

53. 自拟固冲寿胎丸 （210 页）

菟丝子、桑寄生、川续断、阿胶、黄芪、炒山药、熟地黄、茯苓、海螵蛸、茜草、山茱萸、炒荆芥穗。

54. 自拟固冲举元煎 （210 页）

党参、黄芪、白术、升麻、炙甘草、柴胡、炒山药、海螵蛸、茜草、炮姜、炒荆芥穗、大枣。

55. 固冲保阴煎 （211 页）

生地黄、熟地黄、黄芩、黄柏、白芍、川续断、甘草、炒山药、海螵蛸、茜草、女贞子、墨旱莲。

56. 参芪益母脱花煎 （219 页）

当归、川芎、肉桂、牛膝、红花、车前子、红参、黄芪、益母草、炒蒲黄。

57. 菟丝泰山磐石散（《景岳全书》）（220 页）

红参、黄芪、当归、川续断、黄芩、川芎、白芍、熟地黄、白术、炙甘草、砂仁、菟丝子。

58. 益气养血安胎饮 （224 页）

党参、白术、茯苓、炙甘草、当归、川芎、熟地黄、白芍、黄芪、菟丝子、淫羊藿、巴戟天。

59. 育胎健子汤 （227 页）

炒菟丝子、党参、土炒白术、茯苓、陈皮、川芎、当归、杭白芍、熟地黄、黄芪、炙甘草。

60. 参砂粉 （227 页）

红参、砂仁。共为细粉。

61. 芒硝脱花煎 （230 页）

当归、川芎、肉桂、车前子、牛膝、红花、芒硝、益母草。

62. 自拟石决明天麻地黄饮 （245 页）

炒山药、生地黄、山茱萸、茯苓、牡丹皮、泽泻、生石决明、天麻、蒺藜、钩藤、黄柏。

63. 自拟健脾平肝化湿汤 （245 页）

土炒白术、茯苓、大腹皮、陈皮、薏苡仁、生姜皮、生石决明、天麻、蒺藜、钩藤、黄芩、党参。

64. 自拟半夏天麻化痰饮 （246 页）

法半夏、陈皮、杏仁、茯苓、炒枳实、远志、石菖蒲、黄芩、明天麻、蒺藜、僵蚕。

65. 止痫粉 （250 页）

醋香附、广木香、郁金、白矾、朱砂。

66. 自拟羌苏解肌汤 （256 页）

桂枝、杭白芍、苏叶、防风、白芷、陈皮、杏仁、桔梗、羌活、贝母、生姜、大枣。

67. 自拟柏苍薏苡仁化湿汤 （263 页）

黄柏、苍术、薏苡仁、滑石、泽泻、生地黄、木通、车前子、通草、金银花、连翘、茯苓。

68. 苏梗琥珀知柏地黄汤 （263 页）

生地黄、山药、山茱萸、茯苓、牡丹皮、知母、黄柏、地骨皮、苏梗、生甘草、琥珀粉。

69. 台乌通草肾气丸 （267 页）

生地黄、山药、山茱萸、泽泻、茯苓、桂枝、炮附子、台乌药、通草。

70. 香附台乌生化汤 （288 页）

川芎、当归、黑姜、炙甘草、吴茱萸、益母草、桃仁、桂枝、台乌药、醋香附、炒枳壳。

71. 桂枝补中益气汤 （293 页）

红参、黄芪、甘草、当归、陈皮、升麻、柴胡、白术、桂枝、炮姜、炒荆芥穗、杭白芍。

72. 大黄丹栀逍遥散 （294 页）

炒栀子、牡丹皮、当归、白芍、柴胡、茯苓、甘草、薄荷、白术、黄芩、炒大黄、生地黄。

73. 二地保阴煎 （294 页）

生熟地黄、白芍、生山药、川续断、黄芩、黄柏、生甘草、女贞子、墨旱莲、海螵蛸、茜草。

74. 化瘀止露饮 （299 页）

益母草、川芎、当归、桃仁、赤芍、醋香附、台乌药、延胡索、丹参、合欢皮、山楂炭、炙甘草。

75. 通利补中益气汤 （302 页）

黄芪、白术、红参、陈皮、柴胡、当归、炙甘草、冬葵子、通草、茯苓、桔梗。

76. 缩泉补中益气汤 （302 页）

黄芪、白术、红参、升麻、柴胡、当归、炙甘草、陈皮、山茱萸、五味子、金樱子、益智仁、桑螵蛸。

77. 二仙肾气丸 （303 页）

熟地黄、山药、山茱萸、茯苓、牡丹皮、炮附子、肉桂、泽泻、淫羊藿、仙茅、巴戟天、菟丝子。

78. 自拟黄芪生化汤 （307 页）

黄芪、白术、桂枝、杭白芍、当归、川芎、桃仁、炮姜、浮小麦、炙甘草、大枣、益母草。

79. 润肠四物汤 （311 页）

川芎、杭白芍、当归、熟地黄、肉苁蓉、生首乌、柏子仁、火麻仁。

80. 自拟 15 味生石膏饮 （317 页）

蒲公英、金银花、野菊花、紫花地丁、天葵子、蒲黄、五灵脂、牡丹皮、赤芍、益母草、鱼腥草、生石膏、天花粉、石斛、芦根。

81. 黄芪益母八珍汤 （319 页）

杭白芍、当归、川芎、熟地黄、红参、白术、茯苓、炙甘草、黄芪、益母草、柴胡、炮姜。

82. 黄芪独活寄生汤 （325 页）

独活、桑寄生、秦艽、防风、细辛、当归、白芍、川芎、干地黄、杜仲、牛膝、红参、茯苓、甘草、肉桂、黄芪。

83. 身痛四物汤 （326 页）

炮姜、寄生、桑枝、牛膝、川芎、杭白芍、当归、熟地黄、醋香附、台乌药、益母草、桃仁。

84. 自拟黄芪龙牡八珍汤 （335 页）

党参、茯苓、白术、当归、熟地黄、白芍、炙甘草、川芎、黄芪、金樱子、浮小麦、生龙骨、牡蛎。

85. 双连橘核丹栀逍遥散 （335 页）

当归、白芍、柴胡、茯苓、炙甘草、白术、牡丹皮、炒栀子、黄芩、五味子、橘核、金银花、连翘。

86. 黄柏苍术龙胆泻肝汤 （341 页）

生地黄、当归、木通、车前子、泽泻、炒栀子、龙胆草、柴胡、黄柏、苍术、薏苡仁、通草。

87. 土茯苓苍术知柏地黄丸 （341 页）

生地黄、泽泻、牡丹皮、山茱萸、山药、茯苓、知母、盐黄柏、地骨皮、土茯苓、苍术、生甘草。

88. 苦参薏苡仁龙胆泻肝汤 （346 页）

龙胆草、生地黄、当归、柴胡、生甘草、泽泻、车前子、木通、黄芩、炒栀子、苦参、薏苡仁。

89. 百部萆薢渗湿汤 （347 页）

萆薢、生苡仁、黄柏、赤茯苓、牡丹皮、泽泻、通草、滑石、百部、贯众、野菊花、炒荆芥穗。

90. 自拟清热化湿分清饮 （350 页）

川萆薢、石菖蒲、黄柏、茯苓、土炒白术、莲子心、车前子、鹤虱、白鲜皮、苍术、苦参、通草。

91. 自拟菟丝羊藿巴戟地黄丸 （353 页）

大熟地黄、山药、山茱萸、茯苓、泽泻、牡丹皮、黄柏、知母、淫羊藿、巴戟天、菟丝子、炒荆芥穗。

92. 自拟止带地黄汤 （353 页）

茵陈、生地黄、土茯苓、山药、山茱萸、泽泻、牡丹皮、黄柏、苍术、薏苡仁。

93. 自拟苍术知柏二地汤 （356 页）

盐知母、盐黄柏、大熟地黄、炒山药、山茱萸、茯苓、牡丹皮、泽泻、苍术、生地黄。

94. 青囊丹栀逍遥散 （356 页）

牡丹皮、山栀子、当归、白芍、柴胡、白术、茯苓、茵陈、车前子、生甘草、黄柏、醋香附、台乌药。

95. 银翘龙胆泻肝汤 （357 页）

龙胆草、山栀子、黄芩、车前子、木通、泽泻、生地黄、当归、柴胡、甘草、土茯苓、薏苡仁、金银花、连翘。

96. 自拟幼女化湿汤 （359 页）

金银花、黄柏、苍术、茯苓、连翘、车前子、薏苡仁、生山药、通草、苍耳子、蒺藜、苦参。

97. 黄柏骨皮龙胆泻肝汤 （361 页）

龙胆草、炒山栀、柴胡、生地黄、当归、车前子、地骨皮、黄柏、浮小麦、蒺藜、大枣、炙甘草。

98. 首乌四六合剂 （361 页）

生地黄、杭白芍、川芎、当归、山药、牡丹皮、山茱萸、茯苓、泽泻、生何首乌、蒺藜、黄精。

110. 薏苡仁苍附导痰汤 （384页）

苍术、香附、陈皮、茯苓、法半夏、炒枳实、南星、生姜、白果、薏苡仁、炒莱菔子、通草。

111. 薏苡仁黄柏苍术大黄汤 （384页）

龙胆草、黄芩、炒栀子、泽泻、车前子、生地黄、柴胡、生甘草、黄柏、苍术、薏苡仁、炒大黄。

112. 自拟舒肝清热化湿汤 （388页）

龙胆草、黄芩、车前子、当归、生地黄、柴胡、炒栀子、甘草、白芍、黄柏、苍术、薏苡仁、醋香附。

113. 四子地黄丸 （389页）

熟地黄、山茱萸、山药、枸杞子、菟丝子、川牛膝、白芍、炙甘草、黄柏、淫羊藿、女贞子、五味子。

114. 银翘导赤散 （393页）

生地黄、竹叶、木通、生甘草梢、黄连、莲子心、炒栀子、芦根、金银花、连翘。

115. 龙胆苍柏清肝化湿汤 （393页）

龙胆草、车前子、生地黄、当归、柴胡、黄芩、炒栀子、生甘草、黄柏、苍术、薏苡仁。

116. 二皮知柏地黄汤 （394页）

盐黄柏、盐知母、熟地黄、山茱萸、山药、泽泻、茯苓、牡丹皮、地骨皮、蒺藜。

117. 薏苡仁橘核苍附导痰丸 （401页）

苍术、香附、陈皮、白茯苓、枳壳、法半夏、南星、生姜、甘草、薏苡仁、台乌药、橘核。

118. 自拟银花败酱三妙汤 （405页）

金银花、败酱草、黄柏、苍术、薏苡仁、醋香附、台乌药、生地黄、牡丹皮、益母草、炒荆芥穗、赤芍。

119. 自拟大血藤败酱四物汤 （405页）

当归、桃仁、红花、川芎、赤芍、甘草、生地黄、牛膝、大血藤、败酱草。

120. 自拟大血藤败酱固冲饮 （408页）

大血藤、败酱草、炒山药、海螵蛸、茜草、炒荆芥穗、黄柏、苍术、薏苡仁、醋香附、台乌药。

121. 四青失笑固冲汤 （408 页）

炒山药、海螵蛸、茜草、炒荆芥穗、川芎、赤芍、生地黄、当归、醋香附、台乌药、蒲黄、五灵脂。

122. 苍柏固冲地黄汤 （409 页）

生地黄、山茱萸、山药、泽泻、茯苓、牡丹皮、苍术、黄柏、薏苡仁、连翘、大血藤、海螵蛸、茜草。

123. 自拟清热解毒化瘀汤 （412 页）

炒大黄、牡丹皮、桃仁、炒山栀、赤芍、金银花、连翘、大血藤、败酱草、薏苡仁、延胡索、醋香附、台乌药。

124. 自拟清营解毒汤 （413 页）

玄参、生地黄、麦冬、金银花、连翘、竹叶心、丹参、黄连、水牛角粉、蒲公英、紫花地丁、野菊花、牡丹皮。

125. 自拟化湿凉血消瘀汤 （413 页）

黄柏、苍术、薏苡仁、生地黄、牡丹皮、赤芍、醋香附、台乌药、三棱、莪术、桃仁、红花。

126. 自拟固冲止带化湿汤 （416 页）

炒山药、海螵蛸、茜草、黄柏、苍术、薏苡仁、生地黄、牡丹皮、赤芍、川楝子、酒延胡索、通草。

127. 自拟香附台乌桃红四物汤 （416 页）

川芎、当归、赤芍、生地黄、桃仁、红花、醋香附、台乌药、黄柏、苍术、青皮、郁金。

128. 自拟暖宫疏郁汤 （416 页）

川芎、赤芍、熟地黄、当归、盐小茴香、吴茱萸、干姜、醋香附、台乌药、淫羊藿、巴戟天、菟丝子。

129. 自拟二陈固冲汤 （417 页）

法半夏、陈皮、茯苓、苍术、生姜、炒山药、海螵蛸、茜草、土炒白术、远志、石菖蒲、醋香附、通草。

130. 菟丝牡蛎左归丸 （425 页）

生熟地黄、枸杞子、山茱萸、山药、鹿角胶、菟丝子、杜仲、怀牛膝、炮附子、肉桂、牡蛎。

131. 自拟四二五合剂 （425 页）

川芎、杭白芍、当归、熟地黄、菟丝子、覆盆子、枸杞子、车前子、五味子、淫羊藿、巴戟天、仙茅、盐小茴香、黄柏。

132. 茴香吴茱萸桂枝茯苓丸 （430 页）

桂皮、茯苓、桃仁、赤芍、牡丹皮、三棱、莪术、盐小茴香、土炒白术、吴茱萸、苍术、干姜。

133. 荔橘膈下逐瘀汤 （430 页）

当归、川芎、赤芍、枳壳、桃仁、红花、乌药、制香附、三棱、莪术、夏枯草、牡蛎、荔枝核、橘核。

134. 自拟益气固冲消癥汤 （431 页）

炒山药、海螵蛸、茜草、黄芪、党参、土炒白术、三棱、莪术、炒荆芥穗、山慈菇、橘核、荔枝核。

135. 自拟化痰祛瘀消癥汤 （431 页）

制半夏、茯苓、陈皮、制香附、川芎、苍白术、莪术、山慈菇、三棱、薏苡仁、菟丝子、巴戟天、淫羊藿。

136. 自拟滋阴固冲消癥汤 （431 页）

炒山药、海螵蛸、茜草、女贞子、墨旱莲、生地黄、地骨皮、赤芍、丹参、夏枯草、牡蛎、制鳖甲。

137. 自拟棱莪鳖甲四物汤 （437 页）

川芎、当归、生地黄、赤芍、醋香附、台乌药、三棱、莪术、炙鳖甲、山楂、生鸡内金、琥珀粉。

138. 枳壳补中益气汤 （443 页）

红参、黄芪、炙甘草、当归、陈皮、升麻、柴胡、土炒白术、炒枳壳、茯苓、干姜、大枣。

139. 二肉洋参甘麦大枣汤 （450 页）

炙甘草、浮小麦、大枣、麦冬、五味子、西洋参、合欢皮、山茱萸、龙眼肉、茯神。

140. 自拟心肾交泰丸 （450 页）

生地黄、地骨皮、山茱萸、黄连、竹茹、远志、石菖蒲、芦根、浮小麦、炙甘草、大枣。

141. 益母菟丝养精种玉汤 （456 页）

大熟地黄、当归、白芍、山茱萸、生地黄、地骨皮、川芎、醋香附、益母草、黄柏、知母、菟丝子。

142. 甘麦开郁种玉汤 （457 页）

当归、白术、白芍、茯苓、牡丹皮、醋香附、开花粉、台乌药、柴胡、合欢皮、益母草、浮小麦、炙甘草、大枣。

143. 益母少腹逐瘀汤 （458 页）

盐小茴香、干姜、延胡索、没药、川芎、赤芍、肉桂、生蒲黄、五灵脂、益母草、醋香附、台乌药。

144. 自拟舒肝和脾消斑汤 （467 页）

柴胡、薄荷、杭白芍、当归、土炒白术、茯苓、醋香附、益母草、橘叶、蒺藜、白芷、炙甘草。

145. 自拟温阳运脾化斑汤 （468 页）

法半夏、陈皮、茯苓、苍术、薏苡仁、炒山药、白术、党参、白芷、醋香附、生姜、桂枝、通草。

146. 自拟滋阴益肾消斑汤 （468 页）

生地黄、生山药、山茱萸、牡丹皮、茯苓、泽泻、黄柏、枸杞子、菟丝子、女贞子、墨旱莲、蒺藜、白芷。

147. 自拟温阳补肾消斑汤 （468 页）

熟地黄、炒山药、枸杞子、淫羊藿、巴戟天、菟丝子、仙茅、盐黄柏、鹿角霜、炮附子、白芷、蒺藜。

148. 暖冲补任汤 （477 页）

枸杞子、杭白芍、当归、熟地黄、醋香附、台乌药、益母草、山茱萸、菟丝子、淫羊藿、巴戟天、仙茅、炙甘草。

149. 益气固冲汤 （482 页）

炒山药、海螵蛸、茜草、炒荆芥穗、黄芪、杭白芍、菟丝子、土炒白术、薏苡仁、柴胡、炮姜、山茱萸、炙甘草、大枣。

150. 青囊四五合剂 （488 页）

川芎、杭白芍、当归、熟地黄、醋香附、台乌药、盐小茴香、菟丝子、枸杞子、车前子、五味子、覆盆子。

151. 温经散寒除湿逐瘀汤 （493 页）

川芎、当归、赤芍、盐小茴香、吴茱萸、干姜、醋香附、台乌药、益母草、菟丝子、淫羊藿、巴戟天、苍术、茯苓、通草。

152. 白薇四二汤 （498 页）

生地黄、地骨皮、牡丹皮、杭白芍、玄参、麦冬、醋香附、白薇、川芎、赤芍、当归、益母草、黄柏。

153. 清热固冲汤 （503 页）

生地黄、地骨皮、牡丹皮、青蒿、银柴胡、白薇、黄柏、黄芩、炒山药、海螵蛸、茜草。

154. 清冲化湿止带汤 （508 页）

炒山药、海螵蛸、茜草、炒荆芥穗、黄柏、苍术、薏苡仁、土茯苓、龙胆草、金银花、败酱草、通草。

155. 疏郁清冲汤 （512 页）

炒山药、海螵蛸、茜草、炒荆芥穗、生地黄、地骨皮、黄芩、炒栀子、牡丹皮、杭白芍、柴胡、生甘草、醋香附。

156. 化瘀除湿调冲汤 （516 页）

炒山药、海螵蛸、茜草、黄柏、苍术、薏苡仁、醋香附、台乌药、橘核、荔枝核、益母草、通草。

157. 化湿启宫固冲汤 （521 页）

苍术、法半夏、陈皮、茯苓、薏苡仁、远志、石菖蒲、川芎、赤芍、当归、炒山药、海螵蛸、茜草、醋香附、通草。

158. 菟丝小茴暖宫汤 （528 页）

川芎、杭白芍、当归、熟地黄、盐小茴香、吴茱萸、炮附子、淫羊藿、巴戟天、菟丝子、干姜、益母草、醋香附、炙甘草。

159. 附子桂枝川芎当归饮 （533 页）

川芎、当归、盐小茴香、吴茱萸、炮附子、干姜、桂枝、益母草、醋香附、台乌药、淫羊藿、巴戟天、炙甘草。

160. 清热安胎十味饮 （539 页）

炒山药、生地黄、熟地黄、黄芩、黄柏、椿根白皮、炒荆芥穗、阿胶、桑寄生、芦根。

161. 温肾安胎饮 （544 页）

炒山药、川续断、寄生、菟丝子、阿胶、鹿角霜、巴戟天、盐小茴香、炒荆芥穗、炮姜、艾叶、大枣。

162. 补虚逐瘀十味饮 （549 页）

当归、红花、川芎、益母草、泽兰、炮姜、红参、土炒白术、醋香附、炙甘草。

163. 自拟舒肝化滞饮 （563 页）

柴胡、杭白芍、当归、青皮、郁金、炒枳壳、橘核、川楝子、生鸡内金、王不留、炮山甲、炙甘草、醋香附。

164. 自拟苍附化滞饮 （563 页）

苍术、茯苓、陈皮、薏苡仁、醋香附、法半夏、制南星、炒枳壳、橘核、郁金、青皮、牡蛎。

165. 自拟温冲化滞饮 （564 页）

熟地黄、炒山药、山茱萸、枸杞子、盐黄柏、淫羊藿、巴戟天、菟丝子、仙茅、醋香附、橘核、牡蛎。

166. 乳块消 （566 页）

炙全蝎、炙蜈蚣、炮山甲、核桃仁。

167. 自拟慈菇舌草清肝饮 （573 页）

柴胡、牡丹皮、炒栀子、生地黄、杭白芍、女贞子、墨旱莲、土炒白术、茯苓、山慈菇、白花蛇舌草、炒荆芥穗。

168. 自拟益气升陷健脾汤 （573 页）

炒山药、土炒白术、党参、苍术、车前子、炒荆芥穗、柴胡、陈皮、黄芪、山慈菇、白花蛇舌草、炮姜、通草。

169. 自拟半夏薏苡仁散结汤 （573 页）

法半夏、茯苓、制南星、黄芩、薏苡仁、全瓜蒌、醋香附、夏枯草、山慈菇、白花蛇舌草、三棱、莪术。

170. 露蜂房散 （575 页）

露蜂房

171. 自拟舒肝散结汤 （579 页）

柴胡、青皮、炒栀子、黄芩、全瓜蒌、皂角刺、蒲公英、炒山甲、王不留、橘叶、川楝子、益母草、天花粉、生甘草。

172. 自拟石膏牛蒡饮 （579 页）

蒲公英、紫花地丁、生石膏、知母、牛蒡子、皂角刺、全瓜蒌、黄芩、炮山甲、路路通、橘叶、青皮、天花粉、生甘草。

173. 自拟清热化湿十味饮 （587 页）

忍冬藤、败酱草、野菊花、生地黄、牡丹皮、赤芍、黄柏、苍术、土茯苓、酒大黄。

174. 自拟三子六味地黄汤 （587 页）

熟地黄、山药、山茱萸、茯苓、泽泻、牡丹皮、黄柏、芡实、覆盆子、金樱子菟丝子、淫羊藿、巴戟天、土炒白术。

175. 忍马知柏骨皮地黄汤 （587 页）

生地黄、山药、山茱萸、茯苓、泽泻、牡丹皮、知母、黄柏、忍冬藤、马齿苋、地骨皮。

176. 自拟凉血化湿解毒十味饮 （591 页）

生地黄、牡丹皮、赤芍、黄柏、苍术、薏苡仁、土茯苓、苦参、白花蛇舌草、败酱草。

177. 萆薢菖蒲十味饮 （594 页）

萆薢、石菖蒲、车前子、黄柏、苍术、土茯苓、酒大黄、败酱草、忍冬藤、血琥珀粉。

178. 活血行气化湿汤 （594 页）

川芎、赤芍、生地黄、当归、醋香附、台乌药、黄柏、苍术、赤小豆、薏苡仁、车前子、通草。

179. 凉血化斑十味饮 （598 页）

金银花、野菊花、蒲公英、紫花地丁、牡丹皮、生地黄、紫草、赤芍、马齿苋、生甘草。

180. 自拟土茯苓苦参汤 （599 页）

黄柏、苍术、薏苡仁、土茯苓、苦参、生地黄、牡丹皮、赤芍、郁金、柴胡。

181. 扶正解毒十味饮 （608 页）

苦参、土茯苓、大青叶、白花蛇舌草、连翘、黄连、红参、黄芪、甘草、酒炒大黄。

182. 益气升陷养阴汤 （615 页）

黄芪、党参、知母、生山药、山茱萸、地骨皮、生鸡内金、浮小麦、炙甘草、大枣。

183. 丙壬振阳汤 （616 页）

桂枝、炒山药、熟地黄、山茱萸、泽泻、牡丹皮、茯苓、淫羊藿、巴戟天、红参、浮小麦、炙甘草、大枣。

184. 益气升陷汤 （617 页）

黄芪、党参、炒白术、当归、柴胡、升麻、桂枝、炒枳壳、干姜、补骨脂、吴茱萸、炙甘草、大枣。

185. 化湿舒郁汤 （618 页）

法半夏、陈皮、杏仁、苍术、薏苡仁、砂仁、柴胡、党参、香附、白蔻仁、生姜、通草。

186. 通阳益气化瘀汤 （620 页）

黄芪、川芎、当归、桂枝、白芍、丹参、桃仁、红花、枳实、郁金、琥珀末、生姜、炙甘草、大枣。

187. 葱豉十味饮 （623 页）

鲜葱白、连翘、金银花、芦根、桔梗、焦山栀、淡豆豉、薄荷、生甘草、竹叶。

姜、桂枝、淫羊藿、巴戟天。

200.八制香附丸 （637页）
香附

201.谷麦参苓饮 （640页）
谷芽、生麦芽、党参、米泔浸苍术、茯苓、陈皮、半夏曲、厚朴、砂仁、煨姜、荷叶、香橼。

202.藿朴三仁汤 （641页）
藿香梗、白蔻仁、杏仁、薏苡仁、炒枳壳、桔梗、郁金、厚朴、苍术、清半夏、茯苓、通草。

203.麦香逍遥散 （643页）
柴胡、杭白芍、当归、白术、茯苓、煨姜、薄荷、生麦芽、香橼、炙甘草。

204.温胆左金汤 （643页）
清半夏、陈皮、竹茹、黄连、炒枳实、茯苓、吴茱萸、生姜、浮小麦、炙甘草、大枣。

205.胡巴四二饮 （644页）
红参、土炒白术、茯苓、补骨脂、肉豆蔻、巴戟天、葫芦巴、生姜、大枣、炙甘草、炒山楂。

206.五叶六一散 （647页）
藿香叶、薄荷叶、荷叶、枇杷叶、佩兰叶、芦根、冬瓜仁、滑石、生甘草。

207.八珍二仙二胶汤 （650页）
川芎、杭白芍、当归、熟地黄、党参、炒白术、茯苓、陈皮、淫羊藿、巴戟天、仙茅、金毛狗脊、鹿角霜、阿胶、龟甲胶、川续断。

208.六味三胶饮 （651页）
生地黄、牡丹皮、山茱萸、茯苓、泽泻、生山药、阿胶、龟甲胶、鳖甲胶、紫石英、黄柏、杭白芍、鸡子黄。

209.鹿麝散 （652页）
鹿茸、麝香。

210.四二升提饮 （653页）
人参、土炒白术、茯苓、补骨脂、肉豆蔻、盐小茴香、五味子、菟丝子、紫石英、禹余粮、鹿角霜、干姜、炙甘草、大枣。

211. 芪桂活络效灵丹 （655 页）

黄芪、桂枝、杭白芍、丹参、当归、乳香、没药、羌活、鹿角霜、香附、土鳖虫、骨碎补、炙甘草、大枣。

212. 四四二合剂 （660 页）

党参、土炒白术、茯苓、补骨脂、淡吴茱萸、肉豆蔻、五味子、淫羊藿、巴戟天、仙茅、黄柏、干姜、炙甘草。

213. 龟鳖六二合剂 （662 页）

生地黄、生山药、山茱萸、牡丹皮、茯苓、泽泻、女贞子、墨旱莲、黄柏、知母、地骨皮、生龟甲、生鳖甲、竹叶。

214. 宣痹温阳汤 （664 页）

姜半夏、化陈皮、桂枝、茯苓、炒枳实、远志、石菖蒲、郁金、薤白、血琥珀、红参、浮小麦、炙甘草、大枣。

215. 舒肝清胆和胃饮 （666 页）

半夏、陈皮、茯苓、竹菇、炒枳实、黄连、杭白芍、当归、柴胡、浮小麦、炙甘草、大枣、生姜。

216. 龟鹿二二饮 （668 页）

鹿角胶、龟甲胶、熟地黄、炒山药、山茱萸、枸杞子、菟丝子、淫羊藿、巴戟天、仙茅、黄柏、女贞子、墨旱莲、山楂。

217. 甘麦合欢越鞠饮 （673 页）

醋香附、苍术、川芎、建神曲、炒山栀子、台乌药、合欢花、浮小麦、炙甘草、大枣。

218. 合欢梅花丹栀逍遥散 （675 页）

柴胡、醋炒杭白芍、当归、炒白术、茯苓、煨姜、薄荷、炒黄芩、炒栀子、牡丹皮、合欢皮、八月扎、绿梅花。

219. 清心涤痰饮 （676 页）

制半夏、陈皮、杏仁、苍术、茯苓、黄连、竹茹、远志、石菖蒲、郁金、炒枳实、炙甘草、大枣、生姜、琥珀粉。

220. 四六舒肝饮 （677 页）

炒山药、山茱萸、熟地黄、茯苓、泽泻、牡丹皮、川芎、杭白芍、当归、合欢花、生麦芽、月季花（或玫瑰花）。

古今医籍加味方索引

1. 加味温经汤（《校注妇人良方》）（17页）

红参、当归、川芎、杭白芍、肉桂、干姜、淫羊藿、巴戟天、莪术、牛膝、牡丹皮、甘草。

2. 加味艾附暖宫丸（《沈氏尊生书》）（18页）

艾叶、香附、当归、川续断、吴茱萸、川芎、白芍、黄芪、肉桂、干姜、盐小茴香、熟地黄。

3. 加味清血养阴汤（《妇科临床手册》）（31页）

生地黄、牡丹皮、白芍、黄柏、玄参、女贞子、墨旱莲、炒地榆、地骨皮、炒荆芥穗、赤芍、益母草。

4. 加味人参滋血汤（《产宝百问》）（43页）

红参、山药、茯苓、熟地黄、当归、川芎、白芍、黄芪、柴胡、浮小麦、炙甘草、大枣。

5. 加味桃红四物汤（《医宗金鉴》）（44页）

桃仁、红花、川芎、当归、白芍、熟地黄、赤芍、醋香附、台乌药、盐小茴香、吴茱萸、菟丝子。

6. 加味膈下逐瘀汤（《医林改错》）（57页）

当归、川芎、赤芍、桃仁、红花、枳壳、延胡索、五灵脂、牡丹皮、乌药、香附、甘草、生地黄。

7. 加味少腹逐瘀汤（《医林改错》）（58页）

当归、赤芍、川芎、肉桂、盐炒小茴香、干姜、延胡索、五灵脂、蒲黄、没药、苍术、茯苓。

8. 加味调肝汤（《傅青主女科》）（59页）

当归、白芍、山茱萸、巴戟天、阿胶、山药、甘草、盐小茴香、吴茱黄、菟丝子、淫羊藿、蒺藜。

9. 加味当归地黄饮（《景岳全书》）（80 页）

当归、熟地黄、杜仲、山茱萸、牛膝、山药、甘草、菟丝子、淫羊藿、巴戟天、黄柏、醋香附。

10. 加味八珍汤（《证治准绳》）（81 页）

红参、白术、茯苓、炙甘草、当归、赤芍、熟地黄、川芎、醋香附、菟丝子、淫羊藿、巴戟天。

11. 加味血府逐瘀汤（《医林改错》）（82 页）

当归、川芎、赤芍、生地黄、桃仁、红花、柴胡、枳壳、桔梗、牛膝、醋香附、台乌药。

11. 加味补中益气汤（《脾胃论》）（112 页）

红参、黄芪、炙甘草、当归、陈皮、升麻、柴胡、白术、茯苓、杭白芍、桂枝、大枣。

13. 加味通窍活血汤（《医林改错》）（117 页）

赤芍、川芎、桃仁、红花、老葱、生姜、红枣、麝香、黄酒、郁金、枳壳、牛膝。

14. 加味桃红饮（《类证治裁》）（121 页）

桃仁、红花、川芎、当归、威灵仙、黄芪、桂枝、丹参、桑枝、牛膝、木瓜。

15. 加味温胆汤（《千金要方》）（153 页）

法半夏、陈皮、杏仁、苍术、茯苓、黄连、竹茹、远志、石菖蒲、郁金、炒枳实、通草。

16. 加味左归饮（《景岳全书》）（160 页）

熟地黄、山药、山茱萸、茯苓、炙甘草、生地黄、地骨皮、牡丹皮、黄柏、淫羊藿、巴戟天、浮小麦、大枣。

17. 加味易黄汤（《傅青主女科》）（176 页）

山药、芡实、黄柏、车前子、白果、苍术、薏苡仁、茯苓、炒栀子、龙胆草、柴胡、通草。

18. 加味脱花煎（《景岳全书》）（218 页）

当归、川芎、肉桂、牛膝、红花、车前子、益母草、桃仁、红花、醋香附、台乌药。

19. 加味生化汤（《傅青主女科》）（219 页）

当归、川芎、桃仁、炮姜、炙甘草、牛膝、红花、车前子、益母草、丹参。

20. 加味救母丹（《傅青主女科》）（230 页）

红参、当归、川芎、益母草、赤石脂、炒荆芥穗、丹参、桃仁、红花、牛膝。

21. 加味全生白术散（《全生指迷方》）（235 页）

土炒白术、茯苓皮、陈皮、大腹皮、生姜皮、党参、薏苡仁、苏梗、补骨脂、肉豆蔻、通草、吴茱萸。

22. 加味真武汤（《伤寒论》）（236 页）

熟附子、茯苓、白术、生姜、白芍、淫羊藿、巴戟天、菟丝子、盐小茴香、肉桂、炙甘草。

23. 加味羚羊钩藤汤（《重订通俗伤寒论》）（247 页）

羚羊角粉、钩藤、桑叶、菊花、鲜竹茹、川贝母、生地黄、白芍、茯神、炙甘草、天麻、远志、石菖蒲。

24. 加味小陷胸汤（《伤寒论》）（256 页）

黄连、法半夏、全瓜蒌、贝母、冬瓜仁、薏苡仁、陈皮、杏仁、芦根、金银花、连翘、生甘草。

25. 加味导赤散（《小儿药证直诀》）（263 页）

生地黄、木通、甘草梢、淡竹叶、黄连、黄柏、苍术、薏苡仁、炒山药、白茅根、金银花、连翘。

26. 加味益气导溺汤（《中医妇科治疗学》）（266 页）

党参、白术、扁豆、茯苓、桂枝、炙升麻、桔梗、通草、乌药、生黄芪。

27. 加味肠宁汤（《傅青主女科》）（287 页）

当归、熟地黄、阿胶、红参、山药、甘草、川续断、麦冬、肉桂、益母草、盐小茴香、黄芪。

28. 加味异功散（《小儿药证直诀》）（288 页）

党参、白术、茯苓、陈皮、炙甘草、焦三仙、枳实、炒鸡内金、炒莱菔子、竹茹、苍术、生姜。

29. 加味香艾芎归饮（《中医妇科治疗学》）（297 页）

醋香附、当归、川芎、艾叶、延胡索、台乌药、炮姜、益母草、柴胡、桃仁、枳壳、红花。

30. 加味黄芪当归散（《医宗金鉴》）（303 页）

黄芪、当归、红参、白术、白芍、甘草、生姜、大枣、猪尿脬、炒荆芥穗。

31. 加味五味消毒饮（《医宗金鉴》）（317 页）

蒲公英、金银花、野菊花、紫花地丁、天葵子、蒲黄、五灵脂、当归、炒大黄、益母草、川芎、桃仁。

32. 加味清营汤（《温病条辨》）（318 页）

玄参、生地黄、麦冬、金银花、连翘、竹叶、丹参、黄连、犀角、紫花地丁、蒲公英、炒栀子、牡丹皮。

33. 加味荆防四物汤（《医宗金鉴》）（318 页）

生地黄、当归、川芎、白芍、荆芥、防风、白芷、苏叶、陈皮、杏仁、生姜、大枣。

34. 加味丹归活血汤（《中医妇科临床方剂》）（319 页）

丹参、当归、赤芍、红花、川芎、桃仁、甘草、益母草、柴胡、醋香附、炮姜、台乌药。

35. 加味通经活络汤（《中医妇科治疗学》）（320 页）

醋香附、青皮、橘络、丝瓜络、通草、瓜蒌、当归、扁豆、王不留行、炮山甲、连翘、金银花。

36. 加味黄芪桂枝五物汤（《金匮要略》）（325 页）

川芎、益母草、炙甘草、黄芪、桂枝、白芍、生姜、大枣、秦艽、当归、羌活。

37. 加味五仁丸（《世医得效方》）（377 页）

桃仁、杏仁、松仁、柏子仁、郁李仁、芦根、炒大黄、炒莱菔子、炒枳壳。

38. 加味橘半桂苓枳姜汤（《温病条辨》）（378 页）

桂枝、茯苓、生姜、陈皮、法半夏、枳实、薏苡仁、苍术、竹茹、远志、石菖蒲、通草。

39. 加味六二合剂即六味地黄丸、二仙汤等 （384 页）

熟地黄、山茱萸、山药、茯苓、泽泻、牡丹皮、巴戟天、川牛膝、盐小茴香、吴茱萸、淫羊藿、菟丝子、仙茅、黄柏。

40. 加味桂枝茯苓丸（《金匮要略》）（400 页）

桂枝、茯苓、牡丹皮、赤芍、桃仁、三棱、莪术、川楝子、橘核、荔枝核、醋香附、台乌药。

41. 加味启宫丸（《经验方》）（ 696 页）

法制半夏、苍术、香附、神曲、茯苓、陈皮、川芎、赤芍、当归、炒枳实、远志、石菖蒲、郁金、通草。

42. 加味十全育真汤（《医学衷中参西录》）（ 604 页 ）

野台参、黄芪、生山药、知母、玄参、生龙骨、牡蛎、丹参、三棱、莪术。

古今医籍加减方索引

1. 加减棕蒲散（《陈素庵妇科补解》）（32 页）

棕榈炭、蒲黄炭、当归、白芍、川芎、生地黄、牡丹皮、泽兰、杜仲、炒山药、海螵蛸、茜草。

2. 加减当归地黄饮（《景岳全书》）（44 页）

当归、熟地黄、山茱萸、山药、牛膝、淫羊藿、巴戟天、菟丝子、狗脊、醋香附、羌活、鹿角霜。

3. 加减逐瘀止血汤（《傅青主女科》）（51 页）

生地黄、制大黄、赤芍、牡丹皮、当归、枳壳、五灵脂、蒲黄、醋香附、台乌药、益母草、炒荆芥穗。

4. 加减一阴煎（《景岳全书》）（81 页）

生地黄、熟地黄、白芍、麦冬、知母、地骨皮、炙甘草、赤芍、芦根、黄柏、醋香附、益母草、牛膝。

5. 加减两地汤（《傅青主女科》）（90 页）

生地黄、地骨皮、白芍、阿胶、炒山药、海螵蛸、茜草、黄柏、牡丹皮、女贞子、墨旱莲、炒荆芥穗。

6. 加减清经散（《傅青主女科》）（90 页）

牡丹皮、地骨皮、白芍、生地黄、黄柏、茯苓、炒山药、海螵蛸、茜草、酒炒大黄、芦根。

7. 加减固本止崩汤（《傅青主女科》）（91 页）

熟地黄、白术、黄芪、红参、黑姜、升麻、山药、海螵蛸、茜草、炒荆芥穗、柴胡、炙甘草、大枣。

8. 加减右归丸（《景岳全书》）（92 页）

炮附子、熟地黄、山药、山茱萸、枸杞子、菟丝子、杜仲、淫羊藿、巴戟天、黄柏、炒荆芥穗、炮姜。

9. 加减左归丸（《景岳全书》）（93页）

生地黄、山药、枸杞子、山茱萸、菟丝子、墨旱莲、女贞子、茯苓、泽泻、牡丹皮、黄柏、炒荆芥穗。

10. 加减桃红四物汤（《医宗金鉴》）（113页）

桃仁、红花、当归、川芎、生地黄、赤芍、白芍、醋竿附、台乌药、牡丹皮、黄芩、益母草、丹参。

11. 加减清肝引经汤（《中医妇科学》五版教材）（130页）

当归、白芍、生地黄、甘草、炒栀子、黄芩、茜草、白茅根、川牛膝、牡丹皮、天冬、醋香附。

12. 加减顺经汤（《傅青主女科》）（130页）

当归、生地黄、沙参、白芍、黑荆芥、茯苓、牡丹皮、牛膝、天冬、黄柏、知母、地骨皮。

13. 加减杞菊地黄丸（《医级》）（144页）

生地黄、山药、山茱萸、牡丹皮、泽泻、枸杞子、茯苓、钩藤、白蒺藜、明天麻、生石决明。

14. 加减济生肾气丸（《金匮要略》）（149页）

制附子、肉桂、熟地黄、山药、泽泻、茯苓、牡丹皮、淫羊藿、巴戟天、补骨脂、吴茱萸、肉豆蔻、干姜。

15. 加减安老汤（《傅青主女科》）（167页）

黄芪、土炒白术、熟地黄、山茱萸、阿胶、黑芥穗、木耳炭、炒山药、海螵蛸、茜草、通草、肉桂。

16. 加减当归丸（《圣济总录》）（168页）

当归、赤芍、吴茱萸、制大黄、干姜、炮附子、细辛、牡丹皮、川芎、厚朴、桃仁、桂枝、生甘草。

17. 加减完带汤（《傅青主女科》）（175页）

土炒白术、山药、红参、白芍、苍术、陈皮、黑芥穗、柴胡、茯苓、薏苡仁、车前子、菟丝子、通草。

18. 加减内补丸（《女科切要》）（176页）

菟丝子、肉桂、肉苁蓉、制附子、沙苑蒺藜、炒山药、海螵蛸、党参、茯苓、淫羊藿、巴戟天、土炒白术。

19. 加减止带方（《世补斋·不谢方》）（177页）

猪苓、茯苓、车前子、泽泻、茵陈、赤芍、牡丹皮、黄柏、炒栀子、白花蛇舌草、金银花、蒲公英、薏苡仁。

20. 加减苏叶黄连汤（《温热经纬》）（188 页）

苏叶、黄连、半夏、竹茹、白芍、陈皮、芦根、苏梗、炒鸡内金、生姜、炙甘草、茯苓。

21. 加减香砂六君子汤（《名医方论》）（189 页）

党参、茯苓、白术、炙甘草、半夏、木香、陈皮、竹茹、芦根、苏梗、香橼、生姜、大枣。

22. 加减胶艾汤（《金匮要略》）（195 页）

当归、阿胶、艾叶、甘草、熟地黄、杭白芍、黄芪、菟丝子、桂枝、干姜、炙甘草、盐小茴香。

23. 加减天仙藤散（《妇人大全良方》）（237 页）

天仙藤、香附、陈皮、生姜、台乌药、木瓜、薏苡仁、苍术、柴胡、蒺藜、茯苓、通草。

24. 加减丹栀逍遥散（《校注妇人良方》）（241 页）

牡丹皮、炒栀子、当归、杭白芍、柴胡、黄芩、川楝子、蒺藜、合欢皮、炒白术、茯苓、薄荷。

25. 加减紫苏饮（《普济本事方》）（252 页）

苏梗、大腹皮、当归、白芍、川芎、红参、甘草、陈皮、茯苓、厚朴、炒莱菔子。

26. 加减百合固金汤（《医方集解》）（255 页）

生地黄、熟地黄、麦冬、百合、白芍、贝母、生甘草、玄参、桔梗、芦根、女贞子、墨旱莲。

27. 加减三甲复脉汤（《温病条辨》）（282 页）

白芍、阿胶、龟甲、鳖甲、牡蛎、麦冬、干地黄、明天麻、钩藤、蒺藜、远志、石菖蒲、郁金。

28. 加减起枕散（《济阴纲目》）（298 页）

肉桂、当归、赤芍、川芎、生蒲黄、五灵脂、延胡索、没药、白芷、盐小茴香、吴茱萸、益母草、炮姜。

29. 加减润燥汤（《万氏妇人科》）（311 页）

党参、当归、生地黄、炒枳壳、火麻仁、桃仁泥、土炒白术、生首乌、炙甘草。

30. 加减一贯煎（《柳州医话》）（319 页）

生地黄、当归、枸杞子、沙参、麦冬、白芷、熟地黄、地骨皮、白薇、黄柏、知母、芦根。

31.加减养荣壮肾汤（《傅青主女科》）（326页）

桑寄生、川续断、杜仲、独活、当归、羌活、鹿角霜、淫羊藿、巴戟天、仙茅、狗脊、菟丝子、炙甘草。

32.加减通乳丹（《傅青主女科》）（330页）

红参、黄芪、当归、木通、桔梗、土炒白术、炙甘草、炮山甲、漏芦、大枣、猪蹄煎汤。

33.二加减萆薢渗湿汤（《疡科心得集》）（342页）

萆薢、薏苡仁、黄柏、牡丹皮、泽泻、赤茯苓、滑石、苍术、苦参、通草。

34.加减塌痒汤（《疡医大全》）（342页）

鹤虱、苦参、威灵仙、当归、蛇床子、金银花、猪胆汁。

35.加减暖肝煎（《景岳全书》）（388页）

盐小茴香、肉桂、乌药、当归、枸杞子、茯苓、生姜、吴茱萸、白芍、炙甘草、淫羊藿、巴戟天。

36.加减香棱丸（《济生方》）（400页）

木香、三棱、莪术、枳壳、青皮、川楝子、盐炒小茴香、吴茱萸、荔枝核、橘核、醋香附、台乌药。

37.加减毓麟珠（《景岳全书》）（691页）

红参、白术、茯苓、白芍、川芎、炙甘草、当归、熟地黄、菟丝子、鹿角霜、淫羊藿、巴戟天。

38.加减济生肾气丸（《济生方》）合萆薢分清饮（《丹溪心法》）（595页）

肉桂、炒附子、山茱萸、山药、牡丹皮、茯苓、泽泻、萆薢、石菖蒲、台乌药、黄柏、苍术。

39.加减补天大造丸（《医学心悟》）（610页）

红参、黄芪、山药、枸杞子、龟甲、鹿角胶、熟地黄、麦冬、黄精。

40.加减叶天士养胃汤（645页）

霜桑叶、沙参、麦冬、玉竹、生扁豆、火麻仁、川石斛、乌梅、芦根、粳米、生麦芽、生甘草、冰糖。

41.加减叶天士枸杞子松节酒（655页）

当归、枸杞子、生虎骨、油松节、川芎、金毛狗脊、怀牛膝、淫羊藿、檀香、白茄根、川续断、沙苑、火酒、醇酒。

古今医籍原方索引

1. 独参汤（《景岳全书》）（278 页）

人参

2. 夺命散（《证治准绳》）合佛手散（《普济本事方》）（278 页）

没药、血竭、当归、川芎。

3. 内托生肌散（《医学衷中参西录》）（603 页）

黄芪、甘草、生乳香、生没药、生杭芍、天花粉、丹参。

4. 消毒二仙丹（《医学衷中参西录》）（603 页）

丈菊子、鸭蛋子。

5. 洗髓丹（《医学衷中参西录》）（603 页）

净轻粉、净红粉、露蜂房、核桃。

6. 寒解汤（《医学衷中参西录》）（608 页）

生石膏、知母、连翘、蝉蜕。

7. 白虎加人参以山药代粳米汤（《医学衷中参西录》）（608 页）

生石膏、知母、红参、生山药、甘草。

8. 醴泉饮（《医学衷中参西录》）（609 页）

生山药、大生地黄、红参、玄参、生赭石、牛蒡子、天冬、甘草。

9. 敦复汤（《医学衷中参西录》）（446，609 页）

野台参、炮附子、生山药、补骨脂、核桃仁、山茱萸、茯苓、生鸡内金。

10. 活络效灵丹（《医学衷中参西录》）（609 页）

当归、丹参、乳香、没药。

11. 龙蚝理痰汤（《医学衷中参西录》）（610 页）

法半夏、生龙骨、牡蛎、生赭石、朴硝、黑芝麻、柏子仁、生杭芍、陈皮、茯苓。

12. 参龙补膏（《经验方》）（668 页）

生晒人参、黄芪、党参、制首乌、丹参、淫羊藿、山楂、白术、熟地黄、枸杞子、菟丝子、锁阳、制黄精、白芍、麦冬、石斛、刘寄奴、茯苓、仙鹤草、龙眼肉、桑枝、陈皮油。

辨证配膳食疗调养方索引

二画

二米煲瘦肉汤 （47页）

玉米须、陈皮、薏苡仁、瘦猪肉。

二丹桃仁鸭 （72页）

牡丹皮、丹参、桃仁、鸭。

二花饮 （206页）

天花粉、红花、红糖。

八宝鸡汤 （333页）

党参、茯苓、炒白术、白芍、炙甘草、川芎、熟地黄、当归、肥母鸡、猪肉、猪杂骨、葱、姜。

二豆米饭 （525页）

粳米、黄豆、赤小豆。

人参鹿肉汤 （661页）

人参、黄芪、熟地黄、苁蓉、鹿肉、生姜。

人参田七炖鸡 （665页）

人参、田七、鸡肉。

人参桃仁粥 （665页）

人参、桃仁、生姜、粳米。

八宝粥 （619页）

砂仁、芡实、山药、茯苓、莲肉、薏苡仁、白扁豆。

三画

天麻茯苓鱼头 （284 页）

天麻、川芎、茯苓、鲜鲤鱼、老抽、料酒、食盐、白糖、味精、香油、胡椒粉、淀粉、生姜、葱。

天麻猪脑糯米粥 （285 页）

猪脑、天麻、糯米。

无花果花生炖猪脚 （332，565 页）

无花果、花生仁、猪脚、姜、葱、盐。

车前赤小豆粥 （343 页）

车前子、草薢、赤小豆、粳米。

马齿苋馄饨 （395 页）

鲜马齿苋、猪肉末、面粉、葱、姜、油、盐、味精、酱油。

木耳田七瘦肉汤 （170，402 页）

木耳、田七、红枣、猪瘦肉、陈皮、绍酒。

水蛭粥 （434 页）

生水蛭、生山药、红糖。

丹参当归炖乌鸡 （461，701 页）

乌骨鸡、丹参、郁金、川芎、延胡索、香附、当归头。

车前子炖猪小肚 （509 页）

鲜车前草、猪小肚。

马鞭草蒸猪肝 （510 页）

马鞭草、猪肝。

云苓红花饮 （519 页）

云茯苓、红花、红糖。

太子参炖猪腰 （546 页）

太子参、桑寄生、菟丝子、川杜仲、川续断、白芍、当归、艾叶、炙甘草、猪腰子、绍酒、盐、葱、姜、胡椒粉。

马齿苋粥 （589 页）

鲜马齿苋、粳米。

牛膝蹄筋 （669 页）

牛膝、猪蹄筋。

五画

生姜当归羊肉 （289页）

生姜、当归、精羊肉。

冬虫夏草炖水鸭 （308页）

冬虫夏草、沙参、玉竹、水鸭、生姜、绍酒。

归参栗子鸡 （312页）

党参、当归、栗子、母鸡、葱、姜、盐。

冬瓜生地黄鲜鲍汤 （322，420页）

冬瓜、生地黄、鲜鲍鱼、陈皮。

生地黄山茱萸猪肾汤 （344页）

生地黄、山茱萸、猪肾。

冬瓜薏苡仁煲鸡汤 （351，472页）

鸡、冬瓜、薏苡仁、冬菇、陈皮。

生地黄绿豆排骨汤 （362，500页）

生地黄、绿豆、白萝卜、猪排骨。

田七首乌猪排汤 （363页）

田七、何首乌、陈皮、圆肉、猪排。

冬瓜荷叶瘦肉汤 （365页）

冬瓜、新鲜荷叶、猪瘦肉、生姜。

生鱼红萝卜汤 （382页）

生鱼、瘦猪肉、红萝卜、陈皮。

冬瓜山药薏苡仁汤 （264，382，589，592，593页）

冬瓜、生薏苡仁、山药、陈皮。

生熟薏苡仁田鸡汤 （420，596页）

生薏苡仁、熟薏苡仁、陈皮、田鸡、瘦猪肉。

白果鸡参汤 （427页）

老母鸡肉、白果、海参、生姜、老葱、味精、食盐。

生地黄牡丹皮煲水鸭 （506页）

金银花、生地黄、牡丹皮、猪瘦肉、水鸭。

龙井青茶鸡丝 （513页）

肥鸡脯肉、龙井青茶、猪油、口蘑、蛋清、团粉、料酒、精盐、青菜。

归芪炖脊髓 （530页）

当归头、黄芪、红枣、猪脊髓、生姜。

六画

肉桂乌豆当归炖羊肉 （63 页）

当归、乌豆、精羊肉、肉桂、绍酒。

芎归草炖乌鸡 （95 页）

川芎、当归、益母草、乌鸡、生姜。

西洋参灵芝蒸鸭 （131 页）

鸭、西洋参、灵芝、生姜、葱、盐、味精、料酒、胡椒粉。

西洋菜南北杏瘦肉生鱼汤 （132 页）

西洋菜、南杏、北杏、陈皮、蜜枣、瘦猪肉、生鱼。

芎莪香附鱼 （72 页）

川芎、莪术、香附、鱼肉。

竹叶石膏粥 （137 页）

淡竹味、生石膏、粳米、冰糖。

百合鸡羹汤 （155 页）

鲜百合、肥知母、母鸡胸脯肉、食盐、味精。

老黄瓜炖田鸡汤 （155，505 页）

老黄瓜、田鸡、金华火腿、生姜。

红枣枸杞子鸡汤 （196 页）

大红枣、宁夏枸杞子、子鸡。

地黄麻根粥 （213 页）

生地黄、苎麻根、粳米。

安胎鲤鱼粥 （222，238 页）

苎麻根、活鲤鱼、糯米。

决明子粥 （250 页）

炒决明子、粳米、冰糖。

羊肉黄芪汤 （279 页）

精羊肉、鲜藕、山药、黄芪、黄酒、盐。

当归党参炖乌鸡 （289 页）

乌骨鸡、当归、党参、生姜、葱节、精盐。

当归白芍猪腰汤 （289 页）

猪腰、葱头、当归、白芍、生姜、肉桂。

米酒蒸螃蟹 （290 页）

螃蟹、米酒。

七画

赤小豆冬瓜鲤鱼汤（354，402，606 页）

赤小豆、冬瓜、陈皮、鲤鱼。

苍耳蒺藜生地黄汤（358 页）

苍耳子、蒺藜、生地黄、瘦猪肉。

薏苡仁竹叶甘草饮（360 页）

生薏苡仁、淡竹叶、生甘草、白糖。

薏苡仁冬瓜汤（370 页）

薏苡仁、粟米须、冬瓜、玉竹、猪瘦肉。

芪枣橘粥（374 页）

黄芪、红枣、陈皮、粳米、红糖。

薏苡仁茯苓粥（379 页）

薏苡仁、白茯苓、糯米。

薏苡仁杏仁粥（386 页）

薏苡仁、杏仁、白糖。

薏苡仁绿豆麦片粥（391 页）

薏苡仁、绿豆、麦片。

薏苡仁夏枯草粥（395 页）

薏苡仁、夏枯草、粳米、白糖。

佛手柑粥（402，644 页）

佛手柑、粳米。

鸡内金粥（433 页）

鸡内金、粳米。

薏苡仁菱角粥（434 页）

薏苡仁、菱角、糯米。

赤小豆薏苡仁山药粥（439 页）

赤小豆、薏苡仁、山药。

阿胶老鸭汤（500 页）

黄芪、阿胶、红枣、老鸭、陈皮。

薏苡仁扁豆山楂粥（519 页）

薏苡仁、炒扁豆、山楂、红糖。

薏苡仁根老丝瓜汤（519 页）

薏苡仁根、老丝瓜。

附子生姜炖狗肉 （537页）

熟附子、生姜、狗肉。

沙参玉竹生地黄煲老鸭 （542页）

沙参、玉竹、生地黄、老鸭、生姜。

赤小豆无花果汤 （600页）

赤小豆、无花果、芝麻油、土茯苓、甘草、苦参。

赤小豆薏苡仁粥 （600，605页）

赤小豆、生薏苡仁。

佛香梨 （674页）

佛手、制香附、梨。

薏苡仁远志菖蒲粥 （676页）

薏苡仁、远志、石菖蒲、淀粉、砂糖、桂花。

八画

金针木耳猪肝汤 （21页）

金针菜、白木耳、红枣、鲜猪肝。

青笋枸杞子炒肉丝 （27页）

枸杞子、猪瘦肉、青笋、色拉油、白糖、味精、料酒、麻油、酱油。

补血四味鸡 （119页）

仔鸡、生姜、精盐、五香粉、植物油、党参、当归、熟地黄、花椒、绍酒、葱头。

鱼肚猪腰枸杞子汤 （162页）

水发鱼肚、猪腰、枸杞子、生姜。

苎麻根炖肉 （213页）

苎麻根、覆盆子、枸杞子、杭白芍、纯精瘦肉。

苜蓿汁水蒸鸡蛋 （222页）

苜蓿子、鸡蛋。

鱼肚田鸡黑豆汤 （296页）

鱼肚、田鸡、黑豆、黄芪、生姜。

郁金合欢蒸猪肝 （299页）

郁金、合欢花、猪肝、食盐。

固脬汤 （305页）

桑螵蛸、山茱萸、益母子、鸡肉、羊脬、精盐。

金樱子白果炖猪肚 （358页）

猪肚、白果、芡实、金樱子、葱、姜、盐、酱油、味精。

苦瓜绿豆肉汤 （374页）

苦瓜、绿豆、猪瘦肉。

松核仁蜜 （379页）

松子仁、核桃仁、蜂蜜。

玫瑰花烤羊心 （451页）

鲜玫瑰花、羊心。

泥鳅汤 （460，700页）

泥鳅、韭菜子、补骨脂。

参归乌鸡汤 （20页）

红参、当归、枸杞子、陈皮、乌骨鸡。

参耳炖燕窝 （33页）

西洋参、银耳、燕窝、冰糖。

参归炖乳鸽 （39页）

高丽参、当归、乳鸽、红枣、生姜。

参杞粥 （616页）

西洋参、枸杞子、大枣、粳米、冰糖。

参归生姜羊肉汤 （620页）

党参、当归、生姜、羊肉，

参芪冬瓜汤 （268页）

党参、黄芪、冬瓜、味精、香油。

参芪炖猪腰 （268页）

猪腰、黄芪、红参、车前子、酱油、姜丝、蒜末、香油。

参芪炖水鱼 （95页）

黄芪、党参、龙眼肉、陈皮、水鱼、绍酒。

参归黄鳝猪筋汤 （123页）

黄鳝、猪筋、猪脊骨、党参、当归、红枣。

参茸海参羹 （72页）

红参、鹿茸、已发海参。

九画

枸杞子鹿茸红枣炖乌鸡 （46页）

枸杞子、鹿茸、红枣、乌鸡、生姜、绍酒。

香附当归羊肉汤 （62页）

精羊肉、当归、香附末、红枣、生姜、胡椒粉。

枸杞子生姜炖羊腩 （62页）

羊腩、枸杞子、生姜、绍酒。

首乌木耳炒猪肝 （146页）

猪肝、水发木耳、料酒、醋、盐、淀粉、酱油、葱、姜、蒜、食油。

枸杞子大枣煮鸡蛋 （150页）

枸杞子、大枣、鸡蛋。

砂蔻烩饭 （190页）

砂仁、豆蔻、粳米、火腿肉。

姜蔻羊肉糊灌藕 （196页）

高良姜、草豆蔻、生姜汁、羊肉、面粉、黄牛乳、鲜藕。

枸杞子羊肉汤 （226页）

枸杞子、精羊肉、生姜。

莲子百合煲瘦肉 （242页）

莲子、百合、猪瘦肉。

洋参百合田鸡汤 （257页）

百合、田鸡、猪瘦肉、罗汉果、花旗参。

姜汁雪梨炖瘦肉 （257页）

生姜汁、雪梨、猪瘦肉。

茯苓泽泻粟米汤 （264页）

茯苓、泽泻、粟米。

香滑鲈鱼球 （269页）

鲈鱼肉、姜花、长葱段、白糖、汤、香油、胡椒粉、绍酒、湿淀粉、生油、精盐。

胡椒炖三蛇汤 （327页）

白胡椒、生姜、红枣、三蛇、猪瘦肉。

首乌瘦肉汤 （365页）

何首乌、乌豆、南枣、猪瘦肉、生姜。

莲子冬瓜肉丸汤 （386页）

莲子、红枣、冬瓜、猪肉、生姜。

枸杞子羊肾粥 （391 页）

枸杞子叶、羊肾、羊肉、葱白、粳米、盐。

莲子心茶 （395 页）

麦冬、莲子心、绿茶。

枸杞子鲫鱼汤 （427 页）

枸杞子、鲫鱼、生姜、绍酒、葱。

香菇粥 （434 页）

水发香菇、粳米、熟牛肉、葱姜末、色拉油、精盐、味精、胡椒。

首乌鸡蛋汤送服补中益气丸 （448 页）

制首乌、鸡蛋、补中益气丸。

莲须玄参炖猪心 （452 页）

莲子须、玄参、猪心。

莲子百合炖甲鱼 （452 页）

莲子、百合、冬虫夏草、甲鱼。

枸杞子黄精炖乳鸽 （460，701 页）

枸杞子、黄精、山药、乳鸽。

荔枝橘核茴香粥 （461，701 页）

荔枝核、小茴香、橘核、粳米。

枸杞子核桃仁炒鸡丁 （490 页）

核桃仁、枸杞子、鸡肉、鸡蛋、盐、生粉、绍酒、素油、葱、姜、蒜。

茯苓包子 （525 页）

茯苓、面粉、鲜猪肉、生姜、胡椒粉、麻油、绍酒、酱油、大葱、骨头汤。

茯苓泽泻粟米汤 （264 页）

茯苓、泽泻、粟米。

栀子仁粥 （612 页）

栀子仁、粳米。

胡桃粥 （645 页）

胡桃核仁、黄豆、白及、白术、粳米。

枳壳青皮猪肚汤 （667 页）

猪肚、枳壳、青皮、生姜。

十画

十一画

黄芪首乌乌鸡汤 （618 页）
乌鸡肉、制首乌、黄芪、红枣。

黄精乌鸡汤 （26 页）
黄精、红豆、陈皮、乌鸡、绍酒。

猪肝炒萝卜 （27 页）
鲜猪肝、白萝卜、植物油、香油、食盐、大葱、味精、淀粉。

梅花粥 （27，675 页）
红梅花、粳米。

黄芪枸杞子炖乳鸽 （84，170，308 页）
黄芪、枸杞子、乳鸽、生姜、绍酒。

淡菜皮蛋粥 （107 页）
粳米、淡菜、皮蛋。

黄芪猴头汤 （114 页）
黄芪、猴头菌、嫩鸡肉、生姜、葱头、小白菜心、食盐、酒、胡椒粉。

黄芪寄生炖蛇肉 （123 页）
黄芪、蛇肉、桑寄生、生姜、料酒、胡椒粉、盐、葱段、猪油。

黄芪山药莲子粥 （127 页）
黄芪、山药、莲子肉（去心）。

雪梨姜汁炖瘦肉汤 （156 页）
雪梨、猪瘦肉、生姜汁。

清蒸枸杞子甲鱼 （162 页）
甲鱼、枸杞子。

寄生芩仲牛肉煲 （191 页）
杜仲、桑上寄生、黄芩、牛肉、竹笋、香菇等。

黄精煨肘冻 （191 页）
黄精、党参、大枣、猪肘、生姜。

黄芪炖鲈鱼 （222 页）
黄芪、鲈鱼。

黄芪赤小豆粥 （232 页）
黄芪、赤小豆、鸡内金末、粳米、薏苡仁。

十二画

十三画

粳米合欢花粥 （643 页）

干合欢花、粳米、冰糖。

粳米玫瑰花粥 （644 页）

白玫瑰花、粳米、樱桃、白糖。

十四画

鲜芦笋炖猪瘦肉汤 （13 页）

鲜芦笋、猪瘦肉。

蜜枣陈皮炖生鱼 （253 页）

蜜枣、陈皮、生鱼、生姜。

鲜荷叶瓜粒汤 （596 页）

冬瓜、新鲜荷叶、瘦猪肉、鲜虾仁、生姜。

十五画

鲤鱼煲红枣 （226 页）

鲤鱼、红枣。

鲫鱼羹 （238 页）

大鲫鱼、大蒜、胡椒、陈皮、缩砂仁、荜茇。

十六画

橘茹饮 （191 页）

陈皮、竹茹、柿饼、生姜、白糖。

燕窝银耳炖鸡汤 （155，242，500 页）

燕窝、银耳、鸡肉。

橄榄生地黄猪肺汤 （260 页）

橄榄、生地黄、猪肺、南杏、北杏、陈皮。

十七画以上

霸王别姬 （427 页）

乌龟、甲鱼、母鸡、香菇、葱、姜、食盐、味精。

蟹肉莲藕粥 （506，663 页）

白米、蟹、莲藕、鸡蛋、葱、姜。

糯米红枣羊骨粥 （612 页）

糯米、羊骨、红枣。

鳖甲炖鸽 （84 页）

鳖甲、鸽子、生姜。